国家卫生和计划生育委员会"十三五"规划教材

全国高等中医药教育教材

供护理学等专业用

疾病学基础

第2版

主　编　王　易

副主编　卢芳国　王　谦　姜　成　姜　昕　郭军鹏

编　委（按姓氏笔画为序）

王　易（上海中医药大学）　　　张宏方（陕西中医药大学）

王　垚（黑龙江中医药大学）　　陈文娜（辽宁中医药大学）

王　谦（北京中医药大学）　　　林信富（福建中医药大学）

王旭丹（北京中医药大学）　　　郑月娟（上海中医药大学）

王志宏（长春中医药大学）　　　姜　成（福建中医药大学）

文礼湘（湖南中医药大学）　　　姜　昕（上海中医药大学）

卢芳国（湖南中医药大学）　　　郭军鹏（长春中医药大学）

邢海晶（云南中医学院）　　　　唐　群（湖南中医药大学）

孙　阳（黑龙江中医药大学）　　陶方方（浙江中医药大学）

杨　婧（黑龙江中医药大学）　　章　忱（上海中医药大学）

汪丽佩（浙江中医药大学）

人民卫生出版社

图书在版编目（CIP）数据

疾病学基础 / 王易主编 . —2 版 . —北京：人民卫生出版社，
2016

ISBN 978-7-117-22512-0

Ⅰ.①疾…　Ⅱ.①王…　Ⅲ.①疾病学 – 中医学院 – 教材
Ⅳ.①R366

中国版本图书馆 CIP 数据核字（2016）第 163597 号

| 人卫智网 | www.ipmph.com | 医学教育、学术、考试、健康，购书智慧智能综合服务平台 |
| 人卫官网 | www.pmph.com | 人卫官方资讯发布平台 |

疾病学基础

第 2 版

主　　编：王　易

出版发行：人民卫生出版社（中继线 010-59780011）

地　　址：北京市朝阳区潘家园南里 19 号

邮　　编：100021

E - mail：pmph @ pmph.com

购书热线：010-59787592　010-59787584　010-65264830

印　　刷：北京市艺辉印刷有限公司

经　　销：新华书店

开　　本：787 × 1092　1/16　印张：34

字　　数：783 千字

版　　次：2012 年 7 月第 1 版　2016 年 8 月第 2 版
　　　　　2016 年 8 月第 2 版第 1 次印刷（总第 2 次印刷）

标准书号：ISBN 978-7-117-22512-0/R·22513

定　　价：66.00 元

打击盗版举报电话：010-59787491　E-mail：WQ @ pmph.com
（凡属印装质量问题请与本社市场营销中心联系退换）

《疾病学基础》网络增值服务编委会

主　编　王　易

副主编　卢芳国　王　谦　姜　成　姜　昕　郭军鹏

编　委　(按姓氏笔画为序)

王　易 (上海中医药大学)　　　　张宏方 (陕西中医药大学)

王　垚 (黑龙江中医药大学)　　　陈文娜 (辽宁中医药大学)

王　谦 (北京中医药大学)　　　　林信富 (福建中医药大学)

王旭丹 (北京中医药大学)　　　　郑月娟 (上海中医药大学)

王志宏 (长春中医药大学)　　　　姜　成 (福建中医药大学)

文礼湘 (湖南中医药大学)　　　　姜　昕 (上海中医药大学)

卢芳国 (湖南中医药大学)　　　　郭军鹏 (长春中医药大学)

邢海晶 (云南中医学院)　　　　　唐　群 (湖南中医药大学)

孙　阳 (黑龙江中医药大学)　　　陶方方 (浙江中医药大学)

杨　婧 (黑龙江中医药大学)　　　章　忱 (上海中医药大学)

汪丽佩 (浙江中医药大学)

修 订 说 明

为了更好地贯彻落实《国家中长期教育改革和发展规划纲要(2010-2020)》《医药卫生中长期人才发展规划(2011-2020)》《中医药发展战略规划纲要(2016-2030 年)》和《国务院办公厅关于深化高等学校创新创业教育改革的实施意见》精神,做好新一轮全国高等中医药教育教材建设工作,全国高等医药教材建设研究会、人民卫生出版社在教育部、国家卫生和计划生育委员会、国家中医药管理局的领导下,在上一轮教材建设的基础上,组织和规划了全国高等中医药教育本科国家卫生和计划生育委员会"十三五"规划教材的编写和修订工作。

本轮教材修订之时,正值我国高等中医药教育制度迎来 60 周年之际,为做好新一轮教材的出版工作,全国高等医药教材建设研究会、人民卫生出版社在教育部高等中医学本科教学指导委员会和第二届全国高等中医药教育教材建设指导委员会的大力支持下,先后成立了第三届全国高等中医药教育教材建设指导委员会、首届全国高等中医药教育数字教材建设指导委员会和相应的教材评审委员会,以指导和组织教材的遴选、评审和修订工作、确保教材编写质量。

根据"十三五"期间高等中医药教育教学改革和高等中医药人才培养目标,在上述工作的基础上,全国高等医药教材建设研究会和人民卫生出版社规划、确定了首批中医学(含骨伤方向)、针灸推拿学、中药学、护理学 4 个专业(方向)89 种国家卫生和计划生育委员会"十三五"规划教材。教材主编、副主编和编委的遴选按照公开、公平、公正的原则,在全国50 所高等院校 2400 余位专家和学者申报的基础上,2200 位申报者经教材建设指导委员会、教材评审委员会审定和全国高等医药教材建设研究会批准,聘任为主审、主编、副主编、编委。

本套教材主要特色包括以下九个方面:

1. **定位准确,面向实际** 教材的深度和广度符合各专业教学大纲的要求和特定学制、特定对象、特定层次的培养目标,紧扣教学活动和知识结构,以解决目前各院校教材使用中的突出问题为出发点和落脚点,对人才培养体系、课程体系、教材体系进行充分调研和论证,使之更加符合教改实际、适应中医药人才培养要求和市场需求。

2. **夯实基础,整体优化** 以培养高素质、复合型、创新型中医药人才为宗旨,以体现中医药基本理论、基本知识、基本思维、基本技能为指导,对课程体系进行充分调研和认真分析,以科学严谨的治学态度,对教材体系进行科学设计、整体优化,教材编写综合考虑学科的分化、交叉,既要充分体现不同学科自身特点,又应当注意各学科之间有机衔接;确保理论体系完善,知识点结合完备,内容精练、完整,概念准确,切合教学实际。

3. **注重衔接,详略得当** 严格界定本科教材与职业教育教材、研究生教材、毕业后教育教材的知识范畴,认真总结、详细讨论现阶段中医药本科各课程的知识和理论框架,使其在教材中得以凸显,既要相互联系,又要在编写思路、框架设计、内容取舍等方面有一定的区分度。

4. 注重传承,突出特色　本套教材是培养复合型、创新型中医药人才的重要工具,是中医药文明传承的重要载体,传统的中医药文化是国家软实力的重要体现。因此,教材既要反映原汁原味的中医药知识,培养学生的中医思维,又要使学生中西医学融会贯通,既要传承经典,又要创新发挥,体现本版教材"重传承、厚基础、强人文、宽应用"的特点。

5. 纸质数字,融合发展　教材编写充分体现与时代融合、与现代科技融合、与现代医学融合的特色和理念,适度增加新进展、新技术、新方法,充分培养学生的探索精神、创新精神;同时,将移动互联、网络增值、慕课、翻转课堂等新的教学理念和教学技术、学习方式融入教材建设之中,开发多媒体教材、数字教材等新媒体形式教材。

6. 创新形式,提高效用　教材仍将传承上版模块化编写的设计思路,同时图文并茂、版式精美;内容方面注重提高效用,将大量应用问题导入、案例教学、探究教学等教材编写理念,以提高学生的学习兴趣和学习效果。

7. 突出实用,注重技能　增设技能教材、实验实训内容及相关栏目,适当增加实践教学学时数,增强学生综合运用所学知识的能力和动手能力,体现医学生早临床、多临床、反复临床的特点,使教师好教、学生好学、临床好用。

8. 立足精品,树立标准　始终坚持中国特色的教材建设的机制和模式;编委会精心编写,出版社精心审校,全程全员坚持质量控制体系,把打造精品教材作为崇高的历史使命,严把各个环节质量关,力保教材的精品属性,通过教材建设推动和深化高等中医药教育教学改革,力争打造国内外高等中医药教育标准化教材。

9. 三点兼顾,有机结合　以基本知识点作为主体内容,适度增加新进展、新技术、新方法,并与劳动部门颁发的职业资格证书或技能鉴定标准和国家医师资格考试有效衔接,使知识点、创新点、执业点三点结合;紧密联系临床和科研实际情况,避免理论与实践脱节、教学与临床脱节。

本轮教材的修订编写,教育部、国家卫生和计划生育委员会、国家中医药管理局有关领导和教育部全国高等学校本科中医学教学指导委员会、中药学教学指导委员会等相关专家给予了大力支持和指导,得到了全国 50 所院校和部分医院、科研机构领导、专家和教师的积极支持和参与,在此,对有关单位和个人表示衷心的感谢!希望各院校在教学使用中以及在探索课程体系、课程标准和教材建设与改革的进程中,及时提出宝贵意见或建议,以便不断修订和完善,为下一轮教材的修订工作奠定坚实的基础。

全国高等医药教材建设研究会
人民卫生出版社有限公司
2016 年 3 月

全国高等中医药教育本科
国家卫生和计划生育委员会"十三五"规划教材
教材目录

26	生理学(第3版)	主编 郭 健 杜 联
27	病理学(第2版)	主编 马跃荣 苏 宁
28	组织学与胚胎学(第3版)	主编 刘黎青
29	免疫学基础与病原生物学(第2版)	主编 罗 晶 郝 钰
30	药理学(第3版)	主编 廖端芳 周玖瑶
31	医学伦理学(第2版)	主编 刘东梅
32	医学心理学(第2版)	主编 孔军辉
33	诊断学基础(第2版)	主编 成战鹰 王肖龙
34	影像学(第2版)	主编 王芳军
35	西医内科学(第2版)	主编 钟 森 倪 伟
36	西医外科学(第2版)	主编 王 广
37	医学文献检索(第2版)	主编 高巧林 章新友
38	解剖生理学(第2版)	主编 邵水金 朱大诚
39	中医学基础(第2版)	主编 何建成
40	无机化学(第2版)	主编 刘幸平 吴巧凤
41	分析化学(第2版)	主编 张 梅
42	仪器分析(第2版)	主编 尹 华 王新宏
43	有机化学(第2版)	主编 赵 骏 康 威
44	*药用植物学(第2版)	主编 熊耀康 严铸云
45	中药药理学(第2版)	主编 陆 茵 马越鸣
46	中药化学(第2版)	主编 石任兵 邱 峰
47	中药药剂学(第2版)	主编 李范珠 李永吉
48	中药炮制学(第2版)	主编 吴 皓 李 飞
49	中药鉴定学(第2版)	主编 王喜军
50	医药国际贸易实务	主编 徐爱军
51	药事管理与法规(第2版)	主编 谢 明 田 侃
52	中成药学(第2版)	主编 杜守颖 崔 瑛
53	中药商品学(第3版)	主编 张贵君
54	临床中药学(第2版)	主编 王 建 张 冰
55	中西药物配伍与合理应用	主编 王 伟 朱全刚
56	中药资源学	主编 裴 瑾
57	保健食品研发与应用	主编 张 艺 贡济宇
58	*针灸医籍选读(第2版)	主编 高希言
59	经络腧穴学(第2版)	主编 许能贵 胡 玲
60	神经病学(第2版)	主编 孙忠人 杨文明

注:①本套教材均配网络增值服务;②教材名称左上角标有"*"者为"十二五"普通高等教育本科国家级规划教材。

第三届全国高等中医药教育教材
建设指导委员会名单

顾　　问　　王永炎　陈可冀　石学敏　沈自尹　陈凯先　石鹏建　王启明
　　　　　　秦怀金　王志勇　卢国慧　邓铁涛　张灿玾　张学文　张　琪
　　　　　　周仲瑛　路志正　颜德馨　颜正华　严世芸　李今庸　施　杞
　　　　　　晁恩祥　张炳厚　栗德林　高学敏　鲁兆麟　王　琦　孙树椿
　　　　　　王和鸣　韩丽沙

主任委员　　张伯礼

副主任委员　徐安龙　徐建光　胡　刚　王省良　梁繁荣　匡海学　武继彪
　　　　　　王　键

常务委员　（按姓氏笔画为序）
　　　　　　马存根　方剑乔　孔祥骊　吕文亮　刘旭光　许能贵　孙秋华
　　　　　　李金田　杨　柱　杨关林　谷晓红　宋柏林　陈立典　陈明人
　　　　　　周永学　周桂桐　郑玉玲　胡鸿毅　高树中　郭　娇　唐　农
　　　　　　黄桂成　廖端芳　熊　磊

委　　员　（按姓氏笔画为序）
　　　　　　王彦晖　车念聪　牛　阳　文绍敦　孔令义　田宜春　吕志平
　　　　　　安冬青　李永民　杨世忠　杨光华　杨思进　吴范武　陈利国
　　　　　　陈锦秀　徐桂华　殷　军　曹文富　董秋红

秘 书 长　　周桂桐（兼）　王　飞

秘　　书　　唐德才　梁沛华　闫永红　何文忠　储全根

9

全国高等中医药教育本科
护理学专业教材评审委员会名单

前　言

　　爱因斯坦（Albert Einstein）曾言："每一位严肃的科学工作者都痛苦地意识到他们被违反本意地放逐到一个在不断缩小着的知识领域里，这是一种威胁，它会使研究者丧失广阔的眼界，并使他下降到一个匠人的水平"。这种状况是指过细的"分科之学"认知体系容易使得每一门医学基础课程的执教者与学习者都可能陷于一叶障目不见泰山的困境。

　　自2008年始，编者受上海中医药大学委托，尝试为新世纪的医学教育探索一种新的学习模式。于是产生了编写一本返璞归真的《疾病学基础》的初衷，继后，此教材被纳入卫生部"十二五"规划教材系列，促成了首版《疾病学基础》教材的发行与使用。

　　此次，又荣幸参与了国家卫生和计划生育委员会"十三五"规划教材的编写，《疾病学基础》被纳入修订再版的行列。再版的《疾病学基础》集全国10所中医院校之精英，合免疫学、病原生物学、医学遗传学、病理学各医学基础学科之专家共襄盛举。希冀为护理学专业（也同样适用于药学、营养、康复、检验、预防等各相关涉医专业）的学习者，贡献一本能够拓宽眼界、去芜存菁、删繁就简、标新立异的整合型医学基础教材。

　　再版《疾病学基础》之绪论由上海中医药大学王易主笔；免疫学基础篇由王易、王旭丹、姜成、邢海晶、郑月娟合作完成；病原生物学基础篇由王易、卢芳国、陈文娜、姜昕、王志宏、陶方方、张宏方、王垚共同撰写；医学遗传学基础篇由文礼湘、孙阳、王志宏协力承担；病理学基础篇由王谦、杨婧、郭军鹏、林信富、汪丽佩、唐群、章忱鼎力作成。在所有编委的努力之下，这本教材在编写框架、教学内容、叙述方式上较之前一版都有了长足的进步；对第1版教材中存在的瑕疵也进行了精心的修订，使得这本教材距成为疾病学（nosography）奠基性作品的目标更接近了一步。

　　从医学诞生伊始，人们关于疾病的认识本就是一种完整的综合性认识，这样的认识奠定了古希腊时代的《希波克拉底文集》（The Hippocratic Corpus）和同样堪称辉煌的《伤寒杂病论》等疾病学典籍的诞生。只是进入现代社会之后，受"分科之学"认知体系的影响，现代医学日益专科化，致使医学基础教育的课程分科也逐渐细化。这种趋势自然如爱因斯坦所言，有可能使得人类对于医学和疾病的认识"碎片化""局限化"。因此，《疾病学基础》的编者们殷切期望更多的志同道合者投入到高等医学教学的创新实践中，通过对整合性教材的编写和使用，为中国的医学教育贡献一份绵薄之力。

　　最后，再次对所有参与《疾病学基础》教材编写的编委们付出的努力表示感谢，也对人民卫生出版社给予这部整合型教材的大力支持表示由衷敬意。更希望更多的阅读者和使用者对这本教材提出宝贵的意见与建议。

编　者
2016年3月

目　录

第一篇　免疫学基础

第二篇　病原生物学基础

第三篇　医学遗传学基础

第四篇　病理学基础

绪　论

学习目的与学习要点

我们每一个人肯定都体验过疾病经历,但你能确切的定义什么是疾病吗?这本教材就从这里切入,告诉你人类对疾病曾经的认知过程。也让你了解我们称之为"疾病"的这样一种生命状态含有哪些要素。而对于一个医学工作者而言,我们应当学会从哪些角度去审视"疾病"、了解"疾病"。当然,我们也必须掌握作为"疾病"参照系的"健康"定义。

疾病(disease)是一种特殊的生命状态,千百年来,人类曾以极为惨痛的付出获取了对于这种特殊生命状态的认知与理解(尽管这个过程还在不断延续)。而这些以生命为代价所积累的知识就形成了今天供我们学习的疾病学(nosography)。人们对于一个疾病的完整理解至少需要来自三个层面的认识:一是应当找到引起生命活动过程发生异常的原因,并通过消除这些原因来恢复生命活动的正常;二是需要阐明生命活动异常的表现和这些表现发生的生物学机制(这些机制一直可以追索到分子水平),并由这些机制出发去寻找相应的临床治疗措施;三是应该描述疾病在生命体整体上发生的异常状态,也就是所谓的症状和体征,并且使其和特定的疾病对应起来。这便形成了病因学(etiology)、病理学(pathology)与医学诊断学(medical diagnostics)这三个疾病学的分支。不过在现代基础医学知识分类体系中,对于疾病的这些认识被分别纳入了免疫学、病原生物学、病理学与医学遗传学等多门学科之中。因此这些学科共同构成了疾病学的基础,而医学诊断学则被归入了临床医学范畴。

第一节　疾病与健康

"疾病"是构成人类诸多痛苦体验中最主要的一种类型。正是通过对这一类痛苦体验的过程与引发原因的不断体验与深刻认识,才形成了现代的科学"疾病"观。而对于疾病过程与原因的正确诠释,也帮助人们建立起了相应的"健康"概念。

一、疾病的概念

(一)疾病概念的演替

分析甲骨文之"疾"字,可以看出这是一个人在病床上辗转反侧、大汗淋漓的痛苦姿态。而拉丁语词汇 disease 也恰恰是由 dis(不)与 ease(舒服、安逸)两部分所构成。由此可知人类早期对于"疾病"的理解是与他们的痛苦感受紧密联系在一起的。但随着人类文明的进步,以及对疾病认识的深化,将"疾病"局限于痛苦感受的理解就显得日益肤浅了。19世纪细胞病理学家魏尔啸(Virchow)曾经对疾病下过这样的断言——"疾病是处于异常状态下的生命(disease is life under altered condition)",这句名言极其明确地表达了疾病是一种特殊的生命状态的科学观点,也成为今天认识疾病的最好指南。

（二）疾病的定义

依照魏尔啸的观点,不妨将疾病定义为:机体在一定病因的损害性作用下,因自稳机制(homeostatic control)紊乱而发生的异常生命活动过程。由这个定义出发,可以概括出有关疾病的所有要素,即疾病是非正常的生命活动,是有原因(病因)、有表现(症状)、有机制(自稳机制紊乱)的。

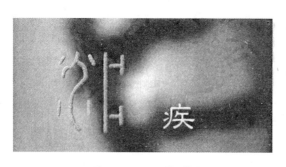

图绪-1　甲骨文"疾"字

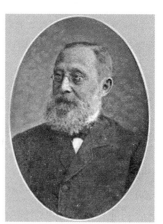

图绪-2　现代病理学奠基人
——魏尔啸

二、健康的概念

（一）健康概念的演替

早期人类对于健康的期盼可以归纳为"形与神俱"、"终其天年"。"上古之人,其知道者,法于阴阳,和于术数,食饮有节,起居有常,不妄作劳,故能形与神俱,而尽终其天年,度百岁乃去。"《黄帝内经》中的这段叙述可以视作当时人类"健康"理念的一种代表,这种健康观突出了身心和谐与长寿的理念。而基督教文明兴起后,又在此基础上添加了"与上帝和教义协调和谐"的健康理念,将宗教道德融入健康观。至1948年,世界卫生组织(World Health Organization,WHO)成立之际,在其宪章中首次明确了"健康乃是一种生理、心理和社会适应都臻完满的状态,而不仅是没有疾病和虚弱"的现代"健康"理念。使健康观不仅具有生物学、心理学的价值取向,同时也被赋予了社会学和伦理学的价值取向。

（二）科学的健康定义

一般认为1978年WHO"阿拉木图宣言"中有关"健康不仅是疾病与体弱的匿迹,而且是身心健康、社会幸福的完美状态"的论述是当代健康定义的最佳表述。但就医学角度而言,这样的表述过于抽象和泛化,更多具有哲学意味,很难作为一种医学科学定义为广大医学工作者所接受(社会学工作者也许更容易接受)。

有鉴于WHO所提出的健康定义越来越具有哲学和社会学的价值取向,从医学和生命科学的角度出发,本书更愿意采纳如下的健康定义:即健康是机体在身心诸方面可以抵御病因损害而呈现的正常生命活动过程。

第二节　疾病发生的原因与机制

既然作为非正常生命活动的疾病状态是有原因、有表现、有机制的,那么了解与归纳疾病发生的原因与机制也就成为疾病学研究与探讨的主题。

一、疾病发生的原因

(一) 祖国传统医学的病因分类

在人类文明的早期,当人类对于疾病的认识还停留在对于症状的描述和将这些描述与自然因素形成表面附会的阶段时,就已经开始了对病因的分析与归类。这些病因分类尽管在不同民族文明的背景下,显示出一些差异,但其共同之处都是将疾病之起源归咎于人体生理环境与自然环境因素的不和谐。这个关于"病因"探究的合理内核一直被保留到现在所采纳的"疾病"定义之中。

中国传统医学的病因分类,可以被视作人类文明进程中对于疾病病因认识的一个典范。中国传统医学将病因概括为"三因说":即内因、外因、不内外因。所谓外因,即认为天地之间存在风、寒、暑、湿、燥、火"六气",当某种"气"太过,或出现在不应出现之时,便是"淫"(不正之邪)。这些"邪气"侵犯人体,造成的即是"外感"之疾。所谓内因则包括七情六欲、饮食劳倦、房事不节等,将人的心理活动与行为方式纳入了病因范畴。而所谓不内外因是指创伤、虫兽、中毒、遗传等因素造成的疾病。

(二) 现代医学的病因分类

随着人类医学知识的积累与深化,人们对于病因的理解已然超越了将自然因素与疾病表现简单比附的认识阶段。特别是19世纪末,现代微生物学的兴起,人类对疾病病因的认识发生了质的飞跃。以巴斯德(Louis Pasteur)为代表的"细菌致病学说"的提出,解释了几千年来医学界对于病因的困惑,为现代医学的疾病学研究提供了崭新的、坚实的科学基础。而以魏尔啸为代表的现代细胞病理学研究则从微观水平上提供了对疾病发生机制和疾病发生的细胞组织学基础的完整解释。

建立于现代生命科学基础上的病因学,将疾病的原因分为生物性因素与非生物性因素两大类:

1. 生物性因素　生物性致病因素可以分成外因与内因。其中各种病原体(如病毒、细菌、真菌、寄生虫)及其毒性产物是为外因;而机体的遗传背景、免疫状态、心理因素则为内因。疾病状态的发生及发生的严重程度,不仅和外因的性状(病原体的数量、毒力、侵袭力)相关,也取决于机体自身的遗传背景、免疫状态、心理因素。因此对于疾病的生物性致病因素而言,其外因与内因在疾病状态的形成过程中是互为因果、互为条件的。

2. 非生物性因素　非生物性致病因素主要由物理性因素与化学性因素构成。①物理性致病因素:包括机械力、温度变化(高、低温)、压强变化、电流作用、光能作用(激光)、电磁辐射作用等物理性作用。此类物理量的改变幅度如超出机体可承受的范围,均可引起机体损伤。②化学性致病因素:包括各类无机与有机毒物和营养素。自然界及人工合成的多种化学物质,可以通过干扰人体的正常代谢而产生毒性作用进而造成机体损伤。即使是一些人体正常代谢必需的化学物质(营养素),当其数量过多或不足时也可导致机体损伤。

二、疾病发生的机制

由多种不同病因造成的疾病可以表现出相同或类似的病理改变和发展过程,这是由于机体对各种致病因素的反应受到体内固有的病理生理作用过程限制所致,这种因机体病理生理作用限制所形成的病理反应格局称为疾病发生机制(mechanism)。从不同的角度可以将疾病发生机制作不同的归类,如按照疾病引发的病理生理作用所处的生理系统分为神经机制、内分泌机制、免疫机制等;按照疾病引发的病理生理作用所处的宏观或微观层次分为体液机制、组织细胞机制、分子机制等。然而对于某一疾病而言,其发生机制往往可以涉及多个生理系统和不同的宏观、微观层次。故本书以致病因素造成的自稳机制紊乱的主要方式为依据,将疾病发生机制分为损伤机制、感染机制、代谢障碍机制与细胞转化机制。疾病发生机制体现了疾病发生的一般规律。

(一) 损伤机制

损伤一般是指细胞和组织受病因作用所导致的结构与形态改变。绝大多数的致病因子都能够造成细胞结构与形态的改变,故损伤机制是最为普遍与最为基本的一类病理机制。不过当损伤发生在不同的细胞类型上,或其产生程度的差异,以及是否可逆等,仍然会给疾病带来各种繁复的变化和"缤纷"的临床表现。

(二) 感染机制

感染是因病原体与宿主免疫力间的互动而形成的一种特定病理机制,也是一种极为常见的病理机制类型。由于病原体生物学性质(譬如病毒、细菌、原虫、真菌)的差异,以及宿主免疫力构成的不同,感染也可以有多种不同的表现形式。不过对同一病原体而言,感染性疾病通常会呈现特定的病型(例如白喉、天花、麻疹、痢疾、霍乱、疟疾、黑热病等)。

(三) 代谢障碍机制

代谢障碍是指由先天或后天的致病因子所引发的机体代谢紊乱。此类疾病的发生机制既可能是疾病发生的起点,也可能成为疾病过程的终点。与感染机制类似,代谢障碍性疾病也通常呈现特定病型(例如苯丙酮尿症、肝豆状核变性、糖尿病、白化病、甲状腺功能减退与亢进等)。

(四) 细胞转化机制

细胞转化是由各种致病因子导致的基因改变所表现出的细胞异常。这一发病机制引起的疾病可能由于细胞分裂、分化机制的异常形成新生物,根据临床新生物的生物学行为差异,可将细胞转化的产物分为良性肿瘤与恶性肿瘤,并因其组织来源与分化程度,分别称之为瘤、癌、肉瘤。

第三节　疾病的定名

除了需要抽象意义上的"疾病"定义(用以概括生命的异常状态)外,人们经常面对的是一种乃至数种具体的疾病。因此,对于疾病的定名显得尤为重要。每一个具体的病名,总是和特定的病因、发病部位、病理改变及相应的临床表现联系在一起,并因此成为医学诊断和临床治疗的出发点和目标。

一、疾病定名的演进

早期人类对疾病的认识主要源自临床表现,如"猩红热"、"麻疹"、"水痘"、"疱疹"之类即为例证。作为中医经典的《素问·至真要大论》所列"病机十九条"亦多以症状为病名。随着人类将自然界对人体产生的影响与疾病的发生进行关联后,形成了原始的"病因"观,如中国传统医学中的"风、寒、暑、湿、燥、火"之说,于是就有了"中暑"、"伤风"、"伤寒"之类的病名。

直至现代解剖学、现代生理学和现代病理学相继奠基后,人们才开始以解剖位置和病理变化作为疾病命名的主要依据,例如:肺炎、扁桃体炎、中耳炎、肝癌、前列腺癌等。至18世纪末,细菌致病学说及营养素缺乏致病学说的提出,病因成为疾病命名的重要依据,出现了细菌性痢疾、阿米巴性肝脓肿、肾结核、真菌性脑膜炎、维生素D缺乏症等病名。由此可见对具体疾病的定名既有在文化传统上的约定俗成,也蕴含着人类对疾病形成的认识规律。

二、疾病定名的规范

随着人类社会的发展,医学越来越成为维护人类生存与发展的重要支撑与保障,人类对于具体疾病的认定也越来越需要一个统一的标准。于是自1891年始,国际统计学大会(International Statistical Congress)组织了一个对死亡原因分类的委员会,着手对疾病分类和定名的标准化工作。1893年该委员会主席Jacques Bertillon提出了《国际死亡原因编目》作为一个分类方案。在此基础上,经多方合作,每隔10年修订一次。1940年后,第6次修订版由世界卫生组织(WHO)接手承担。首次引入了疾病分类且更名为国际疾病分类(International Classification of Diseases,ICD),并强调继续保持用病因分类的哲学思想。1994年在日内瓦进行第10次修改的版本得到了广泛应用,此即ICD-10。2010年WHO发布了最新的ICD-10更新版本,并更名为《疾病和有关健康问题的国际统计分类》,收录了更多与医学相关的损伤、症状、健康干预等的分类标准,成为以疾病为核心,同时涉及治疗、诊断、医学管理诸多层面的具有权威意义的分类标准系统。

目前使用的ICD-10是一个多轴心的分类系统。以疾病的4个主要特征,即病因、部位、病理及临床表现(包括:症状体征、分期、分型、性别、年龄、急慢性发病时间等)为主要分类依据。在这个分类系统中,分类与命名之间存在一一对应关系,即对一个特指的疾病名称赋予一个编码时,这个编码就是唯一的,且表示了特指疾病的本质和特征,以及它在分类体系里上下左右的联系。

ICD-10的广泛应用,为临床病名使用的唯一性确立了基础,从而使临床医学交流具有了可确定的基础。其进一步的延伸,则为治疗手段(手术操作分类)、医院管理(住院流程、标准住院日),乃至医疗费用的收取标准都提供了极为重要的参照体系。当然,这也为人类对每一种具体疾病的深入认识,提供了一种"原点"意义的基石。

第四节　疾病的经过与转归

疾病作为一种非正常的生命活动,往往表现出过程性。从非正常的生命活动发生至其结束或回归正常的生命活动的过程即为疾病之经过,而疾病过程的结局则称为疾病的转归。

一、疾病的经过

对于大多数的疾病,疾病之经过一般分为四个时期,即潜伏期(period of latent)、前驱期(period of prodromal)、明显期(period of clinical manifestation)与转归期(period of termination)。

(一)潜伏期

潜伏期通常是指致病因子接触机体而未引起临床表现的疾病经过阶段。潜伏期对于感染性疾病尤为重要,在此期,如机体可以抵御病因损害,不继续发展至临床症状出现阶段,称为隐性感染,反之则为显性感染。而对于可播散的感染性疾病而言,处于潜伏期的患者是重要的传染源。一些特定的临床疾病如创伤、烧伤等可不存在潜伏期。

(二)前驱期

前驱期通常是指致病因子接触机体引起非特征性临床表现的疾病经过阶段。此阶段的临床表现主要为不适感、倦怠、低热、食欲缺乏等非特征性症状。这一时期在大多数疾病过程中都显得十分短暂,但前驱期症状往往是疾病早期诊断与预防的依据所在。

(三)明显期

明显期又称症状明显期,是指致病因子接触机体后引发绝大部分疾病特有临床表现的疾病经过阶段。此阶段持续时间的长短,决定了疾病归属于急性过程抑或慢性过程。

(四)转归期

转归期系疾病过程的终末期,依致病因子与致病作用的危害程度与清除程度表现为康复与死亡两种结局。

二、疾病的转归

如上所述,疾病过程的结局被称为转归。在疾病过程结束时,其结局可归为完全康复(complete recovery)、不完全康复(incomplete recovery)、死亡(death)三类。

(一)完全康复

完全康复指致病因子及其损害作用被完全清除或全面控制,机体的功能、代谢活动恢复正常,形态、结构得以充分修复的一种疾病终末期状态。完全康复意味着患者机体由疾病所致的异常生命活动过程向正常生命活动过程的回归。

(二)不完全康复

不完全康复指致病因子及其损害作用得到控制,但机体的功能、代谢活动不能完全恢复正常(代偿能力下降或功能受限),形态、结构出现不可逆的病理改变。故不完全康复在严格意义上仍属于疾病状态(一种不再发展的疾病状态)。因此处于不完全康复状态的人群依然需要足够的医学关怀(如康复治疗等)。

(三) 死亡

死亡是疾病转归中最为不幸的结局。死亡的终极定义是生命现象的消失。但在现代医学条件下,生命现象的消失成为一种渐进过程,这一过程被分为三个阶段,即:①濒死期(agonal stage):指脑干以上部位的中枢神经受到深度抑制或功能丧失,表现为意识丧失、反应迟钝、呼吸、循环功能进行性下降;②临床死亡期(stage of clinical death):指延髓受到深度抑制或功能丧失,主要表现为各种反射消失、呼吸、心跳停止,但如采取有效的抢救措施,仍然存在复苏(resuscitation)的可能;③生物学死亡期(stage of biological death):指机体各重要器官的新陈代谢相继停止,其表现为尸斑、尸僵、尸冷的出现。生物学死亡期是不可逆转的终末死亡阶段。

由于死亡进程的渐进性,临床死亡的判定标准就成为一个需要探讨并引起争议的问题。目前医学界的主流仍以复苏无效的临床死亡期作为死亡的判定标准。但近年来,以脑死亡(brain death)作为死亡判定标准的呼声日益高涨,成为医学界必须关注的一个重要问题。

第五节　疾病的治疗与预防

人类自觉地与疾病进行斗争的活动即为疾病的治疗与预防。其中清除致病因子及修复其损害作用的医疗措施称为治疗(therapy),阻断致病因子及其损害作用发生的医疗措施称为预防(prevention)。

一、疾病的治疗

疾病的治疗在几千年的人类社会实践中形成了相对固定的行为模式,这种模式的经典表现是药物的使用与手术,故药物与手术治疗成为现代医学最主要的常规治疗方法。而随着19世纪至20世纪形成的生命科学研究飞速发展期的出现,迄今已经出现了超越常规治疗的非常规治疗方法,如器官移植、基因治疗等。

(一) 常规治疗

以药物与手术为主要治疗手段的常规治疗,按其目的又可以划分为对因治疗、支持治疗与康复治疗。

1. 对因治疗　针对致病因子及其直接损害作用的治疗措施,如感染性疾病的抗生素治疗、化脓性阑尾炎的手术切除、血友病患者的凝血因子输注,以及肿瘤的手术切除、放化疗等。

2. 支持治疗　针对致病因子的间接损害作用及增强机体抵御病因损害能力的治疗措施,有时也可称为对症治疗,如消耗性疾病的营养支持治疗和失血、贫血患者的输血治疗,以及腹泻、脱水患者的补液治疗,乃至高热患者的药物与物理降温治疗都可计入支持治疗。

3. 康复治疗　针对不完全康复等特定的疾病转归状态,或加速疾病发展进程并促使其向康复发展的治疗措施,如肢体伤残后的功能恢复训练、各种炎症的理疗,以及义肢的装配与使用等。

（二）非常规治疗

近年来,基于生命科学高新技术研究基础的临床治疗措施层出不穷,其中最具代表性的是替代治疗与基因治疗。

1. **替代治疗**　系以正常的同种、异种或人工器官替换完全丧失功能的某个或某几个患病器官的治疗方法。其中器官移植是开展得最为广泛、也是最为成功的一种替代治疗方法。由于受到供体来源的限制,这一替代治疗尚未进入常规治疗领域。不过随着克隆技术的发展及可期待的医学伦理学问题的突破,治疗性克隆技术将为替代治疗创造出光辉的前景。

2. **基因治疗**　系以基因工程技术更换、校正、增补缺陷之基因,达到对基因缺陷性疾病的治疗。自 1990 年 9 月在美国首次开展对腺苷脱氨酶缺陷患者的基因治疗开始,已经取得了一系列的成功与进展。目前基因治疗已被用于或计划用于遗传性疾病、恶性肿瘤、感染性疾病,以及心血管病、血红蛋白病等的治疗。

二、疾病的预防

现阶段的疾病预防已经发展为可在不同层面上采取多种阻断致病因子及其损害作用发生的综合性医疗行为。这些层面既有群体的,也有个体的;既有政策性的,也有技术性的。其总体框架称为三级预防(three levels of prevention)。

（一）第一级预防

第一级预防(primary prevention)也称病因预防。其内容包括:①宏观的预防策略:即对疾病制定的全球性预防战略及各国政府的相应卫生政策;②可实施的社会措施:指在宏观预防策略指导下形成的各类相关社会措施,包括法律法规、文化宣传、健康理念、环保意识等意识形态层面内容和公共卫生设施、疾病预防体系、政府财政投入等具体实施条件;③具体的个体预防方法:指针对个体的健康教育、良好的卫生习惯、普及的基础医学知识、强制性的预防接种与防病普查。

（二）第二级预防

第二级预防(secondary prevention)也称临床前预防。其内容包括:①早期发现:指对易感(高危)人群的普查、筛查工作,便于对相应疾病的早期发现;②早期诊断:指提高医务人员的诊断水平和发展微量、敏感的诊断技术,便于疾病早期病理改变的发现与诊断;③早期处理:指对疾病尤其是传染性疾病的早期报告、早期隔离、医学观察制度,便于阻断疾病的扩散。

（三）第三级预防

第三级预防(tertiary prevention)也称临床预防。其内容包括:①有效治疗:系对患者做出及时、准确的治疗行为,这将有助于遏制疾病的慢性化,预防并发症的出现等;②改善预后:系指在治疗过程中,采取尽可能积极的措施,引导疾病趋向于较好的转归类型,以预防致残并减少不良后果;③愈后康复:系对不完全康复患者实施康复治疗,以预防其社会活动能力丧失,提高其生活质量。

学习小结

通过本章的学习,你应当明白:"疾病"与"健康"各自如何定义;引起生命状态异常的原因又有哪些;什么可以称为疾病的发生机制;在临床上,疾病的过程一般分成几个阶段;而当疾病过程结束时又可能出现哪些后果;最后是在疾病发生后抑或发生前,我们可以而且应该做些什么。

（王　易）

复习思考题

1. 每种疾病都有特定的名称,而一些疾病的名称在医学史上发生了很大的变化,这是为什么? 请举例说明。

2. 疾病是一种过程,有人在健康与疾病的转换过程中假设了"亚健康"状态,你觉得这样的假设是否必要,有科学依据吗?

3. 从不同时代及不同文化背景下,人们对于病因的分类,你能得出哪些体悟?

4. 人类在与疾病的斗争中,创造了治疗与预防两类措施,试从辩证的思维方式出发,阐述治疗与预防的关系。

第一篇 免疫学基础

第一章

免疫学概述

📖 学习目的与学习要点

　　作为生命基本特征之一的免疫现象，与疾病的发生之间形成了极微妙的关系，既是阻止疾病形成的因素，也是造成疾病的原因。如何理解这个充满矛盾的科学悖论，是从本章开始将要渐次揭示的问题。本章将向学习者展示人类探究免疫现象的历程，讲述免疫概念的演进过程，分析免疫力的构成，概括免疫功能，并对构成免疫现象之物质基础的免疫系统做一概貌的描述。

　　人类从科学角度观察与探究免疫现象已有二百余年。在这一过程中，有关现代疾病概念的建立、有关感染性疾病的防治、有关各类疾病致病机制的揭示，以及疾病的现代诊断技术和防治方法，都融入了大量免疫学研究的理论与成果。免疫学已然成为诠释疾病发生、辅助疾病诊断、协助疾病控制与治疗的最重要基础学科。

第一节　免疫学研究的历程

　　免疫学研究始于对免疫现象的探究，继而又经历了免疫系统研究和免疫作用机制研究的阶段。

一、免疫现象的研究

　　早期免疫学研究起源于疫苗应用，中国人在公元 16 世纪采用"人痘"接种预防天花是疫苗应用的萌芽，至 18 世纪末英国医生 Jenner 发明了用牛痘苗预防天花，19 世纪法国科学家 Pasteur 制备炭疽减毒活疫苗及狂犬病减毒活疫苗以预防炭疽病及防治狂犬病。由此建立了人工主动免疫的概念。1883 年，俄国学者 E.Metchnikoff 发现了白细胞的吞噬作用，提出了细胞免疫学说，即吞噬细胞理论。1891 年，德国学者 Behring 和日本学者 Kitasato Shibasaburo 应用抗白喉毒素血清成功地救治了一名白喉患儿，开创了免疫血清疗法，开启了人工被动免疫机制研究。这可视为人类对免疫现象的观察、描述与机械仿效的研究阶段。

二、免疫系统的研究

抗原、抗体的发现，以及由此而展开的对抗原、抗体化学本质及相互作用机制的研究，导致了对免疫现象的物质结构基础的探索。随着补体系统的明确、腔上囊作用及淋巴细胞异质性的确认等，免疫现象赖以形成的器官与细胞的组织学基础被揭示，为免疫系统的确定和免疫学成为独立学科提供了必不可少的基石。

虽然人们较早就认识到淋巴结、脾脏、骨髓是免疫器官，但是人们对免疫系统的全面认识开始于 20 世纪下半叶。1957 年 B.Glick 发现鸡的腔上囊是 B 细胞发育成熟的器官，1961 年 J.Miller 发现 T 细胞在胸腺发育成熟，明确胸腺也是免疫器官。此后不久，其他科学家进一步证实 T 细胞承担细胞免疫，B 细胞承担体液免疫，并且发现他们之间具有协同作用；以后又相继发现 T 细胞是一个不均一的细胞群，存在有辅助性 T 细胞、细胞毒性 T 细胞，以及具有抑制作用的 T 细胞亚群（如调节性 T 细胞）。20 世纪 70 年代发现了自然杀伤细胞（NK 细胞）。1973 年美国学者 Steinman 发现了树突状细胞，该细胞是功能最强的抗原提呈细胞。进一步研究发现，属于 T 细胞的 γδ T 细胞和 NK T 细胞及属于 B 细胞的 B-1 亚群主要参与了固有免疫应答。加上对包括呼吸道、胃肠道及泌尿生殖道黏膜固有层散在的无被膜淋巴组织组成的黏膜相关淋巴组织的认识，一个较为完整免疫系统轮廓被清晰显现在我们面前。

三、免疫作用机制的研究

进入 20 世纪 60 年代，研究者们在观察免疫现象的基础上开始了免疫作用机制的研究。1945 年 Ray Owen 发现异卵双生、胎盘融合的两头小牛的不同血型的红细胞可以共存而不发生免疫反应，表现为天然免疫耐受现象；1953 年英国免疫学家 Peter Medawar 进行小鼠皮片移植实验，人工诱导免疫耐受获得成功；澳大利亚免疫学家 MacFarlane Burnet 在发现免疫耐受现象的基础上，于 1957 年提出克隆选择学说（clonal selection theory），以统一解释抗原识别、免疫记忆、自身耐受、自身免疫应答等多种免疫现象的内在联系。1959 年，英国生物化学家 Rodney Porter 和美国生物化学家 Gerald Edelman 阐明了免疫球蛋白的结构；1974 年 Niels Jerne 提出了独特型 - 抗独特型免疫网络学说；1978 年日本分子生物学家 Susumu Tonegawa 提出了免疫球蛋白基因重排理论；1984 年 Mark Davis 和 Chien Saito 发现 T 细胞抗原受体基因重排等。使免疫现象发生的分子基础显露端倪。尤其是主要组织相容性复合体（major histocompatibility complex，MHC）编码分子的发现，以及 1974 年 Zinkernagel 和 Doherty 对 MHC 分子生物学意义的揭晓，更完整地描绘了整个免疫系统的工作方式。20 世纪 80 年代以后，许多具有重要生物学功能的细胞因子之发现，以及对其受体结构和功能的研究，又进一步从细胞信号转导的角度揭示了免疫基因表达的真相。

随着对免疫现象、免疫系统组成与结构和免疫作用机制研究的不断深入，方法学领域中的创新技术也不断涌现，如放射免疫分析、B 细胞杂交瘤技术制备单克隆抗体等多项伟大的生物技术逐次诞生。

免疫学研究的过程充满辉煌，同时留存着更多、更复杂的困惑。但正是那些看似不可逾越的难题使整个免疫学保持了欣欣向荣的活力，近百年来免疫学研究在诺贝尔生理学或医学奖颁奖史上所占有的地位充分说明了这一点。科学发展的动力往往来源于人类自身的求知欲。

第二节 免疫的现象、概念与功能

对于免疫现象的理解与定义是随着免疫学研究的逐步深入与日益拓展而不断变化着的,这使得"免疫"的概念也循"否定之否定"规律而不断演进。

一、免疫现象与"免疫"概念

在与疾病抗争的漫长年代里,人类就已发现曾在瘟疫流行中患过某种传染病而康复的人,再经历一次相同的瘟疫时往往具有抵抗力,称之为"免疫(immune)"。免疫这个词来自拉丁语"*immunitas*",表示免除赋税,在这里借用过来表示免除瘟疫,即对传染有抵抗之意,这可算作早期的"免疫"概念。

在人类开始有意识地制作疫苗,以刻意模仿自然的免疫现象而加以应用的近代,机体内在对病原生物的抵御能力成为"免疫"概念的全部内涵,使人们长期误认为免疫仅指机体抗感染的防御功能,而且免疫对机体都是有利的。

进入 20 世纪后,发现了一系列与抗感染无关的免疫现象,如血型不符输血引起受者输血后的溶血反应、器官移植后发生的排斥反应、注射异种动物血清引起的血清病,以及人们食入某些食物或应用某些药物引起的超敏反应等,动摇了免疫的传统观念。人们开始将"免疫"概念修正为"生物在生存、发展过程中所形成的识别'自我'与'非己',以及通过排斥'非己'而保护'自我'的现象",这个"免疫"概念作为一个"标准概念"风行免疫学界 30 年。

但随着自身免疫反应现象的揭示、自身免疫病及慢性感染机制的明确,上述"标准概念"受到了挑战。20 世纪 80 年代后,如"危险信号"学说等一系列解释免疫现象的新理论不断涌现。由此可见,"免疫"的概念不可能是一成不变的。而是随着免疫学研究的深入而不断更替的。

二、免疫力的构成

免疫力(immunity)是指机体形成免疫现象的能力和作用机制。机体免疫力根据其作用方式与特点分为两大部分,分别称为固有免疫(innate immunity)与适应性免疫(adaptive immunity)。

(一)固有免疫

固有免疫又称先天性免疫(congenital immunity),是生物体在长期种系进化过程中逐渐形成的非严格选择针对性的防御功能,固有免疫通常被视为机体免疫防御的外层防线。形成固有免疫的细胞不经历克隆扩增,不产生免疫记忆。经典的固有免疫通常包括:

1. 防御性体液因子 各类体细胞所分泌的可溶性蛋白,如补体系统、干扰素、肿瘤坏死因子、细胞趋化因子,以及溶菌酶、防御素、乙型溶素等具有溶解、杀伤及抑制病原体作用的碱性蛋白与多肽,均可直接杀灭病原体或以激活炎症过程方式而参与病原体的清除。通常是在最短时间内对危害性因子形成抵御的即刻反应性防御系统。

2. 固有免疫细胞 体内多种免疫细胞,如单核/巨噬细胞、中性粒细胞、树突状

笔记

细胞、自然杀伤细胞、γδT 细胞、B1 细胞等都具有选择性识别、结合及清除病原体的作用,但其选择性有限而宽泛,仅针对某种特定分子模式(molecular pattern),这些分子模式往往是病原生物最保守的部分。固有免疫细胞通常依赖多种模式识别受体(pattern recognition receptor,PRR)而被激活,并通过吞噬、细胞内杀灭机制及细胞毒作用等方式清除病原体。这些细胞及其作用机制成为固有免疫的核心组成。

固有免疫作用的实现主要通过固有免疫应答。固有免疫应答多以单个细胞为基础,其识别以分子模式为对象,产生的效应迅速且恒定。

机体特定部位的组织结构及其特有的物理、化学、生物学因素同样具有阻止病原体入侵的防御意义,称为屏障系统(barrier system)。人体重要的屏障系统有皮肤黏膜屏障、血脑屏障、血 - 胎屏障等。屏障系统通过机械阻挡与冲洗、化学杀菌作用、更新作用、微生物群拮抗作用等实现对入侵病原生物的阻挡,一度也被列入固有免疫范畴,但近年来随着人们对固有免疫应答过程与机制的了解,有学者认为屏障系统是有别于固有免疫的一类保护性机制(这一类机制缺乏刺激 - 反应形式的应答活动,也不存在识别过程,在严格意义上与"免疫"之定义无涉)。

(二)适应性免疫

适应性免疫又称获得性免疫(acquired immunity),是机体与抗原接触后获得的有针对性的防御功能。主导适应性免疫的细胞经抗原激活后发生克隆扩增,在应答过程中形成免疫记忆。经典的适应性免疫通常包括:

1. T、B 淋巴细胞 具有T细胞抗原受体(T cell receptor,TCR)和B细胞抗原受体(B cell receptor,BCR)的 T、B 淋巴细胞,以高度特异的抗原受体对抗原进行识别,并由此而激活,继之形成多种清除抗原的效应。即主要是以抗体生物学效应为主的体液免疫、以特异性细胞毒作用为主的细胞免疫。

2. 抗体 B 淋巴细胞受抗原激活后成为浆细胞,所分泌的免疫球蛋白称为抗体。抗体可特异性结合抗原,并经过一系列间接生物学效应清除抗原。

由抗原激活 T、B 淋巴细胞至抗原被选择性清除的过程称为适应性免疫应答,一般包括抗原识别、淋巴细胞活化和抗原清除三个阶段。适应性免疫应答是涉及多种免疫细胞的复杂有序的生理过程,其识别以抗原表位为对象,产生的效应相对迟缓,并因免疫记忆机制的存在而具有递增性与持续性。

机体的固有免疫和适应性免疫高度协调一致,两者相辅相成。固有免疫是适应性免疫的先决条件,如树突状细胞和巨噬细胞吞噬病原生物实际上是一个加工和提呈抗原的过程,为适应性免疫应答的识别准备了条件。而适应性免疫的效应也会由固有免疫的参与而更为有效与完善,如抗体清除抗原的作用就需依赖补体系统激活与吞噬细胞、NK 细胞的激活而得以实现。

三、免疫系统的功能

免疫防御(immunological defence)、免疫自稳(immunological homeostasis)、免疫监视(immunological surveillance)通常被归纳为免疫系统的主要生理功能。

(一)免疫防御

免疫防御是指机体防止外来病原体的入侵及清除已入侵病原体(如细菌、病毒等病原微生物)和其他有害物质(如细菌外毒素等)的能力。这是机体维护自身生存、与致病因子斗争和保持物种独立的生理机制。此功能既体现于抗感染作用,同时也表现在排斥异种和同种异体移植物的作用上。

(二) 免疫自稳

免疫自稳是指机体识别和清除自身衰老、损伤的组织、细胞的能力,以及调节免疫应答过程中各效应作用适度并相互制约的能力。此功能异常可导致自身免疫性疾病发生。

(三) 免疫监视

免疫监视是指机体杀伤和清除体内异常突变细胞和病毒感染细胞的能力。机体借此可发现和抑制体内肿瘤的生长与发展或清除病毒。此功能下降则机体易罹患肿瘤或病毒持续感染。

免疫系统的生理功能除了具有积极意义这一侧面外,也具有引起免疫损伤(immune injury)的另一消极侧面。这一侧面既反映在感染性疾病的损害性表现中,也成为诸如超敏反应、自身免疫病的免疫性疾病的发生原因。

第三节　免疫系统的组成

解剖学意义上的免疫系统(immune system)仅指淋巴系统及骨髓(bone marrow)、胸腺(thymus),生理学意义上的免疫系统则分为免疫器官与组织、免疫细胞、免疫分子三个层次,而广义的免疫职能则几乎涉及机体内的每一种细胞。

一、免疫器官和组织

习惯上,将 T、B 淋巴细胞发生的免疫器官称为中枢免疫器官(central immune organs),将成熟的 T、B 淋巴细胞定居并发挥效应(免疫应答)的场所称为外周免疫器官(peripheral immune organs)。

(一) 中枢免疫器官

中枢免疫器官主要指哺乳类动物的骨髓和胸腺(图 1-1)。

1. 骨髓　是各类血细胞(包括免疫细胞)发生的场所。骨髓中含有骨髓基质细胞(stromal cells)和造血干细胞(hematopoietic stem cell,HSC)。骨髓基质细胞及其分泌的多种细胞因子(IL-3、IL-4、IL-6、IL-7、CSF、GM-CSF 等)与细胞外基质共同构成造血诱导微环境。HSC 在骨髓微环境中分化为髓样祖细胞和淋巴样祖细胞,前者进一步分化成熟为粒细胞、单核细胞、树突状细胞、红细胞和血小板;后者则发育为各种淋巴细胞(T 细胞、B 细胞、NK 细胞)的前体细胞。

B 细胞的前体细胞依赖骨髓微环境提供的多种黏附分子及细胞因子进一步发育为成熟 B 细胞。进入外周免疫器官后,受抗原刺激活化的 B 细胞可分化为浆细胞,其中一类长寿浆细胞可参与全身循环,再度返回骨髓。这意味着骨髓可能既是中枢免疫器官,也是外周免疫器官。

2. 胸腺　是 T 细胞分化、发育和成熟的主要器官。骨髓内的一部分前体淋巴细胞进入胸腺皮质后称为胸腺细胞。胸腺细胞向髓质迁移,并与相应胸腺微环境相互作用,经有序分化、发育而成熟。胸腺细胞、胸腺基质细胞(thymic stromal cell,TSC)如胸腺上皮细胞、树突状细胞、巨噬细胞等,和细胞外基质共同构成了胸腺微环境,通过

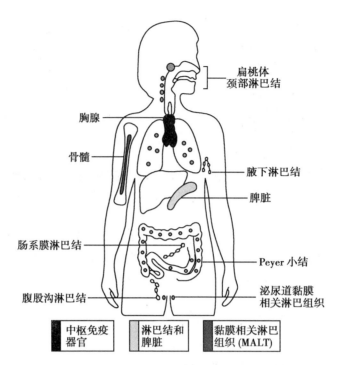

扁桃体
颈部淋巴结

胸腺

骨髓

腋下淋巴结

脾脏

肠系膜淋巴结

Peyer 小结

泌尿道黏膜
相关淋巴组织

腹股沟淋巴结

| 中枢免疫器官 | 淋巴结和脾脏 | 黏膜相关淋巴组织 (MALT) |

图 1-1 机体免疫器官组成

其表达的黏附分子、分泌的胸腺激素及多种细胞因子为胸腺细胞发育提供了必要的环境和刺激,在很大程度上决定了 T 细胞的发育过程。胸腺细胞在胸腺内经历阳性选择(positive selection)和阴性选择(negative selection)过程,最终分化为两群成熟细胞,即 CD4$^+$T 细胞和 CD8$^+$T 细胞。

(二)外周免疫器官

外周免疫器官主要包括淋巴结(lymphnode)、脾脏(spleen)和黏膜相关淋巴组织(mucosal-associated lymphoid tissue,MALT),见图 1-1。

1. 淋巴结 是串联在全身引流淋巴管上,起过滤组织液作用之器官。其结构可分为髓质与皮质两部分。皮质部分又可分为浅皮质区和深皮质区。靠近被膜下为浅皮质区,系 B 细胞定居场所,大量 B 细胞在此聚集形成淋巴滤泡。未受抗原刺激的淋巴滤泡称为初级淋巴滤泡(primary lymphoid follicle);经抗原刺激后,滤泡区充满大量增殖、分化的 B 细胞时,称为次级淋巴滤泡(secondary lymphoid follicle),亦称生发中心。通过去除禽类的法氏囊可使淋巴结滤泡与生发中心产生耗竭现象,故此区又称为囊依赖区(bursa-dependent area)。皮质深层和滤泡间隙称为副皮质区,切除新生实验动物的胸腺,可使该区出现耗竭现象,因而这一区域也称为胸腺依赖区(thymus-dependent area),是 T 细胞定居场所。树突状细胞在这两个区域中都存在,在滤泡中的称为滤泡树突状细胞,在副皮质区的称为并指状树突状细胞。在发生免疫应答的淋巴结中,这两个区域组成一个分界清楚的混合结节(composite nodule),此区域成为 T 细胞、B 细胞相互作用的解剖学基础。

2. 脾脏 是体内最大的免疫器官。由被膜和实质组成,实质又分为白髓(white pulp)与红髓(red pulp)两部分,两者交界处称为边缘区(marginal zone)。脾脏也是 T

笔记

16

细胞和 B 细胞定居和增殖及发生免疫应答的重要场所。围绕于中央动脉周围的一层弥散淋巴组织称为动脉周围淋巴鞘(periarterial lymphoid sheath,PALS),是 T 细胞聚集区。而淋巴滤泡也称为脾小结,是 B 细胞聚集区。循环中的 T、B 细胞进入脾脏白髓时都要通过边缘区,故该区呈现 T、B 细胞的混居。在边缘区的 B 细胞都呈活化状态。此外,脾脏还有过滤和储存血液、清除衰老细胞和微生物的作用。

3. 黏膜相关淋巴组织　存在于呼吸道、消化道和泌尿生殖道黏膜局部的散在淋巴组织。此类淋巴组织具有两种形式:一种是具有组织结构的形式,如扁桃体、阑尾和 Peyer 小结等;另一种是无组织结构的、分布于上皮及结缔组织内的弥散淋巴组织。在 MALT 中也存在不同的淋巴细胞聚集区,分为滤泡与胸腺依赖区。在肠道黏膜内含有大量分泌 IgA 的浆细胞和 CD8⁺ 细胞毒性 T 细胞(cytotoxic T cell,Tc),而 CD4⁺ 辅助性 T 细胞(helper T cell,Th)则较多集中于黏膜下层。在黏膜上皮间隙的淋巴细胞中,γδT 细胞(是一种在胸腺皮质中出现的早期分化类型的 T 细胞)占有较大比例。另外,抗体与致敏淋巴细胞可通过类似 MALT 的导管相关淋巴组织(duct-associated lymphoid tissue,DALT)进入唾液腺、乳腺等外分泌腺体,再通过外分泌作用进入开放管腔。在哺乳期,由于催乳素的作用,黏膜相关淋巴组织中的大量致敏淋巴细胞、浆细胞富集于乳腺组织,使乳汁富含多种抗体,以满足婴儿被动免疫的需要。一部分 T 细胞也可通过 DALT 提供被动细胞免疫。

皮肤相关淋巴组织由再循环进入皮肤表皮与真皮层的 T 细胞、皮肤上皮组织内的朗格汉斯细胞、产生上皮源性 T 细胞活化因子的角质细胞,以及局部的引流淋巴结组成。其中,朗格汉斯细胞表面带有 MHC Ⅱ 类分子和 Fc 受体,在表皮的棘细胞层内形成一个近乎封闭的抗原提呈网络,只有在皮肤的引流淋巴结中才能发现具有朗格汉斯细胞表型的树突状细胞,这意味着捕获抗原的朗格汉斯细胞可以随组织液进入引流淋巴结,并在副皮质区向 T 细胞提呈抗原。

(三) 淋巴细胞再循环

成熟的淋巴细胞在外周免疫器官与组织内的再分布可大大提高免疫细胞的工作效率。完成淋巴细胞再分布的解剖学基础称为淋巴细胞再循环(lymphocyte recirculation),见图 1-2。存在于淋巴细胞表面的归巢受体(homing receptor)和存在于内皮细胞表面的血管地址素(vascular addressin)成为淋巴细胞再循环的分子生物学基础。而淋巴结内高内皮微静脉(high endothelial venule,HEV)则成为完成淋巴细胞再循环的组织学基础。

二、免疫细胞

凡参与免疫应答或与免疫应答有关的细胞及其前体统称为免疫细胞,如造血干细胞、淋巴细胞、单核 / 巨噬细胞、树突状细胞(dendritic cell,DC)、粒细胞(granulocyte)、肥大细胞(mast cell),以及内皮细胞与表皮细胞等。按照各类细胞在免疫力构成中所充任角色的不同,可以将免疫细胞分为参与固有免疫的细胞与参与适应性免疫的细胞两大类。

(一) 参与固有免疫的细胞

1. 树突状细胞　DC 是目前所知功能最强的抗原提呈细胞(antigen-presenting cell,APC),广泛分布于除脑以外的全身所有组织和器官中,因其起源不同,分为髓样

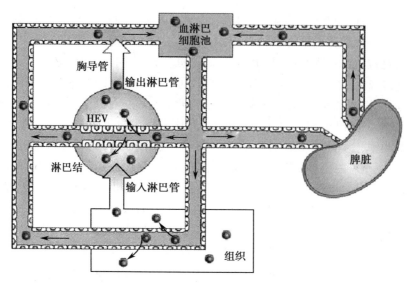

图 1-2　淋巴细胞再循环模式图

DC 与淋巴样 DC,而根据 DC 的分布与形态特点,又可分为淋巴组织中的 DC,如并指状 DC、滤泡样 DC、胸腺 DC 等;非淋巴样组织中的 DC,如间质性 DC、朗格汉斯细胞;以及体液中的 DC,如隐蔽细胞和血液 DC。

2. 单核 / 巨噬细胞　单核 / 巨噬细胞是同一发育谱系细胞的两个不同发育阶段之合称。处于相对早期发育阶段的称为单核细胞,位于血液内,具有典型的肾形细胞核;处于相对晚期发育阶段的称为巨噬细胞,位于组织内,因其具有的吞噬能力和硕大的个头而得名。与树突状细胞类似,巨噬细胞也是一种重要的 APC。同时因其强大的吞噬杀伤功能而充任炎症细胞、担负清除感染、修复损伤的重要职责。

3. 固有淋巴细胞　源自淋巴细胞谱系,所形成的各终末细胞群不具有经典 T、B 淋巴细胞所呈现的免疫记忆性,其识别或不依赖抗原,或抗原识别谱较窄,且多发生交叉。已知的固有淋巴细胞包括:①γδT 细胞,多为 CD4$^-$ CD8$^-$ 双阴性细胞,仅少数为 CD8$^+$ 单阳性细胞。非 MHC 限制,具有有限的多样性。②B1 细胞,在个体发育过程中出现于胚胎早期,成熟的 B1 细胞主要定居腹腔、胸腔和肠壁固有层,B1 细胞的 BCR 多为 IgM,少数为 IgD,是自我更新能力很强的细胞。③自然杀伤性细胞(natural killer cell),占外周血淋巴细胞的 10%~15%。NK 细胞的表面标志为 CD56$^+$ CD16$^+$ CD19$^-$ CD3$^-$,既不表达 TCR,也不表达 BCR,能够直接杀伤受病毒感染的自身细胞或肿瘤细胞。④NKT 细胞(natural killer T,NKT)是一群表面既有 T 细胞抗原受体,又有 NK 细胞受体的特殊 T 细胞亚群,同样来源于骨髓造血干细胞,在胸腺内发育,大多数为 CD4$^+$ CD8$^+$ 双阳性细胞,少数为 CD4$^+$ 细胞,主要参与炎症反应、抗感染、抗肿瘤、免疫调节等。

4. 粒细胞　按其胞质颗粒的染色性质分成三大群,即:①中性粒细胞,是外周血含量最高的有核细胞,占外周血白细胞总量的 50%~70%。中性粒细胞的集聚与浸润被视为急性炎症与急性坏死的一种典型的病理表现。中性粒细胞的生物学作用涉及炎症、免疫损伤、免疫缺陷等多个层面。②嗜酸性粒细胞,以其胞质内具嗜伊红颗粒而得名,占外周血白细胞含量的 1%~3%。其在抗(寄生虫)感染和(过敏性)炎症反应中有重要作用,故也被认为是一种与免疫应答关系密切的细胞。③嗜碱性粒细胞,仅占外周血白细胞的 0.2%。嗜碱性粒细胞具有十分突出的卵圆形颗粒,在这些颗粒中含有肝素、组胺、血清素、前列腺素、白三烯的可代谢前体及一系列水解酶类,其释放可引起一系列血管变化与炎症反应。

5. 肥大细胞　被认为与嗜碱性粒细胞生物学作用十分相近,除了具有与嗜碱性粒细胞相同的颗粒外,还可产生多种类型的细胞因子。主要分布于皮肤、呼吸道和消化道等黏膜组织,参与炎症反应及 I 型超敏反应。

(二) 参与适应性免疫的细胞

1. T 细胞　系胸腺依赖性淋巴细胞(thymus-dependent lymphocyte)的简称,携有可特异性识别抗原的 TCR。具有较大的异质性,因其生物学作用的广泛多样而承担启动适应性免疫应答、辅助其他免疫细胞活化、形成细胞毒作用等免疫功能。是产生适应性免疫应答的核心细胞。

2. B 细胞　系骨髓依赖性淋巴细胞(bone marrow-dependent lymphocyte)或囊依赖性淋巴细胞(bursa-dependent lymphocyte)的简称,携有可特异性识别抗原的 BCR,主要作用为形成分泌抗体的浆细胞,同时也承担抗原提呈等免疫功能。参与适应性免疫的 B 细胞称为 B2 细胞。

三、免疫分子

免疫分子是指参与免疫应答或与免疫应答有关的生物分子,通常具有膜型与分泌型两种存在形式。

(一) 膜型免疫分子

1. 抗原受体　主要为两大类,即位于 T 细胞表面的 TCR 和位于 B 细胞表面的 BCR。抗原受体具高度多样性,可识别形形色色的抗原类型。并能选择性激活相应的 T、B 细胞克隆。

2. MHC 分子　为绝大多数体细胞表面存在的抗原结合分子,承担对 T 细胞提呈抗原信息的免疫生物学作用。

3. 模式识别受体　位于大多数参与固有免疫的细胞表面的膜型免疫分子,可识别特定的分子模式,尤其是病原体表面的分子模式。

4. 细胞因子受体　是几乎所有免疫细胞表面都存在的一类膜分子,可接受细胞间相互作用的调节因子——细胞因子所传递的生物学信息,影响各类免疫细胞的生长、成熟、分化与活化过程。

其他类型的膜型免疫分子尚包括 CD 分子、黏附分子、补体受体、抗体受体,共刺激分子等。其生物学意义在后续章节中详述。

(二) 分泌型免疫分子

1. 补体系统　是存在人和动物血清及组织液中一组具有酶活性、不耐热的血浆蛋白,可介导免疫应答和炎症反应,是构成固有免疫和参与适应性免疫的重要生物分子。

2. 抗体　是由浆细胞分泌的免疫球蛋白。抗体可特异性结合抗原,并经与补体及相应的细胞受体结合而产生一系列生物学效应以清除抗原。成为适应性免疫最主要的效应分子。

3. 细胞因子　系由各类细胞分泌,以自分泌或旁分泌形式在细胞间相互作用的蛋白质,具有调节免疫应答、介导炎症反应、刺激造血功能、参与组织修复等多种生物学功能。

前所述及之组成固有免疫的各类分泌性蛋白同样属于分泌型免疫分子。

学习小结

学习本章,你需明了有关"免疫"的概念是随免疫学的发展而不断更迭着的。而机体的免疫系统却是相对恒定的。这个系统如何组成、包括哪些成分、所形成的生理功能包括哪些方面、其产生作用的方式又可如何划分,这就是本章提供给你的最主要的学习内容。

（王　易）

复习思考题

1. 回顾免疫学的发展与免疫概念的演进,请结合自身体会,给出一个更恰当的免疫定义。

2. 你对免疫"既是阻止疾病形成的因素,也是疾病形成的原因"这一论述持何种看法？并请展开论述。

第二章

免疫细胞激活物

学习目的与学习要点

    机体的免疫反应活动始自免疫细胞对其激活物的识别与应答。随着人类对免疫现象本质及免疫应答发端的认识深入化,人们对免疫细胞激活物的认识也有了长足的进步。在本章中,我们讨论的免疫细胞激活物因其激活受体的不同,主要划分为分子模式与抗原两大类。其在结构特点与作用方式上的区别将是学习者应予关注的重点。当然,分子模式的类型,代表性物质及其生物学意义,抗原的概念、抗原表位的构成特点及对抗原所采用的不同分类方式也是本章学习需要注意的知识点。

    免疫细胞的激活是免疫现象存在与发生的基础;而免疫细胞激活物则是使得免疫细胞发生激活的根本原因。按照人类目前对于免疫细胞的分类和免疫细胞激活过程的了解,免疫细胞激活物大致可分为对固有免疫细胞起激活作用的分子模式(molecular pattern)和对适应性免疫细胞起活化作用的抗原(antigen,Ag)两大类型。通常,免疫细胞激活物以配体-受体激动方式导致免疫细胞的激活。

第一节　免疫细胞激活物的概念

    免疫细胞激活物是指以配体-受体方式经免疫细胞表面活化性受体介导,而使静息状态的免疫细胞形成递进的生物学变化并产生生物学效应的物质。因此,这类物质的作用方式和化学本质往往与被激活细胞的受体性质及激活方式呈现紧密的对应关系。

一、免疫细胞的激活方式

    在目前的免疫学认知深度上,免疫细胞的自然激活方式可以概要的被分为两大类。其一是由特定的存在于病原体(或受损细胞)上的一类共有的生物大分子(通常称之为"分子模式")与固有免疫细胞表面(或细胞内)相应的模式识别受体形成选择性的识别-激活过程,以活化绝大多数的固有免疫细胞,此过程亦被称为固有免疫应答。

    其二是由各种生物大分子表面的特定空间构型——被称为抗原表位(epitope)的部分(此类含有抗原表位的物质即称为抗原)与适应性免疫细胞(T/B 淋巴细胞)表面

的抗原受体选择性结合(这种结合具有极为精细的识别作用),以激活相应的特异性T/B淋巴细胞克隆。这一过程被称为适应性免疫应答。

以往,人们常常将第一种方式的识别-激活视作"非特异性"的,而将第二种方式的识别-激活视作"特异性"的。因之,也将参与第一种激活方式的激活物称为非特异性免疫细胞激活物,而将抗原称为特异性免疫细胞激活物。但从配体-受体选择性识别(空间构型的契合)而言,两者并无本质上的区别。只是在识别对象的区分度上存在较悬殊的差异。故有些学者建议将所谓的"非特异性"改为"泛特异性",似乎更为恰当。

二、免疫细胞激活物类型

在分清了固有免疫细胞与适应性免疫细胞的激活方式差异后,可以将免疫细胞激活物按被激活的对象分为两大类型,即固有免疫细胞激活物(分子模式)和适应性免疫细胞激活物(抗原)。

如果考虑到更细的分类原则和一些特殊的激活形式的话,免疫细胞激活物的分类大致可以作如下的排列:

1. 分子模式　是指激活单核/巨噬细胞、树突状细胞、NK细胞等固有免疫细胞的激活物,又可分为病原相关分子模式(pathogen associated molecular pattern,PAMP)与损伤相关分子模式(damage associated molecular pattern,DAMP)。

2. 抗原　是指激活适应性免疫细胞(T/B淋巴细胞)单一克隆的激活物,因其抗原表位与T/B淋巴细胞表面抗原受体结合方式的不同,可划分为T细胞识别表位与B细胞识别表位。

3. 超抗原与有丝分裂原　超抗原(super antigen,SAg)是指能够对T/B淋巴细胞形成多克隆(非单一克隆)激活的物质,通常是细菌毒素与病毒蛋白类物质,其激活方式见图2-1。有丝分裂原(mitogen)简称丝裂原,是一些能够普遍激活所有T/B淋巴细胞克隆的泛克隆激活物质,通常为选择性识别单糖或寡糖分子的蛋白质——凝集素(表2-1)。

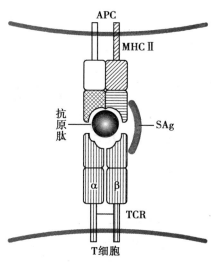

图 2-1　SAg 与 T 细胞的相互作用

表 2-1　作用于人和小鼠 T、B 细胞的常见丝裂原

丝裂原	来源	激活对象	激活细胞
刀豆蛋白 A(ConA)	菜豆	人、小鼠	T 细胞
植物血凝素(PHA)	芸豆	人、小鼠	T 细胞、B 细胞
美洲商陆(PWM)	美洲商陆	人、小鼠	T 细胞、B 细胞
脂多糖(LPS)	革兰阴性菌	小鼠	B 细胞
葡萄球菌 A 蛋白(SPA)	葡萄球菌	人	B 细胞

4. 佐剂 佐剂（adjuvant）是实验性免疫学研究中发现的一类辅助性 T/B 淋巴细胞激活物质。通常在与抗原同时或预先注入机体时，可以增强或改变机体的适应性免疫应答强度。佐剂作用产生的可能机制是：①改变抗原物理性状，延缓抗原降解和排除，延长抗原在体内存留的时间；②刺激单核/巨噬细胞，增强其对抗原的处理和提呈能力；③刺激免疫细胞激活所需的协同刺激信号的产生；④刺激淋巴细胞非特异性增殖，从而增强和扩大免疫应答的效应。

目前在实验研究与疫苗生产中使用的佐剂分为：①非免疫原性佐剂，此类佐剂多数为小分子物质，自身不具有免疫原性。有些为无机物，如氢氧化铝、明矾等；有些为低分子有机物或结构简单的生物分子，如矿物油、羊毛脂、双链多聚肌胞苷酸（polyI:C）、胞壁酰二肽（MDP）等；有些为生物分子及其片段，如多种细胞因子、补体片段 C3d、含有非甲基化 CpG 的 DNA 片段等。②免疫原性佐剂，此类佐剂为生物大分子或完整细胞，自身同样具有免疫原性。较为经典的有卡介苗、短小棒状杆菌、霍乱毒素 B 亚单位（CTB）等。

以上的免疫细胞激活物分类仅以其作用方式而言，但表现在一个具体的生物大分子上，可能具有多重的配体功能，即某一种生物大分子既具有分子模式结构，也含有抗原表位；或既是抗原，又同时具有佐剂或有丝分裂原样生物学作用；也可以既是分子模式，又同时具有佐剂的作用。故对于一种免疫细胞激活物而言，对其作用机制的认定需要根据具体的激活环境和激活对象及相应的反应结果来做出判断。

第二节 分 子 模 式

分子模式是指生物体细胞表面或细胞分泌物（包括细胞残骸）上所携带的一类可供免疫细胞受体识别的结构恒定且进化保守的共有分子结构。就目前的发现与分类而言，这类分子结构分为病原体相关分子模式与损伤相关分子模式两大群。前者是感染引起的炎症反应（免疫反应）的始作俑者；后者是非感染性炎症反应（免疫反应）的启动因子。

一、病原体相关分子模式

PAMP 是病原生物及其产物所共有的保守分子结构。一般以其恒定的小分子结构基序（motifs）作为免疫细胞识别的配体。其代表物质有脂多糖、肽聚糖、脂磷壁酸、甘露糖、类脂、脂阿拉伯甘露聚糖、脂蛋白、鞭毛素及核酸类的非甲基化寡核苷酸 CpG DNA、单链 RNA、双链 RNA。

PAMP 主要通过模式识别受体激活固有免疫细胞，这类激活方式一般不引起细胞增殖、分化与克隆扩增。脂多糖与非甲基化寡核苷酸 DNA 为最具代表意义的 PAMP。

1. 脂多糖 脂多糖（lipopolysaccharide，LPS）是革兰阴性细菌细胞壁的一种成分，主要由特异性多糖、核心多糖和脂质 A 三部分构成，其中脂质 A 系与模式识别受体形成选择性识别的主要结构基础。脂质 A 经与 LPS 结合蛋白及单核/巨噬细胞、树突状细胞等细胞膜表面 CD14 和模式识别受体 TLR4 的结合（图 2-2），激活相应免疫细胞。

2. 非甲基化寡核苷酸 DNA 为原核生物中常见的一类核酸片段（真核生物相应的同类核酸片段多存在甲基化），因此类 PAMP 基序富含胞嘧啶与鸟嘌呤，也简称为非甲基化 CpG。此类配体基序选择性结合于位于免疫细胞胞质中的模式识别受体 TLR9 而激活相应免疫细胞。

二、损伤相关分子模式

DAMP 是宿主细胞在损伤发生时出现的一类可供免疫细胞识别的保守分子结构，其代表物质有热休克蛋白、高迁移率蛋白 -1（high-mobility group box 1，HMGB1）、透明质酸片段、尿酸、硫酸肝素及源自细胞核或线粒体的 DNA 片段。

其中，高迁移率蛋白 -1 可选择性结合

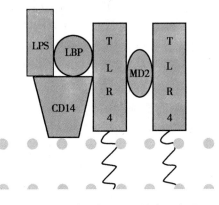

图 2-2　脂多糖与 PRR 结合示意图

于 TLR2、TLR4 和晚期糖基化终产物受体（receptor for advanced glycation endproducts，RAGE）等多种类型的模式识别受体；DNA 片段则可与模式识别受体 TLR9 结合；而嘌呤代谢物如 ATP、腺苷、尿酸等可以经 P2X7 受体或 P1 受体介导肥大细胞脱颗粒以引发炎症反应。均属选择性激活固有免疫细胞的 DAMP。

第三节　抗　　原

T/B 淋巴细胞的抗原受体所对应的配体称为抗原表位，因此就结构生物学角度而言，含有抗原表位的化合物就可以称为抗原。

一、抗原的概念

从免疫学的发展史来看，抗原是一个十分经典的概念。自免疫学诞生之日（甚至可能在诞生之前），抗原的概念业已形成。故在免疫学发展之初，抗原只是抗体的对应物而已，而随着研究的深入，发现抗原不仅可以结合抗体，同时也是激活 T/B 淋巴细胞的始动因子。等到 T/B 淋巴细胞的抗原受体被揭示后，抗原就重新被定义为适应性免疫细胞激活物了。

由于 T/B 淋巴细胞抗原受体的结构差异，使得抗原对 T/B 淋巴细胞的激活具有不同的机制，所以根据抗原之激活作用的显现不同，凡同时可向 TCR、BCR 提供结合表位的抗原，称为完全抗原（complete antigen）；而仅向 BCR 提供结合表位，且不能单独激活 B 细胞的抗原，称为半抗原（hapten）。如果让半抗原结合蛋白载体（carrier）——含TCR 结合表位，可使其成为完全抗原。以往，抗原激活 T/B 细胞的能力称为免疫原性，与抗原特异结合的能力称为免疫反应性。

二、抗原表位的结构与特点

抗原表位的存在是启动适应性免疫应答的结构基础，但抗原本身的结构特点及其与机体的免疫系统的相互作用也可影响适应性免疫应答的发生。

（一）抗原表位

1. 表位的概念　抗原表位又称抗原决定簇（antigenic determinant，AD），是与抗

笔记

受体及抗体形成空间互补结合的基本单位,是决定抗原特异性的结构基础,通常可由 5~15 个氨基酸残基、5~7 个多糖残基或核苷酸组成。一个抗原分子可以具有多个不同表位,每个表位各有其特异性(空间构型使然)。能与抗体结合的抗原表位之总数称为抗原结合价(antigenic valence),天然抗原一般均显现为多价。

2. 抗原表位的类型 根据抗原表位的结构组成,可分为构象表位(conformational epitope)和顺序表位(sequence epitope)。前者由序列上不连续、空间上形成特定构象的短肽、多糖残基或核苷酸所构成,又称非线性表位(non-linear epitope);后者由序列相连续的氨基酸片段构成的表位,也称线性表位(linear epitope)(图 2-3)。根据 T、B 细胞识别表位的不同,分为 T 细胞识别表位和 B 细胞识别表位(表 2-2)。

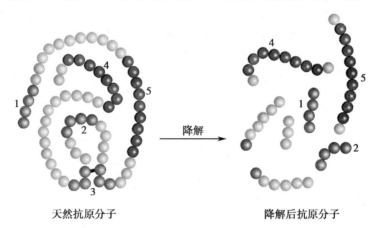

图 2-3 抗原分子的 T 细胞识别表位与 B 细胞识别表位

1.2.3. B 细胞识别表位(1. 为顺序表位;2. 为隐蔽表位,天然大分子降解后可暴露;3. 为构象表位,天然大分子降解后可失活);4.5.T 细胞识别表位,不受天然大分子降解影响

表 2-2 T 细胞识别表位和 B 细胞识别表位的特点比较

项目	T 细胞识别表位	B 细胞识别表位
表位受体	TCR	BCR
MHC 分子	必需	无需
表位性质	主要是线性短肽	天然多肽、多糖、脂多糖、有机化合物
表位	8~10 个氨基酸(CD8+T 细胞);13~18 个氨基酸(CD4+T 细胞)	5~7 个氨基酸或 5~7 个单糖、核苷酸
表位类型	顺序表位	构象表位、顺序表位
表位位置	抗原分子任意部位	抗原分子表面

3. 交叉反应 交叉反应(cross-reaction)是指抗体不仅与其诱生抗原发生特异性结合,也可与某些非诱生抗原发生特异性结合的现象。形成此现象的原因可能有:①共同抗原:不同生物体的某些生物大分子的构成基本类同,具有相同的抗原结构;②共同表位:不同的生物大分子,其某些片段(肽段)具有相同的排列形式,形成相同的表位;③相似表位:不同的生物大分子,其表面的不同片段所构成的空间构象十分类似,可以和同一种抗体的互补决定区相契合。交叉反应现象从另一侧面印证了抗

原表位是配体选择性识别的基础。

（二）抗原表位的化学与生物学基础

抗原表位的存在及作用的体现需要相应的化学与生物学基础。

1. 抗原的化学基础 在化学结构上，抗原通常表现为：①大分子复杂结构：抗原分子量大多在 10kD 以上，足够大的分子量可保证分子结构的复杂性，维持抗原表位与 T/B 细胞的有效接触，提高其被激活概率（免疫原性强）；②可加工提呈：具有抗原表位的分子结构是否位于抗原分子表面，直接影响对 T/B 细胞的活化作用，对 BCR 而言，位于抗原分子表面的表位，更容易被识别，这称为抗原的易接近性（accessibility）。对于 TCR 而言，其识别表位能否被抗原提呈细胞加工处理成合适的抗原肽，是提高 T 细胞活化概率的关键，这被称为可加工提呈。

2. 抗原的生物学基础 就抗原受体对配体的选择性而言，抗原表位的成立与否还取决于下列因素：①"异物"性：机体免疫系统将未成熟免疫细胞所接触的成分视为"自我"，而将未接触的成分视为"异物"。故被免疫系统识别之抗原必具异物性。一般而言，生物体间亲缘关系越远，组织结构差异较大，则异物性越强，激活 T/B 细胞的概率越高（即免疫原性越强）；反之，激活 T/B 细胞的概率则较低。例如鸭血清蛋白对鸡是弱抗原，而对家兔则是强抗原。②生理因素：机体免疫系统对抗原的反应性还受到机体的遗传因素、年龄、性别与健康状态等影响，如同样的抗原对青壮年动物比幼年、老年动物具有更强的免疫性；而 MHC 分子对抗原肽的选择性结合则直接决定每个个体的候选抗原资格，例如多糖抗原对人和小鼠具有免疫性，而对豚鼠则无免疫性。③接触方式：抗原与免疫系统的接触方式也可构成对抗原生物学作用强弱的影响，包括抗原进入的途径、剂量、次数、间隔时间及免疫佐剂的应用等。抗原剂量必须适当，过高或过低均可导致免疫耐受。在数周内反复注射同一抗原比一次性注射效果好。而同一抗原经不同途径所产生的免疫应答也有所不同，由强到弱依次为：皮内注射→皮下注射→肌内注射→静脉注射→腹腔注射（仅限于动物）。口服抗原易诱导免疫耐受。

三、抗原的分类

作为 T/B 淋巴细胞激活物的抗原，因抗原表位与抗原受体的契合类型和激活方式的差异，以及其生物学基础之特点，具有了一定的差异性，这种差异性成为从不同角度对抗原进行分类的依据。

（一）根据诱生抗体是否需要 T 细胞的辅助

1. T 细胞依赖性抗原（T cell-dependent antigen，TD-Ag） 此类抗原需 T 细胞辅助才能激活 B 细胞产生抗体。绝大多数天然抗原属于 TD-Ag，其特点是：多为蛋白质，含有 B 细胞表位和 T 细胞表位，可诱导 B 细胞发生类型转换，形成 IgG 类抗体，并可产生细胞免疫和免疫记忆。

2. T 细胞非依赖性抗原（T cell-independent antigen，TI-Ag） 指刺激 B 细胞产生抗体时不需要 T 细胞辅助的抗原。TI-Ag 多为多糖抗原，含有 B 细胞识别表位，表位单一且重复排列，可单独激活 B 细胞。TI-Ag 不能诱导 B 细胞发生转类，只形成 IgM 类抗体，一般不形成细胞免疫和免疫记忆。

（二）根据抗原与机体的亲缘关系

1. 异种抗原（xenogenic antigen） 指来自于另一物种的抗原性物质，如病原微生物及其产物、植物蛋白和动物血清等,对人而言均为异种抗原。

2. 同种异型抗原(allogenic antigen)　指同一种属不同个体间所存在的抗原。人类的血型抗原(ABO 血型、Rh 血型)和人白细胞抗原(HLA)都是同种异型抗原。

3. 自身抗原(autoantigen)　能引起自身免疫应答的自身成分,如在胚胎期从未与自身淋巴细胞接触过的隔绝成分(晶状体蛋白、脑组织等),以及因感染、药物、烧伤、电离辐射等因素而发生改变的自身成分。

4. 异嗜性抗原(heterophilic antigen)　是一类与种属无关,存在于人、动物及微生物之间的共同抗原,最初由 Forssman 发现,故又称 Forssman 抗原。例如大肠埃希菌 O_{14} 型脂多糖与人结肠黏膜存在共同抗原,可能导致溃疡性结肠炎。

(三) 根据抗原是否在抗原提呈细胞内合成

1. 内源性抗原(endogenous antigen)　指在抗原提呈细胞内合成的抗原,如肿瘤细胞内合成的肿瘤抗原、病毒感染细胞合成的病毒蛋白等。

2. 外源性抗原(exogenous antigen)　指在抗原提呈细胞之外合成的抗原,如病原微生物。

除了上述分类方式,还可有一些其他分类角度。如根据产生方式,分为天然抗原和人工合成抗原;根据物理性状,分为颗粒性抗原和可溶性抗原;根据化学性质,分为蛋白质抗原、多糖抗原;根据临床特点,分为移植抗原、肿瘤抗原、变应原及耐受原等。

学习小结

作为免疫应答的启动因子,分子模式与抗原有何不同?分子模式的分类有何意义?在免疫学发展进程中,人类对于抗原的认识发生了哪些变化?今天,我们应如何定义"抗原"?为什么?抗原表位指的是什么?我们对于抗原表位的认识是如何促进免疫学的发展的?目前应用的这几类抗原分类,其意义何在?在分子模式与抗原之外,还存在哪些免疫细胞激活物?

(王　易)

复习思考题

1. 模式分子与模式识别受体概念的提出,是免疫学发展史上一个里程碑性质的事件,你会如何看待这个"里程碑"的意义?

2. 抗原概念的内涵随着免疫学的发展出现了巨大的演变,请阐述这种演变是如何反映免疫学的发展的。

第三章

免疫分子

学习目的与学习要点

早在19世纪末,科学家就发现并应用抗体治疗传染性疾病。之后,补体、MHC分子、CD分子、黏附分子及细胞因子等被陆续发现,这些免疫分子共同构成了免疫系统的分子基础。本章将分别介绍免疫球蛋白、MHC分子、CD分子、黏附分子及细胞因子的结构和特点,以及在免疫识别、免疫效应和免疫调节等生物学过程中所发挥的作用。只有通过对它们的了解方可进一步理解发生在各种细胞及机体整体水平上的免疫应答现象。

免疫分子是免疫系统的重要组分,是参与介导免疫细胞的抗原识别和抗原清除,以及免疫细胞间相互作用和信息传递的重要物质基础。

第一节 免疫球蛋白

免疫球蛋白(immunoglobulin,Ig)是由 Edelman 和 Porter 首先破译其结构的重要免疫分子,是具有抗体(antibody,Ab)作用或与抗体结构相似的球蛋白的统称。免疫球蛋白有两种存在形式。作为抗原受体——膜型免疫球蛋白(membrane Ig,mIg),分布于 B 细胞表面,作为抗体——分泌型免疫球蛋白(secreted Ig,sIg),存在于血清和组织液中。无论是作为抗原受体还是抗体,Ig 都因其能够与极为多样的抗原表位发生特异性结合而受到关注。

一、免疫球蛋白的基本结构

免疫球蛋白的基本结构是由两条相同的重链(heavy chain,H 链)和两条相同的轻链(light chain,L 链)以链间二硫键连接而成的"Y"型的四肽链聚合体结构。Ig 分子的一端为氨基端(N 端),另一端为羧基端(C 端)(图 3-1)。根据其重链和轻链氨基酸序列的保守性,分为可变区和恒定区。膜型 Ig 除具有可变区和恒定区外,还具有跨膜区和胞浆区。

(一)重链和轻链

1. **重链** 每条 H 链分子量为 55~75kD,由 450~550 个氨基酸残基组成。重链存在异质性(heterogeneity),根据其恒定区氨基酸序列和抗原性差异,分为 μ 链、γ 链(又分 γ1、γ2、γ3、γ4 四种)、α 链(又分 α1、α2 两种)、δ 链、ε 链 5 类,由此构成免疫球蛋

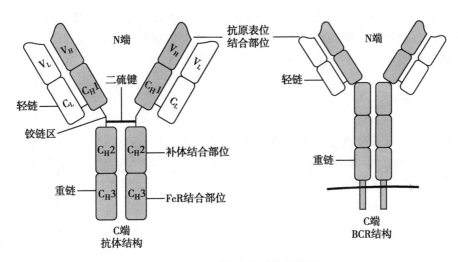

图 3-1　免疫球蛋白的结构示意图

白的类（class）与亚类（subclass），即 IgM、IgG（包括 IgG1、IgG2、IgG3、IgG4）、IgA（包括 IgA1、IgA2）、IgD、IgE。同一 B 淋巴细胞克隆接受抗原刺激后分化为浆细胞所产生的 Ig，其 V 区结构不变，而 C 区结构可因基因重排或 mRNA 水平的剪接发生改变。即其识别抗原的特异性相同，而 Ig 的类或亚类可发生改变。例如，在初次应答时最先产生的抗体是 IgM，当 IgM 达高峰时开始出现 IgG，两者抗原识别特性相同，只是类别不同。这一现象称为免疫球蛋白的类别转换。

2. 轻链　每条 L 链分子量约为 25kD，大约由 214 个氨基酸残基组成。L 链亦存在异质性，根据其恒定区氨基酸序列和抗原性差异将 Ig 分 κ 型与 λ 型 2 型（type），λ 型存在 4 种亚型（subtype）。同一天然 Ig 的 2 条轻链总是相同的，但同一个体内的 Ig 可以带有不同轻链。在正常人血清中的 κ 型与 λ 型 Ig 比值约为 2∶1。

（二）可变区、恒定区和铰链区

对同一个体不同 Ig 的氨基酸序列进行比较，发现靠近 N 端约 110 个氨基酸的序列差异很大，称为可变区（variable region，V 区），而靠近 C 端的其余氨基酸序列相对恒定，称为恒定区（constant region，C 区）。同一种属生物体内同一类别 IgC 区相同。

1. 可变区　H 链和 L 链各有一个 V 区，分别称为 V_H 和 V_L。在 V_H 和 V_L 中各有 3 个区域的氨基酸组成和排列顺序高度可变，称为高变区（hypervariable region，HVR）；HVR 结构能与抗原表位互补，故又称互补决定区（complementarity determining region，CDR），分为 CDR1、CDR2 和 CDR3；CDR 以外的可变区的氨基酸组成和排列顺序相对不易变化，称为骨架区（framework region，FR）。V_H 和 V_L 各包含 4 个 FR 和 3 个 CDR。V_H 的 3 个 CDR 和 V_L 的 3 个 CDR 在空间上相互靠近，共同构成了 Ig 的一个抗原结合位点，能够结合一个抗原表位，其结构决定了 Ig 的抗原识别的特异性。同时，因该区域在不同 Ig 间差异大，故成为决定单个免疫球蛋白抗原性的主要部位，即 Ig 的独特型表位（idiotope）。

2. 恒定区　H 链和 L 链的 C 区分别称为 C_H 和 C_L。不同型别 Ig 的 C_L 长度基本一致，但不同类别 Ig 的 C_H 长度不一，IgG、IgA 和 IgD 较短，含有 $C_H1 \sim C_H3$ 三个结构域，而 IgM 和 IgE 较长，含有 $C_H1 \sim C_H4$ 四个结构域。

3. 铰链区 在"Y"型 Ig 分子重链的 C_H1 和 C_H2 之间有个可弯曲的区域,称为铰链区。因其组成富含脯氨酸而易于伸展弯曲,使借该区域连接的 Ig 分子主干和两臂间具有一定的延展性,两臂间角度可自 0°~90° 变化,借以调节 Ig 两个抗原结合位点间的距离,利于 Ig 同时与两个抗原表位结合。不是所有类型的 Ig 都含有铰链区,IgM 和 IgE 就缺乏铰链区。

(三) Ig 的结构域

Ig 分子的每条肽链可折叠为几个结构域(domain)。每个 Ig 结构域是由 100~110 个氨基酸残基折叠而成的球形结构,其二级结构是由 7~9 股反向平行的 β 股(β strand)形成两个 β 片层(β sheet),片层间由链内二硫键垂直连接而形成一"β 桶状"结构,称为免疫球蛋白样结构域(图 3-2)。所有类型 Ig 的 L 链都有 V_L 和 C_L 两个结构域。但不同类别 Ig 的 H 链含有结构域的数量不同,IgG、IgA 和 IgD 重链有 V_H、C_H1、C_H2 和 C_H3 4 个结构域;IgM 和 IgE 增加了 C_H4,共有 5 个结构域。这些结构域功能各异,以 IgG 为例:V_H 和 V_L 是抗原结合位点;C_H1 和 C_L 是同种异型(allotype)遗传标志的所在;C_H2 具有补体 C1q 的结合位点(IgM 为 C_H3),参与启动补体经典激活途径;而 C_H2 或 C_H3 可与各类 Fc 受体结合,C_H2 作为 FcR 结合位点,又与其通过胎盘的功能有关。

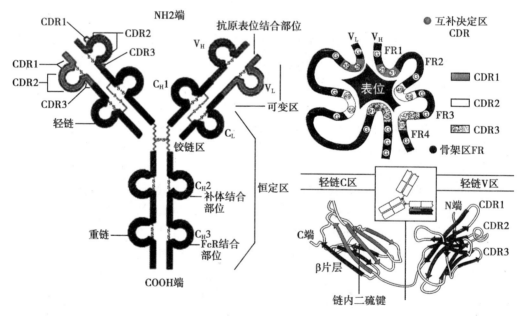

图 3-2 免疫球蛋白的结构域

(四) Ig 多聚体和其他辅助结构

在人体内,Ig 除了以单体形式存在,还可以形成多聚体。较为常见的 Ig 多聚体是 IgA 二聚体与 IgM 五聚体。Ig 单体、二聚体和五聚体,其结合抗原表位的数目不同,称为 Ig 的抗原结合价。分泌型 Ig 多聚体可与黏膜上皮细胞表面多聚免疫球蛋白受体(poly-Ig receptor,pIgR)结合,并通过上皮细胞的转运到达黏膜表面,承担黏膜表面的免疫保护功能(图 3-3)。分泌型 Ig 包括分泌型 IgA(secretory IgA,sIgA)和分泌型

IgM(secretory IgM,sIgM)，但 sIgM 不是黏膜上最主要的抗体，仅具有辅助作用。

1. J 链(joining chain)　是一条分子量约为 20kD 的富含半胱氨酸的多肽链，含有 137 个氨基酸残基，由浆细胞合成，是组成 Ig 多聚体的重要成分。其主要功能是将单体 Ig 分子连接为多聚体，并使之稳定。J 链含有的半胱氨酸残基，通过二硫键与 μ 链或 α 链羧基端的半胱氨酸连接。将 2 个单体 IgA 连接形成二聚体，5 个单体 IgM 连接形成五聚体。

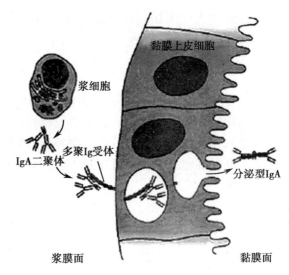

图 3-3　分泌型 IgA 的形成过程

2. 分泌片(secretory piece,SP)　SP 系 pIgR 的部分结构，分子量约为 75kD，由黏膜上皮细胞合成。其功能是：①与 Ig 多聚体以非共价键结合，转运 Ig 多聚体至黏膜表面；②参与组成分泌型 Ig；③与多聚 IgA 结合，保护其铰链区免受蛋白水解酶的降解。

二、免疫球蛋白的水解片断

Ig 分子的铰链区易被蛋白酶水解，这为早期 Ig 的结构和功能研究提供了一种有效手段。

(一) Fab 与 Fc

木瓜蛋白酶(papain)可作用于 IgG 铰链区，其水解部位位于 IgG 重链间二硫键的近 N 端。故可将 Ig 水解为两个完全相同的 Fab 片段和一个 Fc 片段(图 3-4)。Fab 片段，即抗原结合片段(fragment of antigen binding,Fab)，包含 1 条轻链和 1 条重链的 V 区，故可与 1 个抗原表位结合，为单价。Fc 段是经二硫键连接的两条重链的 C 端，遇冷可形成结晶，故称为可结晶片段(fragment crystallizable,Fc)，具有固定补体、通过胎盘、结合细胞等生物学活性。存在于细胞膜上，可与 Fc 段结合的受体即称为 Fc 受体(Fc receptor,FcR)。

(二) F(ab')₂ 与 pFc'

胃蛋白酶(pepsin)作用于 IgG 铰链区连接两条重链的二硫键的近 C 端，故将 Ig 水解为一个大片段 F(ab')₂ 和一些无活性小片段 pFc'(图 3-4)。F(ab')₂ 片段含有 2 个

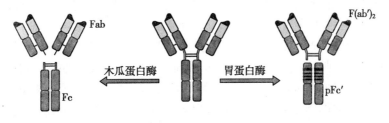

图 3-4　免疫球蛋白水解片段

Fab 片段,可与 2 个相同抗原表位结合,为双价。而 pFc′ 是被水解形成的许多细小的碎片,丧失了生物学活性。

三、免疫球蛋白的主要生物学活性

免疫球蛋白的各区结构特点赋予其独特的生物学活性。膜型 Ig(BCR)在 B 淋巴细胞活化过程中发挥作用。分泌型 Ig(抗体),其 Fab 段可特异性识别和结合抗原,可介导中和作用;其 Fc 段则可以固定补体、结合细胞,从而激活补体系统,并活化带有相应 FcR 的细胞。不同类别 Ig 的 Fc 段可以结合不同类型的细胞,从而介导不同的生物学功能。

(一) BCR 的生物学作用

B 细胞表面的膜型 Ig,即为 BCR。可与抗原表位特异性结合,获得 B 细胞活化的抗原刺激信号。是 B 细胞活化信号(第一信号)的结构基础。

(二) 抗体的生物学作用

存在于血清与体液中的分泌型 Ig,即为抗体,其生物学效应分非受体介导和 Fc 受体介导两类。

1. 非受体介导生物学效应　主要表现为:①中和作用:指通过抗体 Fab 段与抗原表位的空间互补,封阻了抗原的生物学活性部位,而使抗原的毒害作用不能发生,如阻止病原体和毒素对宿主细胞的吸附、结合和破坏;阻止病原体的抗吞噬作用;阻止病原体对营养成分的利用而抑制病原体增殖等。能够形成封阻效应的抗体称为中和抗体。②激活补体系统:IgG(包括 IgG1~3)和 IgM 类免疫球蛋白与相应抗原特异性结合后,可导致 Ig Fc 段上的补体结合位点暴露出来,与补体 C1q 结合,从而激活补体经典活化途径,产生多种效应功能。IgG4、IgA 和 IgE 不能激活补体经典途径,但其凝聚物也可通过替代途径激活补体。

2. Fc 受体介导生物学效应　主要表现为:①调理作用:指抗体与细菌等颗粒性抗原结合后,可通过其 Fc 段与巨噬细胞、中性粒细胞表面相应 FcR 结合,从而促进吞噬细胞对抗原的吞噬能力大幅提高的生物学效应。位于中性粒细胞、单核 / 巨噬细胞表面的 FcγRI(CD64)、FcγRⅡ(CD32)和位于嗜酸性粒细胞表面的 FcεRⅡ 都是介导调理作用的重要受体。参与调理作用的抗体也称为调理素(opsonin)。②ADCC 作用:即抗体依赖的细胞介导的细胞毒作用(antibody dependent cell-mediated cytotoxicity,ADCC),是指免疫球蛋白与带有相应抗原的靶细胞特异结合后,通过其 Fc 段与带有 FcR 的细胞毒性细胞(如 NK 细胞)结合,激活这些细胞毒性细胞,杀伤带有抗原的靶细胞。NK 细胞的 ADCC 效应主要通过其膜表面 FcγRⅢ(CD16)所介导。③介导 Ⅰ型超敏反应作用:IgE 的 Fc 段可与肥大细胞和嗜碱性粒细胞表面的 IgE Fc 受体(FcεRⅠ)结合,当结合于这些细胞表面的 IgE 在与变应原特异结合后,可促使这些细胞活化,合成和释放各种生物活性物质,引起 Ⅰ 型超敏反应。④跨细胞输送作用:Ig 多聚体可经黏膜上皮细胞的 pIgR 从黏膜固有层转运至黏膜表面,参与黏膜免疫(详见前 Ig 多聚体节)。IgG 则可经新生儿 Fc 受体(neonatal Fc receptor,FcRn)由胎盘母面转运至胎儿血循环。亦可将母乳中的 IgG 经婴儿消化道上皮转运至婴儿体液内。对缺乏抗体自主形成能力的新生儿与婴儿形成保护。⑤免疫调节作用:游离抗体还可以通过其 Fc 段,结合至 T、B 细胞表面的各类 Fc 受体,反馈性调节 T、B 细胞的活化。

四、各类免疫球蛋白特点

由于 Fc 段结构的异质性,导致各类 Ig 各具不同的生物学效应,加上 Ig 发生学上的差异,便构成了各类 Ig 生物学特点(表 3-1)。

表 3-1 不同免疫球蛋白生物学特点比较

	IgM	IgG1	IgG2	IgG3	IgG4	IgA1	IgA2	IgE	IgD
重链	μ	γ1	γ2	γ3	γ4	α1	α2	ε	δ
正常成人血清含量(mg/ml)	1.5	9	3	1	0.5	3.0	0.5	0.0003	0.03
血管外分布	+/-	+++	+++	+++	+++	++	++	+	-
中和作用	+	++	++	++	++	++	++		
调理作用	-	+++	+/-	++	+	+	+		
补体经典途径激活	+++	++	+	+++	-	-	-		
ADCC 作用	-	++		++				+	
肥大细胞和嗜碱性粒活化	-	-						+++	
跨黏膜上皮转运	+	-	-			+++	+++		
跨胎盘转运	-	++	++	++	++	-	-	-	-

IgM 为五聚体,是分子量最大的 Ig。主要存在于血液中,占血清 Ig 总量的 5%~10%。IgM 的抗原结合能力很强,具有 10 个抗原结合位点,理论效价为 10 价,但实际上空间位阻导致其变形能力下降,只表现为 5 价。IgM 能高效激活补体,因其带有 5 个 Fc 段。IgM 是初次免疫应答中出现最早的抗体,在感染早期产生并发挥抗感染效力,血清中 IgM 升高则提示有新近感染,可用于感染早期诊断。IgM 也是个体发育过程中最早合成的抗体,在胚胎晚期就能产生,脐带血 IgM 增高提示胎儿有宫内感染。另外,单体形式的膜型 IgM(mIgM)作为 BCR 表达于 B 细胞表面。

IgG 在血循环及组织中含量丰富,是血清中含量最高,半衰期最长的免疫球蛋白,占血清 Ig 总量的 75%,半衰期长达 20~23 天。人出生后 3 个月开始合成,5 岁时近成人水平。IgG 是再次免疫应答产生的最主要抗体,虽然 IgG 出现比 IgM 晚,但其在体内持续时间长,可介导多种免疫效应,在黏膜系统外的体液免疫应答中发挥主导作用。其亲和力高,分布广泛,能中和病毒和毒素,具有激活补体、调理吞噬和 ADCC 等作用。其体积较小,更易于扩散到血管外部进入组织发挥局部的抗感染作用。IgG 还是唯一能够通过胎盘屏障的抗体,可跨胎盘转运,从母体进入胎儿的血液循环,为新生儿提供被动的免疫保护。另外,在病理性免疫应答过程中,某些自身抗体(如抗甲状腺球蛋白抗体、抗核抗体)和引起 II、III 型超敏反应的抗体也属于 IgG。

IgA 可分为血清型和分泌型。血清型为单体,主要存在于血清中,占血清 Ig 总量的 10%~15%;分泌型 IgA 为二聚体,由 J 链连接,与上皮细胞合成的分泌片共同构成。sIgA 可跨黏膜上皮细胞转运,主要存在于分泌物中,如初乳、唾液、泪液、汗液和呼吸道、消化道、泌尿道分泌物,以抵御微生物侵袭。可通过与相应病原生物结合,阻止病原体在局部黏附,发挥中和作用,还可发挥调理吞噬、中和毒素等作用,是黏膜局部抗感染的主要抗体。婴儿可从母亲初乳中获得 sIgA，是一种重要的自然被动免疫。新生儿易患呼吸道、消化道感染，可能与其 sIgA 合成不足有关。

IgE 是正常人血清中含量最少的 Ig，血清浓度极低，不能发挥中和外来抗原和毒素的作用。IgE 由黏膜固有层的浆细胞产生，分布于黏膜组织、外分泌液和血管内，与超敏反应和抗寄生虫免疫密切相关。IgE 为亲细胞抗体，可通过其 C_H2 和 C_H3 与肥大细胞和嗜碱性粒细胞表面的高亲和力 FcεR Ⅰ 长时间牢固结合，使细胞致敏，当致敏细胞凭借 IgE 再次识别变应原时，诱导 Ⅰ 型超敏反应。IgE 的生理学意义可能在于引发急性炎症反应，并借此对解剖学上易于损伤和受病原体入侵的局部形成保护。也可以通过与嗜酸性粒细胞 FcεR Ⅱ 结合，介导 ADCC 效应，杀伤蠕虫，发挥抗寄生虫免疫作用。

IgD 在正常人血清中含量很低，占血清总 Ig 的 0.2%。其铰链区较长，易被水解，故其半衰期仅 3 天。血清型 IgD 的确切生物学功能仍不清楚。mIgD 表达于 B 淋巴细胞表面，是 B 细胞分化发育成熟的标志。骨髓中未成熟的 B 细胞仅表达 mIgM，而成熟的 B 淋巴细胞则同时表达 mIgM 和 mIgD，成熟的 B 淋巴细胞可进入外周淋巴组织称为初始 B 淋巴细胞；而活化的或记忆性 B 淋巴细胞的 mIgD 逐渐消失。

五、人工抗体

具有特异性识别和结合抗原特性的抗体，常被用于临床预防、诊疗及科学研究中（详见第六章）。于一百年前，人类就掌握了制备人工抗体的手段。

人工抗体目前主要可分三类：多克隆抗体、单克隆抗体和基因工程抗体。多克隆抗体（polyclonal antibody，pAb）即免疫血清，是用含有多种表位的天然抗原物质免疫动物，同时激活多个 B 淋巴细胞克隆，所获得的针对多种表位的抗体混合物。单克隆抗体（monoclonal antibody，mAb）是由一个 B 淋巴细胞克隆株产生的针对单一抗原表位的高纯度抗体制剂。基因工程抗体（genetic engineering antibody）是利用 DNA 重组和转基因技术，对 Ig 编码基因进行切割、拼接或修饰，然后将重组 DNA 导入受体细胞表达，而获得部分人源或完全人源的新型抗体。基因工程抗体按其修饰方法分为：嵌合抗体、人源化抗体、完全人源化抗体、单链抗体和双特异性抗体等。

临床上常用的抗毒素为 pAb，可以中和毒素的毒性，多用于毒蛇等毒物的咬伤、破伤风、狂犬病的治疗和紧急预防，但 pAb 特异性不高，易发生交叉反应，且多来源于免疫动物血清，可引起超敏反应。mAb 具有纯度高、特异性强、效价高、交叉反应少或无等优点，已广泛应用于疾病诊断、特异性抗原或蛋白的检测与鉴定、人工被动免疫治疗和生物导向治疗等领域中，对免疫细胞的分离、鉴定、分类及研究各种膜表面分子的结构与功能都具有重要意义。如利用抗 CD4 mAb 检查 HIV 感染者外周血 CD4$^+$ T 细胞的绝对数和相对计数，对于辅助诊断和判断病情有重要参考价值。mAb 多为鼠源性抗体，同样也会引起超敏反应的发生。而基因工程抗体，则克服鼠源 mAb 的缺点，防止抗鼠抗体产生，拓展 mAb 在医学中的应用。

目前，人工抗体药物发展迅速，尤其是人源化抗体药物。据统计，2011 年抗体药物已占整个生物制药市场的 1/3 份额。自 1986 年第一个抗体药物莫罗单抗 -CD3（Muromonab）上市以来，美国 FDA 批准的治疗性抗体药物达 50 余个，主要用于肿瘤、自身免疫病及移植排斥等方面的治疗（表 3-2）。

笔记

表 3-2 已获美国 FDA 批准上市的抗体药物

通用名	靶标	应用疾病
Muromonab	CD3	移植排斥
Abciximab	GPⅡb/Ⅲa	心血管疾病
Rituximab	CD20	非霍奇金淋巴瘤
Daclizumab	CD25	移植排斥
Basiliximab	CD25	移植排斥
Palivizumab	RSV F 蛋白	呼吸道合胞病毒
Inflximab	TNFα	自身免疫病
Trastuzumab	HER2	乳腺癌
Etanercept	TNF	类风湿关节炎,强直性脊柱炎
Gemtuzumab	CD33	急性髓系白血病
Alemtuzumab	CD52	慢性淋巴性白血病
Ibritumomab	CD20	非霍奇金淋巴瘤
Adalimumab	TNFα	自身免疫病
Amevive	CD2	银屑病
Omalizumab	IgE	变态原相关哮喘
Tositumomab	CD20	非霍奇金淋巴瘤
Efalizumab	CD11a	银屑病
Cetuximab	EGFR	结直肠癌
Bevacizumab	VEGF	结直肠癌
Natalizumab	integrinα4	多发性硬化,克罗恩病
Abatacept	CD80/CD86	类风湿关节炎
Ranibizumab	VEGF-A	黄斑变性
Panitumumab	EGFR	结直肠癌
Eculizumab	补体蛋白 C	阵发性睡眠性血红蛋白尿
Rilonacept	IL-1	周期性综合征(CAPS)
Certolizumab	TNFα	克罗恩病,银屑病,类风湿关节炎
Golimumab	TNFα	类风湿关节炎,强直性脊柱炎
Canakinumab	IL-1β	Cryopyrin 蛋白相关综合征
Ustekinumab	IL-12/IL-23	银屑病
Ofatumumab	CD20	慢性淋巴性白血病
Tocilizumab	IL-6	类风湿关节炎
Denosumab	RANKL	系统性红斑狼疮
Belimumab	Blys	系统性红斑狼疮
Ipilimumab	CTLA-4	黑色素瘤
Belatacept	CD80/CD86	移植排斥
Brentuximab	CD30	霍奇金淋巴瘤

笔记

通用名	靶标	应用疾病
Aflibercept	VEGF	结直肠癌
Pertuzumab	HER2	乳腺癌
Ziv-aflibercept	VEGF	结直肠癌
Raxibacumab	B.anthrac（毒素）	吸入性炭疽病
Ado-trastuzumab	HER2	乳腺癌
Obinutuzumab	CD20	慢性淋巴细胞性白血病
Ramucirumab	VEGFR2	胃癌
Siltuximab	IL-6	多中心 Castleman 氏病（MCD）
Vedolizumab	Integrin α4β7	溃疡性结肠炎、中重度克罗恩病
Pembrolizumab	PD-1	黑色素瘤
Blinatumomab	CD19/CD3	B 细胞急性淋巴细胞白血病
Nivolumab	PD-1	黑色素瘤,肺癌
Secukinumab	IL-17a	银屑病
Dinutuximab	GD2	高风险神经母细胞瘤
Alirocumab	PCSK9	高胆固醇血症
Evolocumab	PCSK9	高胆固醇血症
Idarucizumab	Dabigatran	逆转抗凝效应
Mepolizumab	IL-5	哮喘
Daratumumab	CD38	多发性骨髓瘤
Necitumumab	EGFR	肺癌
Elotuzumab	SLAMF7	多发性骨髓瘤

第二节 MHC 分子

MHC 分子是主要组织相容性复合体（major histocompatibility complex，MHC）编码的一组重要免疫分子,因组织的移植排斥（组织相容）现象而被发现,但其自然的生物学意义却是参与 T 细胞的发育、抗原的提呈、免疫应答、免疫调节等免疫活动。这组免疫分子的发现及对其免疫学作用的阐明揭示了机体免疫系统基本的工作机制,对免疫学的发展具有划时代的意义。

MHC 是一组编码主要组织相容性抗原的紧密连锁基因群,其编码产物存在于几乎所有的脊椎动物中。不同种属的 MHC 及其编码产物有不同的称谓,小鼠的 MHC 及其编码分子称为 H-2 系统,人类 MHC 及其编码分子则称为人类白细胞抗原（human leucocyte antigen，HLA）系统。大多数动物的 MHC 分子以白细胞抗原（leukocyte antigen，LA）命名,如恒河猴 RhLA、黑猩猩 ChLA、狗 DLA、豚鼠 GPLA、家兔 RLA 等。

一、MHC 分子的发现与生物学意义

MHC 及其编码分子首先在小鼠中被发现。20 世纪 30 年代,Gorer 发现近交系小

鼠具有 4 组存在于红细胞上的血型抗原,分别命名为抗原Ⅰ、Ⅱ、Ⅲ和Ⅳ。后来,Snell 等用近交系小鼠生长的组织细胞分别移植于其杂交子代,发现来源于抗原Ⅱ阳性小鼠的组织细胞只能在抗原Ⅱ阳性子代小鼠体内生长,而在抗原Ⅱ阴性子代小鼠体内则被排斥,从而证明了抗原Ⅱ是一种可引起组织移植排斥的组织相容性抗原(或称移植抗原),即 Histocompatibility-2(H-2)抗原。进一步的研究表明,H-2 抗原的编码基因被定位于小鼠第 17 对染色体上,系含多个基因座位的一组紧密连锁的基因群,故将其命名为组织相容性复合体,即 Histocompatibility-2。在此基础上,Snell 成功建立同类系小鼠,并用同类系小鼠验证并确定了编码 H-2 抗原的基因群是和组织移植排斥现象关联最紧密的,其编码产物是可引起迅速而强烈的移植排斥反应发生的主要组织相容性抗原,此基因群为主要组织相容性复合体(MHC)。而现今,H-2 代表了小鼠的 MHC 复合体,其编码的分子称为 H-2 抗原。

在人类,法国学者 Dausset 在 1958 年也发现了人类肾移植后出现排斥反应的患者及多次输血的患者血清中含有能与供者白细胞发生反应的抗体,而且这些抗体所针对的抗原实际上就是人类的主要组织相容性抗原。由于这些抗原最先在白细胞表面被发现且含量最高,因此被命名为人类白细胞抗原,编码这些抗原的基因群也就被称为 HLA 复合体。

自然状态下,体内 MHC 分子有何生物学功能? 1974 年,Zinkernagel 和 Doherty 的研究显示,致敏 Tc 在识别和攻击受病毒感染的靶细胞时需要同时识别与 Tc 相同的 MHC 分子型别,即对受相同病毒感染的不同 MHC 分子型别的靶细胞不能为同一致敏 Tc 所杀死。此后研究证实,不仅 Tc,Th 的活化也同样受到同型 MHC 分子的约束,这被称为 Zinkernagel-Doherty 现象。1996 年,Zinkernagel 和 Doherty 因这一研究发现了 T 细胞识别抗原的机制而获得诺贝尔生理学或医学奖,并由此揭示了 MHC 及其编码分子的真正生物学作用,为免疫学的发展做出了划时代的贡献。

二、HLA 基因复合体

HLA 复合体是迄今已知人体中最为复杂的基因复合体,包含众多基因,可编码多种不同功能的蛋白质,且大多与免疫有关,因此是免疫遗传学的主要研究对象。人类的 HLA 复合体位于第 6 号染色体短臂 6p21.31。1999 年完成的 HLA 复合体定位长度约为 3.6Mb,含有 224 个基因座,其中功能基因 128 个。2003 年完成了对 6 号染色体短臂的序列分析后,将 HLA 复合体的长度扩展至 7.6Mb。1999 年定位的 HLA 复合体区域,是免疫功能相关基因最集中、基因密度最高的区域,也是多态性最丰富、与疾病关联最密切的区域,此区域又可分为Ⅰ类、Ⅱ类和Ⅲ类 3 个基因区(图 3-5)。HLA Ⅰ类和 HLA Ⅱ类基因区还可进一步分为经典和非经典 HLA 基因,其中经典的 HLA Ⅰ类和 HLA Ⅱ类基因编码的蛋白主要参与抗原的加工和递呈,决定组织相容性。而 HLA Ⅲ类和非经典的基因所编码的蛋白分子则与炎症应答和免疫调节相关。我们平时所提的 MHC 或 HLA 基因或分子,往往指的是经典的Ⅰ类和Ⅱ基因或分子。

(一) HLA Ⅰ类基因区

此区总长 1.9 Mb,含 122 个基因,多为假基因。根据其编码产物及功能不同,可分为经典的 HLA Ⅰ类基因(HLA Ⅰa)、非经典Ⅰ类基因(HLA Ⅰ b)。

经典的 HLA Ⅰ类基因区包含 HLA-A、HLA-B、HLA-C3 个基因座位,编码 HLA Ⅰ

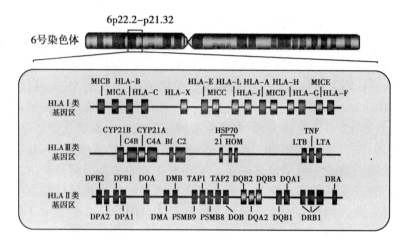

图 3-5　HLA 复合体的主要基因

类分子的重链(α 链)。

非经典的 Ⅰ 类基因区包括 HLA-E、F、G、H、K、L 位点和 MIC 基因等,其产物分布较局限,多态性不高,有别于 HLA Ⅰa 基因,其中某些基因功能已经有所阐明:HLA-G 可抑制 NK 细胞活化,参与维持母胎耐受;MIC 基因,即 MHC Ⅰ 类链相关基因(MHC class Ⅰ chain-related,MIC),包括 MIC-A、MIC-B、MIC-C、MIC-D、MIC-E 等 5 个成员,MIC-A、MIC-B 是功能基因,其编码的分子为 NK 细胞和 γδT 细胞活化性受体 NKG2D 的配体。

(二) HLA Ⅱ 类基因区

该基因区总长 900kb,含 34 个基因座位,包括经典的 Ⅱ 类基因及与非经典的 Ⅱ 类区。经典的 Ⅱ 类区包括 HLA-DP、HLA-DQ 和 HLA-DR 3 个亚区,每个亚区包括若干个位点,分别编码分子量相近的 α 链和 β 链,形成 α/β 异二聚体的 HLA Ⅱ 类分子,具有高度多态性。①HLA-DR 亚区,含 1 个 DRA 和 9 个 DRB(DRB1~DRB9)基因位点。DRA 基因无多态性,编码 DR 分子 α 链。DRB1、DRB3、DRB4、DRB5 为功能性基因,可编码 DR 分子 β 链。②HLA-DQ 亚区,含有 2 个 DQA、3 个 DQB 基因,其中 DQA1、DQB1 为功能性基因,均具有多态性,分别编码 DQ 分子 α、β 链。③HLA-DP 亚区,含 2 个 DPA、2 个 DPB 基因,其中 DPA1、DPB1 具有多态性,分别编码 DP 分子 α、β 链。

非经典的 Ⅱ 类基因主要与抗原加工提呈相关。①HLA-DM 亚区,包括 DMA 和 DMB 两个基因座位,编码产物具有多态性,参与外源性抗原肽与 HLA Ⅱ 类分子的结合过程。②DO 区,包括 DOA 和 DOB 两个基因座位,编码 HLA-DO 分子的 α 和 β 链,能够负向调节 DM 分子活性。③TAP 和 PSMB 区,TAP 基因编码抗原处理相关转运蛋白(transporter associated with antigen processing,TAP),参与内源性抗原肽向内质网转运;而 PSMB 基因,即 β 型蛋白酶体亚单位(proteasome subunit beta type,PSMB)基因,编码产物参与对内源性抗原肽的酶解处理。

(三) HLA Ⅲ 类基因区

总长 900kb,含 62 个基因,多数为功能性基因。其大多功能性基因产物与炎症相关,如:①补体基因,编码补体的 C2、C4A、C4B、Bf 成分;②TNF、LTA、LTB 基因,编码 TNF-α、LT-α(TNF-β)、LT-β,参与炎症、抗病毒和抗肿瘤免疫;③热休克蛋白基因,编码热休克蛋白 HSP，在热休克时表达上调，参与炎症和应急，作为伴侣分子参与内源性抗原的加工和提呈；④转录调节基因或类转录调节基因家族，包括类 I-κB（IκBL）基因，可参与调节转录因子 NF-κB 的活性，属于这一基因家族的还有 B144 和锌指基因 ZNF 等。此外还有部分非免疫相关基因，如 21-羟化酶基因（CYP21A、CYP21B）编码类固醇 21-羟化酶。

三、HLA 分子的结构与分布

采用 X 线晶体衍射技术，发现 HLA Ⅰ 类和 HLA Ⅱ 类分子的三维结构极为相似，都可分为肽结合区、免疫球蛋白样区、穿膜区及胞浆区（图 3-6）。

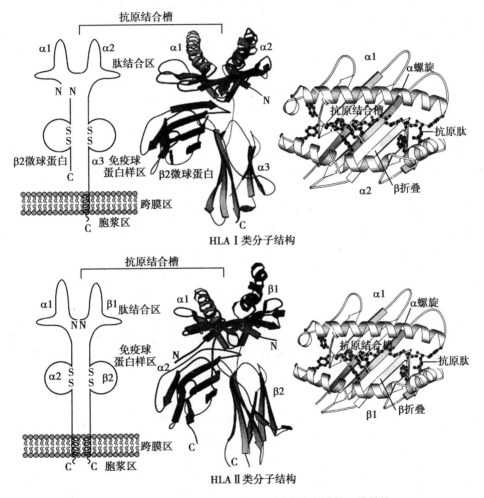

图 3-6 HLA 分子的结构示意图及其肽结合槽的三维结构

（一）HLA 分子的结构

1. HLA Ⅰ 类分子的结构 HLA Ⅰ 类分子由两条多肽链，通过非共价键连接而成的异源二聚体。其中重链又称 α 链，由 HLA-A、B、C 基因编码；轻链由位于第 15 对染色体的 β2m 基因编码，称 β2 微球蛋白（β2-microglobulin，β2m）。重链为一跨膜糖蛋白，分子量约为 44kD，由 3 个结构域（α1、α2 和 α3）组成。轻链含 99 个氨基酸残基，分子量为 12kD,β2m 没有多态性,不与抗原结合,但可与 α3 结合,参与维持 I 类分子天然构型的稳定,是 I 类分子稳定表达在细胞膜表面并执行正常生理功能所必需。

I 类分子可依次分为 4 个区。①肽结合区(peptide-binding region):由 α1 和 α2 组成,该区的氨基酸组成和排列顺序变化很大,决定 I 类分子的多态性。同时 α1 和 α2 构成抗原结合槽,是由 2 个 α 螺旋和 2 个 β 折叠组成两端封闭的沟槽样结构,可与 8~12 肽抗原肽结合(图 3-6),是 I 类分子与抗原肽结合的部位,故称肽结合区。②免疫球蛋白样区(immunoglobulin-like region):主要由重链的 α3 构成,该区氨基酸组成十分保守,与 Ig 的恒定区结构域同源,是 I 类分子与 CD8 分子结合的位置。③穿膜区(transmembrane region):位于 α3 的近胞内侧,由 25 个疏水性氨基酸残基所组成,以 α 螺旋的形式穿过细胞膜的脂质双层结构,使 α 链能够镶嵌于细胞膜上。④胞浆区(cytoplasmic region):由 α 链羧基末端约 30 个氨基酸构成,位于胞质内,主要功能是通过与其他膜蛋白或细胞骨架成分之间的相互作用,参与细胞内外信息的传递。

2. HLA II 类分子的结构　HLA II 类分子由 α、β 两条结构相似的多肽链经非共价键连接而成,由 HLA-DP、DQ 或 DR 亚区不同基因编码。α 链分子量 32~34kD,胞外区包含 2 个结构域 α1、α2;β 链 29~32kD,胞外区也包含 2 个结构域 β1、β2。每个结构域约含 90 氨基酸残基。

II 类分子的三维结构与 I 类分子极为相似,也可分为 4 个区。①肽结合区:包括 α1 和 β1 结构域,具有高度的多态性。由来自 α1 和 β1 的 2 个 α 螺旋和 2 个 β 折叠共同形成两端开放的抗原结合槽,可与 13~18 个氨基酸残基组成抗原肽结合,是 II 类分子与抗原肽结合的部位。与 I 类分子相似,II 类分子的多态性也位于此区,导致不同 HLA 分子与不同抗原肽间的亲和力和提呈能力存在差异,主要体现为抗原肽与 HLA 分子结合具有相对选择性。一般而言,每一种型别的 HLA 分子,其所识别的抗原肽往往在特定位置上存在相同或相似的氨基酸残基(锚着残基)。②免疫球蛋白样区:包括 α2 和 β2,是 II 类分子与 CD4 分子相互作用的位置。③穿膜区:α2 和 β2 近胞内侧有一个短的连接区,约含 25 个氨基酸残基,横跨细胞膜,使 II 类分子能够镶嵌于细胞膜上。④胞浆区:该区为 II 类分子位于细胞膜内的部分,可参与细胞内信息的传递。

(二) HLA 分子的分布

HLA I 类分子广泛分布于体内各种有核细胞(包括血小板和网织红细胞)表面。除某些特殊血型者外,成熟的红细胞一般不表达 I 类分子。不同的组织细胞表达 I 类抗原的密度各异。外周血白细胞和淋巴结、脾细胞所含 I 类分子最多,其次为肝、皮肤、主动脉和肌肉。神经细胞和成熟的滋养层细胞不表达 I 类分子。I 类分子分布的广泛性保证了各种细胞均可提呈其内源性抗原,尤其在抗病毒感染和抗肿瘤等方面起到重要作用。

HLA II 类分子主要组成性表达于 B 细胞、单核/巨噬细胞、树突状细胞等抗原提呈细胞。而激活的 T 细胞、内皮细胞和某些组织的上皮细胞也可暂时性的检出 HLA II 分子。另外,某些组织细胞在病理情况下也可异常表达 II 类分子。

HLA I 类和 II 类分子除了分布在细胞表面,在体液中(如血清、尿液、唾液、精液及乳汁)也可检出可溶性分子。两者各异,其特点见表 3-3。

表 3-3 HLA Ⅰ 类和 Ⅱ 类分子生物学特点比较

	HLA Ⅰ类	HLA Ⅱ类
抗原类别	HLA-A、B、C	HLA-DP、DQ、DR
分子结构	α 链 45kD、β2m 链 12kD*	α 链 45kD、β 链 12kD
多态性	α1+α2	α1+β1
肽结合区	α1+α2	α1+β1
细胞分布	有核细胞	APC,活化的 T 细胞
与 CD4、CD8 结合位点	α3 与 CD8 分子结合	β2 与 CD4 分子结合
功能	识别和提呈内源性抗原	识别和提呈外源性抗原

注:β2m 编码基因在 15 号染色体

四、HLA 分子的免疫生物学作用

HLA 分子在机体免疫应答的发生和调控方面起关键作用,多年来始终是免疫学领域的研究热点,目前认为其主要具有四个方面的免疫生物学作用。

(一) 参与抗原的加工和提呈

HLA 分子的肽结合槽可选择性的结合被降解的抗原肽片段(即抗原表位),参与对抗原的处理和提呈,最终形成 MHC- 抗原肽复合体,呈递在细胞表面,供 T 细胞的 TCR 识别,并促进 T 细胞活化。Ⅰ、Ⅱ类 HLA 分子提呈抗原肽的来源和特点不同。Ⅰ类分子参与内源性抗原的提呈,供 CD8$^+$T 细胞识别,称为抗原提呈的胞质溶胶途径;Ⅱ类分子参与外源性抗原提呈,供 CD4$^+$T 细胞识别,称为溶酶体途径。

(二) 参与 T 细胞的分化成熟

T 细胞在胸腺内发育过程中,需要经历阳性选择和阴性选择的过程,最终发育为成熟的 CD8$^+$ 或 CD4$^+$T 细胞,在此选择过程中 HLA 分子起了重要作用。

阳性选择即未成熟 T 细胞在胸腺内发育过程中,通过与胸腺上皮细胞及树突状细胞所表达的 HLA Ⅰ 或Ⅱ类分子接触,只有 TCR 能识别自身 HLA 分子的 T 细胞才能进一步分化成熟,否则发生凋亡。阴性选择即经阳性选择幸存下来的 T 细胞,其TCR 如果能够识别胸腺基质细胞表面 HLA 分子提呈的自身抗原肽,则发生凋亡被清除,只有不识别自身抗原肽的 T 细胞才能分化为成熟 T 细胞。

(三) 调控自然杀伤

HLA Ⅰ 类分子可以与 NK 细胞表面所表达的杀伤抑制性受体(KIR)结合,启动抑制性信号,从而使 NK 不会对自身正常组织细胞产生杀伤。而当发生因病毒感染或者细胞突变导致表面 MHC Ⅰ类分子表达减少、缺失或结构改变,则 NK 细胞的杀伤活性不被抑制,就可以促使其活化并清除这些异常细胞。

(四) MHC 约束性

T 细胞在识别 APC 提呈的抗原肽的同时,还需识别 APC 上与抗原肽结合的 MHC分子,这个免疫识别规律被称之为 MHC 约束性(MHC restriction)现象。不同类型的T 细胞受到不同类别 MHC 分子的约束,如 CD4$^+$T 细胞与抗原提呈细胞相互作用受HLA Ⅱ类分子限制;CD8$^+$T 细胞与靶细胞相互作用则受 HLA Ⅰ 类分子的限制。

笔记

五、HLA 多态性的临床意义

HLA 复合体具有单体型遗传、多基因性、高度多态性、连锁不平衡等遗传特点。这些都与其生物学意义密切关联。

所谓单体型遗传即指组成 HLA 复合体的众多基因是一组紧密连锁的基因群,构成了一个完整的遗传单位由亲代传给子代,称为单体型(haplotype)。即每个子代都具有一个源自父亲的 HLA 单体型和一个源自母亲的 HLA 单体型,且绝不发生交换。

多基因性(polygeny)指基因复合体由多个紧密相邻的基因座组成,编码产物具有相同或相似的功能。HLA 复合体内含有多个结构和功能相似的 I 类基因(HLA-A、B、C)和 II 类基因(HLA-DPA、DPB、DQA、DQB、DRA、DRB),这些基因都可以形成相应的编码产物表达于相应细胞之上,组成各具不同的抗原肽结合特性,足以结合每一个体一生中可能遇到的绝大多数抗原。

多态性(polymorphism)是指随机婚配群体中一个基因座位上存在多个等位基因,即复等位基因(multiple alleles)的现象。HLA 复合体具有高度多态性,是由于在人群中,HLA I 类基因和 II 类基因的每一个座位都是复等位基因,且其数量巨大。至 2016 年 1 月被正式命名的 HLA 复合体中经典座位的复等位基因数已达 14 050 个(表 3-4),这就使由这些位点组合而成的单体型形成了高度多态性(图 3-7)。且就个体而言,HLA 复合体是两组共显性的单体型的集合。因此,除同卵双生外,非血缘个体间 HLA 复合

表 3-4　HLA 已命名的等位基因数量

基因座位		A	B	C	DP	DQ	DR
已命名等位基因数	α 链	3356	4179	2902	43	55	7
	β 链	1	1	1	630	900	1978

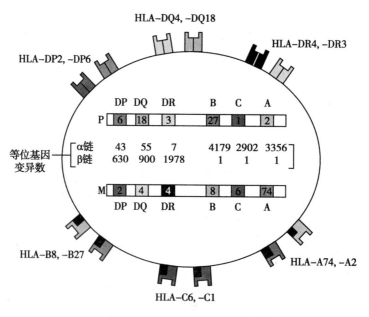

图 3-7　HLA 基因多态性

体完全相同的概率极低。基因多态性在基因组序列上的变异往往和个体对疾病易感性与抵抗力、疾病临床表现多样性及不同个体对药物反应性等现象有关。

多基因性和多态性是从不同水平反映 HLA 复合体的高度多样性。多基因性使个体具备了一个足够广泛的抗原识别谱，多态性则保证个体间的抗原识别谱具有足够的差异性。由此保证了整个种群在进化过程中的稳定性和对选择压力的适应性。

就理论上推断，一组连锁基因中，每一种单体型的出现概率应该等于其所含不同基因座位单独出现概率的乘积，这被称为连锁平衡，如果高于或低于其所含不同基因座位单独出现概率的乘积，便谓之连锁不平衡。人类 HLA 复合体便呈现连锁不平衡现象，这提示在进化中这一复合体是自然选择的主要作用对象。而这样的选择据推测可能与疾病发生相关。

(一) HLA 分型与器官移植

移植排斥反应是导致器官移植失败的重要原因，移植排斥反应的本质是免疫应答。HLA 分子因其在群体间具有高度多态性，使其成为导致移植排斥反应的最主要的抗原性物质，则移植物存活率的高低主要取决于供体与受体 HLA 分子的相容程度。在器官移植之前，都要进行供受体间 HLA 配型，选择匹配程度高的移植物，可以降低移植排斥发生的风险。因为，HLA 复合体呈单体型遗传，即子代的 HLA 复合体 1 条来自父本，1 条来自母本，则子代与亲代间 HLA 的匹配度为 50%，而在同胞间 HLA 表型完全一致或完全不同的概率为 25%，50% 匹配的概率为 50%，故同胞是移植物的首选来源。通常移植物存活率由高到低的顺序是：同卵双胞胎＞同胞＞亲属＞无亲缘关系者。移植时，不同器官对 HLA 基因座位匹配程度的要求不一样，如肾脏移植，各 HLA 基因座重要性依次为 HLA-DR、HLA-B、HLA-A。目前 DNA 分型技术的普及，无亲缘关系个体骨髓库和脐血库的建立，有力地推进了 HLA 相匹配的供受者的选择，提高了准确性和效率。

某些输血反应也与 HLA 不相容所导致的排斥反应有关。输血反应的发生主要与患者血液中存在抗白细胞和抗血小板 HLA 的抗体有关。若供者血液中含高效价的此类抗体，也可发生输血反应。因此，对多次接受输血者应注意选择 HLA 抗原相同或不含抗白细胞抗体的血液，以避免此类输血反应。

(二) HLA 与疾病的关联性

HLA 是第一个被发现与疾病有明确关联的遗传系统。已发现多种疾病与 HLA 相关。最典型的例子是 90% 以上北美白人强直性脊柱炎患者带有 HLA-B27 抗原，有 HLA-DR4 者易患类风湿关节炎。通过研究，分析发现与 HLA 关联的疾病多达五百余种，大部分为自身免疫病（表 3-5）。这可能是因为，不同个体的 HLA 分子对自身抗原的提呈能力存在差异，那些携带对自身抗原具有良好提呈能力的 HLA 分子的个体易于发生自身免疫病。

表 3-5　与 HLA 呈现强关联的一些自身免疫病

疾病	HLA 抗原	相对风险性（RR）
强直性脊柱炎	B27	87.4
肺肾综合征	DR2	15.9
寻常天疱疮	DR4	14.4

续表

疾病	HLA 抗原	相对风险性（RR）
急性前葡萄膜炎	B27	10.0
乳糜泻	DR3	10.8
胰岛素依赖性糖尿病	DR3/DR4	3.3/6.4
桥本甲状腺炎	DR5	3.2
重症肌无力	DR3/B8	2.5/2.7
系统性红斑狼疮	DR3	5.8
类风湿关节炎	DR4	4.2
多发性硬化	DR2	4.8
恶性贫血	DR5	5.4

第三节　其他免疫分子

免疫细胞膜分子及其分泌的分子构成了免疫细胞间相互识别和相互作用的物质基础。除前已论述的免疫球蛋白分子、MHC 分子外，尚有大量的细胞膜分子和细胞因子参与了复杂有序的免疫活动。此节仅对这些免疫分子略作概述。

一、CD 分子

CD 分子是人类细胞分化分子（human cell differentiation molecule，HCDM）的一种表示法。HCDM 原称人类白细胞分化抗原（human leukocyte differentiation antigen，HLDA），是指人类不同谱系（lineage）细胞在不同分化阶段及活化过程中，出现或消失的细胞表面标志（cell surface marker），为一种膜分子。因此类膜分子的识别多依赖于单克隆抗体，故起初以分化群（cluster of differentiation，CD）定义来自不同实验室的能够识别同一 HLDA 的不同单克隆抗体。进而将各种 CD 抗体所识别的 HLDA 称作相应的 CD 抗原或 CD 分子，并由国际白细胞分化抗原协作组会议统一予以命名为 CD 分子。至第 10 届 HLDA 协作组会议正式命名的 CD 分子达 371 个。

（一）CD 分子的分组

CD 分子依据谱系来源和功能大致划分为 T 细胞、B 细胞、NK 细胞、树突状细胞、内皮细胞、血小板、红细胞、基质细胞、髓样细胞、干细胞 / 祖细胞、非谱系、黏附分子、细胞因子 / 趋化性细胞因子受体和碳水化合物结构 14 组。这种划分是相对的，有的 CD 分子可同时属于不同组别，如 CD80，从来源来说划为 B 细胞组，但因其具黏附功能，故也归为黏附分子组。

某些具有多态性与多样性的细胞膜分子，如 MHC 分子、TCR 和 BCR，虽然也具备识别性单克隆抗体，但因其数量庞大，不适于列入 CD 分子。

（二）CD 分子的主要免疫生物学作用

CD 分子介导了极为多样的生物学效应，主要分为受体、共刺激（或共抑制）分子及黏附分子等，在免疫应答的识别、活化和效应阶段发挥重要作用。其免疫生物学作用主要体现为：

1. 参与抗原提呈　CD1 分子是另一种抗原提呈分子,主要介导外源性脂类抗原的提呈,供 NK1.1$^+$CD8$^-$ αβT 细胞识别。人 CD1 分子主要分布于专职抗原提呈细胞表面。其结构与 MHC Ⅰ类分子类似,可提呈病原微生物抗原,发挥抗感染免疫功能,其提呈特点与 MHC 分子有所不同。

2. 参与 T 细胞的抗原识别和活化　T 细胞的抗原识别和活化,依赖于 T 细胞与 APC 及 T 细胞与靶细胞间的直接接触和信息传递。与此功能相关的 CD 分子主要包括 CD3、CD4、CD8、CD28、CD80/CD86 复合体等。

3. 参与 B 细胞的抗原识别和活化　B 细胞的抗原识别和活化,同样依赖于 B 细胞与 T 细胞间的接触和信息传递。参与该过程的主要 CD 分子包括:CD79a/CD79b、CD19/CD21/CD81、CD40 等。

4. 参与免疫效应　作为 Fc 受体、补体受体、细胞因子受体和凋亡相关的 CD 分子,参与免疫效应。CD64、CD32、CD16 分别是 IgG 的 3 种 Fc 受体 FcγRⅠ、FcγRⅡ和 FcγRⅢ,表达于巨噬细胞表面介导调理作用,CD16 还表达于 NK 细胞表面介导 ADCC 效应。CD89 是 IgA 的受体 FcαRⅠ,诱导吞噬作用和脱颗粒。CD35 即补体受体 CR1,结合 C3b 和 C3b,调理吞噬和介导免疫黏附。CD182 是 IL-8 和 CXCL1 受体,具有趋化中性粒细胞的作用,参与炎症反应。CD95 和 CD178,即 Fas 和 FasL,介导细胞凋亡,如 CTL 表面 FasL 与靶细胞表面 Fas 结合,通过启动 Fas 死亡信号而介导靶细胞凋亡。

二、黏附分子

黏附分子(adhesion molecules,AM)是存在于细胞表面、介导细胞间或细胞与细胞外基质(extracellular matrix,ECM)间相互接触和结合的一类分子。大多为糖蛋白,以配体 - 受体结合的方式发挥作用,介导细胞间、细胞与基质间黏附,参与细胞识别、活化与信号转导,细胞伸展移动,以及细胞增殖分化;参与免疫应答、炎症发生、血栓形成、肿瘤转移及创伤愈合等过程。

黏附分子与 CD 分子是从不同角度来命名,黏附分子以功能来归类,大部分黏附分子已有 CD 编号。

(一)黏附分子的结构分类

黏附分子按其结构特点分为五类:①整合素家族(integrin family):广泛表达于多种组织细胞表面,配体主要为 ECM,介导细胞与 ECM 间黏附,使细胞得以附着而形成整体而得名;也可与膜表面配体结合,介导免疫细胞间黏附和信号转导。②选择素家族(selectin family):即选择凝集素(select lectin),包括 L- 选择素、E- 选择素和 P- 选择素,最初发现分别表达在白细胞、活化内皮细胞和血小板,配体是一些寡糖基团,如唾液酸化的路易斯寡糖(Sialyl-Lewis^x,SLe^x 即 CD15s)或类似分子,主要介导白细胞与血管内皮细胞的起始黏附,从而参与炎症、淋巴细胞归巢、凝血及肿瘤转移等过程。③免疫球蛋白超家族(immunoglobulin superfamily,IGSF):是具有 Ig 样结构域的膜分子,配体多为整合素分子或其他 IGSF 成员。主要介导 T 细胞与 APC/ 靶细胞间或者 T 细胞与 B 细胞间的相互识别和相互作用。④钙黏素或钙依赖的细胞黏附分子家族(Ca^{2+}-dependent cell adhesion molecule family,Cadherin):在 Ca^{2+} 存在时可抵抗蛋白酶的水解作用而得名。是介导细胞间相互聚集的黏附分子,其配体是与自己相同的分子,故介导相同分子间黏附,称同型黏附(homotypic adhesion),对生长发育中的细胞选择性聚集至关重要,参与胚胎发育、维持组织完整性与极性,与肿瘤转移和浸润有关。⑤黏蛋白样血管地址素(mucin-like vascular addressin):又称黏蛋白样家族(mucin-like family),是一组富含丝氨酸和苏氨酸的糖蛋白。其胞外可为选择素提供唾液酸化的糖基配位,是选择素的配体。此外有一些黏附分子目前尚未归类,包括CD44、MAd、MLA 等。

(二) 黏附分子的主要免疫生物学作用

黏附分子在免疫生物学方面的作用主要体现为:

1. 参与炎症反应　白细胞黏附并穿越血管内皮,向炎症部位渗出是炎症过程的一个重要环节。此过程的完成有赖于特定的黏附分子参与。如中性粒细胞表面的唾液酸化的路易斯寡糖(sLe^x)和内皮细胞上的 E- 选择素结合,介导中性粒细胞沿血管壁的滚动和最初的结合,之后的中性粒细胞紧密黏附和穿出血管壁则有赖于另一组黏附分子,即中性粒细胞表面的 LFA-1/Mac-1 和内皮细胞上的 ICAM-1 的结合。

2. 参与介导淋巴细胞归巢　淋巴细胞归巢(homing)是淋巴细胞的定向迁移,包括:淋巴干细胞向中枢淋巴器官归巢;成熟淋巴细胞向外周淋巴器官归巢;淋巴细胞再循环;以及淋巴细胞向炎症部位的渗出,以确保某一特定的淋巴细胞群或亚群定向归巢到相应的组织和器官,发挥免疫监视功能。其分子基础是淋巴细胞上的淋巴细胞归巢受体(lymphocyte homing receptor,LHR)与相应血管内皮细胞上地址素(addressin)的相互作用。这两类分子均属于黏附分子。不同黏附分子参与不同淋巴细胞的选择性归巢。如属于 LHR 的有 L- 选择素、LFA-1、CD44、VLA-4 等,属于地址素的黏附分子有 Gly-CAM、CD34、ICAM-1、ICAM-2、MAdCAM-1 等。

3. 参与免疫细胞的抗原识别和活化　免疫细胞在抗原识别和活化过程中,需要多种黏附分子的相互作用,利于抗原的识别,免疫细胞间紧密接触,且作为辅助受体和共刺激分子促进免疫细胞活化。参与 T 细胞识别和活化的黏附分子有:CD4/MHCⅡ类分子、CD8/MHCⅠ类分子、LFA-1/ICAM-1、CD2/CD58、CD28/CD80 或 CD86 等;参与 B 细胞识别和活化的有:CD2/CD58、CD40/CD40L 等。

4. 参与细胞凋亡和活化细胞的调节　多数细胞需与胞外基质黏附才能增殖,即"锚定依赖"(anchorage dependent)。一旦与基质分离,即可发生凋亡,这被称为失巢凋亡(anoikis)。整合素介导的细胞黏附参与对细胞凋亡的抑制过程。另外,一些带有死亡结构域的黏附分子(如 CD95),也参与介导凋亡信号的转导。活化 T 细胞表达CLLA-4(CD152)、PD-1,通过与其相应配体 CD80 或 CD86、PD-L1 或 PD-L2 结合,可抑制 T 细胞的增殖分化。

三、细胞因子

细胞因子(cytokine)是由多种细胞经刺激而合成分泌的,主要在局部发挥作用的,具有广泛生物学效应的一类小分子蛋白质。作为细胞间信号传递分子,通过与细胞表面相应受体结合发挥作用,除了介导和调节免疫应答和炎症反应,还可调节细胞生长分化成熟、促进组织修复和参与肿瘤消长。

(一) 细胞因子的共同特性

细胞因子种类繁多,生物学活性各异,但具有某些共同特征。

1. 高效性和短效性　高效性指极微量的细胞因子就可对靶细胞发挥显著的生物

学作用。短效性指细胞因子分泌是一个短时自限过程,受刺激后迅速产生,在短时工作后即被降解。

2. 作用方式 以自分泌、旁分泌或内分泌方式发挥作用。细胞因子作用于其产生细胞,称自分泌;作用于邻近其他细胞,称旁分泌。少数细胞因子在高剂量时也可以内分泌方式,即类似激素经血循环作用于远处靶细胞,如炎症局部产生的IL-1、TNF-α可作用于脑体温调节中枢,引起发热。

3. 作用复杂性 细胞因子在体内的作用极为复杂,表现为多效性、重叠性、协同性、拮抗性及网络性等特点。一种细胞因子可对多种靶细胞发生作用,产生不同生物学效应,称多效性;几种不同细胞因子也可对同一种靶细胞发生作用,产生相同或相似的生物学效应,称重叠性。一种细胞因子可以增强另一种细胞因子的某种生物学功能,表现为协同性;也可抑制另外一种细胞因子功能,表现为拮抗性。各种细胞因子相互影响、相互促进或制约,形成复杂的调节网络。

(二) 细胞因子的种类

根据细胞因子的作用通常分为七类:即白细胞介素(interleukin,IL)、干扰素(interferon,IFN)、肿瘤坏死因子(tumor necrosis factor,TNF)、集落刺激因子(colony stimulating factor,CSF)、生长因子(growth factor,GF)、趋化因子(chemokine)、转化生长因子(transfer growth factor,TGF)。其主要生物学特点和功能见表3-6。

表3-6 细胞因子分类及成员

分类	主要生物学特点和功能	主要成员
白细胞介素	主要由白细胞产生,介导白细胞间的相互作用,参与免疫调节、炎症、造血等	IL-1、IL-2*、IL-4、IL-5、IL-6、IL-7、IL-8、IL-10、IL-11*、IL-12、IL-17、IL-23
干扰素	主要来自白细胞、成纤维细胞和活化T细胞,介导抗病毒、抗肿瘤、免疫调节作用	I型干扰素(包括IFN-α*、IFN-β*)、II型干扰素(IFN-γ*)
肿瘤坏死因子	抗肿瘤、免疫调节、参与炎症形成	TNF-α、TNF-β(LT-α)和LT-β
集落刺激因子	刺激多能造血干细胞和不同分化发育阶段的造血干细胞增殖、分化	G-CSF*、M-CSF、GM-CSF*、IL-3、SCF*、EPO*、TPO、IL-11
生长因子	刺激细胞生长和分化	EGF*、PDGF、FGF*、HGF、NGF、OSM、PDECGF、VEGF、TGF-α、IGF-I、IGF-II、LIF
趋化因子	可吸引细胞定向迁移,具有炎症细胞趋化作用和淋巴细胞归巢调节作用	IL-8、MCP-1、lymphotactin、fractalkine
转化生长因子	调节细胞生长与分化。其中,TGF-β可抑制多种细胞增殖;抑制T、B细胞增殖及细胞因子产生;抑制NK活化;促成纤维细胞增殖并加速伤口愈合	TGF-β1、TGF-β2、TGF-β3、activin、inhibin、BMP

注:粒细胞集落刺激因子(G-CSF)、巨噬细胞集落刺激因子(M-CSF)、粒细胞-巨噬细胞集落刺激因子(GM-CSF)、多重集落刺激因子(Multi-CSF,IL-3)、干细胞生长因子(SCF)、红细胞生成素(EPO)、血小板生成素(TPO)、表皮生长因子(EGF)、血小板衍生的生长因子(PDGF)、成纤维细胞生长因子(FGF)、肝细胞生长因子(HGF)、胰岛素样生长因子-I(IGF-I)、白血病抑制因子(LIF)、神经生长因子(NGF)、抑瘤素M(OSM)、血小板衍生的内皮细胞生长因子(PDECGF)、转化生长因子-α(TGF-α)、血管内皮细胞生长因子(VEGF)、单核细胞趋化蛋白-1(MCP-1)、淋巴细胞趋化蛋白(lymphotactin)、活化素(activin)、抑制素(inhibin)、骨形成蛋白(BMP)。*为已经批准上市的细胞因子种类。

(三) 细胞因子的免疫生物学活性

细胞因子在免疫生物学方面的作用可表现为:

1. 调节免疫细胞的分化和发育　免疫细胞分化发育的各环节都受到不同细胞因子的严格调控。在中枢免疫器官,多种生长因子和 CSF 参与淋巴细胞的发育成熟,如:IL-3 可刺激多谱系细胞分化成熟;SCF 可刺激干细胞分化成不同谱系的血细胞;IL-7 可促进淋巴样祖细胞分化为 B 细胞系和 T 细胞系;EPO 可促进髓样祖细胞分化成红细胞;TPO 促进血小板成熟;GM-CSF 与 G-CSF 促进髓系细胞成熟。在外周免疫器官,成熟淋巴细胞在不同细胞因子的作用下进一步分化,如:IL-12、IFN-γ 促进 CD4$^+$Th 细胞分化成 Th1 细胞;而 IL-4 则促进 Th2 细胞分化;IL-2、IL-4、IL-5、IL-6 促进 B 细胞分化为浆细胞;此外,还促进其他血细胞生成。

2. 介导和调节适应性免疫　多种细胞因子参与适应性免疫的发生和调节。体现在不同环节:①促进淋巴细胞活化、增殖,分化为效应细胞。IL-1、IL-2、IL-6 促进 T 细胞的活化增殖,活化的 CD4$^+$T 细胞在 APC 和 NK 细胞分泌的 IL-12、IFN-γ 作用下分化成 Th1 细胞,在 APC 及肥大细胞分泌的 IL-4、IL-10 作用下分化成 Th2 细胞,在 IL-6 和 TGF-β 的作用下分化为 Th17,在 TGF-β 的作用下分化为 Treg。IL-4 促进 B 细胞的活化增殖,B 细胞受到 IL-4、IL-5 等作用分化为浆细胞,并发生类别转换,产生不同类别抗体。②参与细胞免疫应答的效应阶段。如 Th1 细胞通过分泌 IFN-γ,激活巨噬细胞,清除抗原;Th2 细胞分泌 IL-4、IL-5、IL-10 影响 B 细胞的活化和免疫球蛋白的类别转换;Treg 产生 IL-10、TGF-β,具有调控免疫应答的作用。③调节淋巴细胞活化。如 IL-2 促进所有 T 细胞增殖,IL-10、TGF-β 则抑制 T 细胞活化增殖,IL-4 抑制 Th1 极化,而 IFN-γ 抑制 Th2 极化。

3. 介导和调节固有免疫　细胞因子是固有免疫应答的重要参与者,表现为:①促进固有免疫细胞活化,如 IFN-γ 和 TNF-α 可以促进巨噬细胞活化,IL-2 可促进 NK 细胞活化发挥杀伤作用。②作为效应分子直接发挥细胞毒和杀伤功能,如 IFN 可以促进病毒感染细胞产生抗病毒蛋白,抑制病毒蛋白的合成,发挥抗病毒效力;TNF 也与肿瘤细胞表面受体结合,诱导肿瘤细胞凋亡,发挥抗肿瘤作用。③调节固有免疫细胞活性,如 IL-10 和 TGF-β 可抑制 NK 细胞活化,抑制巨噬细胞产生细胞因子等。

4. 介导和调节炎症反应　炎症反应是一个多种细胞参与的复杂过程,在此过程中多种细胞因子起关键作用。IL-1、IL-6、IL-8、TNF-α 等细胞因子,常被称为前炎性细胞因子(pro-inflammatory cytokines),可以促进炎症发生。这些细胞因子促进单核 / 巨噬细胞活化,增强其吞噬杀伤;在炎症早期还促进肝脏产生急性期蛋白,增强机体抗感染能力;IL-1、IL-6、TNF-α 为内源性致热原,可作用于体温调节中枢,引起发热;IL-8 为粒细胞趋化因子,吸引中性粒细胞浸润;TNF-α 还可激活白细胞的杀菌作用,并促进胞内菌感染和局部肉芽肿的形成,以防止细菌扩散,也是细菌感染时引起组织损伤、发热、休克、恶病质的重要介质。在炎症后期的修复阶段细胞因子也发挥重要作用。如 VEGF 可促进血管和淋巴管的生成,TGF-β 通过刺激成纤维细胞和成骨细胞修复损伤的组织。EGF 促进上皮细胞、成纤维细胞和内皮细胞的增殖,以利于皮肤溃疡和创伤的愈合。

5. 介导病理性免疫损伤　细胞因子可参与多种免疫病理过程,与多种疾病发生有关。①超敏反应:Th2 型细胞因子 IL-4、IL-5、IL-6 可诱导 IgE 的产生,使肥大细胞致敏,诱导 Ⅰ 型超敏反应发生。IL-3、IL-4、IL-10 等还可促进肥大细胞增殖。②肿瘤:IL-6、EGF、M-CSF 等细胞因子可促使细胞增殖,与肿瘤发生相关。肿瘤细胞也可分泌 TGF-β,抑制免疫细胞功能,并促进自身增殖。③自身免疫病:IL-1、IL-6、IFN-γ、TNF 等参与某些自身免疫病的发生和发展。④免疫缺陷病:某些细胞因子及其受体的缺陷可能导致免疫缺陷病的发生,如 IL-2Rγ 链基因突变可致多种细胞因子功能障碍,从而导致重症联合免疫缺陷。

学习小结

　　通过本章学习,你是否对免疫分子的概念具有全面的理解? 是否明白免疫分子的生物学作用与其分子结构紧密关联? 是否掌握诸如免疫球蛋白、MHC 分子的结构特点,以及由这样的结构特点所形成的免疫生物学作用? 是否能够确立 CD 分子、黏附分子、细胞因子的准确概念? 是否了解这类免疫分子的概貌及相应的免疫生物学作用?

(姜　成)

复习思考题

　　1. 联系免疫球蛋白的结构,阐述抗体所发挥的免疫效应。

　　2. 免疫球蛋白和 MHC 分子都是抗原结合分子,其结合抗原的方式有何异同? 这些差异在生物演化和免疫应答的发生上具有怎样的生物学意义?

　　3. 试比较黏附分子与细胞因子作为免疫分子的生物学意义之异同。

第四章

免 疫 细 胞

学习目的与学习要点

　　免疫细胞是机体免疫反应活动的生物学基础,也是免疫系统构成的核心。因此对于免疫细胞的了解决定了人类对于"免疫"认识的广度与深度。在本章中,将讨论免疫细胞的起源、分类;T、B 淋巴细胞的分化成熟;固有淋巴细胞的种类与生物学作用;抗原提呈细胞的种类与生物学作用;以及参与适应性免疫的 T、B 淋巴细胞的生物表现型及其生物学作用。

　　如前所述,凡参与免疫应答或与免疫应答有关的细胞及其前体都称为免疫细胞(见第一章),如此定义使得免疫细胞群体显得颇为庞大。此章根据免疫细胞主要参与的免疫活动,将免疫细胞分为参与固有免疫细胞和参与适应性免疫细胞加以讨论。前者指介导固有免疫应答的效应细胞,包括单核/巨噬细胞、中性粒细胞、树突状细胞、NK 细胞、肥大细胞、嗜酸性粒细胞、嗜碱性粒细胞、NKT 细胞、γδT 细胞和 B1 细胞;后者则为介导适应性免疫应答的细胞,即 T 淋巴细胞和 B 淋巴细胞。

第一节　免疫细胞的谱系与起源

　　按免疫细胞的起源与谱系划分,可分为骨髓起源与非骨髓起源两类,前者是目前认识的免疫细胞之中坚力量,而人类对于后者的认识才刚刚开始。

一、骨髓起源的免疫细胞

　　目前了解的绝大多数免疫细胞都来源于骨髓多能干细胞(pluripotent hematopoietic stem cell,PHSC),也称造血干细胞,是具有高度自我更新能力和多能分化潜能的前体细胞。造血干细胞按分化阶段可再进一步演变成定向干细胞,定向干细胞则主要分为髓样干细胞和淋巴样干细胞两大支。故骨髓起源的免疫细胞可以分为髓系免疫细胞与淋巴系免疫细胞两群(图 4-1)。

（一）髓系免疫细胞

　　由髓样定向干细胞分化形成的免疫细胞主要包括单核/巨噬细胞、粒细胞、肥大细胞及部分树突状细胞。红细胞与血小板在一定场合下也可算作髓系免疫细胞。

　　1. 单核/巨噬细胞　髓样定向干细胞经单核母细胞、前单核细胞分化成单核细胞。单核细胞离开骨髓进入血液,在血液中仅存留数小时至数日,再进入肝、脾、淋巴

笔记

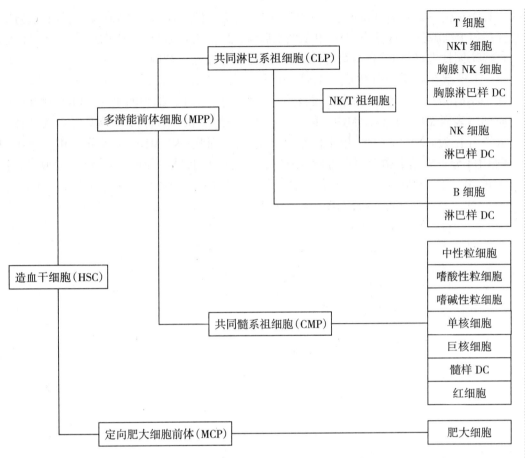

图 4-1 骨髓起源免疫细胞的演化

结及结缔组织等处定居,并演变为组织中的巨噬细胞,其寿命可达数月。组织中的巨噬细胞因所在器官不同及形态上呈现的差异而具有不同名称,如肝脏中的 Kupffer 细胞、肺脏中的肺泡巨噬细胞、淋巴结和脾脏中的游走及固定巨噬细胞、胸膜腔和腹腔中的巨噬细胞、骨中的破骨细胞、关节中的滑膜 A 型细胞和神经组织中的小胶质细胞等。

2. 粒细胞 髓样定向干细胞形成单核细胞 / 粒细胞共同前体细胞后,再分为两支,一支即前述单核 / 巨噬细胞,另一支成为中性粒细胞前体细胞,再分化成熟为中性粒细胞。与单核细胞 / 粒细胞共同前体细胞同时出现的是嗜酸性粒细胞前体细胞、嗜碱性粒细胞前体细胞,两者在骨髓内分化成熟为嗜酸性粒细胞与嗜碱性粒细胞。

（二）淋巴系免疫细胞

由淋巴样定向干细胞分化形成的免疫细胞包括 T 淋巴细胞、B 淋巴细胞、NK 细胞及部分树突状细胞。

1. T 淋巴细胞 淋巴样定向干细胞进入胸腺,成为前 T 细胞(pre-T)即胸腺细胞(thymocyte)。其分化发育受胸腺微环境诱导并调控。需经历三个时期:①双阴性期:早期胸腺细胞不表达 CD4 和 CD8 分子,称双阴性细胞(double negative cell,DN),DN 细胞也不表达 TCR 和 CD3,不具有抗原识别能力。②双阳性期:DN 细胞发生 TCR 基因重排,表达由 TCRβ 链和 α 链前体(pre-Tα chain,pTα)构成的前 TCR(pre-TCR 或 pTCR),并同时表达 CD8 和 CD4 分子,形成 $CD4^+$ $CD8^+$ 双阳性细胞(double positive

cell,DP),仍不具有识别抗原能力;DP 细胞需经历阳性选择。③单阳性期:经历阳性选择后,DP 细胞分化发育为 CD4$^+$单阳性细胞(single positive cell,SP)或 CD8$^+$单阳性细胞,再经历阴性选择,剔除自身反应性克隆后,即成为成熟 T 细胞。

T 细胞在胸腺内分化成熟需经历阳性选择和阴性选择过程(图 4-2)。表达功能性 TCRαβ 的 DP 细胞在胸腺皮质,经历阳性选择。即 DP 细胞的 TCRαβ 能与胸腺基质细胞表面 MHC Ⅱ类或 MHC Ⅰ类分子以适当的亲和力结合,T 细胞克隆即被选择,继续分化为 CD4$^+$或 CD8$^+$单阳性细胞。此时,T 细胞如与 MHC Ⅰ类分子相互作用,则 CD4 分子表达下调至完全抑制,CD8 分子表达上调,最终分化为 CD8$^+$ T 细胞;如与 MHC Ⅱ类分子结合则 CD8 分子表达下调至完全抑制,CD4 分子表达上调,最终分化为 CD4$^+$ T 细胞。不能结合 MHC Ⅰ类或Ⅱ类分子的 T 细胞则发生细胞凋亡而被克隆清除。经过阳性选择的 CD4$^+$CD8$^-$T 细胞和 CD4$^-$CD8$^+$ T 细胞分别具有识别自身 MHC Ⅱ类和 MHC Ⅰ类分子的能力(此时 T 细胞对抗原的识别即受到自身 MHC 分子限制)。经阳性选择后的 SP 细胞中,既包括识别非己抗原的特异性克隆,也包括自身反应性克隆,此时 T 细胞需再次经历阴性选择过程。T 细胞若能识别胸腺皮质与髓质交界处的树突状细胞表面的自身肽 -MHC Ⅰ类或自身肽 -MHC Ⅱ类分子复合物,即发生凋亡而致克隆清除。不能识别该复合物的 T 细胞则能继续发育。由此,T 细胞通过阴性选择而获得对自身抗原的耐受性。经历阳性选择和阴性选择后的 T 细胞,分化为具有免疫功能的成熟 T 细胞,离开胸腺迁移至外周免疫器官。

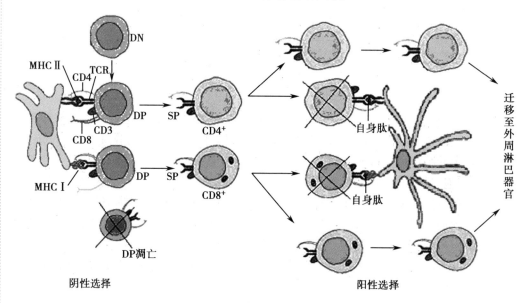

图 4-2　T 细胞在胸腺中的阳性选择和阴性选择

进入外周免疫器官的 T 细胞经特异性抗原的激活,可进一步增殖分化形成不同生物表现型的效应 T 细胞。经免疫应答后,其中少数细胞形成记忆 T 细胞。

2. B 淋巴细胞　滞留于骨髓的淋巴样前体细胞在骨髓造血微环境(hemopoietic inductive microenviroment,HIM)作用下形成原 B 细胞。B 细胞发育分为两个阶段(图 4-3),第一阶段在造血组织内进行,前 B 细胞胞质内首先出现 μ 链,随后产生轻链,装配成 IgM,插入细胞膜表面形成 SmIgM,此时发育为不成熟 B 细胞。随后,再进一步表

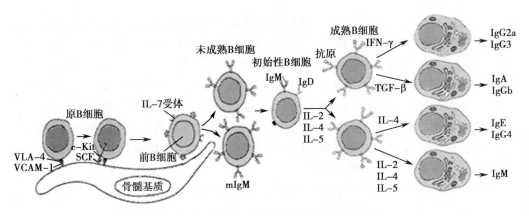

图 4-3　B 淋巴细胞分化和成熟的两个阶段

达 SmIgD,分化为成熟 B 细胞(未接触抗原前称初始 B 细胞)。此过程不需抗原刺激,被称为 B 细胞分化的非抗原依赖期。在第二阶段,成熟 B 细胞离开骨髓进入外周免疫器官,受抗原刺激后活化,SmIgD 丢失,继续增殖分化为浆细胞,产生特异性抗体,部分 B 细胞分化为记忆 B 细胞,此阶段称为抗原依赖期。

与 T 细胞类似,B 细胞在分化成熟过程中也需经历阴性选择和阳性选择。前 B 细胞在骨髓内分化为未成熟 B 细胞后,表面表达 mIgM,此时能识别自身抗原的 B 细胞克隆,以其 BCR(mIgM)与骨髓中出现的自身抗原发生结合,产生负信号,发生细胞凋亡。清除自身反应性 B 细胞克隆,获得自身耐受能力,其生物学意义类似 T 细胞成熟过程中的阴性选择。随后,成熟 B 细胞在外周淋巴器官接受外来抗原刺激进入增殖状态,发生广泛的体细胞突变。一部分 B 细胞突变后不再与滤泡树突状细胞表面的抗原结合,而发生凋亡;另一部分 B 细胞经突变后,其 BCR 能更有效地与抗原结合,细胞表面 CD40 也与活化 Th 细胞表面 CD40L 结合而免于凋亡,此过程即为阳性选择。经阳性选择的细胞克隆或分化为分泌高亲和力抗体的长寿命浆细胞,迁移至骨髓;或分化为记忆 B 细胞定居于外周,当再次遇到相同抗原时,产生快速、高效的回忆反应。B 细胞的阳性选择不但促进抗体亲和力成熟,而且同时伴有 Ig 的类别转换。

3. NK 细胞　源于骨髓淋巴样定向干细胞,与 T 细胞有共同前体细胞。其分化成熟经历原 NK 细胞、前 NK 细胞、未成熟 NK 细胞和成熟 NK 细胞等不同阶段。NK 细胞分布极为广泛,以外周血及脾脏为最多,其次为肝脏与肺脏,骨髓、淋巴结也含有一定数量之 NK 细胞。

(三)肥大细胞

肥大细胞前体细胞是既非源自髓样定向干细胞,亦非源自淋巴样干细胞的一群独立骨髓干细胞,在骨髓内分化为未成熟肥大细胞而进入外周血。在进入组织后才发育成熟为肥大细胞。尽管肥大细胞与嗜碱性粒细胞在形态与生物学作用上极为相像,但不同的起源和分化途径,可以区别两者。

(四)谱系交叉的免疫细胞

树突状细胞在起源上属于谱系交叉之免疫细胞。由髓样定向干细胞分化成熟的 DC 称经典树突状细胞(conventional dendritic cell,cDC),包括间质性 DC 与朗格汉斯细胞,主要存在于非淋巴组织。由淋巴样定向干细胞分化成熟的 DC 称淋巴样树突状细胞(lymphoid dendritic cell,lDC)或浆细胞样树突状细胞(plasmacytoid dendritic cell, pDC),包括并指状 DC、胸腺 DC 等,主要存在于淋巴组织。而位于淋巴结中的滤泡样 DC(follicular dendritic cells,fDC)有学者认为可能源自间叶细胞。存在于体液中的树突状细胞则被称为隐蔽细胞和外周血 DC。正常情况下,绝大多数 DC 处于非成熟状态,表达低水平的共刺激分子和黏附分子。在摄取抗原或接受到某些刺激因素后,可以分化成熟,其 MHC Ⅱ类分子、共刺激分子的表达显著提高。在 DC 成熟过程中,同时发生迁移,由外周组织通过淋巴管和(或)血液循环进入外周淋巴器官。

（五）谱系标志不清的免疫细胞

近年来不断有报道表明,在黏膜相关淋巴组织、肝、脾、腹膜脂肪组织中存在着一群谱系标志不清的免疫细胞(lineage-negative cells,LNC),其细胞特点是缺乏已知所有谱系细胞的特征性膜分子,但表达膜分子 Sca-1(骨髓干细胞标志)和 CD117(c-Kit)。此类细胞可产生诱导 Th17 所必需的 IL-25 和 IL-33,以及各种 Th2 型细胞因子,在抗寄生虫免疫中形成重要的防御作用。目前被列入参与固有免疫细胞行列。

二、非骨髓起源的免疫细胞

除上述滤泡样 DC 外,尚有一些类型的免疫细胞属于非骨髓起源的免疫细胞。其中以上皮细胞(epithelial cell)最具代表性。位于体表与开放管腔表面的上皮细胞本身即为屏障系统的主要组成,同时可表达多种模式识别分子,经诱导还可表达 MHC Ⅱ类分子,故已被纳入"准免疫细胞"。作为参与固有免疫细胞,上皮细胞可独立完成固有免疫应答过程。而属于上皮组织的血管内皮细胞,因其在炎症反应中可发生类似应答的生物学效应,也可划入参与固有免疫细胞的范畴。

此外,近年来发现,B1 细胞淋巴细胞系在胚胎期源自胎肝与卵黄囊的免疫细胞,进入外周后依赖自我更新而长期存活。故也应列入非骨髓起源的免疫细胞之列。

第二节　参与固有免疫细胞

按传统分类,淋巴细胞一般列入适应性免疫细胞,但近来免疫学界倾向于将识别谱较窄、交叉面较宽的 γδT 细胞、B1 细胞、NKT 细胞这类淋巴细胞列入固有免疫细胞。加上缺乏抗原受体的 NK 细胞、属于抗原提呈细胞的树突状细胞、单核/巨噬细胞,以及跻身炎症细胞的各类粒细胞与肥大细胞,构成了固有免疫细胞的主体。

一、固有淋巴细胞

1. γδT 细胞　为 $CD4^-CD8^-DN$ 细胞,仅少数为 $CD8^+SP$ 细胞。其抗原受体多样性缺乏,只能识别多种病原体表达的共同抗原成分,使之有别于 αβT 细胞的特异性抗原识别能力。γδT 细胞主要分布于皮肤、肠道、呼吸道及泌尿生殖道的黏膜和皮下组织,在外周血中仅占 5%~10%,某些胸腺内早期 T 细胞也为 γδT 细胞。与 αβT 细胞相比,γδT 细胞具有如下特点:①其抗原受体可直接识别病原体分子模式,不需 APC 提呈,兼有模式识别受体样功能;②其抗原受体亦可识别由 CD1 提呈的糖脂、分枝杆菌的单烷基磷酸酯等非肽类分子;③主要产生细胞毒作用,尤其在黏膜局部及肝脏的抗感染免疫中发挥重要作用,参与机体针对某些病原体的免疫防御,是第一线防御细胞;④释放细胞因子(IL-2、IL-3、IL-4、INF-γ、GM-CSF 和 TNF 等)发挥免疫调节作用。近年发现 γδT 细胞也可参与对肿瘤细胞、坏死细胞的清除。上述生物学作用均属固有免疫范畴。

2. NKT 细胞 是一类能够同时表达 TCR-CD3 复合体(T 细胞标志)和 NK1.1 分子(NK 细胞表面标志)的 T 细胞。主要分布于骨髓、肝和胸腺等。主要表型为 $CD56^+$ TCR^+CD3^+,大多数为 DN 细胞,少数为 $CD4^+$ T 细胞。其 TCR 主要为 TCRαβ,少数为 TCRγδ。其 TCR 缺乏多样性,主要识别由 CD1 分子提呈的脂类和糖类抗原,且不受 MHC 限制。主要参与固有免疫,具有细胞毒及通过分泌一些细胞因子起到免疫调节作用。

3. B1 细胞 是个体发育过程中出现较早,由胚胎期或出生后早期的前体细胞分化而来的一群独特 B 细胞。它们高表达 CD5 分子,而不表达或低水平表达 mIgD。这群细胞在出生后主要通过现存细胞分裂,实现自我更新。B1 细胞的抗原识别谱较窄,主要针对属于 TI-2 抗原的细菌多糖类物质,产生较强的应答。B1 细胞活化无需 T 细胞的辅助,活化后,极少发生类别转换,主要产生 IgM 类的低亲和力抗体,亦不形成记忆细胞。同一 B1 细胞克隆的 BCR 及其产生的抗体,可相对低亲和力地与多种不同表位结合,即使无明显外来抗原刺激也可能自发分泌针对微生物脂多糖和某些自身抗原的 IgM 型抗体,基于此种特性,B1 细胞被归属于固有免疫细胞。肠道固有层和肠系膜淋巴结的 B1 细胞可能分泌 IgA,有助于黏膜免疫,起到局部抗感染作用。同时 B1 细胞参与对多种细菌的抗感染免疫,构成抗感染第一道防线。此外,B1 细胞产生的多反应性自身抗体,可能有助于清除变性的自身抗原,但亦不排除致病性自身抗体会诱导自身免疫病的发生。

4. NK 细胞 是一群缺乏抗原受体的淋巴细胞,因其具有细胞毒效应,无需抗原致敏就能自发地杀伤靶细胞而得名。在形态上,NK 细胞胞浆内可出现许多嗜苯胺颗粒,又称为大颗粒淋巴细胞(large granular lymphocyte,LGL)。NK 细胞是一群多功能的异质性细胞,具有与其他免疫细胞相重叠的多种膜分子。但不表达 TCR、BCR 以及 CD4 和 CD8 分子,表达 CD56 和 CD16。目前将具有典型的 NK 样活性的 $CD3^-CD56^+$ $CD16^+$ 淋巴样细胞鉴定为 NK 细胞。

NK 细胞的生物学活性主要通过 NK 细胞受体(natural killer cell receptor,NKR)的功能得以体现。目前已经发现数十种 NKR,根据功能分为两类:一类是可激活 NK 细胞杀伤作用的受体,称为杀伤细胞活化受体(killer activatory receptor,KAR),主要包括 NKp46,NKp44,NKp30,CD16,NKp80,CD226,CRACC,KIR2DS1/2/4/5 等;另一类是能够抑制 NK 细胞杀伤作用的受体,称为杀伤细胞抑制受体(killer inhibitory receptor,KIR),主要包括 LAIR-1,SIGLEC7,KLRG-1,NKR-P1A,TIGIT,CD94/NKG2A,LIR-1,KIR2DL1/2/3/5,KIR3DL1/2/7 等。通常 KAR 的胞内段带有免疫受体酪氨酸活化基序(immunoreceptor tyrosine-based activation motif,ITAM),而 KIR 的胞内段带有免疫受体酪氨酸抑制基序(immunoreceptor tyrosine-based inhibitory motif,ITIM),两者分别介导 NK 细胞的激活或抑制。NK 细胞表面除了表达活化性受体和抑制性受体之外,还表达黏附因子受体,细胞因子受体和趋化因子受体。另外,根据膜分子膜外部分的结构特征,可分为免疫球蛋白样受体(immunoglobulin-like receptor)和凝集素样受体(lectin-like receptor)。除 NKR 外,CD16、CD2、CD226、CD96、CD223、CD224、CD69 可参与 NK

笔记

细胞活化;CD31、CD57、CD15s、CD162、CD44 参与细胞黏附和迁移;而 CD56 分子功能尚不清楚。

目前已明确 KAR 和 KIR 的平衡与 NK 细胞活化关系密切。可经"丧失自我"与"诱导自我"两种识别模式而激活(详见第五章)。活化的 NK 细胞因其细胞毒作用而具有抗感染、抗病毒和抗肿瘤作用;NK 细胞也具有重要的免疫调节作用,可通过分泌及释放 IFN-γ、TNF-a、IL-2、IL-5、GM-CSF 及 M-CSF 等细胞因子增强机体抗感染能力,也可分泌 IL-10、TGF-β 等抑制性细胞因子,对自身免疫病起一定的预防作用。

二、抗原提呈细胞

抗原提呈细胞是指一群具有摄取、加工抗原的能力,能够通过其表达的 MHC Ⅰ、Ⅱ类分子,将加工处理后的抗原提呈给 T 淋巴细胞的功能性细胞群体。因其对病原体(抗原)的捕捉与消化而被纳入固有免疫应答范畴,又因其具有抗原提呈功能而成为适应性免疫应答的诱导者,这是一群联系固有免疫与适应性免疫的重要"桥梁"细胞。其成员有作为专职 APC 的树突状细胞、单核/巨噬细胞和 B 淋巴细胞,以及作为非专职 APC 的上皮细胞、内皮细胞、间质细胞等。

1. 树突状细胞　1973 年 Steinman 和 Cohn 在小鼠脾脏发现具有树枝状突起的独特形态的细胞,并将之命名为树突状细胞。DC 不表达其他谱系免疫细胞特有的膜分子,如 T 细胞表达的 CD3、B 细胞表达的 CD19、单核细胞表达的 CD14、NK 细胞表达的 CD56、粒细胞表达的 CD66b 等。但 DC 表达大量的黏附分子如 CD11a、CD11c、CD50、CD58、CD102,以及主要的共刺激分子 CD80、CD86。

如前所述,DC 根据起源不同分为经典树突状细胞(cDC)与浆细胞样树突状细胞(pDC)。经典树突状细胞也称为 DC1,表达模式识别分子 TLR2、TLR4(也少量表达 TLR3、TLR7),以分泌 IL-12 为主。浆细胞样树突状细胞又称为 DC2,表达模式识别分子 TLR7、TLR9,以分泌 IFN-a 为主。DC1 还可以分为 $CD14^+CD1a^-$ 与 $CD14^-CD1a^+$ 两个亚群,其分布、分化途径和生物学作用上都有较大区别。

经典 DC 的生物学功能按其成熟程度而迥异,骨髓来源的未成熟 DC 表面具有丰富的 TLRs 和 MHC 分子,能够捕获与携带大量的病原体信息,但抗原提呈能力不强。当其受病原体或其他 TLRs 配体激活并迁徙至淋巴组织后,方成为成熟 DC。成熟 DC 是淋巴组织中最重要的 APC,调控了 $CD4^+T$ 细胞的活化与极化(成为 Th1 或 Th2),并辅助 B 细胞分化为浆细胞,同时也参与了 T/B 记忆细胞的形成。作为专职 APC,DC 不仅可激活记忆 T 细胞,同时也可激活初始 T 细胞(而巨噬细胞、B 细胞仅能激活记忆 T 细胞)。未成熟 DC 的另一个重要作用是促进免疫耐受形成,位于胸腺的未成熟 DC 因参与或主导了阴性选择过程而成为中枢免疫耐受的关键;进入外周的未成熟 DC 则通过激活调节性 T 细胞而间接促使克隆无能现象的发生。浆细胞样树突状细胞(pDC)主要通过快速释放大量 I 型干扰素来参与抗病毒感染,故又称为干扰素产生细胞(IPC)。在连接固有免疫和适应性免疫中起重要作用。

2. 单核/巨噬细胞　通常泛指血液中的单核细胞与各种组织内形态各异的巨噬细胞。单核/巨噬细胞主要表达各种类型的模式识别受体,以及 MHC 分子、黏附分子、共刺激分子、补体受体、Fc 受体、趋化因子受体等。

作为专职 APC,巨噬细胞可经吞噬、胞饮或受体介导的胞吞作用等方式摄取抗原,并加工处理,提呈给 T 细胞,激发免疫应答。同时,巨噬细胞也承担着固有免疫应答的重要职责,其胞内形成的吞噬溶酶体,以及氧依赖和非氧依赖系统均可对病原体产生杀灭作用。以单一细胞为主,完成从识别到清除的完整免疫应答过程。

此外,巨噬细胞也是大量炎症介质的产生细胞,分泌补体,生物活性酯类,激素样物质,细胞因子如 IL-1、IL-6、TFN-α、IFN-β,在炎症的形成、维持与修复阶段起重要作用。巨噬细胞可以分为 M1 型和 M2 型,M1 型巨噬细胞分泌 IL-12、IL-23、IL-1、TNF、IL-6 等细胞因子,激活 Th1 型免疫应答,杀伤病原体;M2 型巨噬细胞分泌 IL-10 等细胞因子,诱导 Th2 型免疫应答,参与基质沉积和组织修复。

三、其他炎症细胞

主要为中性粒细胞、嗜酸性粒细胞、嗜碱性粒细胞与肥大细胞。

1. 中性粒细胞 是血液中含量最多的白细胞,也是重要的固有免疫细胞。具有极强的吞噬与胞内杀伤能力及游走能力,与巨噬细胞共同称为吞噬细胞。在趋化因子作用下,向炎症局部集聚、浸润,并吞噬异物。中性粒细胞存在中性颗粒,其内含多种溶酶体酶,如组织蛋白酶、溶菌酶、磷酸酶、过氧化物酶、碱性磷酸酶、吞噬素和其他水解酶,可参与中性粒细胞生物学功能,如消化吞噬的异物,具有溶菌、杀菌等功能,在病原体感染早期即发挥重要的免疫防御作用;同时也参与适应性免疫的效应阶段。

2. 嗜酸性粒细胞 存在于血液和组织中。①参与抗寄生虫感染和炎症反应;②具备吞噬作用:其胞内颗粒中含有大量的水解酶类(如过氧化物酶、过氧化氢酶等),可对其吞噬的抗原抗体复合物发挥酶解作用;③可拮抗和调节速发型超敏反应:抑制肥大细胞脱颗粒或释放组胺酶灭活组胺,对 I 型超敏反应发挥拮抗和负调节作用。可在 IgG 和 C3b 的参与下介导对寄生虫的毒性作用,是限制体内寄生虫感染扩展的重要机制。

3. 嗜碱性粒细胞 来源于造血干细胞,存在于血液中,是人血液中含量最少的白细胞,约占白细胞的 0.2%,具有介导超敏反应和参与天然免疫的生物学功能。其胞浆颗粒中含大量的生物活性物质和一系列水解酶类。嗜碱性粒细胞表面具有高亲和力的 FcεR I,通过与 IgE 结合,参与 I 型超敏反应,也可参与机体抗肿瘤免疫应答。

4. 肥大细胞 分为黏膜型与结缔组织型两类,都含有丰富的胞浆颗粒,颗粒中含有肝素、白三烯、组胺和嗜酸性粒细胞趋化因子。其表面带有 FcεR I,可与 IgE 高亲和力结合呈致敏状态,当细胞表面 IgE 与变应原结合后,可被激活而释出大量颗粒,称"脱颗粒",颗粒内所含的生物活性物质可引起一系列的血管变化与炎症反应。结缔组织型肥大细胞是炎症反应的"开关",而黏膜型肥大细胞则是 I 型超敏反应的重要介导者。肥大细胞还可产生 IL-1、IL-3、IL-4、IL-5、IL-6、IL-8、IL-10、IL-12、IL-13、GM-CSF、TNF 等多种细胞因子,发挥免疫调节、炎症细胞趋化等生物学作用。

第三节 参与适应性免疫细胞

在严格意义上,参与适应性免疫应答过程的主要细胞类型包括 APC 与 T 淋巴细胞(B 淋巴细胞已列入 APC)。但根据此章表述的逻辑框架,本节仅列入 T 淋巴细胞与 B 淋巴细胞,而将树突状细胞与单核/巨噬细胞归入上一节。

一、T 淋巴细胞

成熟的 T 淋巴细胞具有很大的异质性,表现为膜分子的表达差异和生物学作用的不同,正是这些生物表现型迥异的 T 细胞群体构成了适应性免疫应答的核心。

(一) T 淋巴细胞表面的膜分子

存在 T 细胞表面的膜分子,既可作为细胞表面标志,也是体现其不同生物学作用的功能分子。

1. TCR-CD3 复合物　由 TCR 分子与 CD3 分子两部分组成(图 4-4):①TCR:即 T 细胞抗原受体,有两种组成形式,TCRαβ(由 α、β 链组成的异二聚体)和 TCRγδ(由 γ、δ 链组成的异二聚体),每个 T 细胞克隆仅表达其中一种,分别称为 αβT 细胞或 γδT 细胞。目前,γδT 细胞被划入固有淋巴细胞,αβT 细胞则是参与适应性免疫应答的主体。②CD3 分子:由三组肽链二聚体组成,分别为位于膜外侧的 γε、δε 异二聚体和位于膜内侧的 ζζ(ηη)同二聚体(有时也可以是 ζη 异二聚体)。此三组二聚体的胞浆区,均带有免疫受体酪氨酸活化基序,负责将抗原刺激信号转导至细胞内。TCR 与 CD3 分子的组合为非共价结合。

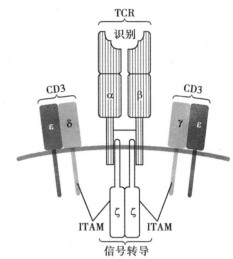

图 4-4　TCR-CD3 复合分子
ITAM:免疫受体酪氨酸活化基序

2. 共受体　CD4 和 CD8 都是 TCR 的共受体(co-receptor),但表达在不同的 T 细胞群体上。①CD4:是一种单链糖蛋白,其胞膜外区有 4 个 Ig 样结构域,远膜端的 2 个结构域能与 MHC Ⅱ类分子的免疫球蛋白样结构域结合,并参与活化信号转导,催化 CD3 的 ITAM 酪氨酸磷酸化。CD4 也是能与人类免疫缺陷病毒(HIV)gp120 结合的病毒受体。②CD8:是由 α 和 β 肽链组成的异二聚体或两条 α 链组成的同二聚体,其 α 和 β 肽链的胞膜外区各含一个 Ig 样结构域,能与 MHC Ⅰ类分子的 α3 结构域结合,有助于稳定 Tc 和 APC 间的相互作用。并参与活化信号转导,催化 CD3 的 ITAM 酪氨酸磷酸化。

3. 共刺激分子　是存在于 T 细胞膜上决定其是否活化的重要黏附分子。如 ①CD28,是 T 淋巴细胞活化的共刺激分子。CD28 为二聚体,表达于成熟 T 细胞表面,其配体是 B 细胞和 APC 表面的 B7 分子家族,即 CD80(B7.1)、CD86(B7.2)。CD28 与 CD80/86 接触后,可为 T 细胞活化提供共刺激信号(co-stimulation signal),即“第二信号”,以促进 T 细胞的增殖、分化及合成 IL-2。共刺激信号缺乏,则可使 T 细胞转向无能(anergy)状态。②CD154,即 CD40 配体,主要表达于活化的 T 细胞。与 B 细胞表面相应受体 CD40 结合,可调节 B 细胞的活化,产生双向效应。即一方面为 B 细胞活化提供共刺激信号;另一方面,也可通过增强 APC 上 B7 分子表达及分泌 T 细胞分化相关的细胞因子来继续促进 T 细胞的活化。③CD2,表达于成熟 T 细胞,是 T 细胞的重要标志之一。其配体为 APC 或靶细胞上的 CD58 分子,CD2 与相应配体的相互作用可加强 T 细胞与 APC 或靶细胞间黏附,为 T 细胞提供协同刺激,促进 T 细胞活化。

4. 共抑制分子　CD152 又称细胞毒性 T 细胞活化抗原 -4(CTL activation antigen-4, CTLA-4),是 T 细胞活化的负调节分子。其胞浆区具有 ITIM,提供 T 细胞活化的抑制信号。CD152 与 CD28 具有共同配体 CD80/86,且亲和力显著高于 CD28。故其与 CD28 竞争性结合 CD80/86 的结果,可抑制 T 细胞过度活化。系机体调控免疫应答强度的重要反馈机制。

5. 细胞因子受体　多种细胞因子通过与 T 细胞表面相应受体(IL-1R、IL-2R、IL-4R、IL-6R 及 IL-7R 等)结合而参与调节 T 细胞活化、增殖和分化。静止和活化的 T 细胞其表面细胞因子受体的种类、密度及亲和力差别很大。例如,静止 T 细胞仅表达低亲和力的 IL-2R,而活化 T 细胞可表达高亲和力 IL-2R,因此激活的 T 细胞能接受较低水平 IL-2 的刺激而增殖。

6. 丝裂原结合蛋白　可与有丝分裂原结合,促使静止状态的 T 细胞活化、增殖、转化为淋巴母细胞。植物血凝素和刀豆蛋白 A 是最常用的 T 细胞丝裂原。

此外,T 细胞还表达某些类型的 Fc 受体、补体受体和 MHC Ⅰ类分子,活化 T 细胞尚可表达 MHC Ⅱ类分子。

(二) T 淋巴细胞的不同生物表型及其功能

参与适应性免疫应答的 αβT 细胞按膜分子的表达类型,主要分为 CD4⁺ T 细胞和 CD8⁺ T 细胞;按生物学作用分为辅助性 T 细胞(Th)、细胞毒性 T 细胞(Tc)和调节性 T 细胞(regulatory T cell,Tr);按激活状态分为初始 T 细胞、效应 T 细胞和记忆 T 细胞。

1. CD4⁺ T 细胞和 CD8⁺ T 细胞　外周成熟 T 细胞分为:①CD4⁺ T 细胞,为 MHC Ⅱ类分子限制性 T 细胞,功能上主要分为辅助性 T 细胞(Th)、调节性 T 细胞(Treg)两群;②CD8⁺ T 细胞,为 MHC Ⅰ类分子限制性 T 细胞,功能上主要为细胞毒性 T 细胞(Tc)。

2. 辅助性 T 细胞、细胞毒性 T 细胞和调节性 T 细胞　就活化后 T 细胞的生物学作用而言,可粗略分为产生间接效应作用并辅助其他效应细胞激活的 Th、产生直接细胞毒作用的 Tc 和主要表现抑制性调节作用的 Treg 三大类。

(1) Th:膜分子表型多为 CD4⁺ T 细胞,按激活后分泌细胞因子的格局,Th 又可分为:①Th1:分泌 IL-2、IFN-γ、IL-12 和 TNF-β/α 等类型的细胞因子,辅助或促进 Tc、NK 细胞、巨噬细胞的活化和增殖,形成以细胞毒作用为主导的细胞免疫效应,在抗胞内病原菌感染及多种疾病的发生过程中发挥着重要作用,所分泌的细胞因子可抑制 Th2 的活化及效应作用。②Th2:分泌 IL-4、IL-5、IL-6 和 IL-10 等类型的细胞因子,辅助 B 细胞增殖并产生不同类别的抗体,形成以抗体生物学作用主导的体液免疫效应,在机体对蠕虫感染和环境变应原的应答过程中发挥着重要作用,所分泌的细胞因子可抑制 Th1 的活化及效应作用。③Th17:为近年发现的一类 Th,分泌 IL-17A、IL-17F、IL-21、IL-22 为特征,可刺激多种细胞产生 IL-6、IL-1、TNF、GM-CSF 等前炎症因子,作用于免疫细胞和非免疫细胞,发挥生物学作用,参与炎症过程,是参与多种慢性炎症和自身免疫性疾病(如类风湿关节炎、克罗恩病、银屑病、多发性硬化)的重要成分。Th17 的增殖依赖于巨噬细胞所分泌的 IL-23,但受 Th1、Th2 型细胞因子的抑制。④Tfh:滤泡辅助型 T 细胞,分泌 IL-21,位于淋巴滤泡中,通过细胞膜表面分子和产生细胞因子等多种途径作用于淋巴滤泡生发中心 B 细胞,参与体液免疫。⑤Th22:分泌 IL-22 为主,IL-22 可与腺泡细胞、肝细胞、角质形成细胞、结肠上皮下肌成纤维细胞等作用,诱导其产生细胞因子、趋化因子、急性反应蛋白等炎症因子和多种抗菌肽。

⑥Th9：分泌 IL-9、IL-10，可促进肠炎和实验性自身免疫性脑脊膜炎（EAE）的病理过程。

（2）Tc：膜分子表型多为 CD8⁺ T 细胞，经抗原受体介导产生特异性细胞毒作用，其机制为：①分泌穿孔素（perforin）及颗粒酶（granzyme）介导靶细胞凋亡；②分泌肿瘤坏死因子、淋巴毒素（lymphotoxin，LT）等与靶细胞表面的相应受体结合，启动靶细胞凋亡；③通过高表达 FasL 导致 Fas 阳性的靶细胞凋亡。

（3）Treg：膜分子表型多为 CD4⁺ T 细胞，具有抑制性免疫调节功能，以转录因子 Foxp3 为其细胞特征，可抑制性调节其他效应性 T 细胞的活化与增殖，其调节机制与诱导 T 细胞表面负调节分子表达、分泌抑制性细胞因子及调控 APC 作用有关。

3. 初始 T 细胞、效应 T 细胞和记忆 T 细胞　以是否接受抗原刺激及是否处于增殖阶段划分，可将 T 细胞分为：①初始 T 细胞（nave T cell，Tn）：即未经抗原激活的 T 细胞，高水平表达 CD62L 和 CD45RA；②效应 T 细胞（effective T cell，Te）：即经抗原激活的所有功能类型 T 细胞，高水平表达高亲和力 IL-2 受体，以及 CD44 和 CD45RO；③记忆 T 细胞（memory T cell，Tm）：即经抗原激活后再次回复静止状态的 T 细胞，表达 CD44 和 CD45RO。Tm 有较长存活期，可分两类，即效应性记忆 T 细胞（T_{EM}），居于炎症组织内，完成即刻起效的快速应答活动；中枢性记忆 T 细胞（T_{CM}）居于淋巴结副皮质区，在抗原再次刺激下可重新分化为效应细胞。有较长存活期。

二、B 淋巴细胞

成熟 B 淋巴细胞也具有一定的异质性，按其膜分子表达的差异分为 B1 细胞（见前）与 B2 细胞两群，B2 细胞是参与适应性免疫应答的主体。

（一）B 淋巴细胞表面的膜分子

B 细胞表面的膜分子，同样是其表面标志，并可体现其不同生物学作用。

1. BCR-CD79a/b 复合物　由 BCR 分子与 CD79a/b 分子两部分组成（图 4-5）：①BCR：即膜免疫球蛋白，为具有跨膜段的免疫球蛋白。与抗体相似，BCR 也分为五类，未成熟 B 细胞表达 mIgM，成熟 B 细胞同时表达 mIgM 和 mIgD，活化和记忆 B 细胞 mIgD 表达消失，而代之以 mIgG、mIgA 或 mIgE。②CD79a/b：也称为 Igα（CD79a）、Igβ（CD79b）。两者形成二聚体，其胞内段含有免疫受体酪氨酸活化基序，作用与 TCR-CD3 复合体中的 CD3 分子相似。

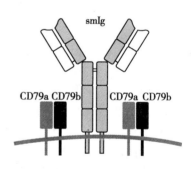

图 4-5　BCR-CD79a/b 复合物

2. 共受体　表达于成熟 B 细胞上，系由 CD19、CD21、CD81 和 CD225 分子以非共价键形成之复合体，可辅助 B 细胞活化。

3. 共刺激分子　与 T 细胞之共刺激分子作用相似。如：①CD40：B 细胞表面最重要的共刺激分子，其配体为表达于活化 T 细胞表面的 CD152（CD40L）。T 细胞活化后，CD40L 表达上调，与 CD40 相互作用，作为 B 细胞活化之"第二信号"。②CD80/CD86：表达在活化 B 细胞表面，是 T 细胞 CD28 和 CD152 的配体，CD80/CD86 与 CD28 相互作用，提供 T 细胞激活的"第二信号"；CD80/CD86 与 CD152 相互作用，则可抑制 T 细胞活化。

4. 共抑制分子　类似 T 细胞之 CD152，B 细胞所表达之 CD22，因胞内段含有免疫受体酪氨酸抑制基序,也可对 B 细胞活化产生负调节作用。

5. 细胞因子受体　B 细胞表面表达 IL-1R、IL-2R、IL-4R、IL-5R、IL-6R、IL-7R 及 IFN-γR 等多种细胞因子受体。细胞因子通过与 B 细胞表面相应受体结合而参与或调节 B 细胞活化、增殖和分化。

6. Fc 受体　Fc 受体是细胞表面能与免疫球蛋白 Fc 段相结合的结构,多数 B 细胞表达 IgG Fc 受体 Ⅱ(FcγRⅡ),与免疫复合物中的 IgG Fc 段结合,BCR 和 FcγRⅡ 分别识别抗原 - 抗体复合物中抗原和抗体 Fc 段,使两者交联,引发抑制信号,防止抗体生成过多。

7. 补体受体　多数 B 细胞表面表达 CR1(CD35)和 CR2(CD21)。CR1 也称 C3b 受体,主要见于成熟 B 细胞,在 B 细胞活化后表达增高,CR1 与相应配体结合可促进 B 细胞活化。CR2 也是 EB 病毒受体。

8. 丝裂原结合蛋白　可与某些有丝分裂原结合,使 B 细胞激活并增殖分化为淋巴母细胞,如美洲商陆、脂多糖(常用的小鼠 B 细胞丝裂原)、金黄色葡萄球菌 A 蛋白等。

成熟 B 细胞表达高密度的 MHC Ⅰ类和Ⅱ类分子。除浆细胞外,B 细胞在整个分化发育过程中均表达 MHC Ⅱ类分子。

(二)B 淋巴细胞的不同生物表型及其功能

1. CD5$^+$ B 细胞和 CD5$^-$ B 细胞　CD5$^+$ B 细胞称为 B1 细胞,主要参与固有免疫(见前),CD5$^-$ B 细胞称为 B2 细胞,主要参与适应性免疫。

2. 抗体产生性 B 细胞和调节性 B 细胞　B2 细胞是主要的抗体产生性 B 细胞。其主要功能为:①产生抗体:B2 细胞主要识别蛋白质抗原,是参与体液免疫应答的主要细胞。受特异性抗原刺激后,在 T 细胞辅助下,这群细胞大量增殖,形成生发中心。在此细胞经历类别转换、体细胞高频突变和亲和力成熟,最终分化为浆细胞,产生高亲和性抗体。②提呈抗原:B2 细胞是一类专职 APC,具有抗原提呈功能,可借其 BCR 结合可溶性抗原,经内化、加工和处理,以抗原肽 -MHC 分子复合物形式提呈给 T 细胞。③分泌细胞因子:活化的 B 细胞还可产生多种细胞因子,参与免疫调节、炎症反应等过程。

1996 年后,陆续有研究发现存在着一群对抗体形成起抑制作用的 B 细胞生物表型,被称为调节性 B 细胞(regulatory B cell,Breg)。其特征是通过产生 IL-10、TGF-β 等抑制性细胞因子来影响其他免疫细胞,发挥免疫调节功能。

3. 初始 B 细胞、浆细胞和记忆 B 细胞　以是否接受抗原刺激及是否处于增殖阶段划分,可将 B 细胞分为:①初始 B 细胞:即未经抗原激活的 B 细胞;②浆细胞:即经抗原激活的抗体形成细胞,这部分细胞可分为两类,短寿浆细胞是最常见的效应细胞;长寿浆细胞则可由外周淋巴器官转入骨髓后长期存活,并在再次应答时成为主要效应细胞;③记忆 B 细胞:一部分完成体细胞高频突变与类别转换的 B 细胞可分化为记忆 B 细胞,滞留于淋巴滤泡或参与淋巴细胞再循环。当再次应答发生时,可快速分化为浆细胞。

学习小结

通过本章学习,你是否对免疫细胞形成了全面的了解? 是否了解参与免疫活动的细胞主要源自哪些组织器官,定位于哪些组织器官,从哪些干细胞衍生而来,在成

笔记

为免疫效应细胞前需经历哪些分化成熟的环节,这些环节又如何影响这些细胞最终所产生的生物学作用? 是否理解免疫细胞为何分为参与固有免疫的细胞和参与适应性免疫的细胞? 是否懂得"固有淋巴细胞"所指为何,APC所指又为何? 而对于作为适应性免疫应答"主角"的T、B淋巴细胞,你能够掌握其表面最主要的膜分子类型吗? 能够描述其不同生物学表型的主要生物学作用吗?

（王　易　郑月娟）

复习思考题

1. 同样是T、B淋巴细胞,为什么要被归入固有免疫细胞与适应性免疫细胞两个群体? 这样的归类有何意义?

2. 比较T、B淋巴细胞主要膜分子的类型,试说明这些膜分子的表达与其生物学作用有何联系。

3. 试从生物演化角度思考,出现不同的T细胞生物学表型有何意义?

笔记

第五章

免 疫 应 答

📖 学习目的与学习要点

　　构成免疫现象的核心生物学事件是"免疫应答",这个过程曾经是那样的使人惶惑,也使许多科学家痴迷。感谢免疫学家们的不懈努力,使我们能够较为详尽地了解这个对于生命如此重要的核心生物学事件的真实面目。本章依次介绍不同类型免疫细胞所参与的不同类型免疫应答之特点与反应格局;固有免疫应答的主要类型、过程与特点;适应性免疫应答的类型、过程与特点;免疫损伤的类型与病理机制。

　　所谓"应答",在生理学中是指刺激-反应之间的关联活动。此类刺激-反应关联活动同样存在于免疫现象发生的机制之中,谓之免疫应答。

第一节　免疫应答的类型

　　如第一章所述,机体的免疫力分为固有免疫与适应性免疫两大类型,则其免疫应答方式也因之分为两类,即固有免疫应答与适应性免疫应答,其比较如表5-1。

表 5-1　固有免疫应答与适应性免疫应答的比较

	固有免疫应答	适应性免疫应答
识别配基	PAMPs、DAMPs	抗原表位
受体种类	TLR,NLR,补体分子等	BCR、TCR
受体特征	胚系基因编码,同类型细胞表达相同的受体(非克隆表达)	体细胞基因片段重排后的基因编码,同类细胞表达各自独有特异性的受体(克隆表达)
参与细胞	树突状细胞,巨噬细胞,中性粒细胞,肥大细胞,嗜酸性粒细胞,NK细胞,NKT细胞等	T淋巴细胞、B淋巴细胞
参与分子	补体,C反应蛋白,抗菌肽,甘露糖结合凝集素、细胞因子等	免疫球蛋白(抗体)、细胞因子等
反应时间	立即	延迟至数日
免疫记忆	无	有

一、固有免疫应答及其特点

以分子模式为主要识别对象,由胚系基因编码受体所感知并引发直接清除作用的免疫应答可定义为固有免疫应答。

(一) 固有免疫应答的特点

固有免疫应答一般以分子模式为识别对象,所识别之分子模式包括作为外源性危险信号的病原体相关分子模式分子(PAMPs)和作为内源性危险信号的损伤相关分子模式分子(DAMPs)。其中,PAMPs 为多数病原生物所共有之保守生物分子,如脂多糖、脂磷壁酸、肽聚糖、病毒与细菌的核酸等;DAMPs 多为机体细胞内的胞浆蛋白、核蛋白,以及部分代谢分子,如高迁移率组蛋白 B1(high mobility group box 1 protein B1,HMGB1)、热休克蛋白、尿酸结晶,ATP 等。

参与固有免疫应答的细胞通常都表达相应分子模式的模式识别受体,以 TLRs、清道夫受体及甘露糖受体为其主要代表,此类受体多为胚系基因编码。与分子模式结合的细胞几乎总是处于活化或近活化状态,一旦识别成功,便迅速形成应答效应。

固有免疫应答的效应形式包括吞噬细胞产生的吞噬杀灭作用、以补体系统激活所代表的体液抗感染作用、干扰素分泌细胞所产生的抗病毒状态、一些未明谱系的自然辅助细胞(natural helper cells,NHs)介导的 2 型免疫反应,以及炎症过程。

固有免疫应答一般不形成免疫记忆,也不产生免疫耐受。

(二) 固有免疫应答的格局

固有免疫应答按效应产物类型与作用发生时间分为两阶段:

1. 体液因子作用阶段　该阶段自病原体或异物进入机体 0~4 小时做出响应,依赖预存及即刻生成的抗病原体效应成分,如抗菌肽、溶菌酶、补体、细胞因子、急性期蛋白等发挥清除效应。

2. 细胞作用阶段　覆盖自病原体或异物进入机体 4~96 小时,该阶段内吞噬细胞识别病原体并活化,吞噬功能增强,释放一系列前炎症因子;通过"丧失自我"与"诱导自我"方式激活 NK 细胞;固有淋巴细胞通过各自所识别的分子活化,完成对病原体的清除。

当病原体进入机体 96 小时左右,承担固有免疫应答的树突状细胞通过抗原提呈作用启动适应性免疫应答。

二、适应性免疫应答及其特点

以抗原为识别对象,由基因片段重组后编码识别受体感知并引发 T、B 淋巴细胞活化,经其效应产物形成抗原清除的过程称为适应性免疫应答。

(一) 适应性免疫应答的特点

适应性免疫应答以抗原为识别对象,所识别之抗原可分内源性与外源性两大类。

参与适应性免疫应答的 T、B 淋巴细胞均表达抗原受体。其中 BCR 可选择性识别天然抗原表面存在的对应表位;TCR 则选择性识别由 APC 提呈的各类抗原肽与MHC 分子结合后形成的复合物。无论 T 细胞或 B 细胞经抗原刺激后,都需经一定诱导期,方可形成效应产物,如细胞膜分子、细胞因子、颗粒酶、穿孔素、抗体等。故适应性免疫应答过程可人为划分为抗原识别、细胞增殖与分化及抗原清除三个阶段。

笔记

适应性免疫应答的效应形式因介导的主体不同而分为两类:由 T 细胞介导的效应表现为特异性细胞毒作用与炎症(或称细胞免疫);由 B 细胞介导的效应主要以抗体介导的各类生物学作用为表现(或称体液免疫)。

适应性免疫应答可产生免疫记忆,亦可形成免疫耐受(immune tolerance)现象。

(二) 适应性免疫应答的格局

1. 正向应答与负向应答　接受抗原刺激的 T、B 淋巴细胞,如经历活化、增殖、分化过程而形成效应细胞,称为正向应答。如不能接受抗原刺激或于活化阶段受阻,最终未能形成效应细胞,甚至发生"克隆清除"或"克隆无能",称为负向应答,也称免疫耐受。其中由于缺乏与抗原相匹配的识别克隆而引起的负向应答,称为中枢耐受,系对抗原识别之克隆在中枢免疫器官"阴性选择"过程中被剔除所致(见第四章相关内容)。而由于活化受阻所引起的负向应答,称为外周耐受,通常是因为 T、B 淋巴细胞激活过程所需的启动信号未能充分协调所致(详见后述)。

2. 初次应答与再次应答　在适应性免疫应答中,由于免疫记忆现象的形成,T、B 淋巴细胞对初次接触抗原与再次接触相同抗原,表现出不同的效应模式。前者称为初次应答(primary response),后者称为再次应答(secondary response)(图 5-1)。

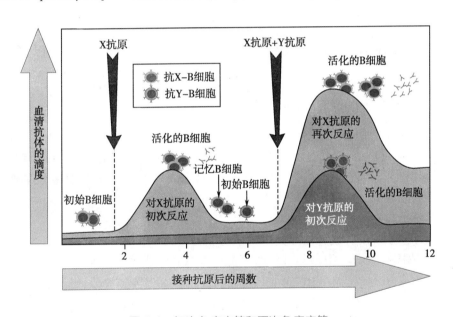

图 5-1　初次免疫应答和再次免疫应答

(1) 初次应答:其特点为初始细胞活化的阈值较高,对双信号的要求较为严格,只有树突状细胞才能活化初始 T 细胞等;细胞活化、增殖、分化的时间较长;抗体(效应 T 细胞)的形成水平较低,亲和力较低,维持时间较短。

(2) 再次应答:由初次免疫应答中形成的效应或记忆细胞介导,这些细胞活化所需的阈值较低,对协同刺激信号的要求并不严格,除树突状细胞外的其他抗原提呈细胞也能活化记忆 T 细胞;记忆细胞活化、增殖、分化迅速;抗体(效应 T 细胞)的效应水平较高,亲和力高,维持时间较长。

初次应答与再次应答的这种差异,以体内特异性抗体的变化最为显著,故又称为抗体产生的一般规律(表5-2),这一规律对临床开展免疫诊断、免疫预防具指导意义。

表5-2 初次免疫和再次免疫应答中抗体特性的比较

特性	初次免疫	再次免疫
抗原呈递	树突状细胞	记忆 B 细胞
所需抗原量	高	低
抗体产生的潜伏期	长	短
高峰浓度	低	高
维持时间	短	长
Ig 类别	主要为 IgM	IgG、IgA 等
亲和力	低	高
特异性	低	高

第二节 固有免疫应答

固有免疫应答可分为即时性的体液因子作用阶段与早期的细胞作用阶段,前者以补体(complement)系统的激活作为代表,后者可以吞噬细胞与 NK 细胞的激活为特征。

一、补体系统的激活与效应

补体系统是一组存在于人和脊椎动物血清、组织液和细胞膜表面的介导固有免疫防御的酶反应系统,是进化过程中较早出现的防御体系,其出现贯穿所有脊椎动物,并以原始形式出现于某些非脊椎动物中。对于高等生物而言,补体系统的激活则是固有免疫应答的一种重要表现形式。

(一) 补体系统的组成

构成补体系统的各成分按照其生物学功能可分为 3 类。

1. 补体固有成分 指参与补体级联激活反应的各成分,包括:①参与 MBL 途径前端反应的成分:MBL、MASP1、MASP2、C2、C3、C4;②参与经典激活途径前端反应的成分:C1q、C1r、C1s、C2、C3、C4;③参与替代途径前端反应的成分:C3、B 因子、D 因子;④参与共同末端反应的成分:C5、C6、C7、C8、C9。

2. 补体调节蛋白 是一组以可溶性或膜结合形式存在的、具有调节补体激活活性的蛋白质,包括:①血浆可溶性调节蛋白:备解素(properdin,P 因子)、C1 抑制物(C1 inhibitor,C1INH)、I 因子、H 因子、C4 结合蛋白(C4 binding protein,C4bp)、S 蛋白(Sp/Vn)、Sp40/40;②膜结合性调节蛋白:衰变加速因子(decay-accelerating factor,DAF)、膜辅助蛋白(membrane cofactor protein,MCP)、同源限制因子(homologous restriction factor,HRF)、膜反应性溶解抑制因子(membrane inhibitor reactive lysis,MIRL/CD59)等。

3. 补体受体 是存在于多种细胞表面可以与补体活性片段或补体调节蛋白结合的膜蛋白,从而介导补体活性片段或调节蛋白的各种生物学效应。包括:①补体受体(即 C3 受体):CR1~CR5;②补体活性片段受体:C5aR、C3aR、C4aR。

（二）补体系统的激活

补体系统激活分为两个阶段：从级联反应启动至 C5 转化酶形成称前端反应；从 C5 活化到攻膜复合体（membrane attack complex，MAC）形成，直至介导溶细胞效应，称末端通路（terminal pathway）。就激活方式而言，可分为 MBL 途径（MBL pathway）、经典途径（classical pathway）与替代途径（alternative pathway）。

1. MBL 途径 甘露聚糖结合凝集素（mannan-binding lectin，MBL）是一种钙离子依赖的 C 型凝集素，属胶原凝集素家族（collectin family）。由 2~6 个亚单位相连形成寡聚体（图 5-2），每个亚单位由 3 条相同的多肽链组成，每条多肽链从 N 端到 C 端依次为信号肽区、胶原样区、颈区和糖识别区（carbohydrate recognition domain，CRD）。血清中 MBL 以寡聚体形式存在，寡聚体中多肽链之间及亚单位间通过胶原样区相连形成束状结构，而 CRD 形成的球状结构是参与识别和结合糖的结构。MBL 为参与固有免疫的急性期蛋白之一。

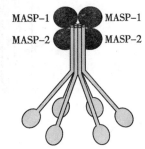

图 5-2 MBL 结构示意图

MBL 途径起始于病原生物感染早期，炎性细胞因子诱导肝细胞合成 MBL，导致血清内 MBL 表达增加。MBL 通过其 CRD 来识别病原生物表面甘露糖苷，并与之结合，旋即发生构象改变，随之激活与 MBL 相连的 MBL 相关丝氨酸蛋白酶（MBL-associated serine protease，MASP）。活化的 MASP1 和 MASP2 具有蛋白酶活性。其中 MASP2 能依次裂解 C4 和 C2，形成 C3 转化酶（C4b2a），经 C3 转化酶裂解的 C3 形成 C3a、C3b 两个片段，大部分 C3b 与水分子作用，变为无活性片段，不再参与补体的级联反应。但有 10% 左右的 C3b 可与 C4b2a 构成 C5 转化酶（C4b2a3b）。C5 经 C5 转化酶裂解，分解为 C5a 和 C5b，C5b 依次与 C6、C7 结合、形成的 C5b67 复合物插入细胞膜脂质双层中，进而与 C8 结合，形成 C5b678。C5b678 可与 12~15 个 C9 分子联结成 C5b6789n，此即为 MAC。MAC 中的 C9 分子贯穿靶细胞膜，形成内径 11nm 的小孔。大量小孔的形成，使水分子和钙离子进入细胞内，导致胞内渗透压降低，细胞肿胀溶解。

2. 经典途径 系经抗原抗体复合物（immune complex，IC）激活补体系统的过程，因其最先被人们所认识，故称补体系统激活的经典途径。补体的经典激活途径主要发生于适应性免疫阶段。激活过程可分为三阶段：

（1）识别阶段：即 C1 酯酶形成阶段。C1q 分子同时与 IC 中 2 个以上 Fc 段结合，发生构象改变，使 C1r 分子的酶活性中心暴露出来，进一步活化 C1s（图 5-3）。活化的 C1s 即是 C1 酯酶，可作用于 C4 和 C2。

（2）活化阶段：包括 C3 转化酶形成和 C5 转化酶形成。活化的 C1s 可依次裂解 C4 和 C2，C4 分解成 C4a 和 C4b，C2 分解成 C2a 和 C2b。其中 C4b 和 C2a 迅速沉积到细胞表面，形成 C3 转化酶（C4b2a）。C3 经 C3 转化酶裂解为两个片段，小片段 C3a 游离于液相中。C3b 则与 C4b2a 构成 C5 转化酶（C4b2a3b），具有 C5 裂解活性。

（3）攻膜阶段：即补体激活的末端通路。在该阶段补体固有成分 C5~C9 的依次活化并形成 MAC（详见 MBL 途径）（图 5-4），并导致靶细胞溶解破坏。

补体激活经典途径的存在，表明固有免疫应答与适应性免疫应答在机体内并非完全隔绝的两种应答形式，而恰恰是相互联系、相互补充的统一防御机制的不同时相的防御表现。

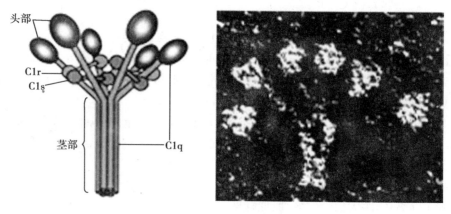

图 5-3　C1 分子模式图

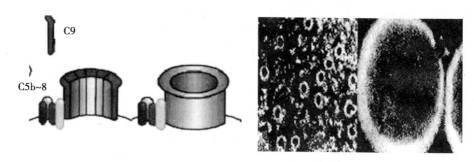

图 5-4　MAC 的形成示意图及扫描电镜图(正侧面观)

3. 替代途径　是由 C3b 灭活受阻而导致的激活途径。替代途径起始于病原生物感染,为自发降解的 C3b 片断提供界面,导致其降解受阻,从而形成稳定的 C3 转化酶(C3bBb)和 C5 转化酶(C3bnBb),启动级联反应和末端通路。此过程可以分解为 3 个方面:

(1) C3 的自发活化和降解:C3 裂解产生 C3b 是补体活化的中心环节。在自然情况下,机体内存在 C3 分子的自发活化和降解,不断产生低水平 C3b 片段。但是,C3b 分子可于极短时间内在 H 因子的辅助下,被 I 因子灭活,形成无活性的 iC3b。少数 C3b 可随机与颗粒表面形成共价结合,如沉积在自身细胞表面则被自身调节蛋白迅速灭活;但若沉积在缺乏调节蛋白的病原生物表面,则不被灭活。

(2) C3 降解受阻:体内自发水解产生和在经典途径中产生的 C3b,沉积在缺乏自身调节蛋白的病原生物或哺乳动物细胞表面,不被调节蛋白灭活。并在 Mg^{2+} 存在的条件下,与 B 因子结合形成 C3bB。血清中的 D 因子可将结合状态的 B 因子裂解为 Ba 和 Bb 两个片段,大片段 Bb 仍附着于 C3b,形成 C3bBb 复合物,即替代途径的 C3 转化酶。其中的 Bb 具有蛋白酶活性,可裂解 C3。但是 C3bBb 极不稳定,可被迅速水解。P 因子可与 C3bBb 结合,形成 C3bBbP,并使之稳定。稳定的 C3 转化酶作用于 C3 可将其裂解为 C3a 和 C3b,后者结合在颗粒表面,与 C3bBb 结合,形成 C3bBb3b 或 C3bnBb 复合物,为替代途径的 C5 转化酶。C3bnBb 裂解 C5,从而启动末端通路,发挥功能。

(3) C3 的正反馈调节通路:替代途径形成的稳定的 C3 转化酶(C3bBb)可催化 C3

产生更多的 C3b 分子,后者可以再沉积在颗粒物质表面与 Bb 结合,形成更多的 C3 转化酶。C3b 既是 C3 转化酶的作用产物,又是 C3 转化酶的组成成分。则上述过程构成了替代途径的反馈性放大机制。同时,经典途径和凝集素途径产生的 C3b 也可增强替代途径的 C3 放大机制,替代途径的 C3 转化酶对经典途径的补体激活也是一种放大机制。

三条补体激活途径比较,见表 5-3。

表 5-3　三条补体激活途径比较

项目	MBL 激活途径	替代激活途径	经典激活途径
始动因素	含甘露糖苷的病原微生物	脂多糖、酵母多糖、凝聚的 IgA、IgG4	抗原 - 抗体(IgM、IgG1、IgG2、IgG3)复合物
参与的补体成分	MBL、MASP1、MASP2、C2~C9、	C3、C5~C9、B 因子、D 因子	C1~C9
C3 转化酶	C4b2a	C3bBb	C4b2a
C5 转化酶	C4b2a3b	$C3b_nBb_n(n \geqslant 2)$	C4b2a3b
生物学作用	介导固有免疫,感染早期发挥作用	介导固有免疫,感染早期发挥作用;形成放大效应	参与适应性免疫的效应阶段,感染后期发挥作用

(三) 补体系统的生物学效应

补体系统的生物学效应分为两方面:一是 MAC 介导的溶细胞效应;二是活性片段介导的各种生物学效应。

1. 溶细胞膜作用　补体系统激活后在靶细胞(细菌、寄生虫等)或者包膜病毒表面所形成的 MAC,可导致靶细胞或病毒包膜的溶解,起到杀灭各类病原生物的作用。但在某些病理情况下,溶细胞作用亦可成为自身免疫病引起组织损伤的病因。

2. 活性片段介导的生物学作用(表 5-4)　①调理作用:体内 C3 非常丰富,在补体激活过程中裂解的 C3b 中只有少数参与 C5 转化酶的形成,大部分 C3b 结合到细菌或颗粒物质,通过与吞噬细胞(中性粒细胞和巨噬细胞)表面的相应补体受体(CR1、CR3)结合,促进吞噬细胞对颗粒物质的吞噬杀伤,即调理作用。C4b 和 iC3b 也具有类此的作用。因此,C3b、C4b 和 iC3b 都是重要的调理素。补体片段的调理作用既是机体抵抗外源性感染的主要防御机制,又可参与免疫系统对凋亡细胞的清除。多种补体成分(如 C1q、C3b 和 iC3b 等),均可识别和结合凋亡细胞,并通过与吞噬细胞表面相应补体受体作用,参与对凋亡细胞的清除,从而维持机体内环境的稳定。②炎症介质作用:补体裂解产物 C4a、C2a、C3a、C5a 都具有炎症介质作用,可引起机体的炎症反应,一方面可促进对局部感染病原生物的清除,另一方面也造成自身组织损伤或超敏反应的发生。如 C3a、C4a 和 C5a 与表达于肥大细胞和嗜碱性粒细胞表面的相应补体受体(C3aR、C4aR 和 C5aR)结合,激发细胞脱颗粒,释放组胺等血管活性介质,从而引起毛细血管通透性增加、平滑肌收缩,介导炎症反应的发生,称为过敏毒素作用。C5a 还具有趋化炎性细胞的作用,可促进吞噬细胞向抗原周围聚集。③免疫复合物清除作用:循环 IC 可借助 C3b 与红细胞、血小板等血细胞表面的 CR1 和 CR3 结合,并通过血流运送到脾脏,被吞噬细胞清除。红细胞以其巨大数量成为免疫黏附的主要参与者,中性粒细胞和单核细胞也具有免疫黏附功能。循环 IC 大量形成,不仅有赖于 Ig

笔记

Fab 段与抗原多价结合,也有赖于并列的 Ig 分子 Fc 段的非共价作用。补体与 Ig 的结合可在空间上干扰 Fc 段之间的非共价相互作用,从而抑制新 IC 的形成,或使已形成的 IC 易被裂解。④促进 B 细胞活化:覆盖于抗原表面的 C3b 的灭活产物 iC3b 及其裂解产物 C3d,可与 B 细胞表面的 B 细胞活化共受体 -CD19/CD21/CD81/CD225 复合物中的 CD21(CR2)分子结合,增强 B 细胞对抗原刺激的敏感性,促进 B 细胞活化。

表 5-4　补体系统各成分的生物学作用

补体成分	生物学作用
C1q	识别免疫复合物、识别病毒膜蛋白
C4a	过敏毒素
C4b	组成 C3、C5 转化酶、参与免疫黏附
C2b	组成 C3、C5 转化酶
C3a	过敏毒素
C3b	组成 C3、C5 转化酶、参与免疫黏附、调理作用
C5a	过敏毒素、趋化因子
C5b、C6、C7	组成攻膜复合体
C8、C9	组成攻膜复合体
Ba	参与免疫调节
Bb	组成 C3、C5 转化酶

二、固有免疫细胞的激活与效应

吞噬细胞、NK 细胞、其他固有淋巴细胞的激活是固有免疫应答早期阶段的主体,其生物学效应也是固有免疫的主要体现。

（一）吞噬细胞的激活与效应

1. 吞噬细胞对分子模式的识别　吞噬细胞依赖模式识别受体识别分子模式（PAMPs/DAMPs）。这类受体有些结合在质膜上（包括细胞膜及内体膜）,有些位于细胞质内。前者如大部分 Toll 样受体（Toll like receptor,TLR）、清道夫受体及甘露糖受体等,主要识别病原体细胞表面的 PAMPs。例如,TLR4 识别革兰阴性菌的脂多糖,TLR1/TLR2 和 TLR2/TLR6 识别革兰阳性菌的磷壁酸,TLR5 识别鞭毛;清道夫受体能识别乙酰化的低密度脂蛋白、脂多糖、磷壁酸及磷脂酰丝氨酸（凋亡细胞重要的表面标志）;甘露糖受体能结合病原体细胞壁糖蛋白和糖脂分子末端的甘露糖和岩藻糖残基结合,参与吞噬病原体。后者如胞质内的维甲酸诱导基因 Ⅰ 样受体（retinoic acid-inducible gene Ⅰ -like receptors,RLRs）和 NOD 样受体（nucleotide oligomerization domain-like receptors,NLRs）,可识别病原体细胞表面的 PAMPs,如,TLR3 识别病原体的双链 RNA,TLR7 识别病原体的单链 RNA,TLR9 识别病原体的双链 DNA;RLRs 可识别病毒 RNA;NLRs 能识别肽聚糖的降解物、病毒的 ssRNA。这些受体也能够识别自身细胞产物如尿酸结晶等。

2. 吞噬细胞的活化　当 TLRs、RLRs、NLRs 受体识别了 PAMPs 或 DAMPs 后,通过信号转导,促进吞噬细胞活化。例如,TLRs 信号途径可产生多种转录因子。一组转录因子是 NF-κB 和 AP-1,二者促进细胞因子(TNF-α 和 IL-1 等)、趋化因子(CCL2 和 CXCL8)和黏附分子(E- 选择素)的基因表达,介导固有免疫的炎症效应。另一组转录因子是 IRF3(interferon response factor 3)和 IRF7,二者促进 I 型干扰素(IFN-α 和 IFN-β)的产生,在固有免疫中起到抗病毒作用。

3. 吞噬细胞的吞噬、杀灭机制(图 5-5) 吞噬细胞通过甘露糖受体及清道夫受体识别病原体后可产生吞噬作用,病原体被摄进吞噬泡或胞质内的胞质囊泡后形成吞噬体,吞噬体与溶酶体融合形成吞噬溶酶体。通过氧依赖及非氧依赖机制杀伤、降解摄入的病原体。

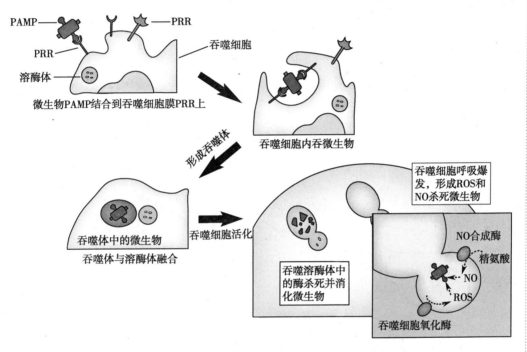

图 5-5 吞噬细胞的吞噬作用

(1) 氧依赖杀伤机制:主要指经呼吸暴发过程形成的活性氧中间物(reactive oxygen intermediates,ROI),如过氧化氢、单态氧、超氧阴离子等物质和经一氧化氮合成酶催化精氨酸形成的活性氮中间物(reactive nitrogen intermediates,RNI),如一氧化氮、亚硝酸盐等形成对病原体的杀灭。

(2) 非氧依赖杀伤机制:包括溶酶体中溶菌酶对革兰阳性菌细胞壁的破坏、多种水解酶对病原体的消化降解、糖酵解产生的酸性环境对病原体的抑制、杀灭,以及防御素、乳铁蛋白介导的杀灭作用。

(3) 胞外陷阱机制:中性粒细胞尚可经胞外陷阱(neutrophil extracellular trap,NET)抑制病原体感染。NETs 主要由核质形成并释放到细胞外,其中含有纤维状 DNA、某些颗粒(如丝氨酸蛋白酶)及胞质蛋白。释放到胞外的 NETs 能与细菌结合,降解细菌的毒性物质,并通过高浓度的丝氨酸蛋白酶杀死病原体。NETs 来自:①死亡中性粒细胞的释放,在细胞受到病原体刺激后 2~3 小时出现;②未损伤中性粒细胞的分泌,在病原菌刺激中性粒细胞数分钟即可形成。NETs 是中性粒细胞的一种有效降低机体细菌载荷并控制炎症反应的方式。

（二）NK 细胞的激活与效应

1. NK 细胞激活方式（图 5-6）　目前已知的 NK 细胞激活方式分为"丧失自我"与"诱导自我"两类。所谓"丧失自我"，即受病原体侵袭的自身细胞不能表达作为 NK 细胞抑制信号的正常膜分子（通常是 MHC Ⅰ类分子）而激活 NK 细胞；所谓"诱导自我"，是受病原体侵袭的自身细胞因应激而表达 MHC Ⅰ类分子相关抗原 A/B（MHC class Ⅰ chain-related antigen A/B，MICA/B），此类膜分子可通过结合 NK 细胞杀伤激活受体 NKG2D 而激活 NK 细胞。此外，CD16 介导的 ADCC 效应也是 NK 细胞活化的一种重要方式。

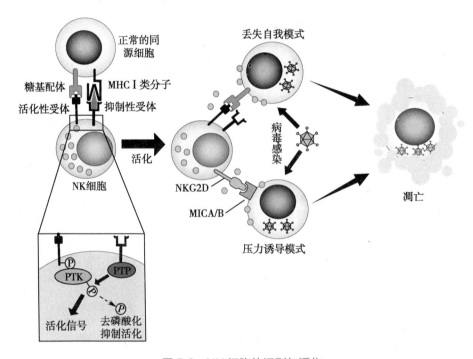

图 5-6　NK 细胞的识别与活化

2. NK 细胞的细胞毒作用机制　活化后 NK 细胞杀伤靶细胞的效应机制主要有：穿孔素 / 颗粒酶途径诱导靶细胞坏死或凋亡途径、Fas/FasL 诱导靶细胞凋亡途径及 TNF-α/TNF 受体诱导靶细胞凋亡途径。此外，活化的 NK 细胞分泌 IFN-γ、TNF-α 等细胞因子亦协助了固有免疫应答和适应性免疫应答过程中其他免疫细胞对病原体的清除。

（三）其他固有免疫细胞的激活与效应

1. NKT 细胞　受 CD1d 分子提呈的脂质、糖脂和某些肽类抗原激活。其发挥效应的方式主要有：①穿孔素 / 颗粒酶及 Fas/FasL 的细胞毒作用；②分泌细胞因子参与免疫调节。

2. γδT 细胞　受 TCR 识别的某些多肽抗原、脂类抗原及磷酸化配体激活，通过细胞毒作用和分泌细胞因子发挥效应。γδT 细胞主要分布于黏膜和皮下组织，是皮肤黏膜参与早期抗感染免疫的主要效应细胞。

3. B1 细胞 受 BCR 识别的非 T 细胞依赖抗原(TI 抗原)激活,其激活方式因抗原类型而异。TI-1 型抗原(如脂多糖)可结合 B 细胞表面丝裂原结合蛋白并提供抗原表位与 BCR 结合。含有多个重复性表位的 TI-2 抗原(通常是微生物的多价多糖,如荚膜多糖)主要依赖多个重复表位同时与多个 BCR 结合,导致 BCR 发生交联,直接活化 B1 细胞。活化的 B1 细胞可分泌类别转换有限、亲和力较弱、但识别谱宽泛的抗体,以结合细菌表面的多糖抗原。B1 细胞主要分布于潜在的微生物入侵部位,如胸腔、腹腔和肠壁固有层中,成为固有免疫应答的重要组成部分。

第三节　适应性免疫应答

与固有免疫应答相比,识别抗原的适应性免疫应答启动缓慢,需要经历抗原识别,细胞活化、增殖与分化,抗原清除三个阶段。按介导适应性免疫应答的主体,可分为 T 细胞介导的免疫应答与 B 细胞介导的免疫应答。

一、T 细胞介导的免疫应答

T 细胞介导的免疫应答包括 T 细胞识别抗原、活化增殖分化为效应 T 细胞并产生免疫效应的全部过程。

(一) 抗原识别阶段

作为适应性免疫应答中最重要的效应细胞,T 细胞的识别活化过程受到严格限制,其抗原受体只能识别经抗原提呈细胞加工处理后的抗原肽 -MHC 复合物(peptide-MHC complex,p-MHC)。

1. 抗原的加工提呈 APC 对抗原的加工提呈一般有两种方式,即外源性抗原提呈的溶酶体途径和内源性抗原提呈的胞质溶胶途径。

(1) 溶酶体途径:细胞外抗原(如某些细菌、细胞和可溶性分子)被 APC 以吞噬、吞饮等方式摄入细胞,形成吞噬小泡。吞噬小泡在胞内迁移过程中与溶酶体融合形成吞噬溶酶体。外源性抗原在吞噬溶酶体内受多种酸性水解酶降解,90% 以上的成分被完全裂解为氨基酸并失去免疫原性,10% 左右降解为具有免疫原性的肽段。与此同时,在内质网中新合成的 MHC Ⅱ类分子与一种称为 Ia 相关恒定链(Ia-associated invariant chain,Ii)的辅助分子连接在一起形成九聚体。并移入内质网腔,形成富含 MHC Ⅱ类分子的小泡(称为 MⅡC),再与吞噬溶酶体融合。进入吞噬溶酶体后,Ii 被降解。经HLA-DM 分子辅助可将存留在抗原肽结合沟槽内的 Ii 残留段 CLIP(class Ⅱ -associated invariant chain peptide,CLIP)置换为抗原肽。进而形成 p-MHC Ⅱ复合物,经高尔基体转运至 APC 膜表面,以供 CD4$^+$T 细胞识别(图 5-7)。

(2) 胞质溶胶途径:感染细胞内由病毒核酸编码产生的蛋白质抗原属内源性抗原。该抗原可在胞质中与泛素(ubiquitin)分子共价结合而受标记,被标记的蛋白被胞质中的多功能蛋白酶体(large multifunctional protease,LMP)降解为抗原肽,再经内质网膜上的抗原处理相关转运蛋白(TAP)协助转运进入内质网腔。与内质网膜上 MHC Ⅰ类分子的抗原结合槽结合形成 p-MHC Ⅰ复合物。由内质网经高尔基体转运后表达于细胞表面,供 CD8$^+$T 细胞识别(图 5-8)。外源性抗原也可经吞噬体膜渗透到细胞质中,进而通过胞质溶胶途径提呈给 CD8$^+$T 细胞,即交叉提呈。交叉提呈在初始 CD8$^+$T

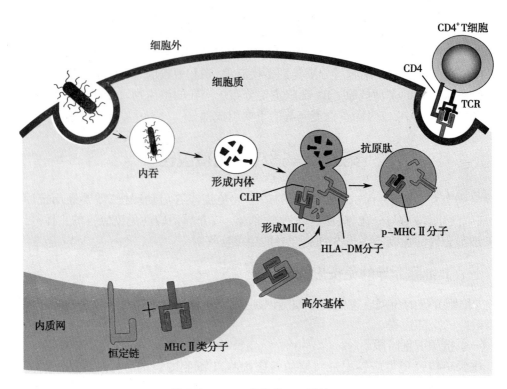

图 5-7 MHC Ⅱ类分子呈递抗原

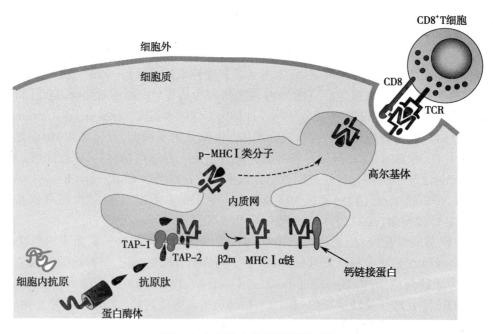

图 5-8 MHC Ⅰ类分子呈递抗原

细胞活化过程中具有重要作用。

2. 抗原的识别 T 细胞对抗原肽的识别本质上是对 p-MHC 复合物的识别,即 T 细胞的 TCR 所识别不仅仅是抗原肽,同时也识别荷肽的 MHC 分子(即 MHC 约束性现象)。这种识别经历 T 细胞与 APC 非特异结合与特异结合两阶段。

(1) 非特异结合阶段:p-MHC 复合物与 TCR 间的选择性结合,发生于随机环境中 APC 与 T 细胞的试配,受趋化因子作用进入淋巴结皮质区的初始 T 细胞首先通过其表面一组黏附分子(LFA-1、CD2、ICAM-3 等)与 APC 上对应受体(ICAM-1、CD58、LFA-3 等)发生可逆的局部结合。这样的结合可以在两种细胞表面形成一个腔隙,使 T 细胞表面 TCR 与 APC 上抗原肽 -MHC 复合物有足够合适环境进行试配。如果 TCR 与抗原肽 -MHC 复合物不能形成特异性结合,APC 即与 T 细胞解离,离开淋巴结进入血液循环;一旦 TCR 与抗原肽 -MHC 复合物形成特异性结合,即可进入 APC 与 T 细胞的特异结合阶段。

(2) 特异结合阶段:当 TCR 与抗原肽 -MHC 复合物形成特异性结合后,TCR-CD3 复合体向细胞内导入的信号可通过诱导黏附分子变构进一步增强黏附分子间亲和力,并同时通过细胞骨架运动促使膜分子重新分布,在 APC 与 T 细胞间形成免疫突触(immunological synapse,IS)(图 5-9)。免疫突触中,多对 TCR 与抗原肽 -MHC 复合物会聚成簇,这大大提高了 TCR 与抗原肽 -MHC 复合物的亲和力,促进抗原信号转导过程,从而稳定并延长 APC 与 T 细胞间的接触,有效诱导了抗原特异性 T 细胞的激活和增殖。参与免疫突触形成的 CD4/CD8 分子可极大地增强 TCR 与抗原肽 -MHC 复合物间的亲和力,以提高 T 细胞对抗原刺激的敏感性,这是 CD4/CD8 分子被称为共受体的原因之一。

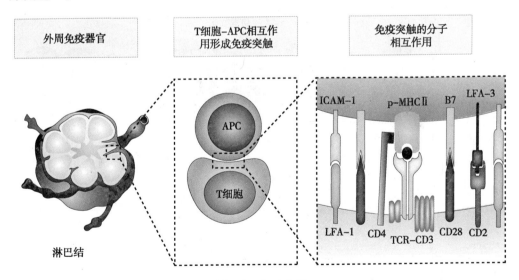

图 5-9 免疫突触

(二) 细胞活化阶段

初始 T 细胞的活化必须由 DC 细胞提呈抗原并提供活化信号,但记忆 T 细胞的再度活化可以由除 DC 之外的 APC 如单核 / 巨噬细胞和 B 细胞提呈抗原并提供活化信号。当初始 T 细胞与 DC 形成免疫突触后,大多数情况下,T 细胞开始进入活化状态。

T 细胞的顺利活化得益于免疫突触部分所获得的信号。p-MHC 与 TCR 结合提供 T 细胞活化的第一信号,此信号为抗原特异性信号;在免疫突触内,T 细胞也经 APC 的共刺激分子获得活化的第二信号。

1. CD4⁺/CD8⁺ T 细胞的活化　CD4⁺ T 细胞以 p-MHC Ⅱ 为活化之第一信号,因 MHC Ⅱ类分子仅在专职 APC 上组成性表达,故向 CD4⁺ 细胞提呈抗原的 APC 均可表达作为第二信号的共刺激分子(如 CD80 等),所以 CD4⁺ 细胞一般总可以率先顺利活化,并成为整个免疫应答过程的"启动者"。CD8⁺ T 细胞活化需要更为强烈的第二信号。虽然有核细胞均能表达 p-MHC Ⅰ复合物,但这些细胞通常均缺乏共刺激分子,不足以活化 CD8⁺ 细胞。初始 CD8⁺ T 细胞的活化必须依赖 DC。这一过程包括 DC 细胞捕获并吞噬含有外源性抗原的病原体,随后外源性抗原需经交叉提呈途径与 MHC Ⅰ分子结合表达于 DC 细胞表面,进而激活 CD8⁺ T 细胞。即使由 DC 提呈抗原,大多数情况下,CD8⁺ T 细胞的顺利活化,仍需得到已活化的 CD4⁺ T 细胞的辅助,辅助的方式包括提供诸如 IL-2 一类的细胞因子及促进 DC 细胞表达更多的共刺激分子等。未能获得活化所需第二信号的 T 细胞将处于"无能"状态,并可能发生凋亡(图 5-10)。

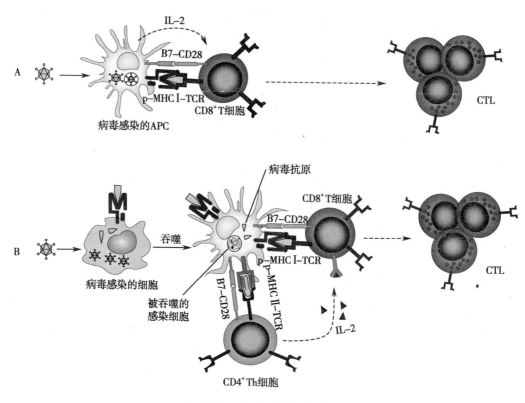

图 5-10　CD8⁺ T 细胞的活化

2. CD4⁺/CD8⁺ T 细胞的增殖、分化　活化后的 CD4⁺ T 细胞经历短暂的 Th0 阶段后,在周围环境细胞因子调控下,可表现为 Th1、Th2、Th17、Treg 等不同生物表现型(详见第四章)(图 5-11)。活化后的 CD8⁺ T 细胞则多数分化为具有细胞毒作用的 Tc。效应 T 细胞活化后一般需经历三个时相:①扩增相:T 细胞活化后在无抗原刺激条件下仍可持续分裂 7~10 个轮次,使 T 细胞数量持续增多,并分化为效应细胞;②收缩相:

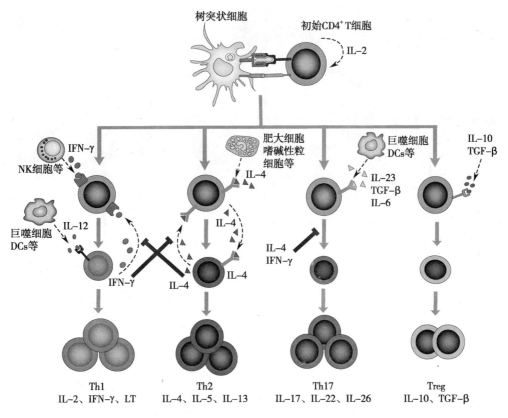

图 5-11 CD4$^+$T 细胞分化为多种效应 T 细胞

当抗原急剧下降后,数量较大的效应 T 细胞可出现激活诱导的细胞凋亡与细胞因子撤退性的细胞凋亡,从而使 T 细胞数量减少;③记忆相:部分侥幸逃脱前面两种凋亡命运的 T 细胞转入静止状态,成为记忆 T 细胞。记忆 T 细胞可分为两类:效应性记忆 T 细胞(T_{EM})居于炎症组织内,完成即刻起效的快速应答活动;中枢性记忆 T 细胞(T_{CM})居于淋巴结副皮质区,在抗原再次刺激下可重新分化为效应细胞。

(三) 抗原清除阶段

不同的 T 细胞亚群分化为具有不同效应 T 细胞,但这些效应的最终目的均为清除抗原,维护机体内环境的稳定。

1. CD4$^+$T 细胞的效应作用　可分别体现为:①Th1:所产生的 IL-2 能诱导 CD4$^+$T 细胞的增殖,也能诱导 CD8$^+$T 细胞的增殖及细胞毒作用。IFN-γ 能导致感染了胞内病原体(如分枝杆菌、原虫、真菌)的巨噬细胞活化,促进巨噬细胞杀菌作用、增强其抗原提呈作用及诱导炎症反应。且可诱导 Th0 向 Th1 极化,同时抑制 Th0 向 Th2 极化。TNF-β 可活化中性粒细胞,促进其杀伤病原体(图 5-12)。②Th2:所产生的 IL-4 促进 B 淋巴细胞活化及 Ig 的类别转换,产生 IgA、IgE 等不同类别的免疫球蛋白。且可诱导 Th0 向 Th2 极化,同时抑制 Th0 向 Th1 极化。所产生的 IL-5 可促进嗜酸性粒细胞增殖及活化。③Th17:分泌的 IL-17 等细胞因子能通过趋化炎症细胞浸润和前炎因子的产生诱导炎症反应,有利于控制病原体的感染。

2. CD8$^+$T 细胞的效应作用(图 5-13)　主要体现为 Tc 的细胞毒作用。Tc 的细胞

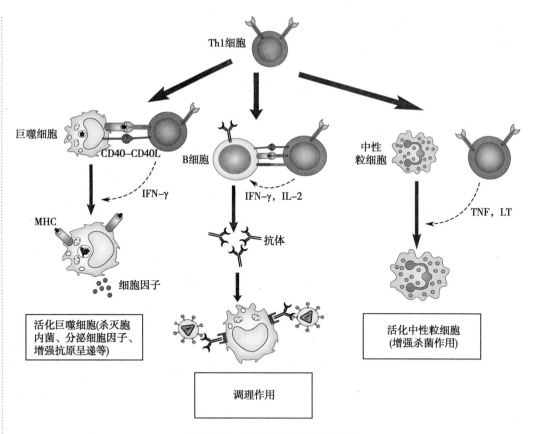

图 5-12 Th1 的主要免疫学效应

毒作用涉及以下几种方式:①穿孔素 - 颗粒酶方式:活化的 CD8[+] 效应 T 细胞可释放穿孔素与颗粒酶。在 Ca^{2+} 存在的情况下,穿孔素插入靶细胞膜并发生多聚化,形成跨膜通道,使靶细胞膜出现大量的小孔,水分子进入靶细胞内,导致渗透压发生改变,细胞因渗透性溶解而死亡。颗粒酶则可通过以下三种途径进入靶细胞:通过穿孔素在靶细胞膜表面所形成孔道直接进入胞内;先与靶细胞膜表面颗粒酶受体结合,再与膜上穿孔素一起内吞入胞;借助颗粒酶受体直接内吞进入靶细胞内体。入胞后的颗粒酶则可启动靶细胞凋亡过程。②Fas-FasL 方式:活化的 CD8[+] 效应 T 细胞表面迅速大量表达 FasL,其与靶细胞表面 Fas 分子结合,通过 Fas 分子胞浆区的死亡结构域引起死亡信号逐级转导,最终激活内源性 DNA 内切酶,使核小体断裂,并导致细胞结构毁损、细胞死亡。③TNF-TNFR 方式:活化的 CD8[+] 效应 T 细胞亦可分泌 TNF 等细胞因子,与靶细胞表面TNFR结合后,通过TNFR胞浆区的死亡结构域引起死亡信号逐级转导,最终导致靶细胞凋亡。

二、B 细胞介导的免疫应答

B 细胞介导的免疫应答是 B2 细胞识别抗原,活化、增殖、分化为浆细胞,并分泌特异性抗体的全部过程。

(一) 抗原识别阶段

B2 细胞可直接识别 TD 抗原的天然表位。与 TCR 识别抗原后通过 CD3 分子向

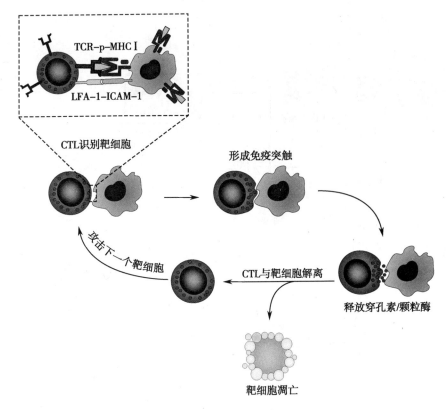

图 5-13 CD8[+] T 细胞的效应

细胞内信号转导信号相似,BCR 识别的抗原信号则是通过与 BCR 结合的 CD79a/b 进行转导。CD19/CD21/CD81/CD225 复合体则因能显著降低 B 细胞活化所需阈值而被称为共受体。

(二)细胞活化阶段

B2 细胞活化也需要双信号。第一信号由 BCR 识别 TD 抗原获得,第二信号由多种黏附分子对的相互作用及细胞因子所提供,其中最重要的是 CD40-CD154(CD40L)。CD154 通常表达于活化的 CD4[+] T 细胞表面。而辅助 B2 细胞活化的 CD4[+] T 又必须是经树突状细胞活化的效应 T 细胞,故初始 B2 细胞的活化是涉及树突状细胞,T、B 淋巴细胞的一个复杂过程(图 5-14)。

活化后的 B2 细胞,一部分迁移至淋巴组织髓质,增殖并分化为浆细胞(抗体形成细胞),此类浆细胞为短寿浆细胞,多产生 IgM 类抗体,并于 2 周内逐渐凋亡;另一部分与辅助其活化的 Th 细胞共同迁移至淋巴滤泡,继续增殖形成生发中心。B2 细胞在生发中心经过一系列的分化发育过程(体细胞的高频突变、受体编辑、型别转换)形成长寿命浆细胞和记忆性的 B 细胞。长寿命浆细胞多迁移至骨髓分泌具有更高亲和力和特异性的 IgG、IgA 及 IgE 类抗体,而记忆性 B 细胞则进入淋巴细胞再循环。

(三)抗原清除阶段

B 细胞的免疫效应主要通过其分泌的抗体体现的,这些效应包括抗体的中和作用、调理作用、补体激活及 ADCC 等(见第三章)。

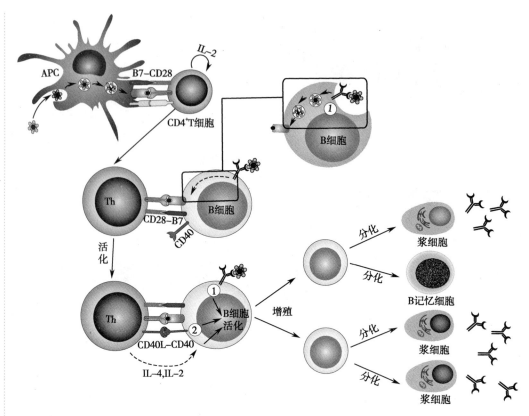

图 5-14　B2 细胞活化

第四节　免 疫 损 伤

　　免疫应答过程所形成的效应都具有积极与消极两重意义,一方面具有清除抗原,保护机体的作用;另一方面也同时造成机体组织与细胞的损伤,有些学者形象的将此喻为"双刃剑"。

一、免疫保护与免疫损伤

　　无论是固有免疫应答还是适应性免疫应答的发生,都同时形成了免疫保护与免疫损伤的双重作用。前者表现为病原体的抑制、杀灭,毒素的中和及受感染细胞的清除;后者表现为各类炎症介质、吞噬细胞释放的蛋白酶、细胞毒细胞等所造成的组织损伤,以及由清除感染细胞而形成的器官功能障碍等。多数情况下,免疫应答活动所形成的损伤比较轻微,不以疾病状态表现,人们只观察到其保护效应。但在损伤较为严重,出现相应临床症状时,免疫应答即以免疫损伤形式显现,此类以临床疾病状态显现的免疫损伤就称为超敏反应(hypersensitivity)。

二、超敏反应

　　如前所述,不同类型的免疫应答以不同的效应方式显现,故作为这些效应延伸的免疫损伤也可表现出不同类型。根据免疫损伤发生的病理机制和临床特点,英国免疫学家 Coombs 和 Gell 将超敏反应分为 Ⅰ 型、Ⅱ 型、Ⅲ 型、Ⅳ 型。其中前三型由抗体介导,Ⅳ 型由细胞介导。

（一）Ⅰ 型超敏反应

Ⅰ 型超敏反应也称为速发型超敏反应(immediate hypersensitivity),主要由特异性 IgE 抗体介导,发生快、消退也快(图 5-15)。

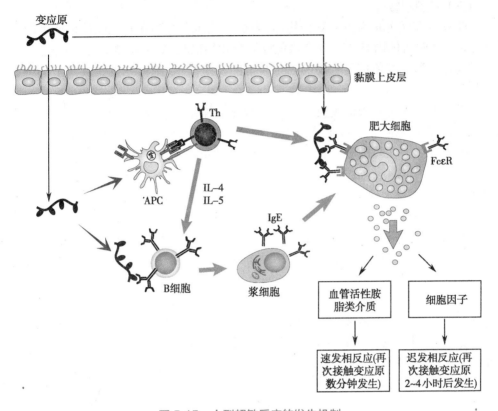

图 5-15　Ⅰ 型超敏反应的发生机制

Ⅰ 型超敏反应往往发生于再次暴露于抗原后的数分钟至数小时内。一些个体对相对无害的环境中的变应原(如食物中的蛋白质)或病原体释放的变应原(如某些寄生虫抗原)发生免疫应答,产生 IgE 抗体。IgE 分子能迅速与肥大细胞和嗜碱性粒细胞表面的 Fc 受体(FcεR Ⅰ)结合,此时机体处于致敏状态。致敏机体再次接触相同的变应原后,变应原与肥大细胞或嗜碱性粒细胞表面 IgE-FcεR Ⅰ 复合体结合,细胞膜上 FcεR Ⅰ 发生交联启动肥大细胞和嗜碱性粒细胞活化。细胞释放胞内储备的炎性介质并合成一些新的介质释放于胞外。预先储备的介质主要有组胺、激肽原酶等;新合成的介质主要有白三烯(leukotriene,LT)、前列腺素 D2(Prostaglandin D2,PGD2)、血小板活化因子(Platelet activating factor,PAF)等。这些介质可造成呼吸道、消化道平滑肌痉挛,血管内皮细胞收缩,血管平滑肌舒张,血管通透性增加,外分泌腺分泌增加等一系列病理变化,导致过敏性哮喘、食物过敏症、过敏性休克等发生。Ⅰ 型超敏反应的迟发相为嗜酸性粒细胞浸润为主的炎症。

（二）Ⅱ 型超敏反应

Ⅱ 型超敏反应是由抗体(IgM 或 IgG)识别靶细胞膜或细胞膜外基质抗原,经补体、吞噬细胞或 NK 细胞介导引起之损伤。大多数情况下导致靶细胞死亡,故称细胞毒型。其损伤机制为:①IgG 或 IgM 与靶细胞表面抗原结合后,通过经典途径激活补体,导致靶细胞溶解,以及通过补体裂解产物 C3b、C4b、iC3b 介导的调理作用,使靶细胞破坏;②IgG 类抗体与靶细胞表面抗原结合后,通过 Fc 段与效应细胞表面 Fc 受体结合,通过调理作用或 ADCC 作用,介导细胞损伤。

(三)Ⅲ型超敏反应

Ⅲ型超敏反应亦称免疫复合物病,为抗原抗体复合物在其沉积部位所引起的炎症反应。通常机体内具备有效清除免疫复合物的机制,如免疫黏附、肾小球滤过及巨噬细胞吞噬等。若免疫复合物的产生与清除发生失衡,则可导致其沉积于毛细血管基底膜。

沉积于血管基底膜的免疫复合物可激活补体系统,所产生的 C3a 和 C5a 与肥大细胞之相应受体结合,可使肥大细胞活化,释放组胺,并趋化中性粒细胞至免疫复合物沉积部位。中性粒细胞于吞噬免疫复合物时释放蛋白水解酶、胶原酶和弹性纤维酶等,引起血管损伤。故Ⅲ型超敏反应通常表现为血管炎,临床多见为肾小球肾炎、关节炎,以及累及全身血管的系统性红斑狼疮(systemic lupus erythematosus,SLE)。

(四)Ⅳ型超敏反应

Ⅳ型超敏反应是由 T 细胞介导的炎症损伤,由致敏 T 细胞再次接触抗原后引发。此型超敏反应发生较慢,通常在再次接触抗原 24~72 小时出现炎症反应,故又称为迟发型超敏反应(delayed type hypersensitivity,DTH)。

Ⅳ型超敏反应按 T 细胞产生效应的方式,分为 CD4$^+$ T 细胞引起的 DTH 炎症和 CD8$^+$ T 细胞造成的细胞毒型损伤两类。前者如结核、麻风分枝杆菌感染引起的病理改变,多发性硬化的病理表现等;后者如天花、水痘等出疹性疾病的病理改变,以及接触性皮炎、慢性移植后排异的病理表现等。

四型超敏反应的比较,见表 5-5。

表 5-5 四型超敏反应比较

特征	Ⅰ型	Ⅱ型	Ⅲ型	Ⅳ型
抗体	IgE	IgG,IgM	IgG,IgM	无
抗原	变应原	细胞	可溶性抗原	细胞
反应时间	15~30 分钟	数分钟至数小时	3~8 小时	48~72 小时或更长
临床表现	风团、水肿	溶解与凋亡	红斑与水肿	红斑与硬化
参与成分	肥大细胞、嗜碱性粒细胞	补体、巨噬细胞	补体、肥大细胞、中性粒细胞	T 淋巴细胞、巨噬细胞
举例	药物过敏性休克、哮喘	自身免疫性溶血	SLE,血清病	接触性皮炎,肉芽肿

学习小结

通过本章学习,你能否区分两类免疫应答的主要差异,并思考这些差异中最本质的区别是什么? 是否能理解不同的补体激活方式所代表的免疫生物学意义,以及在固有免疫应答和适应性免疫应答中体现的作用？是否能够概述固有免疫细胞的活化机制及生物学作用？是否能够详细阐述 T 细胞介导的适应性免疫应答过程和 B 细胞介导的适应性免疫应答过程？是否理解免疫应答的后果具有"双刃剑"作用的含义，并知晓不同类型超敏反应的病理机制？

（王旭丹）

复习思考题

1. 试从两类免疫应答的特点与构成上探讨其互补性及形成进化的意义。
2. 试比较固有免疫细胞激活与 T、B 细胞激活间的异同。
3. T、B 细胞介导的应答过程有何区别？这种区别之意义何在？

第六章

免疫学应用

学习目的与学习要点

免疫学诞生于医学应用的实践过程,又循着"理论指导应用,应用又完善理论"的螺旋方式不断前进。因此免疫学应用理所当然的成为学科"大厦"的一块重要基石。本章将简要介绍当前医学领域中免疫学应用之概貌,分别讨论人工免疫的类型、常用的生物制品、计划免疫的概念;免疫激活疗法、免疫抑制疗法;以及传统的血清学诊断方法和发展中的其他免疫诊断技术。

当抗血清治疗获得首个诺贝尔生理学或医学奖时,免疫学的应用性特征就极其突兀的展现于世人眼前。而接种牛痘成功地在全球消灭了天花,则更让人类领略了免疫学应用的夺目风采。不断完善的理论和不断进步的技术创造出了无数服务于临床医学实践和生命科学研究的应用性成果与技术方法,主要体现于免疫预防、免疫治疗和免疫诊断。

第一节 免疫预防

免疫预防是根据适应性免疫应答的原理,采用人工免疫方法,给机体接种各种免疫活性物质(抗原或抗体),使其获得相应免疫力,以达到预防疾病之目的。

一、人工免疫的类型

根据接种的物质不同,人体获得免疫力的方式也不同,因此可分为人工主动免疫(artificial active immunization)与人工被动免疫(artificial passive immunization)(表6-1)。

1. 人工主动免疫　是指给机体接种含有抗原的生物制品,刺激机体产生特异性免疫应答而获得免疫力,也称为预防接种。其特点是免疫力出现较慢,维持时间较长,主要用于疾病的针对性预防。

2. 人工被动免疫　是指给机体直接输入免疫应答的效应物质(主要有抗体、细胞因子等),使机体被动获得免疫力。其特点是注射后立即发挥免疫效应,作用维持时间较短,多用于疾病的治疗和紧急预防。

二、常用的生物制品

(一)人工主动免疫常用的生物制品

人工主动免疫采用的生物制品统称为疫苗(vaccine),传统疫苗包括灭活疫苗、减

表 6-1 人工主动免疫与人工被动免疫的特点

	人工主动免疫	人工被动免疫
输入物质	抗原(疫苗、类毒素)	抗体、细胞因子
免疫力出现时间	1~4周后出现	注入后立即生效
免疫力维持时间	数月～数年	2~3周
应用	多用于预防	多用于治疗或紧急预防

毒活疫苗及类毒素等。

1. 灭活疫苗 灭活疫苗(inactivated vaccine)又称死疫苗,是将病原微生物经人工纯化培养后,用物理或化学方法杀死病原微生物而制成,如乙型脑炎、百日咳、狂犬病疫苗等。死疫苗已失去致病性,但仍保留其免疫原性,可刺激机体产生免疫力。由于死疫苗不能在体内生长繁殖,对机体的免疫作用较弱,为获得强而持久的免疫效果,死疫苗需多次接种,用量较大,接种后局部和全身不良反应较明显。死疫苗的优点是易于保存,无毒力回复突变的可能。

2. 减毒活疫苗 减毒活疫苗(attenuated vaccine)是采用人工变异或直接从自然界筛选的减毒或无毒的病原微生物制成,如脊髓灰质炎疫苗、卡介苗等。活疫苗接种剂量小,只需接种一次,一般引起被接种者的隐性感染或轻度感染,不良反应较轻。某些活疫苗如脊髓灰质炎疫苗经口服后不仅可产生全身免疫,还可产生局部 SIgA,发挥黏膜免疫保护作用,免疫效果优于灭活疫苗。减毒活疫苗的缺点是稳定性较差,不易保存,且有毒力回复突变的可能,故制备和鉴定必须严格。

3. 类毒素 类毒素(toxoid)是将细菌外毒素用 0.3%~0.4% 甲醛处理后,失去毒性,保留抗原性而制成,如白喉类毒素、破伤风类毒素等。将类毒素接种人体可预防相应外毒素引起的疾病,接种动物可生产抗毒素。类毒素还可与灭活疫苗混合使用,如制成白百破三联疫苗。

(二) 人工被动免疫常用的生物制品

传统的人工被动免疫生物制品是免疫血清与人体免疫球蛋白。随着基因工程技术的发展,有日益增多的单克隆抗体和细胞因子制剂加入到这一行列中。

1. 抗毒素 抗毒素(antitoxin)是将类毒素免疫动物(通常是马)后获得的免疫血清,具有中和外毒素毒性的作用。常见的有破伤风抗毒素、白喉抗毒素、肉毒抗毒素、抗狂犬病血清、抗蛇毒血清、抗蜘蛛毒血清、抗蜂毒血清等。抗毒素含有特异性抗体,主要用于治疗或紧急预防细菌外毒素和动物毒素所致的疾病;另一方面,其对人而言也是异种蛋白,具有免疫原性,可能引起严重的超敏反应,使用前必须做皮肤过敏试验,若患者出现阳性反应,需进行脱敏治疗或使用人源特异性抗血清。

2. 丙种球蛋白 丙种球蛋白是目前广泛使用的另一类免疫血清制剂,包括人血浆丙种球蛋白和胎盘丙种球蛋白两种。其中,人血浆丙种球蛋白(gamma globulin)是从正常人血浆中提取,主要含 IgG 和 IgM;而胎盘丙种球蛋白是由健康产妇胎盘血液中分离得到,主要含 IgG。由于大多数成人患过多种疾病,经历过隐性感染及疫苗接种,故血清中含有针对常见病原体的抗体,主要用于麻疹、脊髓灰质炎、甲型肝炎等疾病的紧急预防及丙种球蛋白缺乏症。

3. 人特异性免疫球蛋白 来源于恢复期患者及含高效价特异性抗体供血者的

血浆,以及接受类毒素和疫苗免疫者的血浆。与丙种球蛋白相比,人特异性免疫球蛋白含高效价特异性抗体;与动物免疫血清比较,人特异性免疫球蛋白在体内持留时间长,超敏反应发生率低。

(三) 非传统疫苗

1. 亚单位疫苗(subunit vaccine)　在大分子抗原携带的多种特异性抗原表位中,只有少量抗原表位对保护性免疫应答起重要作用,使用各种化学物理方法提取病原微生物中能刺激机体产生保护性免疫的活性片段制成的疫苗,称为亚单位疫苗,如脑膜炎球菌的荚膜多糖、流感病毒的神经氨酸酶、百日咳杆菌的丝状血凝素等成分均可制备亚单位疫苗。亚单位疫苗去除了病原体中与保护性免疫无关而且有害的成分,毒性显著低于全菌疫苗。但亚单位疫苗的不足之处是免疫原性低,常需加入适当佐剂才能产生较好的免疫效果。

2. 结合疫苗(conjugate vaccine)　是将抗原成分与某种蛋白成分结合,提高其免疫原性的一类新型疫苗。如细菌荚膜多糖属于 TI 抗原,免疫效果较差,若用化学方法将多糖与白喉类毒素共价连接,后者作为蛋白质载体,促使其成为 TD 抗原,则显著提高荚膜多糖疫苗的免疫效果。目前已使用的疫苗有 b 型流感杆菌疫苗、脑膜炎球菌疫苗、肺炎链球菌疫苗。

3. 合成肽疫苗(synthetic peptide vaccine)　研制此疫苗首先需要获得病原生物中具有免疫保护作用抗原表位的氨基酸序列,根据抗原表位的氨基酸序列设计并合成的多肽疫苗。设计的关键是多肽应具有 B 细胞表位和 T 细胞表位,并能与 MHC 分子结合。由于合成肽分子小,免疫原性弱,因此需交联载体才能满足要求,诱导体液免疫和细胞免疫。合成肽疫苗的优点是:①可以大量生产,解决某些病原生物因难以培养而造成原料缺乏的困境。②既无病毒核酸疫苗传播感染的危险性,亦无减毒活疫苗返祖的危险性。③可制备多价合成疫苗,如在同一载体上连接多种人工合成免疫保护有效组分的氨基酸序列,即具有多价疫苗的作用。

4. 基因工程疫苗(genetic engineering vaccine)　是指使用重组 DNA 技术克隆并表达保护性抗原基因,利用表达的抗原产物或重组体本身制成的疫苗,也称为重组疫苗(recombinant vaccine),包括重组抗原疫苗、重组载体疫苗、核酸疫苗、转基因植物疫苗等。如将编码乙肝病毒表面抗原(HBsAg)的病毒基因插入酵母菌基因组中,经发酵后生产 HBsAg,即成为重组 HBsAg 疫苗。

三、计划免疫

计划免疫(planned immunization)是根据某些特定传染病的疫情和人群免疫状况分析,制定科学、长期、有计划的预防接种程序,按照程序利用相应的免疫制剂进行人群预防接种,使人体获得针对特定传染病的免疫力,从而达到控制、消灭相应传染病的目的。计划免疫包括儿童基础免疫程序与成人特殊免疫程序。其中,儿童计划免疫是确保儿童健康成长的重要手段。

(一) 计划免疫方案

我国卫生部于 1985 年颁布了适合我国国情的推荐儿童免疫程序(表6-2),并着手考虑建立成人特殊免疫程序。于 2007 年开始实施"扩大免疫计划",将疫苗可预防的传染病增加到 15 种,其中结核、脊髓灰质炎、百日咳、白喉、破伤风、麻疹、乙型肝炎是全国范围的计划免疫,而新增的甲肝疫苗、乙脑疫苗、流脑多糖疫苗、风疹疫苗、腮腺炎疫苗、钩体病疫苗、出血热疫苗和炭疽疫苗则根据疫情每年由卫生部指导在全国或部分地区进行免疫接种。

表6-2　我国儿童计划免疫程序表

疫苗名称	接种对象月(年)龄	接种剂次	间隔时间
乙肝疫苗	0、1、6月龄	3	出生后24小时内接种第1剂次,第1、2剂次间隔28天
卡介苗	出生时	1	卡介苗接种不得超过2个月
脊灰	2、3、4月龄,4周岁	4	第1、2剂次,第2、3剂次间隔28天
百白破	3、4、5月龄,18~24月龄	4	第1、2剂次,第2、3剂次间隔28天
白破	6周岁	1	
麻风(麻疹)	8月龄	1	
麻腮风	18~24月龄	1	
乙脑减毒活	8月龄,2周岁	2	
A群流脑	8~18月龄	2	第1、2剂次,第2、3剂次间隔3个月
A+C流脑	3周岁,6周岁	2	第2剂次间隔3年;第1剂次与A群流脑第2剂次间隔12个月
甲肝减毒	18月龄	1	
乙脑灭活	8月龄,2周岁,6周岁	4	第1、2剂次间隔7~10天
甲肝灭活	18月龄,24~30月龄	2	2剂次间隔6个月

(二)预防接种注意事项

1. 接种对象　计划免疫针对的人群主要是儿童,此外也包括军人、从事饮食和医疗防疫工作的人员、农民等特定人群。

2. 接种途径和方法　死疫苗应皮下接种,活疫苗可皮内注射、划痕或经自然感染途径接种,如脊髓灰质炎疫苗以口服效果最佳。

3. 接种剂量、次数、间隔时间　死疫苗一般接种量大,次数多,间隔时间较短;活疫苗一般接种量少,次数少,间隔时间较长。

4. 接种后反应　接种后可出现轻微的不良反应和轻度感染,通常有局部红肿、疼痛、淋巴结肿大、发热、腹泻等,一般无需处理,几天后即可恢复正常。少数人可引起严重的超敏反应和显性感染。

5. 禁忌证　感冒、高热、严重心血管疾病、急性传染病、肿瘤、肾病、活动性结核、甲状腺功能亢进、活动性风湿病、糖尿病和免疫功能缺陷等患者均不宜接种疫苗,孕妇应暂缓接种。

第二节　免 疫 治 疗

自19世纪末 Von Behring 发明抗毒素血清治疗白喉以来,人们发现很多疾病和患者免疫系统功能异常有关,而疾病的治疗就包括恢复患者的免疫功能。免疫治疗

笔记

（immunotherapy）是指利用免疫学原理，针对疾病的发病机制，采用生物制剂或药物调节机体的免疫功能，最终达到治疗疾病的目的。根据调节的机制和手段不同，免疫治疗可分为免疫激活疗法和免疫抑制疗法。

一、免疫激活疗法

免疫激活疗法用于治疗慢性感染、肿瘤、免疫缺陷患者；调节、增强和恢复机体免疫功能。常用制剂有抗体、免疫细胞及生物应答调节剂等。

（一）抗体

1. 多克隆抗体　临床常用的多克隆抗体为人丙种球蛋白与各种抗毒素。

2. 单克隆抗体和基因工程抗体　单克隆抗体和基因工程抗体因其特异性好、纯度高、易于大量生产等优点，已广泛应用于肿瘤等疾病的临床治疗。除抗体单独使用外，抗体的恒定区可与化学合成药物、生物毒素和放射性同位素耦联，此时抗体分子作为"向导"特异性结合肿瘤细胞表面的抗原，继而由耦联物在局部杀伤靶细胞，此过程称为单克隆抗体靶向治疗。靶向疗法与传统的放疗和化疗比，具有特异性高、药物剂量小的优点。

（二）免疫细胞

患者（主要为肿瘤患者）体内淋巴细胞的杀伤功能受到抑制，可将其在体外激活后回输患者体内，淋巴细胞则具有直接杀伤肿瘤或激发机体抗肿瘤免疫效应。如肿瘤浸润淋巴细胞（tumor infiltrating lymphocyte，TIL）是从实体肿瘤组织中分离、体外经 IL-2 诱导活化后的淋巴细胞；淋巴因子激活的杀伤细胞（lymphokine activated killer cell，LAK）则是取白血病患者外周血淋巴细胞在体外经 IL-2 等激活后的淋巴细胞。这种采用患者自身的免疫细胞治疗疾病的方法称为过继免疫疗法（adoptive immunotherapy）。此外，造血干细胞移植、肿瘤细胞疫苗等也用于肿瘤等疾病的治疗。

（三）生物应答调节剂

生物应答调节剂（biological response modifier，BRM）不同于一般的免疫调节剂，其对免疫功能正常者无激活作用，而对免疫功能异常者，尤其对免疫功能低下的患者有免疫激活或调节作用，是一类具有广泛生物学活性的制剂，包括细胞因子、微生物及其产物、中药和植物多糖、化学合成药物等。

1. 细胞因子　细胞因子种类繁多，生物学功能广泛，目前已在临床应用的仅是少数几种作用相对专一的细胞因子，如 IFN、GM-CSF、IL-2、IL-12、EPO 等。它们主要用于病毒感染、免疫缺陷病、自身免疫病、造血功能异常和肿瘤的免疫治疗。

2. 细菌制剂　卡介苗、短小棒状杆菌等具有佐剂的作用，接种人体后可刺激淋巴细胞非特异性活化，同时也增强巨噬细胞和 NK 细胞的细胞毒功能，提高患者抗肿瘤的能力。

3. 化学合成药物和中草药　一些化学合成药物和中草药具有明显的免疫激活作用，能通过不同方式增强机体的免疫功能，如左旋咪唑、黄芪多糖、人参皂苷等能激活吞噬细胞功能，促进 T 细胞产生 IL-2，增强 NK 细胞活性。

二、免疫抑制疗法

免疫抑制疗法用于治疗超敏反应、自身免疫病患者，也用于重症感染和炎症患者,以及减轻移植排斥反应,目前应用的免疫抑制剂(immunosuppressant)包括化学合成药物、微生物制剂、单克隆抗体等。

(一)化学合成药物

1. 糖皮质激素 可抑制巨噬细胞的趋化作用,阻止巨噬细胞摄取和处理抗原,干扰 CTL 攻击和杀伤靶细胞,临床多用于炎症、超敏反应和某些自身免疫疾病的治疗,以及移植排斥反应的预防。

2. 硫唑嘌呤 属嘌呤类抗代谢药物,能抑制 DNA 复制和蛋白质的合成,阻止细胞分裂,对细胞免疫及体液免疫均有抑制作用,临床用于减轻移植排斥反应和抗感染治疗。

3. 环磷酰胺 属烷化剂,能抑制细胞分裂,处于增殖、分化阶段的 T 细胞、B 细胞对烷化剂的作用较敏感,从而使细胞免疫和体液免疫均受抑制。临床主要用于治疗肿瘤、自身免疫病和移植排斥反应。

(二)微生物制剂

1. 环孢素 A 是真菌代谢产物的提取物,选择性作用于 T 细胞,抑制 T 细胞对 IL-2 的反应性,阻止其活化。主要用于预防移植排斥反应、治疗自身免疫病。

2. FK-506 属大环内酯类抗生素,其作用与环孢素 A 相似,抑制作用更强,且副作用小,是抗移植排斥反应的首选药物。

(三)单克隆抗体

1. 抗细胞表面分子单克隆抗体 如抗 CD3、抗 CD4 单克隆抗体用于预防移植排斥反应,治疗类风湿关节炎。

2. 抗细胞因子单克隆抗体 如抗 IL-1、抗 TNF-α 单克隆抗体用于治疗类风湿关节炎等慢性炎症。

第三节 免疫诊断

传统的血清学诊断方法是免疫学应用的经典之作,为临床疾病诊断,尤其是感染性疾病的诊断立下了汗马功劳。近年来免疫检测技术飞速发展,新技术的应用越来越广泛,其涵盖面已从最初的传染病诊断扩展到肿瘤、超敏反应、自身免疫病的诊断,以及微量蛋白质、激素和药物的测定。免疫检测技术具有较高特异性,可为疾病的诊断、疗效评价、预后判断和防治提供可靠依据。

一、血清学反应

血清学反应(serologic reaction)是基于体外抗原抗体特异性反应原理而设计的一系列以抗原或抗体为检测目标的实验诊断技术与方法。

(一)传统血清学反应

包括凝集反应、沉淀反应、补体参与的反应和中和反应等。传统的血清学反应操作简便,技术成熟,直接观察抗原抗体结合的现象,但反应的灵敏度低,对于标本中的微量抗原无法检出,目前在临床诊断中已较少应用。

1. 凝集反应(agglutination) 颗粒性抗原(如细菌、红细胞或表面带有抗原的颗粒性载体)与相应抗体结合,在一定条件下可形成凝集的现象。在临床可鉴定 ABO 血型和细菌的快速血清学诊断。

2. 沉淀反应（precipitation） 可溶性抗原与相应抗体结合，在有适量电解质存在下，经过一定时间，于半固体凝胶中可形成沉淀现象。沉淀反应的抗原可以是多糖、蛋白质、类脂等。目前在药物成分检测和纯度鉴定中使用。

（二）免疫标记技术

免疫标记技术（immunolabelling technique）是用荧光素、酶、放射性核素或化学发光物质等标记抗原或抗体，进行抗原抗体反应的检测，具有快速、灵敏、规范化操作的优点，可以定性、定量、定位的检测分子和细胞，是目前应用最为广泛的免疫学检测技术。

1. 免疫荧光法（immunofluorescence，IF） 是用荧光素与抗体连接成荧光抗体，再与待检标本中抗原反应，置荧光显微镜下观察，抗原抗体复合物散发荧光，借此对抗原进行定性或定位。可用于检测多种病原体的抗原、抗体，或鉴定免疫细胞膜抗原。

2. 酶免疫测定法（enzyme immunoassay，EIA） 用酶标记一抗或二抗检测特异性抗原或抗体的方法，包括酶联免疫吸附试验（enzyme linked immunosorbent assay，ELISA）和酶免疫组化技术（enzyme immunohistochemistry technique）。具有方法简单，特异性强等特点。

其中 ELISA 又分为：①双抗体夹心法，用于检测特异性抗原。将已知抗体包被固相载体，加入的待检标本若含有相应抗原，即与固相表面的抗体结合，洗涤去除未结合成分，加入该抗原特异的酶标记抗体，洗去未结合的酶标记抗体，加底物后显色。若标本中无相应抗原，固相表面无抗原结合，加入的酶标记抗体不能结合于固相并可被洗涤去除，加入底物则无显色反应。②间接法，用于检测特异性抗体。用已知抗原包被固相，加入待检血清标本，再加酶标记的二抗，加底物观察显色反应。③抗原竞争法，用于检测小分子抗原，包被已知抗体，将酶标记已知抗原和待测抗原按比例混合加入，洗涤后加底物显色。

3. 放射免疫测定法（radioimmunoassay，RIA） 用放射性核素标记抗原或抗体进行免疫学检测。该法兼有放射性核素的高灵敏度和抗原 - 抗体反应的特异性，检测灵敏度达 pg 水平。该法常用于测定微量物质，如胰岛素、生长激素、甲状腺素、孕酮等激素，吗啡、地高辛、IgE 等。

4. 化学发光免疫分析（chemiluminescence immunoassay，CLIA） 将发光物质（如吖啶酯、鲁米诺等）标记抗原或抗体，发光物质在反应剂（如过氧化阴离子）激发下生成激发态中间体，当回复至稳定的基态时发射光子，通过自动发光分析仪测定光子产量，可反映待检样品中抗体或抗原含量。该法灵敏度高，常用于检测血清超微量活性物质（甲状腺素等激素）。

二、免疫细胞及其功能检测

人体外周血中存在不同种类的免疫细胞，检测这些细胞的数量、功能及合成的细胞因子是评估免疫功能状态的重要依据，可用于辅助诊断某些疾病和观察临床治疗效果。

（一）细胞数量测定

这类检测多采用荧光素标记的 CD 分子抗体，用流式细胞术检测外周血中细胞，可以进行细胞的鉴定、分类计数,计算细胞相对比值(如 CD4$^+$T/CD8$^+$T)和绝对值,对自身免疫病、免疫缺陷病的检测具有重要意义。

(二) 细胞功能测定

各类免疫细胞的功能检测试验中包括了淋巴细胞转化试验、特异性与非特异性的细胞毒试验、抗体形成细胞的检测试验及细胞吞噬能力和胞内杀伤能力的功能检测。由于这些试验都需要以特定细胞群体为试验对象,亦随之派生了许多细胞分离方法。

(三) 细胞因子检测

细胞因子在免疫细胞的发育、增殖、分化过程中起重要作用,也是调节免疫应答的主要分子。检测细胞因子及其受体不仅在基础免疫学的研究中具有重要意义,也是临床探索疾病成因、判断预后、考核疗效的辅助指标。检测主要依赖生物学检测法、免疫学检测法和分子生物学检测法。

学习小结

通过本章学习,你是否了解"免疫学应用"主要包含了哪些内容? 是否能够区分人工主动免疫与人工被动免疫? 是否掌握"计划免疫"的基本概念? 是否知道"免疫治疗"的实质是什么,分为哪些类型? 是否了解临床的免疫诊断拥有哪些技术手段,主要适用于哪些疾病的诊断?

(邢海晶)

复习思考题

1. 免疫现象是一种自然的生命现象。在人类建立人工主动免疫与人工被动免疫之前,自然界是否也存在着主动免疫与被动免疫的方式? 试举例说明。
2. "疫苗"是巴斯德提出的一个免疫学概念,与当年巴斯德提出这个概念时相比,今天我们使用这个词汇时,其内涵和外延是否发生了变化? 发生了哪些变化?

笔记

第二篇 病原生物学基础

第七章

病原生物学概述

📖 **学习目的与学习要点**

　　地球是所有地球生物的共同家园,而这个家园的共同居住者之间并非总是处于互利友好的状态。就人类而言,一直受到无数可致病的寄生生物的困扰。自本章开始,我们即将步入对致病性生物的了解之旅。首先,我们需要了解人类是如何发现并认识这些可以对我们构成威胁的生物的;其次,我们应该知道我们与它们之间发生了什么;再次,我们需要知道有多少种类的此类生物进入了人类的"黑名单";最后,迄今我们掌握了哪些可以对付这些致病生物的手段;在和它们的接触过程中,又有哪些规则需要遵守。

　　在疾病的病因中,寄生于宿主并引起感染的生物是最主要的外因。这类生物因子统称为病原生物(pathogen),包括微生物与寄生虫。在人类的疾病史中,病原生物所造成的严重后果,曾经给人类留下无数痛苦与沉重的记忆。至今,人类的健康与生命依然受到许多已知与未知病原生物的威胁。

第一节　病原生物学的研究历程与范畴

　　病原生物学是在人类对自身及其他动植物感染性疾病的探究过程中逐步建立和不断发展的。其中以引起人类感染的病原生物(医学病原生物)为主要研究目标的科学称为医学病原生物学。

一、病原生物学的研究历程

　　1675 年,Leeuwenhock 发明了可观察细菌的显微镜,并记录下细菌的形态。这使微生物从不为人知的陌生概念逐渐演变为为人熟悉的生物种群,从而为病原生物学的研究提供了重要的工具和良好的认识基础。

　　19 世纪中叶,Pasteur 在欧洲有关"自然发生论"的科学大论战中,采用的一系列科学实验方法,以及由此所得出的结论使人们对发酵、腐败、疾病等现象成因的认识发生了根本性的改变,由此所形成的"细菌致病学说"奠定了医学病原生物学诞生的基础。借助显微镜、细菌染色方法、细菌培养方法的应用,大量病原生物及其感染机

笔记

93

制被发现(这成为20世纪初主要的诺贝尔奖获奖项目),如Pasteur对葡萄球菌的发现;Koch对炭疽杆菌、结核杆菌、霍乱弧菌的发现;1851年Bilharz对埃及血吸虫的发现;1880年Laveran对疟原虫的发现;1897年Ross对疟疾传播过程的发现等。这些工作不仅确认了各种感染性疾病的病原体和传播过程,更为重要的是,经过这一系列的研究工作,第一代的病原生物学家建立起了现代病原生物学研究的基本理论、基本方法与基本范式,从而开创了以病原生物学研究为先导的生命科学新纪元。其中医学病原生物学研究所取得的成就,将人类的平均预期寿命延长了整整四十年。

值得一提的是,Koch在完成大量病原生物分离鉴定工作的基础上,提出了确定病原体的著名法则——Koch公设(Koch's postulates),即:①同一种疾病中应能查见相同的病原菌;②在宿主体内可分离、培养得到纯的病原菌;③以分离、培养所得的病原菌接种易感动物,可引起相同的疾病;④从人工感染动物体内可重新分离、培养获得纯的病原菌。这个法则至今依然成为人们认识新现病原体的"金科玉律"。

进入20世纪,随着生物化学、遗传学、免疫学、分子生物学的发展和应用,推动了病原生物学的迅猛发展。新的病原生物不断被发现并得到深入研究,例如:引起获得性免疫缺陷综合征的人类免疫缺陷病毒,引起高致死性出血热的埃博拉病毒,导致输血后肝炎的丙型肝炎病毒,可造成腹泻性疾病的星状病毒,引起严重急性呼吸综合征的SARS冠状病毒,导致猫抓热的猫抓热巴尔通体,引起军团病的嗜肺军团菌,引起莱姆病的伯氏疏螺旋体;造成腹泻病的小隐孢子虫和引起巴布亚新几内亚新生儿死亡的福勒伯尼类圆线虫等。应用分子生物学技术,对病原生物致病机制的研究已深入到分子水平和基因水平;近八十种人类病毒和五十多种人类致病菌的基因组测序完成;利用基因分型方法来分析待检菌的遗传学特征,应用于病原生物的分类、新种鉴定和流行病学调查,在临床病原生物学检验中,开发了多种类型的快速病原生物学检验技术,提高了感染性疾病的诊断效率;采用分子生物学技术分离或制备了多种新型疫苗,并创制了新型疫苗——核酸疫苗用于传染性疾病的预防;新型抗生素和新型抗病毒制剂不断被研发并上市。

但相对人类面临的感染性疾病的威胁,新现和再现感染性疾病的病原学研究、重要病原生物的致病性研究、新型疫苗的制备研究、临床病原生物学诊断新技术的开发研究等依然任重而道远。

二、医学病原生物学的研究范畴

在自然界中,营寄生生活的微生物和部分低等无脊椎动物,可对其宿主造成损害。人类对这种生物学行为及损害机制的探究形成了广义的病原生物学。

针对直接威胁人类健康的医学病原生物(包括病毒、细菌、真菌、原虫、蠕虫、节肢动物等)所开展的全面探究则形成了医学病原生物学。医学病原生物学的研究范畴包括医学病原生物的生物学特性、与人类宿主的关系、致病机制,以及相应之检测与防治方法。

第二节 寄生与感染

在地球上,绝大多数的物种都处于共同生存的环境之中。在这样一种共存环境中,生物物种间的利害关系表现为它们之间的相互作用方式。按照双方的获益或受害类型,其全部的相互作用可分为六类,即中立(共存双方均不获益或受害)、偏害共生(一方受害,另一方未受害未获益)、偏利共生(一方获益,另一方未受害未获益)、竞争(共存双方均不同程度受害)、互利共生(共存双方均获益)、捕食或寄生(一方获益,另一方受害)(表7-1)。

表 7-1 生物间的相互作用类型

甲方(影响)	乙方(影响)	互作类型
无	无	中立(neutralism)
受害	无	偏害共生(amensalism)
获益	无	偏利共生(commensalism)
受害	受害	竞争(competition)
获益	获益	互利共生(mutualism)
获益	受害	捕食或寄生(predation or parasitism)

无疑,对人体构成威胁的病原生物与人类之间形成的共存方式属于上述第六种类型,即寄生(parasitism)方式。

一、寄生

在一方获益,另一方受害的寄生方式中,获益方称为寄生物(parasite),受害方称为宿主(host)。就医学病原生物与人类的共生关系而言,受害的人类处于宿主地位,获益的医学病原生物就是寄生物。

(一)寄生物分类

按寄生生物对宿主依赖程度可以将寄生生物分为专性寄生生物、兼性寄生生物和偶然寄生生物。专性寄生生物指必须以营寄生生活方能生存的生物,如病毒、某些原核生物、疟原虫、丝虫、绦虫等;兼性寄生生物指既可营寄生生活,又可营自生生活的生物,如粪类圆线虫;偶然寄生生物指因偶然机会进入非正常宿主体内寄生的生物,如某些蝇蛆。

按寄生生物与宿主接触时间关系可以将寄生生物分为长期性寄生生物和暂时性寄生生物。前者指发育某一阶段不能离开寄生宿主的寄生生物,如病毒、绦虫等;后者指一些只需短时接触宿主的寄生生物,如蚊、白蛉、蚤、虱、蜱等。

按寄生生物与宿主接触空间关系可以将寄生生物分为体内寄生生物和体外寄生生物。前者指寄生于肠道、组织内或细胞内的寄生生物,如病毒、细菌、线虫等;后者指寄生于宿主体表的寄生生物,如蚤、虱、某些真菌等。

(二)宿主分类

一种寄生生物可以拥有多种不同的宿主(或在不同的发育阶段拥有不同的宿主),按宿主相对寄生物的作用地位,宿主也可进行分类。

按宿主在寄生物不同发育阶段的作用,分为终宿主(definitive host)和中间宿主(intermediate host)。前者是寄生物成体(如寄生虫成虫)或有性生殖阶段所寄生的宿主;后者是寄生物幼虫或无性生殖阶段所寄生的宿主。

笔记

按宿主在寄生物传播过程中的作用,分为储存宿主(reservoir host)和转续宿主(paratenic host)。前者是指与被致病宿主并存的其他生物宿主,例如日本血吸虫成虫可寄生于人和牛,牛即为血吸虫的储存宿主;后者是指不能完全满足寄生物完整发育过程的非正常宿主,例如卫氏并殖吸虫的童虫进入野猪体内不能发育为成虫,若犬吞食含有此虫的野猪肉,则其可在犬体内发育为成虫,野猪就是该虫的转续宿主。

二、感染

寄生物受到宿主免疫系统的抵抗,并由此呈现的病理生理过程称为感染(infection)。感染的形成、发生、发展及预后受诸多因素影响,了解与掌握影响感染的因素可以使人类在与病原生物斗争过程中占有主动地位。

(一)感染的影响因素

影响感染的因素包括病原体、宿主免疫力及环境。

1. 病原体　病原体对感染的影响主要反映在致病性(pathogenicity)与数量两方面,且两者关系成反比(即毒力强弱与致病性成正比,与数量成反比)。

(1)致病性:病原体的致病性在机制上包括对宿主的侵袭力和毒性作用。所谓侵袭力即病原体在入侵过程中,形成的吸附、定植,以及对宿主免疫系统的逃逸等生物学作用;所谓毒性作用指病原体使宿主组织细胞受到的直接与间接病理损害,通常表现为组织细胞的损伤、代谢过程的紊乱,以及最终出现的临床特定病型(如天花、麻疹、破伤风、肠热症、疟疾等)。

病原体致病性的结构基础包括结构性致病物质(非分泌的)与分泌性致病物质。前者如病毒的吸附蛋白(流感病毒的血凝素、人类免疫缺陷病毒的 gp120 等),细菌的脂多糖、分泌系统,蠕虫的吸盘,节肢动物的口器等。后者是细菌的外毒素、侵袭性酶;原虫溶组织酶;蠕虫的抗凝素等。

病原体致病性的强弱程度一般以毒力(virulence)来衡量,多采用半数致死量(median lethal dose,LD_{50})或半数感染量(median infective dose,ID_{50})表示。前者是指在规定时间内,通过指定感染途径,使一定体重或年龄的某种动物半数死亡所需的最小病原体数量或毒素量。后者是指在规定时间内,通过指定感染途径,使一定体重或年龄的某种动物半数出现疾病症状所需的最小病原体数量或毒素量。LD_{50}(ID_{50})数值越小表示毒力越强。

(2)数量:在大多数感染过程中,病原体的侵入数量决定感染的状态与形式,少量的病原体入侵,可能迅速为机体免疫系统阻挡,不出现临床疾病表现,形成隐性感染。大量的病原体入侵,则可导致严重的病理损伤,出现明显的临床症状,称为显性感染。引起显性感染的病原体数量即使于同一种病原体亦非定值,因为还将取决于病原体所具有的致病力与机体针对这一病原体所产生的合适免疫力。

2. 宿主免疫力　是感染发生、发展的重要限制因素。宿主免疫力由固有免疫与适应性免疫两部分组成。前者对病原体构成防御屏障,并在感染早期发挥主要的清除、杀灭病原体作用及限制病原体播散作用;后者可特异性地针对特定病原体形成高效的清除机制,并可形成与维持长期的选择性免疫作用。但宿主免疫力也可能在感染过程中成为致宿主机体组织损伤的重要原因。

3. 环境 环境对于感染的影响主要表现于:①提供病原生物的生存条件:多数病原体的传播具有地域性,这是因为病原体的生存或传播病原体的媒介生物的生存需要一定的地理、气候条件,如华支睾吸虫只限于亚洲东部、而日本裂体吸虫的分布在我国限于长江流域等;②形成病原生物的适宜传播途径:如消化道传播的病原体与环境中水污染及食品污染密切关联,而日本脑炎病毒、疟原虫的感染则与由温度、湿度形成的媒介蚊子的虫口密度互相平行;③增加人群的易感因素:人口流动、生活条件与习惯的改变,以及医源性因素均可增加与病原体的接触机会,使人群易感因素增加。

(二)感染的类型

感染可有多样复杂的临床表现与过程,因此可在不同层面上进行分类。

1. 基于病因的感染分类 根据引起感染的病原体类型可分为细菌性感染、病毒性感染、真菌性感染、寄生虫感染。

2. 基于流行病学意义的感染分类 从流行病学意义上感染分为显性感染(apparent infection)、隐性感染(inapparent infection)、潜伏感染(latent infection)与携带状态(carrier state)。显性感染与隐性感染以出现或不出现临床疾病表现作为区分;而潜伏感染是特指病原体以隐伏状态寄生于宿主细胞内的一种感染,这一感染状态一般发生于显性感染或隐性感染之后,潜伏感染的病原体在一定条件下可被激活,重新引起临床感染;携带状态则是特指临床感染表现消失后,病原体在机体的潴留状态。显性感染、隐性感染与携带状态都是流行病学意义上的传染源;尤其是隐性感染与携带状态因其缺乏明显的临床感染表现,常常可因被忽视而成为最主要的病原体传播来源,因此在流行病学上具有十分重要的意义;潜伏感染一般不形成病原体的播散。

3. 基于病原体来源的感染分类 根据引起感染的病原体来源可将感染分为外源性感染(exogenous infection)与内源性感染(endogenous infection)。外源性感染指病原生物来自环境入侵所造成的感染;内源性感染指体内潜在的病原生物及机会致病病原生物所引起的感染,内源性感染一般具有条件依赖性。

4. 基于临床病程的感染分类 显性感染中临床病程短于6个月的感染称为急性感染(acute infection),临床病程长于6个月的感染称为慢性感染(chronic infection)。

5. 基于发生部位的感染分类 感染发生局限于局部组织、器官的称为局部感染(limited infection);感染因血行播散而弥散于全身的称为全身感染(systemic infection)。

6. 基于特定发生环境的感染分类 易于或集中在某个特定环境发生的感染以该环境定名,如医院内感染(nosocomial infection)与社区感染(community infection)。

(三)感染的意义

感染对病原生物和人类的进化都具有重要意义,是两者共同进化的枢机之所在。

对于病原生物,感染所造成的选择压力,可促使其产生的遗传突变被选择性的保留,从而影响病原生物的致病性、宿主转换等生物学性状,并对人类的疾病及疾病发生过程产生巨大影响。

对于人类,感染具有双重意义。一方面,感染使人类的免疫系统经受选择的压力而不断进化,促使免疫系统建立适应性免疫,以致大多数感染都以隐性感染方式发生;另一方面,严重感染(尤其是烈性传染病)在很多方面给人类带来灾难,如历史上瘟疫曾多次造成人口剧减,给社会发展带来极大影响。感染还可导致机体的免疫系统功能异常,引发免疫缺陷性疾病和免疫损伤性疾病。

三、机会性感染

从群体生物学和生态学的角度观察人体,可以将人体视作人的真核细胞群与各类微生物(原核细胞型、真核细胞型、非细胞型)群体组成的生物共同体。这些作为人体组成部分的微生物在正常生理状态下属于人体的一部分,并参与人体的正常代谢及免疫防御。人体及与之组成生物共同体的各类微生物就这样形成了人体微生态系(microbial ecosystem)。当人体微生态系发生异常时,这些微生物与人类的共存形式会发生改变,由中立、偏利共生或互利共生转换为偏害共生与寄生,从而引发机会性感染(opportunistic infection)。

（一）正常微生物

在人体微生态系中的各类微生物称为正常微生物群(normal flora)。据测算,人体表与体内的原核生物数量是人体自身细胞数量的10倍。它们参与了人体的代谢过程、人体内环境的稳态调节、人体免疫系统的构建,是正常人体不可或缺的部分。

人体微生态系的微生物成员包括原籍微生物(autochthonous microorganism flora)与外籍微生物(allochthonous microorganism flora)。原籍微生物定植在宿主的上皮细胞表面上,从婴儿的初级群落开始,逐步演替到成年后的终极群落,与机体形成协调的统一体,是正常人体生理机制的组成部分;而外籍微生物则在演替的过程中逐渐加入到微生态系中,以补充或替代原籍微生物的消耗与消失。

正常微生物的生理作用主要表现于:①生物拮抗:指分布在皮肤黏膜的正常微生物群拮抗外源致病病原生物的生物屏障作用,包括:代谢干扰(专性厌氧菌在代谢过程中产生释放有机酸,包括挥发性脂肪酸和乳酸,降低局部环境中的pH与氧化还原电势,抑制外源致病菌的生长繁殖);占位性保护(正常微生物群与黏膜上皮细胞紧密接触,形成一层膜菌群,干扰致病菌的定植);营养竞争(处于主导地位的庞大正常微生物群在营养的争夺中占据优势,不利于外源致病菌的生长与繁殖)等。②营养作用:是指位于人体消化道的正常微生物有的能合成维生素 B_2、维生素 B_{12}、维生素 K 等供人体利用,有的能帮助食物营养的消化和吸收,或参与某些物质的代谢(如胆汁代谢、胆固醇代谢)、转化(如激素转化)等过程。③免疫激活作用:指正常微生物群作为免疫诱导物质,可刺激机体免疫系统产生能对病原菌有抑制作用的免疫物质,如某些肠道细菌(含有)能刺激肠黏膜下淋巴细胞增殖,诱导 sIgA 产生,抑制与之有共同抗原的肠道致病菌。

（二）机会性感染

正常微生物群在演替过程中,可维持相对恒定状态,并与宿主和环境之间相互依赖、相互制约,形成一种微生态平衡。

因某些原因而导致人体微生态系失衡时,处于微生态系中的部分正常微生物可转变为致病微生物,并引发机会性感染,此类因共存形式转化而形成的病原体称为机会性病原体(opportunistic pathogen)。临床较为多见者,如因过度使用抗生素所引发的菌群失调症(dysbacteriosis)——真菌与耐药细菌所造成的二重感染;人体免疫缺陷状态引发的肺孢菌、弓形虫、隐孢子虫感染等。

笔记

第三节　病原生物类群

病原生物是一个与现代生物分类学所界定的生物类群相重叠的生物学概念。了解病原生物在现代生物分类学中的生物类群地位,将有助于更深刻、更准确地理解病原生物的生物学特性与致病性。

一、现代生物分类学中的生物类群

随着人类认识的物种数量不断增加,现代生物学迫切需要建立一个理想的分类方式,以确定每一种生物在整个地球生物圈内的作用位置、各自的进化地位及相互间的生存关系。因此一个理想的分类系统应能正确反映生物的自然亲缘关系和进化趋势。

1969 年 Whittaker 根据生物体的主要生物学特征将地球上所有细胞生物分为原核生物界、原生生物界、(真)菌物界、植物界和动物界,提出了"五界系统"。而1990 年 Woese 则根据分子进化的路线将所有细胞生物分为细菌域(bacteria)、古菌域(archaea)、真核生物域(eukarya)等三个生物域,提出"三域学说"(three domains proposal)。目前被国际生物学界主流所接受的各种生物学分类系统都依据上述的"五界系统"与"三域学说"。只有病毒因起源特殊,不具备独立的完整生命特征,被单列一类,称为非细胞型生物。

病原生物跨越细菌域、真核生物域、覆盖原核生物界、原生生物界、(真)菌物界和动物界,同时吸纳单列一类的非细胞型生物,其分类学地位更具复杂性。

二、病原生物的分类学位置

习惯上根据病原生物的生物学特性,分为非细胞型病原生物(医学病毒)、原核细胞型病原生物(医学细菌)、真核细胞型病原生物(医学真菌、医学原虫、医学蠕虫和医学节肢动物)。

(一) 非细胞型病原生物

非细胞型生物目前主要用以指病毒(virus),在本质上病毒可以视作一段被蛋白质包裹的可复制、转移的遗传信息。其特点为:①无细胞构造,形体微小,主要成分仅为核酸和蛋白质,故有"分子生物"之谓;②单一核酸类型,非 DNA 即 RNA;③无自主代谢,增殖完全依赖宿主细胞;④具有感染性。以其特点而论,几乎所有病毒都属于病原生物,其中致人类疾病病毒称为医学病毒。

目前,病毒分类仍基于病毒的生物学性状。国际病毒分类委员会(International Committee on Taxonomy of Viruses,ICTV)收集所有已发现和新发现病毒的详尽信息,进行科学的分类,并统一对病毒进行命名。ICTV 不定期发表病毒分类报告,向人们介绍在这个世界上人类能够认识之病毒的面貌。最近的一次报告是 2012 年该组织发表的第九次报告,在这份报告中病毒依照它们的核酸类型与结构,以及病毒体的形态与结构划分出 6 个目、87 个科、19 个亚科、349 个属、2284 个种。

根据病毒核酸的类型和复制方式划为三类,即 DNA 病毒、RNA 病毒、逆转录病毒,并再进一步分成双链 DNA 病毒(dsDNA)、单链 DNA 病毒(ssDNA)、双链 RNA 病毒

(dsRNA)、单正链 RNA 病毒[(+)ssRNA]和单负链 RNA 病毒[(−)ssRNA]等。

与人类疾病关系较密切的双链 DNA 病毒有:痘病毒科、疱疹病毒科、腺病毒科、乳头瘤病毒科。单链 DNA 病毒为细小病毒科;双链 RNA 病毒有呼肠孤病毒科、双 RNA 病毒科;单正链 RNA 病毒有小 RNA 病毒科、杯状病毒科、星状病毒科、冠状病毒科、黄病毒科、披膜病毒科;单负链 RNA 病毒有正粘病毒科、副粘病毒科、丝状病毒科、沙粒病毒科、布尼亚病毒科、弹状病毒科;逆转录病毒有嗜肝 DNA 病毒科(双链 DNA)和逆转录病毒科(单正链 RNA)。

除上述非细胞微生物外,ICTV 还列出了朕朕病毒(mimivirus)、类病毒(viroid)、卫星病毒(satellite virus)、卫星核酸(satellite nucleic acid)、朊粒(prion)。这些均为具有侵染能力,却与通常病毒的典型结构差异较大的感染因子,其中有些也可引起人类疾病。

(二) 原核细胞型病原生物

原核生物界涵盖细菌域与古菌域。其特点为:①均为单细胞生物,形体细小,可依靠光学显微镜观察;②细胞结构简单,无核膜,细胞核为裸核;细胞器欠发达,无线粒体、内质网、高尔基体;缺少细胞骨架;③增殖方式单一,绝大多数以二分裂形式无性繁殖。按营养来源,原核生物分自养型与异养型两类,属于古菌域的原核生物基本属自养型,属于细菌域的原核生物有少量属于异养型。从生物体获取营养来源的异养型原核生物是原核细胞型病原生物的主要构成者,其中引起人类致病的原核细胞型病原生物属于医学细菌。

《伯杰系统细菌学手册》(原名《伯杰鉴定细菌学手册》)是国际公认的研究原核细胞生物分类的权威著作,目前已出至第 9 版,该手册对原核细胞微生物的分类是基于生物学性状,并汲取了细胞学、遗传学和分子生物学等多学科最新进展,把原核细胞生物分为细菌域(24 门 33 纲 80 目 206 科 1142 属)和古菌域(3 门 9 纲 13 目 22 科 79 属),包括:酸杆菌门、放线菌门、产水菌门、拟杆菌门、衣原体门、绿菌门、绿弯菌门、产金菌门、蓝藻门、脱铁杆菌门、异常球菌——栖热菌门、网团菌门、纤维杆菌门、厚壁菌门、梭杆菌门、芽单胞菌门、黏胶球形菌门、硝化螺旋菌门、浮霉菌门、海绵杆菌门、变形菌门、螺旋体门、柔膜菌门、热脱硫杆菌门、热微菌门、热袍菌门、疣微菌门。其中与人类疾病相关的原核细胞微生物有:厚壁菌门中的葡萄球菌、链球菌、支原体等,变形菌门中的埃希菌、沙门菌、志贺菌、立克次体等,以及衣原体、螺旋体、放线菌等门中的若干种类。

(三) 真核细胞型病原生物

真核生物是结构类型最为繁复的生物类群,由原生生物界、(真)菌物界、植物界和动物界四界构成。其特点包括:①生物体形式多样,从单细胞到多细胞类型应有尽有;②细胞结构复杂,细胞核有核膜,核酸多以染色体形式存在;细胞器发达,出现线粒体、内质网、高尔基体;细胞骨架形成;③增殖方式多样,具有无性繁殖与有性繁殖多种繁殖方式,遗传信息多依赖垂直转移。引起致病的真核生物涉及原生生物界、(真)菌物界和动物界的一些生物门类。

菌物界估计有物种 25 万种以上,由于许多物种的生物学特性还未被完全揭示,因此尚不能产生一个为全球学者公认的分类系统。现据 NCBI(美国国立生物技术信息中心)公告的真菌(fungus)分类表,一般将真菌分为 5 个门 22 个纲,包括子囊菌门(3

个亚门,外囊菌亚门、盘菌亚门、酵母菌亚门)、担子菌门、壶菌门、球囊菌门、接合菌门,除此外尚有一些真菌未能被归类。与人类疾病关系较密切的真菌包括:子囊菌门的表皮癣菌、毛癣菌、小孢子癣菌、毛结节菌、假丝酵母菌、肺孢子菌、曲霉菌、镰刀菌、青霉菌、组织胞浆菌等;担子菌门的隐球菌、糠秕马拉色癣菌等;接合菌门的毛霉菌等。

原生生物界中的人类致病生物涉及肉足鞭毛门、顶复门、纤毛门等三个门类,如肉足鞭毛门的溶组织内阿米巴、鞭毛虫、杜氏利什曼原虫、阴道毛滴虫等;顶复门的疟原虫、弓形虫等;纤毛门的结肠小袋纤毛虫等。

动物界中的人类致病生物涉及扁形动物门、线形动物门、棘头动物门和节肢动物门,如扁形动物门的血吸虫、华支睾吸虫、猪带绦虫、牛带绦虫等;线形动物门的蛔虫、钩虫等;棘头动物门的猪巨吻棘头虫等;节肢动物门的蚊、螨等。

传统上,人们习惯将原生生物与无脊椎动物中的病原生物称为寄生虫。

三、病原生物的命名

由于病原生物的跨界属性,其命名并不统一。病毒的命名由国际病毒分类委员会制定统一命名,一般根据其引起的疾病或症状、形态特征、核酸复制类型、组织细胞亲嗜性等来给予相应的名称。细菌和真菌沿袭植物双名法则命名,由两个拉丁单词组成,前一单词为属名,用名词,第一个字母大写;后一单词为种名,用形容词,第一个字母小写;中文次序与拉丁文相反,种名在前,属名在后。原生生物与无脊椎动物则采用动物双名法,属名在前,种名在后;如有亚种用三名法,第三个字为亚种名,命名者与命名年份随其后。

需要指出,为了彰显科学发现是全人类的共同事业,20 世纪 60 年代后的生物分类学,已不再提倡以发现人的名字来命名物种。在医学研究中也同样如此。

第四节 病原生物控制

人类在与病原生物的危害进行斗争的过程中,建立与发展了病原生物控制的概念与方法。由于这一概念的提出,彻底改变了人类在与病原生物相互斗争过程中,长期处于被动的生存状态。使人类的健康状态和医疗环境发生了根本性的改变。但目前人类控制与应对病原生物的手段尚不能完全征服人类所面对的各类感染性疾病。发展与改善病原生物控制技术仍然是病原生物学所面临的主要任务。

一、病原生物控制的基本概念

病原生物控制是人类疾病控制的一个重要分支,通常是指对病原生物的分布、数量、增殖状态的宏观调控行为。按其设定目标,可包括杀灭病原生物、限制病原生物增殖、控制病原生物传播等不同要求的内容;按其作用对象,分为环境中病原生物的处理和机体内病原生物的处理。

自 17 世纪以来,在人类控制病原生物的实践活动过程中,衍生出许多术语,如灭菌(sterilization)、消毒(disinfection)、卫生处理(sanitization)、防腐(antisepsis)、抑菌(bacteriostasis)、无菌(asepsis)等。这些术语在应用过程和转译过程中由于所指对象的不明确和语言转换时的误译,给临床应用带来了较大的含混性。近年来,国内教材较

笔记

为通用并给出统一定义的术语有灭菌、消毒和无菌。

Sterile 一词原义为不育,引申义为无生命的,构成名词 sterilization 后转义为消除一切生命的状态。在汉语译为"灭菌"(这一译名不是十分确切,目前约定俗成),实际是指杀灭一切生物(包括细菌、真菌、病毒、寄生虫等繁殖形态及其休眠形态)的技术措施与方法。Disinfection 的字义是去除感染,汉语译为"消毒"(这一译名也不十分确切,也为约定俗成),实际是指杀灭病原生物繁殖体(不包括芽胞等休眠形态和所有微生物)的技术措施与方法。Asepsis 的原义是无腐败,引申义为无生物污染状态,汉语译为"无菌",实际是指在灭菌条件下的操作状态及灭菌措施所造成的环境状态。

灭菌、消毒和无菌等技术措施通常用于环境中病原生物的处理,控制目标为杀灭病原生物;生物拮抗与防腐同样用于环境中微生物的处理,控制目标为限制有限病原生物的增殖;而粪水管理、媒介生物控制、环境消毒及临床无菌操作都系以减少病原生物与人类宿主的接触机会为控制目标。明确不同层次控制的目标是制定各局部区域(如社区、医院等)内病原生物控制策略和具体措施的依据。

至于针对机体内病原生物的处理,主要依赖化学治疗剂(chemotherapeutant),如抗生素(antibiotics)和抗代谢药物(antimetabolites)等。按所针对的病原生物类型,化学治疗剂又可分为抗病毒药物、抗细菌药物、抗真菌药物和抗寄生虫药物。

二、环境病原生物控制的主要方法

按照对病原生物控制目标的不同,以杀灭病原生物为目的的环境病原生物控制方法可分为灭菌与消毒两大类,其借助的手段主要为物理和化学方法。

(一) 灭菌方法

最古老的灭菌方法是源自古罗马时代的热力灭菌法,随后至工业革命后逐渐出现了压力灭菌法、滤过灭菌法、化学灭菌法和辐射灭菌法。

1. 热力灭菌法　高温可使病原生物细胞蛋白质和 DNA 被破坏而死亡。故热力灭菌法成为使用时间最悠久,适用面最广泛的一种灭菌法。热力灭菌方法主要有干热法与湿热法,在相同温度下,湿热法效果优于干热法。①干热灭菌法:主要有灼烧法与干烤法,系于无水状态下利用高温直接杀死病原生物。灼烧法于火焰上直接灼烧杀死病原生物;干烤法用电热烤箱中的热空气进行灭菌,一般采用 160~170℃作用 2 小时可杀死包括细菌芽胞在内的所有病原生物。②湿热灭菌法:如间歇灭菌法(将物品置于 80~100℃持续 15~30 分钟,然后置 37℃培养,24 小时后用同样方法处理,连续 3 次以上,可将复苏的细菌芽胞分批杀灭)。

2. 压力灭菌法　在早期压渍法采取压力除菌的基础上,又发明了高压蒸汽灭菌法(利用密闭的耐压容器内蒸汽形成超过大气压的压力与高温进行灭菌,通常使用的高压蒸汽灭菌器蒸汽压力可达 103.46kPa,相当于 121.3℃,维持 15~20 分钟,可杀灭包括细菌芽胞在内的所有病原生物)除菌。

3. 滤过灭菌法　可利用滤过原理从受处理样品中去除病原生物。如硅藻土滤器、蔡氏滤器、玻璃滤器、膜滤器等都可用作气体或液体中微生物的去除,其中去除细菌的滤膜孔径为 220nm,如需滤除病毒,则需用 20nm 孔径滤膜。此法适合于不耐高温的蛋白质溶液或对热敏感的化学药物等处理对象。

4. 化学灭菌法　如采用适当浓度的过氧乙烷等化学气体熏蒸法,处理医疗器材,可达到灭菌目的。

5. 辐射灭菌法　如利用多种电磁辐射(红外线、紫外线、X射线、γ射线等)可杀死微生物。主要有利用波长0.77~1000μm的红外线电磁波照射,转换为热能影响微生物的生存;利用波长200~300nm的紫外线,使微生物DNA上相邻的两个胸腺嘧啶分子形成二聚体导致细胞死亡;利用高能电磁波、X射线、γ射线、α射线和β射线等电离辐射,使受照射分子发生电离而杀死病原体。

(二)消毒方法

最主要的消毒方法是热力消毒法,其他则有化学消毒法和辐射消毒法。

1. 热力消毒法　最常使用的是煮沸消毒法(将物品置于水中加热至沸点持续5~10分钟)、巴氏消毒法(系由巴斯德创用,将食品加热至62℃维持30分钟,可杀死一些特定病原体,包括布氏杆菌、沙门菌、牛型结核分枝杆菌和溶血性链球菌等)、流通蒸汽消毒法(利用100℃左右的水蒸气持续作用15~30分钟)。此类消毒法可杀灭病毒、真菌、寄生虫虫卵等多种病原生物和大部分细菌繁殖体,但不能杀灭细菌芽胞。

2. 化学消毒法　多种化学物质在作用于各类病原生物一定时间后也可产生杀灭效果,被称为消毒剂(disinfectant)。常用消毒剂种类包括:①酚类(苯酚、甲酚等),其作用为破坏细胞膜,使蛋白质凝固;②醇类(乙醇、异丙醇等),其作用为去除细胞膜中的脂类,使蛋白质变性、浓度为70%~75%乙醇杀菌力最强,更高浓度能使表面蛋白质迅速凝固影响其继续渗入,减弱杀菌效力;③重金属盐(升汞、硝酸银、红汞等),其作用为与带负电荷的菌体蛋白质结合,使之发生变性或沉淀,也可与细菌酶蛋白的巯基结合,使其丧失酶活性;④氧化剂(高锰酸钾、过氧乙酸、碘酒等),其作用为通过与酶蛋白中的还原状态的化学基团结合,转成氧化状态,导致蛋白质的分子结构破坏,活性丧失;⑤表面活性剂(苯扎溴铵、杜灭芬等),其作用为吸附在细胞表面,改变细胞膜通透性,使内容物逸出;⑥烷化剂(甲醛、环氧乙烷、戊二醛等),其作用为对细菌蛋白质和核酸有烷化作用。此外卤素及卤化物(碘、氯、漂白粉、次氯酸钙、次氯酸钠等)、染料(甲紫等),强酸强碱(生石灰等)等亦为常用化学消毒剂。

3. 辐射消毒法　作为电磁辐射的紫外线理论上具有芽胞杀灭作用,但因其穿透力太弱,只能对表层芽胞产生作用,在实际应用中,灭菌效果并不理想,一般仅视作消毒措施。

三、影响环境病原生物控制的因素

对环境病原生物的控制措施往往会受多种因素的影响,而呈现效果差异。这些影响因素包括:①病原生物的种类、生活状态与数量,不同种类病原生物对各种消毒灭菌方法的敏感性不同,如寄生虫虫卵在70℃、30分钟可被杀死;细菌繁殖体、真菌在湿热80℃、5~10分钟可被杀死,但芽胞需在湿热120℃、10分钟才能被杀灭。②消毒灭菌的方法、强度及作用时间,大多数消毒剂在高浓度时起杀菌作用,低浓度时则只有抑菌作用;同一种消毒灭菌方法在一定条件下,时间越长强度越大,效果也越好;采取不同的消毒灭菌方法对病原生物的作用也有差异。③被消毒物品的性质、性状可影响灭菌效果,如金属制品煮沸15分钟可达到消毒效果,而衣物则需30分钟,物品的体积、包装也会妨碍其内部的消毒。④消毒环境,有机物如蛋白质可使得混于其中的微生物对理化消毒灭菌方法的抵抗力增强,环境中温度、湿度及pH可影响消毒灭菌的效果。如温度的升高可提高消毒剂的消毒能力,空气湿度可影响紫外线的消毒效果,醛类、季铵盐类表面活性剂在碱性环境中杀灭微生物效果较好,酚类和次氯酸盐类则在酸性条件下杀灭微生物的作用较强。

第五节　生物安全

1975 年著名的 Asilomar 会议召开后,提出了生物安全(biosafety)这一重要概念。近年来,人们在与病原生物的反复较量中,越来越重视这一概念。

一、生物安全的基本概念

随着生物技术(指发酵工程、酶工程、细胞工程和基因工程技术)在各个生产领域的广泛应用,与生物技术联系在一起的生物安全的定义域被不断扩大,今天关于生物安全的概念可以从法律意义上定义为:"指生物的正常生存和发展以及人类的生命和健康不受人类的生物技术活动和其他开发利用活动侵害和损害的状态。"这一定义具有四个方面的含义:①生物安全是各种生物不受侵害和损害的状态;②生物安全是各种生物处于正常的生存和发展状态;③生物安全所受的外来影响是指受人类生物技术活动和其他开发活动的影响,自然界对生物造成的危险不应列入生物安全的范围之内;④生物安全包括人类的安全和健康。这一定义使生物安全成为国家安全的组成部分,关系着对社会、经济、人民健康及生态环境所产生的危害或潜在风险的防范责任与可操作措施,可以视作生物安全的广义定义。

就病原生物学领域而言,1975 年美国国立卫生研究院(NIH)制定的世界上第一部专门针对生物安全的规范性文件——《NIH 实验室操作规则》中,所提出的生物安全概念,可以视作是针对病原生物的狭义定义,即"为了使病原微生物在实验室受到安全控制而采取的一系列措施"。

生物安全所涉及的对象主要包括天然生物因子的危害性、转基因生物和生物技术所可能带来的潜在威胁。其中由病原生物导致的安全问题,如生物武器、生物恐怖、重大传染病暴发流行等,是人类社会所面临的最重要和最紧迫的生物安全问题。此外转基因生物,主要包括转基因微生物和动植物,这些经过基因改造的生物是否安全正日益受到国际社会的广泛关注。而造福人类的生物技术(如转基因技术,克隆技术等)也可能带来意想不到的安全问题,有可能对人类健康、生态环境及社会、经济造成严重危害。所有这些问题都将是生物安全概念下需要考虑与探讨,并建立相应对策的实际社会问题。

二、生物安全常识

与病原生物联系密切的生物安全常识主要包括对病原生物危害程度分级概念的建立和相应的防范意识。

(一)病原生物危害程度的分级

继《NIH 实验室操作规则》之后,WHO 于 1983 年出版了《实验室生物安全手册》(Laboratory Biosafety Manual)为世界各国提供有关生物安全观念的有益参考和指南(已再版多次)。该手册将病原微生物依照其危险度等级分为 4 级。①危险度 1 级:指不太可能引起人或动物致病的微生物,一般不构成个体和群体危险(或只有极低的个体和群体危险),通常是机会致病微生物。②危险度2级:指能够对人或动物致病,但对实验室工作人员、社区、牲畜或环境不易导致严重危害的微生物。实验室暴露可能引起严重感染,但对感染具有有效的预防和治疗措施,并且疾病传播的危险有限,可构成中等程度的个体危险和较低程度的群体危险。③危险度3级:指能引起人或动物的严重疾病的微生物,但一般不会发生感染个体向其他个体的传播,并且对感染具有有效的预防和治疗措施,可构成较高程度的个体危险和较低程度的群体危险。④危险度4级:指能引起人或动物的严重疾病,并且很容易发生个体之间的直接或间接传播的微生物,对感染一般没有有效的预防和治疗措施,可构成很高程度的个体危险及群体危险。

WHO《实验室生物安全手册》指出:"每个国家(地区)应该按照危险度等级,并考虑以下因素来制订各自的微生物分类目录:①微生物的致病性。②微生物的传播方式和宿主范围。它们可能会受到当地人群已有的免疫水平、宿主群体的密度和流动、适宜媒介的存在及环境卫生水平等因素的影响。③当地所具备的有效预防措施,这些措施包括:通过接种疫苗或给予抗血清的预防(被动免疫);卫生措施,例如食品和饮水的卫生;动物宿主或节肢动物媒介的控制。④当地所具备的有效治疗措施,这些措施包括:被动免疫、暴露后接种疫苗,以及使用抗生素、抗病毒药物和化学治疗药物,还应考虑出现耐药菌株的可能性。"

据此,我国卫生部于2006年制定颁布了《人间传染的病原微生物名录》,具体厘定了适合我国国情的一至四类致病微生物类别。①列入一类(相当于WHO的危险度4级)的有29种病毒,如类天花病毒、克里米亚—刚果出血热病毒(新疆出血热病毒)、埃博拉病毒等。②列入二类(相当于WHO的危险度3级)的有51种病毒,如口蹄疫病毒、汉坦病毒、高致病性禽流感病毒、艾滋病毒、乙型脑炎病毒、SARS冠状病毒等;10种细菌,如炭疽芽孢杆菌、结核分枝杆菌、霍乱弧菌等;4种真菌,如粗球孢子菌、马皮疽组织胞浆菌等;其他病原生物5种,如疯牛病致病因子、人克-雅氏病致病因子等。③列入三类(相当于WHO的危险度2级)的有80种病毒,包括肠道病毒、EB病毒、甲型肝炎病毒、乙型肝炎病毒、单纯疱疹病毒、麻疹病毒等;细菌145种,如金黄色葡萄球菌,化脓链球菌,致病性大肠埃希菌,伤寒沙门菌等;55种真菌,如黄曲霉菌,絮状表皮癣菌,白假丝酵母菌,新生隐球菌等;其他病原生物1种,如瘙痒病致病因子。④列入四类(相当于WHO的危险度1级)的有6种病毒,如豚鼠疱疹病毒、金黄地鼠白血病毒等。

(二) 病原生物实验室生物安全管理

WHO《实验室生物安全手册》鼓励各国接受和执行生物安全的基本概念,并鼓励针对本国实验室如何安全处理致病微生物制订操作规范,对建立微生物学操作规范,确保微生物资源的安全及感染性物质的运输、储存等方面提出了详尽的指导意见。《实验室生物安全手册》将涉及病原微生物操作的实验室分为四个等级,并同时规定了在不同等级实验室内可从事研究的病原微生物类别,以及实验室必须具备的防护条件。根据《实验室生物安全手册》的规定,实验室可以分为基础实验室——一级生物安全水平、基础实验室——二级生物安全水平、防护实验室——三级生物安全水平和最高防护实验室——四级生物安全水平,并根据操作不同危险度等级微生物所需

笔记

的实验室设计特点、建筑构造、防护设施、仪器、操作及操作程序来决定实验室的生物安全水平。

我国政府于 2004 年 11 月 12 日公布了《病原微生物实验室生物安全管理条例》。该条例规定,造成传染病传播、流行等严重后果的实验室工作人员将受到处罚,构成犯罪的,依法追究刑事责任;实验室发生高致病性病原微生物泄漏时,实验室工作人员应当立即采取控制措施,防止高致病性病原微生物扩散,并同时向负责实验室感染控制工作的机构或者人员报告;有关单位或者个人不得通过公共电(汽)车和城市铁路运输病原微生物菌(毒)种或者样本,还应当由不少于 2 人的专人护送,并采取相应的防护措施;从事高致病性病原微生物相关实验活动应当有 2 名以上的工作人员共同进行。条例对病原微生物的分类做了明确规定。根据病原微生物的传染性、感染后对个体或者群体的危害程度,将其分为四类。条例根据实验室对病原微生物防护的生物安全水平(biology security level,BSL)将实验室分为一级、二级、三级和四级(表 7-2)。条例还对采集病原微生物样本的条件进行了规定。条例还规定,对中国尚未发现或者已经宣布消灭的病原微生物,任何单位和个人未经批准不得从事相关实验活动。

表 7-2　病原生物与生物安全实验室适用级别表

级别	BSL-1	BSL-2	BSL-3	BSL-4
实验室隔离	不需要	不需要	需要	需要
房间密闭消毒	不需要	不需要	需要	需要
送风系统	不需要	不需要	需要	需要
HEPA 排风系统	不需要	不需要	需要	需要
室间互锁门	不需要	不需要	需要	需要
缓冲间	不需要	不需要	需要	需要
污水处理	不需要	不需要	需要	需要
室内高压灭菌器	不需要	不需要	推荐	需要
出实验室高压灭菌器	不需要	推荐	需要	需要
双门高压灭菌器	不需要	不需要	推荐	需要
生物安全柜	不需要	推荐	需要	需要
人员安全监控条件	不需要	不需要	推荐	需要

学习小结

读完本章,你是否能够明晰"寄生"与"感染"这两个概念所存在的联系与区别?作为人与病原生物共存的方式,感染受到哪些因素的作用与影响? 我们又会从哪些角度去观察与思考感染问题? 对于引起感染的病原体,你将如何划分? 这样的划分会给予我们什么样的帮助? 当然,你还应当了解迄今为止人类使用了哪些手段以控制病原生物,以及有关"生物安全"的概念与常识。

(王　易)

复习思考题

1. 人们可以根据哪些原则确定引起感染的特定病原生物?

2. 在本章的感染概念中,你获得了哪些不同于原有感染概念的认识? 作为一个重要的疾病类型,你觉得感染会在人类的生命进程中扮演什么样的角色?

3. 人类在与病原生物的斗争中,形成哪些控制病原生物的手段? 结合医学工作,思考一下这些控制手段的目的性与有效性。

第八章

医 学 病 毒

学习目的与学习要点

在人类细胞内寄居的非细胞型病原生物称为医学病毒。在人与医学病毒你死我活的争斗中,如何做到"知己知彼"是一个问题,一个需要在本章讨论的问题。首先,我们要了解没有细胞的生命形式是一种什么模式,有什么样的结构,有什么样的形态;其次,我们要注意这些勉强称为生命体的东西,以什么方式延续其"子孙后代";再次,我们要关心病毒的遗传信息是如何发生变化的,这样的变化对人类又意味着什么;最后,我们应该了解医学病毒会给人类带来什么样的危害,而人类又如何应对这样的危害。

以人类细胞为主要宿主的非细胞型病原生物称为医学病毒。已发现的所有病毒类型(双链 DNA、单链 DNA、双链 RNA、单链 RNA 病毒)中都有一些成员可列入医学病毒。就病原生物对人类形成的危害而言,医学病毒无论从波及范围、危害程度和控制难度上都居首位,并且是近年来对人类健康构成重大威胁的新现与再现病原生物中为数最多的一族。因此,无论从哪个角度而言,认识医学病毒都是学习病原生物学过程中最为重要的环节之一。

第一节 病毒的形态与结构

相对于有细胞结构的病原生物而言,病毒具有最简单的形态与结构。唯其简单、微小,在观察与研究上给人类带来了一定困难,从某种角度而言,相对于其他病原生物,病毒的形态与结构也许是人类了解得最少、最肤浅的。

一、病毒的大小与形态

纳米(nm)——10^{-9} 米,是一个分子级的测量单位,却恰是衡量病毒的尺度,因此只有通过电子显微镜,才能够比较病毒的大小,观察病毒的形态(图 8-1)。在电子显微镜下,病毒间的大小极为悬殊,以最近发现的脒脒病毒(mimivirus)为例,其直径甚至达到 800nm,而另一些病毒则小至 18~22nm,其差距远大于人类世界中之侏儒与巨人。在电子显微镜下观察到的病毒呈现颗粒状,但这些"颗粒"的形状有些为球形,如脊髓灰质炎病毒、疱疹病毒;有些为杆形,如烟草花叶病毒;有些是砖块形,如天花病毒、牛痘病毒;有些是子弹形,如狂犬病病毒、传染性造血坏死病毒、细胞质弹状病毒、细胞

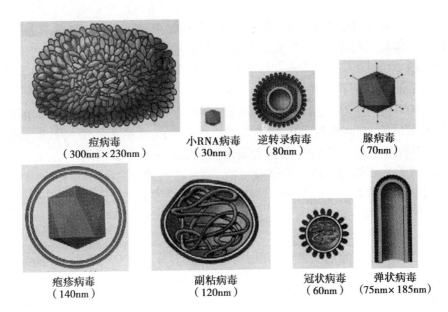

图 8-1　各类病毒大小、形态示意图

核弹状病毒等；大多数动、植物病毒都呈规规矩矩的几何形状。只有昆虫病毒中的一部分表面包裹着四面、长方、六面和十二面等多角形的蛋白质晶体，呈多角形。而细菌病毒中有些则如蝌蚪状。所有这些大大小小、形形色色的"颗粒"都称作"病毒体（viron）"。病毒大小的测定，除了可以在高分辨率电子显微镜下直接测量外，也可用分级过滤法，根据其可通过的超滤膜孔径来估计；或用超速离心法，根据其形状与沉降速度之间的关系来推算。

除了电子显微镜下可见的微小"颗粒状"形态，无细胞构造、单一核酸类型、无自主代谢、具有感染性都是病毒重要的生物学特征。

二、病毒的结构与化学组成

病毒体由核心（core）与衣壳（capsid）共同组成，合起来称核衣壳（nucleocapsid），某些病毒在核衣壳外包绕着脂双层的外膜，称为"包膜"（envelope）（图 8-2）。

（一）核心

病毒核心主要由核酸构成，形成病毒基因组。某些病毒核心也可带有病毒复制所需的核酸聚合酶（如流感病毒核心内的 RNA 聚合酶）、蛋白水解酶、反式作用因子等蛋白质成分。病毒核心一般仅含一种核酸（DNA 或 RNA）。

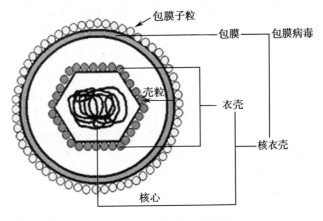

图 8-2　病毒体结构示意图

构成病毒基因组的核酸具有多种形式，形状上有线型和环型之分；构成上有双链、单链之分;单链核酸尚有正链、负链之分;完整性上有分节段与不分节段之分;数量上有单倍体与二倍体之分;核酸序列上有含重复序列与不含重复序列之分。其中单正链 RNA 即是 mRNA,此类病毒核酸在除去衣壳后,可以非病毒体形式进入易感宿主细胞完成复制过程,故又称为感染性核酸。

病毒基因组的大小差别悬殊,最小的细小病毒 5kb(仅 2 个基因),最大的胮胮病毒则有 800kb(近 1000 个基因)。病毒基因组采取高度简并原则,其开放阅读框存在重叠。这可充分利用有限的核酸,扩大遗传信息量。

病毒核心系病毒遗传信息的储藏场所,可主导病毒的生命活动、形态发生、遗传变异和感染性。病毒核心内携带的核酸聚合酶、蛋白水解酶、反式作用因子是病毒编码的非结构蛋白,是病毒复制过程中极为重要的自身调控物质。

(二) 衣壳

衣壳是病毒编码的主要结构蛋白。衣壳由许多称为壳粒(capsomer)的形态亚单位(morphologic subunit)按一定几何构型堆垒而成。壳粒由一至数条多肽组成,其中的多肽称为结构亚单位(structural subunit)。组成衣壳的壳粒数量与排列方式是病毒分类的依据。

病毒壳粒的排列方式一般分为:①立体对称型:壳微粒形成 20 个等边三角形的面、12 个顶和 30 条棱,具有 2-3-5 次旋转对称形式,如腺病毒、脊髓灰质炎病毒等;②螺旋对称型:壳微粒沿螺旋形的病毒核酸呈规则的重复排列,通过中心轴旋转对称,如弹状病毒等;③复合对称型:同时具有上述两种对称性的病毒,如痘病毒、噬菌体等。也有一些病毒壳粒的排列不属于上述任何一种类型。

衣壳赋予病毒固有外形,保护病毒核酸免遭环境中核酸酶的破坏。无包膜病毒的衣壳蛋白还具有病毒吸附蛋白(viral attachment protein,VAP)作用,如腺病毒衣壳上由线状聚合多肽和球形末端蛋白组成的纤维突起(类似"卫星天线"的结构),可以与宿主细胞的整合素类黏附分子选择性结合。衣壳蛋白所具有的抗原性,往往可成为病毒体差异的标志,是病毒分型的依据之一。

(三) 包膜

包膜为某些病毒在成熟过程中通过宿主细胞的膜结构(核膜、内质网、高尔基体、细胞膜等)时获得的单位膜,带有包膜的病毒称为包膜病毒。病毒包膜为脂质双层,表面嵌有多种蛋白质。其中某些蛋白质为病毒基因编码的结构蛋白,在病毒表面呈棘状突起,称做刺突(spike)。多数病毒的刺突具有病毒吸附蛋白功能,是重要的致病因子,如流感病毒的血凝素,人类免疫缺陷病毒的 gp120 等。

病毒包膜具有如下生物学意义:①构成病毒的表面抗原,对形成抗病毒的保护性免疫具有重要意义;②参与病毒的致病过程,包膜上的刺突作为病毒吸附蛋白,构成了病毒感染性的基础,包膜病毒经脂溶剂处理失去包膜后便丧失了感染性;③提高病毒的生存可能性,包膜可增强对病毒体的保护作用。

某些包膜病毒在衣壳与包膜之间存在病毒编码的又一种结构蛋白——基质蛋白。

第二节　病毒的增殖与培养

作为非细胞型病原生物,病毒的增殖仅仅体现为其核酸(基因组)的扩增。这种以病毒基因组为模板,通过转录、翻译形成新的病毒核酸、蛋白并加以装配而形成新一代病毒体的过程称为自我复制(self replication),简称复制。病毒的复制只能依赖宿主细胞提供的转录、翻译机制。人为提供病毒复制所需的细胞环境,实现病毒的复制称为病毒培养。

一、病毒的增殖

病毒自侵入易感细胞,经转录、翻译过程到子代病毒从细胞内释出,称为一个复制周期(replication cycle)。该复制周期持续的时间因病毒类型而异,多数病毒在 24 小时以上。

(一) 病毒的复制周期

按照病毒复制时不同生物学事件发生的顺序,可以将复制周期大致分为吸附(adsorption)、穿入(penetration)、脱壳(uncoating)、生物合成(biosynthesis)、装配(assembly)、成熟(maturation)、释放(release)七个步骤。

1. 吸附 病毒吸附蛋白与宿主细胞病毒受体的选择性结合称为吸附,故吸附可反映病毒的亲嗜性(tropism)。病毒与细胞最初依赖偶然碰撞和静电作用发生接触(病毒的数量决定了这类接触的概率),然后才通过吸附蛋白与相应受体形成吸附。宿主细胞的病毒受体是病毒吸附发生的关键,如脊髓灰质炎病毒受体(PVR)为一种免疫球蛋白超家族成员、鼻病毒受体是一种称为 CD54 的细胞黏附分子(也称 ICAM-1)、EB 病毒受体是一种被称为 CD21 的补体受体(CR2)、而 HIV 受体为 T 细胞表面常见的 CD4 分子。有些病毒受体由两种以上的细胞膜蛋白共同组成,如人类免疫缺陷病毒 -1 型(HIV-1)的受体(CD4 分子)与共受体(CCR5 或 CXCR4)、腺病毒受体(MHC Ⅰ类分子或 CR3)与共受体(CD51/CD61)、单纯疱疹病毒受体(硫酸乙酰肝素)与共受体(PVR)等。病毒吸附过程受离子强度、pH、温度等环境条件影响。

2. 穿入 病毒进入宿主细胞的过程称为穿入,穿入有三种方式:①融合(fusion):即经病毒包膜与宿主细胞膜融合,病毒体进入宿主细胞。副黏病毒多以融合方式进入,如麻疹病毒、腮腺炎病毒包膜上有融合蛋白,带有一段疏水氨基酸,介导细胞膜与病毒包膜的融合。②胞饮(pinocytosis):胞饮是哺乳动物细胞具有的一种摄取能力,病毒可借此完成穿入。当病毒与受体结合后,在细胞膜的特殊区域处可内陷形成膜性囊泡,囊泡内之包膜病毒仍具有包膜。但在囊泡内低 pH 环境作用下,可诱导病毒的 VAP 结构发生变化,最终导致病毒包膜与囊泡膜的融合。如流感病毒之穿入即采用此方式。③直接进入:某些无包膜病毒,如脊髓灰质炎病毒与受体接触后,衣壳蛋白的多肽构型发生变化并对蛋白水解酶敏感,病毒核酸可直接穿越细胞膜到细胞质中,而大部分蛋白衣壳仍留在胞膜外。这使穿入与下一步的脱壳合为一步。

3. 脱壳 病毒入胞后失去病毒体的完整性称为脱壳,穿入和脱壳往往是一个连续过程,经吞噬作用进入细胞的病毒,衣壳可经吞噬体中的溶酶体酶降解而脱壳。有的病毒可因穿入过程的衣壳构型改变而将核酸释出,如前述之脊髓灰质炎病毒。痘病毒则在穿入后,自己合成病毒脱壳所需酶类,完成脱壳。

4. 生物合成 子代病毒核酸的复制与病毒蛋白质的合成称为生物合成。在这个过程中,尚无成熟的病毒颗粒形成,称为隐蔽期(eclipse)。病毒的生物合成一般首先形成病毒mRNA,并翻译非结构蛋白(早期蛋白),如转录酶、聚合酶、内切酶、连接酶等,以保证子代病毒核酸的转录,然后再开始子代病毒核酸转录与结构蛋白(晚期蛋白)的翻译。多数 DNA 病毒的转录需要宿主细胞核内提供的转录起始点,故其生物合成在核内进行(某些自身携带转录起始点的 DNA 病毒可在细胞质内进行生物合成),多数 RNA 病毒的转录可依赖自身携带的 RNA 依赖的 RNA 多聚酶,故其生物合成在胞浆内进行(逆转录病毒需形成前病毒,其生物合成在细胞核内进行)。因此病毒的生物合成可因其核酸类型的不同而不同。

(1) 双链 DNA 病毒:如单纯疱疹病毒、腺病毒的生物合成分三个阶段,首先是早期转录和翻译,在宿主细胞核内 RNA 聚合酶作用下,从病毒 DNA 上转录 mRNA,并转移至胞质核糖体,指导合成早期蛋白。随后进行子代病毒 DNA 的复制,在解链酶的作用下病毒 DNA 解链,按半保留方式复制,合成两条与亲代 DNA 结构完全相同的子代 DNA。最后是晚期转录和翻译,以大量的子代 DNA 为模板,转录晚期 mRNA,经翻译合成结构蛋白(晚期蛋白),为病毒装配做准备。

(2) 单链 DNA 病毒:生物合成以单链 DNA 为模板,合成一条互补链形成双链 DNA 复制中间体,然后解链以新合成的互补链为模板复制子代 DNA,以另一条链为模板转录 mRNA 后,进一步翻译病毒蛋白。

(3) 单正链 RNA 病毒:病毒 RNA 的碱基序列与 mRNA 完全相同,不但是复制子代病毒的模板,且本身具有 mRNA 功能。病毒进入细胞脱壳后,单正链 RNA 可直接附着到宿主细胞核糖体上,翻译出病毒 RNA 多聚酶等非结构蛋白及结构蛋白。RNA 复制是以单正链 RNA 为模板,在病毒 RNA 多聚酶作用下合成一条互补负链,形成双链 RNA 复制中间体,再以负链为模板,复制出子代病毒的基因组 RNA。

(4) 单负链 RNA 病毒:病毒 RNA 碱基序列与 mRNA 互补,单负链 RNA 病毒自身携有 RNA 依赖的 RNA 聚合酶,可催化合成互补正链 RNA,形成复制中间体,然后以正链 RNA 为模板,既合成子代负单链 RNA,又翻译出病毒的结构蛋白和非结构蛋白。

(5) 双链 RNA 病毒:由其负链 RNA 复制出子代正链 RNA,再由子代正链 RNA 复制子代负链 RNA。其复制为非对称型,也不遵循半保留复制原则。子代 RNA 全部为新合成 RNA。其正链 RNA 可作为 mRNA 翻译病毒的结构蛋白和非结构蛋白。

(6) 逆转录病毒:逆转录病毒的 RNA 虽以单正链 RNA 形式存在,但仅作为转录的模板。病毒体以含有 RNA 依赖的 DNA 多聚酶(逆转录酶)为特征,复制过程较复杂,分两阶段。第一阶段,病毒核心进入胞浆后,以亲代 RNA 为模板,在逆转录酶的作用下合成互补负链 DNA,形成 RNA:DNA 杂交中间体,再由病毒的 RNA 酶 H 降解 RNA,以负链 DNA 为模板形成双链 DNA(即 DNA:DNA)后转入细胞核,双链 DNA 在整合酶的作用下被整合入宿主 DNA 中,成为前病毒。第二阶段,前病毒 DNA 在细胞核内转录出病毒 mRNA,病毒 mRNA 在细胞质中翻译出子代病毒的结构蛋白和非结构蛋白。前病毒 DNA 也同时转录子代病毒 RNA,在胞浆内装配。

(7) 嗜肝 DNA 病毒:这一类病毒很特殊,如人类 B 型肝炎病毒(HBV)的基因组复制与上述六类均不同。病毒 DNA 借助宿主细胞的分子伴侣进入宿主细胞核内,经病毒 DNA 多聚酶作用补全 DNA 双链缺口,形成完整的共价闭合环状 DNA(covalently closed circular DNA,cccDNA)。以此 cccDNA 中的负链为转录模板,借助宿主细胞的 RNA 多聚酶Ⅱ,转录形成 0.8kb、2.1kb、2.4kb、3.5kb 四种 mRNA。此四种 mRNA 可转移入胞质,依托宿主细胞核糖体,翻译结构蛋白与非结构蛋白,其中 3.5kb mRNA 又可作为前病毒基因组参与病毒颗粒的装配。在完成初步装配的病毒颗粒内再由病毒的逆转录酶将前病毒基因组逆转录为负链 DNA,形成 RNA:DNA 中间体,随后经 DNA 多聚酶作用形成新的子代病毒双链 DNA。

5. 装配 子代病毒核酸与加工后的病毒结构蛋白组合成病毒体的过程称为装配。装配是蛋白质与蛋白质、蛋白质与核酸相互识别的有序过程,这个过程可以分为衣壳的形成与核酸的嵌入两部分。衣壳的形成可以有两种方式:其一为自发装配,即核酸与衣壳蛋白相互识别,由壳粒完全服从热力学定律自动围绕核酸聚集而成,无需借助酶,也不耗费能量,这种装配方式多见于衣壳呈螺旋对称的病毒;其二为指导装配,需要宿主细胞中细胞骨架和分子伴侣(一些辅助蛋白的称呼)的“赞助”,那些具有20 面体立体对称衣壳的病毒采用这种装配方式,如腺病毒、乳头瘤病毒、B 型肝炎病毒等。在指导装配方式中,还可以细分为有明显区别的两种装配途径,其中衣壳装配与基因组包裹一步完成的称为协同装配(concerted assembly),如脊灰炎病毒;先组成衣壳的蛋白质外鞘,再将基因组插入衣壳中的称为顺序装配(sequential assembly),如疱疹病毒。

6. 成熟 装配完后的病毒并不一定具有感染性,不具备感染性的病毒颗粒就被称为未成熟病毒颗粒或原病毒。由原病毒转变为具有感染性病毒颗粒的过程称为“成熟”。从前面的叙述中可知,病毒的感染性之实质是能否形成合适的病毒吸附蛋白。无包膜病毒的成熟主要是对潜在的病毒吸附蛋白进行修饰与改造,如糖基化和蛋白水解。糖基化一般在高尔基体上完成,蛋白水解则发生于病毒的出膜过程。经蛋白水解的病毒吸附蛋白具有更稳定的空间构象及更利于与病毒受体结合的吸附能力。包膜病毒的成熟还需获得包膜,并在包膜表面表达刺突(多数兼有病毒吸附蛋白作用)。

7. 释放 子代病毒体脱离宿主细胞的过程称为释放。释放的方式有:①裂解:宿主细胞因病毒感染而发生裂解后,病毒释放到周围环境中,见于无包膜病毒,如腺病毒、脊髓灰质炎病毒等;②出芽:见于有包膜病毒,如疱疹病毒在核膜上获得包膜、流感病毒在细胞膜上获得包膜而成熟,再以出芽方式释放出成熟病毒。子代病毒也可通过细胞间桥或细胞融合方式进入邻近细胞。

(二) 病毒增殖的异常现象

并非所有的病毒都能够顺利完成在宿主细胞内的增殖过程,当宿主细胞不能提供病毒增殖所需条件、阻断了病毒增殖环节,以及病毒自身的调控基因缺失时,所出现的增殖受阻现象就称为病毒的异常增殖。病毒的异常增殖主要与顿挫感染和缺陷病毒有关。如果两种病毒同时感染同一细胞,会发生病毒间的影响而出现病毒干扰现象。

1. 病毒的异常增殖 顿挫感染(abortive infection)是病毒异常增殖的一种表现,指病毒进入宿主细胞后不能合成自身成分,或虽能合成部分或全部病毒成分,但不能装配和释放的现象。其原因主要是由于宿主细胞不能为病毒增殖提供必要的环境条件。这类不能为病毒增殖提供条件的细胞称为非容纳细胞,反之则为容纳细胞。

缺陷病毒(defective virus)是指在宿主细胞内不能完成复制周期或不能形成具有感染性病毒体的病毒。但缺陷病毒可因其他病毒的共同感染而获得增殖条件,可帮助缺陷病毒完成增殖的病毒称为辅助病毒(helper virus)。如腺病毒伴随病毒(adeno-associated virus)就是一种缺陷病毒,用任何细胞培养都不能增殖,但当和腺病毒共同感染细胞时却能产生成熟病毒,腺病毒便成为辅助病毒。D 型肝炎病毒(HDV)也是缺陷病毒,必须依赖于 B 型肝炎病毒(HBV)或 C 型肝炎病毒(HCV)才能完成复制。伪病毒(pseudovirion)是缺陷病毒的另一形式,它不含有病毒基因组,而是在病毒复制时,衣壳将宿主细胞 DNA 的某一片段包装进去,用电镜可以观察到这种类病毒颗粒,但不能复制。缺陷病毒虽然不能复制,但在某些状态下却可干扰其他病毒体复制,故又称其为缺陷干扰颗粒(defective interfering particle,DIP)。

2. 干扰现象(interference)　当两种病毒感染同一细胞时,可发生一种病毒抑制另一种病毒增殖的现象,称为病毒的干扰现象。干扰现象不仅可发生在不同种病毒之间,也可在同种不同型或不同株病毒之间发生。发生干扰的主要机制为:①一种病毒诱导细胞产生的干扰素抑制另一种病毒的增殖;②病毒吸附时与宿主细胞表面受体结合而改变了宿主细胞代谢途径,阻止了另一种病毒吸附、穿入等复制阶段的实现。

二、病毒的人工培养

病毒的人工培养必须借助活细胞。目前采用的病毒培养方法主要有动物接种、鸡胚接种和细胞培养三种方法。

1. 动物接种　对病毒生物学特性的研究可进行动物接种,常用的动物有鼠、兔和猴等,接种途径有鼻内、皮内、皮下、脑内、腹腔及静脉等。目前动物接种已很少用于临床实验,仅用于研究病毒的致病性、确定病原体、进行疫苗和新药评价等。

2. 鸡胚接种　有些病毒如流感病毒、痘病毒和腮腺炎病毒等可在鸡胚中进行增殖,鸡胚的羊膜腔和尿囊腔可用于这些病毒的培养。

3. 细胞培养　即将离体组织块或分散的组织细胞置于培养瓶内生长,再接种病毒后进行培养。用于病毒培养的细胞有:①原代细胞:指来自动物或人的组织细胞,它对多种病毒的易感性高,主要用于标本中病毒的分离;②二倍体细胞:在传代过程中保持二倍体性质,可用于多种病毒的分离和疫苗的制备等;③传代细胞:指能在体外持续传代的细胞系,由突变的二倍体细胞传代或肿瘤细胞建系而成。对细胞培养的病毒,可根据其对细胞的影响而建立相应鉴定方法,如通过观察致细胞病变效应(cytopathic effect,CPE)、空斑形成(plaque formation)等可测定产生细胞病变的病毒,如疱疹病毒等;而红细胞凝集则可用于检测具有血凝素类刺突的病毒,如正粘病毒、副粘病毒等。

第三节　病毒的遗传变异

作为高度依赖宿主细胞的非细胞型病原生物,病毒体受到宿主细胞高度的选择压力,其变异发生率远高于原核与真核细胞生物。而这种高频变异恰恰是新现病毒产生的基础,也是减毒活疫苗形成和病毒抗药性出现的基础。

一、病毒的变异现象

病毒突变株(mutant)是病毒变异的主要表现形式。突变株的生物学表型可涉及许多方面,如病毒空斑的大小、病毒颗粒形态、抗原性、宿主范围、营养要求、细胞病变及致病性等。常见的病毒突变株包括条件致死性突变株(conditional-lethal mutant)、宿主范围突变株(host-range mutant)、耐药突变株(drug-resistant mutant)等。

1. 条件致死性突变株 指在某种条件下能够增殖、而在条件改变后不能增殖的病毒株。温度敏感性突变株(temperature-sensitive mutant, ts)是典型的条件致死性突变株。ts突变株在28~35℃条件下可增殖(称为容许性温度),而在37~40℃条件下不能增殖(称为非容许性温度)。这是因为引起ts变异的基因所编码的蛋白质或酶在较高温度下失去功能,故病毒不能增殖。ts变异可来源于基因任何部位的改变,因此能产生各种各样的ts突变株。ts突变株常具有减低毒力而保持其免疫原性的特点,是生产疫苗的理想毒株。但ts突变株容易回复(回复率为10^{-4}),因此制备疫苗时需经多次诱变后,方可获得在一定宿主细胞内稳定传代的变异株。脊髓灰质炎病毒减毒活疫苗即为此类变异株。

2. 宿主范围突变株 指因病毒基因组改变影响了宿主感染范围的突变株。这类突变株能感染野生型病毒所不能感染的细胞,因此可利用这一特性制备疫苗,例如狂犬病病毒疫苗。

3. 耐药突变株 指因编码病毒酶基因的改变而降低了靶酶对药物的亲和力或作用的突变株。可使病毒对药物不敏感,是临床耐药性形成的遗传基础。

二、病毒变异的机制

病毒变异的机制可源自以下诸方面,一是基因突变,二是基因重组,三是非重组变异。

(一)基因突变

基因突变是病毒变异中最主要的机制。病毒基因复制时可发生自发突变,自发突变率约为10^{-8}~10^{-6}。其基因组可因碱基序列置换、缺失或插入而发生改变。此外物理因素(如紫外线或X射线)或化学因素(如亚硝基胍、氟尿嘧啶或5-溴脱氧尿苷)也可诱发病毒突变。

(二)基因重组

基因重组(gene recombination)一般是指现有核酸序列的交换与重新排列(图8-3)。这种交换可以发生于同种病毒的基因组内,也可发生于不同种病毒的基因组间,甚至可以发生于病毒基因组与宿主基因间。其形式主要有分子内重组、重配(reassortment)、

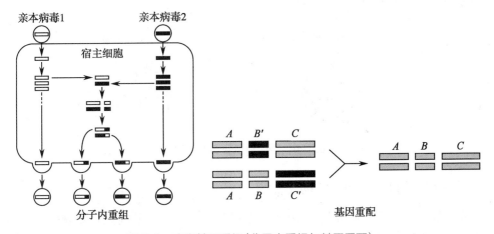

图8-3 病毒基因重组(分子内重组与基因重配)

拷贝选择(copy choice)、整合(integration)等。

1. **分子内重组** 病毒基因组在核酸内切酶作用下发生断裂,再经连接酶形成交叉连接,使核酸分子内部序列重新排列。可见于大多数病毒。

2. **基因重配** 分节段病毒基因组中的不同节段发生易位使子代病毒基因组发生改变,多见于流感病毒、轮状病毒等。

3. **拷贝选择** 在复制过程中病毒间通过交换复制模板而进行的重组,常发生在单链 RNA 病毒中,如脊髓灰质炎病毒、冠状病毒、口蹄疫病毒等。

4. **整合** 在病毒感染过程中,病毒基因组中某一片段插入到宿主染色体 DNA 中,使病毒基因组与细胞基因组重组的过程称为整合。多种肿瘤病毒、反转录病毒等均有整合特性。整合既可引起病毒基因组的变异,也可引起宿主细胞基因组的改变而导致细胞发生增生、转化。

(三) 非重组变异

非重组变异多发生于两种病毒感染同一细胞时,包括互补作用(complementation)、表型混合(phenotypic mixing)等。

1. **互补作用** 指两株病毒混合感染同一细胞时,通过基因产物之间的相互作用,能产生一种或两种感染性子代病毒。互补作用可发生在两种缺陷病毒间,也可发生于辅助病毒与缺陷性病毒或灭活病毒之间。其原因不是病毒基因的重组,而是一种病毒提供了另一缺陷病毒所需要的基因产物,例如病毒的衣壳、包膜或酶类。

2. **表型混合** 指两株具有某些共同特征的病毒感染同一细胞时,可出现一种病毒所产生的衣壳或包膜包裹在另一病毒基因组外面的现象(核壳转移),甚至有时可产生来自两亲代的相嵌衣壳或包膜(表型混合)(图8-4)。但此现象无遗传物质变异,故不稳定,经细胞培养传代后,又可恢复亲代的表型。因此在获得新表型病毒株时,应通过传代来确定病毒新性状的稳定性,以区分是重组体还是表型混合。在自然界中,病毒衣壳和包膜的表型混合能改变病毒的宿主范围,并可影响或干扰病毒的血清学鉴定。

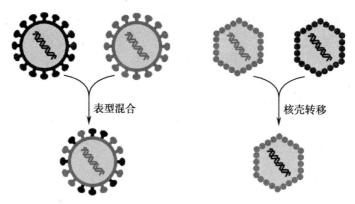

图 8-4 核壳转移与表型混合

三、病毒遗传变异的生物学意义

病毒的分子遗传学研究始于 20 世纪 70 年代,主要采用基因克隆及测序技术,对病毒的基因组结构和调节功能、病毒基因组表达蛋白的抗原性及功能、病毒致病转化机制及耐药性等进行了研究,从分子水平阐明了病毒的生物学性状、遗传变异、致病机制及防治作用原理等问题,使病毒学研究有了飞跃的发展。病毒遗传变异的研究被广泛地应用于病毒性疾病的诊断、治疗和预防领域,其中利用病毒的变异株(减毒株)、基因重组株制备减毒活疫苗、基因工程疫苗、核酸疫苗、多肽疫苗等特异性疫苗成为最重要的成就。

第四节　病毒的感染与免疫

病毒感染是危害程度较高的感染性疾病,其患病人数可占所有感染性疾病的一半以上。与其他病原生物感染相比,人类对病毒感染的认识尚十分肤浅,对许多病毒感染性疾病尚缺乏足够的应对能力。因此深化对病毒感染及免疫之认识显得尤为重要。

一、病毒感染

病毒在本质上仅是一类遗传信息载体。所谓病毒性感染,实质上是宿主体内病毒信息复制与反复制的斗争过程。这一感染过程中出现的宿主损伤多数是宿主免疫系统造成的免疫损伤,少数因病毒复制过程对宿主的代谢障碍和机械损害引起。

(一) 病毒的致病性

就目前对病毒的了解,病毒的致病性可以归纳为病毒对宿主的侵袭作用、病毒对宿主细胞的直接损伤作用和由病毒感染引起的免疫损伤作用三个方面。

1. 病毒对宿主的侵袭作用　病毒的致病作用始于入侵细胞。其入侵机制包括两方面:一是病毒吸附蛋白与细胞病毒受体的结合;二是病毒的免疫逃逸。病毒吸附蛋白与细胞病毒受体的结合是病毒感染的起始,此过程显现病毒对宿主组织细胞的高度选择性。病毒的免疫逃逸机制可以视作病毒侵袭力的延伸,其逃逸机制分为:①逃避体液免疫系统的识别,如流感病毒的抗原"漂移"、HIV 的包膜糖蛋白 gp120 的突变等;②抑制细胞免疫应答,如麻疹病毒、腮腺炎病毒、EB 病毒、巨细胞病毒、HIV 可直接感染 T 细胞、B 细胞或巨噬细胞等免疫细胞,导致细胞裂解或功能改变;另外,腺病毒、EB 病毒等能封闭和抑制 IFNα/β 诱生的抗病毒蛋白,使入侵病毒逃避免疫攻击;③干扰免疫效应功能,如痘病毒产生能与 C4b 结合的蛋白,阻抑补体经典激活途径的进行;单纯疱疹病毒的一种糖蛋白,也可与 C3b 结合,同时抑制补体经典和替代途径的激活。

2. 病毒对宿主细胞的直接损伤作用　侵入宿主细胞的病毒可引起宿主细胞的病理改变,但这些病理改变主要是在病毒体外培养的细胞中被观察到,且这些病理改变的发生与进展和感染病毒的数量(病毒载荷)密切关联。这些病理改变包括:

(1) 溶细胞感染:病毒在宿主细胞内增殖成熟后短时间大量释放子代病毒,造成细胞破坏而死亡,称为病毒的杀细胞效应或溶细胞感染(cytolytic infection),主要见于无包膜、杀伤性强的病毒,如脊髓灰质炎病毒、腺病毒。溶细胞感染的发生机制可能是:①阻断细胞大分子合成:由病毒编码的早期蛋白(酶类等)通过各种途径抑制、阻断(或降解)细胞自身核酸的复制、转录和蛋白质合成,导致细胞坏死;②细胞溶酶体结构和通透性的改变:病毒感染除造成宿主细胞的细胞骨架、各种细胞器的损伤外,特别是由于溶酶体膜通透性增加或破坏,溶酶体中的酶类释出可致细胞自溶;③毒性蛋白作用:如腺病毒表面的蛋白纤维突起,对宿主细胞即有毒性作用;④细胞器损伤:病毒感染可损害细胞核、内质网、线粒体等,使细胞出现浑浊、肿胀、团缩等改变,溶细胞感染所表现的细胞学改变(如细胞变圆、聚集、融合、裂解或脱落等)即为病毒的致细胞病变作用。

(2) 稳定状态感染:有些病毒(多为有包膜病毒)在增殖过程中,对细胞代谢、溶酶体膜影响较小,并以出芽方式释放病毒,其过程缓慢、病变较轻、短时间内不表现细胞溶解和死亡,称为病毒的稳定状态感染(steady state infection)。病毒的稳定状态感染常造成细胞膜成分改变和细胞膜受体的破坏。如麻疹病毒、副流感病毒感染细胞的膜成分发生改变,导致与邻近细胞融合,利于病毒扩散。稳定状态感染的细胞,经病毒长期增殖释放多次后,最终仍可引起细胞死亡。

(3) 包涵体形成:细胞受病毒感染后,在细胞质或细胞核内出现光镜下可见的斑块状结构,称为包涵体(inclusion body)。病毒包涵体由病毒颗粒或未装配的病毒成分组成,也可以是病毒增殖留下的细胞反应痕迹。包涵体可破坏细胞的正常结构和功能,有时也引起细胞死亡。

(4) 细胞凋亡:凋亡系由基因启动的细胞程序性死亡过程。细胞在受特定诱导因子作用后,经信号转导,可激活细胞凋亡基因,从而导致有别于坏死的细胞死亡现象。研究证实,有些病毒(如腺病毒、流感病毒、HPV 和 HIV 等)就可作为诱导因子诱发细胞凋亡。

(5) 细胞增生与转化:少数病毒感染细胞后不但不抑制宿主细胞 DNA 的合成,反而促进细胞 DNA 的合成,如体外细胞培养证实,SV40 病毒可促进细胞增殖,并使细胞形态发生变化,失去细胞间接触性抑制,而成堆生长。这些细胞生物学行为的改变,称为细胞转化(cell transformation)。人类病毒中的 HSV、CMV、EBV、HPV 和腺病毒中的某些型别能转化体外培养细胞。具有细胞转化能力的病毒和病毒的致瘤潜能有密切联系,往往被称为致瘤病毒。其中有些病毒已被明确为肿瘤发生的原因,例如引起宫颈癌的 HPV。

(6) 病毒基因整合:分子遗传学研究发现,病毒的遗传物质核酸可以结合到宿主细胞染色体 DNA 中,称为整合。病毒基因组整合有两种方式:一种为全基因组整合,如逆转录病毒复制过程中前病毒 DNA 整合入细胞 DNA 中;另一种为失常式整合(aberration),即病毒基因组中部分基因,或 DNA 片段随机整合入细胞 DNA 中,多见于 DNA 病毒。整合的病毒 DNA 可随细胞分裂而带入子代细胞中,不出现病毒颗粒。作为前病毒的整合基因可在宿主细胞内引起复制并形成前面提及的各类细胞损伤,如 HIV。部分不表达的整合基因也可因对宿主细胞整合处基因的影响,而导致宿主细胞基因的失活或激活。有些病毒整合基因还可编码对细胞有特殊作用的蛋白(如 SV40 病毒的 T 蛋白引起细胞转化),成为病毒致肿瘤的重要机制。

3. 病毒感染引起的免疫损伤作用　病毒的细胞内寄生特性决定了机体免疫系统对病毒的清除必然伴随对自身组织细胞的损伤。在病毒与机体免疫系统相互抗衡的过程中,由病毒感染引起的免疫损伤可以表现为:①造成受感染细胞的清除与损伤:当病毒抗原被表达于感染细胞表面时,机体免疫系统对病毒的识别与攻击的同时对感染细胞形成了不可逆的破坏,如果这种被破坏的细胞数量超过机体的代偿限度,则可出现严重的临床后果。如重症肝炎时的肝功能衰竭等。②引起病毒抗原介导的超

笔记

敏反应:从细胞内释出的病毒或病毒蛋白可与相应的抗体形成免疫复合物,这些免疫复合物可引起超敏反应性疾病的发生。如登革热病毒在体内与相应抗体在红细胞和血小板表面结合,激活补体,导致血细胞和血小板破坏,出现出血和休克综合征;HBV抗原抗体复合物可沉积于肾小球基底膜,引起肾小球肾炎等。③诱导自身免疫反应的发生:病毒感染可改变细胞膜表面结构使之成为"非己物质",也有可能使正常情况下隐蔽的抗原暴露或释放,导致机体对这些细胞产生免疫应答,从而引起自身免疫病。④形成继发性免疫缺陷状态:许多病毒感染可引起暂时性免疫缺陷状态。如麻疹病毒感染患儿对结核菌素皮肤试验应答低下或阳性转为阴性。这种免疫缺陷状态可使得病毒性疾病加重、持续,并可能使疾病进程复杂化。而 HIV 侵犯巨噬细胞和 Th 细胞(CD4$^+$T 细胞)后,可直接导致 CD4$^+$T 细胞减少,形成细胞免疫缺陷状态,进而造成机会性感染与肿瘤的发生。

(二) 病毒感染的临床类型

病毒的临床感染按其病程分为急性病毒感染(acute viral infection)与持续性病毒感染(persistent viral infection)。急性病毒感染起病急、病程短,除死亡病例外,患者一般可在症状出现后的短时期内彻底清除病毒,故也称病原消灭型感染。

持续性病毒感染系病毒长期存在于宿主体内,时间达数月、数年以至数十年,可表现或不表现临床症状。持续性病毒感染分成四种类型:①慢性感染:系病毒长期不能清除,并在宿主细胞内持续复制而引起相应临床症状的感染状态,患者临床症状可较轻微;②潜伏感染:系病毒在特定组织、器官内长期存在但不复制的感染状态,一旦病毒被激活,可引起再发感染;③慢发病毒感染(slow virus infection):系病毒以极长的潜伏期形式在宿主细胞内小量复制,不出现临床症状,待病毒复制达一定数量后方表现临床症状并呈进行性加重的感染形式;④迟发并发症(delayed complication after acute viral infection):系病毒在急性感染后数年所再发的致死性感染形式,如儿童期感染麻疹病毒后,有极少数患者可在青春期出现亚急性硬化性全脑炎(subacute sclerosing panencephalitis,SSPE)。

持续性病毒感染形成可能与下列因素有关:①宿主免疫系统不能形成针对病毒的合适清除机制,致使病毒长期存留;②病毒处于宿主的免疫"赦免"区域;③病毒难以形成有效的免疫原性,致使宿主免疫系统不能识别;④病毒以缺陷颗粒形式持续存在;⑤病毒以整合于宿主细胞基因组的形式存在。

(三) 病毒的传播方式

病毒的传播有两种方式:垂直传播(vertical transmission)与水平传播(horizontal transmission)。前者系指经母亲胎盘、产道形成的传播方式;后者是指个体间的其他传播方式。

1. 垂直传播　垂直传播在病毒感染中占有较为突出的地位。如风疹病毒、单纯疱疹病毒、人巨细胞病毒、人乳头瘤病毒、B 型(乙型)肝炎病毒、人类免疫缺陷病毒等的传播。而内源性逆转录病毒的发现,更揭示了病毒可以经生殖细胞基因传播这一事实。

2. 水平传播　病毒感染的个体间传播方式包括:①呼吸道传播:如流感病毒、麻疹病毒、腮腺炎病毒、风疹病毒等的传播。经呼吸道传播的病毒常具有季节性流行特征。②消化道传播:如 A 型(甲型)肝炎病毒、轮状病毒、诺如病毒等的传播。经消化道传播的病毒多呈暴发性流行态势。③媒介传播：如日本脑炎病毒、黄热病病毒、登革病毒、西尼罗病毒等的传播。媒介传播的病毒多数呈区域性分布。④输血传播：如B型(乙型)肝炎病毒、C型(丙型)肝炎病毒、人类免疫缺陷病毒等的传播。输血传播也包括血制品使用、共用注射器等传播类型。⑤性传播：如人乳头瘤病毒、单纯疱疹病毒、人类免疫缺陷病毒、B型(乙型)肝炎病毒等的传播。以性传播方式传播的病毒往往也存在垂直传播。

二、抗病毒免疫

机体抗病毒免疫机制包括固有免疫与适应性免疫两个重要组成部分。两者在限制病毒复制与彻底清除病毒过程中都具有重要意义。

(一) 固有免疫

干扰素和自然杀伤细胞是抗病毒固有免疫中最具有针对性的因素。

1. 干扰素 1957年Isaacs和Lindenmann发现，用灭活的流感病毒作用于细胞后，细胞产生一种具有干扰活病毒增殖的可溶性物质，故称干扰素(IFN)。IFN是由病毒或其他IFN诱导剂诱导人或动物细胞产生的一类糖蛋白，它具有抗病毒、抑制肿瘤及免疫调节等多种生物活性。

病毒、原虫及细胞内繁殖微生物、细菌脂多糖、人工合成的双链RNA等均可诱导细胞产生干扰素，其中以病毒和人工合成的双链RNA诱生能力最强。受干扰素诱生剂作用的巨噬细胞、淋巴细胞及体细胞均可产生干扰素。根据其结构，干扰素分为IFN-α、IFN-β、IFN-γ，每种又因其氨基酸序列的不同再分若干亚型。IFN-α主要由人白细胞产生，IFN-β主要由人成纤维细胞产生，IFN-γ由T细胞产生。前两者的抗病毒作用强于免疫调节和抑制肿瘤作用，后者的免疫调节和抑制肿瘤作用强于抗病毒作用。干扰素是小分子量的糖蛋白，4℃可保存较长时间，−20℃可长期保存活性，可被蛋白酶破坏。IFN-α和INF-β理化性状比较稳定，56℃30分钟及pH=2时不被破坏，而IFN-γ在上述两因素中则不稳定。

干扰素的抗病毒机制系由细胞膜上的干扰素受体介导，干扰素与干扰素受体结合后，经受体介导引发一系列生化反应，使细胞合成多种抗病毒蛋白，由抗病毒蛋白阻止病毒的合成而发挥抗病毒作用(图8-5)。抗病毒蛋白主要有2′-5′腺嘌呤核苷合成酶(2-5A合成酶)和蛋白激酶等，这些酶通过降解mRNA、抑制多肽链的延伸等阻断病毒蛋白的合成，如：①2-5A合成酶，是一种依赖双链RNA(dsRNA)的酶，被激活后使ATP多聚化，形成2-5A，2-5A再激活RNA酶L或F，活化的RNA酶则可切断病毒mRNA；②蛋白激酶，也是依赖dsRNA的酶，它可磷酸化蛋白合成起始因子的α亚基(elF-2a)，从而抑制病毒蛋白质合成。

2. NK细胞 具有杀伤病毒感染的靶细胞作用。NK细胞没有特异性抗原识别受体，其杀伤作用不受MHC限制，也不依赖于特异性抗体。系通过"丧失自我"及"诱导自我"的识别机制识别受病毒感染的靶细胞。NK细胞与靶细胞作用后，一般在体内4小时即可出现杀伤效应。NK细胞对靶细胞的杀伤与其释放的细胞毒性物质及细胞因子有关：①穿孔素，可溶解病毒感染细胞；②丝氨酸酯酶，从穿孔素在靶细胞上形成的孔洞进入细胞，通过激活核酸内切酶，使细胞DNA断裂，引起细胞凋亡；③肿瘤坏死因子(TNF-α和TNF-β)，与相应受体结合，启动靶细胞程序性死亡。

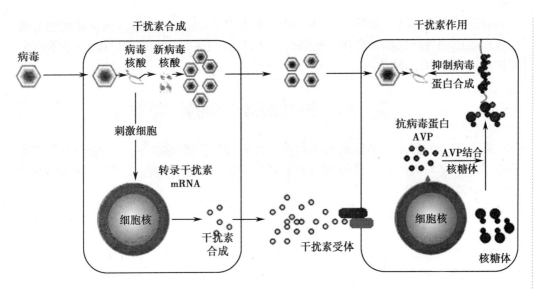

图 8-5 干扰素抗病毒机制示意

(二) 适应性免疫

病毒抗原具有较强的免疫原性,可诱导机体产生有效的体液免疫和细胞免疫。其中尤以细胞免疫对病毒的清除更显重要。

1. 细胞免疫 对细胞内病毒的清除主要依赖于 Tc 和 Th 细胞释放的细胞因子,它们主要在病毒感染的局部发挥作用。病毒抗原诱生的 Tc 一般于 7 天左右开始发挥杀伤作用。大多数 Tc 是 CD8$^+$ T 细胞,但有少数 Tc 为 CD4$^+$ T 细胞。Tc 与病毒感染细胞的结合,除通过 TCR 特异性识别和结合病毒抗原肽 -MHC 分子复合物外,还需要一些附加因子的参加,如 CD3、CD2 和淋巴细胞功能相关抗原 -1。Tc 活化后,可释放穿孔素和颗粒酶。当病毒仅在靶细胞中复制,尚未装配成完整病毒体之前,Tc 也可识别并杀伤表面表达有病毒抗原的靶细胞。因此,Tc 可起到阻断病毒复制的作用。靶细胞被破坏后释放出的病毒,在抗体配合下,可由吞噬细胞清除。在抗病毒免疫中,活化的 Th 可释放多种细胞因子刺激 B 细胞增殖分化及活化 Tc 和巨噬细胞。因 Th1 主要辅助细胞免疫的形成,故在病毒感染中,Th1 较 Th2 细胞显得意义更为重要。

2. 体液免疫 由于病毒在细胞内复制的特点,决定了体液免疫在抗病毒感染中的作用有限,仅限于针对细胞外游离病毒。机体在病毒感染后,能产生针对病毒多种抗原成分的特异性抗体,主要是 IgM、IgG 和 IgA。IgM 抗体在病毒感染后的 2~3 天即可出现,约 1 周后 IgG 抗体的滴度则明显高于 IgM,且可持续几个月甚至几年之久。一般经黏膜感染并在黏膜上皮细胞中复制的病毒在黏膜局部可诱生 sIgA 抗体。抗体对细胞外游离的病毒和病毒感染细胞可通过不同方式发挥作用。对游离病毒,抗体如能够与病毒吸附蛋白的关键表位结合,可阻断病毒感染的发生。这种可消除病毒感染能力的抗体称为中和抗体,其对应的病毒表面抗原称为中和抗原。中和抗体的作用机制包括:①改变病毒表面构型,或与吸附于易感细胞受体的病毒表位结合,从而阻止病毒吸附和侵入易感细胞;②与病毒形成免疫复合物易于被巨噬细胞吞噬和清除;③与无包膜病毒结合并将其覆盖,可阻断病毒在进入细胞时脱壳,抑制病毒的复制环节;④与包膜病毒表面抗原结合后,通过激活补体使病毒裂解。除中和抗体外,尚有针对病毒内部抗原如核蛋白、复制酶等的抗体,或针对与病毒入侵易感细胞无关的表面抗原如具有细胞融合功能的酶的抗体,这些抗体称为非中和抗体,一般不产生保护作用,但具有诊断价值。

第五节　医学病毒感染的检测

病毒感染的临床诊断除依赖病毒感染性疾病特定的症状外,尚需依赖一定的实验室诊断。这一类的诊断从检测对象上可分为病原学检测、免疫学检测与基因检测三类。

一、病原学检测

最初的病毒由电子显微镜下的病毒颗粒形态而得以证实,因此无论新现病毒的发现,还是某种致病病毒的确定,人类依然信任"眼见为实"。病毒的形态学检测及由此所需的分离培养成为病原学检测的最主要手段。

（一）形态学检测

病毒的形态学检测分为电子显微镜检测与光学显微镜检测。前者用于检测病毒颗粒的形态,通常含高浓度（ $\geqslant 10^7$ 颗粒 /ml）病毒颗粒的标本,可直接镜检。较低病毒浓度的标本则需经超速离心富集病毒后再镜检。后者主要用于检测细胞内由病毒引起的病变,如包涵体,结合患者临床表现,可做出诊断。

（二）分离培养

对于不能富集病毒颗粒的标本,可经细胞培养、鸡胚接种、动物接种等合适的病毒培养方式以扩增病毒,然后通过血凝试验、中和试验、空斑形成试验、50% 组织细胞感染量（50% tissue culture infectious dose,$TCID_{50}$）测定等相应方法对病毒进行鉴定,或收集病毒培养液作形态学检测。

二、免疫学检测

病毒蛋白所具有的抗原性,使人们可以采用免疫学检测方法来对病毒感染做出诊断,并可避免病原检测所存在的检出率低、检出时间过长等不利因素。病毒感染的免疫学检测又可分为抗原检测和抗体检测两类。

（一）抗原检测

利用已获得的抗病毒血清（抗体）可检测送检标本中的相应病毒抗原。所采用的方法有酶联免疫吸附试验、免疫荧光测定、放射免疫测定、免疫印迹试验等（详见第六章）,这些检测方法可用于确立诊断。

（二）抗体检测

利用已获得的病毒抗原可检测患者体液中的相应抗体,所采用的方法与检测抗原类似。因患者康复后,特异性抗体仍能维持相当长时间,故仅有高滴度的抗体水平和 IgM 型特异性抗体检测才具有确立诊断之意义。

三、基因检测

自通过病毒核酸检测发现 C 型（丙型）肝炎病毒以来,病毒核酸检测法被日益广泛的应用于临床病毒感染检测。

常用的病毒核酸检测技术包括核酸杂交方法(如原位杂交、斑点杂交等)、聚合酶链反应(polymerase chain reaction,PCR)、基因芯片(gene chip)技术。除可作为发现病原体的定性检测外,对病毒核酸拷贝数的定量比较尚可用于疗效评价。

四、标本采集与送检

除遵循基础护理学所规定的相应标本采集要求外,对病毒感染标本的采集还需强调如下几点:①生物安全意识:为提高检出率,临床病毒感染标本一般采自病毒颗粒富集部位,故常具有很强传染性,采集者需提高自我保护意识,严格执行有关生物安全的防护措施;②交叉污染意识:为提高目的病毒检出概率,采集标本时应避免交叉污染,需注意无菌操作及对标本的抗菌处理;③低温储存意识:病毒具有在室温中易灭活的生物学特性,故需要进行分离培养的标本在送检过程中应注意低温保存;④合理采集意识:临床病毒感染标本的采集,应考虑哪些组织为所检测病毒的靶器官,以及是否形成病毒血症,以选择合适标本来源。如用于免疫学检测的标本,尚应考虑疾病潜伏期的长短及发病进程。

学习小结

本章的重点在于病毒的结构与复制。病毒的结构并不复杂,但决定着病毒的"姿态"、病毒对宿主细胞的选择,以及病毒的复制方式,或许还有病毒的致病性。因此,只有将这些内容都能够与病毒结构相联系时,方能证明你对病毒结构的理解与掌握。病毒的复制方式因其核酸类型而异,有多少种不同的核酸类型就有多少种不同的复制方式。也就衍生出病毒不同的致病方式,以及它们与宿主间"恩恩怨怨"的不同类型与结局。明乎此,则可算对病毒有了较深刻的认识。至于病毒引起感染的方式和机体免疫系统清除病毒的方式,则既决定于病毒的结构与演化,也决定于宿主免疫系统的构成与作用方式。因之所有由病毒感染所演绎的临床表现,都是病毒与宿主免疫系统"互作"的结果。

(王垚 王易)

复习思考题

1. 试从病毒的结构组成和复制方式角度,给予病毒一个定义。

2. 病毒的复制过程是病毒与宿主共同进化的结果,你同意这个观点吗?能否举例证实或否定这一观点?

3. 从病毒的致病机制中,体会人类免疫系统做出的反应可能产生什么后果,并做出你的评价。

医 学 细 菌

　　医学细菌包括与人类和谐共处的伴生菌——正常菌群,以及引起人类疾病的细菌——病原菌,两者在适当的条件下也可相互转化,而人类的健康与疾病恰恰与这些细菌的结构、形态、代谢、增殖及遗传变异息息相关。

第一节　细菌的结构与形态

　　通常以微米(μm)作单位衡量细菌的大小,并借助光学显微镜观察细菌的形态与结构。对细菌结构与形态的深入剖析是人类研究细菌生理活动、致病性,进而对病原菌制定相应防治策略的重要基础。

一、细菌的结构

　　原核生物细菌的基本结构包括细胞壁(cell wall)、细胞膜(cell membrane)、细胞质(cytoplasm)和核质(nuclear material)等(图 9-1)。

　　(一)细胞壁

　　细胞壁包绕在细菌细胞膜的外侧,是一种无色透明,坚韧而有弹性的膜状结构,因其折光性强,在光学显微镜下不可见。细胞壁的主要功能是维持细菌的固有形态,保护细菌抵抗低渗环境,与细胞膜共同参与菌体内外物质交换。由革兰染色法所划分的革兰阳性菌与革兰阴性菌,其细胞壁组成具有明显差异(表 9-1,图 9-2)。故由革兰染色所形成的区别,不仅仅是染色性状的区别,更主要的反映了这两类细菌在基因构成、细胞结构,以及相应的抗原性、致病性和对药物的敏感性等方面的重要区别。

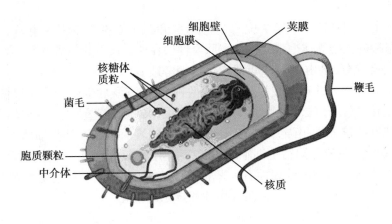

图 9-1 细菌的基本结构

表 9-1 革兰阳性菌与革兰阴性菌细胞壁结构比较

	革兰阳性菌	革兰阴性菌
结构	四肽侧链与五肽交联桥形成三维立体框架结构	由四肽侧链形成二维平面网状结构
肽聚糖	含量丰富,可多达 50 层,比较坚韧	含量少,1~3 层,较疏松
类脂质	<2% 细胞干重	0~20% 细胞干重
磷壁酸	+	−
外膜	−	+
周浆间隙	+	+

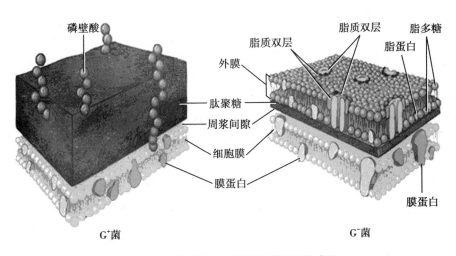

图 9-2 G⁺ 菌与 G⁻ 菌细胞壁结构模式图

1. 革兰阳性菌细胞壁　G⁺ 菌的细胞壁位于细胞膜外,由肽聚糖(peptidoglycan)层及周质间隙(periplasmic space)共同组成。G⁺ 菌的肽聚糖层较厚,可多达 50 层,由聚糖骨架、四肽侧链和五肽交联桥相互交织而成。各种细菌细胞壁的聚糖骨架基本相同,由 N- 乙酰葡萄糖胺和 N- 乙酰胞壁酸交替间隔排列,经 β-1,4 糖苷键连接而成。四肽侧链的氨基酸组成依次为 L- 丙氨酸、D- 谷氨酸、L- 赖氨酸和 D- 丙氨酸。甘氨酸五肽从横向上将相邻四肽中第 3 位的 L- 赖氨酸和第 4 位的 D- 丙氨酸相连,构成机械强度十分坚韧的三维立体框架结构。在肽聚糖层穿插有长链状的磷壁酸,为革兰阳性菌细胞壁特有成分,是由磷酸二酯键连接核糖醇或甘油残基而成的多聚物。按照其结合部位不同可分为壁磷壁酸和膜磷壁酸两种,壁磷壁酸和细胞壁中肽聚糖的 N- 乙酰胞壁酸连接,膜磷壁酸和细胞膜上的脂质连接,又称脂磷壁酸,另一端均游离于细胞壁外。磷壁酸抗原性很强,是革兰阳性菌重要的表面抗原。某些细菌如金黄色葡萄球菌的磷壁酸,具有黏附宿主细胞的功能,其作用类似菌毛,与细菌的致病性有关。

某些革兰阳性菌细胞壁表面有一些特殊的表面蛋白,如金黄色葡萄球菌的 A 蛋白、A 群链球菌的 M 蛋白等,与细菌致病性和抗原性相关。

2. 革兰阴性菌细胞壁　　G⁻ 菌细胞壁由外膜、周质间隙及悬浮于周质间隙中的肽聚糖组成。G⁻ 菌的肽聚糖层较薄,仅 1~3 层。由聚糖骨架和四肽侧链两部分组成,无五肽交联桥连接。聚糖骨架的组成与 G⁺ 菌相同,但是四肽侧链第 3 位的氨基酸不是 L- 赖氨酸,而是被二氨基庚二酸(DAP)取代。DAP 与相邻四肽侧链上第 4 位的 D- 丙氨酸相连,形成二维平面网状结构,较为疏松,使得肽聚糖层韧性和强度较弱。

G⁻ 菌的外膜位于细胞壁肽聚糖的外侧,是 G⁻ 菌特有的成分,包括脂质双层、脂蛋白和脂多糖(lipopolysaccharide,LPS)。脂质双层的结构类似细胞膜,中间镶嵌有一些特殊蛋白质,允许水溶性分子通过,参与特殊物质的扩散过程,同时也是细菌素、性菌毛及噬菌体的受体。脂蛋白的脂质部分与外膜的脂质双层连接,蛋白部分连接于肽聚糖的四肽侧链上。最外层为脂多糖由脂质 A、核心多糖和特异多糖组成。脂质 A 是与宿主细胞脂多糖结合蛋白与脂多糖受体结合的主要结构,无种属特异性;核心多糖由较少种类的单糖组成,具有抗原性,与菌属特异性相关;特异多糖由若干个寡糖重复单位组成,每个重复单位由 3~5 个单糖组成,构成菌体抗原(O 抗原),与细菌血清型相关。

G⁻ 菌的周质间隙含有多种酶类(如蛋白酶、核酸酶、解毒酶等)和特殊结合蛋白,对细菌获取营养、排除毒性物质有重要作用。周质间隙中存在着多种连通细胞膜与外膜的通道,以构成细菌的各型分泌系统。

某些细菌细胞壁外包绕着一层成分为多糖或多肽的黏液性物质,紧密附着于细胞壁,边界明显者称为荚膜(capsule);但当黏液性物质疏松附着在菌体表面、边界不明显者称为黏液层(slime layer)。荚膜厚度大于 $0.2\mu m$ 的又称大荚膜,普通光学显微镜下可见;小于 $0.2\mu m$ 的又称为微荚膜(microcapsule),其作用和荚膜相似,在光学显微镜下不易看到,需用免疫学方法方可证实其存在。荚膜对碱性染料亲和力低,用普通染色法不易着色,但用荚膜染色法或用墨汁负染,可清楚看到与周围界限分明的荚膜。

荚膜的形成受遗传的控制和环境条件的影响,一般在动物体内或含有血清、糖的培养基中容易形成,在普通培养基上或连续传代后则易消失。有荚膜的细菌在固体培养基上可形成黏液(M)型或光滑(S)型菌落,失去荚膜后变为粗糙(R)型菌落。荚膜的化学成分随细菌种类不同而有差异,多数细菌的荚膜为多糖,如肺炎链球菌等;少数细菌的荚膜为多肽,如炭疽芽孢杆菌等,个别细菌的荚膜为透明质酸。另外荚膜具有抗原性,对细菌的鉴别和分型有重要作用。

荚膜不是细菌的必需结构,但它可贮存水分,提高细菌对干燥的抵抗力。同时,荚膜多糖可使细菌彼此粘连,或黏附于组织细胞表面形成细菌生物膜。荚膜能保护细菌抵抗宿主吞噬细胞的吞噬及消化作用,也能保护细菌免受有害物质如溶菌酶、补体、抗菌抗体及抗菌药物等的损伤,增强细菌的侵袭力,因而荚膜是病原菌的重要毒力因子。

了解细菌细胞壁的结构,在医学上具有重要意义。临床对感染性疾病的治疗可选择相应的抗菌药物以破坏肽聚糖的结构或抑制其合成,从而破坏细胞壁而杀伤细菌。如溶菌酶能切断肽聚糖中 N-乙酰葡萄糖胺和 N-乙酰胞壁酸间的 β-1,4 糖苷键连接,破坏聚糖骨架,从而引起细菌裂解。青霉素可通过干扰四肽侧链与五肽交联桥之间的连接,使细菌不能合成完整的肽聚糖,从而杀伤细菌。革兰阳性菌由于肽聚糖含量多,对溶菌酶和青霉素作用敏感。革兰阴性菌由于肽聚糖含量少,且有外膜保护,溶菌酶和青霉素对其作用甚微。因人体细胞无细胞壁,故这些药物或酶对其不会造成损伤。

(二) 细胞膜

细胞膜又称质膜,为紧贴细胞壁肽聚糖的内侧及细胞质外层的一层柔软而有弹性、具有半渗透性的生物膜。其基本结构是脂质双层,中间镶嵌有多种具有特殊作用的酶和载体蛋白。与真核细胞不同之处在于细菌的细胞膜不含胆固醇(支原体除外)。

细胞膜的主要功能包括:①选择性渗透和物质转运作用:与细胞壁共同完成菌体内外的物质交换。②生物合成作用:细胞膜上的多种合成酶,参与肽聚糖、磷壁酸、磷脂、脂多糖等的生物合成。③呼吸作用:细胞膜上有多种呼吸酶,参与细胞的呼吸过程,与能量产生、储存和利用有关。④形成中介体:细胞膜向菌浆内陷折叠成囊状物,称为中介体(mesosome),其功能类似真核细胞的线粒体,多见于革兰阳性菌。中介体的形成有效地扩大了细胞膜的面积,使其酶的含量和能量的产生增加,可发挥类似于真核细胞线粒体的作用,参与细菌呼吸、生物合成及分裂繁殖,故亦称为拟线粒体。同时作为细胞分裂时 DNA 的结合位点,参与 DNA 的复制和细胞分裂。⑤分泌水解酶和致病性蛋白:细菌能分泌水解酶到细胞外或周质间隙中,将高分子有机化合物分解成能透过细胞膜的小分子物质。

细菌细胞膜蛋白,是细胞膜的重要组成成分,与细菌的合成代谢、致病物质形成与分泌及胞内外信号转导密切相关。

1. 青霉素结合蛋白(penicillin-binding protein,PBP)　是 G^+ 菌的重要膜蛋白,具有转肽酶活性,是合成 G^+ 菌肽聚糖五肽交联桥的关键酶,因其可与青霉素结合而得名。青霉素与转肽酶结合后可抑制肽聚糖四肽侧链与五肽交联桥或 DAP 之间的连接,从而破坏细胞壁的完整性,发挥杀菌作用。

2. 蛋白分泌系统　G^- 菌的多种膜蛋白与外膜蛋白、辅助蛋白(信号肽酶或伴侣蛋白等)等一起可形成多种分泌系统以完成分泌性致病物质的输出。Ⅰ型分泌系统主要涉及分泌毒素类物质,几乎存在于所有细菌中,装置相对简单;Ⅱ型分泌系统是 G^- 菌中的常规代谢途径,可向细胞外分泌胞外酶、蛋白酶、毒素和毒性因子,破坏宿主细胞,引起组织坏死和病变;Ⅲ型分泌系统是许多 G^- 致病菌分泌致病蛋白质的主要途径,其编码基因位于毒力质粒或染色体致病岛区域内;Ⅳ型分泌系统可介导质粒 DNA 在细菌间的相互传递或毒力因子从细菌向宿主细胞内的转移。

3. 双组分信号转导系统　为可感应外界环境信号并对其做出反应的调控系统。

广泛存在于 G⁺ 菌和 G⁻ 菌中,参与细菌基本生命活动,并且与病原菌的毒力和致病性密切相关。该系统由感受器激酶(即组氨酸蛋白激酶,为跨膜蛋白)和效应调控蛋白(又称反应调节蛋白,为胞内蛋白)组成。外界信号与感受器激酶的膜外配体相结合,使组氨酸自身磷酸化后,再将信号传递给 DNA 结合蛋白即效应调控蛋白,从而产生调控作用。

4. 鞭毛(flagellum) 所有的弧菌和螺菌,多数杆菌和少数球菌菌体表面附着有细长呈波状弯曲的丝状物称为鞭毛,是细菌的运动器官。具有鞭毛的细菌在液体环境中能自由运动,且有化学趋向性,常向富含营养处聚集,并可逃离有害物质。有些细菌的鞭毛与致病性有关,如大肠杆菌和变形杆菌可借助鞭毛的运动从尿道进入膀胱,从而引起尿路上行感染。霍乱弧菌、空肠弯曲菌等可通过活泼的鞭毛运动穿透小肠黏膜表面的黏液层,黏附于肠黏膜上皮细胞,产生毒性物质而致病。鞭毛蛋白具有抗原性,通常称为鞭毛抗原(H 抗原)。鞭毛菌的动力和鞭毛的抗原性可用于细菌鉴定和分类。常用悬滴法直接观察活菌的位移运动,也可用培养法检查鞭毛在半固体培养基中的动力。有些细菌(霍乱弧菌、空肠弯曲菌)的鞭毛与细菌的黏附有关,是细菌致病的重要因素。鞭毛很细,需用电子显微镜观察,或经特殊染色法才能在普通光学显微镜下观察到。

根据鞭毛的数目和位置,可将鞭毛菌分为 4 类(图 9-3):①单毛菌,只有一根鞭毛,位于菌体一端,如霍乱弧菌;②双毛菌,菌体两端各有一根鞭毛,如空肠弯曲菌;③丛毛菌,菌体一端或两端有一丛鞭毛,如铜绿假单胞菌;④周毛菌,菌体周身遍布许多鞭毛,如伤寒沙门菌。

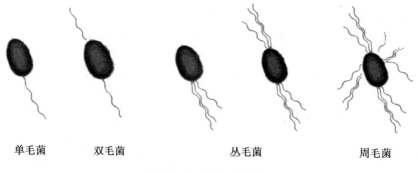

单毛菌　　　双毛菌　　　　　丛毛菌　　　　　　周毛菌

图 9-3　细菌鞭毛的类型

5. 菌毛(pilus) 菌毛为遍布于菌体表面的毛发状物,较鞭毛短而直,需用电子显微镜才能看到(图 9-4)。其化学组成主要为菌毛蛋白,具有抗原性。菌毛根据功能不同分两种类型:

(1) 普通菌毛(common pili):长 0.2~2μm,直径 3~8nm,数目可达数百根,遍布细菌的表面。普通菌毛具有黏附性,细菌可借此与呼吸道、消化道或泌尿道黏膜细胞表面的特异性受体结合并在该处定植,进而侵入细胞内。无菌毛的细菌则易随黏膜的纤毛运动、肠蠕动或尿液冲洗而被排出体外。因此普通菌毛是某些细菌引起感染的必需起始环节,与细菌致病性有关,丧失菌毛,致病力亦随之消失。

(2) 性菌毛(sex pili):比普通菌毛长而粗,仅有 1~4 根,中空呈管状。有性菌毛的

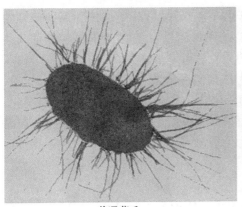
普通菌毛

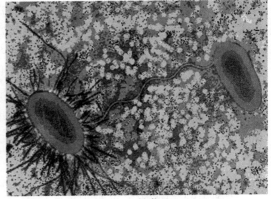
性菌毛

图 9-4 菌毛的形态

细菌称为 F+ 菌或雄性菌,无性菌毛的细菌称为 F- 菌或雌性菌。雄性菌与雌性菌接合时,雄性菌能通过性菌毛将质粒或染色体 DNA 传递给雌性菌,从而使后者获得雄性菌的某些遗传特性。细菌的耐药性、毒力等均可通过此种方式进行传递。

（三）细胞质

细胞质是无色透明胶状物,由水、蛋白质、脂类、核酸及少量糖和无机盐组成。细胞质内含有多种酶,是细菌新陈代谢的主要场所。细胞质中还有质粒、核糖体、胞质颗粒等结构。细胞质中的核酸主要是 RNA,易被碱性染料着色。

1. 核糖体（ribosome） 是合成蛋白质的场所,游离于细胞质中,数量可达数万个。化学成分为 RNA 和蛋白质。细菌核糖体沉降系数为 70s,由 50s 和 30s 两个亚基组成。有些抗生素如链霉素或红霉素能分别与细菌核糖体的 30s 亚基或 50s 亚基结合,从而干扰蛋白质的合成而导致细菌的死亡。因真核细胞的核糖体为 80s,由 60s 和 40s 两个亚基组成,故这些药物对人类的核糖体无作用,不会造成对人体细胞的破坏。

2. 质粒（plasmids） 是细菌染色体外的遗传物质,为存在于细胞质中不依赖于染色体而独立复制的环状闭合双链 DNA 分子。质粒携带有遗传信息,可控制细菌的某些特定遗传性状,如菌毛、细菌素和耐药性的产生等。同时也可赋予细菌某些新的遗传性状,如抗生素抵抗、紫外线抵抗、外毒素等,有利于其在特定的环境下的生存。质粒具有自我复制能力,可通过接合方式在细菌间转移由其编码之生物学性状,是细菌获得某些遗传性状的重要方式。质粒并非细菌生长所必需,可自行丢失或经人工处理而消除。

医学上重要的质粒包括:①F 质粒（fertility factor,致育因子）,编码细菌性菌毛。带有 F 质粒的细菌（F+ 菌）可产生性菌毛,称为雄性菌。无 F 质粒的细菌（F- 菌）不产生性菌毛,称为雌性菌。F+ 菌可通过性菌毛把某些遗传物质以接合的方式传递给 F- 性菌,使其获得 F+ 菌的某些遗传性状。②R 质粒（resistance factor,耐药性因子）,决定细菌耐药性的产生。③细菌素质粒,编码各种细菌产生的细菌素,如 Col 质粒（colicinogenic factor,大肠菌素因子）编码的大肠埃希菌的大肠菌素。④Vi 质粒（virulence plasmid,毒力质粒）,编码与细菌致病性有关的毒力因子,如破伤风梭菌痉挛毒素、炭疽毒素、金黄色葡萄球菌剥脱毒素均由 Vi 质粒编码产生。⑤降解质粒,编码可降解某些难以分解的有机物如甲苯、石油等的酶类,主要存在于假单胞菌中,在环境保护和污染环境的治理方面有重要的应用前景。⑥代谢性质粒,编码代谢过程相关的酶类,控制细菌某一特殊的代谢过程,如沙门菌获得乳糖发酵的质粒后可发酵乳糖。

3. 胞质颗粒(cytoplasmic granules) 多为细菌储存的营养物质,包括糖原、淀粉、多糖、脂类和磷酸盐等。胞质颗粒并非细菌恒定结构,常随菌种、菌龄及环境而变化。当营养充足时,胞质颗粒较多;养料和能源短缺时,颗粒减少甚至消失。异染颗粒是胞质颗粒的一种,嗜碱性强,亚甲蓝染色呈紫色,常用于细菌的鉴定,如白喉棒状杆菌可见异染颗粒位于菌体两端。

(四) 核质

为细菌的遗传物质,又称拟核或核区,多位于菌体中央,没有核膜、核仁和有丝分裂器。核质是由一条双链环状的 DNA 分子反复回旋盘绕而成的松散网状结构,每个菌体中有 1~2 团,呈球形、棒状或哑铃形。核质的功能与真核细胞的染色体相似,是细菌遗传变异的物质基础。

与真核生物 DNA 分子分为若干个复制子不同,细菌的 DNA 往往只有一个复制子,并且不含内含子。

在细菌染色体上,可存在一段分子量相对较大(20~100kb)的染色体片段,系编码细菌毒力因子的基因簇、称为致病岛(pathogenicity island,PAI)或毒力岛。致病岛两侧具有正向重复序列和插入元件,还含有一些潜在的可移动成分,如插入序列(insertion sequence,IS)——不携带基因的最小转位因子、整合酶、转座酶等。致病岛常与细菌染色体中 tRNA 等高度保守的基因相连。致病岛编码的基因产物多为分泌性蛋白和细胞表面蛋白,如溶血素、菌毛等。一些致病岛还编码细菌的分泌系统、信息转导系统和调节系统。致病岛是由病原菌通过基因水平转移(转导、接合、转化)获得的外源DNA,它在致病过程中起着十分重要的作用。一种病原菌可同时有多个致病岛,同一个致病岛也可在不同细菌中存在。

二、细菌的形态与观察

在光学显微镜下,细菌均呈现一定的形态。但细菌形态受温度、pH、培养时间和培养基成分等因素影响甚大。因此只有在适宜的生长条件下,细菌在光学显微镜下才显现其典型形态,如球形(球菌)、杆形(杆菌)、螺形(螺菌、弧菌),或某些非规则的形态(放线菌、螺旋体)。而在不利环境或菌龄老化时,细菌可失去其典型形态,呈现无规则的 L 型(梨形、气球形、丝形),或生物膜、芽胞等形式。因此,需选择适宜条件下处于对数生长期的细菌作形态观察。

(一) 细菌的典型形态

细菌的典型形态主要为球菌(coccus)、杆菌(bacillus)和螺形菌(spiral bacterium),某些细菌也表现为其他特定形态(图 9-5)。

1. 球菌 多数呈圆球形或近似球形,直径在 1μm 左右。由于细菌繁殖时分裂平面不同,分裂后菌体之间相互黏附程度不一,可形成不同的排列方式,包括:①双球菌(diplococcus):在一个平面上分裂后两两菌体成双排列,如肺炎链球菌、脑膜炎奈瑟菌;②链球菌(streptococcus):在一个平面上分裂后多个菌体串联排列成链状,如乙型溶血性链球菌;③四联球菌(tetrad):在两个互相垂直的平面上分裂后四个菌体相互联结并

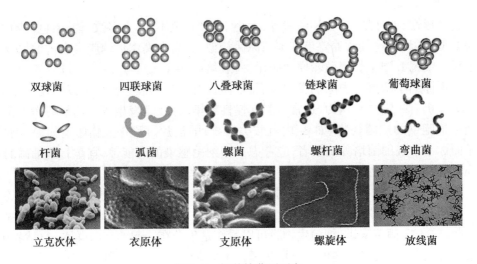

双球菌　四联球菌　八叠球菌　链球菌　葡萄球菌

杆菌　弧菌　螺菌　螺杆菌　弯曲菌

立克次体　衣原体　支原体　螺旋体　放线菌

图 9-5　细菌的典型形态

呈正方形排列,如四联微球菌;④八叠球菌(sarcina):在三个互相垂直的平面上分裂后八个菌体相互联结形成包裹状立方体,如藤黄八叠球菌;⑤葡萄球菌(staphylococcus):在多个不规则的平面上分裂后菌体不规则地联结成葡萄串状,如金黄色葡萄球菌。需要注意的是,各类球菌在标本或培养物中除上述典型的排列方式外,还可呈分散的单个菌体形态。

2. 杆菌　多数呈直杆状分散存在,也有的杆菌略带弯曲。不同杆菌的大小相差较大,在 0.5~10μm 不等,菌体两端多呈钝圆形,少数两端平齐或尖细。呈链状排列者称为链杆菌(如炭疽芽孢杆菌);杆菌末端膨大成棒状者称为棒状杆菌(如白喉杆菌);菌体短小,近乎椭圆形者称为球杆菌(如布氏杆菌);呈分支生长趋势者称为分枝杆菌(如结核分枝杆菌);末端呈分叉状者称为双歧杆菌。

3. 螺形菌　菌体多呈弯曲状。部分菌体长 2~3μm,呈弧形或逗点状,称为弧菌(vibrio),如霍乱弧菌;有的菌体长 3~6μm,有数个弯曲称为螺菌(spirillum),如鼠咬热螺菌;也有的菌体细长弯曲呈弧形或螺旋形,称为螺杆菌,如幽门螺杆菌。

4. 其他形态菌　有些细菌形态较复杂且没有固定形态,故又称为非规则菌。主要包括:①支原体(mycoplasma):无细胞壁,形态多样,可呈球状、杆状、丝状或分枝状等;②衣原体(chlamydia):多为圆形或椭圆形,在不同生活周期中呈现不同的形态;③立克次体(rickettsia):具有多形性,可呈球状、杆状或丝状;④螺旋体(spirochaeta):菌体细长柔软,弯曲呈螺旋状;⑤放线菌(actinomycetes):呈菌丝状生长,产生的孢子丝形态多样,呈放射状或不规则形态。

（二）细菌非典型形态

在进化过程中,不利的生长环境可促使细菌发生变异,某些结构变异与缺陷导致了细菌非典型形态的出现,包括 L 型细菌(L-formed bacteria)、细菌生物膜(bacterial biofilm,BBF)和芽胞(endospore)。

1. L 型细菌(细胞壁缺陷型细菌)　是英国的 Lister 研究所于 1935 年发现并以此命名的。细菌受到某些理化或生物因素(如溶菌酶、溶葡萄球菌素、青霉素、胆汁、抗体、补体等)的刺激后,细胞壁的肽聚糖结构合成受抑,造成细胞壁受损或缺失,菌体呈高度多形性,如球形、杆状和丝状等,大小不一,着色不匀,大多数革兰染色呈阴性。细菌 L 型难以培养,其营养要求基本与原菌相似,但需在高渗低琼脂含血清的培养基中生长。细菌 L 型生长繁殖较原菌缓慢,一般培养 2~7 天后可见中间较厚、四周较薄的荷包蛋样细小菌落。去除诱发因素后,如尚含有残存的肽聚糖者可以回复为原菌。某些 L 型仍有一定的致病力,通常可引起慢性感染,并经常发生于应用某些作用靶点为细菌细胞壁的抗菌药物(如 β- 内酰胺类药物)的治疗过程中。临床上如遇有症状明显而标本常规细菌培养阴性者,应考虑 L 型细菌感染的可能性,宜作 L 型细菌的专门分离培养,并及时更换抗菌药物。

2. 生物膜细菌 细菌生物膜是指细菌在生长过程中附着于物体表面而形成的由单一细菌或多种菌种及其分泌的含水聚合性基质(主要为胞外多糖)等所组成的膜状多细菌复合体。简单来讲,细菌生物膜可以看作是集合在一起的细菌群体。自然界中,只要条件适宜,任何细菌均可形成生物膜。不同菌种形成生物膜的能力不同,人体内一些机会性感染病原菌,如铜绿假单胞菌、表皮葡萄球菌、大肠埃希菌等更易形成生物膜。近年来,细菌生物膜研究受到国际医学界的广泛关注。据估计,60% 以上的人类细菌感染是由生物膜细菌引起的,其中医源性细菌占有很大比例。临床生物膜细菌相关感染多见于由生物医学材料引发的感染,如人工植入物(人工瓣膜、人工关节、血管植片等)引发的感染;医疗器材如子宫内避孕器、气管内插管、中心静脉导管、隐形眼镜等引发的感染;手术材料如手术缝线、引流管等引发的感染等。另外,与生物膜细菌感染关系密切的临床疾病还包括骨髓炎、心内膜炎、肾结石、慢性中耳炎、尿道感染、龋齿、牙周炎、胆道感染、细菌性前列腺炎、囊性纤维变性肺炎等慢性和难治性感染。生物膜细菌容易产生对抗生素的耐药性,并且容易形成新的变种,为临床治疗带来相当大的难度。

3. 芽胞 某些细菌在一定环境条件下,细胞质脱水浓缩,在菌体内形成一个多层膜状结构的圆形或卵圆形的小体,是细菌的休眠形式,称为芽胞。细菌芽胞的形成是由染色体上的相关基因调控的。细菌在有利生长环境中,这些基因可被阻遏而不表达,一旦外界环境不利如营养缺乏时,这一阻遏即可消除,从而形成芽胞。成熟的芽胞具有多层膜结构,核心是芽胞的原生质体,含有细菌原有的核质和核糖体、酶类等基质。核心的外层依次为内膜、芽胞壁、皮质、外膜、芽胞壳和芽胞外壁,将其层层包裹,成为坚实的球体。芽胞折光性强,壁厚,通透性低,普通染色法不易着色,需用特殊染色法才能着色(图 9-6)。芽胞的大小、形状、位置等随菌种而异,常用于细菌的鉴别,如破伤风梭菌芽胞正圆形,比菌体大,位于顶端,状如鼓锤;肉毒梭菌芽胞亦比菌体大,位于次极端;炭疽芽孢杆菌的芽胞为卵圆形、比菌体小,位于菌体中央。

芽胞表面含有较厚的角蛋白样外壳,其中含有的 2,6- 吡啶二羧酸(dipicolinic acid,DPA)是芽胞的特有成分,使其对热力、干燥、化学消毒剂、辐射等理化因素均有强大的抵抗力。一个芽胞只能形成一个菌体,所以芽胞不是细菌的繁殖方式,而菌体能进行分裂繁殖,故无芽胞的菌体可称为繁殖体。芽胞形成后,若在 pH 改变、机械力、热力等刺激下,芽胞壳被破坏,芽胞发芽成为繁殖体后迅速大量繁殖而致病。一般细菌繁殖体在 80℃水中迅速死亡,而有的细菌芽胞可耐 100℃沸水数小时。被炭疽芽孢杆菌芽胞污染的草原或土壤,传染性可保持 20~30 年。例如土壤中常有破

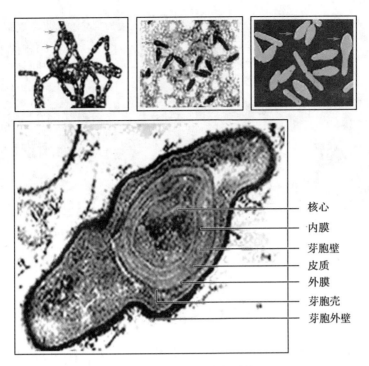

图9-6 芽胞的形态与结构

核心
内膜
芽胞壁
皮质
外膜
芽胞壳
芽胞外壁

伤风梭菌的芽胞,一旦外伤深部创口被泥土污染,进入伤口的芽胞在适宜条件下即可成为繁殖体,继而产生毒素引起疾病。被芽胞污染的用品、敷料、手术器械等,用一般方法不易将其杀死,杀灭芽胞最可靠的方法是高压蒸气灭菌(121℃,30分钟)。当进行消毒灭菌时常用枯草芽胞杆菌作为指示剂,以芽胞是否被杀死作为判断灭菌效果的指标。

(三) 细菌的形态学观察

细菌形态学观察方法分为不染色标本检测法与染色标本检测法。前者主要用于活菌动力的观察;而对细菌形态、大小、排列方式、染色性及具体结构的观察仍需借助染色标本观察。如需研究细菌的超微结构,则需借助电子显微镜。

1. 不染色标本的观察 常用悬滴法或压滴法,在普通光学显微镜、暗视野显微镜或相差显微镜下观察细菌的运动。

2. 染色标本的观察 无色透明的菌体经染色后,不仅可以清楚观察其形态特征,而且可以根据细菌染色特性的不同,对细菌进行鉴别和分类。细菌染色法分为单染法和复染法,单染法仅用一种单一的染料进行染色,主要观察细菌的形态、大小和排列方式。复染法应用两种或两种以上的染料进行染色,可根据细菌的结构将其染成不同的颜色,不仅可以观察细菌的形态,还可对细菌进行鉴别。如:①革兰染色法(Gram stain):1884年由丹麦细菌学家 Christian Gram 发明,是鉴定细菌最基本的染色法,可按细胞壁对染料的吸附特性将细菌分成革兰阳性(G^+)菌和革兰阴性(G^-)菌(图9-7);②抗酸染色法(acid-fast stain):主要用于鉴别结核分枝杆菌、麻风分枝杆菌等抗酸菌;③特殊染色法:包括针对芽胞的孔雀绿 - 番红花红染色法、针对鞭毛的镀银染色法,针对异染颗粒的奈瑟染色法,以及针对荚膜的负染色法等。

笔记

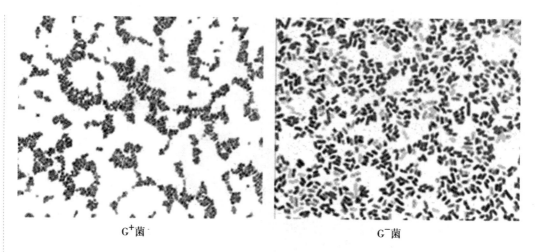

G⁺菌   G⁻菌

图 9-7 不同细菌革兰染色形态

第二节 细菌的增殖与培养

细菌的增殖与其新陈代谢密切关联,此间既需要从环境中摄取营养物质,同时也向外环境释放代谢产物。

一、细菌的代谢

细菌增殖过程所需之能量主要由生物氧化作用获得,故按最终受氢体的类型,细菌的能量代谢途径可分为:①发酵:以各种有机物为最终受氢体;②需氧呼吸:以氧为最终受氢体;③厌氧呼吸:以其他非氧无机物为最终受氢体。细菌能量代谢途径的不同,决定了其对气体需求的不同、对营养物质利用的不同及最终代谢产物的不同。

细菌能量代谢过程所产生的多种分解产物可以成为医学界鉴别不同类型细菌重要生化检验依据,如利用吲哚试验和硫化氢试验检测具有分解色氨酸和含硫氨基酸(如胱氨酸、甲硫氨酸)能力的致病菌;利用对不同糖类的分解能力以检测多种不同肠道杆菌科细菌。

细菌合成代谢过程中所形成某些产物,可以对人类造成影响。例如作为致病性物质的毒素和酶类,可以对人体产生危害;而维生素与抗生素等代谢产物则可服务于人类的健康。

对细菌代谢过程的了解,使人类掌握了细菌的人工培养。并由此能够了解细菌致病的机制,对致病菌给出准确的诊断,找到合适的治疗手段。同时也为利用细菌代谢产物造福人类创造了条件。

二、细菌的营养

营养物质是构成细菌菌体成分的主要原料,也是细菌生命活动能量的来源。细菌生长繁殖所需要的营养物质一般包括水分、碳源、氮源、无机盐和生长因子等。

1. 水 是细菌生长的必要成分,细菌对物质的吸收、渗透、分泌、排泄及代谢过程均需在有水的条件下进行,细菌所需要的营养物质及代谢产物必须先溶于水才能被吸收利用或排出菌体外。

2. 碳源　细菌主要从含碳化合物如糖类中获得碳源,以合成菌体的糖类、脂类、蛋白质、核酸等成分,从而为细菌提供能量。

3. 氮源　细菌多以有机氮化物如氨基酸、蛋白胨作为氮源,用于合成菌体的蛋白质、酶、核酸等。

4. 无机盐类　细菌生长需要钾、钠、钙、镁、铁、硫、磷等无机盐类,其作用是构成菌体成分,调节菌体内外渗透压和酸碱平衡,活化菌体的各种酶类等。

5. 生长因子　是某些细菌生长所必需而又不能自身合成的有机化合物,如氨基酸、嘌呤、嘧啶、B族维生素等。此外,某些细菌还需要特殊的生长因子如来自血液的X因子和V因子等,以完成菌体的生命活动。

由于各种细菌的酶系统不同,代谢活性各异,对营养物质的需求也各不相同。根据细菌所利用的能源和碳源不同,将细菌分为两大营养类型:①自养菌(autotroph):该类细菌以简单的无机物为原料,所需能量来自无机物的氧化或光合作用;②异养菌(heterotroph):该类细菌必须以多种有机物如蛋白质、糖类等为原料,才能合成菌体成分并获得能量。异养菌根据营养的来源又分为以动植物尸体、腐败食物等作为营养物质的腐生菌和寄生于活体内、从宿主的有机物中获得营养的寄生菌两种类型。所有的病原菌都是异养菌,大部分属寄生菌。

三、细菌的增殖

(一)细菌增殖的条件

细菌增殖的基本条件包括营养物质、温度、气体、酸碱度等。

1. 营养物质　充足的营养物质(见前述)可以为细菌的新陈代谢及生长繁殖提供必要的原料和充足的能量。

2. 温度　各类细菌生长对温度的要求不一,可分为:①嗜冷菌:生长范围为 $-5\sim30℃$,最适 $10\sim20℃$;②嗜温菌:生长范围为 $10\sim45℃$,最适 $20\sim40℃$;③嗜热菌:生长范围 $25\sim95℃$,最适 $50\sim60℃$。大多数病原菌生长最适温度为 $37℃$,故实验室中常用 $37℃$ 恒温箱培养细菌。

3. 气体　细菌生长繁殖需要的气体主要是氧和二氧化碳。根据细菌对氧的需求情况,可将细菌分为三类:①专性需氧菌:具有完整的呼吸酶系统,必须在有氧的环境中才能生长,如结核分枝杆菌、霍乱弧菌等。其中某些细菌在低氧环境(5%~6%)下生长良好,氧浓度 >10% 可抑制其生长,称为微需氧菌,如空肠弯曲菌、幽门螺杆菌等。②专性厌氧菌:缺乏完善的呼吸酶系统,只能在无氧环境中进行发酵,有游离氧存在时,不但不能利用分子氧,而且还能受其毒害,甚至死亡,如脆弱类杆菌、破伤风芽胞梭菌等。③兼性厌氧菌:兼有需氧呼吸与无氧发酵两种功能,在有氧或无氧环境中均能生长,但在有氧时生长较好,大多数病原菌属此类。多数细菌在代谢过程中自身产生的二氧化碳可满足其生长的需要。某些细菌如脑膜炎奈瑟菌、淋球菌在初次分离培养时,必须供给 5%~10% 的二氧化碳才能生长。

4. 酸碱度　每种细菌都有一个可生长的 pH 范围,以及最适生长 pH。大多数病原菌生长的最适 pH 为 7.2~7.6,个别细菌如霍乱弧菌在 pH 8.4~9.2 的碱性条件下生长最好,结核分枝杆菌生长的最适 pH 为 6.5~6.8。细菌代谢过程中因分解糖类产酸使

pH 下降,不利于细菌生长,细菌可通过细胞膜的质子转运系统调节细胞内的 pH。

某些细菌生长繁殖的条件较为特殊,如衣原体及大多数立克次体必须在活细胞内寄生才能生长繁殖。

(二)细菌繁殖的方式与生长曲线

1. 繁殖方式 细菌一般以简单的二分裂方式进行无性繁殖。细菌的繁殖速度与细菌的种类及其所处的环境条件有关。在适宜条件下,多数细菌繁殖速度很快,一般约 20~30 分钟分裂一次,称为一代。个别细菌繁殖速度较慢,如结核分枝杆菌需 18~20 小时才分裂一次,故结核患者标本培养需要较长时间。由于细菌繁殖过程中营养物质逐渐耗竭,有害代谢产物逐渐积累,经过一段时间后,细菌繁殖速度逐渐减慢,死亡菌数增多,活菌增长率亦随之下降并趋于停滞。

2. 生长曲线 将一定量的细菌接种于定量的液体培养基中培养,间隔不同时间分别取样检查活菌数量。以培养时间为横坐标,培养物中活菌数的对数为纵坐标,可绘出一条反映细菌增殖规律的曲线,称为生长曲线(图 9-8)。生长曲线分为 4 个时期:

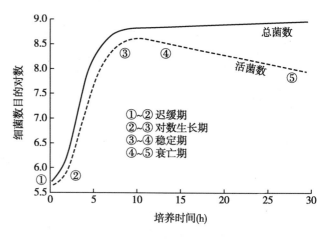

图 9-8 细菌的生长曲线

(1) 迟缓期(lag phase):为细菌进入新环境的短暂适应阶段,约 1~4 小时。此期细菌体积增大,代谢活跃,但分裂迟缓,主要是为细菌的分裂繁殖合成各种酶类和代谢产物,为以后的增殖准备必要的条件。

(2) 对数期(logarithmic phase):细菌培养至 8~18 小时,活菌数以恒定的几何级数增长,生长曲线图上细菌数的对数呈直线上升至顶峰。细菌在此期处于稳定状况,生长迅速,细菌的大小、形态、染色性、生理活性等都较典型,对抗生素等外界环境的作用也较为敏感。因此,研究细菌的生物学性状(形态染色、生化反应、药物敏感试验等)或遗传变异等应选用该期的细菌。

(3) 稳定期(stationary phase):由于培养基中营养物质的消耗,毒性代谢产物积聚,pH 下降,使细菌的繁殖速度逐渐减慢,死亡数缓慢增加,此时,细菌繁殖数与死亡数处于平衡状态。一些细菌的芽胞、异染颗粒、外毒素和抗生素等代谢产物大多在此期产生。

(4) 衰亡期(death phase):细菌繁殖速度减慢或停止,死菌数迅速超过活菌数。此期细菌形态显著改变,生理代谢活动也趋于停滞。此期细菌形态、染色性和生理性状常有改变,如菌体变长、肿胀、扭曲、畸形或出现衰退型及菌体自溶,难以辨认。革兰染色亦不稳定,革兰阳性菌可能被染成阴性菌。

四、细菌的人工培养

细菌的人工培养对研究各种细菌的生物学性状及各种感染性疾病的诊断与防治

等具有重要意义。根据不同标本及不同培养目的,可选用不同的接种和培养方法。绝大多数胞外菌及兼性胞内菌都可在体外进行人工培养,少数专性胞内菌也可通过细胞培养、鸡胚或动物接种进行胞内人工培养。病原菌的人工培养一般采用 35~37℃,培养时间多数为 18~24 小时,但有时需根据菌种及培养目的做最佳选择,如细菌的药物敏感试验则应选用对数期的细菌进行培养。

(一)培养基的种类

培养基(medium)是按照细菌生长繁殖所需要的各种营养物质人工配制的无菌营养基质。培养基按其理化性状可分为液体、半固体和固体三种类型。液体培养基可供细菌增菌及鉴定使用;在液体培养基中加入 0.2%~0.7% 的琼脂即成为半固体培养基,常用于细菌动力的观察及保存菌种;如琼脂量为 1.5%~2% 时,即为固体培养基,常用于细菌的分离培养及菌种保存等,又分为平板及斜面两种类型(图 9-9)。

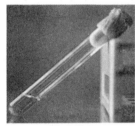 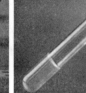 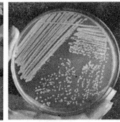 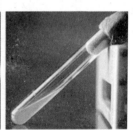

液体培养基　　　　半固体培养基　　　　平板固体培养基　　　　斜面固体培养基

图 9-9　不同种类的培养基

按用途的不同又可将培养基分为五类:

1. 基础培养基　含有细菌生长繁殖所需要的基本营养成分,适用于大多数细菌的生长,如肉汤培养基、普通琼脂培养基和蛋白胨水等。

2. 营养培养基　在基础培养基中加入葡萄糖、血液、血清、酵母浸液等营养物质,专供营养要求较高或有特殊营养需求的细菌生长。如链球菌、肺炎链球菌的生长需要含有血液、血清;结核分枝杆菌的生长需要加入鸡蛋、马铃薯、甘油等。最常用的营养培养基是血琼脂平板。

3. 选择培养基　在培养基中加入某些化学物质,以抑制某些细菌生长、促进目的培养细菌的生长繁殖,从而将目的菌株选择出来,这类培养基称选择培养基。如培养肠道致病菌的 SS 琼脂培养基,含有胆盐能抑制革兰阳性菌,枸橼酸钠和煌绿能抑制大肠埃希菌生长繁殖,而对沙门菌和志贺菌的生长没有影响,故该培养基常用于肠道致病菌的分离与培养。

4. 鉴别培养基　用于培养和鉴别不同细菌种类的培养基称鉴别培养基。它是利用各种细菌分解糖类和蛋白质的能力及其代谢产物的不同,在培养基中加入特定的作用底物和指示剂,观察细菌分解底物的情况,从而鉴别细菌。如伊红-亚甲蓝培养基是最常用的鉴别培养基,因大肠埃希菌能分解乳糖形成紫色菌落,而致病性沙门菌和志贺菌不能分解乳糖形成无色菌落。另外,糖发酵管、硫化氢管、三糖铁培养基等均属鉴别培养基。

5. 厌氧培养基　专供厌氧菌分离、培养和鉴别使用的培养基称厌氧培养基。这种培养基营养成分丰富,含有特殊生长因子如还原剂,或用物理、化学方法去除环境中的游离氧,以降低氧化还原电势,并加入亚甲蓝作为氧化还原指示剂。通常在液体培养基表面加入凡士林或液体石蜡以隔绝空气,或将细菌接种在固体琼脂培养基上,然后放在无氧环境,如厌氧袋、厌氧箱、厌氧罐中培养。常用的厌氧培养基有庖肉培养基、硫基乙酸钠培养基等。

(二) 细菌在培养基中的生长现象

将细菌接种于液体、固体或半固体培养基中,在适宜条件下培养,可观察到肉眼可见的生长现象。

1. 在液体培养基中的生长现象　大多数细菌在液体培养基中呈现均匀混浊状态;少数链状的细菌则呈沉淀生长;专性需氧菌如枯草芽胞杆菌、结核分枝杆菌等呈表面生长,常形成菌膜。

2. 在固体培养基中的生长现象　固体培养基分为平皿平板和试管斜面两种形式。细菌在平板上一般经过 18~24 小时分离培养后,单个细菌分裂繁殖成一个肉眼可见的细菌集团,称为菌落(colony),在斜面上大多形成菌苔。各种细菌在固体培养基上形成的菌落大小、形状、颜色、气味、透明度、表面光滑或粗糙、湿润或干燥、边缘整齐与否,以及在血琼脂平板上的溶血情况等均有所不同,有助于对细菌的鉴别。

3. 在半固体培养基中的生长现象　半固体培养基黏度低,有鞭毛的细菌在其中仍可自由游动,将细菌用接种针穿刺接种于半固体培养基中,细菌沿穿刺线向外周扩散,呈羽毛状或云雾状混浊生长,穿刺线模糊不清。无鞭毛细菌只能沿穿刺线呈明显的线状生长,穿刺线清晰可辨。因此,半固体培养基常用来检查细菌的动力。

第三节　细菌的遗传与变异

遗传与变异是所有生物的共同生命特征,细菌亦不例外。

一、细菌的变异现象

医学细菌的变异主要表现为形态与结构的变异、毒力变异、耐药性变异、抗原性和酶的变异等。

(一) 细菌的形态与结构变异

细菌的形态、大小及结构受外界环境条件的影响可发生变异。细菌在青霉素、抗体、补体和溶菌酶等因素影响下,可失去细胞壁,称为细胞壁缺陷型变异(L 型变异)。

有些细菌变异后可失去荚膜、芽胞、鞭毛。如肺炎链球菌经普通培养基长期培养或传代后,荚膜可逐渐消失,同时毒力也随之减低;炭疽芽孢杆菌在培养过程中如改变培养的温度和时间,可失去形成芽胞的能力;变形杆菌在含 0.1% 苯酚的培养基上培养可失去鞭毛,将其转移至一般培养基上培养后,鞭毛又可恢复,这种变异称为 H-O变异。

细菌菌落主要分为光滑型(smooth,S 型)和粗糙型(rough,R 型)两种。S 型菌落表面光滑、湿润、边缘整齐;R 型菌落表面粗糙、干皱、边缘不整。刚从标本中分离的细菌菌落多为 S 型,长期人工培养后菌落可逐渐变为 R 型,这种变异称为 S-R 变异,此时细菌的理化性状、耐药性及毒力及抗原性等也会发生改变。大多数S型菌致病性强，少数细菌如结核分枝杆菌、炭疽芽孢杆菌等毒力菌株为R型。

(二) 细菌的毒力变异

细菌毒力的变异包括毒力增强或减弱。如用于预防结核病的卡介苗(BCG)就是牛型结核分枝杆菌经13年人工培养，连续传230代后，细菌毒力高度减弱，仍保持抗原性的变异株。无毒的白喉棒状杆菌感染β-棒状杆菌噬菌体后可获得产生白喉毒素的能力，致其毒力增强。

(三) 细菌耐药性变异

细菌对某种抗菌药物由敏感变为耐药，称为耐药性变异。自抗生素广泛应用以来，细菌耐药菌株逐年增加，已成为世界广泛关注的问题。有些细菌可同时耐受多种抗菌药物，称为多重耐药菌株。细菌耐药性变异为临床感染的治疗带来一定困难。为避免因盲目应用抗菌药物而造成耐药菌株的出现，应尽量在用药前做药敏试验，并根据其结果选择敏感药物进行治疗。

二、细菌变异的机制

细菌的变异包括：①基因型变异：指细菌的基因结构发生的变化，又称遗传性变异。基因型变异常发生于个别的细菌，不受环境因素的影响，变异不可逆且产生新的遗传性状可稳定地遗传给子代。②表型变异：是由于环境因素引起细菌基因表达的变化，而非基因结构的改变，又称为非基因型变异。这种变化不能稳定遗传给子代，一旦环境因素去除后，可恢复原性状。

基因型变异是细菌进化的主要变异类型，包括基因突变及基因转移重组两种方式。细菌的进化需要不断产生基因型变异，但对每一个细菌来说发生突变的概率极低，如果细菌只有突变而没有细菌之间的基因转移，则难以迅速产生能够适应外界环境的基因组合。而细菌间的DNA转移与重组可在短期内产生可以适应环境条件的不同基因型的个体，这是形成细菌遗传多样性的重要原因。

(一) 基因突变

突变(mutation)是指细菌的遗传基因发生突然而稳定的改变，导致细菌性状的遗传性变异。突变包括基因突变和染色体畸变。细菌基因突变又称点突变，是指基因中一个或几个碱基对发生的改变，一般只引起极少数细菌发生较少的性状变异；染色体畸变指大段DNA发生改变，常导致细菌死亡。没有发生突变的细菌称为野生株，其表型称为野生型；携带突变的细菌称为突变株。细菌的自发突变率一般在 $10^{-9} \sim 10^{-6}$，用人工方法如高温、紫外线、X射线或烷化剂、亚硝酸盐、抗生素等均可诱发突变，使诱导突变率提高10~1000倍。

(二) 基因的转移和重组

外源性遗传物质包括细菌染色体DNA片段、质粒DNA及噬菌体基因等。遗传物质由供体菌进入受体菌体内的过程称为基因转移(gene transfer)。转移的基因与受体菌DNA整合在一起，称为重组(recombination)。基因的转移与重组主要以转化(transformation)、接合(conjugation)、转导(transduction)等方式进行。

1. 转化 受体菌直接摄取供体菌游离的DNA片段，与自身基因重组后获得新的遗传性状的过程称为转化。例如活的粗糙型无荚膜肺炎链球菌摄取死的光滑型有荚膜肺炎链球菌毒株的 DNA 片段与自身基因重组后,可转变成带有荚膜的致病性肺炎链球菌毒株。

2. 接合　指遗传物质(如质粒)通过性菌毛由供体菌传递给受体菌,从而改变受体菌的遗传性状的过程。细菌的接合依赖供体菌中所含的接合质粒,能通过接合方式转移的质粒称为接合性质粒,主要包括 F 质粒、R 质粒、Col 质粒和毒力质粒等。最早发现的接合质粒是大肠杆菌的 F 质粒。带有 F 质粒的细菌有性菌毛,称为雄性菌(F$^+$),无 F 质粒的细菌,称为雌性菌(F$^-$);当 F$^+$ 菌与 F$^-$ 菌接合时,F$^+$ 菌的性菌毛末端与 F$^-$ 菌表面受体接合,使两菌靠近并形成通道,F 质粒 DNA 中的一条链断开并通过性菌毛通道进入 F$^-$ 菌内,单股 DNA 链以滚环方式进行复制,可在杂交的两菌中各自形成完整的 F 质粒;F$^-$ 菌获得 F 质粒后即成为 F$^+$ 菌。R 质粒最早在福氏痢疾杆菌耐药的菌株内发现,随后发现很多细菌的耐药性都与 R 质粒的接合转移有关。R 质粒由耐药传递因子和耐药决定因子组成,耐药传递因子与 F 质粒功能相似,编码性菌毛;耐药决定因子赋予菌株耐药性。R 质粒通过接合可将耐药基因传递给其他细菌,从而导致耐药菌株的大量增加,给临床治疗工作带来困难。

3. 转导　以噬菌体为载体,将供体菌的 DNA 片段转移到受体菌内,使受体菌获得供体菌的部分遗传性状的过程称为转导。

噬菌体(bacteriophage,phage)是能感染细菌、真菌等微生物的病毒。噬菌体由核酸和蛋白质组成,必须在活菌内寄生,有严格的宿主特异性,即某一种噬菌体只能感染某一种微生物,甚至只能感染某一种中的某一型。因此,可以利用噬菌体对细菌等进行鉴定与分型。噬菌体的体积微小,需用电子显微镜观察。噬菌体的形态分为蝌蚪形、微球形和丝形三种类型。大多数噬菌体呈蝌蚪状,由头部和尾部两部分组成(图 9-10)。头部呈六边形立体对称,由蛋白质外壳包绕核酸组成。尾部呈管状,中心是尾髓,外包尾鞘。在头、尾连接处有一尾领结构,尾部末端有尾板、尾刺和尾丝。尾丝为

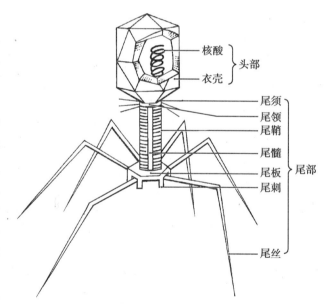

核酸
衣壳
}头部

尾须
尾领
尾鞘
尾髓
尾板
尾刺
}尾部

尾丝

图 9-10　噬菌体的结构

噬菌体的吸附器官,能识别宿主菌表面的特殊受体,尾板内有裂解宿主菌细胞壁的溶菌酶,尾髓具有收缩功能,可将头部核酸注入宿主菌。噬菌体对理化因素的抵抗力比一般细菌繁殖体强,一般在 70℃ 30 分钟仍不失去活性,在低温条件下能长期存活。

噬菌体感染宿主菌后有两种结果:一是在宿主体内复制增殖,产生子代噬菌体,并引起宿主菌裂解,称为毒性噬菌体(virulent phage),其增殖过程与病毒相同(见第八章);二是噬菌体感染易感细菌后不增殖,不引起宿主菌裂解,而是将其基因整合

于宿主菌染色体中,噬菌体 DNA 能随细菌 DNA 复制,并随细菌的分裂而传代,称为温和噬菌体(temperate phage)或溶原性噬菌体(lysogenic phage)。整合在细菌染色体中的噬菌体基因称为前噬菌体(prophage),带有前噬菌体基因组的细菌称为溶原性细菌(lysogenic bacterium)。前噬菌体偶尔可自发地或在某些环境因素的诱导下脱离宿主菌染色体,产生成熟噬菌体,导致细菌裂解。温和噬菌体的这种产生成熟噬菌体颗粒和溶解宿主菌的潜在能力,称为溶原性。

噬菌体在增殖末期把 DNA 装入外壳蛋白组成新的噬菌体时如发生装配错误,误将供体菌的 DNA 片段或质粒装入,成为一个转导噬菌体,当它再感染另一宿主菌时就将其所携带的供体菌 DNA 转入受体菌,此过程即为转导。溶原性转换(lysogenic conversion)是转导的一种特殊类型,它是由温和噬菌体感染宿主细菌时,以前噬菌体形式整合入宿主菌,使其获得了噬菌体基因编码的新的遗传性状。如携带有编码毒素基因的 β- 棒状噬菌体感染白喉棒状杆菌后,可使无毒性的白喉棒状杆菌获得产生白喉毒素的能力。

在细菌的染色体、质粒及噬菌体中还存在一段特殊的 DNA 序列,称为转座子(transposons),它是可以在细菌的染色体、质粒或噬菌体 DNA 分子内或 DNA 分子间移动的 DNA 片段。转座子除携带与转位有关的基因外,还携带耐药性基因、毒素基因和多种代谢相关性酶类基因,它的插入可引起插入基因的突变或相邻基因的表达。转座子携带的耐药性基因在细菌的染色体和质粒之间或质粒和质粒之间转移,导致耐药性基因的播散,与细菌的多重耐药性相关。

三、细菌变异的生物学意义

细菌的形态、结构变异可造成临床的误诊、漏诊,给细菌鉴定及疾病诊断带来困难。如细胞壁缺陷的 L 型细菌,用常规方法分离培养呈阴性。故患者有明显感染症状,常规培养呈阴性时,需考虑 L 型细菌感染的可能,应采用含血清的高渗培养基进行培养。

细菌的耐药性变异是临床上最值得关注的。尤其多重耐药的超级细菌出现后,以抗生素对抗感染的治疗前景越来越显暗淡。耐药性变异并非由抗生素诱导产生的,只是由于抗生素的使用给耐药性突变菌株提供了选择和发展的机会。因此,在使用抗菌药物前做药物敏感实验,根据药敏结果选择敏感药物,避免盲目用药;同时用药应足剂量、全疗程,通过正规治疗彻底杀灭感染菌;对易产生耐药性变异的菌株或需长期用药的慢性疾病,应合理配伍、联合用药,以减少细菌耐药突变的机会;定期对临床分离菌株进行耐药性监测,注意其耐药谱的变化,将有利于防止耐药菌株的扩散。

当然,细菌的某些变异也可以为人类所用。如利用细菌毒力的变异,将强毒力的细菌多次传代变为毒力减弱但抗原性保持稳定的菌种,来制备减毒活疫苗(如卡介苗),已成为预防传染性疾病发生的有效手段。或利用细菌基因重组的原理,将某一供体菌的目的 DNA 片段切割,然后与载体(质粒、噬菌体)DNA 重组,转入受体菌,筛选重组菌后可大量培养,扩增外源 DNA,用以研究其结构和功能。而利用基因重组原理建构工程菌,就可以大量生产胰岛素、干扰素、生长激素、rIL-2 等生物制剂型临床药物,使这些药物具有稳定和充沛的来源。

笔记

第四节 细菌的感染与免疫

细菌感染是较常见的临床感染形式。尽管在掌握抗生素这一有效武器后,人类应对细菌感染的掌控能力得到了长足的提高,但对细菌感染机制的探索和对人类抗细菌感染机制的了解,仍然是人类与致病菌抗争时得以胜出的依仗。

一、细菌感染

依照感染细菌所寄居部位的不同,可将其分为胞外菌(extracellular bacteria)和胞内菌(intracellular bacteria)。胞外菌寄生于组织间隙及血液、淋巴液或组织液中,如葡萄球菌、链球菌、霍乱弧菌、致病性大肠埃希菌、白喉棒状杆菌、破伤风梭菌等。胞内菌又可分成:①兼性胞内菌(facultative intracellular bacteria):主要寄生于宿主细胞内,在体外无活细胞的培养基中亦可生长,如结核分枝杆菌、麻风分枝杆菌、伤寒沙门菌、布氏杆菌、嗜肺军团菌等;②专性胞内菌(obligate intracellular bacteria):只能寄生于宿主细胞内,如衣原体、立克次体等。

胞外菌有较强的致病力,主要引起化脓性感染与由毒素引起的多种损伤。胞内菌具有较强的免疫逃逸能力,其造成的损伤多系来自机体免疫系统的清除作用。

(一)细菌的致病性

细菌的致病性通常是指其直接或间接造成宿主病理损害的生物结构与机制。在结构上,可以分为结构性致病物质(非分泌的)与分泌性致病物质;在机制上,包括对宿主的侵袭力、毒性作用及激活机体免疫系统后形成的免疫损伤作用。

1. 侵袭能力 细菌突破机体的防御功能,进入体内定居、繁殖及扩散的能力,称为侵袭力(invasiveness)。构成侵袭力的主要物质有细菌的结构性致病物质(黏附素与分泌系统等)和分泌性致病物质(荚膜与侵袭性酶类等)。①黏附素:细菌有效黏附于宿主体表或黏膜上皮细胞是其引起感染的先决条件,细菌的黏附能力与致病性密切相关。具有黏附作用的细菌结构称为黏附素或黏附因子,如革兰阴性菌的菌毛、革兰阳性菌的膜磷壁酸等。菌毛可通过与细胞表面相应受体的结合选择性吸附于宿主细胞上。膜磷壁酸为菌体表面的毛发样突出物,可使细菌有效黏附于宿主细胞上。②分泌系统:某些革兰阴性菌可分泌特定的黏附蛋白或宿主细胞膜结合蛋白,有助于细菌黏附并侵入宿主细胞中,如志贺菌可通过Ⅲ型分泌系统完成对宿主结肠、直肠部位的肠黏膜上皮细胞的黏附与侵入。③荚膜:细菌的荚膜是很重要的毒力因素,具有抵抗吞噬和体液中杀菌物质、保护菌体免受抗体中和的作用,从而使致病菌在宿主体内大量繁殖并产生毒性物质而致病,例如有荚膜的肺炎链球菌不易被吞噬细胞吞噬和杀灭。此外,A群链球菌的M蛋白、大肠埃希菌的K抗原、伤寒杆菌的Vi抗原等位于细胞壁表层的荚膜样物质具类似荚膜的功能。④侵袭性酶:某些细菌能够产生与毒力有关的酶,如致病性葡萄球菌产生的血浆凝固酶,链球菌产生的透明质酸酶、链激酶、链道酶等,有助于细菌在机体内的繁殖扩散,甚至能够破坏机体组织细胞,也是细菌致病的重要物质。此外,致病性葡萄球菌产生的杀白细胞素、溶血素,以及结核分枝杆菌的6,6-双分枝菌酸海藻糖等也具有抑制巨噬细胞的吞噬、抵抗溶酶体酶的作用。

2. 毒性作用　指致病菌直接作用于宿主细胞,引起细胞、组织器官损伤,或造成生理功能障碍的毒性作用。①外毒素(exotoxin):多为革兰阳性菌及少数革兰阴性菌在代谢过程中产生并分泌到菌体外的毒性物质。可对宿主细胞或细胞间质造成直接损伤,且具有特异的组织亲和性,能选择性作用于某些组织和器官,引起特异性症状和体征。根据外毒素对宿主细胞的亲和性及作用方式,可分为神经毒素(如破伤风痉挛毒素和肉毒毒素)、肠毒素(如霍乱弧菌肠毒素和葡萄球菌肠毒素等)和细胞毒素(如白喉棒状杆菌毒素)。②内毒素(endotoxin):系致病菌非分泌性的毒性物质,在活菌状态下无毒性作用,只有在细菌死亡裂解后释放到菌体外方可造成对宿主细胞的损伤或功能障碍,如肺炎链球菌溶素等。

3. 免疫损伤作用　致病菌产生的分泌性致病物质与结构性致病物质均可通过激活免疫细胞造成间接的免疫病理损伤。如革兰阴性菌细胞壁中的脂多糖的作用和金黄色葡萄球菌毒性休克综合征毒素的作用:①脂多糖:系革兰阴性菌细胞壁的组成成分,为结构性致病物质,可在菌体裂解后被释放出来,与相应受体结合后激活巨噬细胞与中性粒细胞,释放大量细胞因子,引起机体的发热反应、白细胞反应(趋化因子作用)、中毒性休克(补体系统和凝血系统过度活化)、弥散性血管内凝血等多重病理生理改变;②金黄色葡萄球菌毒性休克综合征毒素:为极少数金黄色葡萄球菌分泌的蛋白质,可与T细胞抗原受体非特异性结合,产生超抗原作用,从而激活庞大的T细胞克隆,引起由众多细胞因子介导的毒性休克综合征。

特别需要指出的是,长期以来人们将LPS普遍视为内毒素的观点对于正确认识细菌的致病性可能产生负面的影响。

(二) 细菌感染的临床类型

如同所有病原生物形成的感染,细菌感染也可在不同层面上划分各种类型,如隐性感染与显性感染、外源性感染与内源性感染等。

但其临床感染主要以病程与感染累及部位进行划分,按病程分为急性感染与慢性感染。急性感染起病急,病程短;慢性感染则起病较缓慢,病程迁延,可长达数月至数年。按感染累及部位分为局部感染与全身感染。局部感染时细菌播散的范围比较局限,如化脓性球菌引起的疖、痈等;全身感染一般由病原体及毒性产物的血行播散所引起。临床上常见类型有:①毒血症(toxemia):系细菌外毒素经血液播散至特定靶组织、器官所出现的特征性中毒症状;②脓毒血症(pyemia):系化脓性细菌侵入血流中大量繁殖,并播散至其他组织或器官,产生新的化脓性病灶的症状;③败血症(septicemia):系致病菌在血液中繁殖后,产生大量毒素所出现的全身中毒症状;④菌血症(bacteremia):系致病菌在局部病灶中繁殖,释放入血所出现的相应症状。

(三) 细菌感染的传播方式

与所有病原生物感染的传播方式一样,细菌感染的传播方式也分为垂直传播与水平传播两大类。

1. 垂直传播　由母亲经胎盘、产道而传播病原体的方式被称为垂直传播,致病菌通常难以逾越血-胎屏障,故致病菌的垂直传播以产道途径为主,如新生儿的淋病奈瑟菌、沙眼衣原体感染等。

2. 水平传播　非垂直传播的其他自然传播方式统称水平传播,如:①呼吸道传播:如结核分枝杆菌、脑膜炎奈瑟菌、肺炎链球菌等的传播。经呼吸道传播的致病菌一般都具有较强的环境抵抗力。②消化道传播：如大肠埃希菌、霍乱弧菌、伤寒沙门菌等的传播。经消化道传播的致病菌一般具有抵抗胃酸与胆汁的能力，往往可在水中存活较长时间。③媒介传播：如鼠疫耶尔森菌、斑疹伤寒立克次体等的传播。媒介传播的致病菌多数为人兽共患感染。④皮肤、创口接触传播：如葡萄球菌、链球菌、破伤风梭菌、产气荚膜梭菌等的传播。皮肤、创口接触传播多见于化脓性感染致病菌和厌氧芽胞梭菌感染。⑤性传播：如梅毒螺旋体、淋病奈瑟菌、沙眼衣原体等的传播。由性传播方式引起的感染性疾病统称性传播疾病（sexually transmitted diseases，STD）。

细菌感染的传播方式取决于细菌在环境中生存能力的强弱和环境因素对细菌的影响，因此同一种细菌往往可以通过不同的传播途径形成感染。

二、抗细菌免疫

如前所述，细菌感染分为胞外菌感染和胞内菌感染两类，机体对这两类感染的免疫防御方式也不同，针对胞外菌感染主要依赖体液免疫，而胞内菌感染则主要依赖细胞免疫。

（一）针对胞外菌感染的免疫机制

针对胞外菌的侵入、定植及毒素作用等致病因素，机体的固有免疫和适应性免疫均可发生一定应答，以达到有效阻止细菌入侵、清除毒素及致病物质，形成保护性免疫的防御效果。

1. 固有免疫　在胞外菌感染中，固有免疫主要形成阻挡侵袭的屏障作用、清除细菌的细胞吞噬、杀灭作用，以及补体活化的溶菌作用、各类体液因子的抑菌作用等。

2. 适应性免疫　在胞外菌感染中，适应性免疫主要形成阻挡侵袭的抗体阻断作用、毒素的抗体中和作用、补体经典途径的激活作用、抗体抑菌作用等。受胞外菌激活Th2细胞可辅助形成特异性抗体，而受细菌超抗原激活的T细胞可造成较严重的免疫损伤。

（二）针对胞内菌感染的免疫机制

针对胞内寄生菌的入侵，机体固有免疫与适应性免疫均可形成一定的应答，但清除细菌的同时均可引起程度不等的免疫损伤。

1. 固有免疫　在胞内感染中，NK细胞担负着重要的早期抗胞内菌防御功能，可有效杀伤和控制胞内菌感染。由活化NK细胞产生的IFN-γ，可去除胞内菌逃逸机制对巨噬细胞吞噬、杀灭的抑制作用。

2. 适应性免疫　在胞内感染中，CD4[+]T细胞介导的迟发型超敏反应性炎症机制成为最主要的免疫防御机制，但该机制也是形成严重免疫损伤主要原因，如结核分枝杆菌感染中结核空洞的形成，肠热症中肠穿孔并发症的出现。中和性抗体在胞内菌感染是否存在并发挥其作用尚无定论。

第五节　医学细菌感染的检测

细菌感染的临床诊断除依赖细菌感染性疾病特定的临床症状外，尚需依赖一定的实验室诊断。这一类的诊断从检测对象上可分为病原学检测、免疫学检测与基因检测三类。

一、病原学检测

(一) 形态学检查

形态学检查方法是细菌检验的重要手段之一,可对细菌进行初步鉴别,尤其是标本中细菌的特殊形态或特殊染色方法,如痰液中的抗酸杆菌和脑脊液中的脑膜炎球菌等,有助于对感染细菌的直接诊断。

进行细菌形态学检查,对于细菌含量较高之标本可予直接镜检,而细菌含量较低之标本,需经分离培养后再作镜检。考虑细菌菌龄和外界环境是影响其形态和结构的重要因素。只有在规定的标准范围内进行严格操作,才能得出正确结果。

(二) 细菌的生化反应

由于不同细菌产生的酶系不同,因而对糖和蛋白质的分解代谢产物各异,故可以采用生化试验测定代谢产物方式鉴定细菌。常用的生化试验包括:①糖类发酵试验:是鉴定细菌最常用的生化反应,特别用于肠杆菌科细菌的鉴定。若能分解糖类产酸,培养基中的指示剂呈酸性反应;产气的细菌在培养基内部可出现气泡或裂隙。②甲基红试验(MR试验):主要用于大肠埃希菌和产气肠杆菌的鉴别,前者阳性,后者阴性。③VP试验:将待检菌接种于葡萄糖蛋白胨水培养基,培养后加入反应液后显红色为VP试验阳性。④吲哚试验(靛基质试验):主要用于肠道杆菌的鉴定。将待检菌接种于蛋白胨水培养基中,加入反应液后两液面接触处呈红色为阳性,无色为阴性。⑤硫化氢试验,常用于肠杆菌科菌属间的鉴定。将待检菌接种于醋酸铅培养基中培养,有黑色沉淀者为阳性,无变化者为阴性。⑥枸橼酸盐利用试验:以枸橼酸钠为唯一碳源的培养基,培养基中指示剂由浅绿色变为深蓝为阳性。大肠杆菌因不能利用枸橼酸盐,此试验为阴性反应。

吲哚(I)、甲基红(M)、VP(V)、枸橼酸盐利用(C)四种试验,常用于鉴定肠道杆菌,总称为IMViC试验,大肠杆菌为"++--",产气杆菌为"--++"。

目前生化试验在临床细菌学检验中已普遍采用微量、快速、自动化的检测系统,并有很多相应的配套试剂供种属鉴定使用。

(三) 药物敏感试验

简称药敏试验或耐药试验,主要目的是了解细菌对各种抗生素的敏感程度,以指导临床合理选用抗生素药物,从而有助于减少盲目用药导致的细菌耐药。目前常用的药敏试验方法有纸片琼脂扩散法(K-B法)。其法采取致病菌标本接种在适当培养基上,同时将分别沾有一定量不同抗生素的纸片贴在培养基表面,培养一定时间后观察结果。由于致病菌对各种抗生素的敏感程度不同,在药物纸片周围便出现不同大小的抑制病菌生长而形成的"空圈",称为抑菌环。抑菌环大小与致病菌对各种抗生素的敏感程度成正比关系。可以根据试验结果有针对性地选用敏感的抗生素进行治疗(图9-11)。

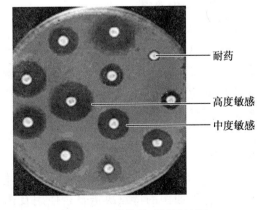

耐药

高度敏感

中度敏感

图9-11 药物敏感试验结果

二、免疫学检测

经典之细菌感染的免疫学检测方法是沿用近百年的血清学试验,系根据相应的抗原和抗体在适宜条件下能在体外发生特异性结合的原理,用已知抗血清去检测患者标本中或培养物中未知细菌及细菌抗原,或用已知的细菌或其特异性抗原检测患者体液中有无相应特异性抗体和其效价的动态变化。常采用凝集试验、沉淀试验、补体结合试验、中和试验等。血清学诊断试验最好取患者急性期和恢复期双份血清标本,当后者的抗体效价比前者升高≥4倍时方有诊断意义。

近年来,免疫标记技术已广泛应用于临床细菌学诊断。如免疫荧光技术将血清学诊断与显微镜示踪技术相结合,不仅可以进行细菌形态学观察,而且还可以进行相对定量分析,且比血清学试验更加快速、简便、敏感,目前已广泛用于细菌的快速鉴定。常用的方法有直接法、间接法、免疫荧光菌球法、红细胞荧光抗体法等。而酶联免疫吸附试验因具有敏感性高、特异性强的特点,也已广泛应用于细菌检测和鉴定上,主要方法有双抗体夹心法及间接法。

三、基因检测

PCR 技术在细菌的快速鉴定、细菌的毒素基因检测、细菌耐药性检测及细菌感染的流行病学调查中已得到广泛的应用。①细菌种属的鉴定:细菌的 G+C mol% 相当稳定,不受培养条件、菌龄和其他外界因素影响。G+C mol% 含量不同的细菌,为不同种细菌;含量相同者可能为同种细菌。最常用的方法是热变性法,此外限制性内切酶长度多态性分析(RFLP)、随机引物扩增法(RAPD)等技术常用于菌株间的差异比较。②细菌种属特异基因的检测:某些基因为细菌种特有或属共有,通过对这些独特的保守基因序列的检测可以鉴定细菌的种或属。③细菌毒力基因检测:可以通过检测细菌毒素基因,如霍乱弧菌的霍乱毒素基因、产肠毒素大肠埃希菌的耐热和不耐热肠毒素及白喉棒状杆菌的外毒素基因,以判断是否存在某种细菌的感染。④细菌耐药性检测:细菌对某种抗生素的耐药是由于某些基因发生了突变产生耐药基因(如 β- 内酰胺类、糖肽类、大环内酯类、喹喏酮类抗生素耐药基因、分枝杆菌耐药基因等)所致,可以用 PCR 或基因探针的方法检测和分类。

四、标本采集与送检

细菌感染的病原检测,除需选用合适、敏感的实验技术方法外,标本的采集、保存与送检尤显重要。

正确采集标本应注意:根据感染性疾病和目标病原菌的不同特点,正确合理地确定采样部位、时机和次数。要耐心细致地向患者交代标本留取的注意事项,使其主动配合以便采集到有价值的标本。同时要选用恰当的采样用具与器材并严格按照标准规范操作。采样量要恰当,一般来说,采样量多有利于病原菌的检出,但应以不影响患者健康和便于操作为前提。

盛放标本的容器应无菌且便于密封,使用前要检查容器是否有溢漏和污染。要根据目标病原菌的特点决定是否使用及选择何种保菌液、运送液或增菌液。标本采集后应尽可能立即送检,如不能及时送检,要根据目标病原菌的特点确定保存条件如温度、气体环境等,在规定的时间内送至检验科室。

学习小结

　　作为原核生物的细菌具有典型的细胞结构,且与真核细胞间有着显著差异。在本章的学习中,细菌的结构特点成为最应使你关注的重点。细菌的生长繁殖、遗传变异、对宿主的致病性都与其结构密不可分。当然,在光学显微镜下显现的各种典型与非典型形态依然由其细胞的结构所决定。在完成本章学习后,你是否能够从原核生物的结构特点(包括其基因特点、不同的存活形式及基因转移的结构基础)出发,认识细菌的生物学特性、人工培养条件、遗传变异方式及致病因子的作用,将是检验学习成效的主要标志。

(陈文娜)

复习思考题

　　1. 在人类对"细菌"的认识过程中,形成了哪些不同的"细菌"定义? 你如何认识与评价这些定义?

　　2. 在对原核生物与真核生物的细胞结构进行比较后,你觉得人类在与细菌的较量中有多少胜算?

　　3. 作为寄生物,细菌与其他病原生物比较,具有哪些致病特点? 试解释为什么同时接触相同细菌时,有些人容易感染而有些人则免受其苦。

笔记

第十章

医 学 真 菌

学习目的与学习要点

与医学细菌相似,医学真菌也是与我们朝夕相伴的病原生物,只不过,它们属于真核细胞型微生物。因此,真菌有着与细菌不同的细胞结构;有着与细菌不同的生物学性状;自然,也有着与细菌迥异的形态和致病机制。所有这些不同都将在本章予以讨论。

真菌(fungus)系菌物界近25万种物种的总称,而医学真菌仅涉及子囊菌门、担子菌门、接合菌门中为数不多的一些种群。其中有些是人体正常微生物群的构成成员,主要分布在体表和与外界相通的部分腔道;而较多的则是致病真菌,可引起感染、中毒、致癌或成为引发超敏反应的过敏原。

相对于细菌,真菌具有较强的环境抵抗力,尤其对日光、干燥及普通消毒剂而言。但多数真菌对热的抵抗力较弱,60℃ 1小时即可被杀死;对2%苯酚、2.5%碘酊、0.1%升汞、10%甲醛等化学消毒剂也敏感。不过针对细菌的抗生素对真菌无效,能抑制真菌的是灰黄霉素、制霉菌素、两性霉素B、克霉唑、酮康唑等抗真菌药。

第一节 真菌的结构与形态

真菌虽属真核细胞生物,其细胞构成却与动植物细胞的结构差别显著。即使在同一门类中,单细胞真菌和多细胞真菌在结构与形态上也有很大区别。

一、真菌的结构

单细胞真菌仅有细胞结构一个层次,多细胞真菌除具有与单细胞真菌相似的细胞结构层次外,尚存在由众多细胞共同形成的组织结构。

(一)真菌的细胞结构

真菌的细胞结构包括细胞壁、细胞膜、细胞质和细胞核。

1. 细胞壁 位于细胞膜外层,厚100~250nm,占细胞干重的30%。具有维持细胞形状和抵抗渗透压的功能。其主要化学组成有:几丁质、纤维素、葡聚糖、甘露聚糖、蛋白质、类脂、无机盐等。细胞壁的骨架以几丁质(chitin)和葡聚糖为主,这是真菌与植物不同的特征之一。丝状菌骨架组成以几丁质(N-乙酰葡聚糖胺的多聚体)的含量最高,其作用与菌丝生长和芽管形成有关。酵母菌的骨架组成则以葡聚糖的含量最高,是维持真菌细胞外形的分子基础。细胞壁的基质系填入骨架缝隙的多糖、蛋白质、脂质及无机盐。基质中的多糖种类较多,如葡聚糖、葡糖胺、葡萄糖、几丁质和半乳糖等。多糖含量在同一真菌细胞壁的不同发育阶段明显不同,其含量可直接影响真菌的形态。蛋白质可单独存在或与多糖组成蛋白多糖。细胞壁中的蛋白多糖具有酶活性,以水解酶居多,可分解基质,使营养物质易于进入胞内,蛋白多糖也是细胞壁抗原的分子基础。基质中的蛋白多糖以甘露聚糖蛋白复合物的含量为最高。脂质中以磷脂为主,脂质的存在可保持水分不被蒸发。无机盐以磷为主,另含少量钙和镁元素。多细胞真菌的细胞壁分为四层结构,由外向内依次为无定形葡聚糖层(87nm)、糖蛋白形成的粗糙网(49nm)、蛋白质层(9nm)和几丁质微细纤维层(18nm)。

2. 细胞膜 为镶嵌蛋白质的双层磷脂膜,含有胆固醇。真菌细胞膜的主要特征是组成双层结构的磷脂为不恒定的微团结构,其间有大量的麦角固醇类化合物,故易与多烯族抗生素结合,可作为抗真菌药物作用的靶分子。

3. 细胞质 为蛋白质、糖类及盐类组成的溶胶状物质,水占70%~85%,悬浮有多种细胞器。①线粒体:呈颗粒状、杆状或线状。具有双层膜,是真菌细胞内能量形成的重要场所。真菌细胞中线粒体数量变化极大,代谢旺盛的细胞中线粒体数量较多。线粒体含有自主复制的闭合环状DNA,其环直径19~26μm,小于植物线粒体DNA而大于动物线粒体DNA。②内质网:系成对平行膜,由狭窄的腔分隔形成封闭的管道系统,呈现为囊、腔、池、水泡等状态。为细胞内质膜的生成场所,也是核糖体附着及蛋白质合成的场所。③高尔基体:大部分真菌无高尔基体,仅少数种类真菌(如根肿菌、前毛壶菌、卵菌、腐霉等)存在。④膜边体:为多细胞真菌特有的细胞器,位于质膜和细胞壁之间,单层膜结构。呈管状、囊状、球状、卵形或多层折叠状。可能与细胞壁的形成有关。⑤泡囊:为双层膜结构细胞器,内含多种酶类,大量存在菌丝顶端,与菌丝顶端生长相关。⑥液泡:为老化真菌体内存在的细胞器,内含多种酶类与酸性氨基酸。

4. 细胞核 较其他真核生物小而圆,每个细胞或菌丝节段中有1~2个,也可多至20~30个。其有完整的核形态和典型的核膜、核仁结构。真菌DNA为线状,与组蛋白结合,分子量大小为$(6\sim30)\times10^9$Da,大多数真菌细胞是单倍体,有些真菌有二倍体世代(如啤酒酶母),也有些真菌主要以双倍体形式存在有多条染色体(如卵菌)。真菌基因组含$10^7\sim10^8$个碱基对。部分真菌染色体数目已测定,如脉孢菌7条,构巢曲霉8条,啤酒酵母17条。

(二) 真菌的组织结构

多细胞真菌除细胞结构外尚形成由菌丝为基础的相应组织结构。

1. 菌丝 多细胞真菌细胞集合的基本形式称为菌丝(hypha)(图10-1)。为一纤细管状体,可不断延长或分枝,但其直径较恒定,不同真菌的菌丝直径不同,一般为2~30μm。部分多细胞真菌的菌丝无横隔膜,菌丝前后贯通,多核,生长过程中只有核分裂而无细胞分裂,为多核菌体。这类真菌菌丝前端生长旺盛,其中充满原生质,而在菌丝后端往往含有大的液泡。当菌丝受伤或形成繁殖体时,在受伤处或繁殖体下端形成全封闭隔膜与营养体分开。也有部分多细胞真菌的菌丝被横隔膜隔成多"细胞",每个细胞中至少有一个核,也可以有两个至多个核。低等真菌的隔膜完整,随真菌的进化,隔膜出现大小不等的小孔,如皮肤丝状菌、组织胞浆菌和球孢子菌的菌丝隔膜具有中心小孔并附有球形的间隔小体(woronin body),小孔与间隔小体可调节两侧细

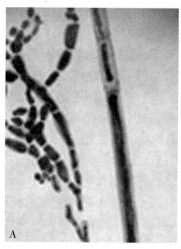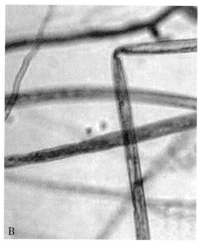

图 10-1 真菌的菌丝(×400)

A. 有隔菌丝;B. 无隔菌丝

胞质的流动速度,并在菌丝受损后可堵住隔膜小孔,防止细胞液的流失。

2. 菌丝体与组织体 菌丝体(mycelium)为菌丝不断分枝生长形成的多分枝菌丝簇。菌丝体或无色透明,或暗褐色至黑色,或呈现各种鲜艳的颜色。菌丝体之间可相互联结,形成特定的组织结构,常见者如密丝组织(plectenchyma)、疏丝组织(prosenchyma)和拟薄壁组织(pseudoparenchyma)。这些组织又可进一步形成具有特定结构和功能的组织体,如菌索(根状结构)、菌丝束、子座(繁殖结构)及菌核(休眠结构)。

3. 特化的菌丝体 单一的菌丝体也可特化为具有专一功能和形态的特定结构。这些结构大致分为:①营养菌丝:按照真菌摄取营养方式不同,营养菌丝又可特化成假根、吸器、附着枝、附着胞、匍匐枝、菌环、菌网等多种类型。②气生菌丝:主要承担繁殖功能,也称繁殖菌丝。结构较为简单的繁殖菌丝有形成无性繁殖的分生孢子头(梗)、孢子囊及形成有性繁殖的担子。结构复杂的繁殖菌丝有形成无性繁殖的分生孢子器、分生孢子座及形成有性繁殖的子囊。这类特化结构统称产孢结构。

在不良环境下,菌丝细胞内的原生质收缩,变成圆形,外面生一层厚壁,表面具有刺或瘤状突起的细胞结构,有抵抗不良环境的能力,被称为厚垣孢子(chlamydospore)。故厚垣孢子实际为特化的菌丝,不属繁殖体。

二、真菌的形态

真菌的形态较为复杂,总体上分单细胞真菌,也称酵母菌(yeast);与多细胞真菌,也称丝状菌(filamentous fungus)或霉菌(mold);两者形态差异悬殊。

(一) 单细胞真菌

单细胞真菌仅具胞体形态,多数呈圆形或卵圆形。如以芽生孢子方式繁殖,则尚可具有繁殖体形态。其孢子形态与胞体相似。如繁殖体与营养体不及时分离的话,可观察到呈串状延长的假菌丝。

(二) 多细胞真菌

多细胞真菌以营养体(菌丝)显现其基本形态。簇生的菌丝体具有不同形状,如螺旋状、球拍状、结节状、鹿角状和梳状等。这些形态可作为鉴别真菌种类的依据之一。

孢子(spore)是多细胞真菌的繁殖体,根据其生成形式可分为无性孢子和有性孢子两类。通常病原性真菌多以形成无性孢子为其繁殖形式。故无性孢子亦可构成多细胞真菌形态的一个侧面。在形态上,无性孢子主要分为:①叶状孢子(thallospore):由真菌菌丝或菌体细胞直接形成,根据形成方式不同,分为关节孢子(arthrospore)、芽生孢子(blastospore)等;②分生孢子(conidium):是最常见的一种无性孢子,由菌丝末端细胞分裂或收缩而形成,也可从菌丝侧面出芽而形成,根据其形态结构及孢子细胞的数量又分为大分生孢子(macroconidium)和小分生孢子(microconidium);③孢子囊孢子(sporangiospore):是菌丝末端膨大而形成孢子囊,内含许多孢子,孢子成熟后破囊而出(图 10-2)。孢子的形态也可作为鉴别真菌种类的依据。

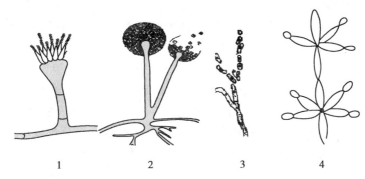

图 10-2 真菌的无性孢子

1. 分生孢子;2. 孢子囊孢子;3. 关节孢子;4. 芽生孢子

某些真菌,如申克孢子丝菌、荚膜组织胞浆菌、马尔尼菲青霉菌等,具有单细胞和多细胞两种生长形态,并在不同环境条件下发生形态转换。这称为真菌的双相性(dimorphic)。

第二节 真菌的繁殖与培养

真菌能以简单化合物为营养素,具有很强的繁殖能力。根据真菌获取碳源的方式,分为腐生型(saprotrophy)、寄生型(parasitism)和共生型(symbiosis)等营养模式。从无生命的有机体中吸取养料的真菌称为腐生菌;靠侵害活的有机体生活的真菌为寄生菌。寄生和腐生并不是绝对的,在一定条件下,一些真菌既能侵害活的有机体又能生活在死的有机体上,这种真菌称为兼性寄生菌或兼性腐生菌。有许多真菌一方面从其他活有机体摄取养料,一方面又向同一活有机体提供养料或助益,这类真菌称共生菌。

一、真菌的生长条件

医学真菌的繁殖条件与细菌类似,但营养要求更低。

1. 营养 是真菌生长繁殖所需要的最基本条件,包括水、碳源、氮源、无机盐及必要的生长因子等。

2. 温度 不同真菌的最适生长温度范围有所差异,浅部真菌一般为 22~28℃,而深部真菌为 37℃。温度变化可改变某些真菌的形态,如双相型真菌可从酵母型(37℃)转变成菌丝型(22℃)。

3. 酸碱度 相对于细菌,真菌对酸碱度的适应范围较窄,多数真菌生长的最适 pH 为 4.0~6.0 左右。

4. 气体 大多数真菌生长繁殖过程中依赖氧气,二氧化碳不利于多数真菌的生长繁殖。

二、真菌的繁殖和人工培养

真菌兼有无性繁殖和有性繁殖两种繁殖模式。其生长与繁殖条件并不苛刻,故易于人工培养。

(一) 真菌的繁殖

大多数真菌兼有无性繁殖和有性繁殖两种繁殖模式。在不同生长阶段出现无性或有性繁殖的交替,形成真菌的生活史。

1. 无性繁殖 真菌的无性繁殖具有不经过繁殖体阶段或经过繁殖体阶段两种形式。不经过繁殖体阶段的无性繁殖直接由菌丝断裂或单细胞二分裂(裂殖)形成单独个体完成。经过繁殖体阶段的无性繁殖由经营养体产生无性孢子的方式完成。真菌营养体产生无性孢子的方式又可分为:①芽殖,由营养体上出芽形成芽生孢子,是最常见的真菌繁殖方式。②萌管,也称萌生。由菌丝末端萌生特化的产孢结构,形成多种类型的外生孢子,如大分生孢子、小分生孢子等。③隔殖,系孢子萌发的一种特殊类型,也称割裂。由孢子囊内的原生质割裂成若干小块,每小块单独发育成一个新生孢子,这类孢子称为内生孢子,如孢子囊孢子。

2. 有性繁殖 通常以形成有性孢子方式完成,其过程一般包括三个阶段,即:①质配:两细胞细胞质混合阶段;②核配:两细胞核融合阶段;③减数分裂。

尽管多数致病真菌以无性繁殖为主,但也有部分医学真菌可出现有性繁殖阶段,如皮炎芽生菌、组织胞浆菌及毛霉等条件致病性真菌。

(二) 真菌的人工培养

绝大多数真菌对营养的要求不高,常用培养基为 Sabaurauds 培养基(含 4% 葡萄糖和 1% 蛋白胨)。真菌的繁殖速度视菌种不同而异,一般需要 1~3 周才能形成典型菌落。真菌菌落分为酵母菌落、类酵母菌落和丝状菌落等类型。酵母菌落是单细胞真菌形成的菌落,其形态与细菌菌落类似,表面光滑湿润,柔软而致密,如新生隐球菌菌落。某些单细胞真菌在以出芽方式繁殖后,芽管不与母细胞脱离,形成假菌丝。假菌丝由菌落向下延伸到培养基中,这种菌落称为类酵母菌落,如白假丝酵母菌落。丝状菌落是多细胞真菌的菌落形态,由大量疏松的菌丝体组成,菌落外观呈棉絮状、绒毛状或粉末状等,菌落正面和背面呈不同的颜色。丝状菌落的形态、结构和颜色常作为鉴别真菌种类的重要依据。

第三节 真菌的感染与免疫

真菌感染是真菌病(mycoses)的主要类型,是人类最为常见的感染性疾病之一。

因占真菌感染中绝大多数的浅部真菌感染危害程度较低,故真菌感染相对于病毒、细菌感染更易被忽视。

一、真菌感染

真菌感染包括致病性真菌感染和机会致病性真菌感染。致病性真菌感染主要是外源性真菌感染,其常见的传播方式为接触传播和呼吸道传播,偶见创口传播。致病真菌可引起浅部真菌感染(皮肤、皮下)和深部真菌感染。浅部致病性真菌因其具有嗜角质性,在皮肤繁殖后,其机械性刺激引起瘙痒,其代谢产物引起局部炎症等病理损害,如皮肤癣菌感染。深部感染真菌侵袭机体遭吞噬后不被杀死,并在吞噬细胞内繁殖,引起慢性肉芽肿或组织溃疡坏死。机会致病性真菌感染主要是内源性真菌感染,其致病性不强,通常在机体免疫功能紊乱时继发感染,如念珠菌、隐球菌、曲霉菌、毛霉菌等感染。

真菌感染常见的临床类型,按其感染部位有:①浅部真菌感染:系皮肤组织的真菌感染,一般由致病性较强的外源性真菌引起;②皮下组织真菌感染:系皮下组织的真菌感染,多由腐生真菌通过创口引起;③深部真菌感染:系内脏器官和深部组织的真菌感染,可由外源性真菌引起;也可由内源性真菌所致,内源性真菌引起的感染也称机会性真菌感染。

二、抗真菌免疫

机体抗真菌的免疫包括固有免疫和适应性免疫。固有免疫常在防止真菌入侵上发挥重要作用,而适应性免疫对真菌病的恢复具有一定效果。机体一般不能针对真菌感染形成牢固而持久的免疫力。

1. 固有免疫　真菌感染与机体天然免疫状态关系密切,最主要的是皮肤黏膜屏障。若皮肤黏膜破损,真菌可经创口入侵;皮脂腺分泌的不饱和脂肪酸具有杀菌作用,儿童皮脂腺分泌功能不健全,故易患头癣;成年人手足汗多,且掌趾部缺乏皮脂腺,故易患手足癣。皮肤、黏膜局部的正常菌群中也包括许多真菌,如白念珠菌等。在各种原因引起的机体免疫力下降时导致菌群失调,可继发内源性真菌感染。进入机体的真菌容易被单核/巨噬细胞吞噬,但不易被杀死,而在细胞内繁殖引起肉芽肿等病理损害。

2. 适应性免疫　由于真菌细胞壁很厚,补体和抗体对其杀伤作用不强,抗真菌免疫主要依赖细胞免疫。真菌抗原刺激特异性淋巴细胞增殖,释放细胞因子激活巨噬细胞、NK 细胞和 CTL 等,参与对真菌的杀伤。临床上各种原因引起的 T 细胞功能抑制会导致播散性真菌感染,如 AIDS、淋巴瘤、使用免疫抑制剂等。

第四节　非感染性真菌病

真菌除能引起感染外,还可引起超敏反应、毒素中毒等,也可能诱发某些肿瘤形成。

一、真菌性超敏反应

真菌菌丝、真菌孢子等物质被敏感体质的个体吸入或食入后,会引起呼吸道或消化道超敏反应,如哮喘、变态反应性皮炎、荨麻疹等。一些真菌感染也可引起迟发型超敏反应,如癣菌疹。

二、真菌毒素中毒

常见的产毒真菌主要有镰刀菌属中的禾谷镰刀菌、小麦赤霉菌等,曲霉菌属中的黄曲霉菌、杂色曲霉菌等,青霉菌属中的黄绿青霉菌等,其中毒性较强的有 T-2 毒素、黄曲霉毒素、赭曲霉毒素、黄绿青霉素、红色青霉素及青霉酸等。不同类型的真菌毒素引起的中毒性疾病统称为真菌中毒症(mycotoxicosis)。其表现因毒素类型而异,可累及心脏、肝脏、肾脏等重要器官,以及引起神经系统与血液系统改变,后果较为严重。

真菌毒素中毒有别于真菌感染,其特征为:①无传染性;②抗生素治疗无效;③常与摄入特定某些食物或饲料有关;④具有一定的地区性或季节性。

三、真菌毒素致癌

目前已知有二十余种真菌毒素可引起实验动物恶性肿瘤,许多真菌毒素与肿瘤、畸变和细胞突变等病变有关。研究最多是黄曲霉毒素,在动物实验和流行病学调查中均证实,黄曲霉毒素与肝癌的发生密切相关。其他具有致癌作用的真菌毒素还有赭曲霉产生的黄褐毒素、镰刀菌产生的 T-2 毒素、展青霉素等。

第五节　医学真菌感染的检测

医学真菌感染的诊断需结合临床症状,而实验室检测以真菌的形态学检查最为常用,必要时可使用血清学反应、核酸检测技术等。

一、病原学检测

真菌的形态学检测和分离培养是其病原学检测的最主要手段。

(一) 形态学检测

真菌的形态学检测一般采用光学显微镜检测。皮屑、指(趾)甲和毛发等致密的标本应先用 10% 的 KOH 微加温处理,溶解角质层和细胞基质,然后进行镜检。脓、痰或血标本可直接涂片镜检。镜下观察是否有孢子、菌丝或假菌丝。若怀疑新生隐球菌等有荚膜的真菌感染,根据所致疾病选取标本,经墨汁负染后镜检,见有芽生菌体外围绕着宽厚的荚膜即可做出诊断。

(二) 分离培养

一般用于直接镜检不能确诊时。病原性真菌培养用 Sabaurauds 培养基(pH 5.6,不适宜普通细菌生长)培养,为了防止细菌或腐生性真菌污染,经常加入放线(菌)酮、青霉素、链霉素或其他抑制性抗生素。如果是皮肤、毛发和甲屑等标本,需经 70% 乙醇或 2% 苯酚浸泡 2~3 分钟杀死杂菌,再经无菌盐水洗净后接种于沙保弱培养基上,在 25~28℃的条件下培养数日至数周,观察菌落特征。

可疑深部真菌感染的标本可接种于血平板、肉渣培养基或硫酸钠肉汤内,分别在室温和 37℃培养数日至数周。必要时可在玻片上做真菌小培养,能在光镜下观察真菌的形态和结构的特点及生长发育的全过程,便于鉴别。阴道或口腔黏膜处标本可直接用棉拭子取材,在血平板上分离。血液标本需事先增菌,脑脊液标本则取其沉淀物接种于血平板上,于37℃培养。若疑为假丝酵母菌,可取菌落接种于0.5ml血清试管内,37℃1小时后涂片,革兰染色后镜下见有假丝酵母菌细胞长出芽管即可初步鉴定为白假丝酵母菌。

二、免疫学检测

血清学诊断可辅助检查深部真菌感染,通常使用的方法是ELISA、乳胶凝集和补体结合等试验。用ELISA、乳胶凝集试验可检测脑脊液或血液中新生隐球菌的荚膜抗原,经有效治疗后,其抗原效价下降;但是在AIDS患者合并新生隐球菌感染时,抗原效价经常会在长时间内维持高水平。

三、标本采集与送检

遵循基础护理学所规定的相应标本采集要求,注意生物安全意识、交叉污染意识、低温储存意识外,合理采集标本时应注意收集适宜部位的标本。可疑浅部真菌感染应取病变部位的毛发、指(趾)甲屑及皮屑等,可疑深部真菌感染的患者应根据临床症状和体征选取血液、脑脊液或分泌物、排泄物及痰液等并及时送检,标本滞留一般不超过1~2小时,以免变质污染。

学习小结

在学习了原核微生物之后,以细菌为参照物,本章将帮助你对真菌的细胞结构和组织结构形成整体认识。通过对真菌结构与形态的了解,你能否解释真菌的结构与其感染方式和致病性有何联系吗? 与细菌的致病性相比较,真菌的致病特点有哪些? 当然这一定和宿主真菌的免疫力是有关联的。最后请关注,真菌不仅仅以感染方式使人致病。

(陶方方 王 易)

复习思考题

1. 比较真菌与细菌在结构与形态上的差异,这些差异在致病性上起哪些作用?

2. 单细胞真菌与多细胞真菌在形态上有"天壤之别",那么在致病性上甚或临床治疗方法上是否也同样如此呢? 试比较解析。

第十一章

医学寄生虫

学习目的与学习要点

　　与医学真菌相比,医学寄生虫是一群差异更为悬殊的病原生物。尽管它们都属于真核生物,但在形态大小和结构复杂性上相去甚远,且绝大多数寄生虫都需经历在不同宿主体内的不同生活阶段,并呈现不同的形态与致病作用。这使得我们在学习本章时,需要对这类病原生物的形态给予更多、更仔细的观察与了解。而对于医学寄生虫生活史的了解,则是我们掌握这类病原生物的发育过程、致病性及流行病学特点的关键。与了解前面介绍的病毒、细菌、真菌一样,我们同样应当知道医学寄生虫的致病作用及人体对其形成的免疫防御特点。最后,懂得怎样发现这些"寄生者"也是本章需要注意的知识点。

　　阶段性生活于宿主体表或体内营寄生生活的低等生物称为寄生虫,以人体为宿主的寄生虫称医学寄生虫或人体寄生虫。按其形态特点分为医学原虫(medical protozoa)、医学蠕虫(medical helminthes)和医学节肢动物(medical arthropoda),是引起感染的又一类重要病原体。

　　由此类病原体所引起的寄生虫病,曾经是威胁占我国人口最大比例的农业生产人群的最主要感染性疾病,对生产力的发展和全体国民的健康水平造成巨大影响。目前,经控制和消灭传染源、切断传播途径、保护易感人群等防治措施,我国的寄生虫病防治工作已经取得了举世瞩目的成绩,寄生虫病的感染率与发病率已降低至中等发达国家水平。但鉴于地区经济发展不平衡,文化习俗与生活习惯的巨大惯性力量等因素,寄生虫感染的威胁仍然是我国欠发达地区的主要健康卫生问题,医学寄生虫也依然是重要的生物性致病因子。

第一节　寄生虫的形态与结构

　　医学寄生虫涉及原生生物界与动物界约 7 个门类(参见第七章),按其形态特点分为医学原虫(原生生物界的肉足鞭毛门、顶复门和纤毛门)、医学蠕虫(动物界的扁形动物门、线形动物门、棘头动物门)与医学节肢动物(动物界的节肢动物门)三部分,于结构上各有其独特性。

一、原虫的形态与结构

医学原虫虽为单细胞生物,但大小较悬殊,直径 2~200μm 不等。于不同生活史阶段呈现不同形态。根据运动器官的类型,分属肉足鞭毛门动鞭纲与叶足纲、顶复门孢子纲、纤毛门侧口纲。

肉足鞭毛门动鞭纲的原虫具有鞭毛体、无鞭毛体(包囊)两种形态,前者呈梭形、细锥形、倒置半梨形等类型,并带有一根或多根鞭毛;后者多呈卵圆形、球形。肉足鞭毛门叶足纲的原虫具有滋养体与包囊两种形态。前者呈叶状伪足的阿米巴形,后者多呈球形。顶复门孢子纲的原虫具有滋养体、裂殖体、配子体、卵囊、子孢子等多种形态。可分别显示环状、阿米巴形、弓形、圆形、细梭形等。

尽管原虫形态、大小各不相同,其基本结构都由细胞膜、细胞质和细胞核组成。

(一) 细胞膜

也称表膜(pellicle)或质膜,包裹于原虫体表,起维持虫体形态作用,并具有营养、排泄、运动、感觉、侵袭及逃避宿主免疫效应等多种生物学功能。位于胞膜上的配体、受体、酶类或毒素,是原虫与宿主细胞和其寄生环境直接接触部位,对其寄生生活具有非常重要的意义。细胞膜有不断更新的特点,不良环境下有些原虫在细胞膜外能形成坚韧的保护性囊壁以增强抵抗力。

(二) 细胞质

细胞质由基质、细胞器和内含物组成,是原虫代谢和营养贮存的主要场所。

1. 基质 主要成分为水与蛋白质,可组成微丝和微管以支持原虫形态,且与运动有关。部分原虫分内质和外质,外质较透明,呈凝胶状,具有运动、摄食、营养、排泄和保护等功能;内质呈溶胶状,含各种细胞器、内含物和细胞核,它们是细胞代谢和营养储存的主要场所。

2. 细胞器 按其功能分为:①膜质细胞器:包括线粒体、高尔基体、内质网、溶酶体等,主要参与细胞的能量合成代谢。有的虫种因代谢特点等而缺少某种细胞器,如营厌氧代谢的肠道阿米巴多无线粒体。②运动细胞器:包括无一定形状的伪足(pseudopodium)、细长的鞭毛、短而密的纤毛(cilia)等,某些原虫可有特殊的运动细胞器类型,如阴道毛滴虫的波动膜(undulating membrane)、某些鞭毛虫和纤毛虫的吸盘(sucking disc)及为鞭毛提供能量的动基体(kinetoplast)等。运动细胞器与原虫运动有关,也是原虫分类的重要标志。具有相应运动细胞器的原虫分别称为阿米巴、鞭毛虫和纤毛虫。③营养细胞器:部分原虫有胞口、胞咽、胞肛等,具有摄食和排泄功能。

此外,某些原虫还可有其他的细胞器,如鞭毛虫可有轴柱(axone),纤毛虫多有调节体内渗透压的伸缩泡(contractile vacuole)等。

3. 内含物 原虫胞质内有多种内含物,如食物泡、糖原泡、拟染色体(营养储存小体)、代谢产物(色素等)及共生物(病毒颗粒)等。特殊的内含物也可作为鉴别虫种的依据。

(三) 细胞核

细胞核由核膜、核质、核仁和染色质组成。寄生性原虫的核型分 2 种:泡状核(vesicular nucleus)和实质核(compact nucleus)。寄生性原虫多为泡状核,染色质少且呈颗粒状,分布于核质或核膜内缘,有一个粒状核仁;少数纤毛虫可为实质核,核大且不规则,染色质丰富,常有一个以上核仁。染色后的细胞核形态特征是医学原虫病诊断的重要依据。

二、蠕虫的形态与结构

蠕虫(helminth)是多细胞无脊椎动物,借肌肉收缩而运动,故称蠕虫。分类学上蠕虫包括环节动物门、扁形动物门、线形动物门、棘头动物门中的动物;习惯上医学蠕虫分为吸虫(trematode)、绦虫(cestode)及线虫(nematode)。不同类型的蠕虫,其成虫、幼虫和虫卵的形态结构均显现较大差异。

(一)蠕虫成虫的基本形态与结构

医学吸虫成虫的特征为背腹扁平,左右对称,体柔软,不分节,无体腔;体形一般呈叶片状或长椭圆形,具口、腹吸盘各1个,虫体的营养吸收、移动、吸附及感觉与其吸盘息息相关。除极少数外,均是雌雄同体。

医学绦虫成虫的特征为带状,白色或乳白色,体长因虫种不同可从数毫米至数米,无口和消化道,缺体腔;虫体一般分为头节、颈节、链体,链体由3~4个节片至数千个节片组成。雌雄同体。

医学线虫成虫的特征呈线形或圆柱形,体不分节,左右对称;雌雄异体,雌虫较雄虫大,尾端尖直,雄虫尾端卷曲或膨大,不同种类虫体的大小长短相差悬殊。

各类蠕虫成虫的结构特点见表 11-1、图 11-1。

表 11-1　吸虫、绦虫和线虫成虫的主要形态与结构

项目	吸虫(复殖目)	绦虫	线虫
体制	多雌雄同体(除血吸虫)。多呈舌状或叶状,背腹扁平,具口、腹吸盘	雌雄同体。虫体分节,由头节、颈部和链体构成*	圆柱形,不分节,两侧对称,雌雄异体。雌虫较大,尾端尖直。雄虫较小,尾端多向腹面卷曲,少数膨大呈伞状
体壁	体被和肌肉层组成	皮层和皮下层组成。皮层最外面有许多微小指状的胞质突起,称为微毛,具吸收营养功能	自外向内分为角皮层、皮下层和纵肌层。虫体表面的角皮层依虫种不同,而形成唇瓣、乳突、翼、嵴及雄虫的交合伞和交合刺等,为虫种鉴定依据
消化系统	有口(开于口吸盘)、咽、食管和肠管。肠管多于腹吸盘前分为左、右两支,其末端为盲管	缺如	消化管和消化腺组成。消化管有口孔、口腔、咽管、中肠、直肠和肛门,为完整的消化系统
排泄系统	两侧对称的管状系统。包括焰细胞、毛细管、集合管、排泄囊、排泄管和排泄孔	由焰细胞和与之相连的4根纵行排泄管组成	由管型排泄系统和腺型排泄系统组成

续表

项目	吸虫（复殖目）	绦虫	线虫
生殖系统	同体的雌、雄生殖器官末端均通向生殖腔，并开口于生殖孔，行自体受精或异体受精。雄性生殖器官由睾丸、输出管、输精管、储精囊、射精管、阴茎袋、前列腺和阴茎组成。雌性生殖器官有卵巢、输卵管、梅氏腺、卵膜、卵黄腺和子宫等	链体的每个成熟节片内均有雌、雄性生殖器各一套。雄性生殖器官常先成熟，有睾丸、输出管、输精管、阴茎囊、储精囊、射精管、阴茎及前列腺。雌性生殖系统有卵巢、卵黄腺、子宫、阴道等	雄性生殖系统为单管型，有睾丸、储精囊、输精管、射精管和交配附器，射精管开口于泄殖腔。雌性生殖系统多为双管型，每一管道有卵巢、输卵管、子宫、排卵管，两个排卵管汇合于阴道，开口于阴门。多数虫种在输卵管近端有一受精囊，远端与子宫相连。卵母细胞在受精囊内与精子结合而受精
神经系统	咽两侧各有 1 个神经节（有背索相连）。每个神经节均向前、后各发出 3 条纵行神经干。向后的神经有横索相连，呈梯形	头节中的神经节发出 6 根纵行神经干，贯穿链体，每个节片中有横向的连接支	咽部神经环是神经系统的中枢，向前发出 3 对神经干，支配口周感觉器官；向后发出 3~4 对神经干

注:* 人体寄生的绦虫为圆叶目和假叶目动物，形态特点为:①头节:圆叶目绦虫头节多呈球形，有 4 个吸盘，头节中央可有伸缩的突起称为顶突，顶突周围有小钩 2 圈或数圈。假叶目绦虫头节呈梭形，头节的背面和腹面有向内凹陷的吸槽。②颈部:最细，不分节，具有生发细胞，能不断长出节片形成链体。③链体:分节，节片数目因种而异，少者 3~5 节，多者数千节。每节片内均有雌、雄两套生殖器官。根据生殖器官的发育程度，可把链体分为幼节、成节和孕节。虫体颈部逐渐长出新节片，孕节从链体上不断脱落，可使绦虫保持一定长度和一定数目的节片。

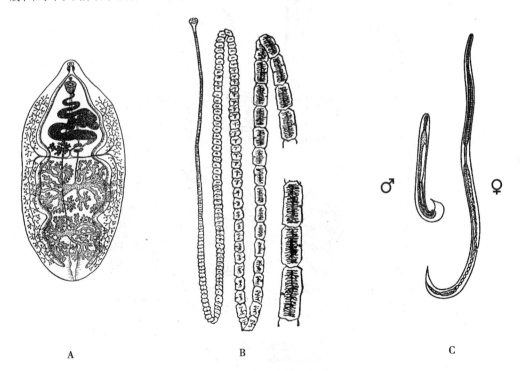

A

B

C

图 11-1　蠕虫成虫形态模式图
A. 复殖目吸虫形态；B. 绦虫形态；C. 线虫外形

笔记

（二）蠕虫虫卵、幼虫的形态与结构

蠕虫均有卵和幼虫期发育阶段。吸虫、绦虫、线虫的虫卵和幼虫形态与结构差异较大（表11-2，图11-2），有关形态特征具有诊断价值。

表 11-2　吸虫、绦虫、线虫虫卵和幼虫的主要形态与结构

项目	吸虫	绦虫	线虫
虫卵*	卵圆形，多有卵盖，内含卵细胞和卵黄细胞。成熟卵内含一个毛蚴，虫卵落入水中方可发育	圆叶目绦虫卵多为圆球形，卵壳很薄（易脱落），内有厚的胚膜，卵内有1个已发育的六钩蚴。假叶目绦虫卵似吸虫卵，为椭圆形，卵壳较薄，有卵盖，卵内含1卵细胞和多个卵黄细胞，在水中发育成熟，内含一个钩球蚴	多呈卵圆形，有的卵壳外有蛋白质膜（如蛔虫卵）。新鲜虫卵发育程度因虫种而异，卵内可含卵细胞或胚细胞，甚至幼虫。成熟卵内含一条线形幼虫**
幼虫	幼虫期增殖（无性增殖）发育，多具毛蚴、胞蚴、雷蚴、尾蚴和囊蚴等阶段，有的缺某个阶段	不同种类的幼虫形态各异。圆叶目由六钩蚴发育为依虫种不同的中绦期（metacestode）虫体，如囊尾蚴、拟囊尾蚴、棘球蚴等。假叶目幼虫由钩球蚴经原尾蚴发育为裂头蚴	幼虫为线形，经蜕皮发育，典型具4期

注：* 经肠道排出的虫卵常被宿主的胆汁染为黄色或棕黄色；
** 有的线虫卵内的胚胎在子宫发育，自阴门排出已是幼虫

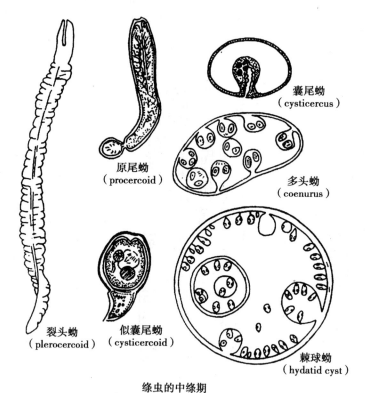

囊尾蚴
（cysticercus）

原尾蚴
（procercoid）

多头蚴
（coenurus）

裂头蚴
（plerocercoid）

似囊尾蚴
（cysticercoid）

棘球蚴
（hydatid cyst）

绦虫的中绦期
（Metacestode of tapeworm）

图 11-2　绦虫幼虫形态模式图

三、节肢动物的形态与结构

凡以吸血、寄生、传播病原体及刺蜇等方式危害人类健康的节肢动物,称之医学节肢动物。为主要包括昆虫纲(Insecta)、蛛形纲(Arachnida)、甲壳纲(Crustacea)、唇足纲(Chilopoda)和倍足纲(Diplopoda)。各纲的基本形态与结构见表 11-3 和图 11-3。

表 11-3　医学节肢动物各纲成虫的主要特征

项目	昆虫纲	蛛形纲	甲壳纲	唇足纲	倍足纲
虫体	头、胸、腹部	头胸部和腹部或头胸腹愈合成躯体	头胸部和腹部	体窄长,背腹扁平,由头及多个体节组成	体长管形,由头及多个体节组成
触角	1 对	无	2 对	1 对	1 对
翅	1~2 对或无	无	无	无	无
足	3 对	成虫 4 对,幼虫 3 对	5 对	每体节 1 对(第 1 节为有毒爪)	除第 1 节外,每节 2 对
医学重要性	传播疾病	传播疾病	中间宿主	刺蜇人体	皮肤过敏
重要医学种类	蚊、蝇、白蛉、蚤、虱、臭虫、蜚蠊等	蜱、螨、蝎、蜘蛛等	蟹、虾、蝲蛄、剑水蚤等	蜈蚣	马陆

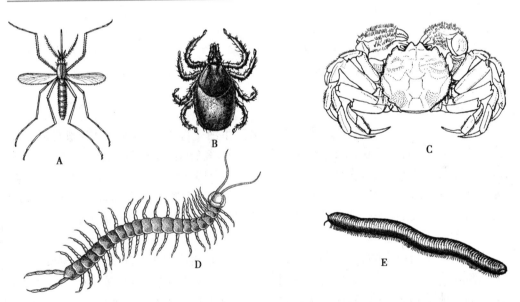

图 11-3　医学节肢动物各纲成虫形态模式图
A.昆虫纲(蚊);B.蛛形纲(硬蜱);C.甲壳纲(石蟹);D.唇足纲(蜈蚣);E.倍足纲(马陆)

第二节　寄生虫生活史

寄生虫完成一代生长、发育的和繁殖的整个过程称为生活史(life cycle)。寄生虫

笔记

生活史包括寄生虫侵入宿主的途径、虫体在宿主体内移行、定居与其离开宿主的方式,以及发育过程中所需要的宿主(包括传播媒介)种类和内外环境条件等。不同寄生虫完成生活史所需宿主的数量和类型各不相同。

一、原虫生活史类型

原虫的生活史过程包含其形态结构、生物学功能不同的几个发育阶段,其基本生活史型分滋养体期与包囊期,前者是原虫具有运动、摄食和增殖的基本生活史阶段,此期有致病性;后者是指原虫为了应对环境变化而呈现的无增殖、不摄食、不运动的阶段,此期具有感染性。医学原虫的生活史有着重要的流行病学意义。根据传播方式常将原虫的生活史分为以下三种类型。

(一)人际传播型

原虫完成生活史只需一种宿主,通过接触或传播媒介的机械携带而在人群中传播。该型可分为两类:①生活史只有滋养体阶段:原虫以二分裂方式增殖,通过直接或间接接触滋养体而传播,如阴道毛滴虫;②生活史有滋养体和包囊两个阶段:滋养体有运动和摄食功能,以二分裂方式增殖,是原虫的生长、发育和繁殖阶段;包囊处于静止状态,是原虫的感染阶段,可通过食物或饮水传播,经口感染,如溶组织内阿米巴。

(二)循环传播型

原虫完成生活史需要一种以上的脊椎动物宿主作为终宿主和中间宿主,感染阶段在两者间传播。原虫在两种宿主体内分别进行有性和无性生殖,呈世代交替现象,如刚地弓形虫以猫或猫科动物为终宿主,把人、鼠或猪等作为中间宿主。

(三)虫媒传播型

原虫完成生活史需在吸血节肢动物体内经无性或有性生殖,再通过其叮咬、吸血传播给人或动物,如疟原虫(有世代交替)和利什曼原虫(仅无性生殖)的生活史。

二、蠕虫生活史类型

根据蠕虫生活史中有无中间宿主,可将其生活史分为直接型和间接型两种:①直接型或单宿主型:生活史简单,不需要中间宿主,其感染阶段污染土壤、食物、水等经口或皮肤侵入人体,大部分线虫属此类型,在流行病学中称为土源性蠕虫;②间接型或多宿主型:生活史复杂,幼虫在中间宿主体内发育到感染阶段,再经一定方式侵入人体,如吸虫、大部分绦虫和少数线虫,在流行病学中称为生物源性蠕虫。

(一)吸虫生活史类型

吸虫的生活史复杂,需要两个或两个以上宿主,生活史中有世代交替现象。有性生殖阶段多寄生于脊椎动物(终宿主)体内,虫卵在水中才能发育,吸虫的第一中间宿主多为软体动物如螺蛳等,在其体内进行复杂的幼体发育和无性增殖,其第二中间宿主为水生动物如鱼、蟹、虾、蜊蛄等,在其体内可发育至感染阶段,吸虫的感染期有囊蚴(经口感染)与尾蚴(经皮肤感染)。生活史中包括虫卵、毛蚴、胞蚴、雷蚴、尾蚴、囊蚴、童虫与成虫阶段(图11-4)。虫种不同其生活史亦不相同,如裂体科吸虫(血吸虫)无囊蚴,尾蚴阶段可直接侵入人体而感染;某些虫种的胞蚴(血吸虫)或雷蚴(卫氏并殖吸虫)可增殖一代以上。吸虫的终宿主及保虫宿主以人和脊椎动物为主,而其中间宿主多为淡水螺类、鱼、虾、溪蟹及蜊蛄等。

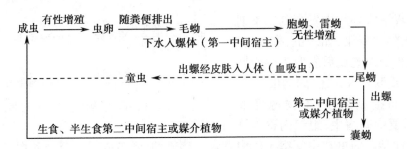

图 11-4　吸虫生活史简化模式图

(二) 绦虫的生活史类型

绦虫的各发育阶段均为寄生,且生活史复杂。成虫寄生在脊椎动物的消化道,幼虫寄生于脊椎动物或无脊椎动物的组织内,完成生活史需要 1~2 个中间宿主。把绦虫发育时期在中间宿主体内的过程称为中绦期或续绦期。圆叶目和假叶目在中间宿主体内的发育差异较大(图 11-5)。

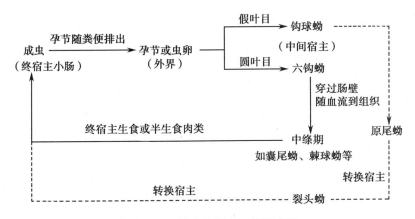

图 11-5　绦虫生活史简化模式图

1. 圆叶目绦虫　生活史需 1 个中间宿主(个别种类无中间宿主)。虫卵或孕节自终宿主体内排出,被中间宿主(如哺乳动物)吞食,在消化道内虫卵孵化出六钩蚴,而后钻入肠壁,随血流到达组织或体腔,发育成各种中绦期幼虫,幼虫随食物被终宿主误食,于消化道脱囊并翻出头节,发育为成虫,如猪带绦虫和牛带绦虫等。

2. 假叶目绦虫　生活史需 2 个中间宿主。虫卵随宿主粪便排出,需入水孵出钩球蚴,被第一中间宿主(剑水蚤等节肢动物)吞食,发育为原尾蚴,第一中间宿主若被第二中间宿主(鱼或其他脊椎动物)吞食,原尾蚴发育成裂头蚴,终宿主吞食第二中间宿主,裂头蚴于其消化道内发育为成虫,如曼氏迭宫绦虫。

(三) 线虫的生活史类型

线虫种类繁多,分布广泛,多自生生活,少数寄生。我国人体常见的寄生线虫有十余种。线虫在发育过程中有虫卵、幼虫和成虫三个阶段。幼虫一般蜕皮(molting)4 次,第 2 次蜕皮后具有感染性,第 4 次蜕皮后发育为成虫(图 11-6)。根据生活史中有无中间宿主可将线虫分为两型:直接型线虫和间接型线虫。

1. 直接型线虫(土源性线虫)　不需要中间宿主,肠道内寄生线虫多属此型。虫

笔记

卵在外界适宜环境中发育到感染期虫卵,人经口感染,如蛔虫、鞭虫;或卵内幼虫2次蜕皮后发育为感染期幼虫,经皮肤侵入人体,如钩虫。

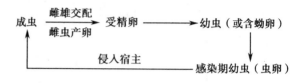

图11-6 线虫生活史简化模式图

2. 间接型线虫(生物源性线虫) 需要中间宿主,组织内寄生线虫多属此型。幼虫在中间宿主体内发育到感染期,经口或媒介节肢动物叮咬而感染人体,如人误食含旋毛虫囊包的肉类而感染旋毛虫;被中间宿主蚊叮咬而感染丝虫。

有些线虫生活史包括自生世代和寄生世代,过程更为复杂,如粪类圆线虫等。

三、节肢动物生活史类型

节肢动物在生活史的发育过程中要经过形态、生理和习性等一系列变化,称为变态(metamorphosis)。根据变态的不同,分为完全变态和不完全变态。

(一) 完全变态

生活史中有卵、幼虫、蛹、成虫四个阶段,每个阶段形态和习性完全不同,如蚊、蝇等。

节肢动物在发育过程中,卵孵出幼体(幼虫、若虫)称为孵化;幼体发育需要数次蜕皮,每次蜕皮后进入新的龄期,如蚊的幼虫分4个龄期,自卵孵出为1龄幼虫,蜕皮1次后为2龄幼虫,蜕皮2次后为3龄幼虫,蜕皮3次后为4龄幼虫;幼虫发育为蛹的过程称为化蛹;自蛹中脱出成蚊称为羽化。

(二) 不完全变态

生活史中有卵、若虫、成虫三个阶段,如虱、臭虫等;或卵、幼虫、若虫、成虫四个阶段,如蜱、螨等。若虫与成虫形态、生活习性相似,仅个体较小、生殖器官未发育成熟。有的在生活史发育过程中需要1~4个或更多若虫期,如软蜱。

第三节 寄生虫感染与免疫

寄生虫感染是一种与社会经济发展方式、文化习俗、生活习惯、地理环境等因素关联密切的病原生物感染。故在流行病学上呈现明显的地方性、季节性和自然疫源性特点。寄生虫感染引起的免疫反应通常难以形成完全的保护性免疫。

一、寄生虫感染

由于原生生物和无脊椎动物与宿主寄生关系的特殊性,大多数寄生虫感染为显性感染、慢性感染,且临床表现易被忽视。仅少数寄生虫(如粪类圆线虫、隐孢子虫等)可表现为隐性感染。寄生虫的急性感染多出现在一次被大量感染期病原体侵入时。某些原生生物(人芽囊原虫)可与人类形成偏利共生,但在特定条件下,可由偏利共生关系转化为寄生关系。出现这种转化时,可引发感染,这种感染形式称为机会性感染。

(一) 寄生虫的致病性

寄生虫感染的发生取决于病原体对宿主免疫系统的逃逸、对宿主的损伤及因宿主免疫反应而造成的损伤等因素。

1. 寄生虫的免疫逃逸　寄生虫对宿主的侵袭及在宿主体内的生存、增殖均是对宿主免疫系统发生免疫逃逸(immune evasion)的后果。此类免疫逃逸系寄生虫与宿主在长期相互适应过程中形成,其机制有:

(1) 组织学隔离:寄生虫选择适合生长又与免疫系统有隔离的部位生存,如寄生于脑、眼等部位的囊尾蚴,寄生于红细胞内的疟原虫。

(2) 抗原变异:虫体表面抗原的改变是逃避免疫效应的基本机制,如非洲锥虫能有序地更换其表被糖蛋白,产生变异体,影响免疫识别,逃避特异性抗体的作用;恶性疟原虫寄生的红细胞表面也有这种现象。

(3) 抗原伪装:虫体表面结合了宿主的抗原或被宿主的抗原包被,如皮肤内的曼氏血吸虫童虫表面没有宿主抗原,但肺期童虫表面结合了宿主的血型抗原,妨碍了宿主免疫系统的识别,以逃避宿主的免疫攻击。

(4) 免疫抑制:一些寄生虫可诱导宿主的免疫功能抑制,表现为:①激活抑制性淋巴细胞(如 Treg 等):某些寄生虫可通过对宿主体内 Treg 的激活,造成宿主的免疫抑制;②分泌虫源性细胞因子:寄生虫可分泌作用于宿主免疫系统的有害细胞因子,干扰宿主对寄生虫的正常免疫应答;③诱导非保护性抗体形成:许多寄生虫可广泛激活多克隆 B 淋巴细胞,形成大量非保护性抗体,并通过独特性 - 抗独特性网络的调节作用抑制特异性保护性抗体的形成。

2. 寄生虫的直接损伤　寄生虫对宿主的损害可发生于侵入、移行、定居繁殖及死亡分解的任何阶段,其损害的方式主要有:

(1) 夺取营养:寄生虫在宿主体内或体外寄生,以宿主消化或半消化的食物、体液或细胞为食,用于生长、发育及繁殖。如钩虫寄生在人体肠道,以血液为食,使宿主的蛋白质和铁丧失,引起贫血。有的肠道寄生虫除吸收宿主营养外,还阻碍宿主对营养的吸收,导致宿主营养不良。

(2) 机械性损伤:寄生虫侵入宿主,在体内移行或定居,可对局部、附近组织或器官造成损伤、压迫及堵塞等机械性损伤,如并殖吸虫的童虫在宿主体内移行,可引起肝、肺等器官的损伤;细粒棘球绦虫的棘球蚴不仅破坏寄生的宿主器官,还压迫附近组织;蛔虫在肠道内相互缠绕、堵塞,可引起肠梗阻;宿主细胞内寄生的原虫大量繁殖,造成细胞破裂,如疟原虫、利什曼原虫及弓形虫大量繁殖造成细胞破裂。

(3) 毒性作用:寄生虫的分泌排泄物和虫体死亡的崩解物等对宿主产生毒性作用,干扰宿主的生命过程,引起局部或全身症状。如溶组织内阿米巴分泌蛋白水解酶,破坏局部组织,侵蚀肠壁或侵犯肝脏等,导致全身症状。

3. 寄生虫感染引起的免疫损伤　寄生虫的致病性也反映在由免疫应答引起的组织损伤中,主要表现为四种类型的超敏反应:

(1) Ⅰ型超敏反应:这类反应可以是局部的,也可以是全身性的。如血吸虫尾蚴引起尾蚴性皮炎属局部过敏反应;包虫病患者棘球蚴破裂,其内液体吸收入血产生过敏性休克属全身过敏反应。

(2) Ⅱ型超敏反应:如疟疾,常出现贫血,除了疟原虫直接破坏红细胞外,最重要的原因为红细胞表面虫体抗原与相应抗体结合,通过激活补体或经 ADCC 导致红细胞溶解、破坏。黑热病、血吸虫、锥虫病的贫血,都属于这种类型。

(3) Ⅲ型超敏反应:如疟疾、血吸虫病患者出现肾小球肾炎是由于寄生虫抗原与抗体形成的免疫复合物沉淀在肾小球毛细血管基底膜,激活补体,引起以充血水肿、局部坏死和中性粒细胞浸润为主要特征的炎症反应和组织损伤。

（4）Ⅳ型超敏反应：如皮肤利什曼病局部皮肤结节等。有时一种寄生虫感染可同时存在多种超敏反应,如血吸虫感染既可有速发型,也可有免疫复合物型。

（二）寄生虫感染的类型

与其他病原体感染相同,寄生虫感染可依照流行病学分为隐性感染、显性感染与带虫者；按照临床类型分为急性感染和慢性感染。但寄生虫感染也存在一些特殊的感染现象：

1. 多寄生现象（polyparasitism） 人体同时有2种或2种以上寄生虫寄生称为多寄生现象。不同虫种生活在同一环境中,相互之间常有制约或促进作用。如蛔虫和钩虫同时存在时,对蓝氏贾第鞭毛虫的生长有抑制作用；但短膜壳绦虫的存在则有利于蓝氏贾第鞭毛虫的生存。

2. 幼虫移行症（larva migrans） 某些寄生于动物的蠕虫幼虫,侵入非正常宿主,不能发育为成虫,幼虫长期存活并在皮下、组织、器官间移行,造成局部和全身病变,称为幼虫移行症。可分为：①内脏幼虫移行症：幼虫在脏器内移行引起局部组织损害及全身症状。如犬弓首线虫是犬肠道常见的寄生虫,人为非正常宿主,人误食虫卵,幼虫不能发育为成虫,而在人体内移行,引起眼、脑等器官的病变；广州管圆线虫的幼虫可侵犯人的中枢神经系统,引起嗜酸性粒细胞增多性脑膜炎或脑膜脑炎。②皮肤幼虫移行症：以皮肤损害为主,幼虫在浅部皮肤内长期移行引起丘疹、疱疹及水肿；幼虫在皮肤深部移行,出现移动性的结节或包块。如禽类和牲畜的血吸虫侵入人体引起尾蚴性皮炎；斯氏狸殖吸虫童虫引起人的皮下游走性结节或包块。

3. 异位寄生（ectopic parasitism） 寄生虫在常见寄生部位以外的组织和器官寄生的现象称为异位寄生,由异位寄生引起的损害称为异位损害。如卫氏并殖吸虫（又称肺吸虫）通常寄生于肺部,但也可侵入脑部等器官异位寄生。

幼虫移行症和异位寄生现象,对疾病的诊断与鉴别诊断十分重要。

（三）寄生虫病的传播

寄生虫的传播除可分为垂直传播与水平传播外,尚存在自身传播方式。比较特殊的是,寄生虫的传播只发生在其生活史的某一特定阶段,该特定阶段称为感染期。

1. 垂直传播 如弓形虫之经胎盘感染,疟原虫等偶尔也可经此途径感染。

2. 水平传播 ①呼吸道传播：罕见,蛲虫感染期虫卵质量较轻,易飞扬于空气中,可通过吸入传播。②消化道传播：多见,可因寄生虫的感染期污染食物和水传播,如蛔虫、鞭虫、溶组织阿米巴原虫等的传播；亦可因寄生虫的感染期寄居于食物传播,如华支睾吸虫、卫氏并殖吸虫、旋毛虫等的传播。③媒介传播：多见,寄生虫感染期可在节肢动物体内形成,并传播给人类,如丝虫、疟原虫等的传播。④输血传播：罕见,如疟原虫携带者为供血者时,可引起输血传播。⑤皮肤、黏膜侵入传播：多见,如钩虫感染期可以主动从土壤中经皮肤侵入人体,血吸虫感染期可经淡水侵入皮肤。阴道毛滴虫可通过直接或间接接触侵入寄居部位。

3. 自身传播 分为：①体外自身传播：如猪带绦虫病患者可通过被污染的手指而误食自身的虫卵引起猪囊虫病；②体内自身传播：如膜壳绦虫的孕节释出的虫卵可在小肠内孵出六钩蚴,幼虫可钻入肠绒毛膜内发育为似囊尾蚴,再进入肠腔发育为成虫。

二、抗寄生虫免疫

针对寄生虫的入侵,人体免疫系统可形成一系列的应答活动,其中适宜的应答及恰当的效应机制,起到清除病原体的作用,而不恰当的免疫效应机制可引起机体损伤并维持病原体的寄生。

(一) 抗寄生虫免疫的针对性

因寄生虫种类的生物差异性极大,故针对寄生虫的免疫亦表现出相应的针对性。

1. 针对原虫感染的免疫机制　抗胞内原虫感染机制主要以细胞免疫应答为主,保护性抗体仅在原虫的细胞外生活阶段具有重要意义。其中,Th1 细胞免疫应答对胞内原虫感染具有免疫力;Tc 细胞也构成免疫防御的重要机制。

(1) 固有免疫:主要针对胞外原虫感染,如补体系统是抗胞外原虫的第一道防线,某些胞外原虫可以激活补体的替代途径和 MBL 途径。巨噬细胞吞噬作用也是重要的抗感染环节,当寄生虫经吞噬进入细胞,则会被吞噬细胞内的吞噬溶酶体降解。另外,固有免疫对原虫诱导产生的适应性免疫应答类型起重要作用,从而决定了宿主适应性免疫应答对原虫感染的清除能力。

(2) 适应性免疫:细胞免疫是针对胞内寄生原虫感染的主要防御机制,其中 Th1 细胞免疫应答具有保护作用。如利什曼原虫抵抗品系和易感品系小鼠,感染利什曼原虫后,因感染引发的应答格局不同而结果各异。抵抗品系的小鼠体内,原虫可诱导 Th1 细胞优势应答,刺激 Th1 细胞产生 IFN-γ,IFN-γ 进一步活化巨噬细胞,并促进巨噬细胞对胞内利什曼原虫的杀灭作用;使用抗 IFN-γ 抗体可使小鼠对原虫的易感性增加。而在易感品系的小鼠体内,则促进 Th2 细胞极化,产生以 IL-4 为主的细胞因子,IL-4 可促进特异性抗体生成,但无保护作用,而导致动物死亡;注射抗 IL-4 抗体则能减轻病情。由此可见,在抗利什曼原虫感染免疫中,Th1 细胞免疫应答起到主要的保护作用,它分泌的 IFN-γ 尤为重要。此现象在其他原虫的抗感染免疫中也可见到。Tc 也是机体抗胞内寄生原虫的主要效应细胞,在抗克氏锥虫、弓形虫和疟原虫感染中起重要作用。Tc 分泌的细胞因子 IFN-γ 亦发挥重要作用,其分泌的穿孔素也有一定的靶细胞杀伤作用,如 Tc 缺陷小鼠不能抵抗疟原虫的攻击。Tc 可以直接裂解疟原虫子孢子感染的肝细胞;或通过分泌 IFN-γ,进而活化肝细胞,使之产生 NO 等物质来间接杀伤疟原虫。IL-12 能增强机体抗子孢子攻击的能力,可能与其刺激 IFN-γ 的产生有关。

2. 针对蠕虫感染的免疫机制　抗蠕虫感染的主要机制是 IgE 抗体和嗜酸性粒细胞介导的 ADCC 作用。可形成嗜酸性肉芽肿,Th1、Th2 细胞均参与嗜酸性肉芽肿的形成。

(1) 固有免疫:蠕虫形体较大,吞噬细胞对其杀伤作用较弱,而且一些蠕虫也可以抵抗补体系统的杀伤。虽然固有免疫在抗蠕虫感染中作用甚微,但是固有免疫在限制蠕虫感染性幼虫的数量方面可发挥一定作用。

(2) 适应性免疫:与原虫相类似,不同蠕虫的结构、生活史和致病机制差异很大,因而它们介导的适应性免疫也有差异。因为蠕虫寄生在细胞外的组织中,去除它们则主要依靠 IgE 抗体和嗜酸性粒细胞介导的 ADCC 效应,IgE 先结合至蠕虫表面,嗜酸性粒细胞通过其表达的 FcεR 与 IgE 进一步结合,导致嗜酸性粒细胞活化、脱颗粒,释放主要碱性蛋白(MBP)杀死蠕虫。这种特殊形式的 ADCC 对成虫作用不显著,主要针对在宿主体内发育中的幼虫阶段,如血吸虫童虫、丝虫微丝蚴、旋毛虫早期幼虫等。此应答过程需要 Th2 细胞的辅助,蠕虫可刺激 Th2 细胞活化,并促其分泌 IL-4 和 IL-5 等细胞因子。IL-4 可诱导 IgE 产生,IL-5 则促进嗜酸性粒细胞的分化和活化。嗜酸性粒细胞和 IgE 共同介导的 ADCC 效应,对蠕虫的杀伤能力强于其他细胞,主要与嗜酸性粒细胞活化后产生的 MBP 对蠕虫的杀伤能力强于中性粒细胞和巨噬细胞产生的蛋白水解酶和 ROI 有关。

(二)抗寄生虫免疫的特点

寄生虫与宿主长期共同进化形成的免疫逃逸机制使人体对寄生虫感染难以形成有效的免疫保护,是抗寄生虫免疫的主要特点。故针对寄生虫感染的适应性免疫被划分为消除性免疫(sterilizing immunity)与非消除性免疫(non-sterilizing immunity)。

1. 消除性免疫　宿主能消除体内寄生虫,并对再感染产生完全的抵抗力,临床上表现为完全免疫。例如热带利什曼原虫引起的东方疖,宿主获得免疫力后,体内原虫完全被清除,症状消失,且对再感染产生长期的、特异的抵抗力。这种免疫类型在寄生虫感染中并不多见。

2. 非消除性免疫　人体对寄生虫的免疫应答多属这种类型。寄生虫感染后虽可诱导宿主产生一定的免疫力,却不能完全清除体内寄生虫,但对再感染有一定的免疫力,且如用药物彻底驱虫后,宿主的免疫力随之消失。非消除性免疫表现为:①带虫免疫(premonition immunity):系感染寄生虫后,体内产生的免疫力可使寄生虫保持在一个低水平,一旦用药清除残余寄生虫后,宿主已获得的免疫力便逐渐消失,如人感染疟原虫时形成的免疫力可降低疟原虫数量,在疟原虫未被清除前,保持低虫血症时,宿主对同种疟原虫的再感染,有一定的抵抗力;②伴随免疫(concomitant immunity):指寄生虫感染可使宿主产生获得性免疫,此免疫力对体内的成虫无明显作用,虫体仍可存活,但对再感染时侵入的童虫,就有一定的抵抗力,如血吸虫感染所引起的免疫现象。

第四节　医学寄生虫感染的检测

除临床表现外,寄生虫病的诊断很大程度上依赖实验室检测。目前寄生虫感染的常用实验室检测包括病原学检测、免疫学检测与分子生物学检测。

一、病原学检测

(一)粪便检查

一般采用:①直接涂片法:可检查蠕虫卵、原虫的活滋养体和包囊,此方法简便。1 份送检粪便标本连做 3 张涂片,可提高检出率。②厚涂片透明法(改良加藤法):用于检查蠕虫卵、原虫包囊。十余年来,在两次全国人体寄生虫病调查及其他现场调查中应用,此法简便易行,省时省力,效果极佳。③浓聚法:其中沉淀法多用于检测蠕虫卵及部分原虫包囊;浮聚法则用于检测部分线虫、绦虫卵和部分原虫包囊。④孵化法:毛蚴孵化法用于检查早期血吸虫感染者;钩虫感染者可采用钩蚴培养法。⑤透明胶纸法或棉签拭子法:用于检查蛲虫或绦虫感染者。检查绦虫孕节的子宫分支情况,用于绦虫虫种鉴定。

(二)血液检查

又分为:①血膜染色法:采用薄血膜法及厚血膜法,经染色后镜检疟原虫,厚血膜法染色后镜检丝虫微丝蚴;②新鲜血片法:检查丝虫微丝蚴。我国2种丝虫微丝蚴具有夜现周期性的特点,故采血时间以晚上10时至次晨2时为宜。

(三)痰液检查

痰液直接涂片法用于检查肺吸虫卵、溶组织内阿米巴滋养体、棘球蚴的原头蚴、粪类圆线虫幼虫、蛔虫幼虫、钩虫幼虫及尘螨等。

(四)十二指肠液和胆汁检查

用于蓝氏贾第鞭毛虫滋养体、华支睾吸虫卵、肝片形吸虫卵、布氏姜片虫卵、阿米巴大滋养体(肝脓肿患者胆汁)检查。

(五)尿液检查

此法用于阴道毛滴虫、丝虫微丝蚴、埃及血吸虫卵检查。

(六)鞘膜积液检查

鞘膜积液直接涂片法及离心法,主要用于检查班氏微丝蚴。

(七)阴道分泌物检查

阴道分泌物直接涂片,以检查阴道毛滴虫,天冷要注意保温。

(八)骨髓检查

多用于检查杜氏利什曼原虫的无鞭毛体。

(九)淋巴结穿刺检查

获取淋巴液以检查利什曼原虫及丝虫成虫。

(十)组织检查

皮肤及皮下检查用以检查猪囊尾蚴、肺吸虫、皮肤型利什曼原虫、蠕形螨、疥螨等;旋毛虫幼虫可取肌肉检查;取直肠黏膜组织能检查日本血吸虫卵。

二、免疫学检测

(一)皮内试验

寄生虫变应原刺激宿主后,机体内产生亲细胞性抗体(IgE和IgG4)。当其与相应抗原结合后,肥大细胞和嗜碱性粒细胞脱颗粒,释放生物活性介质,引起注射抗原的局部皮肤出现皮丘及红晕,以此便可判断体内是否有某种特异性抗体存在。此法用于多种蠕虫病,如血吸虫病、肺吸虫病、姜片吸虫病、囊虫病、棘球蚴病等的辅助诊断和流行病学调查。本法简单、快速,尤其适于现场应用,但较高的假阳性率,使其只能在流行区对可疑患者的过筛,而不能作为患者的确诊依据和疗效考核。

(二)染色试验

将活弓形虫滋养体与正常血清混合,37℃孵育1小时或室温数小时后,大多数虫体失去原有的新月形特征,变为圆形或椭圆形,若用碱性亚甲蓝染色则胞质深染。若将虫体与免疫血清和补体(辅助因子)混合,则对碱性亚甲蓝不着色,虫体仍为原有形态。用于诊断弓形虫病。

(三)间接红细胞凝集试验

红细胞作为可溶性抗原的载体并使之致敏,致敏的红细胞与特异性抗体结合而产生凝集。主要用于寄生虫病的诊断和流行病学调查,如用于诊断疟疾、阿米巴病、弓形虫病、血吸虫病、囊虫病、旋毛虫病、肺吸虫病和肝吸虫病等。

(四)对流免疫电流试验

以琼脂或琼脂糖凝胶为基质的一种快速、敏感的电泳技术,可检测抗原或抗体。用于血吸虫病、肺吸虫病、阿米巴病、贾第虫病、锥虫病、棘球蚴病和旋毛虫病等的血清学诊断和流行病学调查。

(五)间接荧光抗体试验

用荧光素标记第二抗体,可进行多种特异性抗原抗体反应,可检测抗原或抗体。用于寄生虫病的快速诊断、流行病学调查和疫情监测,又用于组织切片中抗原定位及在细胞和亚细胞水平观察和鉴定抗原、抗体和免疫复合物。已用于疟疾、丝虫病、血吸虫病、肺吸虫病、华支睾吸虫病、包虫病及弓形虫病的诊断。

(六)酶联免疫吸附试验

将抗原或抗体与底物(酶)结合,使其保持免疫反应和酶的活性。把标记的抗原或抗体与包被于固相载体上的配体结合,再与相应的无色底物作用而显示颜色,依显色深浅目测或用酶标仪测定 OD 值判定结果。可检测抗原或抗体,已用于多种寄生虫感染的诊断和血清流行病学调查。

(七)免疫酶染色试验

以含寄生虫病原的组织切片、印片或培养物涂片为固相抗原,与待测标本中的特异性抗体结合,再与酶标记的第二抗体反应形成酶标记免疫复合物,后者可与酶的相应底物作用而出现肉眼或光镜下的呈色反应。适用于血吸虫病、肺吸虫病、肝吸虫病、丝虫病、囊虫病和弓形虫病等的诊断和流行病学调查。

(八)免疫印迹试验

是由十二烷基硫酸钠 - 聚丙烯酰胺凝胶电泳(SDS-PAGE)、电转印及固相酶免疫试验三项技术结合的特殊分析检测技术。本法具高度敏感性和特异性,用于寄生虫抗原分析和寄生虫病的免疫诊断。

三、分子生物学检测

(一)DNA 探针技术

又称核酸分子杂交。探针是寄生虫的特异核酸序列。DNA 探针可直接检测寄生虫的基因,因此比血清学方法可靠。已在寄生虫病的诊断、现场调查、寄生虫的虫种鉴定及分类等方面使用,如原虫、吸虫、线虫、绦虫、昆虫的鉴定和相应疾病的诊断。此外,核酸探针还应用于许多传播媒介体内寄生虫的鉴定。

(二)聚合酶链反应

可用于锥虫病、利什曼病、肺孢子虫病、肠球虫病、贾第虫病、弓形虫病等,具有高度特异、敏感且快速的优点。

学习小结

在本章的学习中,你需要关注的重点是医学寄生虫的形态特点与生活史。通过两者的联系,你应该掌握分门别类的主要医学寄生虫类型、各自发生感染的方式、机制及感染发生所处的生活史阶段。进而了解寄生虫感染对人体的主要危害,以及在

笔记

寄生虫感染中人体免疫系统的作用。并请适当关注寄生虫病可能的诊断方式。

（张宏方）

复习思考题

1. 试归纳比较不同病原生物(病毒、细菌、真菌、寄生虫)的感染各有哪些特点。

2. 医学寄生虫在进化层次上所处地位的高低,可能影响其致病特点,试分析这种影响体现于哪些方面。

第十二章

常见致病病毒

学习目的与学习要点

在完成"医学病毒"一章的学习之后,我们已经掌握了病毒的一般性概念;即对病毒的形态结构、增殖培养,遗传变异、感染与免疫有了基本之了解。以此为基础,本章将分别以流感病毒、人类疱疹病毒、人类乙肝病毒与人类免疫缺陷病毒为例,介绍 RNA 病毒、DNA 病毒与逆转录病毒对人类的致病过程与机制。并以此举一反三,希冀进一步深入认识临床更多种类病毒感染的病原学、致病作用、临床表现、疾病诊断和防治等基本知识及相应的研究进展。

人类常见致病病毒可根据其核酸类型与结构划分为 RNA 病毒、DNA 病毒与逆转录病毒;也可按感染途径与感染部位分成呼吸道病毒、肠道病毒、肝炎病毒、虫媒病毒、性传播病毒等。本章采用前一分类方式。

第一节　RNA 病毒

RNA 病毒是人类致病病毒中最大的一族,根据其核酸结构,RNA 病毒可分为双链 RNA 病毒(7 个科)、单正链 RNA 病毒(24 个科)、单负链 RNA 病毒(7 个科)三类。人类致病病毒涉及其中 13 个科、数十种病毒(表 12-1)。

表 12-1　人类致病 RNA 病毒分类

RNA 病毒类型 (总科数)	人类致病病毒 (科)	代表病毒
双链 RNA 病毒(7)	呼肠孤病毒科	轮状病毒
单正链 RNA 病毒(24)	小 RNA 病毒科	脊髓灰质炎病毒、甲型肝炎病毒、柯萨奇病毒、肠道病毒
	杯状病毒科	诺如病毒
	星状病毒科	人星状病毒
	冠状病毒科	SARS 冠状病毒等
	黄病毒科	黄热病病毒、登革病毒、日本脑炎病毒、丙型肝炎病毒、西尼罗病毒
	披膜病毒科	风疹病毒
	?(未列科)	戊型肝炎病毒

笔记

续表

RNA 病毒类型 （总科数）	人类致病病毒 （科）	代表病毒
单负链 RNA 病毒（7）	正粘病毒科	流感病毒
	副粘病毒科	腮腺炎病毒、麻疹病毒、呼吸道合胞病毒
	丝状病毒科	埃博拉病毒、马尔堡病毒
	沙粒病毒科	拉沙热病毒
	布尼亚病毒科	汉坦病毒、克里米亚 - 刚果出血热病毒、裂谷热病毒
	弹状病毒科	狂犬病毒
	?（未列科）	丁型肝炎病毒

一、流行性感冒病毒

流行性感冒病毒属于正粘病毒科（*Orthomyxoviridae*），该科病毒为单负链 RNA 病毒。目前共有甲型（A 型）流行性感冒病毒属（*Influenzavirus A*）、乙型（B 型）流行性感冒病毒属（*Influenzavirus B*）、丙型（C 型）流行性感冒病毒属（*Influenzavirus C*）、索戈托病毒属（*Thogotovirus*）和传染性鲑鱼贫血症病毒属（*Isavirus*）五属。除传染性鲑鱼贫血症病毒外，其余均为人类致病病毒，尤以前三者最为常见。本节主要介绍流行性感冒病毒。

（一）发现与描述

流感（influenza）一词源于意大利语"凶兆"。"Influenza"的使用可以上溯到 1658 年在意大利威尼斯发生的一场致 6 万人死亡的疫病。此后欧洲历史上屡有关于"流感"大流行的记载，如 1510 年、1580 年、1675 年、1733 年、1742~1743 年、1889~1994 年。进入 20 世纪后，共发生了 6 次全球范围的流感大流行，其中以 1917~1919 年的流行最为严重，导致全球 2000 万以上人口死亡。

1931 年洛克菲勒研究所的 Richard E Shope 指出当时在美国流行的猪流感与 1918 年流行的人流感是同源病毒。随后于 1933 年，Alphonse Raymond Dochez 等应用鸡胚成功分离流感病毒。英国人 Sir Christopher Howard Andrewes 利用雪貂建立了流感病毒研究的动物模型。乙型流感病毒于 1940 年被发现，其对人类致病性较低，可引起局部小范围流行。丙型流感病毒于 1949 年被分离，其主要侵犯婴幼儿或免疫力低下人群，很少造成流行。

流感病毒根据核蛋白（nucleoprotein，NP）和基质蛋白（matrix protein，M1）抗原性的不同可分为甲、乙、丙三型。甲型流感病毒又根据血凝素（hemagglutinin，HA）和神经氨酸酶（neuraminidase，NA）抗原性不同，分成若干亚型。人流感病毒主要亚型由血凝素 H1、H2、H3 和神经氨酸酶 N1、N2 组合而成。

甲型流感病毒的血凝素（HA）和神经氨酸酶（NA）很容易发生变异，此类变异可分为两种形式：①抗原漂移（antigenic drift）：指同一亚型内 HA 和 NA 基因不断出现点突变，变异幅度小，属于量变，常引起中小规模流行；②抗原转换（antigenic shift）：指因基因组发生重排造成大幅度变异，即 HA 和（或）NA 由原来的亚型转变为新的亚型，属质变，往往造成大规模暴发流行。

乙型流感病毒仅出现抗原漂移,可导致小范围流行;丙型流感病毒则极少引起流行。

甲型流感病毒宿主范围广,包括从鲸鱼、海豹到火鸡、家鸡、野鸭等禽鸟类,以及猪、马的各种哺乳动物。其宿主选择与HA、NA的组合相关。而乙型流感病毒宿主范围较窄,除感染人类外,尚感染海豹、雪貂等哺乳动物;丙型流感病毒类似乙型流感病毒,宿主范围限于人类、猪与狗。

可利用鸡胚和组织细胞培养流感病毒。病毒在鸡胚和细胞中均不引起明显的细胞病变,需用红细胞凝集试验或红细胞吸附试验等方法检测培养系统是否存在病毒。易感动物为小鼠、雪貂等。

(二)基因与结构

1. 基因研究 甲型、乙型流感病毒的基因组总长度为13.6 kb,均由8个独立片段构成(图12-1),每一片段编码的蛋白质见表12-2。丙型流感病毒基因组仅含7个独立片段,缺乏神经氨酸酶(NA)的编码基因。

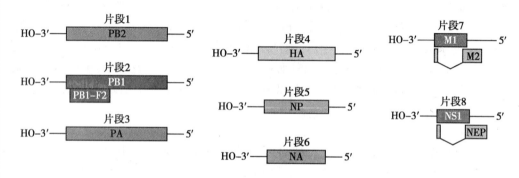

图12-1 流感病毒基因结构

表12-2 甲、乙型流感病毒的基因片段及编码蛋白

基因(节段)	核苷酸长度(bp)	编码蛋白	功能
1	2341	PB2	RNA多聚酶成分(非结构蛋白)
2	2341	PB1	RNA多聚酶成分(非结构蛋白)
3	2233	PA	RNA多聚酶成分(非结构蛋白)
4	1778	HA	血凝素(结构蛋白)
5	1565	NP	核蛋白(结构蛋白)
6	1413	NA	神经氨酸酶(结构蛋白)
7	1027	M1	基质蛋白(结构蛋白)
		M2	包膜蛋白(结构蛋白)
8	890	NS1	调节蛋白(非结构蛋白)
		NEP	调节蛋白(非结构蛋白)

2. 病毒的结构 电镜下流感病毒多呈球形,直径80~120nm,从患者体内初次分离时病毒可呈长短不一的丝状或杆状(图12-2)。

(1)核糖核蛋白:呈螺旋对称,由核心和核蛋白构成。其中核心为病毒的核酸及RNA多聚酶PB2、PB1、PA。病毒的核酸为单负链、分节段的RNA。核酸分节段性使

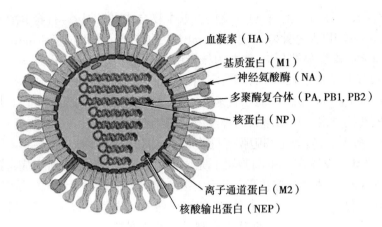

图 12-2 流感病毒模式图

病毒在复制中易出现基因重组,引起新毒株出现。病毒核蛋白抗原性稳定,为型特异性抗原。病毒的 RNA 与核蛋白结合后合称为核糖核蛋白(ribonucleoprotein,RNP)。

(2) 包膜:流感病毒的包膜为两层结构。其内层为基质蛋白,具有保护核心与维持病毒外形的作用(衣壳样作用),同时具有型特异性;外层为来自宿主细胞膜的脂质双层结构。甲乙两型流感病毒包膜上镶嵌有 3 种膜蛋白:血凝素、神经氨酸酶及膜蛋白 M2。HA 和 NA 组成了流感病毒表面的刺突,M2 则镶嵌于包膜中,为一种跨膜蛋白,与病毒复制关系密切。

1) 血凝素(HA):为糖蛋白,构成三棱柱形的三聚体,其中每一单体均由 HA1 和 HA2 两个亚单位组成。HA1 为与宿主细胞病毒受体(唾液酸)的结合部位,其结构序列的改变,可导致病毒发生宿主转换。HA2 具有膜融合活性,可促使病毒包膜与宿主细胞膜融合并脱壳。HA 主要作用:①介导病毒吸附和穿入宿主细胞,可与宿主细胞表面寡聚糖末端的 N- 乙酰神经氨酸(唾液酸)结合。并促使病毒包膜与宿主包膜融合,使病毒核蛋白释放入胞浆。因此 HA 也决定了流感病毒的不同宿主嗜性。例如,马流感、禽流感病毒结合的寡糖为唾液酸 α-2,3- 半乳糖 -β1,4- 葡萄糖(SA-α-2,3-Gal-β1,4-Glu);而人流感病毒结合的寡糖为唾液酸 α-2,6- 半乳糖 -β1,4- 葡萄糖(SA-α-2,6-Gal-β1,4-Glu)。②红细胞凝集作用,可与多种动物的红细胞表面受体结合,引起红细胞凝集。③刺激机体产生抗体,该抗体具有中和作用,可抑制 HA 引起的红细胞凝集现象,称为血凝抑制抗体。④具有亚型和株的特异性,是甲型流感病毒亚型划分的主要依据之一。根据 HA 抗原性的不同,甲型流感病毒已发现有 17 个 HA 亚型(H1~H17)。

2) 神经氨酸酶(NA):为糖蛋白,是由四个同源亚单位组成的四聚体。主要作用:①参与病毒的释放与扩散,NA 可水解宿主细胞膜表面糖蛋白末端的 N- 乙酰神经氨酸,有利于病毒的释放,并可液化细胞表面的黏液,有利于病毒的扩散;②刺激机体产生抗体,该抗体虽不是中和抗体,但有助抑制病毒的释放和扩散;③具有亚型和株的特异性,根据 NA 抗原性的不同,甲型流感病毒已发现 9 个 NA 亚型(N1~N9)。

(三) 病毒复制

与多数 RNA 病毒不同,流感病毒的复制是在宿主细胞核内完成的。包括以下几个主要步骤:①吸附:病毒由 HA 介导吸附于敏感的宿主细胞表面。②穿入和脱壳:经胞饮作用进入宿主细胞,在膜蛋白 M2 作用下,进一步活化 HA_2 而显示膜融合活性,

笔记

完成穿入过程,并释出核蛋白,进入核内。③生物合成:借助病毒自身 RNA 多聚酶与宿主 mRNA 5' 端甲基化引物,开始病毒 mRNA 的转录。在形成病毒 mRNA 后,一方面开始翻译合成病毒早期蛋白,主要为核蛋白 NP 与调节蛋白 NS1;另一方面,以正链 RNA 为模板复制子代病毒 RNA;随后利用宿主细胞的转录、翻译机制,形成病毒晚期蛋白(各种结构蛋白)。④装配:子代病毒 RNA 与 RNA 多聚酶及核蛋白(NP)在核内装配形成核糖核蛋白。而血凝素与神经氨酸酶则在宿主细胞内质网与高尔基体上糖基化,组合成多聚体,转运至细胞膜等待装配。核内的病毒核糖核蛋白移入细胞质后,经基质蛋白(M1)介导在宿主细胞膜上完成最后装配。⑤成熟:新生病毒的 HA1 和 HA2 两个亚单位由精氨酸连接而处于无感染活性状态,在宿主细胞的精氨酸蛋白酶作用下裂解后显示感染活性。⑥释放:装配成熟的病毒最终以出芽方式释放。由于流感病毒缺乏 RNA 校对酶,因此病毒复制过程差错率较高(约万分之一),这也是流感病毒极易出现抗原转换现象的原因之一。

(四)致病作用与临床表现

各型流感病毒一般均不产生病毒血症,只在局部黏膜细胞内增殖。目前对流感病毒致病性的认识主要有两方面:①血凝素是流感病毒最主要的致病因子,不仅决定了感染的宿主范围,也决定了感染发生的部位及严重程度。如前所述,不同类型的血凝素对不同类型唾液酸寡糖的选择性结合决定了流感病毒的宿主范围。病毒进入人体后仅在局部增殖,一般不入血。病毒在呼吸道黏膜上皮细胞中增殖,引起细胞变性、坏死,并可借助于神经氨酸酶降低呼吸道黏液层的黏度,有利于病毒的吸附和扩散。②宿主的免疫反应状态决定了感染症状的严重程度,研究表明流感病毒可诱导宿主细胞释放大量的促炎症因子,被称为“细胞因子风暴”(cytokine storm)现象。对照研究表明,引起普通感冒的鼻病毒感染则不发生此现象。这种“细胞因子风暴”现象是临床发热、头痛、肌肉酸痛等“中毒样症状”的病理基础,同时也是引起 Reye 综合征等严重并发症的机制之一。

人群对流感病毒普遍易感。潜伏期为 1~4 天,起病急,以畏寒、头痛、发热、肌肉痛、乏力等中毒症状和鼻塞、流涕、咳嗽、咽痛等上呼吸道症状为主要表现,发热可达 38~40℃,持续 1~3 天,整个病程为 5~7 天。婴幼儿、年老体弱者易发生并发症,常以细菌性肺炎、Reye 综合征等多见,严重者可导致死亡。

(五)检测与防治

1. 微生物学检测　流感病毒的微生物学检测多用于流行病学调查,很少用于临床诊断(临床主要根据临床表现及具有暴发流行的特点来诊断)。

实验方法包括:①病毒分离:取患者鼻咽拭子或含漱液,接种鸡胚或培养细胞进行分离培养鉴定;②血清学诊断:一般采用双份血清抗体测定,以患者急性期及恢复期血清同时进行血凝抑制试验,如恢复期血清效价增长 4 倍以上,有诊断价值;③快速诊断:可用免疫荧光法、酶联免疫吸附法检测患者呼吸道分泌物及脱落细胞中病毒抗原的成分;④核酸检测:可用核酸杂交、RT-PCR 或核酸序列分析检测病毒核酸,并可进行病毒分型。

2. 防治　流行性感冒是最常见的人类疾病,每年发病人数在 1000 万以上。由于其基因很容易发生变异,因此流感目前仍属于人类无法有效控制的病毒之一。流感预防可应用 WHO 推荐的灭活多价流感疫苗。对于全球性流行的流感目前尚无可以控制的有效方法。个人预防以养成良好的基本卫生习惯(如勤洗手、不随地吐痰等)和流行季节减少公众接触为主。

流行性感冒的临床治疗尚无特效疗法,以充分休息和对症处理(如退热)为主,可适当选用抗病毒药物。目前已开发的抗流感病毒药物主要分为两类:一类是神经氨酸酶抑制剂,如达菲等;另一类为 M2 蛋白抑制剂,如金刚烷胺类药物。中国传统医学治疗流感有一定经验积累,如桑菊饮、银翘散、玉屏风散等方剂加减对消除、缓解流感症状均有一定效果。

二、其他 RNA 病毒

如前述,人类致病 RNA 病毒涉及 13 个科、数十种病毒。除正粘病毒科外,以小 RNA 病毒科、黄病毒科、披膜病毒科、副粘病毒科、冠状病毒科、丝状病毒科、布尼亚病毒科、弹状病毒科病毒致病较多,简要介绍如下。

(一) 小 RNA 病毒科

小 RNA 病毒科(*Picornaviridae*)系单正链 RNA 病毒,该科现有肠道病毒属(*Enterovirus*)、鼻病毒属(*Rhinovirus*)、肝炎病毒属(*Hepatovirus*)、心脏病毒属(*Cardiovirus*)、口蹄疫病毒属(*Aphthovirus*)、双埃可病毒属(*Parechovirus*)、马鼻炎病毒属(*Erbovirus*)、关节样病毒属(*Kobuvirus*)、特斯秦病毒属(*Teschovirus*)等 9 个属。其中以前 3 个属为主要人类致病病毒,其结构特点与所致疾病见表 12-3。

表 12-3 小 RNA 病毒科常见人类致病病毒

病毒属	病毒	结构特点	所致疾病	防治原则
肠道病毒属	脊髓灰质炎病毒	无包膜病毒,球形,直径为 20~30nm,核衣壳为二十面体立体对称。有 3 个血清型。三型间无交叉反应	人类脊髓灰质炎(小儿麻痹症)	口服脊髓灰质炎三价减毒活疫苗,对症治疗
	柯萨奇病毒	形态结构同脊髓灰质炎病毒,有 3 个血清型	类脊髓灰质炎、无菌性脑膜炎和脑炎、出疹性疾病、急性心肌炎和心包炎、流行性肌痛、疱疹性咽峡炎、手足口病等	尚无疫苗,对症治疗
	埃可病毒	形态结构同脊髓灰质炎病毒,有 3 个血清型	类脊髓灰质炎、无菌性脑膜炎和脑炎、出疹性疾病、急性心肌炎和心包炎、流行性肌痛、疱疹性咽峡炎、手足口病等	尚无疫苗,对症治疗
	肠道病毒 71 型	形态结构同脊髓灰质炎病毒,有 5 个血清型	急性出血性结膜炎、无菌性脑膜炎和脑炎、手足口病等	尚无疫苗,对症治疗
鼻病毒属	人类鼻病毒 A 型	同脊髓灰质炎病毒	普通感冒	尚无疫苗,对症治疗
肝炎病毒属	甲(A)型肝炎病毒	同脊髓灰质炎病毒	甲(A)型肝炎	接种甲型肝炎疫苗;也可采用注射人丙种球蛋白作紧急预防,对症治疗

笔记

(二) 黄病毒科

黄病毒科(*Flaviviridae*)系单正链 RNA 病毒,该科现有黄病毒属(*Flavivirus*)、丙型肝炎病毒属(*Hepacivirus*)、瘟病毒属(*Pestivirus*)3 个属。前 2 个属为人类致病的主要病毒,其结构特点与所致疾病见表 12-4。

表 12-4　黄病毒科常见人类致病病毒

病毒属	病毒	结构特点	所致疾病	防治原则
黄病毒属	黄热病病毒	包膜病毒,球形,直径 40~50nm,核衣壳 20 面体对称。包膜上有刺突	黄热病	接种黄热病病毒疫苗,防蚊灭蚊需同时进行
	登革病毒	包膜病毒,球形,直径 45~55nm,核衣壳 20 面体对称。包膜上有刺突。有 4 个血清型	登革热	防蚊灭蚊是预防本病的有效措施
	西尼罗病毒	包膜病毒,球形,直径 45~50nm,核衣壳 20 面体对称。包膜上有刺突	西尼罗热	防蚊灭蚊是预防本病的有效措施
	寨卡病毒	包膜病毒,球形,直径 45~50nm,核衣壳 20 面体对称。包膜上有刺突。分非洲型、亚洲型两个亚型	寨卡热	防蚊灭蚊是预防本病的有效措施
	日本(乙型)脑炎病毒	包膜病毒,球形,包膜表面有病毒血凝素刺突,可介导与细胞受体结合。乙脑病毒抗原性稳定,只有一个血清型	流行性乙型脑炎	接种乙脑灭活疫苗,防蚊灭蚊也是预防本病的有效措施
丙型肝炎病毒属	丙型肝炎病毒	包膜病毒,球形,直径 50~60nm,核衣壳为 20 面体对称,包膜上有刺突。可分为 6 个基因型	丙型肝炎	对献血员进行抗 -HCV 筛查,以控制输血传播

(三) 披膜病毒科

披膜病毒科(*Togaviridae*)系单正链 RNA 病毒,该科现有 α(甲)病毒属(*Alphavirus*)、风疹病毒属(*Rubivirus*)2 个属,均为人类致病病毒,其结构特点与所致疾病见表 12-5。

表 12-5　披膜病毒科常见人类致病病毒

病毒属	病毒	结构特点	所致疾病	防治原则
α(甲)病毒属	东方马脑炎病毒、西方马脑炎病毒	包膜病毒,球形,表面有刺突。核衣壳 20 面体对称	东方、西方马脑炎	防蚊灭蚊是预防本病的有效措施
	委内瑞拉马脑炎病毒	包膜病毒,球形,直径约 70nm。核衣壳 20 面体对称	委内瑞拉马脑炎	防蚊灭蚊是预防本病的有效措施
	辛德毕斯病毒	包膜病毒,球形,直径约 70nm,核衣壳呈 20 面体对称	辛德毕斯热	防蚊灭蚊是预防本病的有效措施
风疹病毒属	风疹病毒	包膜病毒,球形,直径 50~70nm,核衣壳 20 面体对称,包膜表面有短刺突。1 个血清型	风疹、先天性风疹综合征	接种减毒活疫苗,对与患者接触的孕妇注射大剂量丙种球蛋白作为紧急预防

(四) 冠状病毒科

冠状病毒科(*Coronaviridae*)系单正链 RNA 病毒,该科现有冠状病毒属(*Coronavirus*)、环曲病毒属(*Rhinovirus*)2 个属。其中冠状病毒属为人类致病病毒,其结构特点与所致疾病见表 12-6。

表 12-6 冠状病毒科常见人类致病病毒

病毒属	病毒	结构特点	所致疾病	防治原则
冠状病毒属	人冠状病毒	包膜病毒,多形性,直径 60~220nm,核衣壳螺旋对称,包膜上有刺突。有 3 个血清型	普通感冒、咽喉炎、腹泻	对症处理
	SARS冠状病毒	同人冠状病毒	严重急性呼吸系统综合征(SARS),又称传染性非典型性肺炎	隔离患者,支持疗法

(五) 副粘病毒科

副粘病毒科(*Paramyxoviridae*)系单负链 RNA 病毒,该科现有腮腺炎病毒属(*Rubulavirus*)、麻疹病毒属(*Morbillivirus*)、肺病毒属(*Pneumovirus*)、呼吸道病毒属(*Respirovirus*)、禽腮腺炎病毒属(*Avidavirus*)、亨德拉尼巴病毒属(*Henipavirus*)、异肺病毒属(*Metapneumovirus*)等 7 个属。其中以前 3 个属为涉及人类致病的主要病毒,其结构特点与所致疾病见表 12-7。

表 12-7 副粘病毒科常见人类致病病毒

病毒属	病毒	结构特点	所致疾病	防治原则
腮腺炎病毒属	腮腺炎病毒	包膜病毒,球形,直径 100~200nm,核衣壳螺旋对称型。包膜上有 HA 等刺突。有 1 个血清型	流行性腮腺炎,可合并睾丸或卵巢炎,偶见脑炎	接种减毒活疫苗,对症处理
麻疹病毒属	麻疹病毒	包膜病毒,球形,直径 120~250nm,核衣壳螺旋对称型。包膜上有 HA 等刺突。有 1 个血清型	麻疹、亚急性硬化性全脑炎	接种减毒活疫苗,对症处理
肺病毒属	人呼吸道合胞病毒	包膜病毒,球形,直径 120~200nm,核衣壳螺旋对称型。包膜上刺突,但无 HA。有 1 个血清型	婴幼儿支气管肺炎,成人上呼吸道感染	接种减毒活疫苗,对症处理

(六) 丝状病毒科

丝状病毒科(*Filoviridae*)系单负链 RNA 病毒,该科现有马尔堡病毒属(*Marburgvirus*)、埃博拉病毒属(*Ebolavirus*)2 个属,均为烈性人类致病病毒,其结构特点与所致疾病见表 12-8。

(七) 布尼亚病毒科

布尼亚病毒科(*Bunyaviridae*)系单负链 RNA 病毒,该科现有正布尼亚病毒属(*Orthobunyavirus*)、汉坦病毒属(*Hantavirus*)、内罗毕病毒属(*Nairovirus*)、白蛉热病毒属(*Phlebovirus*)、番茄斑萎病毒属(*Tospovirus*)等 5 个属。其中汉坦病毒属、内罗毕病毒属、白蛉热病毒属为人类致病病毒,其结构特点与所致疾病见表 12-9。

表 12-8　丝状病毒科常见人类致病病毒

病毒属	病毒	结构特点	所致疾病	防治原则
马尔堡病毒属	马尔堡病毒	包膜病毒,呈丝状,直径约 80nm,长度为 800~14000nm,表面有刺突,核衣壳螺旋对称型	马尔堡出血热	尽快确诊和隔离患者
埃博拉病毒属	埃博拉病毒	包膜病毒,呈丝状,直径约 80nm,长度为 300~1500nm,核衣壳螺旋对称型,分4型	埃博拉病毒出血热	禁止共用针头,隔离患者

表 12-9　布尼亚病毒科常见人类致病病毒

病毒属	病毒	结构特点	所致疾病	防治原则
汉坦病毒属	汉坦病毒	包膜病毒,球形,直径为 100nm。核酸分三个节段,核衣壳螺旋对称型	汉坦病毒肾综合征出血热、汉坦病毒肺综合征	接种疫苗,对症治疗
内罗毕病毒属	克里米亚-刚果出血热病毒	包膜病毒,球形,直径约 85~120nm。核酸分三个节段,核衣壳螺旋对称型	克里米亚-刚果出血热	对症治疗
白蛉热病毒属	裂谷热病毒	包膜病毒,球形,直径为 90~110nm。核酸分三个节段,核衣壳螺旋对称型	裂谷热	对症治疗

(八) 弹状病毒科

弹状病毒科 (*Rhabdoviridae*) 系单负链 RNA 病毒,该科现有水疱性病毒属 (*Vesiculovirus*)、狂犬病病毒属 (*Lyssavirus*)、短暂热病毒属 (*Ephemerovirus*)、非毒粒蛋白弹状病毒属 (*Novirhobdovirus*)、细胞质弹状病毒属 (*Cytorhobdovirus*)、细胞核弹状病毒属 (*Neucleorhobdovirus*) 等 6 个属。其中狂犬病病毒属为主要人类致病病毒,其结构特点与所致疾病见表 12-10。

表 12-10　弹状病毒科常见人类致病病毒

病毒属	病毒	结构特点	所致疾病	防治原则
狂犬病病毒属	狂犬病病毒	包膜病毒,呈弹状,有包膜。核衣壳螺旋对称型	狂犬病	接种疫苗对症治疗

第二节　DNA 病毒

在人类致病病毒中 DNA 病毒数量远少于 RNA 病毒,根据其核酸结构 DNA 病毒分为双链 DNA 病毒 (22 个科) 与单链 DNA 病毒 (6 个科),其中 5 个科的十余种病毒为人类致病病毒 (表 12-11)。

一、疱疹病毒

疱疹病毒属于疱疹病毒科 (*Herpesviridae*),该科为双链 DNA 病毒,目前共有近一百种病毒,分为 α、β、γ 三个亚科。α 疱疹病毒亚科 (*Alphaherpesxovirinae*) 含单纯疱

表 12-11　人类致病 DNA 病毒分类

DNA 病毒类型（总科数）	人类致病病毒（科）	代表病毒
双链 DNA 病毒（22）	疱疹病毒科	单纯疱疹病毒、水痘-带状疱疹病毒、巨细胞病毒、EB 病毒等
	腺病毒科	人腺病毒
	乳头瘤病毒科	人乳头瘤病毒
	痘病毒科（脊椎动物痘病毒亚科）	天花病毒
单链 DNA 病毒（6）	细小病毒科（细小病毒亚科）	人细小病毒 B19

疹病毒属（*Simplexvirus*）、水痘病毒属（*Varicellovirus*）、马力克病病毒属（*Mardivirus*）、传染性喉支气管炎病毒属（*Iltovirus*）4 属；β 疱疹病毒亚科（Beta-herpesxovirinae）含巨细胞病毒属（*Cytomegavirus*）、鼠巨细胞病毒属（*Muromegavirus*）、玫瑰疹病毒属（*Roseolovirus*）3 属；γ 疱疹病毒亚科（*Gammaherpesxovirinae*）含淋巴隐潜病毒属（*Lymphocryptovirus*）、弱病毒属（*Rhadinovirus*）2 属；另有不能归属 3 个亚科的洄鱼疱疹病毒属（*Ictalurivirus*）1 属。

（一）发现与描述

"Herpes"一词源于希腊语 "*herpein*"，是对疱疹病毒引起皮肤损害的描述。1913 年，德国眼科医生 Wilhelm Grater 将疱疹患者眼分泌物接种至兔角膜，证实了疱疹具有传染性，这个实验被称为 Grater 试验，以后成为临床重要的疱疹感染检测的方法。1925 年，美国病毒学家 Ernest Goodpasture 论证了疱疹病原体可经神经传播。1939 年，澳大利亚病毒学家诺贝尔奖获得者 Frank LacFarlane Burnet 提出了疱疹病原体的潜伏感染学说。1954 年，另一诺贝尔奖获得者 Thomas Weller 成功分离了水痘-带状疱疹病毒。1964 年，Epstein 及其同事发现了 EB 病毒。1968 年，Gertrude Henle 和 Werner Henle 最终从单核细胞增多症患者身上成功分离了 EB 病毒。

多数疱疹病毒科成员都可在二倍体细胞内培养、增殖，但不同亚科成员具有不同的宿主细胞范围。其中 α 疱疹病毒亚科成员宿主范围较宽，在细胞培养中繁殖较快，可产生明显的致细胞病变效应，病毒可在神经节细胞中建立潜伏感染。β 疱疹病毒亚科宿主范围相对较窄，在细胞培养中繁殖较慢，经常形成巨细胞，易建立携带状态，病毒可在分泌腺、淋巴组织、肾组织内建立潜伏感染。γ 疱疹病毒亚科成员宿主范围最窄，主要为 B 淋巴细胞，病毒可在淋巴细胞中长期潜伏。

引起人类致病的疱疹病毒科成员，目前已发现八种，分别以人类疱疹病毒 1~8 型统一命名（表 12-12），部分病毒尚袭用原有名称。

表 12-12　人类致病疱疹病毒分型

型别	原有名称	亚科	所致疾病
HHV-1	单纯疱疹病毒Ⅰ型	α	龈口炎、唇疱疹、角、结膜炎、脑炎、甲沟炎
HHV-2	单纯疱疹病毒Ⅱ型	α	生殖器疱疹、新生儿疱疹、宫颈癌?
HHV-3	水痘-带状疱疹病毒	α	水痘、带状疱疹、肺炎、脑炎
HHV-4	EB 病毒	γ	传染性单核细胞增多症、Burkitt 淋巴瘤、鼻咽癌

续表

型别	原有名称	亚科	所致疾病
HHV-5	巨细胞病毒	β	传染性单核细胞增多症、巨细胞包涵体病、肝炎、间质性肺炎、视网膜炎、婴儿畸形
HHV-6		β	婴幼儿急疹、间质性肺炎、骨髓抑制
HHV-7		β	不明确
HHV-8		γ	Kaposi 肉瘤

人类疱疹病毒感染存在多种感染类型：①显性感染：指疱疹病毒的原发和再发感染，病毒进入宿主细胞后，大量增殖导致宿主细胞破坏，出现临床症状的感染状态；②潜伏性感染：指原发感染后，未肃清的病毒在特定的细胞内，以非活化状态存留，不增殖不引起细胞破坏的感染状态，但该状态病毒可被再次激活，转为显性感染，形成潜伏感染是疱疹病毒感染的重要特征之一；③整合感染：指细胞受感染后，病毒基因整合于宿主细胞 DNA 中的感染状态，常可促使细胞转化，是疱疹病毒致癌的主要机制。

(二) 基因与结构

1. 基因研究　疱疹病毒科成员的基因组均为线性双链 DNA，其大小在 120~230kb 之间，含基因 60~120 个。多数疱疹病毒的 DNA 分子由长独特片段(unique long, UL)和短独特片段(unique short, US)共价连接而成，并含内部重复序列与末端重复序列(不同疱疹病毒含有数量、长度不等的重复序列)。长独特片段和短独特片段的末端重复序列可以是正向或反向排列，且两片段的末端重复序列在连接时可呈现多种不同的连接方式，故部分疱疹病毒的 DNA 分子可形成同分异构体。疱疹病毒具有的大量编码基因总体上可分为必需(病毒合成必不可少的)与非必需(与病毒的传播及免疫逃逸相关的)基因两部分。

2. 病毒的结构　疱疹病毒科成员在形态学上具有较高相似性。电镜下，疱疹病毒呈中等大小、有包膜的不规则球形，直径 120~200nm。在结构上都由四部分组成，即核心、衣壳、皮层(tegument)和包膜(图 12-3)。

(1) 核衣壳：核心由线性双链 DNA 分子缠绕组成。衣壳由 162 个壳微粒堆砌形

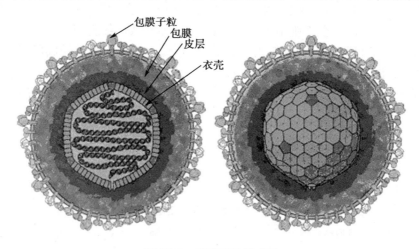

包膜子粒
包膜
皮层
衣壳

图 12-3　疱疹病毒模式图

成二十面体立体对称结构。

（2）皮层：一般由细胞骨架蛋白组成（少数病毒没有细胞骨架蛋白）的衣壳外无定型蛋白质层，皮层内含有 DNA 病毒复制所需的数十种酶类与调节蛋白，具有控制蛋白翻译，保证病毒 DNA 复制，抑制宿主蛋白质翻译等多重生物学作用。

（3）包膜：由宿主细胞质膜构成，其包膜表面含有十余种刺突蛋白，这些蛋白除少数为病毒吸附蛋白（VAP）外，大多数都参与病毒的免疫逃逸。

（三）病毒复制

病毒的复制过程为：①吸附：疱疹病毒通常以细胞表面或细胞间质内的蛋白多糖为受体（如单纯疱疹病毒以硫酸乙酰肝素为受体），故对宿主细胞的选择性较宽泛。通过共受体的作用，病毒通常会进入有丝分裂后的细胞，这是由于这时细胞正处于 DNA 合成前期，具备了病毒 DNA 复制所需的必要条件。②穿入与脱壳：病毒进入到宿主细胞后脱去衣壳，释出皮层内含有的多种酶类与调节蛋白可协助病毒 DNA 进入宿主细胞核，这对于启动病毒 DNA 复制及提供 DNA 复制所必需的酶类都极为重要。③生物合成：入核后的病毒 DNA 可启动即刻早期蛋白编码基因，这些即刻早期蛋白主要为调节蛋白，可启动早期蛋白和晚期蛋白的转录表达。早期蛋白主要为 DNA 复制所需的酶类，晚期蛋白主要为各种病毒结构蛋白与组成皮层的各种蛋白成分。④装配与成熟：在核内的子代病毒 DNA 依赖核膜装配成原始的病毒颗粒，转移至细胞质，在细胞质内与内质网及高尔基体上的各种病毒结构蛋白汇合装配为成熟的病毒颗粒。⑤释放：不同种类的疱疹病毒可通过出芽或细胞裂解方式释放子代病毒。

除了上述复制形式外，疱疹病毒还存在某些与潜伏状态相关的独特形式，如单纯疱疹病毒具有与 α 基因互补的潜伏感染相关的多形性 mRNA，即潜伏相关性转录体（latency associated transcript，LAT）。EB 病毒在细胞内潜伏时，其基因组由线性变为环形，并能以环状附加体（episome）方式游离存在，当出现再发感染的条件时，环状病毒 DNA 可重新线形化，并可进入到以上病毒复制周期中。

（四）致病作用与临床表现

疱疹病毒的致病与其特殊的免疫逃逸方式有关。目前认为，疱疹病毒可编码与人 IL-10 相似的病毒型细胞因子，此类细胞因子可与人类细胞上的相应受体结合，进而引起免疫抑制作用。此外，疱疹病毒的编码蛋白还能够从多个环节阻断 MHC 分子的表达，并以此逃避宿主细胞对病毒抗原的提呈。

表 12-12 列出了各型人类致病疱疹病毒的所致疾病，现择要介绍如下：

1. 单纯疱疹病毒致病　人类单纯疱疹病毒（herpes simplex virus，HSV）以包膜糖蛋白 gC、gG 的抗原性差异划分为两型（HSV-1 型与 HSV-2 型）。患者和健康病毒携带者是其传染源，病毒主要通过直接密切接触和性接触传播。HSV 经口腔、呼吸道、生殖道黏膜和破损皮肤等多种途径侵入机体。人感染率达 80%~90%，常见的临床表现是黏膜或皮肤局部集聚的疱疹，偶尔也可发生严重的全身性疾病，累及内脏。

（1）原发感染：6 个月以内婴儿多从母体通过胎盘获得抗体，初次感染约 90% 无临床症状，多为隐性感染。HSV-1 原发感染常发生于 1~15 岁，常见的有龈口炎，系在口颊黏膜和齿龈处发生成群疱疹，破裂后多盖一层坏死组织。此外，尚可引起唇疱疹、湿疹样疱疹、疱疹性角膜炎、疱疹性脑炎等。生殖器疱疹多见于 14 岁以后，由 HSV-2 引起，通常局部剧痛，伴有发热、全身不适及淋巴结炎。

（2）潜伏感染和复发：HSV 原发感染产生免疫力后,将大部分病毒清除,部分病毒可沿神经髓鞘到达三叉神经节（HSV-1）和骶神经节（HSV-2）细胞中或周围星形神经胶质细胞内,以潜伏状态持续存在,不引起临床症状。当机体发热、受寒、日晒、月经、情绪紧张、使用垂体或肾上腺皮质激素,或机体遭受某些细菌、病毒等感染时,潜伏的病毒激活增殖,沿神经轴索下行至感觉神经末梢,到达附近表皮细胞内继续增殖,引起复发性局部疱疹。其特点是每次复发病变往往发生于同一部位。最常见的是在唇鼻间皮肤与黏膜交界处出现成群的小疱疹。疱疹性角膜炎、疱疹性宫颈炎等亦可反复发作。

（3）先天性感染：HSV 通过胎盘感染,影响胚胎细胞有丝分裂,易发生流产、造成胎儿畸形、智力低下等先天性疾病。40%~60% 的新生儿在通过 HSV-2 感染的产道时可被感染,出现高热、呼吸困难和中枢神经系统病变,其中 60%~70% 受染新生儿可因此而死亡,幸存者中后遗症可达 95%。

（4）整合感染：有资料表明,HSV-2 整合感染可能与宫颈癌发病相关。

2. 水痘 - 带状疱疹病毒致病　水痘 - 带状疱疹病毒（varicella-zoster virus, VZV）仅有一个血清型,原发感染多发生于 3~9 岁儿童,表现为水痘。病毒经呼吸道传播,于咽部淋巴结增殖后入血,再经外周单核细胞内增殖后,二次入血,最终定位于皮肤。临床表现为发热、皮疹（向心性分布）等,病程呈自限性。VZV 主要潜伏于脊髓后根神经节或脑神经感觉神经节中,再发感染多见于成人,被激活的病毒沿神经轴突到达所支配的皮肤细胞中增殖,由于疱疹沿神经分布排列呈带状,故称带状疱疹。带状疱疹好发部位为胸、腹部,常发生于身体一侧,以躯干中线为界。偶尔侵犯三叉神经眼侧支,引起角膜溃疡甚至失明。

3. 人巨细胞病毒致病　人巨细胞病毒（human cytomegalovirus, HCMV）为最常见的人类伴随病毒（正常人群抗体阳性率达 90% 以上）,原发感染约在 2 岁左右,呈隐性感染。再发感染多见于免疫缺陷人群和大量病毒输入人群（输血患者）,表现为单核细胞增多症。对于获得性免疫缺陷综合征（AIDS）患者 HCMV 是最常见的机会性感染病原体,可引起巨细胞病毒肺炎、巨细胞病毒肝炎、巨细胞病毒肠炎等。HCMV 潜伏部位可能为唾液腺、乳腺、肾脏、外周血单核细胞和淋巴细胞。母亲妊娠期出现原发或再发感染,可引起胎儿宫内感染,临床表现为巨细胞包涵体病（cytomegalic inclusion disease, CID）,患儿表现为肝脾肿大、黄疸、血小板减少性紫癜、溶血性贫血;极少数呈先天性畸形（小头畸形、智力低下）;亦可引起流产、死胎。

有资料表明,HCMV 感染与冠状动脉粥样硬化、慢性疲劳综合征、复发性口腔溃疡等多种疾病有一定关联。

（五）检测与防治

1. 疱疹病毒的微生物学检测　疱疹病毒感染可造成感染细胞的明显病变,故经典的疱疹病毒检测多采取感染部位的组织标本染色镜检。为配合围产期医学检查,目前对潜伏感染者多采用血清学检测,临床对单纯疱疹病毒、人巨细胞病毒可采用病毒核酸检测。

2. 疱疹病毒的防治　除水痘 - 带状疱疹病毒减毒活疫苗已广泛使用外,单纯疱疹病毒、人巨细胞病毒疫苗尚在研制过程中。

疱疹病毒是最早发现对 DNA 多聚酶抑制剂敏感的病毒,临床可采用无环鸟苷（阿昔洛韦)、丙氧鸟苷(更昔洛韦)等抗病毒制剂治疗各类疱疹病毒感染。

二、其他 DNA 病毒

人类致病 DNA 病毒,除疱疹病毒科外,尚有属于腺病毒科、乳头瘤病毒科和痘病毒科的某些病毒。列表简介如下。

(一)腺病毒科

腺病毒科(*Adnoviridae*)为双链 DNA 病毒。该科现有哺乳动物腺病毒属(*Flavivirus*)、禽腺病毒属(*Hepacivirus*)、富 AT 腺病毒属(*Pestivirus*)、唾液酸酶腺病毒属(*Pestivirus*)4属,其中仅哺乳动物腺病毒属中的人腺病毒为人类致病病毒(表 12-13)。

表 12-13　腺病毒科常见人类致病病毒

病毒属	病毒	结构特点	所致疾病	防治原则
哺乳动物腺病毒属	人腺病毒 C 型	无包膜,直径为 70~90nm,核衣壳呈 20 面体立体对称,有 34 个血清型	急性呼吸道感染	隔离患者,支持疗法

(二)乳头瘤病毒科

乳头瘤病毒科(*Papillomaviridae*)为双链 DNA 病毒,共有 16 个属。分别为 α 乳头瘤病毒属(*Alphapapillomavirus*)、β 乳头瘤病毒属(*Betapapillomavirus*)、γ 乳头瘤病毒属(*Gammapapillomavirus*)、δ 乳头瘤病毒属(*Deltapapillomavirus*)、ε 乳头瘤病毒属(*Epsilonpapillomavirus*)、ζ 乳头瘤病毒属(*Zetapapillomavirus*)、η 乳头瘤病毒属(*Etapapillomavirus*)、θ 乳头瘤病毒属(*Thetapapillomavirus*)、ι 乳头瘤病毒属(*Iotapapillomavirus*)、κ 乳头瘤病毒属(*Kappapapillomavirus*)、λ 乳头瘤病毒属(*Lambdapapillomavirus*)、μ 乳头瘤病毒属(*Mupapillomavirus*)、ν 乳头瘤病毒属(*Nupapillomavirus*)、ξ 乳头瘤病毒属(*Xipsapapillomavirus*)、o 乳头瘤病毒属(*Omikronpapillomavirus*)、π 乳头瘤病毒属(*Pipapillomavirus*),其中 α、β、γ、μ、ν 各属中均有人类致病病毒(表 12-14)。

表 12-14　乳头瘤病毒科常见人类致病病毒

病毒科	病毒	结构特点	所致疾病	防治原则
乳头瘤病毒科	人乳头瘤病毒	无包膜,球形。有 100 多个型别	疣;子宫颈癌	物理疗法如冷冻、电灼、激光等

第三节　逆转录病毒

自 1995 年后,国际病毒分类委员会设立了第三类病毒——逆转录病毒。逆转录病毒是含逆转录酶(reverse transcriptase)的 RNA 或 DNA 病毒,因其特殊的转录方式而单独设类。在国际病毒分类委员会第八次报告中,这类病毒共列 5 个科。其中 2 个科的数种病毒属于人类致病病毒(表 12-15)。

一、乙型肝炎病毒

乙型肝炎病毒属于嗜肝 DNA 病毒科(*Hepadnaviridae*),系双链 DNA 病毒,该科目

表 12-15 人类致病逆转录病毒分类

逆转录病毒类型（总科数）	人类致病病毒（科）	代表病毒
DNA 逆转录病毒(2)	嗜肝 DNA 病毒科	HBV
RNA 逆转录病毒(3)	逆转录病毒科	HIV、HTLV-1、HTLV-2

前有正嗜肝 DNA 病毒属(*Orthohepadnavirus*)、禽嗜肝 DNA 病毒属(*Avihepadnavirus*)2 属。其中正嗜肝 DNA 病毒属中的乙型肝炎病毒(hepatitis B virus, HBV)是在世界范围内传播最广泛, 感染率最高的一种人类肝炎病毒。由于乙型肝炎患者约 10% 可转变为慢性乙肝, 部分慢性活动性肝炎又可转变为肝硬化、肝癌, 故该病毒危害较大。

（一）发现与描述

1965 年美国国立卫生研究院(NIH)的 Baruch Blumberg 从一名澳大利亚土著血液中检出乙型肝炎病毒(hepatitis B virus, HBV)表面抗原, 确定了经血清传播黄疸型肝炎的病原体为病毒。随后在 1970 年伦敦米德赛克斯医院的 D.S. Dane 及其同事在电镜下发现了乙型肝炎病毒颗粒, 被称为 Dane 颗粒。20 世纪 80 年代早期, HBV 完成了基因测序。

在患者血清标本中, 除 HBV 颗粒外, 尚可以发现另两类与 HBV 相关的颗粒：一种称为小球形颗粒, 直径约 22nm, 是由 HBV 的病毒表面抗原(hepatitis B surface antigen, HBsAg)聚合而成, 颗粒不含 DNA 和 DNA 多聚酶；另一种称为管形颗粒, 横径约 22nm, 长度在 50~500nm 之间, 是由小球形颗粒串联形成。目前尚不能直接进行 HBV 组织细胞培养, 但可采用 DNA 转染细胞培养系统, 将病毒 DNA 导入肝癌细胞株, 这些细胞株可分泌 HBsAg、HBcAg、HBeAg 和 Dane 颗粒。该转染细胞培养系统被用于抗 HBV 药物筛选、疫苗制备及病毒致病机制的研究。黑猩猩是人以外的唯一 HBV 易感动物。

根据 HBV 包膜蛋白上抗原表位的差异, HBV 分为若干血清型及亚型, 如 adw(adw2、adw4、adw4q-), ayw(ayw1、ayw2、ayw3、ayw4), adr(adrq、adrq-)和 ayr。其中抗原表位 a 为各血清型共有, 而 d、y 与 w、r 为两组相互排斥的抗原表位。HBV 血清型呈明显的地域与人群分布差异, 我国大部分地区主要以 adrq 和 adw2 型为主, 新疆、西藏、内蒙古等少数民族地区则以 ayw3 型为主。

还可根据病毒基因的差异来分型, 目前暂分为 A~H 8 型。病毒不同的基因型别可显示出对治疗方法的不同反应性。与血清型类似, 基因型也显示有地域差异性, 如：A 基因型多见于欧洲、非洲与东南亚(如菲律宾)；B、C 两基因型多见于亚洲(包括中国)；D 基因型则以地中海地区、中东、印度多见。每种基因型, 依据 4%~8% 的核苷酸序列差异, 又可分为若干亚型, 目前 A 基因型划分 2 个亚型, B 基因型划分 5 个亚型, C 基因型划分 5 个亚型, D 基因型划分 7 个亚型, F 基因型划分 4 个亚型(F1 亚型再划分为 F1a 与 F1b), 共计 24 个亚型。各亚型也分别显示其地理种特征, 代表中国的 HBV 地理种特征的是 C4 亚型。

HBV 抵抗力较强, 对低温、干燥、紫外线和一般消毒剂均具有耐受性。环氧乙烷、0.5% 次氯酸钠及 2% 戊二醛等可消除其传染性, 但仍可保留其抗原性。但需注意 HBV 不能被 70% 乙醇灭活。

（二）基因与结构

1. 基因研究　HBV 的基因组为不完全闭合的环状双链 DNA, 两链不等长。其中作为转录模板的负链较长,约 3.2kb。较短的正链核苷酸数量不固定,为负链长度的50%~99%。故不同病毒中正链 3' 端的位置可变化。正负链 5' 端为位置固定的黏性末端,通过 250~300 个互补碱基对维持 DNA 分子的环状结构,在黏性末端两侧各有一个由 11 个碱基对组成的直接重复序列,位于第 1824 个核苷酸处的直接重复序列者称DR1,位于第 1590 个核苷酸处者称 DR2,在 HBV 复制中起关键作用。

全长 3.2kb 的模板链含四个相互重叠的开放阅读框(ORF)。分别为:①S 区,具有 3 个启动子。按理论推断,由 5' 端第一个启动子转录的 mRNA,编码一个 400 个氨基酸组成的大分子包膜蛋白(由 HBsAg、PreS2Ag、PreS1Ag 组成);由 5' 端第二个启动子转录的 mRNA,编码一个 281 个氨基酸组成的中分子包膜蛋白(由 HBsAg、PreS2Ag组成);由 5' 端第三个启动子转录的 mRNA,编码一个 226 个氨基酸组成的主蛋白——HBsAg。②C 区,含有 2 个启动子。按理论推断,由 5' 端第一个启动子转录的 mRNA,编码一个较大的 PreC 蛋白,此蛋白经加工后形成 HBeAg,可分泌入血;由 5' 端第二个启动子转录的 mRNA,编码一个 183 个氨基酸组成的 HBcAg,即 HBV 的壳粒。③P 区,可转录形成一段 3.5kb 的 mRNA,为病毒逆转录的模板,也称为病毒前基因组,作为mRNA 可编码病毒 DNA 多聚酶(逆转录酶)、RNA 酶 H 及 PreC 蛋白、HBcAg 等。④X 区,可转录形成一段 0.8kb 的 mRNA,编码一个 154 个氨基酸组成的小分子蛋白 HBxAg(图12-4)。

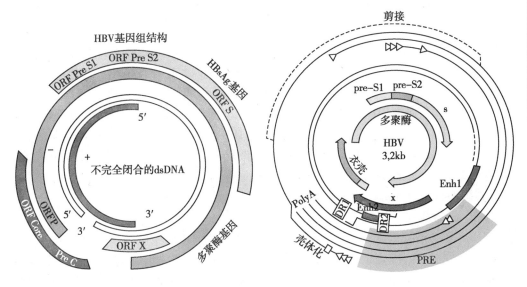

图 12-4　HBV 基因结构

2. 病毒的结构　电镜下的 HBV 颗粒为球形的有包膜病毒,直径为 42~47nm(图12-5)。

(1) 核衣壳:HBV 的核衣壳为二十面体立体对称结构,内含病毒的核酸和 DNA 多聚酶。病毒核酸为未闭合环状、双链 DNA,衣壳蛋白主要为病毒的核心抗原(HBcAg)。

(2) 包膜:HBV 核衣壳外的包膜源于宿主细胞的脂双层膜。病毒包膜蛋白呈现三种类型,即大分子包膜蛋白、中分子包膜蛋白与主蛋白。由于此三种包膜蛋白在病毒包膜上所占比例远大于脂质成分,故也有将 HBV 包膜称作外衣壳者。大分子与中分

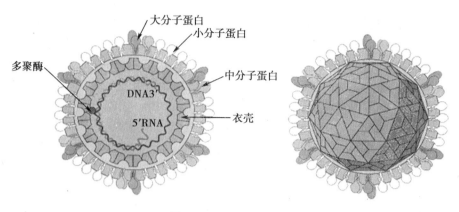

图 12-5　HBV 模式图

子包膜蛋白起着病毒吸附蛋白的作用。

(3) 病毒编码蛋白:习惯上,将 HBV 编码蛋白以抗原相称,分别为:①HBsAg:由开放阅读框 S 编码,其化学成分是糖蛋白。在血清中 HBsAg 存在于小球形颗粒、管形颗粒及 Dane 颗粒的包膜上,是 HBV 感染的主要标志。HBsAg 可刺激机体产生抗 -HBs,是具有保护作用的中和抗体。因此,HBsAg 通常作为乙型肝炎疫苗的主要成分。②HBcAg 与 HBeAg:HBcAg 由开放阅读框 C 的第 2 个启动子后基因区编码,为 HBV 衣壳成分。由于 HBV 衣壳外被包膜,故在外周血中很难检测出 HBcAg。HBcAg 也可在受感染的肝细胞表面表达,是杀伤性 T 细胞识别和清除病毒感染肝细胞的靶抗原之一。HBcAg 抗原性很强,可刺激机体产生抗 -HBc,但此抗体为非中和抗体。HBeAg 由开放阅读框 C 的第 1 个启动子后基因区,整体转录、翻译成可溶性蛋白,游离存在于血清中。其在血液中的消长与 Dane 颗粒及 DNA 多聚酶一致。HBeAg 也可刺激机体产生抗 -HBe,此抗体常在 HBsAg 滴度降低,HBeAg 消失时出现。③HBxAg:由 X 基因编码,为非结构蛋白,可反式激活一些细胞的癌基因,可能与肝癌的发生发展有关。④DNA 多聚酶(逆转录酶):由开放阅读框 P 编码,系非结构蛋白,主要作用为使病毒前基因组逆转录成病毒。

(三) 病毒复制

HBV 复制过程很复杂,含有逆转录过程:①吸附:HBV 经包膜蛋白 PreS2、PreS1 与肝细胞受体结合,完成吸附。②穿入和脱壳:HBV 穿入肝细胞,脱去衣壳后病毒 DNA 借助宿主细胞的分子伴侣进入宿主细胞核。③生物合成:进入胞核的病毒 DNA 经病毒 DNA 多聚酶作用补全 DNA 双链缺口,形成完整的共价闭合环状 DNA (cccDNA)。以 cccDNA 中的负链为转录模板,借助宿主细胞的 RNA 多聚酶,转录形成四种 mRNA,在胞质中翻译成病毒的各种非结构蛋白和结构蛋白。其中转录的全长 mRNA 又可作为病毒基因组复制的模板,故又称其为病毒前基因组。病毒的前基因组、逆转录酶进入到病毒衣壳中,以前基因组为模板,逆转录出全长的 HBV DNA 的负链,随之前基因组在 RNA 酶 H 作用下水解。再以负链 DNA 为模板合成不等长的正链。④装配和成熟:当积聚了足够多的子代病毒后,病毒颗粒于高尔基体上获取带有糖基化包膜蛋白的脂质膜,成熟后释放。⑤释放:成熟的 HBV 以出芽方式释放,并重新感染其他肝细胞。

HBV 复制时偶有合成的子代病毒 DNA 整合于宿主染色体上的情况发生。

HBV 的逆转录酶缺乏自我校对功能,对复制与转录中出现的突变不能予以纠正,故病毒具有很高的变异率。其变异可发生于所有的基因区,但以 S 区与 C 区更多见,也更具有临床意义。位于 S 区编码第 124~147 位氨基酸区域的变异,可导致 HBsAg 抗原性的消失(该氨基酸区域是 HBsAg 主要抗原表位所在),而 C 区启动子变异或某些关键部位的核苷酸点突变,可以造成 HBeAg 不能翻译或抗原性消失,这些变异都会对临床病毒检测带来极大影响。

(四)致病作用与临床表现

HBV 主要经体液直接接触传播,因此输血、使用血制品及共用注射器成为主要感染途径,而性接触与垂直传播也是极为重要的传播方式。除患者外,无症状的 HBV 携带者更具有流行病学上的传染源意义。

HBV 致病机制尚未完全清楚。通常认为病毒对肝细胞的直接损伤作用不明显,而由病毒特异性抗原和隐蔽性肝特异蛋白抗原(liver specific protein,LSP)诱发的免疫病理损伤则为主要致病机制。主要包括:①细胞介导的病理损伤,Tc 的直接杀伤作用和迟发超敏反应,导致肝细胞破坏;②免疫复合物引起的病理损伤,病毒抗原 - 抗体复合物如沉积于肾小球基底膜、关节滑膜囊等处,导致肾小球肾炎、关节炎、皮疹及血管炎等肝外组织器官的损害。另外如大量免疫复合物沉积于肝内,可使肝内小血管栓塞,致使大量肝细胞坏死。

临床 HBV 感染可表现为无症状 HBV 携带者、急性肝炎、慢性肝炎和重症肝炎四种形式。①无症状 HBV 携带者:感染 HBV 后,患者由于对 HBV 不能形成有效的免疫应答机制将其清除,对 HBV 处于免疫耐受状态,无明显临床表现。②急性肝炎:初期表现为食欲不振、全身乏力、厌油腻食物、恶心、肝区痛等症状,继之巩膜、皮肤黄染。肝脏可肿大,有充实感,伴有压痛、叩击痛,部分病例伴有脾脏肿大。③慢性肝炎:急性肝炎迁延 6 个月以上,反复出现疲乏、消化道症状、肝区不适、肝脏肿大。肝功能检查显示血清转氨酶反复或持续升高。病情迁延反复可达数年。④重症肝炎:表现为起病后黄疸迅速加深、肝脏缩小、有出血倾向、腹水增多,有肝臭、急性肾功能不全和不同程度的肝性脑病。病死率极高。

HBV 感染可造成的主要危害性预后是肝硬化与肝癌的发生。这两种病理改变与 HBV 感染间的联系机制正在深入研究中。肝硬化的发生可能的原因是免疫损伤形成的无序修复状态所致,其中在早期免疫防御机制中未体现作用的固有免疫因素成为肝硬化发生的重要原因。据流行病学统计,HBsAg 阳性人群原发性肝癌的发生概率高于阴性人群 217 倍。HBV 感染与肝癌发生两者间的联系可能与 HBxAg 对宿主细胞原癌基因的调控作用及部分病毒 DNA 的整合感染有关。

(五)检测与防治

1. HBV 的微生物学检测 自 20 世纪 70 年代发现 HBsAg 后,HBV 的临床检测主要依赖血清学方法。目前常规开展的血清学检测主要针对 HBsAg、HBeAg,以及抗 -HBe、抗 -HBc、抗 -HBs 抗体。由这些抗原抗体构成的检测指标组合,不但可以作为病毒感染的指标,而且结合临床感染的发展过程,可以作为疾病进程、预后判断的辅助诊断。

(1)HBsAg 与抗 -HBs:HBsAg 是机体感染后最先出现的血清学指标。HBsAg 阳性可见于急性乙型肝炎的潜伏期或急性期(大多短期阳性),慢性乙型肝炎、迁延性和慢性活动性乙型肝炎、乙型肝炎后肝硬化或原发性肝癌等,以及 HBsAg 无症状携带者。急性乙型肝炎一般在 1~4 个月 HBsAg 消失,如持续 6 个月以上则表示向慢性肝炎转化。抗 -HBs 是中和抗体,抗 -HBs 的出现表示曾感染过 HBV,乙肝疫苗接种后应该出现高滴度的抗 -HBs。不论临床上有无肝炎症状表现,抗 -HBs 的出现均表示对 HBV 免疫力的形成。

(2) HBcAg 与抗 -HBc:HBcAg 不易在血清中检测到,故只能检测抗 -HBc。其中血清抗 -HBc IgM 阳性提示 HBV 新近感染、体内有 HBV 增殖,且患者血清传染性强。

(3) HBeAg 与抗 -HBe:HBeAg 阳性表示 HBV 在体内复制及血清具有传染性;如转为阴性,提示病毒复制停止。抗 -HBe 阳性提示机体对 HBV 已获得一定的免疫力。

除常规的血清学检测外,近来也推广了病毒 DNA 的核酸检测方法,此法具有较高的敏感性,且可计算病毒载荷,为药效考核提供了较好的观察指标。

2. HBV 的防治　HBV 感染的预防以控制传染源及切断传播途径为要,针对我国目前存在的 HBV 传播主要途径,加强供血员筛选,强化吸毒人群控制及作好围产期宣教及孕前、产前检查都是重要的预防措施,而推动业已纳入计划免疫的基因工程重组 HBsAg 疫苗接种更是重要举措。对于紧急预防可采用注射乙肝免疫球蛋白(HBIg)的方式。对患者用具、分泌、排泄物的处理也是重要的预防环节。HBV 对外界的抵抗力较强,对低温、干燥、紫外线和一般化学消毒剂均耐受,37℃活性能维持 7 天,在 -20℃可保存 20 年。因此,需采用 0.5 % 过氧乙酸、5 % 次氯酸钠和 3 % 漂白粉等强氧化剂作为针对 HBV 的消毒剂。

目前对 HBV 的治疗尚无特效药物。针对病毒逆转录酶的拉米呋啶,针对核酸复制的阿德福韦、泰诺福韦、替比夫定和恩替卡韦、α 干扰素等免疫调节剂有一定效果。在降低转氨酶,消退黄疸等对症治疗上,中医药显示一定疗效。

二、人类免疫缺陷病毒

人类免疫缺陷病毒属于逆转录病毒科(*Retroviridae*),是单正链 RNA 病毒。该科分逆转录病毒亚科(*Orthoretrovirinae*)和泡沫病毒亚科(*Spumaretrovirinae*)。正逆转录病毒亚科含 α 逆转录病毒属(*Alpharetrovirus*)、β 逆转录病毒属(*Betaretrovirus*)、γ 逆转录病毒属(*Gammaretrovirus*)、δ 逆转录病毒属(*Deltaretrovirus*)、ε 逆转录病毒属(*Epsilonretrovirus*)、慢病毒属(*Lentivirus*)6 属。泡沫病毒亚科仅有泡沫病毒属(*Spumavirus*)1 个属。主要人类致病病毒有慢病毒属的人类免疫缺陷病毒(*human immunodeficiency virus*,HIV) 和 δ 逆转录病毒属的人类嗜 T 细胞病毒(*human T-cell leukemia virus*,HTLV)。本节主要介绍 HIV。

(一) 发现与描述

人类关于逆转录病毒的认识可以追溯到 100 多年前,1909 年 Francis Peyton Rous 关于致瘤病毒的研究发现了病毒学史上第一个逆转录病毒,并以其名字命名为劳斯肉瘤病毒。1964 年,Howard Temin 观察到 RNA 逆转录病毒的复制可被放线菌素 D 抑制,由于放线菌素 D 只能抑制 DNA 合成,由此提出了逆转录与前病毒概念。1979 年,Gallo 等发现了第一个人类逆转录病毒——人类嗜 T 细胞病毒 I 型(HTLV-1)。1983 年,Françoise Barré-Sinoussi 与 Luc Montagnier 发现了另一种重要的人类逆转录病毒——人类免疫缺陷病毒（human immunodeficiency virus，HIV），并因此于 2008 年分享了诺贝尔生理学或医学奖。

HIV 通常具有相对专一的宿主，因而跨种属（无论动物接种还是细胞培养）培养极为困难。病毒受体为人 CD4 分子，故其培养采用有丝分裂原激活的外周血淋巴细胞或淋巴细胞建系细胞（HT-H9、Molt-4 等）。动物接种仅限于黑猩猩或长臂猿。

HIV 依据基因组成、进化来源和流行区域划分为 HIV-1 和 HIV-2 两型，其中 HIV-1 具有 *vpu* 基因，与黑猩猩感染的免疫缺陷病毒 SIVcpz 毒株同源，呈全球性流行。HIV-2 无 *vpu* 基因，而具有 *vpx* 基因，与黑白眉猴感染的 SIVsm 毒株同源，限于西非地区流行。两者的基因序列差异大于 40%。在病毒毒力与传播能力上 HIV-1 都远甚于 HIV-2。HIV-1 具有很高的变异率，其中 *env* 基因变异率最高，约为千分之一，接近流感病毒。在 *env* 基因编码的病毒吸附蛋白 gp120 上具有 5 个变异区，由于其变异幅度之大，足以影响病毒与宿主细胞的亲嗜性与疫苗的研制。根据 *env* 基因的序列差异，HIV-1 可分为 M（main）、O（outlier）、N（new）三组。M 组含 9 个亚型（A~K，无 E、I），O 和 N 组各 1 个亚型。M 组 HIV-1 是全球流行的主要病毒型别，但其亚型呈地域性分布，美国、欧洲、澳大利亚为 B 亚型，亚洲（包括中国）为 C、E、B 亚型。HIV-2 同样分为 6 个亚型（A~F）。此外，根据 HIV 的细胞亲嗜性，可分为嗜 T 细胞型（T-tropic）与嗜巨噬细胞型（M-tropic）。这是因为除 CD4 分子外，病毒还需要一些趋化因子受体作为吸附与穿入的辅助受体。其中 CXCR4 是嗜 T 细胞型 HIV 的辅助受体，CCR5 是嗜巨噬细胞型 HIV 的辅助受体。感染早期的 HIV 以嗜巨噬细胞型为主，随感染的持续逐渐转为以嗜 T 细胞型为主。对病毒的基因序列进化分析表明，SIVcpz 毒株约在 20 世纪 30 年代感染人类，并逐渐发展为 M 组 HIV-1。

（二）基因与结构

1. 基因研究　HIV 基因组由两条同源单正链 RNA 组成，基因组长约 9.8kb，含有 *gag*、*pol*、*env* 3 个结构基因、2 个调节基因和 4 个辅助基因，在病毒基因组的 5' 端和 3' 端各有一段长末端重复序列（long terminal repeat，LTR），LTR 内含有启动子、增强子（表 12-16，图 12-6）。

表 12-16　HIV 基因及其编码的蛋白

分类	基因	编码蛋白	蛋白质功能	表达时间
结构基因	*gag*	p24、p7 和 p9	衣壳和核蛋白	早期或晚期
		p17	基质蛋白，可引导装配与出芽	
	pol	逆转录酶	能转录和复制病毒基因组	晚期
		蛋白酶	切割聚合蛋白	
		整合酶	使病毒 DNA 与细胞 DNA 整合	
	env	gp120	结合靶细胞表面 CD4 分子、CXCR4/CCR5	晚期
		gp41	促进病毒包膜与宿主细胞膜融合	
调节基因（HIV 复制必需的基因）	*tat*	TAT	反式激活蛋白，激活 HIV 转录	早期
	rev	REV	病毒蛋白表达的调节因子，调节 mRNA 的剪接和促进 mRNA 转运至细胞质	早期

191

续表

分类	基因	编码蛋白	蛋白质功能	表达时间
辅助基因 （HIV 复制非必 需的基因）	*nef*	NEF	负调因子，改变细胞信号，减少 CD4 和 MHC Ⅰ 类分子的表达，降低 CTL 杀伤 HIV 感染的细胞，是感染发展为 AIDS 的重要因子	晚期
	vif	VIF	病毒感染性因子，促进病毒装配和成熟	晚期
	vpr	VPR	病毒蛋白 r，转运病毒 DNA 至细胞核，抑制细胞生长	晚期
	vpu	VPU	病毒蛋白 u，促进病毒释放	晚期

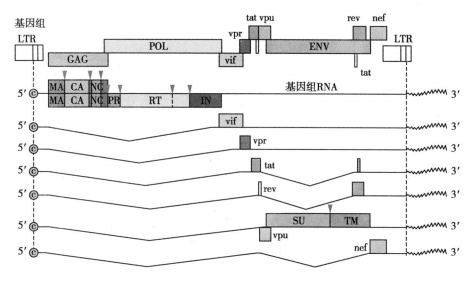

图 12-6　HIV 基因结构

（1）*gag* 基因：编码分子量约为 55kD 的前体蛋白 p55，经蛋白酶裂解成病毒的核蛋白 p7、基质蛋白 p17 和衣壳蛋白 p24 等结构蛋白。

（2）*env* 基因：编码包膜糖蛋白 gp41 和 gp120。gp120 为三聚体，形成帽状结构，是 HIV 的病毒吸附蛋白，能够与宿主细胞的 CD4 分子形成选择性结合，决定了 HIV 对组织细胞的亲嗜性。gp41 具有膜融合活性。

（3）*pol* 基因：编码逆转录酶（p66/p51）、蛋白水解酶和整合酶。逆转录酶在 HIV 复制过程中具有 3 种酶活性：逆转录酶活性、RNA 酶 H（核酸内切酶）活性及 DNA 聚合酶活性。

（4）调节基因：含有 2 个调节基因。*tat* 编码反式激活因子，*rev* 编码病毒蛋白表达调节因子。

（5）辅助基因：含有 4 个辅助基因。*nef* 编码负调控因子、*vpr* 编码病毒 r 蛋白、*vpu* 编码病毒 u 蛋白、*vif* 编码病毒感染性因子。HIV-2 没有 *vpu*，取而代之的是 *vpx* 基因。

2. 病毒的结构　HIV 为有包膜的球形病毒，直径 80~120nm（图 12-7）。

（1）核衣壳：病毒核心为两条相同的单正链 RNA 双体结构，并含有逆转录酶、整

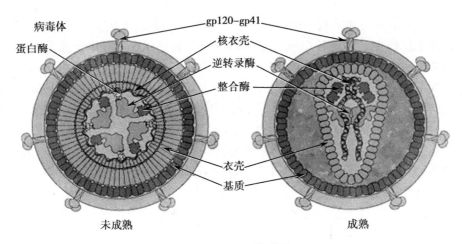

图 12-7 HIV 模式图

合酶、蛋白酶和核衣壳蛋白 P7。其外由衣壳蛋白 P24 构成二十面体立体对称衣壳。

（2）包膜：HIV 衣壳外有两层膜状结构，内层是基质蛋白 P17 组成的内膜，外层则为脂双层包膜。包膜上嵌有 gp120 和 gp41 两种糖蛋白刺突，gp120 位于包膜表面，是 HIV 的病毒吸附蛋白，可与宿主细胞的 CD4 分子形成选择性结合；gp41 为跨膜蛋白，可触发病毒包膜与宿主包膜融合。

（三）病毒复制

HIV 复制过程为：①吸附与穿入：病毒的包膜刺突 gp120 与宿主细胞 CD4 分子结合，再与辅助受体 CXCR4/CCR5 结合，引起刺突蛋白的构象改变，与跨膜结构分离，跨膜蛋白作为融合蛋白引导病毒与宿主细胞膜融合并进入细胞。②脱壳：进入胞质的 HIV 脱去衣壳，病毒释出基因组正链 RNA 与逆转录酶。③生物合成：病毒基因组 RNA 在逆转录酶作用下转录形成 cDNA，再由宿主 DNA 聚合酶作用形成双链 DNA，环化后进入细胞核，通过病毒携带的整合酶作用，使病毒 DNA 整合入宿主细胞染色体，形成前病毒。此时病毒呈潜伏感染状态，前病毒可以随宿主细胞的增殖而在宿主体内延续。④装配：只有当前病毒被激活后，才会转录形成子代病毒 RNA 和 mRNA。mRNA 分段运至细胞质，借助宿主细胞的核糖体、内质网、高尔基体翻译出各种病毒蛋白，病毒结构蛋白和子代病毒核酸于宿主细胞膜上装配成完整的病毒颗粒。⑤释放：未成熟的完整病毒颗粒可以出芽方式释放至细胞外。⑥成熟：出芽后之病毒颗粒在病毒蛋白酶的裂解作用下，形成多种功能蛋白，并聚合为恰当的病毒结构，使病毒具有感染性。

逆转录酶在逆转录形成 cDNA 时，无校正功能，可使逆转录后的前病毒出现许多变异。前病毒转录后的病毒 RNA 片段拼接过程同样缺乏校正酶，也增加了病毒变异的频数。而病毒装配过程中，包装机制的不同也可导致病毒的变异，如 HIV-1 在包装时，仅识别合适的 RNA，而 HIV-2 在包装时只识别病毒自身 *gag* 基因的 RNA，这样就使 HIV-1 较 HIV-2 有更多变异的可能。

（四）致病作用与临床表现

HIV 以体液接触为主要传播方式，性接触、输血、血制品、共用注射器等成为其常见的传播途径。同样垂直传播也是逆转录病毒感染的一个重要途径。

HIV 引起的免疫缺陷状态可归因于病毒对免疫细胞的直接损伤和免疫系统对感染细胞的杀伤作用。HIV 对 $CD4^+$ T 细胞的损伤机制可以表现在以下几个方面：①受病毒感染细胞的细胞膜上表达的 HIV 抗原，可激活 $CD8^+$ T 细胞的直接杀伤作用，也可与特异性抗体结合，通过 ADCC 作用致使靶细胞破坏；②gp41 与细胞膜上 MHC Ⅱ 类分子有同源性，可诱导产生具有交叉反应的自身抗体，致使 T 细胞损伤；③嗜 T 淋巴细胞性 HIV 毒株感染 $CD4^+$ T 细胞后诱导细胞融合，形成多核巨细胞，导致细胞死亡；④HIV 复制及非整合的病毒 DNA 在细胞大量积聚，抑制细胞的正常生物合成；⑤病毒直接诱导 $CD4^+$ T 细胞凋亡；⑥镶嵌于细胞膜的 gp120 与 CD4 分子发生自融合，破坏细胞膜的完整性和通透性。以上损伤机制中尤以 $CD8^+$ T 细胞的直接杀伤作用最为重要。

对于被感染的静止记忆性 T 细胞而言，HIV 始终以前病毒形式存在，不表达任何病毒信息，这使半衰期长达 43 个月的记忆性 T 细胞成为一个稳定的病毒库。因此，一旦受 HIV 感染，病毒将无法彻底清除。由 $CD4^+$ T 细胞(Th)减少所致的免疫功能紊乱可以表现为 $CD4^+$ T/$CD8^+$ T 比例倒置、Th1/Th2 比例失衡、B 细胞的高度激活(如多克隆高球蛋白血症、骨髓浆细胞增多症、自身抗体水平增高等)、低免疫反应(对多种疫苗接种呈低反应或无反应，形成大量的机会性感染等)及炎症反应亢进。

除感染 $CD4^+$ T 细胞外，HIV 也可感染部分表达 CD4 分子的树突状细胞、巨噬细胞、小胶质细胞，但是否对这些细胞造成损害尚不确知。不过这类细胞可因感染而激活，并对自身组织形成炎症损害已经被证实，如因 HIV 感染而造成的神经系统病变就是实例。

HIV 感染的临床表现随感染进程而异，大体上可分为原发感染急性期、无症状潜伏期、AIDS 相关综合征期(AIDS-related complex, ARC)、典型 AIDS(acquired immunodeficiency syndrome, AIDS)期 4 个阶段。①原发感染急性期：指病毒侵入至抗体产生的阶段，一般持续 1~3 周，临床表现为非特异性感染症状，如疲劳、皮疹、头痛、恶心、盗汗及传染性单核细胞增多症样症状。大多数感染者症状轻微，症状可自行消退。②无症状潜伏期：指可检出抗 HIV 抗体至出现自觉症状的阶段，为 5~15 年(平均 10 年)。其时间长短与感染病毒的数量、型别，感染途径，机体免疫状况的个体差异，营养条件及生活习惯等因素有关。感染者虽无临床症状，但 HIV 持续复制，每日均有大量病毒产生和 $CD4^+$ T 细胞的大量丧失。估计每年平均下降 50~90 个 $CD4^+$ T 细胞 /μl。③AIDS 相关综合征期：指感染者出现自觉症状至临床 AIDS 诊断成立的阶段，约 2~3 年，此期感染者出现发热、腹泻、疲劳、盗汗、体重下降等消耗性体征，可检出淋巴结病变和免疫反应异常(如细胞免疫反应下降、$CD4^+$ T 细胞绝对计数降低等)。④典型 AIDS 期：一般以患者 $CD4^+$ T 淋巴细胞计数 ≤200 个 /μl 作为 AIDS 的临床诊断标准。进入 AIDS 期的患者以出现大量机会性感染及罕见肿瘤为主要表现。其常见的机会性感染包括病毒(如巨细胞病毒)、细菌(如鸟型结核分枝杆菌)、真菌(如白假丝酵母菌和卡氏肺孢菌)及原虫(如刚地弓形虫)的致死性感染。部分患者还可并发 Kaposi 肉瘤(与 HHV8 感染有关)和恶性淋巴瘤等恶性肿瘤。神经系统疾病包括无菌性脑膜炎、肌肉萎缩、运动失调及艾滋病痴呆综合征(AIDS dementia complex)等。如无抗病毒治疗，此期自然病程不足 2 年(平均 10~12 个月)。

(五) 检测与防治

1. 微生物学检测　HIV 感染的微生物学检测以血清学检测为主，筛检以抗

HIV 抗体的酶联免疫吸附试验(ELISA)为常用。确诊需采用蛋白质印迹法(Western blotting)和免疫荧光染色检测 P24 抗体、糖蛋白 gp120 抗体、gp41 抗体等多种抗体,或以酶联免疫吸附试验检测 P24 病毒抗原,以免误诊。用 PCR 法检测 HIV 核酸,不仅可用于诊断,亦可作疾病进程分析和抗病毒药物疗效考核。病毒分离鉴定只能在达到一定生物安全级别的实验室内开展,一般不作临床诊断用。

2. 防治　由于 HIV 疫苗尚未研制成功,因此对 AIDS 的预防关键在于切断传播途径。首先是从政府管理层面上加强血源管理,强化献血员(也包括器官、精液捐献者)的筛检,控制吸毒人群的注射器共用行为,严厉打击贩毒、吸毒,宣传提倡健康的性生活方式;加强国境检疫,严防输入性病例。其次是在实际操作层面上,建立疫情检测网络,建立完善的治疗体系,强化围产期相关的保健措施。第三是在个人层面上,普遍开展预防 AIDS 的宣传教育,通过国际 AIDS 日等相关活动提高人群的自我防护意识。发达国家的疫情控制证明全民宣教所具有的重要意义。HIV 疫苗已持续进行了长时期的研发,但限于多种原因,尚无成功先例。

抗逆转录病毒的化学治疗,已取得很大进展,目前针对逆转录病毒的化学治疗药物分为三类:①逆转录酶抑制剂:包括齐多夫定、拉米呋啶、德拉维丁、耐维拉平等,可干扰前病毒的合成,抑制病毒增殖;②蛋白酶抑制剂:如塞科纳瓦、瑞托纳瓦、英迪纳瓦、耐非纳瓦等,可阻断病毒多蛋白裂解,限制病毒成熟;③膜融合抑制剂:如恩夫韦地,可结合病毒融合蛋白,阻断病毒与宿主细胞膜的融合。

HIV 的治疗在 1996 年取得重大突破,采用了多药联合的高效抗逆转录病毒疗法(highly active antiretroviral therapy, HAART),俗称"鸡尾酒"疗法的治疗方案。该方案一般联合使用两种逆转录酶抑制剂和一种蛋白酶抑制剂,可将血浆病毒载荷降低到可检测水平以下,改善机体的免疫状况,可观地延长患者的存活时间。但 HAART 不能清除潜伏的前病毒,故停药后病毒载荷即迅速反弹,而 HAART 因具有一定毒副作用,且药物昂贵,不能无限制使用。已发现中草药中的瓜蒌蛋白、贝母苷、甘草甜素等提取物有抑制 HIV 作用,有望在防治 HIV 感染、延缓 AIDS 病程等方面起积极作用。

学习小结

通过对常见致病病毒的学习,你是否与第八章所学之内容形成联系? 你认为病毒性疾病的发生与病毒的哪些生物学性状(核酸类型、基因,结构抑或复制方式,以及传播类型)有关? 在本章介绍的病毒类型及你自学的病毒类型的致病机制中,你得出了哪些规律? 由这些规律,你认为针对病毒感染的最有效防治措施有哪些? 你对人类与病毒性疾病斗争的远景又作何展望?

(姜　昕)

复习思考题

1. 病毒性疾病所出现的临床表现是否一致? 为什么? 试从本章介绍的各种致病病毒(含表格内介绍的病毒)引起的临床症状中,归纳病毒生物学特点与临床表现间的联系。

2. RNA 病毒、DNA 病毒与逆转录病毒有何异同? 试归纳这三类病毒的主要生物学特点。

第十三章

常见致病细菌

学习目的与学习要点

在完成"医学细菌"一章的学习之后,相信大家已经掌握了有关细菌的形态结构、增殖培养、遗传变异、感染与免疫的基本知识。以此为基础,本章将分别以链球菌属、葡萄球菌属、分枝杆菌属、埃希菌属、沙门菌属和志贺菌属为例介绍经典的革兰阳性菌和革兰阴性菌对人类的致病过程与机制。并以此进一步深入认识临床多种致病细菌感染的病原学、致病作用、临床表现、疾病诊断和防治等基本知识及相应的研究进展。

决定细菌致病性的编码基因可随 DNA 在同类或不同类的细菌间水平转移,故细菌致病与否,不一定取决于细菌的种属,在更大程度上依赖细菌的型甚至株的差异。因此,似乎可以将绝大多数致病细菌都视为"条件致病菌",即只有当细菌携带致病性编码基因并得到表现时才是致病菌。

细菌的致病性除取决于是否携带致病性编码基因这一条件外,还与细菌的侵袭方式、寄居部位(尤其是是否进入细胞)、细菌数量、宿主的免疫状态及受细菌感染后形成的免疫反应有关。由于细菌的致病是由多种因素综合影响下的条件性生物学事件,武断地指定哪些细菌属于致病菌都将对学习者客观、准确地理解医学微生物学及疾病学的基本概念不利。因此,本章所涉及的常见医学细菌都只能视为潜在的人类致病细菌。

第一节　革兰阳性致病菌

可能引起人类致病的革兰阳性细菌均被纳入厚壁菌门(*Firmicutes*)与放线菌门(*Actinobacteria*)之中,大约涉及这两个门中的所有 4 个纲及下属的 5 个目、12 个科、13 个属。本节重点介绍其常见菌属。

一、链球菌属

链球菌属(*Streptococcus*)为常见化脓性球菌,在细菌分类学中的位置为厚壁菌门、芽胞杆菌纲、乳杆菌目、链球菌科、链球菌属。该属现有 90 个种(亚种),其代表种为化脓性链球菌(*Streptococcus pyogenes*)、无乳链球菌(*Streptococcus agalactiae*)、马链球菌(*Streptococcus equi*)和牛链球菌(*Streptococcus bovis*)。该属细菌广泛分布于自然界及

笔记

人体的鼻咽部、消化道和泌尿生殖道中。有些为人体的正常菌群,有些则为人类的致病菌。

（一）发现与描述

1874年,当威尼斯外科医生 Billroth 从丹毒患者的脓液内得到许多细菌时,他把这些细菌区分为链状、葡萄状、双球状和杆状,这就奠定了今天细菌学形态描述的基础。在 Streptococcus 一词中,Coccus 系希腊语,意为"浆果",而希腊语 Strepto（στρεπτο）意为"链子",因此,所有形成链状的细菌都可以被称为"链球菌",而不具有分类学意义。在 Billroth 描述了链状菌9年后,德国医生 Fehleisen 用纯培养方法再次从丹毒患者的创口内成功分离出链球菌,并证实其为蜂窝织炎的病原体,其后又确定了链球菌与风湿热、猩红热、链球菌性咽喉炎、坏死性肌膜炎之间的病因联系（与此同时,巴斯德也在产后败血症患者的血液中分离了链球菌）。翌年,Rosenbach 建议将这些致病菌定名为化脓性链球菌（此时化脓性链球菌成为一个种名,即 *Streptococcus pyogenes*）。

肺炎链球菌于1881年就由 Pasteur 与美国医生 George 和 Sternberg 各自独立发现。1926年定名为肺炎双球菌,直到1974年,在液体培养基中发现了链状生长的细菌,以及在基因比较上发现其与链球菌属较一致,才改名为肺炎链球菌。

在光学显微镜下,链球菌属成员的典型形态为直径 <2μm 的革兰染色阳性球菌,呈圆形或卵圆形,成对或链状排列。

链球菌属细菌的人工培养要求因种不同而异。对人类致病的链球菌属成员人工培养要求高,通常需用含血液或血清的培养基。在血平板上,菌落呈细小针尖状,表面光滑,灰白色,边缘整齐。菌落周围可形成或不形成溶血环。

1919年,美国微生物学家 Brown 发现在血平板上链球菌属成员可以形成不同的溶血现象。在菌落周围形成狭窄且模糊不全透明草绿色溶血环现象的被称为不完全溶血或 α 溶血（即甲型溶血）现象,细菌相应称为甲型溶血性链球菌;在菌落周围形成较宽且完全透明无色溶血环现象的被称为完全溶血或 β 溶血（即乙型溶血）现象,细菌相应称为乙型溶血性链球菌;在菌落周围不形成溶血环现象的被称为非溶血或 γ 溶血现象,细菌相应称为丙型非溶血性链球菌。尽管按溶血现象区分,人们了解了大量的致病菌集中于 β 溶血类型链球菌,但仍不能区分其各自的致病作用。直到著名美国微生物学家 Rebecca Craighill Lancefield 根据链球菌细胞壁多糖 C 抗原性的差异将 β 溶血类型的链球菌分成若干群后,人们才对不同类型的链球菌引起不同的疾病有了初步认识。1933年 Lancefield 建立的 β 溶血型链球菌分类法将致病性链球菌分为 A、B、C、D 四个群（其后又陆续增加了若干群,目前约分20个群）。其中 A 群以化脓性链球菌为代表,B 群以无乳链球菌为代表,C 群以马链球菌为代表,D 群以牛链球菌为代表（表13-1）。目前较常用的对人类致病链球菌属分类采用一种改良的 Lancefield 分型方法,即 A、B、C 群归属 β 溶血型链球菌,D 群则可以呈现为 α 溶血型链球菌或 γ 溶血型链球菌。其他各群的 β 溶血型链球菌主要引起猪、牛、马等家畜的感染。而肺炎链球菌（*Streptococcus pneumoniae*）、草绿色链球菌（*Streptococcus viridans*）不以链球菌细胞壁多糖 C 抗原差异划分,其溶血类型为 α 溶血型链球菌。

（二）基因与结构

1. 基因研究　链球菌属已有12种细菌完成了全基因测序,例如:①化脓性链球菌全基因长1852.442kb,由1752个基因构成,其中约40个是毒力相关基因,与多种人

表 13-1 常见致病性链球菌的分类

链球菌	C 抗原血清群	溶血反应	常见疾病
化脓性链球菌	A	β 溶血	咽炎,脓疱疮,风湿热,肾炎
无乳链球菌	B	β 溶血,偶见不溶血	新生儿败血症和脑膜炎
牛链球菌	D	不溶血	心内膜炎,败血症
草绿色链球菌	不以此划分	α 溶血或不溶血	龋齿,心内膜炎
肺炎链球菌	不以此划分	α 溶血	肺炎,脑膜炎,心内膜炎

类疾病有关。更重要的发现是这些基因的编码产物与宿主的细胞成分极其相似,恰好揭示了分子模拟的致病机制。②肺炎链球菌全基因长 2038.615kb,由 2043 个基因构成。肺炎链球菌具有卓越的 DNA 摄取能力,它的基因组中有许多与其他细菌类似的基因。其中与枯草杆菌的基因相似程度竟然超过了 53%。③无乳链球菌全基因长 2160.167kb,由 2175 个基因构成。其基因与化脓性链球菌十分相似,不同处主要在于代谢途径与细胞膜的传输系统,这可能是由宿主类型的环境选择所造成。④引起龋齿的变异链球菌全基因长 2030.936kb,由 1963 个基因构成。由于变异链球菌的代谢很大程度上依赖摄取宿主提供的糖作为碳源,它的基因中有 15% 用来编码与糖利用相关的营养输送系统。

2. 菌体结构与其致病作用　链球菌属成员多数具有荚膜,且大多数成员的荚膜由透明质酸组成,仅肺炎链球菌荚膜由非透明质酸类多糖构成。荚膜赋予链球菌较强的抗干燥能力与抗吞噬能力。链球菌属的脂磷壁酸与细胞壁 M 蛋白组成的菌毛样结构是细菌黏附的结构基础,其黏附的受体是人上皮细胞表面的纤连蛋白(fibronectin,Fn)。M 蛋白存在一定的抗原性差异,可以作为各群链球菌的群内分型标志。根据 M 蛋白恒定区的位置,可将 M 蛋白分为两类:Ⅰ类 M 蛋白(恒定区暴露)易被抗体识别,是与人体组织形成交叉反应的重要异嗜性抗原;Ⅱ类 M 蛋白(恒定区隐蔽)则不易被抗体识别。M 蛋白也可抵抗中性粒细胞吞噬及抗补体的调理作用。链球菌细胞壁多糖C其寡糖组成有较大区别,故可作为分群的抗原依据,其中 A 群的寡糖为鼠李糖 -N- 乙酰葡糖胺,B 群的寡糖为鼠李糖 - 葡糖胺,C 群寡糖为鼠李糖 -N- 乙酰半乳糖胺,D 群则为甘油型胞壁酸。

(三)致病作用与临床表现

1. 化脓性链球菌致病作用　已发现较多种类的致病物质,并引起不同的临床疾病。

(1)致病物质:化脓性链球菌占 A 群链球菌的 95%,是最主要的致病链球菌。已知有四十多个基因编码致病相关产物,其中纤维粘连蛋白结合蛋白、细胞壁 M 蛋白系结构性致病因子(见前述),而分泌性致病因子主要有:①链球菌溶血素:包括链球菌溶血素 O(streptolysin O,SLO)、链球菌溶血素 S(streptolysin S,SLS),可溶解红细胞,并破坏血小板与白细胞。其中 SLO 具较强的抗原性,抗链球菌溶血素 O 抗体(anti streptolysin O,ASO)可作为化脓性链球菌感染的辅助诊断。②细菌毒素:例如:致热外毒素(pyrogenic exotoxin)又称红疹毒素或猩红热毒素,系前噬菌体编码的毒素蛋白,分 A、B、C 三个血清型,具有超抗原生物学活性。③侵袭性酶:包括透明质酸酶、链激酶(streptokinase,SK)、链道酶(streptodornase,SD)。透明质酸酶可分解细胞间质透明质酸,利于病菌蔓延。链激酶能使纤维蛋白酶原变成纤维蛋白酶,可溶解血块或阻止血浆凝固,有利于病原菌的扩散。链道酶为 DNA 酶,能降解脓液中高度黏稠的 DNA,使脓液变稀。

(2) 所致疾病:化脓性链球菌所致疾病大致分为三类:①化脓性疾病,如:属于呼吸道感染的扁桃体炎、咽炎、中耳炎、乳突炎、肺炎等;属于皮肤、皮下组织感染的淋巴管炎、丹毒、蜂窝织炎、坏死性筋膜炎、脓疱疮、产褥热等。②毒素性疾病,如呼吸道急性传染病——猩红热(临床表现为发热、咽峡炎、全身弥漫性鲜红色皮疹、草莓舌,疹退后皮肤脱屑)。③自身免疫病,由分子模拟机制引起,如风湿热、风湿性关节炎、风湿性心肌炎、风湿性心内膜炎、风湿性心包炎,以及急性肾小球肾炎等。

2. 肺炎链球菌致病作用　肺炎链球菌属人体正常菌群,寄居于人体的上呼吸道。只有在人体的免疫力出现问题时,它才能够"突入"下呼吸道,引起肺炎。荚膜是肺炎链球菌的主要致病物质,其抗原性的差异可引起毒力的变化,其机制可能是荚膜的存在提高了细菌的抗吞噬能力(免疫逃逸作用)。除荚膜外,被确认的肺炎链球菌致病因子还有 IgA1 蛋白水解酶和肺炎链球菌溶血素。肺炎链球菌溶血素能与细胞膜上胆固醇结合,使细胞膜上出现小孔,导致红细胞、纤毛化上皮细胞、吞噬细胞等溶解。溶血素还能活化补体经典途径,趋化白细胞,释放 IL-1 和 INF-α,引起发热和组织损伤等。但这仍不足以解释肺炎链球菌感染所造成的严重后果。因此肺炎链球菌的致病机制仍然是个未解之谜。

肺炎链球菌荚膜可以引起肺部的强烈炎症反应,在无特异性抗体存在的情况下,吞噬作用对其无能为力。足够数量的肺炎链球菌还可以造成菌血症,还能引起急性鼻窦炎、中耳炎、脑膜炎、骨髓炎、脓毒性关节炎、心内膜炎、腹膜炎、心包炎、蜂窝织炎及脑脓肿。

3. 其他链球菌致病作用　属于 B 群的无乳链球菌也是人体正常菌群,作为条件致病菌可以引起新生儿肺炎和脑膜炎。草绿色链球菌可以引起细菌性心内膜炎和齿龈脓肿;变异链球菌则可以引起龋齿。

(四) 检测与防治

1. 微生物学检测　常采用:①涂片染色:脓液与血液标本可直接涂片,染色镜检,发现链状排列球菌可作初步诊断;②分离培养:脓液标本直接接种于血平板,血液标本需增菌后再分离培养。37℃培养 24 小时,取菌落进行鉴定;③ASO 试验:抗链球菌溶血素 O 抗体(ASO)测定——抗"O"试验可作为化脓性链球菌感染及感染后自身免疫病(风湿热、风湿性关节炎、风湿性心肌炎等)的辅助诊断,血清中 ASO 超过 400 单位有诊断意义。

2. 防治原则　对于不同途径传播的链球菌可通过相应措施预防感染。猩红热患者(多为儿童)因具有较高的传染性需进行隔离;肺炎链球菌感染则可以应用多价荚膜多糖疫苗预防。广谱抗生素,尤其是 β- 内酰胺类抗生素疗效肯定。

二、葡萄球菌属

葡萄球菌属(*Staphylococcus*)为常见化脓性球菌,是引起人类化脓性感染的主要病原菌,因细菌堆聚成葡萄串状而得名。葡萄球菌属在细菌分类学中的位置为厚壁菌门、芽胞杆菌纲、芽胞杆菌目、葡萄球菌科、葡萄球菌属。该属现有成员 51 个种(亚种),其代表种为金黄色葡萄球菌(*S.aureus*)、表皮(白色)葡萄球菌(*S.albus*)、腐生(柠檬色)葡萄球菌(*S.citreus*)。此属细菌分布广泛,医务人员对致病性葡萄球菌的携带率高达 70%,且多为耐药性菌株,是医院内感染的重要传染源。

(一) 发现与描述

早在 19 世纪末,德国微生物学家 R.Koch、法国微生物学家 L.Pasteur 和苏格兰外科医生 A.Ogston 等几乎同时在脓液中发现了葡萄球菌。其后 Rosenbach 通过纯培养对葡萄球菌进行了详细研究。这些研究发现产生金黄色色素的金黄色葡萄球菌与人类皮肤脓肿关系密切,且能够形成多种毒素。故依据其形态、色素命名为 *Staphylococcus aureus*。Coccus 希腊语意为"浆果"(后演绎为球菌),Staphylo 系希腊语"葡萄串"之意,而 aureus 是拉丁语"金黄色"的意思。金黄色葡萄球菌是人类皮肤黏膜表面的主要伴生菌,多见于鼻部(1/3 人群中可分离到)、喉部(略少于鼻部)。金黄色葡萄球菌也是家禽、家畜的主要伴生菌(可引起鸡的禽掌炎、奶牛的乳腺炎等)。

在光学显微镜下,葡萄球菌属成员的典型形态为直径 0.5~1μm 的革兰染色阳性球菌,呈葡萄串状或单个、成双、短链状排列。

葡萄球菌属细菌对营养要求不高,属需氧或兼性厌氧菌,在普通培养基上生长良好。耐盐性强,在含 10%NaCl 培养基中能生长。因此,可用高盐琼脂培养基分离葡萄球菌。菌落呈圆形,不透明,表面光滑湿润,可产生色素。在血平板上,某些葡萄球菌属成员(特别是金黄色葡萄球菌)菌落周围可形成完全溶血环。

葡萄球菌属细菌对人类致病性的强弱与其生物学特征和生化反应特点相联系,一般认为具有葡萄球菌 A 蛋白(staphylococcal protein A,SPA)、血浆凝固酶(coagulase)阳性、触酶(过氧化氢酶)阳性、具有发酵甘露醇能力的葡萄球菌具有较高的致病性。故临床上通常采用上述检验以判别致病性与非致病性葡萄球菌。根据葡萄球菌菌落色素的形成,可将最常见的葡萄球菌分为金黄色葡萄球菌、白色(表皮)葡萄球菌与柠檬色(腐生)葡萄球菌,前者在血平板上可引起完全溶血,后两者则不能(表 13-2)。

表 13-2 三种葡萄球菌的主要生物学性状

性状	金黄色葡萄球菌	表皮葡萄球菌	腐生葡萄球菌
菌落色素	金黄色	白色	白色或柠檬色
血浆凝固酶	+	−	−
A 蛋白	+	−	−
触酶试验	+	+	+
甘露醇发酵	+	−	−
α 溶血素	+	−	−
致病性	强	弱	无
新生霉素	敏感	敏感	耐药
耐热核酸酶	+	−	−

(二) 基因与结构

1. 基因研究 已经完成对金黄色葡萄球菌与表皮葡萄球菌等代表株的全基因测序工作。以金黄色葡萄球菌代表株为例,全基因长 2800kb,由近 2600 个基因构成(相应的表皮葡萄球菌全基因长 2500kb,由近 1681 个基因构成),其中 84.5% 为基因组基因,其余的基因来自质粒。

金黄色葡萄球菌的致病性基因与耐药性基因多来自前噬菌体、质粒和致病岛,如由前噬菌体编码的杀白细胞素(leukocidin)、剥脱毒素(exfoliatin),由质粒编码的葡萄球菌溶素(staphylolysin),由致病岛编码的毒性休克综合毒素 1(toxic shock syndrome toxin 1,TSST1)及各种肠毒素。此外质粒中携带的转座子是造成金黄色葡萄球菌耐药的主要遗传性因素。

2. **菌体结构与其致病作用**　除致病性基因编码的产物外,金黄色葡萄球菌的菌体结构(特别是细胞壁结构)对其致病性的形成具有重要意义,例如:①荚膜,能抑制中性粒细胞的趋化与吞噬作用,抑制有丝分裂原引起的单核细胞增殖,能促进细菌生物膜的形成;②磷壁酸,能结合宿主细胞表面的纤连蛋白,是葡萄球菌黏附的主要介导物;③肽聚糖,具有类似革兰阴性菌脂多糖样的作用,可充当趋化物、诱导细胞产生 IL-1、活化补体、抑制吞噬等;④葡萄球菌 A 蛋白,既参与了细菌的黏附过程,同时也是形成细菌免疫逃逸机制的重要结构基础——通过与吞噬细胞的 Fc 受体竞争抗体 Fc 段而形成对吞噬调理作用的抑制。

(三) 致病作用与临床表现

因致病物质与机体反应不同,产生血浆凝固酶的金黄色葡萄球菌与不产生血浆凝固酶的凝固酶阴性葡萄球菌(coagulase-negative staphylococci,CNS)可引起不同的临床表现。

1. **金黄色葡萄球菌致病作用**　存在较多种类的致病物质,并引起不同的临床疾病。

(1) 致病物质:金黄色葡萄球菌随菌株的差异及所携带水平转移遗传物质的不同可产生多种致病物质,主要有:①血浆凝固酶,分游离凝固酶与结合凝固酶两种,前者使血浆内液态纤维蛋白原转为固态纤维蛋白,后者借助纤维蛋白原使细菌凝聚。两者都可阻碍吞噬细胞的吞噬及胞内消化作用,但同时也对局限病灶,防止细菌扩散起作用。②葡萄球菌溶素,系具有溶血作用的一组蛋白质,由质粒编码,其作用机制可能是毒素分子插入细胞膜疏水区,造成细胞溶解。除红细胞外,对白细胞、血小板、肝细胞、成纤维细胞、血管平滑肌细胞等也有损伤作用。③杀白细胞素,系以神经节苷脂 GM1 为受体的阳离子通透性增强型细胞毒素,可造成对中性粒细胞及巨噬细胞的损伤。④肠毒素(enterotoxin),为一组热稳定的可溶性蛋白,目前分 A、B、C1、C2、C3、D、E、G 和 H 9 个血清型。肠毒素经 100℃加热 30 分钟不被破坏,能够抵抗胃肠液中蛋白酶的水解,具有刺激呕吐中枢的作用。该毒素还具超抗原作用,可激活多克隆的 T 细胞,释放大量的 TNF、IL-1、IFN-γ 等细胞因子。⑤剥脱毒素,分 A、B 两型,系以神经节苷脂 GM4 为受体的丝氨酸蛋白酶样毒素,可裂解皮肤细胞间桥小体,破坏细胞间的连接。⑥毒性休克综合征毒素 1,系极少数金黄色葡萄球菌染色体基因编码的由 194 个氨基酸组成的蛋白质,可通过超抗原作用引起毒性休克综合征。

(2) 所致疾病:金黄色葡萄球菌是人类化脓性感染中最常见的病原体,引起的疾病主要有:①化脓性疾病,包括:局部化脓感染,如伤口化脓、毛囊炎、疖、痈、甲沟炎、睑腺炎、蜂窝织炎、术后创口化脓感染、烧伤创面化脓感染及脓肿等;内脏器官感染,如气管炎、肺炎、脓胸、脑膜炎、中耳炎、心包炎、心内膜炎、骨髓炎;全身化脓感染,如败血症、脓毒血症等。②毒素性疾病,某些血清型的金黄色葡萄球菌携带有多种毒素编码基因,可引起金黄色葡萄球菌所致的毒素性疾病。如:产肠毒素株可引起食物中毒(这是人类食物中毒中最常见的一种类型),患者出现头晕、恶心、上腹痛、呕吐等急性胃肠炎症状;产剥脱毒素株可引起烫伤样皮肤综合征(staphylococcal scalded skin syndrome,SSSS),患者皮肤开始有弥漫红斑,起皱,继而形成水疱,导致表皮脱落,多见于新生儿及免疫功能低下者;编码毒性休克综合征毒素 1 的菌株则能够导致毒性休克综合征,患者主要表现高热、低血压、猩红热样皮疹伴脱屑、呕吐、腹泻,严重时出现休克。

2. 凝固酶阴性葡萄球菌致病作用 凝固酶阴性葡萄球菌通常是指表皮葡萄球菌和腐生葡萄球菌等。近年来已成为医院内感染的重要病原体。中枢神经系统的感染发病主要与其产生的黏质(slime)有关。所谓黏质系中性糖类、糖醛酸及氨基酸的混合物,该物质具有良好的黏附性能,并可促进细菌生物膜的形成。以生物膜方式存在的细菌可以轻易地躲避抗生素和机体免疫系统的攻击。常见的凝固酶阴性葡萄球菌感染形式为:①泌尿系统感染,多为年轻妇女的急性膀胱炎、尿道感染,老年男性患者使用器械检查尿道后易发的泌尿系感染;②败血症,多为新生儿败血症;③术后感染,多见于骨和关节修补术、器官移植、心脏瓣膜修复术等;④医用器械植入后感染,如心脏起搏器安装、动脉插管、人工关节置换等引起的感染。

(四) 检测与防治

1. 微生物学检测 常采用:①涂片染色:收集细菌生长富集部位临床标本(如脓液、穿刺液、分泌液、脑脊液、胸腹水、血液等)直接涂片、革兰染色、镜检,根据细菌形态、排列特点进行初步诊断;②分离培养:将标本接种血平板(血液标本需经肉汤培养基增菌后再接种)培养,根据菌落特点、凝固酶试验结果、甘露醇发酵试验结果等鉴定;③肠毒素检测:取食物中毒患者食用的可疑食物或患者呕吐物用 ELISA 法检测葡萄球菌肠毒素,或以核糖体基因分型法、PCR 技术等分析细菌质粒和基因组 DNA。

此外,药物敏感试验有助于葡萄球菌属感染临床治疗方案的确定。

2. 防治原则 当发生皮肤黏膜损伤后应及时消毒处理。为防止葡萄球菌肠毒素引起的食物中毒,对手部等处皮肤化脓性感染者,未治愈前,不宜从事食品制作或饮食服务工作。金黄色葡萄球菌耐药菌株日益增多,治疗应根据药敏试验结果,选择敏感的抗菌药物和相应剂量。

三、分枝杆菌属

分枝杆菌属(*Mycobacterium*)在细菌分类学中的位置为放线菌门、放线菌纲、放线菌亚纲、放线菌目。分枝杆菌是一类细长略弯的杆菌,因有分枝生长趋势得名。本属菌的主要特点是细胞壁含有大量脂质,与其染色性、致病性、抵抗力等密切相关。一般染色不易着色,经加温或延长染色时间而着色后能抵抗盐酸乙醇的脱色,故又称抗酸杆菌(acid-fast bacilli)。分枝杆菌属是一个极为复杂的大家庭,现已发现 125 个种,结核分枝杆菌与麻风分枝杆菌为主要的人类致病菌。全世界目前每年约发生 1000 万例结核病新病例,约 300 万人死于该病。我国每年死于结核病的人数约 25 万,为各类传染病之首。

（一）发现与描述

1882 年 3 月 24 日德国著名的微生物学家 Robert koch 发现结核分枝杆菌（*Mycobacterium tuberculosis*），并因此在 1905 年获得诺贝尔生理学或医学奖。1982 年，WHO 和国际防痨联盟（IUAT）委员会宣布每年 3 月 24 日为"世界结核病日"。

在光学显微镜下，分枝杆菌属成员的典型形态为大小为 $1\sim4\mu m\times0.4\mu m$ 的细长弯曲杆菌。在痰或组织标本中呈分枝状排列或聚集成团。经抗酸染色菌体染成红色，相应的分枝杆菌也被称为抗酸杆菌。

分枝杆菌属为专性需氧菌。人工培养营养要求高（部分分枝杆菌属成员迄今未能培养成功），在含鸡蛋、甘油、马铃薯、无机盐、孔雀绿等物质的培养基上培养可缓慢生长，其菌落呈乳白色或淡黄色，干而粗糙，不透明，许多菌落堆集一处呈花菜状，在液体培养基中可形成有皱褶的菌膜，与真菌菌落相似（分枝杆菌的拉丁语前缀"Myco"意为"霉"样或"蜡"样，是用来形容其菌落形态的）。

（二）基因与结构

1. 基因研究　以 H37Rv 株为代表，结核分枝杆菌的全基因测序已在 1998 年完成。全基因长 4411.522kb，共含 3959 个基因。其中 40% 基因功能已明确，44% 基因功能可以推定，而剩下的为未知基因（包括 6 个假基因）。有 250 个基因与细菌的脂肪酸代谢有关，其中 39 个基因与细菌的蜡质"外衣"形成有关，而这层蜡质"外衣"恰恰可决定细菌在宿主细胞内的存活。另外 10% 的基因与两群富含甘氨酸的蛋白质家族（即 PE/PPE 家族，其成员均含有一个进化上相当保守的 N 末端基序）有关。去除这些基因，则影响细菌在宿主肉芽肿组织及巨噬细胞内的生长。

2. 菌体结构与其致病作用　结核分枝杆菌的细胞壁含有大量脂质（占干重的 60%），如索状因子（cord factor）、磷脂（phosphatide）、蜡质 D（wax D）、硫酸脑苷脂（sulfatids）等，这些物质被认为能够抑制宿主吞噬细胞的吞噬与杀灭作用，是重要的结构性致病因子。如细胞壁脂阿拉伯甘露聚糖（LAM）被认为是与细菌黏附、入胞相关的主要侵袭因子。上世纪末已发现结核分枝杆菌具有荚膜，且与其致病性有关。

（三）致病作用与临床表现

1. 致病机制　结核分枝杆菌无侵袭性酶，不产生内毒素与外毒素。其致病性可能与菌体成分、菌体在组织细胞内大量繁殖引起的炎症、代谢产物的毒性及机体对菌体成分产生的免疫损伤等有关。

早在 1890 年，发现结核分枝杆菌的 Koch 就将结核分枝杆菌的蛋白质成分（结核菌素）视为细菌的主要致病物质，并希望通过应用结核菌素激活相应的免疫应答而产生对结核病的疗效。在没有任何临床研究的状况下，Koch 在柏林举行的国际医学大会上宣布了他的研究结论（或许称之为设想更合适）。当医生们怀着对 Koch 的崇敬，在临床大规模使用结核菌素后，其令人大失所望的疗效（多数患者的病情非但没有好转，反而明显加重）终于浇灭了人们对 Koch 这样一个伟大科学家的信任，这实在是科学史上的一个悲剧。然而，直到现在，仍然未能找到结核分枝杆菌的毒力因子。结核分枝杆菌系兼性胞内菌，迄今所发现的致病相关物质（如细菌的多糖、脂类）都与细菌的侵袭性有关，是细菌入胞及入胞后产生免疫逃逸的重要物质基础。而当细菌入胞后所形成的众多组织病理改变，实际上都是免疫损伤所致。这一点很早就为免疫学工作者所认识，于是人们创造了"感染性超敏反应"这个术语用于描述这样的一种病理表现。

2. 所致疾病　结核分枝杆菌主要通过呼吸道、消化道和损伤的皮肤侵入易感机体而致病,其中以通过呼吸道感染引起的肺结核为最多见。肺结核又可分为原发感染和继发感染。

(1) 原发感染:常见于儿童。结核分枝杆菌在肺泡局部引起中性粒细胞及淋巴细胞浸润为主的渗出性炎症,称为原发灶。结核分枝杆菌可经淋巴管扩散至肺门淋巴结,引起肺门淋巴结肿大,导致原发复合征。感染3~6周后,机体产生迟发型超敏反应。随着适应性免疫的产生,90%以上的原发感染者的病灶纤维化或钙化而自愈。少数患者因免疫力低下,结核分枝杆菌经血流扩散,引起全身粟粒性结核,并常侵犯淋巴结、骨、关节、肾及脑膜,引起相应的结核病。

(2) 继发感染:常见于成年人。结核分枝杆菌可以是潜伏于原发感染灶内的或从外界再次吸入的,由于机体对结核分枝杆菌的适应性细胞免疫已形成,故对再次侵入的结核分枝杆菌有较强的局限能力。因此病灶常限于局部,被纤维囊包围的干酪样坏死灶可钙化痊愈。如干酪样坏死灶发生液化,则病灶内之结核分枝杆菌可经气管、支气管排出,引起传染。

在一定条件下(如血行播散、消化道感染等),结核分枝杆菌也可发生肺外感染,造成结核性脑膜炎、淋巴结核、骨结核、肠结核、肾结核等。

(四) 检测与防治

1. 微生物学检测　常采用:①涂片染色:标本直接涂片或集菌后涂片,经抗酸染色后镜检,找到抗酸杆菌可以初步诊断;②分离培养:标本经集菌和酸碱中和处理后,接种于固体培养基,37℃培养4~6周后观察特征性菌落;③快速诊断:以针对脂阿拉伯甘露聚糖抗原抗体检测为主的免疫学诊断得到应用。PCR等核酸诊断方法尚局限于流行病学调查。

2. 防治原则　WHO推荐使用卡介苗(BCG),我国将卡介苗列入儿童基础计划免疫。结核分枝杆菌感染的治疗,WHO倡导直接督导下的短程化疗方案(DOTS)。我国目前也采用此方案,坚持早期、联合、足量、规律和全程用药的抗结核化疗原则。

四、支原体目

支原体目(*Mycoplasmatales*)是一类无细胞壁、形态上呈多态性、可通过常用除菌滤器、唯一可用人工培养基培养的一类最小的原核细胞型微生物。支原体目在细菌分类学中的位置为厚壁菌门、柔膜菌纲、支原体目。该目设支原体科(*Mycoplasmataceae*),支原体科现辖有支原体属(*Mycoplasma*)、血虫体属(*Eperythrozoon*)、血巴尔通体属(*Haemobartonells*)、脲原体属(*Ureaplasma*)。涉及人类疾病的支原体隶属支原体属和脲原体属。支原体属有64个种,脲原体属有24个种,主要引起呼吸道与泌尿生殖道感染。

(一) 发现与描述

支原体早在1898年就由当时在研究牛传染性胸膜肺炎(GBPP)的 Nocard 与 Roux 两人分离成功。不过限于当时条件,他们只能证明这是一种特定的不依赖于细胞的致病微生物,却不能观察其形态。当时称之为胸膜肺炎样致病微生物(pleuro pneumonia-like organisms,PPLO)。同年研究根瘤菌的 A. B. Frank 误以为支原体具有酵母菌的性质,提议将这种看不见的微生物定名为"Mycoplasma"。"Myco"源自希腊语"mykes",意为霉菌,"plasma"意为"浆"。故这个术语初译为"霉原体"(也有译为"霉浆菌"者),后因避免与真菌发生混淆,改译为支原体。

在光学显微镜下,经 Giemsa 染色,勉强可见浅紫色丝状分枝体,直径多为 0.2~0.3μm,可通过常用的细菌滤器。

支原体多为微需氧或兼性厌氧菌,对营养要求较普通细菌高,需在培养基中加入动物血清或酵母浸膏等,且生长缓慢。适宜生长温度为 35℃,最适 pH 为 7.8~8.0,但脲原体最适 pH 为 6.0~6.5。菌落细小,呈荷包蛋状。以二分裂法为主要繁殖方式,同时也以出芽、分枝、丝状体断裂方式繁殖。

（二）基因与结构

1. 基因研究　支原体拥有迄今所知最小的独立生活生物体的基因组,已经测序的各株支原体全基因长 580~1380kb。这样大小的基因组显示支原体完全丧失了独立代谢所需的基因而彻底依附于宿主。更有趣的是,在其他生物中用来作为终止密码子的 UGA 被支原体用来作为色氨酸的密码子。作为进化标志,这显示了柔膜菌纲原核生物大约是在 6 亿年前从链球菌中分化形成。在陆生植物出现(大约 5 亿年前)和脊椎动物出现(大约 1.9 亿年前)之际进一步形成虫原体与支原体(因各自宿主的不同而分化)。

2. 菌体结构与其致病作用　支原体是少数缺乏细胞壁的细菌之一。因为没有细胞壁,其细胞形态无法固定而呈高度多形性。为了适应艰难的生存环境,支原体的细胞膜由三层结构组成,在通常的脂质单位膜的两侧各有一层糖与蛋白质复合层。位于细胞膜表面的膜蛋白(如肺炎支原体的 P1 蛋白、溶脲脲原体的 MB 等)是与宿主细胞神经氨酸酶发生黏附的主要定植因子,也可能是致病因子。一百多年来,人们始终没有找到支原体的分泌性致病物质。支原体对宿主细胞膜的附着行为(这种附着常常使针对支原体的保护性免疫转换成造成免疫损伤的自身免疫)及对宿主细胞膜脂类的利用可能就是它们致病的原因。

（三）致病作用与临床表现

1. 肺炎支原体致病作用　支原体属的肺炎支原体(*Mycoplasma pneumoniae*),其致病物质主要是荚膜和膜蛋白。可引起原发性非典型性肺炎,病理变化以间质性肺炎为主,常有发热、咳嗽等较轻的呼吸道症状。主要以飞沫形式传播,多发于青少年,并具有自愈性。

2. 溶脲脲原体致病作用　脲原体属的溶脲脲原体(*Ureaplasma urealyticum*)是人类泌尿生殖道感染常见的病原体之一。经性接触传播或母婴传播,引起尿道炎、前列腺炎等;也可经胎盘传播,引起流产、早产、死胎等;并且被推测与不孕症有较密切的关联。溶脲脲原体的致病作用,可能与磷脂酶、尿素酶、IgA 蛋白酶等物质有关。

3. 其他支原体致病作用　人型支原体、生殖器支原体,其致病性与溶脲脲原体相似,因可引起泌尿生殖道感染,现均被列为性传播疾病的病原体。

（四）检测与防治

1. 微生物学检测　常采用:①分离培养:将标本接种于含有血清、酵母浸膏的液体培养基,根据指示剂颜色变化情况判断有无支原体生长,根据固体培养基菌落特点鉴定,也可用特异性免疫血清的免疫斑点试验对培养物进行鉴定;②免疫学诊断:肺炎支原体主要以抗 P1 蛋白和抗 43kD 菌体蛋白抗体的 ELISA 检测为早期诊断依据，溶脲脲原体以局部分泌物中抗菌体蛋白抗体的 ELISA 检测为辅助诊断；③分子生物学检测：采用 PCR 或特异性核酸探针检测患者标本中支原体 DNA。

2. 防治原则　溶脲脲原体感染的预防可参照其他性传播疾病的病原体。支原体对多西环素、链霉素、红霉素、氯霉素、螺旋霉素等敏感。

五、其他革兰阳性致病菌

如前所述，涉及人类致病的革兰阳性细菌尚有梭菌属(*Clostridium*)、芽胞杆菌属(*Bacillus*)、放线菌属(*Actinomyces*)、李斯特菌属(*Listeria*)、肠球菌属(*Enterococcus*)、棒杆菌属(*Corynebacterium*)等，此处简介如下。

(一)梭菌属

梭菌属(*Clostridium*)在细菌分类学中的位置为厚壁菌门、梭菌纲、梭菌目、梭菌科、梭菌属。该属现有 171 个成员，涉及人类的致病菌主要为破伤风梭菌(*C.tetant*)、肉毒梭菌(*C.botulinum*)、艰难梭菌(*C.difficile*)、产气荚膜梭菌(*C.pelfringens*)等(表 13-3)。

表 13-3　梭菌属主要致病菌的生物学性状及致病作用

种属名	发现与描述	致病作用和临床表现	检测与防治
破伤风梭菌	1884 年由 Nicolaier 发现。细长杆菌，有芽胞，周身鞭毛，专性厌氧，需血平板培养	产生剧毒性神经外毒素，选择性封闭抑制性突触的介质释放，使伸肌、屈肌同时强烈收缩，肌肉强直痉挛，造成窒息或呼吸衰竭	微生物学检测意义不大；接种破伤风类毒素，注意清创、扩创，紧急预防与治疗应用破伤风抗毒素(TAT)
肉毒梭菌	1896 年由 Van Ermengen 首次分离出。粗短杆菌，有芽胞，周身鞭毛，专性厌氧，普通培养基培养	产生剧毒性神经外毒素，主要引起神经末梢麻痹。导致食物中毒和婴儿肉毒病	细菌分离培养后检测肉毒毒素，注意食品卫生、食品加热；抗毒素治疗
艰难梭菌	1935 年由 Hau 等从新生儿粪便中首次分离出。粗大杆菌，有芽胞，有鞭毛，专性厌氧，需 CCFA 培养基培养	产生肠毒素，可引起抗生素相关性腹泻与假膜性肠炎	分离培养后检测艰难梭菌毒素；注意防止菌群失调，治疗选用万古霉素、甲硝唑等
产气荚膜梭菌	由美国病理学家 W.H. 韦尔奇等于 1892 年发现，粗大杆菌、有芽胞、无鞭毛，体内形成荚膜，25~50℃均能旺盛生长，在牛奶培养基中见"汹涌发酵"现象	产生 α 毒素等 10 余种外毒素，主要导致坏死损伤或血管通透性增加。引起气性坏疽、食物中毒等病症	直接涂片镜检、分离培养、动物实验；消除伤口局部厌氧环境并预防性使用抗生素，治疗使用抗生素

(二)芽胞杆菌属

芽胞杆菌属(*Bacillus*)中包括一群需氧，能形成芽胞的革兰阳性大杆菌。芽胞杆菌属在细菌分类学中的位置为厚壁菌门、芽胞杆菌纲、芽胞杆菌目、芽胞杆菌科、芽胞杆菌属，该属现有 142 个种(亚种)。其中炭疽芽孢杆菌(*B.anthracis*)是人类历史上第一个被确定的病原菌，也是该属最重要的人类致病菌。

1. 发现与描述　1876 年，Koch 首次以炭疽病作为描述细菌性病因的第一种模型。炭疽杆菌是用显微镜从染病动物体中检出的第一种微生物。炭疽病是以纯培养物在实验动物中人工感染成功的第一种传染病。

在光学显微镜下,炭疽芽胞杆菌为最大的人类致病菌,长达 5~10μm,宽 1~3μm。革兰染色阳性,两端平切状杆菌。菌体常相连,形如竹节状排列。

炭疽芽胞杆菌系需氧或兼性厌氧菌,营养要求不高,在普通培养基上 24 小时形成灰白色粗糙型菌落。其芽胞抵抗力极强,在室温干燥环境下能存活 20 余年,在皮革中可存活数年。牧场一旦被芽胞污染,传染性可持续 20~30 年。

2. 致病作用与临床表现 炭疽芽胞杆菌以芽胞为主要感染形式,其传播方式有经皮肤伤口、呼吸道、消化道传播三种。相应的临床疾病也分为皮肤炭疽(cutaneous anthrax)、吸入性炭疽(inhalational anthrax)和肠胃炭疽(gastrointestinal anthrax)三种,以吸入性炭疽最为凶险,死亡率最高。炭疽芽胞杆菌的主要致病因子是保护性抗原与炭疽毒素。保护性抗原可协助毒素结合于靶细胞膜;炭疽毒素又可分为水肿因子与致死因子,前者可损伤血管内皮细胞和中性粒细胞,后者则引起 TNF 和 IL-1 的大量释放,导致中毒性休克。

3. 检测与防治 皮肤炭疽早期取水泡、脓疮内容物,晚期取血液;肠炭疽取粪;肺炭疽取痰、病灶渗出物及血液,涂片革兰染色镜检,发现有荚膜或呈竹节状排列的革兰阳性大杆菌,结合临床可进行初步诊断;标本接种于血琼脂平板和 NaHCO$_3$ 琼脂平板培养,用青霉素串珠试验等进行鉴定。

炭疽芽胞杆菌曾经是研究最多的生物战剂,普及炭疽病预防常识具有重要意义。炭疽疫苗已有开发,未普遍推广。紧急预防(对可能接触生物战剂或早期感染者)的措施有预防性服用抗生素与使用抗炭疽血清。炭疽感染的治疗主要选用环丙沙星与青霉素,其疗程皮肤炭疽为 7~10 天,胃肠炭疽需 14 天以上,吸入性炭疽一般需维持 60 天以上。除抗生素外,亦可使用抗炭疽血清治疗。

(三) 放线菌属

放线菌属在细菌分类学中的位置为放线菌门、放线菌纲、放线菌亚纲、放线菌目。放线菌属成员多为机会致病菌。

1. 发现与描述 1877 年,德国医生 Harz 在牛的口腔创口内发现了一株霉菌样致病菌,其菌丝在感染组织内排列呈放射状(如菊花状),被 Harz 命名为牛型放线菌(Actinomyces bovis)。由这类细菌引起的疾病就称为放线菌病。1891 年,Wolff 与 Israel 又在放线菌病患者的标本中成功培养出厌氧的衣氏放线菌(Actinomyces israelii)。

放线菌属为厌氧或微需氧菌,培养较困难。在血平板上经 37℃培养 4~6 天可形成灰白色或淡黄色圆形微小菌落,不溶血。

多数放线菌与其他细菌有形态和增殖方式的差异。放线菌以菌丝形式显现,在人工培养条件下,可以分为基内菌丝与气生菌丝。放线菌在人工培养基上形成的菌落更接近于真菌。所有这些生物学特性,都曾让人误以为它们是真菌一族,随着微生物学研究的深化,越来越多的证据表明:放线菌应划入细菌的行列。其证据是:①放线菌的细胞核无核膜、核仁;②放线菌的细胞壁主要成分为肽聚糖(真菌为几丁质与葡聚糖),且含有二氨基庚二酸;③放线菌的核糖体与细菌相同而与真核细胞不同;④放线菌的核酸组成形式为原核类型而非真核类型。

2. 致病作用与临床表现 放线菌属的衣氏放线菌主要存在于口腔等与外界相通

的腔道,属于正常菌群。在机体免疫力下降、口腔黏膜损伤、拔牙等情况下,可引起软组织化脓性炎症等内源性感染。若无继发感染,放线菌病多表现为慢性无痛性过程,在组织内生成多发性瘘管,排出特征性硫磺样颗粒。病变最常见于面颈部,也可引起胸部、腹部、盆腔及中枢神经系统等感染。放线菌属的内氏放线菌、龋齿放线菌等与龋齿和牙周炎相关。

3. 检测与防治 ①微生物学检测:放线菌感染检查,主要是在脓液、痰液和组织中寻找硫磺样颗粒;对可疑颗粒制成压片,经革兰染色,镜检特征性菊花状菌丝。必要时可用 Sabouraud 培养基和血平板进行分离培养,经涂片、革兰染色和菌落镜检鉴定。②防治原则:注意口腔卫生、及时治疗牙病或口腔黏膜损伤;脓肿应充分引流、积极处理瘘管、改变厌氧环境。治疗可用青霉素或红霉素、甲氧苄啶-磺胺甲基异噁唑(TMP-SMZ)等。

第二节 革兰阴性致病菌

引起人类致病的革兰阴性细菌分布在变形菌门(*Proteobacteria*)、螺旋体门(*Spirochaetes*)和衣原体门(*Chlamydiae*)三个门中,共涉及约 6 个纲、14 个目、19 个科、31 个属。本节重点介绍其常见菌属。

一、埃希菌属

埃希菌属(*Escherichia*)在细菌分类学中的位置为变形菌门、γ-变形菌纲、肠杆菌目、肠杆菌科、埃希菌属。该属现有 7 个种,分别是非脱羧埃希菌(*Escherichia adecarboxylata*)、艾尔伯特埃希菌(*Escherichia albertii*)、蜚蠊埃希菌(*Escherichia blattae*)、弗格森埃希菌(*Escherichia fergusonii*)、赫尔曼埃希菌(*Escherichia hermannii*)、脆弱埃希菌(*Escherichi vulneris*)和大肠埃希菌(*Escherichia coil*)。大肠埃希菌不仅是埃希菌属的代表,同时也是原核生物的代表,被称为模式生物(model organism)。大肠埃希菌既是现代生物学中最重要的研究对象,也是主要的工程菌之一,被广泛用于目的基因的复制和表达。

(一)发现与描述

大肠埃希菌是 1885 年德国科学家 Escherch 发现的,最初将其视为肠道常见细菌。1945 年,Bray 首次从小儿腹泻粪便标本中分离到大肠埃希菌。1955 年 Neter 提出了肠致病性大肠埃希菌的概念。

光学显微镜下,埃希菌属成员的典型形态为革兰染色阴性,长 1~3μm,宽 0.4~0.7μm,中等大小杆菌。经特殊染色,可见周身鞭毛。埃希菌属为兼性厌氧菌,在普通培养基上 24 小时形成圆形凸起灰白色光滑型菌落。有些菌株在血培养基上形成 β 溶血。生化特性活泼,能利用葡萄糖等多种糖类,发酵后产酸产气。对乳糖的利用有助于埃希菌属与同科沙门菌属、志贺菌属的区别。IMViC 试验,即吲哚试验(I),甲基红试验(M),VP 试验(Vi)和枸橼酸盐利用试验(C)常被作为大肠埃希菌的生化鉴定标准,典型大肠埃希菌株的 IMViC 试验结果,依次为 ++--。

大肠埃希菌是粪便中存在数量较大且较易检测的细菌。因此,常被用作粪便污染的检测指标,成为卫生学检查的一项重要标准。《中国药典》规定,口服(如中药的丸剂、糖浆、汤药等）不得检出大肠埃希菌。我国食品卫生标准规定：每 1000ml 饮用水中大肠菌群数不得超过 3 个；每 100ml 瓶装水、果汁、饮用水中大肠菌群数不得超过 5 个。这里的大肠菌群指可发酵乳糖产酸、产气的肠道杆菌，包括埃希菌属、克雷伯菌属、枸橼酸菌属及肠杆菌属等。

（二）基因与结构

1. 基因研究　已有多株大肠埃希菌的全基因序列被测定，其中 K-12 株是最早被测定菌株（1997 年被测定）。K-12 株是 4639.221 kb 组成的环形染色体，含 4288 个编码基因，约占全部基因的 87.8%，但其中 38% 的基因尚不明确其功能。编码 RNA 基因约 0.8%，其余调节区域占核酸的 11%，另有约 0.7% 为非编码的重复核酸序列。在对大肠埃希菌的基因测定中发现，对人类致病的大肠埃希菌，其致病因子的编码基因都是水平转移的结果，如由质粒编码的肠产毒性大肠埃希菌的两种肠毒素、由致病岛编码的肠致病性大肠埃希菌的 Ⅲ 型分泌系统及其分泌的紧密黏附素（intimin）、由前噬菌体编码的肠出血性大肠埃希菌志贺菌样毒素等。

2. 菌体结构与其致病作用　大肠埃希菌抗原主要有 O、K 和 H 三种。其荚膜具有抗吞噬作用，也是 K 抗原的构成基础，有 100 种以上。其鞭毛与侵袭力相关，系 H 抗原的构成基础，发现有 56 种血清型。其菌毛为定植因子，其细胞壁上的脂多糖是革兰阴性菌共有的致病因子，也是 O 抗原构成基础，已超过 170 种。大肠埃希菌的血清型通常以 O∶K∶H 的组合式表示，如 O111∶K58∶H2 即代表某一菌株的血清型。

（三）致病作用与临床表现

大肠埃希菌是最具代表性的正常菌群，但致病大肠埃希菌可以引起多种人类疾病。其中最多见的三类大肠埃希菌临床感染是泌尿系统感染、肠炎 / 腹泻、败血症 / 脑膜炎。

1. 肠道外感染　引起泌尿系统感染的致病大肠埃希菌，称为尿路致病性大肠埃希菌（uropathogenic E.coli，UPEC）。此类大肠埃希菌具有适合在输尿管、膀胱、肾脏上皮细胞表面定植的菌毛（通常由染色体上的致病岛编码）。故可以通过上行性（由外生殖道或下泌尿道进入）或下行性（由血行进入）感染侵犯泌尿系统，引起尿道炎、膀胱炎、肾盂肾炎等。至于败血症 / 脑膜炎的发生，目前尚未发现是否由编码特殊致病因子的大肠埃希菌引起，或因宿主机体的免疫低下状态所致。

2. 肠道内感染　自 1982 年在美国俄勒冈州、密歇根州发现由大肠埃希菌 O157∶H7 引起的出血性结肠炎后，人们开始对引起腹泻的主要致病大肠埃希菌产生了极大的关注。按照细菌编码的致病因子类型，目前已经确认了五种引起腹泻的致病大肠埃希菌（表 13-4），分别称为肠产毒性大肠埃希菌（Enterotoxigenic E.coli，ETEC）、肠致病性大肠埃希菌（Enteropathogenic E.coli，EPEC）、肠侵袭性大肠埃希菌（Enteroinvasive E.coli，EIEC）、肠出血性大肠埃希菌（Enterohemorrhagic E.coli，EHEC）、肠集聚性大肠埃希菌（Enteroaggregative E.coli，EAEC）。

（四）检测与防治

1. 微生物学检测　常采用：①肠外感染，感染部位标本直接涂片、革兰染色、镜检，并转种肠道选择鉴定培养基分离培养与鉴定。尿路感染除检测大肠埃希菌外，还应计数，当尿液含菌量每毫升 ≥10 万个时，才有诊断价值。②肠内感染，粪便标本直接接种到选择培养基分离培养与鉴定。

表 13-4　致病性大肠埃希菌种类和主要致病机制

大肠埃希菌	致病部位	主要致病机制	所致疾病
肠产毒性大肠埃希菌	小肠	质粒介导耐热肠毒素（heat stabie enterotoxin ST）和不耐热肠毒素（heat labile enterotoxin LT），致使细胞内液和电解质大量分泌	婴幼儿及旅游者腹泻。有水样便、恶心、呕吐、低热等
肠侵袭性大肠埃希菌	大肠	侵袭性大质粒，与志贺菌侵袭力的大质粒高度同源。编码外膜蛋白插入细胞膜侵袭结肠黏膜上皮细胞，并在其中繁殖、扩散	成人和儿童菌痢样腹泻，脓血便、里急后重、发热。可引起暴发性流行
肠致病性大肠埃希菌	小肠	质粒编码的 Bfp（bundle forming pili）。染色体 eaeA 基因编码紧密黏附素，介导细菌和细胞的紧密结合，使细胞内肌动蛋白重排，导致微绒毛破坏，肠黏膜上皮细胞结构和吸收功能受损，导致严重腹泻	婴幼儿腹泻，水样便，无血便，恶心，呕吐，发热
肠出血性大肠埃希菌	大肠	溶原性噬菌体编码志贺菌样毒素（Vero 毒素），阻断蛋白质合成，引起血性腹泻。最常见的血清型是 O157:H7	出血性结肠炎。剧烈腹痛、血便、低热或无热。可并发血小板减少、溶血性尿毒综合征等
肠集聚性大肠埃希菌	小肠	质粒介导集聚性黏附菌毛、肠集聚耐热毒素。大量液体分泌	婴幼儿持续性腹泻，脱水，低热，偶有血便

2. 防治原则　良好的卫生习惯与严格的食品检查制度是预防致病性大肠埃希菌感染的重要保证。理论上大肠埃希菌对多数广谱抗生素及抗菌药物敏感，但考虑到近年来抗生素滥用造成的后果，耐药性菌株增加，治疗应根据药敏试验选药。

二、沙门菌属

沙门菌属（Salmonella）是一群寄生在人类和动物肠道中，生化反应和抗原结构相关的革兰阴性杆菌。其在细菌分类学中的位置为变形菌门、γ- 变形菌纲、肠杆菌目、肠杆菌科、沙门菌属。该属现有 20 个生物种（亚种）。分别为肠道沙门菌（S. enterica subsp。含 7 个亚种）、邦戈沙门菌（S. bongori）、猪霍乱沙门菌（S. choleraesuis subsp。含 7 个亚种）、亚利桑那沙门菌（S. arizonae）、肠炎沙门菌（Senteritidis）、副伤寒沙门菌（S. paratyphi）、伤寒沙门菌（S. typhi）、鼠伤寒沙门菌（S. typhimurium）。

(一) 发现与描述

美国病理学家 Daniel Elmer Salmon 于 1884 年发现的沙门菌属是一个极为庞大的家族，有近两千四百余个血清型。绝大多数血清型具有广泛的宿主范围，但也有少数血清型具有严格的宿主特异性，如引起人类肠热症的伤寒沙门菌、副伤寒沙门菌、肖氏沙门菌、希氏沙门菌 4 个血清型即是。此外，具有广泛宿主的猪霍乱沙门菌、鼠伤寒沙门菌和肠炎沙门菌等亦可引起人类致病。

肠热症（typhoid fever）曾被译作"伤寒"，typhoid 一词目前很难确定是源自堤丰

(Typhos)还是源自盲肠(typhlon)。前者是古代希腊神话中恶魔的统帅,后者是肠热症的发病部位,都与肠热症能够沾得上边。不过与汉语中古老的医学术语"伤寒"却风马牛不相及。只是于近代中国史上"西学东渐"之时,好事者假"伤寒"之名指代西方医学所指之肠热症,遂被误用,延续至今。

光学显微镜下,沙门菌属为长 2~3μm,宽 0.6~1μm,具有周身鞭毛的革兰阴性杆菌。

沙门菌属系兼性厌氧菌,在普通琼脂平板上形成中等大小、无色透明的光滑型菌落,在肠道选择培养基上形成无色透明菌落。与埃希菌属比较,沙门菌属分解葡萄糖产酸、产气,一般不发酵乳糖。IMViC 试验结果,前三者诊次为 –+–,枸橼酸盐利用试验则需视不同菌种而定。大都产生 H_2S,但不分解尿素。

沙门菌的脂多糖可构成 O 抗原,与同科埃希菌属、志贺菌属不同,一种沙门菌可携有一种或多种 O 抗原。凡含相同 O 抗原组分的沙门菌规定为一组,沙门菌共分为42组。与人类致病相关的沙门菌集中在 A~E 组。沙门菌的鞭毛是构成 H 抗原的基础,其中有些表位为某一菌种所特有,称为特异相(第 I 相);有些表位为多个菌种所共有,称为非特异相(第 II 相),同组沙门菌依靠 H 抗原再分为不同菌种(型)。少数沙门菌表达荚膜抗原 Vi(Vi 系 virulence 的缩写),此抗原为多糖——聚 -N- 乙酸 -D- 半乳糖氨糖醛酸,具有致病性(表 13-5)。

表 13-5　常见的沙门菌的抗原组成

组	菌型	O 抗原	H 抗原	
			第 I 相	第 II 相
A	甲型副伤寒沙门菌	1,2,12	A	–
B	肖氏沙门菌	1,4,5,12	b	1,2
	鼠伤寒沙门菌	1,4,5,12	I	1,2
C1	希氏沙门菌	6,7,Vi	C	1,5
	猪霍乱沙门菌	6,7	C	1,5
C2	纽波特沙门菌	6,8	e,h	1,5
D	伤寒沙门菌	9,12,Vi	d	–
	肠炎沙门菌	1,9,12	g,m	–
E1	鸭沙门菌	3,10	e,h	1,6
E2	纽因顿沙门菌	3,15	e,h	1,6
E3	山夫顿沙门菌	1,3,19	g,s,t	

经口传播是沙门菌的唯一感染方式,且需要相当量的细菌,志愿者研究结果表明,大多数沙门菌的半数感染量在 10^6~10^9cfu 之间。肠热症的传染主要为人源性(患者与带菌者),胃肠炎、败血症的传染则可能源自动物。

(二) 基因与结构

1. 基因研究　英、美科学家完成了对伤寒沙门菌和甲型副伤寒沙门菌的全基因组测序,我国哈尔滨医科大学基因组中心也完成了希氏沙门菌 RKS4594 菌株的全基因组测序(2009 年)。基因组的比较分析发现:引起肠热症的沙门菌并非由同一祖先进化而来。引起肠热症的希氏沙门菌与不引起肠热症的猪霍乱沙门菌有 4346 个基因相同，而与同样引起肠热症的伤寒沙门菌仅有 4008 个基因相同。来自不同进化分支的细菌可以因为获得了相同的致病基因而成为同类的致病菌，这样的进化方式称为趋同进化。而致病菌趋同进化模式的确立将对研究传染病致病因子的起源、进化和控制产生深远的意义。沙门菌致病菌与非致病菌相比，其基因组中含有至少十个致病岛。

2. 菌体结构与其致病作用 沙门菌系兼性胞内菌。引起肠热症的沙门菌的致病菌性恰恰源于它们的胞内寄生性。其致病岛编码的产物包括Ⅳ B 型菌毛、Ⅲ 型分泌系统。Ⅳ B 型菌毛被认为是致病菌重要的侵袭因子和宿主损伤因子；Ⅲ 型分泌系统介导细菌最初对肠黏膜的侵入和随后的全身性疾病。位于沙门菌表面的 Vi 抗原与 LPS 也始终被视作重要的致病物质，其中 Vi 抗原是 N- 乙酰氨基糖醛酸的聚合物，与宿主细胞作用后可使其趋化性细胞因子形成下降，成为细菌的一种重要的免疫逃逸机制。致病沙门菌的 LPS 有协助细菌菌毛黏附宿主细胞的作用，同时也是激活宿主免疫系统反应并产生免疫损伤的主要物质，肠热症患者的发热、白细胞计数下降及中毒症状和休克的出现与其有关。重症患者出现的消化道出血及肠穿孔等严重并发症是沙门菌感染所诱发的Ⅳ型超敏反应。

（三）致病作用与临床表现

1. 肠热症 致肠热症沙门菌经消化道感染。沙门菌以菌毛吸附于小肠黏膜上皮细胞表面，然后穿越小肠黏膜上皮细胞到达肠壁固有层的淋巴集结内，被吞噬细胞吞噬后继续生长繁殖。部分细菌经淋巴液到达肠系膜淋巴结大量繁殖，并经胸导管入血流引起第一次菌血症。细菌随血流入骨髓、肝、脾、胆、肾等器官，被吞噬细胞吞噬后继续大量繁殖，再次入血引起第二次菌血症。第二次菌血症后的细菌富集于胆囊，可随胆汁排至肠道，一部分随粪便排出体外，一部分再次进入肠壁淋巴组织，引发迟发型超敏反应，造成局部坏死和溃疡。

典型肠热症的自然病程约 4 周，可分为 4 期：①初期：病程第 1 周，起病缓慢，发热，伴有全身不适、乏力、食欲减退、咽痛、咳嗽等。病情逐渐加重，体温呈阶梯形上升，于 5~7 天内达 39~40℃。②极期：病程第 2~3 周，高热，呈稽留热型；食欲缺乏、腹部不适、腹胀、便秘或腹泻，右下腹（回盲部）可有轻度压痛；患者精神恍惚，表情淡漠，呆滞，反应迟钝，听力减退，重者可有谵妄、昏迷或出现脑膜刺激征；相对缓脉；肝脾肿大，皮疹（玫瑰疹或水晶形汗疹）。③缓解期：病程第 3~4 周，体温出现波动并开始下降，食欲逐渐好转，腹胀逐渐消失，脾肿开始回缩，但易发生肠出血或肠穿孔。④恢复期：病程第 4 周末，体温恢复正常，食欲好转，一般在 1 个月左右完全恢复健康。

病愈后部分患者可继续排菌 3 周至 3 个月，即恢复期带菌者。少数人（约 3%）可排菌达 1 年以上（称长期带菌者）。

2. 胃肠炎（食物中毒） 是最常见的沙门菌感染，约占 70%。由摄入大量鼠伤寒沙门菌、猪霍乱沙门菌、肠炎沙门菌等污染的食物引起。潜伏期 6~24 小时，起病急，主要症状为发热、恶心、呕吐、腹痛、水样泻，偶有黏液或脓性腹泻。严重者伴迅速脱水，可导致休克、肾衰竭而死亡。多见于婴儿、老人和身体衰弱者，多在 2~3 天后自愈。

3. 败血症 多见于儿童和免疫力低下的成人。病菌以猪霍乱沙门菌、希氏沙门菌、鼠伤寒沙门菌、肠炎沙门菌等常见。症状严重，有高热、寒战、厌食和贫血等。败血症因病菌侵入血循环引起,因而可进一步引起脑膜炎、骨髓炎、胆囊炎、心内膜炎等。

（四）检测与防治

1. 微生物学检测 常采用:①分离培养:根据病程采取不同标本进行分离培养与鉴定。第1周取外周血液,第2周取粪便或尿液,全程均可取骨髓。②肥达试验(Widal test):肥达试验是用伤寒沙门菌菌体(O)抗原和鞭毛(H)抗原,以及甲型副伤寒沙门菌、肖氏沙门菌和希氏沙门菌 H 抗原的诊断菌液与受检血清作定量凝集试验,测定相应抗体效价,辅助肠热症诊断的经典血清学试验。其结果分析需考虑:正常抗体水平(一般在 O 凝集价≥1∶80,H 凝集价≥1∶160 时才有诊断价值);动态观察;O 抗体与 H 抗体在诊断上的意义;机体反应。此外检测 Vi 抗体有助于诊断肠热症带菌者。

2. 防治原则 加强食品、饮水卫生管理,防蝇灭蝇,隔离患者和消毒排泄物等是其重要的预防手段。目前已研制出预防肠热症的伤寒沙门菌 Vi 荚膜多糖疫苗,接种后有显著保护作用,有效期至少 3 年。

治疗以氯霉素为首选药。对氯霉素耐药者可用氨苄西林、环丙沙星等。

三、志贺菌属

志贺菌属(*Shigella*)在细菌分类学中的位置为变形菌门、γ- 变形菌纲、肠杆菌目、肠杆菌科、志贺菌属。该属现有 4 个种,分别是痢疾志贺菌(*S. dysenteriae*)、福氏志贺菌(*S. flexneri*)、鲍氏志贺菌(*S. boydii*)和宋内志贺菌(*S. sonnei*),这 4 个菌种均为细菌性痢疾的病原菌。

（一）发现与描述

志贺菌属由日本细菌学家 Shiga Kiyoshi 于 1897 年发现,并以其姓氏命名。光学显微镜下,志贺菌属为长 2~3μm、宽 0.5~0.7μm 的短小革兰阴性杆菌。志贺菌属系兼性厌氧菌,在普通琼脂平板上形成中等大小、半透明的光滑型菌落,在肠道选择培养基上形成无色透明菌落。与埃希菌属比较,志贺菌属分解葡萄糖产酸不产气,一般不发酵乳糖(宋内志贺菌对乳糖迟缓发酵)。IMViC 试验结果,依次为 –+––;不产生 H_2S;不分解尿素。

志贺菌没有鞭毛,其脂多糖 O 抗原型别可以区分 A 群(痢疾志贺菌)、B 群(福氏志贺菌)、C 群(鲍氏志贺菌)和 D 群(宋内志贺菌),并可在各生物种内划分血清型,其中痢疾志贺菌 10 个血清型、福氏志贺菌 13 个血清型、鲍氏志贺菌 18 个血清型、宋内志贺菌 1 个血清型。志贺菌属具有荚膜 K 抗原,可阻止 O 抗原与相应抗体发生凝集,但在分类学上无意义。

志贺菌属四个菌种的致病机制与分布区域有差异。痢疾志贺菌主要集中于发展中国家,鲍氏志贺菌集中于南亚次大陆,福氏志贺菌与宋内志贺菌在发展中国家和发达国家都有流行,其中福氏志贺菌更是世界范围内最主要的细菌性痢疾病原体。全世界每年细菌性痢疾病例数超过 2 亿,死亡病例数达 65 万。

（二）基因与结构

1. 基因研究 志贺菌属各不同菌种的基因测序均已完成,宋内志贺菌全基因长 4825.265kb,福氏志贺菌全基因长 4607.203kb,鲍氏志贺菌全基因长 4519.823kb,痢疾志贺菌全基因长 4369.232kb。与致病性大肠埃希菌相似,志贺菌属的所有致病因子编码基因都源自基因的水平转移。其侵袭性来自质粒的编码基因,肠毒素来自前噬菌体编码基因。

2. 菌体结构与其致病作用　志贺菌属的菌毛是唯一由细菌基因组编码的结构性致病因子,细菌借助菌毛黏附在肠黏膜上皮细胞上,然后穿入细胞内。

致病菌携带的 220kb 大质粒,负责编码与黏附、侵袭、胞内增殖、细胞间扩散等几乎所有相关的致病因子(表 13-6)。

表 13-6　志贺菌大质粒编码的致病因子

编码基因	编码蛋白	生物学作用
virF	30kD	virG、ipa-mxi-spa 基因增强调节蛋白
invA(mxiB)	38kD	侵袭因子(转运 ipa 基因产物至外膜)
mxiA	76kD	同上
ippI	18kD	同上
ipaB	62kD	侵袭因子(介导细菌为细胞内吞)
ipaC	43kD	同上
ipaA	38kD	同上
ipaD	78kD	非侵袭因子(调节作用不明)
virB	33kD	virG、ipa-mxi-spa 基因增强调节蛋白
virG(icsA)	120kD	介导细菌由细胞质进入相邻细胞
ipaH	60kD	IpaH7.8 蛋白(阻止细胞对细菌的吞噬)
shET2	60kD	ShET2 肠毒素

某些志贺菌属成员(多为痢疾志贺菌)可携有来自前噬菌体的志贺毒素编码基因 stxA 与 stxB,分别编码志贺毒素的 A 亚单位和 B 亚单位。志贺毒素(shiga toxin,ST)由 1 个 A 亚单位和 5 个 B 亚单位组成,其 B 亚单位与宿主细胞糖脂(Gb3)结合,导入 A 亚单位。入胞后的 A 亚单位可作用于 60S 核糖体亚单位的 28SrRNA,阻断细胞蛋白质合成。

(三)致病作用与临床表现

1. 致病物质　志贺菌属的致病物质包括菌毛、Ⅲ型分泌系统分泌的 4 种蛋白(IpaA、IpaB、IpaC、IpaD)、肠毒素、志贺毒素及细胞壁成分脂多糖。志贺菌通过菌毛、Ⅲ型分泌系统完成对宿主细胞(结肠、直肠部位的肠黏膜上皮细胞)的黏附与侵入,并由肠毒素与志贺毒素造成肠黏膜上皮细胞的坏死和功能紊乱。肠毒素可促进肠腺分泌,形成水样腹泻;志贺毒素除作用于肠黏膜上皮细胞外,尚可作用于小血管(主要为肠道、肾小球、肺部)内皮细胞,使其坏死,造成出血,这是痢疾脓血便,以及出现溶血尿毒症综合征的原因。脂多糖可诱导机体形成大量促炎症因子,如 IL-1、IL-6、TNF-α、IFN-γ 等。这些既可提高宿主细胞对毒素作用的敏感性,也能增强炎症损伤。

2. 所致疾病　细菌性痢疾可分为三种类型:①急性菌痢:常见发热,下腹痛,里急后重,腹泻,排出脓血黏液便,严重者可脱水、酸中毒等。侵入黏膜下层及淋巴结内痢疾杆菌易被吞噬,极少发生菌血症。②中毒性菌痢:多见于小儿,发病急,常无明显的消化道症状,而表现为全身严重的中毒症状,如高热、感染性休克、DIC 及中毒性脑炎等,病死率高。其原因可能是患者对脂多糖特别敏感,细菌脂多糖从肠壁迅速吸收入血所致。③慢性菌痢:病程超过 2 个月,迁延不愈。急性菌痢治疗不彻底或症状不典型的误诊者、营养不良、胃酸过低伴有肠寄生虫病及免疫功能低下者,易转为慢性菌痢。

(四) 检测与防治

1. 微生物学检测　常采用:①分离培养:粪便标本(中毒性菌痢者可取肛门拭子)直接接种到肠道选择培养基上进行分离培养与鉴定;②快速诊断法:直接凝集试验、免疫荧光菌球法、协同凝集试验、分子生物学方法等可用于快速诊断法。

2. 防治原则　加强食品、饮水卫生管理,以及防蝇灭蝇、隔离患者和消毒排泄物为预防志贺菌感染的主要手段。治疗可用氯霉素、链霉素、庆大霉素及磺胺、吡哌酸等。

四、螺旋体目

螺旋体目(Spirochaetales)在细菌分类学中的位置为螺旋体门、螺旋体纲、螺旋体目。该目下属三个科,分别为螺旋体科(Spirochaetaceae)、小蛇菌科(Serpulinaceae)和钩端螺旋体科(Leptospiraceae)。涉及人类致病的主要为螺旋体科的疏螺旋体属(Borrelia)、密螺旋体属(Treponema),以及钩端螺旋体科的钩端螺旋体属(leptospira)。

(一) 发现与描述

1492—1493 年,在西班牙国王支持下,意大利航海家克里斯托弗·哥伦布(Christopher Columbus)横渡大西洋,返回欧洲时,他手下的水手、军人们将一种欧洲不曾有过的疾病带了回来,这就是梅毒(syphilis)。西班牙有关梅毒的记载始于 1493 年。1496 年,梅毒波及意大利、瑞士、波兰及希腊。1505 年从印度传入中国,梅毒传入我国广东时(1505 年),称为"广疮"、"广东疮"或"杨梅疮"。至 1632 年,陈司成著《霉疮秘录》中将梅毒定名为"霉疮"。又"霉""梅"谐音,且于中国传统文化,"梅"是生育力和创造力的象征,常以"梅"喻指枕席之欢及女性,所以称此病为"梅毒"。1905 年,德国动物学家、柏林大学讲师、柏林皇家卫生局原生动物学实验室主任 Fritz Schaudinn 与皮肤病专家 E. Hoffmann,用他们发明的暗视野显微镜,共同发现了梅毒的病原体——苍白密螺旋体(T. pallidum)。

与苍白密螺旋体不同,问号状钩端螺旋体(Leptospira interrogans)对国人来说很熟悉。长期以来,钩端螺旋体病在我国各省、市均有不同程度的流行。

在暗视野显微镜下,苍白密螺旋体长 7~8μm,直径 0.10~0.15μm。有 8~14 个致密而规则的小螺旋,两端尖直,运动活泼。固定后的苍白密螺旋体可用 Fontana 镀银染色,菌体呈棕褐色。问号状钩端螺旋体呈圆柱形,长 6~20μm,直径 0.1~0.2μm,一端或两端变曲成钩状,螺旋细密而规则,纤细。螺旋体在暗视野显微镜下发出光亮,形似一串细小珍珠排列而成的细链。运动活泼,亦可用 Fontana 镀银染色,呈棕褐色。

苍白密螺旋体目前仍不能在细菌培养基中培养,只能接种于家兔睾丸或眼前房内培养。已建立依赖家兔上皮细胞的体外培养方法,但只能有限传代,且传代菌体丧失致病性。问号状钩端螺旋体可在需氧或微需氧环境下,用 Korthof 培养基培养,营养要求高,生长缓慢。

苍白密螺旋体按照其地理分布与引起疾病的类型,至少可以分为四个亚种。即引起梅毒的苍白密螺旋体苍白亚种(T. pallidum pallidum)、引起非性病性梅毒(bejel)

笔记

的苍白密螺旋体地方亚种(*T. pallidum endemicum*)、引起品他病(pinta)的苍白密螺旋体品他亚种(*T. pallidum carateum*)、引起雅司病(yaws)的苍白密螺旋体雅司亚种(*T. pallidum pertenue*)。除了梅毒为性传播外,其他疾病都由皮肤或黏膜的创口接触传播。品他病与雅司病局限于南半球与赤道附近地区,而梅毒与非性病性梅毒则呈全球性传播。

问号状钩端螺旋体根据外膜蛋白与脂多糖抗原分类,目前已发现至少25个血清群、273个血清型,我国发现19个血清群、74个血清型。这些血清型分别可由包括人在内的200多种动物携带,我国发现的携带动物为五十余种,有些血清型为人兽均可携带,在流行病学上构成人兽共患基础。

(二)基因与结构

1. 基因研究　1998年7月,美国《科学》杂志发表了苍白密螺旋体的全基因测序结果,苍白密螺旋体全基因长1138kb,含1090个基因,编码1041个蛋白,其中55%的基因编码产物可以确定,17%的基因与引起莱姆病的伯氏疏螺旋体非常相似,28%的基因是在其他已经测序的原核生物中从未发现的。对苍白密螺旋体的基因分析表明,苍白密螺旋体缺乏脂肪酸、核苷合成代谢所需的酶与辅酶的编码基因(这就决定了它们不能在人工培养基上获得所需的营养)。作为补偿,苍白密螺旋体独有一套从宿主体内获得所需营养物的转运蛋白系统。但未发现致病菌应该具有的某些致病因子编码基因。

由我国科学家完成的问号状钩端螺旋体基因测序结果于2003年发表英国《自然》杂志。与绝大多数细菌不同,问号状钩端螺旋体含有两条染色体,大染色体基因长4332.241kb,小染色体基因长358.943kb,两条染色体共含4768个编码基因。问号状钩端螺旋体携有的基因与另外两种已完成基因测序的螺旋体——苍白密螺旋体和伯氏疏螺旋体差异极大。在问号状钩端螺旋体的基因中发现了一系列与致病有关的黏附蛋白编码基因。

2. 菌体结构与其致病作用　苍白密螺旋体致病性与菌体结构有一定的关系,已有资料提示,其荚膜样物质与外膜蛋白似乎与侵袭力有关,而特有的内鞭毛结构使其形成强有力的运动性,可能与其宿主体内的播散相关,未报道有与致病相关的其他结构发现。

问号状钩端螺旋体细胞壁中的脂多糖样物质可产生所有革兰阴性菌脂多糖产生的致病作用。问号状钩端螺旋体系胞内寄生菌,但与其入胞有关的结构基础尚未明确。

(三)致病作用与临床表现

1. 苍白密螺旋体致病作用

(1)致病机制:至今未能明确苍白密螺旋体的致病机制。从目前掌握的资料看,苍白密螺旋体引起的宿主机体病理改变可能属于免疫损伤的一种特例。与结核菌的致病机制有相似之处,即病理损害的严重程度与机体Th1型T细胞介导的免疫应答幅度和病原体被清除程度成正比。而其自然病程的迁延则是苍白密螺旋体免疫逃逸机制作用的后果(如苍白密螺旋体感染部位处于毛囊、立毛肌及皮肤神经等免疫赦免区,其外膜蛋白对溶菌酶不敏感,荚膜黏多糖产生免疫抑制作用等)。

(2)所致疾病:临床梅毒分获得性和先天性两种。前者经性接触传染,后者由母体通过胎盘传染给胎儿。获得性梅毒的自然临床过程一般分成三期:①Ⅰ期梅毒:梅毒螺旋体侵入皮肤黏膜约三周后,在侵入局部出现无痛性硬结及溃疡,称硬性下疳。局部组织镜检可见淋巴细胞及巨噬细胞浸润。硬下疳多发生于外生殖器,其溃疡渗出物含有大量梅毒螺旋体,传染性极强。硬下疳常可自然愈合,2~3个月无症状的隐伏期后进入第二期。②Ⅱ期梅毒:此期的主要表现为全身皮肤黏膜出现梅毒疹,全身淋巴结肿大,有时亦累及骨、关节、眼及其他器官。在梅毒疹及淋巴结中有大量螺旋体。从硬性下疳至梅毒疹消失后1年,这段时间称早期梅毒,传染性强,但破坏性较小,不经治疗症状一般可在3周~3个月后自然消退而痊愈;部分病例经隐伏3~12个月后可再发作。Ⅱ期梅毒因治疗不当,经5年以上的反复发作而进入Ⅲ期。③Ⅲ期梅毒:亦称晚期梅毒,主要表现为皮肤黏膜的溃疡性损害或内脏器官的肉芽肿样病变(梅毒瘤),严重者在经过10~15年后引起心血管及中枢神经系统损害,导致动脉瘤、脊髓痨及全身麻痹等,此期的病灶中螺旋体很少,不易检出,传染性小,病程长,破坏性大。先天性梅毒可表现为流产、早产、死胎,出生的患儿俗称"梅毒儿",表现为马鞍鼻、锯齿型齿、间质性角膜炎、先天性耳聋等特殊症状与体征。

2. 问号状钩端螺旋体致病作用

(1) 致病机制:问号状钩端螺旋体为兼性胞内菌,经某些外膜蛋白介导黏附于宿主细胞并经吞噬作用进入细胞内,引发细胞的坏死或凋亡。其产生的溶血素可引起患者的黄疸、血尿,其细胞壁上的脂多糖可促成免疫与炎症反应的发生。

(2) 所致疾病:问号状钩端螺旋体通过皮肤、黏膜进入机体,在局部迅速繁殖后经淋巴系统或直接进入血循环引起钩体血症,出现全身中毒症状。由于钩端螺旋体的血清型不同、毒力不一,以及宿主免疫水平差异,临床表现相差较大。轻者似感冒,仅出现轻微的自限性发热,重者可出现黄疸、出血、休克,甚至死亡。钩端螺旋体病可分为三种类型:①流感伤寒型,临床表现如流感,症状较轻,一般内脏损害也较轻。②黄疸出血型,除发热、恶寒、全身痛外还有出血、黄疸及肝肾损害症状。出血可能与毛细血管损害有关,因细菌毒性物质损伤血管内皮细胞,使毛细血管通透性增高,导致全身器官,主要是肝、脾、肾点状出血或瘀斑,表现为便血及肝细胞损伤,出现黄疸。③肺出血型,有出血性肺炎症状,如胸闷、咳嗽、咯血、发绀等,病情凶险,常死于大咯血,死亡率较高。此外,尚可出现脑膜脑炎、肾衰竭、胃肠炎等表现,部分患者可因超敏反应而出现恢复期并发症,如葡萄膜炎、脑动脉炎、失明、瘫痪等。

(四) 检测与防治

1. 微生物学检测　分为:①苍白密螺旋体的检测:除暗视野显微镜直接镜检外,主要依赖血清学检测。非密螺旋体抗原试验常用于初筛,常用的方法是快速血浆反应素试验(rapid plasma regain, RPR)。密螺旋体抗原试验常用于确诊,常用的是梅毒螺旋体抗体微量血凝试验。梅毒螺旋体特异性DNA片段的PCR检测对非典型性梅毒诊断有重要参考价值。②问号状钩端螺旋体的检测:以暗视野显微镜直接镜检为主,可取血液、尿液或脑脊液标本离心后直接或染色后镜检。显微镜凝集试验是目前应用最为广泛的血清学诊断方法。

2. 防治原则　苍白密螺旋体感染的预防措施以加强性卫生宣传教育和社会管理为主。问号状钩端螺旋体的预防主要是加强家畜管理,消灭鼠类;保护水源,避免或减少接触疫水、疫土。目前我国已成功研制了多价钩端螺旋体外膜疫苗,并纳入流行区域的计划免疫。致病螺旋体的治疗以青霉素为首选。

五、衣原体科

衣原体是真核细胞内严格寄生的、有独特发育周期、能通过细菌滤器的原核细胞型微生物。衣原体科(*Chlamydiaceae*)在细菌分类学中的位置隶属衣原体门、衣原体纲。衣原体科目前分为衣原体属(*Chlamydia*)与嗜衣原体属(*Chlamydophila*)两属及一个未定属,衣原体属现有 3 个种,嗜衣原体属现有 6 个种。该两属中引起人类致病的病原体有沙眼衣原体(*C. trachomatis*)、肺炎嗜衣原体(*C. pneumoniae*)、鹦鹉热嗜衣原体(*C. psittaci*)、兽类嗜衣原体(*C. pecorum*)。

(一) 发现与描述

衣原体是革兰染色阴性的专性细胞内寄生菌。1935 年宫川米次等从腹股沟淋巴肉芽肿患者的细胞内分离了衣原体后,长期未能正确定位,因而以宫川体命名,或者称"性病淋巴肉芽肿病原体"、"沙眼病原体"等。至 20 世纪中叶,又从数十种脊椎动物及植物体内分离到了这种在细胞内以包涵体形式存在的微生物。1945 年,以"Chlamydia"(意为"披大衣的")一词作为术语予以命名,并逐渐受到公认。1966 年,衣原体作为细菌的生物学地位得到确认,1971 年设立衣原体目,至 1999 年升为衣原体门。目前衣原体门下设衣原体纲,衣原体目。衣原体目下分衣原体科、副衣原体科、芯卡体科、华诊体科四科。引起人类致病的病原体均属衣原体科。

在光镜下,衣原体有 2 种形态不一的生活史阶段:①具有感染性的细胞外阶段称为原体,呈球形或梨形,为发育成熟的衣原体,具有细胞壁,直径 $0.2\sim0.4\mu m$,Macchiavello 染色呈红色。②进入宿主细胞后的发育阶段称为网状体(始体),网状体较大,直径 $0.5\sim1.0\mu m$,Macchiavello 染色呈蓝色。网状体具有增殖能力,可以分裂形成原体。由感染性原体入胞,发育至网状体,增殖分裂后再形成原体的过程称为生活史周期(约为 $48\sim72$ 小时)。衣原体的网状体与细胞内的原体均有内含糖原的膜包裹,由这些包裹物聚集形成的结构称为包涵体(inclusion body)。衣原体具有严格的胞内寄生性。一般采用 HeLa-299、BHK-21、HL 等细胞株或鸡胚培养。

在发达国家,衣原体主要引起性病淋巴肉芽肿而受到关注。而在亚洲和非洲广大地区衣原体造成的眼病——沙眼与包涵体结膜炎更具有卫生学意义,尤其是沙眼曾经是第三世界民众致盲的首因。至于肺炎嗜衣原体、鹦鹉热嗜衣原体则是呼吸道疾病的重要病原体。

(二) 基因与结构

1. **基因研究** 几种主要的致病性衣原体已完成基因测序,沙眼衣原体全基因长 1042.519kb,含 894 个蛋白编码基因。肺炎嗜衣原体全基因长 1230.23kb,含 1073 个蛋白编码基因。肺炎嗜衣原体基因中有 186 个为沙眼衣原体所无,同样沙眼衣原体基因中也有 70 个为肺炎衣原体所无。与其他细菌相比,衣原体具有非常独特的基因组成,其基因的分化可上溯至 100 万年前。约有 4% 的衣原体基因十分接近植物的叶绿体基因及蓝细菌的基因。这种在基因上的巨大差异使 DNA 分析技术能够成为衣原体诊断的有效工具。

2. **菌体结构与其致病作用** 衣原体的主要结构致病物质是其细胞壁,细胞壁脂多糖具有所有革兰阴性菌脂多糖相同的致病作用,同时也是衣原体的属特异性抗原。

细胞壁的主要外膜蛋白(major outer membrane protein,MOMP)能阻止溶酶体与衣原体的囊泡结合,使衣原体在囊泡内得以生长繁殖。此外,MOMP 易发生变异,系衣原体形成免疫逃逸的主要物质基础,同时是衣原体的种特异性抗原。

(三) 致病作用与临床表现

1. 沙眼衣原体致病作用

(1) 致病机制:对人致病的沙眼衣原体按其致病性分成沙眼生物亚种与性病淋巴肉芽肿亚种。其致病作用与胞内菌引起的宿主细胞裂解、炎症因子释放及超敏反应等免疫因素有关。

(2) 所致疾病:沙眼生物亚种衣原体感染所致疾病有:①沙眼:早期眼睑结膜炎,表现为流泪、脓性分泌物等,后期出现结膜瘢痕、睑板内翻、倒睫、角膜血管翳,并可致盲;②包涵体结膜炎:表现类似沙眼早期,不出现结膜瘢痕、角膜血管翳;③泌尿生殖道感染:表现为尿道炎、附睾炎、阴道炎或宫颈炎等;④沙眼衣原体肺炎:呈间质性肺炎表现,多见于婴儿。

性病淋巴肉芽肿亚种衣原体感染所致疾病有:①性病淋巴肉芽肿:男性表现化脓性腹股沟淋巴结炎和慢性淋巴肉芽肿,女性表现会阴、肛门或直肠炎症,严重者出现会阴大面积损伤的慢性生殖器溃疡;②眼结膜炎:少见。

2. 嗜衣原体致病作用　肺炎嗜衣原体与鹦鹉热嗜衣原体是呼吸道疾病的重要病原体,主要引起青少年急性呼吸道感染,可导致肺炎、支气管炎、咽炎和鼻窦炎等。

(四) 检测与防治

致病性衣原体的微生物学检测以直接镜检发现包涵体为初步诊断,以血清学诊断或细菌核酸检测为确诊。

良好的个人卫生习惯及对于衣原体致病知识的了解是最好的预防措施。衣原体对大环内酯类、喹诺酮类抗生素普遍敏感,沙眼衣原体对磺胺类药物敏感。

六、立克次体目

立克次体是一类细胞内严格寄生、以节肢动物为传播媒介、革兰阴性原核细胞型微生物。立克次体目(*Rickettsiales*)在细菌分类学中的位置为变形菌门、α- 变形菌纲、立克次体目。该目设立克次体科(*Rickettsiaceae*)、无形体科(*Anaplasmataceae*)与全孢菌科(*Holosporaceae*)三个科。涉及人类致病的主要有立克次体科的立克次体属(*Rickettsia*)、东方体属(*Orientia*),以及无形体科的埃立克体属(*Ehrlichia*)。此外,目前划入 α- 变形菌纲、根瘤菌目、巴通体科的巴通体属(*Bartonella*),以及划入 γ- 变形菌纲、军团菌目、柯克斯体科的柯克斯体属(*Coxiella*)等人类致病菌也被习惯称为立克次体。

(一) 发现与描述

立克次体得名于年轻的美国病原生物学家 Howard Taylor Ricketts。Ricketts 毕业于西北大学医学院,毕业后参加了落基山斑疹热的流行病学研究,取得了令人瞩目的成就。1909 年,他前往墨西哥城参加那里暴发的斑疹伤寒研究,不幸在 1910 年患斑疹伤寒辞世,终年 39 岁。在他去世之前,他已经确定斑疹伤寒的病原体就在染病动物的血液和吸血的节肢动物体内,且和落基山斑疹热的病原体类似。1915 年,在德国工作的巴西热带病学家 Henrique da Rocha-Lima 和捷克动物学家 Stanislaus Josef Mathias von Prowazek 奉命一起来到位于波兰边境的科特布斯,调查当地俄军战俘营中暴发的斑疹伤寒,两人同时感染上了斑疹伤寒。Prowazek 不幸身亡,而 Rocha-Lima 躲过了一劫,第二年 Rocha-Lima 终于发现了斑疹伤寒的病原体,于是他决定将这种病原体命名为普氏立克次体(*Rickettsia prowazekii*)以纪念两位为研究斑疹伤寒而献出生命的科学家。2007 年,人们为了表彰 Rocha-Lima 的发现,又以他的名字命名了一种新发现的立克次体——罗查·利马巴通体(*Bartonella rochalimae*)。

在光镜下,立克次体呈多形性,多为杆状,长 0.8~2.0μm,直径 0.3~0.6μm,以 Giemsa 染色呈紫色或蓝色,以 Macchiavello 染色呈红色。大多数立克次体只能在活细胞内生长,常用动物接种、鸡胚培养和细胞培养等方法培养立克次体。

立克次体的脂多糖是构成群特异性抗原的基础,这些抗原中的一部分与变形杆菌属内的某些细菌的脂多糖具有相同的抗原性。在此基础上建立了著名的外斐反应(Weil-Felix reaction)。立克次体的外膜蛋白所具有的抗原性可以体现种的特异性。

在流行病学上,立克次体具有如下特点:①以节肢动物为传播媒介或储存宿主;②大多数为人兽共患病原体;③近年来正在成为新现病原生物的重要构成。

(二) 基因与结构

1. 基因研究 普氏立克次体(立克次体模式种)已完成基因测序,全基因长 1111.523kb,含 834 个蛋白编码基因。普氏立克次体缺乏非专性细胞寄生菌所拥有的氨基酸与核苷生物合成所需的糖酵解途径基因和相应的调节基因。不过普氏立克次体拥有一整套与三羧酸循环及呼吸链相关的基因,但这套基因与其他细菌所谓的线粒体基因组(掌管细菌能量代谢的基因群)又截然不同,系不同类型原核生物简约进化的一种产物。

2. 菌体结构与其致病作用 立克次体结构与其他革兰阴性菌非常相似,最外层是多糖黏液和微荚膜组成的外表结构,其内为细胞壁和细胞膜组成的包膜,细胞壁含有肽聚糖和脂多糖。脂多糖被认为是立克次体的主要结构性致病物质,其作用与所有革兰阴性菌的脂多糖相同。

(三) 致病作用与临床表现

立克次体主要寄居于内皮细胞,其增殖、释放所造成的损害及脂多糖引起的免疫及炎症反应是其重要的致病机制。立克次体可产生磷脂酶 A,除溶血作用外,磷脂酶 A 可溶解宿主细胞内吞噬体膜,是立克次体的主要免疫逃逸机制。

1. 斑疹伤寒群立克次体致病作用 斑疹伤寒群立克次体,引起流行性斑疹伤寒、地方性斑疹伤寒等。①流行性斑疹伤寒:由普氏立克次体引起。患者是唯一的传染源,体虱是主要传播媒介,以人 - 虱 - 人方式传播。人感染立克次体约经 2 周的潜伏期后,骤然发病,主要症状为高热、头痛、皮疹,可伴神经系统、心血管系统或其他脏器损害。②地方性斑疹伤寒:由莫氏立克次体引起。鼠是主要储存宿主,鼠蚤是主要传播媒介,鼠蚤叮咬、吸取人血时将立克次体传染给人。该病临床症状与流行性斑疹伤寒相似,但较轻。

2. 斑疹热群立克次体致病作用 斑疹热群立克次体,引起落基山斑疹热、立克次体痘、南欧斑疹热、西伯利亚斑疹伤寒、澳大利亚斑疹伤寒、东方斑疹热等。其临床表现初期为头痛、全身酸痛、肌肉酸痛及食欲缺乏,然后出现弛张热,高达 40℃。多数患者于硬蜱叮咬部位出现初疮,表现为小的浸润块,其上盖以棕色痂皮,四周有红晕。初疮多见于头、颈、肩或腹部,常伴有局部引流淋巴结肿大。发病第 4~5 天,患者全身出现红色椭圆形斑丘疹,大小不一,边缘清楚,压之褪色,个别呈出血疹。有时皮疹亦可延至手心、足底及面部,或仅见于胸、背及四肢内侧。整个病程伴有剧烈头痛、腰痛及肌肉疼痛。血压偏低,眼结膜充血,脾偶可触及。如处理及时,这组疾病通常预后良好。

3. 恙虫病群立克次体致病作用 恙虫病群立克次体,引起恙虫病。恙螨是储存宿主和传播媒介。起病多突然,体温迅速上升,达 39~40℃以上,伴寒战、剧烈头痛、四肢酸痛、恶心、呕吐、便秘、颜面潮红、结膜充血、咳嗽、胸痛等。个别患者诉眶后痛及眼球转动痛,严重患者可有谵妄、重听、神志改变等神经系统症状及心率增速或减慢、微循环障碍等心血管系统症状。恙螨幼虫叮咬处先出现红色丘疹,成水疱后破裂,中央坏死结褐色或黑色痂,称为焦痂。焦痂附近的局部淋巴结肿大如核桃或蚕豆大小,压痛而可移动,不化脓,消失较慢。全身浅表淋巴结可轻度肿大。第 2~8 病日出现斑疹或斑丘疹,暗红色,加压即,以胸、背和腹部较多,向四肢发展。自然病程为 17~21 天。

4. 贝纳柯克斯体致病作用 贝纳柯克斯体,引起 Q 热。受染牛、羊等家畜是主要传染源,人类主要经消化道或呼吸道感染。Q 热发病突然,表现为发热、剧烈头痛、寒战、严重乏力、肌痛、且常有胸痛,体温可升至 40℃持续 1~3 周。与其他立克次体病不同,Q 热无皮肤出疹,但可发生肺炎、肝炎、心内膜炎等。

(四)检测与防治

将取自患者的标本接种易感动物,待其发病后再取材染色镜检。外斐反应对诊断立克次体感染具有重要参考价值。

预防以改善易感人群的生活条件,增强个人卫生和防护为主。斑疹伤寒的预防可接种斑疹伤寒减毒疫苗。治疗可选用氯霉素、四环素等敏感抗生素。

七、其他革兰阴性致病菌

如前所述,涉及人类致病的革兰阴性细菌尚有布鲁斯菌属(*Brucella*)、奈瑟菌属(*Neisseria*)、军团菌属(*Legionella*)、假单胞菌属(*Pseudomonas*)、弧菌属(*Vibrio*)、耶尔森菌属(*Yersinia*)、嗜血杆菌属(*Haemophilus*)、弯曲菌属(*Campylobacter*)、螺杆菌属(*Helicobacter*)等。因限于篇幅,简介如下。

(一)布鲁斯菌属

自从 1887 年,Bruce 从死于马耳他热的英国士兵脾脏中分离出布鲁氏菌后,在一百多年时间里先后分离到近万株细菌。布鲁斯菌属在细菌分类学中的位置为变形菌门、α- 变形菌纲、根瘤菌目、布鲁斯菌科、布鲁斯菌属。该属现有 6 个成员,涉及人类致病者主要为波状热布鲁斯菌(*B. melitensis*)、流产布鲁斯菌(*B. abortus*)、犬布鲁斯菌(*B. canis*)等(表 13-7)。

表 13-7 布鲁斯菌属主要致病菌的生物学性状及致病作用

种属名	发现与描述	致病作用与临床表现	检测与防治
波状热布鲁斯菌	1887 年,Bruce 发现。革兰阴性短杆菌,无芽胞,无鞭毛,有荚膜,专性需氧菌,营养要求高,血平板上不溶血	脂多糖、荚膜、侵袭酶为主要致病物质;细菌在宿主脏器内繁殖和入血流;引起布鲁斯病,表现为发热、关节病、全身乏力、肝、脾肿大	凝集试验,补体结合试验,皮肤试验;管理动物粪便,减毒活疫苗接种,抗生素治疗

笔记

续表

种属名	发现与描述	致病作用与临床表现	检测与防治
流产布鲁斯菌	1897 年，Bang 在牛体内分离出本菌。其余描述同上	同上	同上
犬布鲁斯菌	1966 年 Carmichael 在犬体内分离出本菌。余描述同上	睾丸炎、流产	同上

(二) 奈瑟菌属

奈瑟菌属在细菌分类学中的位置为变形菌门、β- 变形菌纲、奈瑟菌目、奈瑟菌科、奈瑟菌属。该属现有 24 个成员，涉及人类致病者主要为脑膜炎奈瑟菌（*N. meningitidis*）、淋病奈瑟菌（*N. gonorrhoeae*）等（表 13-8）。

表 13-8　奈瑟菌属主要致病菌的生物学性状及致病作用

种属名	发现与描述	致病作用与临床表现	检测与防治
脑膜炎奈瑟菌	1887 年由 Weichselbaum 发现。革兰阴性双球菌，有荚膜、菌毛，专性需氧菌，巧克力培养基培养，产生自溶酶。氧化酶和触酶阳性	荚膜、菌毛、脂多糖等为主要致病物质；引起流行性脑脊髓膜炎	直接涂片镜检、反向血凝、协同凝集试验、ELISA、PCR 等；控制传染源，早期隔离患者，接种脑膜炎奈瑟菌疫苗，治疗首先青霉素、磺胺类药
淋病奈瑟菌	1879 年，德国医师奈瑟（Naiseshi A.L.S.）首次发现，其余描述同上	菌毛、脂寡糖、外膜蛋白等为主要致病物质；局部炎症和全身反应，引起淋病	直接涂片镜检、分离培养和鉴定、免疫酶试验、直接免疫荧光法、PCR 等。宣传教育，治疗用头孢曲松、青霉素、磺胺类药

(三) 军团菌属

军团菌属在细菌分类学中的位置为变形菌门、γ- 变形菌纲、军团菌目、军团菌科、军团菌属。该属现有 49 个种，涉及人类致病者主要为嗜肺军团菌（*Legionella pneumophila*）（表 13-9）。

表 13-9　嗜肺军团菌的生物学性状及致病作用

种属名	发现与描述	致病作用与临床表现	检测与防治
嗜肺军团菌	1976 年，在美国费城发现，1978 年正式命名。革兰阴性短杆菌，无芽胞，有荚膜、鞭毛，兼性厌氧菌，营养要求高，触酶阳性。不分解尿素	微荚膜、菌毛、毒素及酶类等多种致病物质；引起肺炎型军团病、流感样型军团病和肺外感染	分离培养和鉴定、ELISA、免疫荧光测定、PCR 技术；加强水源、输水管道等消毒，治疗用红霉素、利福平

(四) 假单胞菌属

假单胞菌属在细菌分类学中的位置为变形菌门、γ- 变形菌纲、假单胞菌目、假单胞菌科、假单胞菌属。该属现有 153 个成员，大部分为植物致病菌。涉及人类致病者主要有铜绿假单胞菌（*Pseudomonas aeruginosa*）（表 13-10）。

笔记

222

表 13-10　铜绿假单胞菌的生物学性状及致病作用

种属名	发现与描述	致病作用与临床表现	检测与防治
铜绿假单胞菌	1882 年由 Gessard 首先分离到。革兰阴性短杆菌,无芽孢,有荚膜,有鞭毛,专性需氧菌,营养要求不高,产生水溶性蓝绿色素,氧化酶试验阳性。为人体正常菌群之一	条件致病菌。脂多糖导致发热、休克或 DIC,外毒素使细胞出现肿胀、变性和坏死,引起化脓性感染、败血症等	直接涂片、镜检,分离培养和鉴定;对多黏菌素 B、庆大霉素等敏感

(五) 弧菌属

弧菌属在细菌分类学中的位置为变形菌门、γ- 变形菌纲、弧菌目、弧菌科、弧菌属。该属现有 67 个种,涉及人类致病者主要有霍乱弧菌(*V. cholerae*)、副溶血性弧菌(*V. parahaemolyticus*)、创伤弧菌(*V. vulnificus*)等(表 13-11)。

表 13-11　弧菌属主要致病菌的生物学性状及致病作用

种属名	发现与描述	致病作用与临床表现	检测与防治
霍乱弧菌	1883 年,第五次霍乱大流行中,由 Koch 从埃及患者的粪便中首次发现。无芽孢,有荚膜,有鞭毛,兼性厌氧菌,营养要求不高,耐碱不耐酸。发酵葡萄糖、蔗糖、甘露醇产酸不产气。氧化酶反应阳性	霍乱肠毒素,导致肠液大量分泌,出现严重的腹泻与呕吐,引起霍乱	直接镜检、分离培养;养成良好卫生习惯,抗生素及支持疗法
副溶血性弧菌	1950 年由 Fujino 等在日本一次暴发性食物中毒中分离发现。其余描述基本同上,嗜盐	耐热直接溶血素(TDH)和耐热相关溶血素(TRH)有细胞毒和心肌毒作用。引起食物中毒	分离培养、基因探针杂交、PCR;抗生素治疗
创伤弧菌	1976 年由 Hollis 等首次分离。1979 年 Farmer 将其命名为创伤弧菌。其余描述基本同霍乱弧菌	霍乱样症状、创口蜂窝织炎,原发性败血症	分离培养;勿摄食生海产食品,抗生素治疗

(六) 耶尔森菌属

耶尔森菌属在细菌分类学中的位置为变形菌门、γ- 变形菌纲、肠杆菌目、肠杆菌科、耶尔森菌属。该属现有 14 个成员,涉及人类致病者主要为鼠疫耶尔森菌(*Y. pestis*),以及小肠结肠耶尔森菌(*Y. enterocolitica*)、假结核耶尔森菌(*Y. pseudotuberculosis*)(表 13-12)。

表 13-12　耶尔森菌属主要致病菌的生物学性状及致病作用

种属名	发现与描述	致病作用与临床表现	检测与防治
鼠疫耶尔森菌	1894 年耶尔森在中国香港首次分离。革兰阴性小杆菌,两端钝圆浓染,无鞭毛,无芽孢,有荚膜,兼性厌氧菌,营养要求高,含血液培养基培养	鼠毒素,脂多糖等。可致毒血症、休克、机体发热、DIC 等。腺鼠疫、肺鼠疫、败血症鼠疫	凝集试验、补体结合试验;消灭鼠疫源、接种鼠疫活疫苗,早期足量使用抗生素治疗

种属名	发现与描述	致病作用与临床表现	检测与防治
小肠结肠炎耶尔森菌	1934 年美国 Mclver 和 Pike 首先描述该菌。1964 年由 Frederiksen 命名。其余描述同上	脂多糖；导致菌血症及败血症，引起克罗恩病、盲肠炎、肺炎等	分离培养；无特殊预防，广谱抗生素敏感
假结核耶尔森菌	1883 年，由 Malassez 和 Isberg 首次发现。其余描述同上	有淋巴嗜性，毒力质粒分泌的蛋白及菌体合成超抗原毒素等为主要致病物质；引起肝、脾、淋巴结肉芽肿、结节性红斑，反应性关节炎等	分离培养；无特殊预防，广谱抗生素敏感

（七）嗜血杆菌属

嗜血杆菌属在细菌分类学中的位置为变形菌门、γ- 变形菌纲、巴斯德菌目、巴斯德菌科、嗜血杆菌属。该属现有 21 个成员，涉及人类致病者主要为嗜血流感杆菌（*H. influenzae*）、杜克雷嗜血杆菌（*H. ducreyi*）等（表 13-13）。

表 13-13　嗜血杆菌属主要致病菌的生物学性状及致病作用

种属名	发现与描述	致病作用与临床表现	检测与防治
嗜血流感杆菌	1892 年由德国细菌学家 Pfeiffer 分离并命名。革兰阴性小杆菌，无鞭毛，无芽胞，有荚膜，需氧或兼性厌氧菌，营养要求高，巧克力平板培养	菌毛、荚膜、脂多糖等为主要致病物质；导致急性化脓性感染，如：肺炎、脑膜炎、中耳炎、结膜炎、蜂窝织炎、骨髓炎等	直接涂片染色镜检、分离培养；荚膜多糖疫苗；广谱抗生素敏感
杜克雷嗜血杆菌	1889 年由意大利皮肤学家杜克雷发现。其余描述基本同上。营养要求高	菌体经生殖道黏膜感染；在局部繁殖，形成红色小丘疹，出现痛性溃疡（即软性下疳），并引起附近淋巴结肿大破溃和形成瘘管	直接涂片染色镜检，分离培养及鉴定；无特殊预防，广谱抗生素敏感

（八）螺杆菌属

螺杆菌属在细菌分类学中的位置为变形菌门、ε- 变形菌纲、弯曲菌目、螺杆菌科、螺杆菌属。该属现有 22 个成员，涉及人类致病者主要为幽门螺杆菌（*Helicobacter pylori*）（表 13-14）。

表 13-14　幽门螺杆菌的生物学性状及致病作用

种属名	发现与描述	致病作用与临床表现	检测与防治
幽门螺杆菌	1982 年由 Barry J. Marshall 和 J. Robin warren 发现。革兰阴性螺杆菌，有鞭毛，微需氧菌，营养要求高，培养时需血液或血清，氧化酶和脲酶试验阳性	鞭毛、菌毛、VacA 和 CagA 等为主要致病物质；引起萎缩性胃炎、胃溃疡、胃癌	直接涂片镜检、脲酶分解试验、细菌培养、ELISA、PCR；疫苗已研制，治疗用铋剂、抗酸药、抗生素三联疗法

学习小结

通过对常见致病细菌的学习，你是否可以与第九章所学之内容形成联系？也就是能否找出细菌的基因结构、生长繁殖、遗传变异与细菌致病性之间的因果关系。当然这种关系也应该包括细菌与宿主免疫系统间的互作方式。对此,你得出哪些规律性的认识?

(卢芳国)

复习思考题

1. 试对"特定的感染性疾病是由特定的致病菌引起"这个命题做出自己的评述。

2. 是否赞同本章开始所提出的"绝大多数致病菌的致病都是有条件的"的观点?能否归纳一下使细菌成为致病菌的主要"条件"?

第十四章

常见致病性真菌

学习目的与学习要点

完成"医学真菌"一章的学习之后,相信大家已经掌握了有关真菌的形态结构、增殖培养、感染与免疫的基本知识。以此为基础,本章将分别以毛癣菌属、表皮癣菌属、小孢子癣菌属、假丝酵母菌属、隐球菌属为例介绍经典的浅表感染真菌和深部感染真菌对人类的致病过程与机制。并以此进一步深入认识临床多种致病真菌感染的病原学、致病作用、临床表现、疾病诊断和防治等基本知识。

致病真菌的感染,根据其发生部位,分为浅表真菌感染、皮肤真菌感染、皮下组织真菌感染与系统真菌感染。前两者合称浅部真菌感染;后两者合称深部真菌感染。与病毒、细菌比较,引起人类疾病的真菌不算太多,仅限于子囊菌门、担子菌门、接合菌门中为数不多的种群,且多为低等真菌。但因滥用抗生素、使用激素和免疫抑制剂等医源性因素所导致的真菌感染,临床并不罕见,并可引起致死性后果。

第一节　浅部感染真菌

浅部感染真菌又称皮肤感染真菌,通过寄生或腐生于表皮角质层、毛发、甲板等角蛋白组织而引起浅表感染,多因接触患者或患畜而致病。对人类致病的浅部感染真菌主要包括子囊菌门的毛癣菌属(*Trichophyton*)、表皮癣菌属(*Epidermophyton*)、小孢子癣菌属(*Microsporum*)、毛结节菌属(*Piedraia*)和担子菌门的马拉色菌属(*Pityrosporum*)等。其中毛癣菌、表皮癣菌、小孢子癣主要侵犯表皮;毛结节菌与马拉色菌则侵犯皮肤角质层或毛干浅表层。

一、毛癣菌属

(一)性状描述

毛癣菌属已知约有二十余种,对人致病的约有十余种,以红色毛癣菌、紫色毛癣菌和须癣毛癣菌为常见。

在 Sabaurauds 培养基上,不同毛癣菌的菌落形态可呈绒毛状、粉末状、颗粒状或脑回状,其颜色可为白色、奶油色、黄色、红色、橙黄色或紫色等。显微镜下可见菌丝呈螺旋状或鹿角状等;孢子为细长、棒状、薄壁的大分生孢子和侧生、散在或呈葡萄状的小分生孢子。在发病中,本菌属菌丝可见发内型(位于毛发内),或发外型(位于毛发外)。临床标本直接镜检时,除在黄癣痂中可找到鹿角菌丝这一特征性结构外,其菌丝和孢子难以与小孢子菌属及表皮癣菌属相区别。

(二)致病作用与临床表现

在常见致病毛癣菌中,红色毛癣菌是我国最常见的皮肤癣菌,主要侵犯皮肤、指(趾)甲,偶可侵犯毛发。其引起的股癣以丘疹为主,境界清楚,常缠绵难愈;引起的体癣,类似播散性神经性皮炎或鱼鳞病;引起的手、足癣多为角化过度型或鳞屑型,并可伴发甲癣。紫色毛癣菌对人表皮组织有高度亲嗜性,主要引起头黑癣。因头皮早期损害呈灰白色斑片,继之病损头发露出头皮即折断,留下发根如同"黑芝麻点状",故名头黑癣。亦可引起体癣、甲癣。须癣毛癣菌可侵犯皮肤、指(趾)甲和毛发。毛发感染时呈发外型,局部炎症比较明显;引起的手、足癣多表现为水疱型;指(趾)甲感染一般只波及少数几个指(趾)甲;引起的体癣、股癣,其皮疹表现为环状、周围可有丘疹及水疱,中央部位的皮肤正常,预后不留色素沉着;亦可引起脓癣、须癣及皮肤肉芽肿,还可引起癣菌疹。

(三)检测与防治

1. 微生物学检测 采集病灶皮屑、甲屑或毛发,滴加 10% 氢氧化钾并微加热处理后直接镜检,根据菌丝和孢子特征可初步诊断。必要时可将标本接种于 Sabaurauds 培养基,培养后根据菌落特征、菌丝和孢子特点等鉴定。

2. 防治原则 注意卫生,尽量避免与患者接触及共用物品;保持鞋袜清洁与干燥,防止皮肤癣菌滋生。治疗主要采用局部用药,如伊曲康唑软膏等;甲癣的治疗比较困难,疗程可达数月之久,且容易复发。

二、表皮癣菌属

(一)性状描述

表皮癣菌只有一个种,即絮状表皮癣菌,对人有致病性。该菌在 Sabaurauds 培养基上室温或 28℃时生长较快,菌落开始如蜡状,继而出现粉末状,由白色变成黄绿色。镜检可见菌丝较细、有分隔,偶见球拍状、结节状及螺旋状菌丝;菌丝侧壁及顶端形成大分生孢子,呈棍棒状,壁薄,由 3~5 个细胞组成,无小分生孢子。

(二)致病作用与临床表现

絮状表皮癣菌对人表皮组织有高度亲嗜性,可侵犯人类的皮肤和指甲,可致体癣、足癣、手癣、股癣和甲癣等。絮状表皮癣菌不侵犯毛发。

(三)检测与防治

同致病毛癣菌。

三、小孢子癣菌属

(一)性状描述

小孢子菌已知有 15 种真菌,多数具有致病性。我国以奥杜盎小孢子菌、犬小孢子菌、石膏样小孢子菌等几种为常见。

在 Sabaurauds 培养基上,小孢子菌呈绒毛状或粉末状、表面粗糙的灰色、橘红色或棕黄色菌落;菌丝有隔,呈梳状、结节状或网球拍状;镜下见厚壁梭形大分生孢子,菌丝侧枝末端可见小分生孢子。

（二）致病作用与临床表现

小孢子癣菌主要侵犯毛发与皮肤，引起头癣或体癣，不侵犯甲板；奥杜盎小孢子菌对人表皮组织有高度亲嗜性，可引起发外型头白癣，偶可引起体癣、甲癣、脓癣、癣菌疹等；犬小孢子菌即羊毛样小孢子菌，是头脓癣、头白癣及体癣的主要病原菌，所引起的癣病，局部炎症明显，病程急剧，亦可并发癣菌疹、甲癣及须癣；石膏样小孢子菌的致病作用与临床表现与羊毛样小孢子菌相似。

（三）检测与防治

同致病毛癣菌。

四、其他浅部感染真菌

角层癣菌主要寄生于皮肤角层及毛干表面，可引起角层型和毛发型病变，涉及马拉色菌属中的秕糠状鳞斑癣菌和毛结节菌属中的何德毛结节菌。秕糠状鳞斑癣菌可引起皮肤表面出现黄褐色的花斑癣，好发于颈、胸、腹、背和上臂，形如汗渍斑点，俗称汗斑，一般不影响健康。患处标本直接镜检可见短粗、分枝状、有隔菌丝及成丛状的酵母样细胞。因其具有嗜脂性特点，培养时需加入橄榄油等。通常为酵母型菌落。何德毛结节菌可引起硬的黑色结节，使毛干上结节如砂粒状。

第二节 深部感染真菌

深部感染真菌是指能侵袭深部组织和器官的真菌，主要包括隶属子囊菌门的假丝酵母菌属（*Candida*）、肺孢子菌属（*Pneumocystis*）、曲霉菌属（*Aspergillus*）、镰刀菌属（*Fusarium*）、青霉菌属（*Penicillium*）、组织胞浆菌属（*Histoplasma*）；隶属担子菌门的隐球菌属（*Cryptococcus*）；隶属接合菌门的毛霉菌属（*Mucor*）等。由于抗生素、激素、免疫抑制剂、抗癌药物等的广泛使用，各类机会致病性真菌的感染率明显上升。我国最常见的机会致病性真菌为白念珠菌、新生隐球菌，其次为曲霉菌、毛霉菌等。

一、假丝酵母菌属

（一）性状描述

寄居人体的假丝酵母菌属为人体正常共生真菌，主要有白假丝酵母菌（*C.albicans*）、都柏林假丝酵母菌（*C.dubliniensis*）、热带假丝酵母菌（*C.tropicalis*）等 10 种，均有可能成为机会致病真菌，其中以白假丝酵母菌多见。

白假丝酵母菌呈圆形或卵圆形，革兰染色阳性，直径 3~6μm，以出芽方式繁殖，在组织内易形成芽生孢子及假菌丝。培养后在假菌丝中间或顶端常有较大、壁薄的圆形或梨形细胞，可以形成厚膜孢子，为白假丝酵母菌的特征性形态之一。在 1% 吐温 -80 玉米粉琼脂培养基上可形成丰富的假菌丝，同时也产生真菌丝和厚膜孢子；在普通琼脂、血琼脂及 Sabaurauds 琼脂培养基上 37℃培养 2~3 天后，出现灰白或奶油色、表面光滑、带有浓厚酵母气味的典型的类酵母型菌落，随着时间延长，其菌落增大，颜色变深，质地变硬或有皱褶；血琼脂 37℃培养 10 天，可形成中等大小暗灰色菌落；在 42℃条件下白假丝酵母菌可生长良好，这一特点可简易区别于都柏林假丝酵母。

(二) 致病作用与临床表现

通常存在于健康人的口腔、上呼吸道、肠道及阴道黏膜等部位的白假丝酵母菌，在机体免疫功能下降或正常菌群失调时，则可作为条件致病菌引起感染。

1. 致病作用　白假丝酵母菌致病机制主要包括：①菌体细胞壁甘露糖蛋白的黏附作用；②菌体与上皮细胞间植物血凝素样物质及受体的相互作用；③芽管和假菌丝延长并可直接插入细胞膜；④侵袭性酶类致病的作用，如磷酸脂酶 C 可促进细胞膜通透性，酸性蛋白酶可破坏表皮角质蛋白的屏障；⑤细胞壁甘露糖激活补体，产生 C3a、C5a 等活性片段，介导炎症反应；⑥作为双相菌，假丝酵母菌侵袭机体时表现为菌丝（称组织相或菌丝相），而寄生或血行播散时表现为菌体形式（称酵母相），这增强了该菌寄生、侵入机体、播散和躲避机体防御功能的能力。

2. 所致疾病　在假丝酵母菌引起的黏膜感染中，以鹅口疮最多见。鹅口疮多发生于体质虚弱的初生婴儿，尤以人工喂养婴儿较多见。成年人由于慢性疾病引起机体抵抗力下降、营养失调或各种维生素缺乏时也可发生黏膜白假丝酵母菌感染。鹅口疮好发部位为舌、软腭、颊黏膜、齿龈、咽部等。损害表现为灰白色假膜附着于口腔黏膜上，边缘清楚，周围有红晕，剥除白膜，留下湿润的鲜红色糜烂面或轻度出血，严重者黏膜可出现溃疡、坏死，患者自觉疼痛、吞咽困难、食欲缺乏。

假丝酵母菌感染引起的阴道炎是常见妇科感染性疾病，好发于糖尿病、长期使用广谱抗生素、肾上腺皮质激素、口服避孕药及妊娠妇女。一般在月经前症状严重，损害表现为阴道壁充血、水肿，阴道黏膜上有灰白色假膜，形似鹅口疮。阴道分泌物浓稠，黄色或乳酪样，有时杂有豆腐渣样白色小块。损害形态多种多样，自红斑、轻度湿疹样反应到脓疱、糜烂和溃疡。皮损可扩展至肛周、外阴和整个会阴部，统称外阴阴道炎。外阴部红肿和剧烈瘙痒是其突出症状。

假丝酵母菌还可引起支气管炎、肺炎、肠炎、膀胱炎及肾盂肾炎等内脏感染，并可侵入血液引起败血症，目前已成为临床上常见的败血症病原体之一。此外，该菌还可引起脑膜炎、脑膜脑炎、脑脓肿等中枢神经系统感染，糜烂症、湿疹样皮肤假丝酵母病、皮肤肉芽肿、甲沟炎等皮肤感染，以及龟头炎、角膜炎等疾病。

(三) 检测与防治

1. 微生物学检查　常采用：①显微镜直接检查：脓、痰等标本可直接涂片，经革兰染色后镜检；皮屑、甲屑等标本应置玻片上先经 10% KOH 处理后镜检。镜下可见到圆形或卵圆形的菌体及芽生孢子，同时可观察到假菌丝。确诊白假丝酵母菌感染必须同时看到芽生孢子和假菌丝。②分离培养与鉴定：必要时将标本接种于 Sabaurauds 培养基，25℃培养 1~4 天，形成乳白色（偶见淡黄色）的类酵母型菌落。镜检培养物可见到假菌丝及成群的芽生孢子。一般可根据形态、培养特性进行鉴别，也可通过芽管形成试验和厚膜孢子形成试验鉴定。

2. 防治原则　目前尚无有效的预防措施。对皮肤黏膜感染的治疗可局部涂敷制霉菌素、甲紫、酮康唑和氟康唑等；全身性白假丝酵母菌的治疗可用两性霉素 B 和 5-氟胞嘧啶等。

二、隐球菌属

(一) 性状描述

新生隐球菌是该属唯一可致人类疾病的真菌。其中研究较多的是新生隐球菌及其格特变种(*C.neoformans var.gattii*)和上海变种(*C.neoformans var.shanghaiensis*)。

新生隐球菌为酵母型真菌,呈圆形,直径为 4~12μm。菌体外周有一层肥厚的胶质样荚膜,可比菌体宽 1~3 倍。墨汁负染色后镜检,可在黑色的背景中见到圆形或卵圆形的透亮菌体。以芽生方式繁殖,但不生假菌丝。在 Sabaurauds 培养基或血琼脂培养基上,25℃和 37℃下数天后即可形成酵母型菌落,初为乳白色、细小菌落,增大后表面黏稠、光滑,并转变为橘黄色,最后变成棕褐色;在麦芽汁液体培养基中,25℃孵育 3 天后呈混浊生长,可有少量沉淀或菌膜。新生隐球菌荚膜由多糖构成,根据其抗原性可分为 A、B、C、D 共 4 个血清型,临床分离株多属于 A 型与 D 型。

(二) 致病作用与临床表现

新生隐球菌也属于人体正常菌群之一,在机体免疫力降低时可发生内源性感染;同时,新生隐球菌在鸟粪,尤其是鸽粪中大量存在,所以人体可通过呼吸道吸入新生隐球菌而引起外源性感染。

1. 致病作用 新生隐球菌荚膜多糖是其重要的致病物质,具有抗吞噬、诱导动物免疫无反应性、降低机体抵抗力等作用。

2. 所致疾病 新生隐球菌常经呼吸道感染而引起肺炎。轻度肺部感染往往因症状不明显而被忽视,但免疫功能低下的感染者,隐球菌可在肺部大量繁殖而引起肺部严重损伤。部分患者隐球菌可经血播散至全身,侵犯其他部位,其中最易侵犯中枢神经系统引起慢性脑膜炎,这是隐球病中最为常见的临床类型。脑及脑膜的隐球菌病常呈亚临床状态,其临床表现与脑肿瘤、脑脓肿、结核性脑膜炎和中枢神经系统退化性疾病等相似,患者一旦出现临床症状而又未能及时治疗常导致患者死亡,故早期诊断极为重要。有 5%~8% 的 AIDS 患者伴有隐球菌性脑膜炎,其预后甚差。其感染也可播散至皮肤、黏膜、淋巴结、骨骼和内脏器官等,引起肉芽肿性炎症。

(三) 检查与防治

1. 微生物学检查 常采用:①直接镜检:痰、脓液、离心沉淀后的脑脊液沉渣等标本经墨汁负染后镜检,若见到圆形或卵圆形的有折光性的菌体,外周有透明的肥厚荚膜即可确诊。②分离培养与鉴定:将标本接种 Sabaurauds 培养基,25℃或 37℃培养 2~5 天即可形成典型的隐球菌菌落。从菌落中取菌染色后镜检,可见到圆形或卵圆形菌体和芽生孢子。必要时可作尿素酶试验鉴定此菌。③血清学试验:ELISA、乳胶凝集试验等方法检测血清和脑脊液标本中的隐球菌抗原,可应用于动态检测以判断预后。

2. 防治原则 恰当处理鸽粪,有利于控制本病的发生。肺部或皮肤病变,可用 5-氟胞嘧啶、酮康唑、伊曲康唑等治疗;中枢神经系统隐球菌病可选用两性霉素 B(庐山霉素)静脉滴注或伊曲康唑口服,必要时加用鞘内注射。

三、其他深部感染真菌

除假丝酵母菌属、隐球菌属之外,其他深部感染真菌的生物学特性、致病性及临床表现见表 14-1。

表 14-1　部分常见系统感染真菌

名称	描述	致病作用与临床表现	诊断与防治
肺孢子菌属 (Pneumocystis)	滋养体呈多态性,多为单核,偶见双核;孢子囊呈圆形或椭圆形,内含 2~8 个孢子;生长周期分为滋养体、囊前期和孢子囊阶段	健康人常为隐性感染,免疫功能低下者多表现为间质性肺炎,还可引起中耳炎、肝炎等	直接镜检或培养鉴定;治疗可用复方磺胺甲噁唑或羟乙磺酸戊烷脒
曲霉菌属 (Aspergillus)	该属包括 18 个群,总数达 800 多种,至少有 40 多个种对人类致病,最多见的为烟曲霉,其次为黄曲霉。菌丝有隔、分枝,呈多细胞性。典型分生孢子柄,倒立烧瓶状顶囊,顶囊上长出密集小梗与圆形小分生孢子,孢子颜色多样	机会致病性真菌,可侵犯机体许多部位,以肺部曲霉病多见	直接镜检或培养鉴定,抗体检测及代谢物检测;治疗可用两性霉素 B、伊曲康唑、氟康唑等
组织胞浆菌属 (Histoplasma)	包括荚膜组织胞浆菌与杜波伊斯组织胞浆菌两种。在单核或中性粒细胞内寄生为酵母样菌体;在体外常规培养,形成有隔菌丝,可见带刺分生孢子和厚壁孢子。为双相菌	引起外源性深部感染。主要侵袭淋巴组织和内脏器官,引起慢性肉芽肿炎症,抑制免疫功能	直接镜检或培养鉴定;治疗可用两性霉素 B 等
镰刀菌属 (Fusarium)	菌落生长快,颜色多样。菌丝大小、分隔、分枝方式与曲霉菌相似。大分生孢子常为镰刀型	机会致病性真菌,能引起角膜、指(趾)甲及深层组织感染	直接镜检或培养鉴定;治疗可用氟康唑、多黏菌素等
青霉菌属 (Penicillium)	培养基上菌落呈棉絮状或粉状,有分生孢子梗,梗的顶端分枝 2~3 次,每枝的末端细胞分裂成串的分生孢子,形成扫帚状	机会致病性真菌,能引起眼部、皮肤或皮下、肺部感染等	直接镜检或培养鉴定;对多数抗生素有抵抗性
毛霉菌属 (Mucor)	培养基上菌落初为白色,后转为灰黑色。菌丝体由无隔菌丝组成,上有长短不一的孢子囊梗,末端膨大成孢子囊,内含大量孢子	机会致病性真菌,自然界中广泛分布,常引起食物霉变。机体抵抗力极度衰弱时,本菌可累及脑、肺、胃、肠、皮肤等多种器官	直接镜检或培养鉴定;减少直接或间接与病原接触;治疗可用两性霉素 B 等

学习小结

　　通过对常见致病真菌的学习,你是否可以与第十章所学之内容形成联系? 能否了解真菌的结构与其致病性之间的因果关系? 能否区分引起不同部位感染之真菌的生物学差异? 能否识别其临床表现的特征?

(陶方方)

笔记

复习思考题

真菌感染可以分为浅部感染与深部感染两类,且引起这两类感染的致病真菌无交叉现象,试分析产生这一现象的原因有哪些。

第十五章

常见致病寄生虫

📖 学习目的与学习要点

在完成了"医学寄生虫"一章的学习之后,我们已经具有了关于医学寄生虫的一般性概念,各类医学寄生虫的形态结构、生活史特点及寄生虫感染与免疫的普遍规律的初步认识。在此基础上,本章将以部分具有典型意义的致病原虫、蠕虫及节肢动物为例,帮助大家进一步深入认识临床寄生虫感染的病原学、致病作用、临床表现、疾病诊断和防治等基本知识,并希冀为学习者勾勒出一幅"寄生虫病"的大致轮廓。

致病寄生虫的传播受自然、生物、社会因素所左右。因此寄生虫病具有明显的地方性、季节性和自然疫源性。我国幅员辽阔,地跨寒、温、热三带,自然条件千差万别,人民生活与生产习惯复杂多样,这导致各地区、各类寄生虫病的发生、发病差异悬殊。2005 年所作全国人体重要寄生虫病现状调查报告显示,中南部地区的 11 个省(自治区、直辖市)土源性线虫感染率仍高达 20.07%~56.22%,相当于 20 世纪 60—80 年代日本和韩国的感染水平。以华支睾吸虫感染而引起的肝吸虫病为代表的食源性寄生虫病仍较为严重,估计华支睾吸虫感染者约 1200 余万人。在西部贫困地区,带绦虫病、囊虫病、旋毛虫病、弓形虫病、肺吸虫病等感染率较上世纪末反有上升趋势。因此,致病寄生虫依然是值得关注的一类重要病原生物。

第一节 致病原虫

原虫是单细胞真核生物,分布广泛,种类繁多,虫体微小,构造简单。医学原虫约四十余种,分别寄生于人体的腔道、体液、组织或细胞内。根据运动细胞器类型和生殖方式,将医学原虫分为动鞭纲、叶足纲、孢子纲和纤毛纲四类。

动鞭纲(Class Zoomastigophora)的原虫以鞭毛作为运动细胞器,主要寄生于人体的消化道、泌尿生殖道、血液及组织内,以二分裂方式繁殖。对人体危害较大的鞭毛虫有杜氏利什曼原虫、阴道毛滴虫和蓝氏贾第鞭毛虫等。

叶足纲(Class Lobosea)的原虫具有叶状伪足,可做变形运动,因而称之为阿米巴或变形虫。多寄生于人体的消化道和腔道,以二分裂方式繁殖。生活史有滋养体和包囊两个时期。常见的人体寄生阿米巴有 7 种,其中主要的致病虫种为溶组织内阿米巴,少数自生生活的阿米巴偶可侵入人体并致病。

笔记

233

孢子纲(Class Sporozoa)的原虫均营寄生生活,多寄生于细胞内。无典型的运动细胞器,生活史较复杂,生殖方式有无性的裂体增殖和有性的配子生殖。对人体危害较严重的有疟原虫(Plasmodium)、弓形虫(Toxoplasma)和隐孢子虫(Cryptosporidium)及少数肉孢子虫(Sarcocystis)与等孢球虫(Isospora)。疟原虫致病性较强,其余多为机会致病性原虫。

纤毛纲(Class Ciliatea)的原虫多数营自生生活,仅肠袋虫属营寄生生活,引起人类致病者为结肠小袋纤毛虫(*Balantidium coli malmsten*)。

一、疟原虫

已发现之疟原虫有 130 余种,分别寄生于两栖类、爬行类、鸟类、哺乳动物。可引起人体感染的疟原虫主要有四种,间日疟原虫(*Plasmodium vivax*)、三日疟原虫(*Plasmodium malariae*)、恶性疟原虫(*Plasmodium falciparum*)和卵形疟原虫(*Plasmodium ovale*),分别引起间日疟、三日疟、恶性疟与卵形疟。

(一) 发现与描述

疟疾是一类发现较早的疾病,我国民间俗称"打摆子"、"冷热病"、"瘴气"等。公元前 1401—1122 年间,殷墟甲骨"卜辞"中已有"疟"字记载,《吕氏春秋》、《周礼》、《黄帝内经·素问》和《金匮要略》等书亦讨论了疟疾的病因、症状、病理、治疗及其与气候之相互关系等问题。

1880 年,法国学者 Laveran 在疟疾(malaria)患者的红细胞内发现疟原虫,确定为疟疾病原体;1897 年英国军医 Ross 证实按蚊是疟疾的传播媒介,阐述了疟原虫在按蚊体内的生活周期及其通过叮咬人体传播疟疾,并分别获得 1907 年和 1902 年诺贝尔生理学或医学奖。20 世纪中叶 Raffaele 等发现疟原虫有组织细胞内裂体增殖期。1977 年,Lysenko 等发现间日疟原虫子孢子进入宿主肝细胞后发育速度不同,并提出子孢子休眠学说,逐步明晰了疟原虫生活史。

1971 年,屠呦呦等中国科学家发现中药青蒿乙醚提取物的中性部分对疟原虫有100% 抑制率。1972 年,从该有效部分中分离得到抗疟有效单体,按中药用药习惯,将中药青蒿抗疟成分定名为青蒿素。青蒿素为一具有"高效、速效、低毒"优点的新结构类型抗疟药,对各型疟疾特别是抗性疟有特效。针对青蒿素成本高、对疟疾难以根治等缺点,发明出抗疟疗效为前者 10 倍的双氢青蒿素,为国内外开展青蒿素衍生物研究打开了局面。屠呦呦因此获 2015 年诺贝尔生理学或医学奖。

疟疾呈世界性分布。我国以间日疟最常见,其次是恶性疟,三日疟和卵形疟少见。间日疟流行于长江流域以南平原和黄淮下游一带。恶性疟多见于海南省和云南南部山区。

(二) 形态与结构

疟原虫各期虫体形态多样。在蚊体发育期分合子(zygote)、动合子(ookinete)、卵囊(oocyst)、子孢子(sporozoite)等;在人体发育期分滋养体(trophozoite)、裂殖体(schizont)和配子体(gametocyte)等,其红细胞内所现之形态为病原诊断的主要依据。

疟原虫的基本构造为核、胞质和胞膜,在人体红细胞寄生后,出现疟色素。用瑞氏或姬氏染液染色后,疟原虫核呈紫红色,胞质为天蓝至深蓝色,疟色素呈棕黄色、棕褐色或黑褐色。现将红内期原虫形态特征描述如下。

1. 滋养体　为疟原虫在红细胞内最早出现的摄食和发育阶段。按发育先后分为早期滋养体与晚期滋养体。

(1) 早期滋养体(环状体):疟原虫侵入红细胞发育的最早时期,胞质环状,淡蓝色,中央为空泡,核深红,位于环的一侧,形状像指环,故又名环状体(ring form)。此期所寄生的红细胞几乎无改变。

(2) 晚期滋养体:环状体经发育,虫体增大,核变大,胞质增多,有伪足伸出,形状不规则,常含空泡,故又名阿米巴样滋养体或大滋养体,其胞质内开始出现棕黄色疟色素颗粒,为疟原虫利用血红蛋白后的代谢产物。此期被寄生的红细胞胀大,颜色变淡,开始出现红色的薛氏小点。恶性疟原虫滋养体成熟时,易滞留在内脏及皮下脂肪的毛细血管中,故外周血中难见到大滋养体和裂殖体。

2. 裂殖体　晚期滋养体继续发育,虫体渐圆,空泡消失,疟色素增多、集中,核开始分裂,细胞质也随之分裂。此时称早期裂殖体或未成熟裂殖体。核分裂完成,胞质也随之分裂,并包围每个核,形成相应数目的裂殖子,称为成熟裂殖体。成熟裂殖体中可见疟色素聚集成团,其分布及所含裂殖子数目依虫种而异。

3. 配子体　经过几次裂体增殖,部分裂殖子进入红细胞中发育,胞核增大而不再分裂,胞质增多而无伪足,不再进行裂体增殖而发育为雌、雄配子体或分别称之为大、小配子体。雌配子体的核较致密而位于虫体一侧;雄配子体的核较疏松位于虫体中央。雌配子体的数量一般是雄配子体的两倍。配子体的进一步发育需在蚊胃中进行,否则在人体内经过30~60天即衰老变性而被消灭。四种疟原虫各期形态见表15-1。

表 15-1　薄血膜中人体四种疟原虫的形态鉴别

	间日疟原虫	恶性疟原虫	三日疟原虫	卵形疟原虫
早期滋养体(环状体)	环较大,约为红细胞直径的1/3,核一个,偶见2个,色红,每红细胞内仅寄生一个疟原虫	环细小,约为红细胞直径的1/6~1/5,核一个或两个,每红细胞内常有数个虫体,且多位于红细胞边缘	胞质深蓝色,环较粗大,约为红细胞直径的1/3,核一个,红色,红细胞内少见2个原虫	似三日疟原虫
晚期滋养体	虫体渐增大,形状不规则,伸出伪足,胞质中有空泡,疟色素棕黄色,细小杆状,分散在胞质内	外周血不易见到	体小圆形或带状,胞质致密,空泡小或无,疟色素棕黑色,颗粒状,位于虫体边缘	虫体较三日疟原虫大,圆形,空泡不明显,核一个,疟色素似间日疟,但较粗大
未成熟裂殖体	核开始分裂,胞质随着核的分裂渐呈圆形,空泡消失,疟色素开始集中	外周血不易见到	体小,圆形,空泡消失,核2个以上,疟色素集中较迟	体小,圆形或卵圆形,空泡消失,疟色素集中较迟
成熟裂殖体	含裂殖子12~24个,平均16个,排列不规则,疟色素聚集成堆,偏于一侧或在中部	含裂殖子8~36个,通常18~24个,排列不规则,疟色素集中一团	含裂殖子6~12个,通常8个,花瓣状排列,疟色素集中于中央	似三日疟原虫,但疟色素集中在中央或一侧

续表

	间日疟原虫	恶性疟原虫	三日疟原虫	卵形疟原虫
雌配子体	圆形,胞质深蓝,核深红,较致密,常偏于一边,疟色素散在于胞质中	新月形,两端稍尖,胞质深蓝,核致密,深红色位于中央,疟色素褐色位于核周围	与间日疟原虫相似,仅虫体较小,疟色素分散	似三日疟原虫,疟色素似间日疟原虫
雄配子体	圆形,胞质色蓝,核淡红色,较疏松,位于中央,疟色素分散于胞质中	腊肠形,两端钝圆,胞质淡蓝色,核疏松,淡红色,位于中央,疟色素黄褐色,在核周围	与间日疟相似,仅虫体较小,疟色素分散	似三日疟,疟色素似间日疟原虫
被寄生红细胞的变化	胀大,色淡,有鲜红色的薛氏小点,环状体寄生的红细胞则无	正常或缩小,常见疏松粗大紫褐色的茂氏小点	正常或缩小,色泽与正常红细胞同,偶可见到齐氏小点	略胀大,色淡,部分长形,边缘呈锯齿状,常见较多红色粗大的薛氏小点,环状体期即可出现

(三) 生活史

寄生于人体的四种疟原虫生活史基本相同,需要在人(中间宿主)和雌性按蚊(终宿主)两个宿主体内发育,经历无性生殖和有性生殖的世代交替。即疟原虫之生活史可分为人体内发育期与蚊体内发育期两个时期。

1. 人体内发育期 包括在肝细胞内的发育和在红细胞内的发育两个阶段。

(1) 红细胞外期(简称红外期):即疟原虫在肝细胞内的裂体增殖。含有疟原虫感染性子孢子的雌性按蚊吸血时,子孢子随蚊唾液进入人体,约30分钟后,部分子孢子经血流侵入肝细胞,进行肝细胞内的裂体增殖,形成红外期裂殖体,每个成熟的裂殖体含有许多裂殖子。随着肝细胞破裂裂殖子释出,部分裂殖子入血流侵入红细胞,其余则被吞噬细胞吞噬。完成红外期发育的时间,间日疟原虫为7~9天,恶性疟原虫为6~7天,三日疟原虫为11~12天,卵形疟原虫为9天。近年来,学者多认为间日疟原虫的子孢子具有遗传学上不同的两种类型,即速发型子孢子(tachysporozoites,TS)与迟发型子孢子(bradysporozoites,BS)。在肝细胞内速发型子孢子先完成红外期裂体增殖;迟发型子孢子则经过一段或长或短的休眠期后,才完成红外期的裂体增殖。处于休眠期的疟原虫称之为休眠子(hypnozoite),肝细胞内的休眠子与日后疟疾的复发有关。恶性疟原虫和三日疟原虫无休眠子。

(2) 红细胞内期(简称红内期):即疟原虫在红细胞内的裂体增殖。红外期的裂殖子从肝细胞释放出来,进入血流后很快侵入红细胞内。在侵入红细胞的过程中,裂殖子先形成环状体,摄取营养,生长发育,分裂增殖逐渐发育为大滋养体,继之发育为裂殖体,裂殖体成熟后红细胞破裂,释出裂殖子,部分裂殖子被吞噬细胞消灭,其余再次侵入正常红细胞,重复其红内期的裂体增殖过程。

间日疟原虫完成一代裂体增殖需48小时,恶性疟原虫需36~48小时,三日疟原虫需72小时,卵形疟原虫需48小时。间日疟原虫和卵形疟原虫通常寄生于网织红细胞;三日疟原虫多寄生于较衰老的红细胞;而恶性疟原虫则可寄生于各期红细胞,早期滋养体在外周血液中经十几小时的发育,逐渐隐匿于微血管、血窦或其他血流缓慢处,继续发育成晚期滋养体及裂殖体,这两个时期在外周血液中一般不容易见到。

红内期疟原虫经过几代裂体增殖后,部分裂殖子进入红细胞直接发育为雌性或雄性配子体。在按蚊叮人吸血时成熟的配子体进入按蚊体内继续发育,如未被按蚊吸入,在血中的配子体经一段时间后变性,被巨噬细胞吞噬消灭。

2. 蚊体内发育期 适宜的按蚊叮咬疟疾患者后,疟原虫被吸入蚊胃,环状体、晚期滋养体、裂殖体被消化,而雌配子体发育为雌配子,雄配子体则通过出丝现象形成4~8个雄配子,雄配子钻进雌配子体内,受精形成合子,从而完成配子生殖。继之发育为动合子,穿过蚊胃上皮细胞间隙,在胃壁的弹性纤维膜下形成圆形的囊合子(又称卵囊)。

卵囊内的核不断分裂,形成数千乃至上万个子孢子,称孢子增殖。当卵囊成熟后子孢子可逸出,或卵囊破裂子孢子释出,经血腔进入蚊唾液腺(图 15-1)。子孢子是疟原虫的感染阶段,当含有子孢子的按蚊再次叮人吸血时,子孢子随蚊分泌的唾液进入人体,重新开始在人体内的发育(图 15-2)。四种疟原虫生活史上的差异见表 15-2。

表 15-2 四种疟原虫生活史的比较

	间日疟原虫	恶性疟原虫	三日疟原虫	卵形疟原虫
红外期发育时间(速发型)	8 天	6 天	12 天	9 天
红外期裂殖子数目	12 000	40 000	15 000	15 400
红内期发育周期	48 小时	36~48 小时	72 小时	48 小时
红内期发育场所	外周血	环状体和配子体在外周血,其余各期在皮下脂肪及内脏毛细血管	外周血	外周血
选择寄生的红细胞类型	网织红细胞	成熟及未成熟红细胞	较衰老红细胞	网织红细胞
无性体与配子体出现于外周血液中的相隔时间	2~5 天	7~11 天	10~14 天	5~6 天
复发、再燃	有复发和再燃	无复发有再燃	无复发有再燃	有复发和再燃
蚊体内发育时间(25~28℃)	9~10 天	10~12 天	25~28 天	14~16 天

(四) 致病作用与临床表现

红内期为疟原虫致病阶段,其致病随虫株、侵入数量和宿主免疫状况而异。

1. 疾病过程 疟疾发病可分潜伏期、发作、再燃(recrudescence)与复发(relapse)等不同状态。

(1) 潜伏期:子孢子进入人体至疟疾发作前的间期为潜伏期,包括疟原虫红外期发育和一定时期的红内期裂体增殖而使疟原虫达到一定数量引起疟疾发作的时间。潜伏期的长短与进入人体的子孢子数量、原虫的种、株及机体的抵抗力有密切关系。

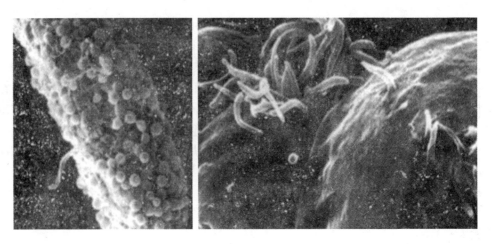

图 15-1 蚊胃上的卵囊和成熟卵囊及子孢子逸出

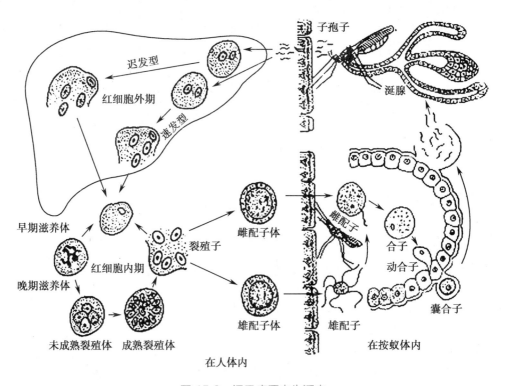

图 15-2 间日疟原虫生活史

恶性疟的潜伏期为 7~27 天,平均 11~12 天;三日疟为 28~37 天,平均 30 天;间日疟的潜伏期,其短潜伏期虫株约 11~25 天,长潜伏期虫株约 6~12 个月,个别可达 2 年之久。

(2) 发作:当裂殖体成熟并胀破红细胞后,血中虫体密度如达到发热阈值(间日疟原虫为 10~500 个 /mm³,恶性疟原虫为 500~1300 个 /mm³,三日疟原虫为 140 个 /mm³)时,疾病发作。其发作机制过去认为是由于疟原虫的代谢产物、红细胞碎片及残余血红蛋白进入血液,其中部分被多形核白细胞及单核细胞吞噬,产出内源性热原质,与疟原虫的代谢产物共同作用于下丘脑的体温调节中枢引起发热所致。近年研究认为机体在疟原虫侵入血液循环后即诱导单核/巨噬细胞产生 TNF，TNF 又促使内皮细胞产生 IL-1。IL-1 活化 T 淋巴细胞，使其产生 IL-2 及 INF-γ 等，IL-2 又促使 TNF 产生。IL-1 和 INF-γ 又可联合刺激单核/巨噬细胞扩大产生 TNF。TNF 可直接作用于体温调节中枢，引起寒战、发热。

典型的疟疾周期性发作包括寒战、发热和出汗退热三个连续阶段。周期性发作与疟原虫红内期裂殖周期相一致。间日疟原虫裂殖周期为 48 小时，故隔日发作一次；三日疟原虫为 72 小时，故隔 2 日发作一次；恶性疟原虫发育周期为 36~48 小时，但临床表现常为每日发作。如有混合感染、多批原虫感染或疟疾初发原虫增殖不同步时，则疟疾发作可不规则。在间日疟的初发期，由于不同批次的疟原虫先后侵入红细胞发育成熟，出现每日发作。经过几次发作后，机体免疫力增强，淘汰疟原虫数量少的批次，数量占优势的疟原虫批次逐渐同步化，即形成有规律的周期性发作。

(3) 再燃与复发：疟疾初发后，由于残存的红细胞内期疟原虫在一定条件下大量增殖而引起的发作，称为再燃。间日疟初发停止后，若血液中疟原虫已被彻底清除，而肝细胞内的迟发型子孢子开始其红外期发育，继之侵入红细胞进行裂体增殖，引起临床症状发作，称为复发。恶性疟原虫及三日疟原虫无迟发型子孢子，故无复发，仅有再燃；间日疟原虫及卵形疟原虫则既有复发又有再燃。

2. 临床表现　除典型发作表现外，以贫血、脾肿大为主要表现。

(1) 贫血：疟原虫在红细胞内进行周期性裂体增殖，导致红细胞裂解，发作次数多、病程长，则贫血愈严重，尤以恶性疟原虫显著。疟疾的贫血并非由单一红细胞被寄生破坏所直接引起。疟疾多次发作后，由于脾功能亢进，大量红细胞被吞噬破坏。宿主产生的抗体可以和含虫红细胞及正常红细胞膜上的疟原虫抗原结合，形成免疫复合物，激活补体，使红细胞溶解。此外，患者骨髓造血功能受抑制，也可能与疟疾贫血有关。

(2) 脾肿大：患者在罹患疟疾早期，脾因充血和吞噬功能增强而肿大。随着发作次数增多，由于疟原虫及其代谢产物的刺激，巨噬细胞和纤维细胞增生，脾可继续增大变硬。由于疟疾发作停止后脾肿大持续存在，可以利用脾肿大率作为判断一个地区疟疾流行程度的指标。

3. 特殊类型　除普通疟疾外，尚可发生：①凶险型疟疾：因各种原因延误诊断及治疗的患者和无免疫力的重感染者易引起凶险型疟疾，多见于恶性疟患者，也见于重症间日疟。临床表现为持续性高温、抽搐、昏迷，特点是病情凶险、发病急骤、死亡率高。常见有脑型(昏迷型)、超高热型、厥冷型和胃肠型等，其中以脑型疟最常见。关于发病机制，近年多倾向支持机械阻塞学说，认为恶性疟原虫发育至裂殖体时，被寄生的红细胞膜上出现疣状突起，而黏附于血管内皮细胞上，使脑微血管被疟原虫所寄生的红细胞阻塞，致脑组织缺氧及细胞坏死，以致全身性功能紊乱。②疟性肾病：多见于三日疟患者，系由抗原抗体复合物沉积于肾小球毛细血管的基底膜上，激活补体，产生白细胞趋化因子，使中性粒细胞局部聚集，释放溶酶体酶，使血管损伤并引起炎症，严重者可致肾衰竭而死亡。③输血性疟疾：其临床表现与蚊传疟疾相似，但潜伏期短。④先天性疟疾：系因胎盘受损或在分娩过程中母体血污染胎儿伤口所致，胎儿出生后即有贫血、脾肿大、发热。⑤婴幼儿疟疾：逐渐起病，精神委顿不安，热型不规则，伴消化道和呼吸道症状，贫血发展快，病死率高。

（五）检测与防治

1. 检测　常采用：①病原学检查，外周血查见疟原虫为确诊依据；②免疫学诊断，多用于疟疾流行病学调查、检测及输血对象筛选；③分子生物学技术，随着分子生物学技术发展的日新月异和推广，近年来一些分子生物学新技术已试用于疟疾的诊断，如核酸探针、聚合酶链反应（PCR）等。

2. 防治原则　我国疟疾防治工作必须加强和落实灭蚊和传染源防治的综合措施，贯彻因地制宜、分类指导的原则。

（1）预防为主：对易感人群的防护包括个体预防和群体预防，应根据流行环节，因地制宜地采取有效的预防措施。蚊媒防制是预防的重要环节，防孳生、灭幼虫和灭成蚊。药物预防常用乙胺嘧啶或加用磺胺多辛，每种药物使用不宜超过半年。疟疾疫苗的研究已取得了一些进展，但目前仍处于试验研究阶段。

在一般疟疾流行区，对现症患者、带虫者及2~3年内有疟疾病史者进行根治。春季传播休止期要进行抗复发治疗。在传播季节还要采取全民性预防措施。无免疫力者进入疟区要集体服用预防药与防蚊。在局部暴发流行区，应集中力量采用室内全面喷洒杀虫剂灭蚊，并进行全民性预防服药。对已经基本控制疫情或发病率已降至万分之一以下的地区，应扩大发热患者血检人数与范围，加强对传染源的监测。搞好流动人口的抗疟管理，组织区域联防，开展疟疾疫情、病原及蚊媒的监测工作，掌握其动态变化。

（2）抗疟治疗：疟疾的病原治疗能快速杀死红内期疟原虫，迅速控制症状，同时也可控制传染源，防止传播。间日疟采用氯喹和伯氨喹联合治疗，其抗复发治疗可用伯氨喹；恶性疟一般可单用氯喹，在海南、云南等有抗氯喹株存在的地区，宜以青蒿素、咯萘啶与磺胺多辛和乙胺嘧啶合并应用。常用抗疟药主要有以下几类：①氯喹：杀灭红内期成熟裂殖体，作用快、毒性小，但不能防止复发，用以控制临床发作；②伯氨喹：杀灭红外期疟原虫和红内期配子体，为根治疟疾，防止复发，以切断传播，临床要求氯喹需与伯氨喹联合应用；③乙胺嘧啶：杀红外期疟原虫和抑制未成熟裂殖体，对恶性疟原虫红外期有一定作用，可阻断疟原虫在蚊体内的增殖发育；④砜类及磺胺类药：恶性疟红内期原虫有明显的杀灭作用，但作用缓慢，故凶险型疟疾不宜选用；⑤青蒿素：可活化产生自由基，自由基与疟原蛋白结合，作用于疟原虫的膜系结构，使其泡膜、核膜及质膜均遭到破坏，线粒体肿胀，内外膜脱落，从而对疟原虫的细胞结构及其功能造成破坏。是继乙氨嘧啶、氯喹、伯氨喹之后最有效的抗疟特效药，尤其是对于脑型疟疾和抗氯喹疟疾，具有速效和低毒的特点；⑥中药：如菁蒿、柴胡、常山、马鞭草等；⑦针灸：取大椎、内关、曲池、陶道、足三里等穴位可迅速控制疟疾发作时的症状。

到目前为止，间日疟及三日疟尚未发现有抗氯喹株，使用安全。另外，针对目前疟疾防治工作的现状，有必要加强流动人口疟疾管理，坚持疟疾监测，考核防治效果，防止局部地区疫情回升，巩固疟疾防治成果。

二、其他致病原虫

除作为代表的疟原虫外，其他常见致病原虫按所属纲目不同，分别列于表15-3~表15-5。

表 15-3　动鞭纲常见致病原虫

虫名	主要生物学性状	临床表现	实验诊断	防治原则
杜氏利什曼原虫	1. 利杜体:椭圆形,大小约(2.9~5.7)μm×(1.8~4)μm,瑞氏染色后胞质呈淡蓝色,核大而圆,紫红色,动基体细杆状,基体为点状,与根丝体相连,主要寄生于人和哺乳动物的巨噬细胞内 2. 鞭毛体:梭形,大小约(14.3~20)μm×(1.5~1.8)μm,核在中部,前端有动基体和基体,鞭毛一根。寄生于白蛉消化道内,纵二分裂法繁殖	1. 肝、脾及全身淋巴结肿大 2. 肾脏损害 3. 全血减少 (1) 红细胞减少:贫血 (2) 血小板减少:鼻衄、齿龈出血、紫癜等 (3) 白细胞减少 4. 皮肤型黑热病	1. 病原学诊断 (1) 穿刺检查 ①骨髓穿刺 ②淋巴结穿刺 (2) 皮下结节活检 (3) 培养法 2. 免疫学诊断 (1) 利什曼素皮内试验 (2) 血清球蛋白试验 (3) 补体结合试验 (4) 间接血凝试验(IHA)、间接荧光抗体试验(IFA)、酶联免疫吸附试验(ELISA)	1. 加强卫生宣传,注意个人防护 2. 消灭白蛉 3. 消灭保虫宿主病狗 4. 彻底治疗患者 (1) 葡萄糖酸锑钠 (2) 戊烷脒、锑剂过敏者用之
阴道毛滴虫	梨形,大小约(10~30)μm×(5~15)μm,前端有4根前鞭毛和1根后鞭毛,后鞭毛位于波动膜的外缘。波动膜仅为虫体的1/3~2/3。胞质内有一个椭圆形的核及1根贯穿于虫体的轴柱。主要寄生于女性阴道和尿道,亦可寄生于男性尿道和前列腺等处,仅有滋养体期,以二分裂法繁殖	1. 滴虫性阴道炎 2. 尿道炎 3. 前列腺炎	1. 生理盐水涂片法 2. 涂片染色法 3. 培养法 4. 尿液检查	1. 加强卫生宣传,注意个人卫生,尤为月经期卫生 2. 治疗患者 (1) 口服药:甲硝唑 (2) 外用药:甲硝唑栓剂
蓝氏贾第鞭毛虫	1. 滋养体:半梨形,两侧对称,大小约(9.5~21)μm×(5~15)μm,背面隆起,腹面前半部凹陷形成吸盘状陷窝,一对并列的卵圆形泡状细胞核,核仁较大,4对鞭毛,一对平行轴柱纵贯全虫 2. 包囊:椭圆形,囊壁较厚,大小约(8~12)μm×(7~10)μm,有2~4个核,多偏于一端,可见鞭毛及丝状物。寄生于人体小肠上段、胆囊等。以二分裂法繁殖	1. 腹泻:呈水样、常伴有呕吐、厌食、腹痛、腹胀,便内脂肪颗粒较多。重者脱水和酸中毒 2. 胆囊炎、胆管炎 3. 儿童:营养不良、脂溶性维生素缺乏、贫血	1. 生理盐水涂片法:查滋养体 2. 碘液染色涂片法:查包囊 3. 十二指肠引流液检查	1. 加强卫生宣传,注意个人卫生 2. 加强粪便管理,保护水源 3. 治疗患者 (1) 甲硝唑 (2) 阿苯达唑 (3) 替硝唑

笔记

表 15-4　叶足纲常见致病原虫

虫名	主要生物学性状	临床表现	检查	防治
溶组织内阿米巴	1. 滋养体:是活动、摄食和增殖阶段,滋养体约 12~60μm,分胞质和胞核,胞核的核仁居中,核周染色质粒大小均匀、排列整齐。适宜温度下作定向运动。 2. 包囊:圆球形,直径 10~20μm,核 1~4 个,4 核包囊为成熟包囊,是感染阶段.未成熟包囊内有糖原泡和拟染色体	1. 阿米巴痢疾 2. 阿米巴肝脓肿 3. 阿米巴肺脓肿 4. 阿米巴脑脓肿 5. 阿米巴皮肤溃疡	1. 病原学诊断 (1) 粪便检查 ① 生理盐水涂片法:查滋养体 ② 碘液染色涂片法:查包囊 ③ 包囊浓集法 (2) 人工培养 (3) 乙状结肠镜检 2. 免疫学诊断 (1) IHA (2) IFA (3) ELISA	1. 加强卫生宣传:不喝生水,不吃未洗净的瓜果、蔬菜、饭前便后洗手,消灭苍蝇、蟑螂等 2. 加强粪便管理,保护水源 3. 治疗患者 甲硝唑、大蒜素

表 15-5　孢子纲常见致病原虫

虫名	主要生物学性状	临床表现	检查	防治
刚地弓形虫	在弓形虫的发育中有 5 种形态,即滋养体(香蕉形)、包囊(圆形或卵圆形)、裂殖体、配子体及囊合子(卵囊)。前 2 种形态见于中间宿主有核细胞内,对诊断弓形虫病有价值。后 3 种形态在猫小肠绒毛上皮细胞内发育。宿主转换型,完成生活史需要一种以上的脊椎动物	1. 先天性弓形虫病 (1) 流产、早产、死胎 (2) 婴儿弓形虫病 2. 后天性弓形虫病 (1) 长期低热,淋巴结肿大 (2) 视网膜炎、心肌炎、脑炎	1. 病原学诊断 (1) 活体组织镜检 (2) 动物接种 2. 免疫学诊断 (1) IHA、IFA、ELISA (2) 免疫酶染色试验(IEST)	1. 加强卫生宣传,严格执行食品卫生检验制度 2. 加强粪便管理,保护水源 3. 注意个人卫生和饮食卫生 4. 治疗患者 (1) 磺胺类 + 乙胺嘧啶 (2) 螺旋霉素 5. 在怀孕 5 个月内感染者,应考虑终止妊娠
隐孢子虫	单宿主,在消化道中卵囊释出子孢子,侵入肠黏膜细胞经裂体增殖、配子生殖,最终发育为卵囊,卵囊随粪便排出体外	食入被成熟卵囊污染的食物或饮水感染,引起儿童隐孢子虫病;在免疫受损或艾滋病患者出现严重肠胃炎,并成为死因	粪检,金胺酚或改良抗酸染色法,检查卵囊(4~7μm)	1.阻断粪-口途径 2. 治疗可试用大蒜素,螺旋霉素
贝氏等孢球虫	单宿主,在小肠中卵囊释出子孢子,侵入肠黏膜上皮经裂体增殖、配子生殖,最终发育为卵囊,卵囊随粪便排出体外	食入被成熟卵囊污染的食物或饮水感染,引起等孢球虫病:发热、腹痛、腹泻。可引起免疫受损或艾滋病患者死亡	粪检查卵囊;十二指肠活组织检查或内窥镜检查	1.阻断粪-口途径 2. 治疗药物复方新诺明,乙胺嘧啶

第二节　致病蠕虫

寄生于人体的重要蠕虫有近三十种,主要分属扁形动物门吸虫纲、绦虫纲与线形动物门线虫纲。

吸虫纲(Class Trematoda)的人体寄生虫生活史较复杂,一般需更换两个或两个以上的宿主。各种寄生吸虫的基本结构特征及发育过程相似,对人类的危害也比较大,常见的有日本血吸虫、华支睾吸虫、卫氏并殖吸虫、布氏姜片吸虫等。

绦虫纲(Class Cestoda)的生物简称绦虫(*Taenia*),均营寄生生活,寄生于人体的绦虫有三十余种,常见的有链状带绦虫、细粒棘球绦虫、曼氏迭宫绦虫等。

线虫纲的生物种类多、分布广,多数营自生生活,少部分营寄生生活,极少数既可自生生活,又可营寄生生活。寄生人体的线虫感染率均较高,常见的有似蚓蛔线虫、蠕形住肠线虫、钩虫、丝虫、毛首鞭形线虫等。

一、日本裂体吸虫

日本裂体吸虫(*Schistosoma japonicum*),俗称日本血吸虫,雌雄异体。

(一) 发现与描述

寄生于人体的血吸虫主要有6种,分别是日本裂体吸虫、曼氏裂体吸虫(*S.mansoni*)、埃及裂体吸虫(*S.haematobium*)、间插裂体吸虫(*S.intercalatum*)、湄公裂体吸虫(*S.Mekongi*)及马来裂体吸虫(*S.malayensis*)。

日本裂体吸虫分布于中国、日本、菲律宾及印度尼西亚等亚洲东部国家。在我国分布于长江流域及长江以南的十三个省、市、自治区。中国台湾地区有日本裂体吸虫的动物感染,尚未发现有人体感染和病例。据湖南长沙马王堆西汉女尸及湖北江陵西汉男尸体内所发现的典型血吸虫卵,推测至少在2100年前,我国长江流域已有日本裂体吸虫病的流行。我国历代医书中所记载的"蛊症"、"蛊胀病",有些就属血吸虫病。

(二) 形态与结构

日本裂体吸虫的形态结构涉及成虫、虫卵及幼虫期(图15-3)。

1. 成虫　雌雄异体,有口、腹吸盘,位于虫体的前部。消化系统有口、食道,食道

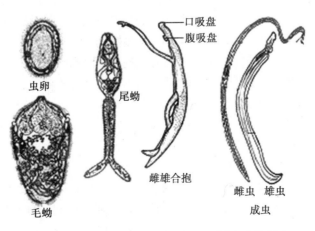

图 15-3　日本裂体吸虫成虫、虫卵、毛蚴和尾蚴形态

243

周围有食道腺,肠管在腹吸盘前分为两支向后延伸,于虫体的后 1/3 处又汇为单一的盲管。

(1) 雄虫:粗短呈乳白色或灰白色,背腹扁平,大小约 $(10\sim22)mm\times(0.5\sim0.55)mm$,口、腹吸盘均较发达,自腹吸盘后,虫体的两侧向腹面卷折形成抱雌沟,雌虫即栖息于此沟并在此交配,由于抱雌沟的形成,致虫体外观似圆柱形。生殖系统有睾丸 7 个,椭圆形、串珠状,位于腹吸盘后方的背侧,从每个睾丸发出输出管,汇入腹侧的输精管,向前通入储精囊,开口在腹吸盘后缘的生殖孔。

(2) 雌虫:细长,前细后粗,圆柱形,肠管内含有残存的黑褐色血色素,使虫体后半部呈灰褐色或黑色。大小约 $(12\sim26)mm\times0.3mm$,口、腹吸盘比雄虫的小。消化系统同雄虫。生殖系统有 1 个卵巢,长椭圆形,位于虫体中部,输卵管自卵巢后端发出,绕过卵巢向前延伸,与卵黄管汇合通入卵膜,卵膜外包梅氏腺。子宫管状,与卵膜相接,向前开口于腹吸盘下方的生殖孔。

2. 虫卵　椭圆形,淡黄色,大小约 $(74\sim106)\mu m\times(55\sim80)\mu m$,壳薄,无卵盖,卵的一侧有一个小棘,壳外附有坏死的组织残渣而不光滑,内含毛蚴。毛蚴与卵壳之间有一些大小不等圆形或长圆形的油滴状可溶性虫卵抗原分泌物。

3. 毛蚴　梨形,灰白色,半透明,大小为 $99\mu m\times35\mu m$。虫体周身披有纤毛,体前端略尖,有 1 对头腺。

4. 尾蚴　大小为 $(280\sim360)\mu m\times(60\sim95)\mu m$。尾蚴分体部和尾部,尾分叉,尾部分为尾干和尾叉。有口、腹吸盘,头器中央有一单细胞腺体,在体部的中、后部有单细胞钻腺(穿刺腺)5 对。

(三) 生活史

成虫寄生于人及多种哺乳动物的肠系膜下静脉。雌虫在终宿主肠黏膜下层的静脉末梢内产卵,虫卵随静脉血回流,多数沉积在肝脏,部分沉积在结肠壁组织内。约需 11 天发育为内含毛蚴的成熟卵,成熟卵可在宿主组织内存活 10~11 天,毛蚴头腺分泌的虫卵可溶性抗原可致肠壁组织坏死,形成嗜酸性脓肿。含卵的脓肿坏死组织因肠蠕动,腹内压力和血管内压的增高及虫卵的重力等作用,脓肿向肠腔溃破,虫卵落入肠腔随粪便排出宿主体外。

含虫卵粪便进入水中,在 20~30℃条件下,经 2~32 小时孵出毛蚴。毛蚴侵入中间宿主钉螺体内,发育为母胞蚴、子胞蚴和尾蚴。尾蚴发育成熟从钉螺体内逸出,在靠近岸边的浅水水面下游动,当人或哺乳类动物与尾蚴接触时,尾蚴通过分泌透明质酸酶和胶原纤维酶的溶解作用及体部的伸缩和尾部摆动,侵入宿主体内转变为童虫。然后进入小血管或淋巴管,随血液循环经右心到达肺部,经肺静脉、左心进入体循环,再经肠系膜动脉及毛细血管网到达肠系膜静脉。8~10 天的发育后,雌雄合抱,逐渐发育为成虫。从尾蚴侵入人体到虫体发育成熟开始产卵需 4 周。感染后第 5 周可在粪便中查到虫卵。每条雌虫每日产卵 10 000~30 000 个。成虫寿命一般为 4~5 年,少数可活 10 年以上(图 15-4)。

(四) 致病作用与临床表现

日本血吸虫尾蚴经皮肤侵入人体,童虫在人体内移行,成虫在人体内寄生并产卵,虫卵沉积于肝脏和肠壁。尾蚴、童虫、成虫和虫卵均可对人体致病,其中以虫卵所致的损害最为严重。

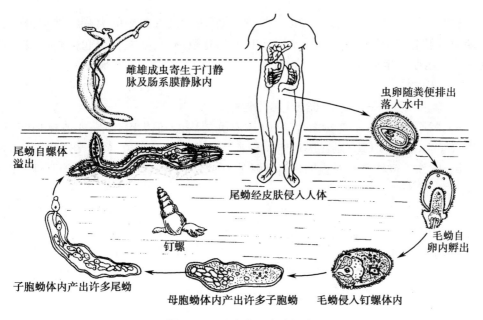

图 15-4　日本血吸虫生活史

1. 致病机制　日本血吸虫之生活史各期均可致病。

(1) 尾蚴:侵入人体皮肤时,由于机械性损伤和毒性作用,导致局部炎症和免疫病理反应,引起尾蚴性皮炎。表现为局部皮肤出现奇痒、灼痛、丘疹、斑疹和水泡,甚至脓疱。有速发型和迟发型两种,前者是抗体介导的 I 型超敏反应,后者为细胞介导的 Ⅳ 型超敏反应。多见于重复感染者。

(2) 童虫:在人体内移行时,引起血管内膜炎症、毛细血管栓塞与破裂,在肺部引起细胞浸润和点状出血。患者出现发热、咳嗽、胸痛、咯血等全身中毒症状。多次重复感染还可出现严重超敏反应,引起哮喘、荨麻疹和嗜酸性粒细胞增多。

(3) 成虫:寄生在血管内引起的机械损伤,可致静脉内膜炎和静脉周围炎。代谢物、分泌物和排泄物及脱落的表皮刺激机体产生的免疫复合物,可引发 Ⅲ 型变态反应,导致肾小球广泛性损害。

(4) 虫卵:是血吸虫的主要致病阶段。卵内毛蚴分泌的蛋白水解酶和糖蛋白等虫卵可溶性抗原可从卵壳微孔渗出。刺激机体的 T 细胞产生淋巴因子,吸引嗜酸性粒细胞和浆细胞聚集浸润在虫卵周围,形成以虫卵为中心的嗜酸性粒细胞浸润坏死区,即嗜酸性脓肿。患者出现肝脏大,肝区疼痛、肠壁溃疡、腹痛、腹泻和脓血便。

随着卵内毛蚴的死亡,嗜酸性脓肿逐渐被机体吸收,纤维组织大量增生,最后纤维化,使肝小叶结构严重破坏,从而引起肝硬化。由于窦前静脉的广泛阻塞,从而导致门静脉高压,出现肝、脾肿大及腹壁、食管和胃底静脉曲张,甚至发生上消化道出血和腹水等。

2. 临床类型　根据感染虫数、人体免疫状态、营养状况及治疗及时与否和是否重复感染等情况,可将日本血吸虫病分为:①急性期:无免疫力的初次严重感染者,临床上表现为肝脾肿大、肝区疼痛及压痛,伴有发热等;②慢性期:没有及时治疗或治疗不彻底或少量多次反复感染,可转为慢性血吸虫病,临床上表现为腹痛、腹泻、黏液血便、消瘦、乏力及劳动力减退等；③晚期：随着肝脏和肠壁组织的大量纤维化，临床上表现为肝硬化、门静脉高压、巨脾、腹水和上消化道出血，儿童可引起侏儒症，甚至结肠壁明显增厚发生癌变。

（五）检测与防治

1. 检测 可分病原学诊断与免疫学诊断。

（1）病原学诊断：①直接涂片法；②水洗沉淀法；③毛蚴孵化法；④改良加藤厚涂片法（Kato-Kats 法）；⑤直肠黏膜活组织检查。常规取三个部位，各取半个米粒大的肠壁组织，压片后镜检。可对虫卵进行死活鉴别，适用于有病史而多次粪检阴性病例和晚期患者的检查。

（2）免疫学诊断：①皮内试验；②环卵沉淀试验；③间接血凝试验；④酶联免疫吸附试验；⑤免疫酶染色法等，均可用于血吸虫病的诊断。

2. 防治原则 血吸虫病防治工作是一个系统工程，综合治理、科学防治是必须坚持的方针。目前采用以化学药物治疗为主导和有重点的消灭钉螺这一策略。

（1）加强卫生宣传，注意个人防护：流行区除加强宣传教育外，首先应避免与疫水接触。若必须接触疫水时，则必须把皮肤裸露部位涂擦防护剂，如磷苯二甲酸丁二酯油膏或乳剂、氯硝柳胺酯剂、皮避敌及防蚴宁等，以防血吸虫尾蚴经肤感染。

（2）加强粪便管理：流行区要管好人畜粪便，不用新鲜粪便施肥，不随地大便，禁止在河塘内洗涤粪具等，提倡修沼气池等，使虫卵没有机会进入水中。

（3）消灭钉螺：要采取综合治理措施，通过兴修水利，改造农田，修整沟渠等进行土埋灭螺，以及筑堤围垦，建造水库来破坏或改变钉螺孳生环境来消灭钉螺。还可用药物灭螺，常用五氯酚钠浸杀沟渠、河塘及芦滩钉螺，氯硝柳胺及溴乙酰胺也有很强的灭螺效果。

（4）安全用水：在流行区，提倡使用井水和自来水，生产和生活用水做到分塘或分池使用。对非安全水急用时应进行消毒，如每 50kg 水加漂白粉 1g 或加 3% 碘酊 15ml，15 分钟后即可使用。

（5）消灭传染源：人畜同步治疗是控制和消灭传染源的有效途径。吡喹酮是治疗血吸虫病的首选药物，安全有效，使用方便。

二、链状带绦虫

链状带绦虫（*Taenia solium*）也称猪带绦虫、猪肉绦虫或有钩绦虫。

（一）发现与描述

在祖国医学文献中，早有对绦虫的记载，《诸病源候论》谓其"连绵成串，几长数尺"等，正确地描述了绦虫的形态。链状带绦虫寄生于人体小肠中，引起猪带绦虫病，幼虫囊尾蚴也可寄生在人的组织内，引起猪囊尾蚴病。因此，人既是链状带绦虫的终宿主，又可是中间宿主。

链状带绦虫病广泛流行于世界各地，尤以欧洲国家、中南美各国、印度和我国为多见。链状带绦虫的成虫对宿主的选择性很强，成虫只能寄生于人体，人是唯一的传染源。

（二）形态与结构

链状带绦虫之形态结构涉及成虫、虫卵及囊尾蚴。

1. 成虫 虫体扁平长带状,乳白色,半透明,全长 2~4m,共由 700~1000 个节片组成,包括一个头节,一段颈节和链体(由许多未成熟节,成熟节和孕节组成)(图 15-5)。

(1) 头节:圆球形,直径约为 1mm,上有四个大而深的杯状吸盘,顶端突起为顶突,上有大小相间的两排角质小钩。

(2) 颈节:虫体的最细部分,与头节间无明显的界限,长约 10mm,有再生作用,产生后面的节片。

(3) 未成熟节片:短而宽,内部的生殖器官还未发育成熟。

(4) 成熟节片:正方形,每一节片内均有发育成熟的雌雄两套生殖器官。

(5) 孕节(妊娠节片):长方形,每一节片内仅有充满虫卵的子宫,并由子宫主干向两侧分出 7~13 个分枝。

2. 虫卵 圆球形,壳极薄,排出时壳多已脱落,内层为胚膜,棕黄色,厚而有放射纹,大小约 31~43μm,内含六钩蚴(图 15-6)。

3. 囊尾蚴 椭圆形,乳白色,半透明,大小约 (8~10)mm×5mm,囊内充满液体,囊壁上有一个内陷的头节,头节的形态与成虫相似。含有囊尾蚴的猪肉俗称"米猪肉"、"豆猪肉"。

(三) 生活史

人是链状带绦虫的唯一终宿主,成虫寄生在人体小肠内,以头节上的吸盘和小钩附着在肠黏膜上,通过体表吸取营养物质。虫体发育成熟后,

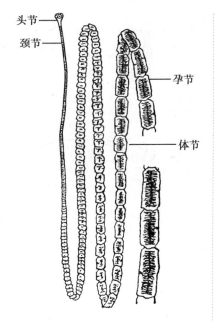

图 15-5 链状带绦虫成虫

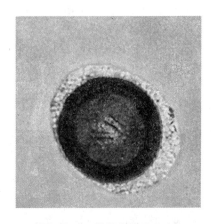

图 15-6 链状带绦虫虫卵

孕节不断从虫体末端脱落,随粪便排出体外。亦有通过肛门时被肛门收缩挤破使虫卵散出。孕节或散出的虫卵被猪或野猪等中间宿主吞食后,在小肠消化液的作用下,经 1~3 天孵出六钩蚴并钻入肠壁血管或淋巴管,随血流到达猪体全身,尤以运动较多的肌肉如股、肩、心、舌、颈等处为多,经 60~70 天发育为囊尾蚴。猪囊尾蚴平均可存活 3~5 年,个别可达 15~17 年。人因食入生的或未熟透的"米猪肉"而感染,在小肠经胆汁刺激,囊尾蚴的头节翻出,附着于小肠黏膜,经 2~3 个月发育为成虫,成虫寿命可长达 20~30 年(图 15-7)。

人若食入绦虫卵,也可作为本虫的中间宿主。卵内孵化出六钩蚴,随血流达到人体各部位发育为囊尾蚴,引起猪囊尾蚴病。

猪囊虫病的感染形式有 3 种:①异体感染:误食他人粪便中虫卵污染的食物、水等而感染;②自体外重复感染:误食自己排出的虫卵而感染;③自体内重复感染:患者肠内成虫脱落的孕节或虫卵因恶心、呕吐等肠逆蠕动反流至胃、十二指肠处,卵内六

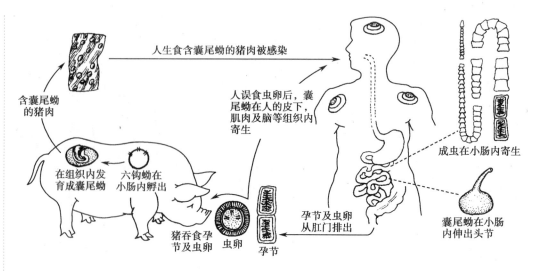

图 15-7 链状带绦虫生活史

钩蚴孵出而造成感染,这种感染往往十分严重。因此,临床上以猪囊虫病就诊的患者中,有 55.6% 的患者同时是猪带绦虫病患者。而以猪带绦虫病就诊的患者中,有 16%~25%,同时是猪囊虫病患者。这对临床上治疗患者,尤为以猪囊虫病来就诊的患者有着极其重要的意义。

(四)致病作用与临床表现

由于链状带绦虫成虫和蚴虫囊尾蚴均可寄生于人体,对人体造成损害,但以囊尾蚴的损害最为严重。

1. 成虫 成虫寄生于人体一般为 1 条,也有寄生多条者。患者多无明显症状,粪便中发现节片是常见的就医原因。患者表现为腹部不适、恶心、腹痛、食欲亢进、腹泻等胃肠道症状。还可表现为头痛、头晕、失眠等神经系统症状。

2. 囊尾蚴 囊尾蚴致病主要根据寄生于人体的不同部位分为 3 型。

(1)皮下、肌肉型:囊尾蚴寄生于人体皮下和肌肉引起。表现为皮下成批出现黄豆大小的结节和全身肌肉酸痛。结节好发部位腹、胸、背和肩。结节的特点:紧靠皮下,圆形或椭圆形,硬如软骨,活动与周围组织无粘连,无明显的红、肿,无压痛。

(2)眼型:囊尾蚴可寄生于眼的任何部位,但以眼球深部、玻璃体及视网膜下最为多见。表现为头痛、眼痛、眼球突出、视力障碍、失明等。

(3)脑型:囊尾蚴在脑的分布,以大脑皮质运动中枢最为多见。表现为头痛、呕吐、癫痫、瘫痪、昏迷,甚至精神失常等。不易与脑肿瘤和其他神经、精神疾病相区别,预后不良。

(五)检测与防治

1. 检测 患者有无食用"米猪肉"及大便排出节片的病史有助于猪带绦虫病诊断。确诊有赖于病原学检查孕节和虫卵;有无绦虫病史对猪囊虫病诊断有重要意义。诊断方法应根据寄生部位选择皮下结节活检、检眼镜检查和 CT 检查。免疫诊断对深部组织囊尾蚴病有重要价值,如 IHA、IFA、ELISA 等。

2. 防治原则 包括:①加强卫生宣传,注意饮食卫生和个人卫生:不吃生猪肉或未熟的猪肉,切生、熟食的刀、砧板要分开等。饭前便后洗手,不用手拿食物吃等。

②加强粪便管理：粪便作无害化处理，厕所与猪圈分开，猪进行圈养。③加强肉类检疫：严格肉品检验，严禁出售"米猪肉"。④驱虫治疗：可使用吡喹酮、氯硝柳胺等。

三、似蚓蛔线虫

似蚓蛔线虫（*Ascaris lumbricoides*）是大型线虫，寄生于人体小肠，引起蛔虫病。

（一）发现与描述

《内经·灵枢》载："肠中有虫瘕及蛟，皆不可取以小针。心肠痛，作痛，肿聚，往来上下行，痛有休止，腹热喜渴涎出者，是蛟也。以手按聚而坚持之，无令得移，以大针刺之，虫不动，乃出针。"即人蛔虫之早期记载。

蛔虫呈世界性分布，广泛地流行于世界各地，尤以温暖、潮湿、卫生条件较差的国家和地区更为严重。在我国，感染普遍较为严重。农村感染高于城市，儿童感染高于成人。

蛔虫广泛流行的原因除生活史比较简单外，主要是蛔虫的生殖器官发达，繁殖能力强，雌虫产卵量大；虫卵对外界环境的抵抗力强，蛔虫卵在荫蔽、潮湿的土壤中可存活5~6年，–10℃条件下可活2年，粪坑中可活半年至1年，5%苯酚或10%来苏中可存活5~10小时，食用醋、酱油、腌菜和泡菜均不能杀死虫卵。但蛔虫卵对热的抵抗力差，70℃条件下，数分钟死亡。蛔虫卵的抵抗力如此之强，与蛔甙层能防止外界水溶性化合物渗入卵内，同时防止卵内的水分外漏有密切关系。

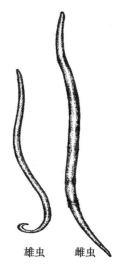

图15-8　蛔虫成虫形态

（二）形态与结构

1. 成虫　虫体圆柱形，状似蚯蚓，体形向头尾两端逐渐变细，体表光滑有纤细的横纹，两侧各有一条侧线，乳白色或淡红色，头端钝圆，有唇瓣三片，呈"品"字形排列。雌雄异体。雄虫长15~30cm，尾端向腹面弯曲，有两根可伸缩的交合刺。雌虫长20~40cm，尾端平直（图15-8）。

2. 虫卵　有受精卵和未受精卵。受精卵呈椭圆形，淡黄色，大小约$(45~75)\mu m\times(30~50)\mu m$。壳厚，壳外有一层较厚的凹凸不平的蛋白膜，内含一个大而圆的卵细胞，卵细胞与壳间有新月形的空隙。卵壳由外向内分为三层，即受精膜、壳质层和蛔甙层。未受精卵呈长椭圆形，淡黄色，大小约$(88~94)\mu m\times(39~44)\mu m$，卵壳与蛋白膜均较薄，卵内含有大小不等的卵黄细胞（图15-9）。

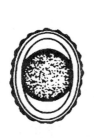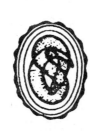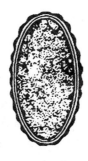

图15-9　蛔虫虫卵形态

（三）生活史

成虫寄生于人体小肠内，多见于空肠，以肠中消化、半消化的食糜为食。雄成虫成熟交配后，雌虫产出虫卵，随粪便排出体外。受精卵在荫蔽、潮湿、氧气充足和适宜温度（21~30℃）下，约经3周，在卵内第1次蜕皮后发育为感染期虫卵。感染期虫卵被人吞入，在小肠内孵出幼虫。幼虫能分泌透明质酸酶和蛋白酶，侵入小肠黏膜和黏膜下层，钻入肠壁小静脉或淋巴管，经静脉入肝，再经右心到肺，穿破肺毛细血管进入肺泡，在此进行第2次和第3次蜕皮。然后，再沿支气管、气管移行至咽，被宿主吞咽，经食管、胃到小肠，在小肠内进行第4次蜕皮后发育为成虫。从感染性虫卵被人食入，到雌虫发育成熟开始产卵约需60~75天，成虫寿命约1年。一条雌虫每天排卵约24万，宿主体内的成虫数目一般为1至数十条，个别可达上千条（图15-10）。

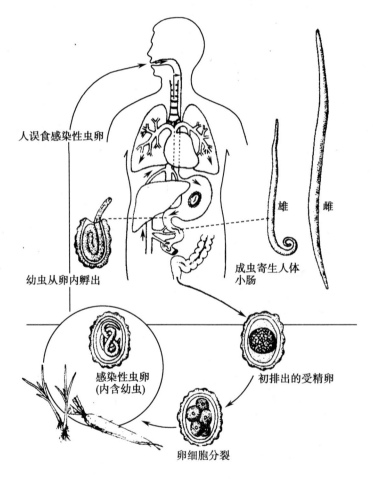

图 15-10 蛔虫生活史

（四）致病性与临床表现

幼虫穿破肺部的微血管进入肺泡可引起肺局部损伤和超敏反应，导致蛔蚴性支气管肺炎，多数病例在发病后4~14天自愈。

成虫寄生于小肠，直接掠夺宿主的营养，损伤肠黏膜，影响小肠的消化吸收功能并可导致肠黏膜的炎性病变，引起消化功能紊乱，表现为腹部不适、阵发性脐周疼痛、食欲缺乏、腹胀、消化不良、恶心、呕吐、腹泻与便秘交替等。重度感染在儿童可出现营养不良，甚至发育障碍。虫体的分泌物、代谢物常使患者出现荨麻疹、血管神经性水肿、皮肤瘙痒等过敏反应及磨牙、惊厥等神经症状。感染虫数较多时，虫体可扭结成团堵塞肠管而产生肠梗阻。

成虫有窜扰、钻孔习性。当宿主体温升高或食入刺激性食物及不适当的驱虫治疗时，常使虫体乱窜钻孔，从而进入胆总管、胰管、阑尾等处引起胆道蛔虫病、蛔虫性胰腺炎、蛔虫性阑尾炎等并发症，也可因肠道病变致肠穿孔。

（五）检测与防治

1. 检测　蛔虫的产卵量大，用粪便直接涂片法查虫卵可取得很好的效果，厚涂片透明法、自然沉淀法、饱和盐水浮聚法检出率更高。另外中医临床诊断蛔虫病亦有独到之处，如面部蛔虫斑、指甲白斑、唇泡和巩膜"虫影"等。

2. 防治原则　加强卫生宣传，注意个人卫生，改正不良生活习惯和行为以防止食入蛔虫卵；加强粪便管理，改善环境卫生，用无害化处理的粪便施肥，消灭苍蝇，是阻断传播途径的重要措施；治疗患者及带虫者。对学龄儿童采用集体服药驱虫。驱虫时间宜在感染高峰之后的秋、冬季节。常用驱虫药西药有哌嗪、左旋咪唑、阿苯达唑、甲苯达唑等。中药有乌梅、使君子、山道年、苦楝皮等。另外、中医认为蛔虫"得酸则静、得辛则伏、得苦则下"。以此理论为依据，组方乌梅汤治疗蛔虫病疗效好。

四、其他致病蠕虫

除作为代表的日本裂体吸虫、链状带绦虫、似蚓蛔线虫外，其他常见致病蠕虫按所属纲目不同，分别列于表 15-6~ 表 15-8。

表 15-6　常见重要的人体致病吸虫

虫名	主要生物学性状	临床表现	诊断	防治
华支睾吸虫	虫体狭长，扁平，半透明，前端尖细，后端钝圆，外形呈葵花籽仁状，大小约(10~25)mm×(3~5)mm，活时略呈淡红色，死后或经固定后呈灰白色。有口、腹两个吸盘，口吸盘略大于腹吸盘，位于虫体前端，腹吸盘位于虫体的前 1/5 处，雌雄同体。虫卵：前端较窄，后端钝圆，芝麻状，黄褐色，大小约 29μm×17μm，是蠕虫卵中最小的。寄生于人或哺乳类动物的肝胆管内，虫卵必须进入水中才能发育，第一中间宿主为淡水螺，第二中间宿主为淡水鱼、虾，人是终宿主，猫等多种哺乳类动物为保虫宿主	1. 消化功能紊乱 2. 阻塞性黄疸 3. 胆管炎、胆囊炎 4. 胆汁性肝硬化、腹水甚至肝脏衰竭死亡 5. 侏儒症	1. 病原学诊断 (1) 直接涂片法 (2) 水洗沉淀法 (3) 十二指肠液引流 2. 免疫学诊断 (1) IHA (2) IFA (3) ELISA	1. 加强卫生宣传，注意饮食卫生，改善烹调方法 2. 加强粪便管理 3. 治疗患者 (1) 吡喹酮 (2) 呋喃丙胺 (3) 六氯对二甲苯

251

续表

虫名	主要生物学性状	临床表现	诊断	防治
布氏姜片吸虫	虫体肌肉丰富而肥厚,背腹扁平,前端稍尖,尾端钝圆,活时肉红色,死后灰白色,大小约(20~75)mm×(8~20)mm×(0.5~3)mm,有口、腹两个吸盘,口吸盘位于头端,腹吸盘紧靠口吸盘,呈"漏斗状",为口吸盘的4~5倍大。消化系统同肝吸虫,雌雄同体。虫卵:椭圆形,淡黄色,大小约(130~140)μm×(80~85)μm,壳薄,卵盖小而不明显,内含一个卵细胞和20~40个卵黄细胞,是寄生人体蠕虫卵中最大的。成虫寄生于人或猪的小肠上段。人为姜片虫的终宿主,猪为保虫宿主,中间宿主为扁卷螺,水生植物(荸荠、菱角)为传播媒介	1. 消化功能紊乱 2. 营养不良 3. 贫血 4. 儿童:侏儒症 5. 机械性肠梗阻	1. 查成虫 2. 查虫卵 (1) 直接涂片法 (2) 水洗沉淀法	1. 加强卫生宣传,注意饮食卫生 2. 加强粪便管理,改善猪的饲养 3. 治疗患者 (1) 中药:槟榔 (2) 西药 a. 吡喹酮 b. 六氯对二甲苯 c. 呋喃丙胺
卫氏并殖吸虫	虫体肥厚,椭圆形,背凸腹平如半粒黄豆,活时暗红色,死后灰白色,大小约(7.5~12)mm×(4~6)mm×(3.5~5)mm,有口腹两个吸盘,大小相等,口吸盘位于头端,腹吸盘位于虫体的中横线之前。消化系统同肝吸虫,雌雄同体。生殖系统的特点是:2个睾丸左右并列于虫体的后1/3处,卵巢与盘曲成团的子宫左右并列于腹吸盘之后。虫卵椭圆形,黄色,大小约(80~118)μm×(48~60)μm,前端较宽,后端较窄,卵壳厚薄不均,卵盖大而倾斜,内含一个卵细胞和十余个卵黄细胞。成虫寄生于人体肺部,虫卵必须进入水中才能继续发育。人为终宿主,哺乳类动物是保虫宿主,第1中间宿主为川卷螺,第2中间宿主为石蟹、蝲蛄	1. 胸肺型:根据病变的发展可分为三期: (1) 脓肿期 (2) 囊肿期 (3) 纤维瘢痕期 2. 腹腔型 3. 皮下型 4. 眼型 5. 脑型 6. 其他:曾发现肺吸虫寄生于人体的心包、肾脏及膀胱等处	1. 病原学诊断 (1) 痰的直接涂片法 (2) 痰的水洗沉淀法 (3) 活组织检查 2. 免疫学检查 (1) IHA (2) IFA (3) ELISA	1. 加强卫生宣传 2. 注意饮食卫生,改善烹调方法 3. 治疗患者 (1) 吡喹酮(首选) (2) 硫氯酚 (3) 呋喃丙胺 (4) 六氯对二甲苯

表 15-7　常见重要的人体致病绦虫

虫名	主要生物学性状	临床表现	诊断	防治
细粒棘球绦虫	虫体微小,长约 2~7mm,由头节、颈节和链体组成。头节梨形,具有顶突及 4 个吸盘,顶突上有大小两圈小钩,头节后为颈节,链体包括幼节、成节和孕节各一节,成节内有雌雄两套生殖系统。虫卵与猪带绦虫卵相似,难以区别。 棘球蚴:圆形的囊状体,大小随寄生的时间、部位和宿主的不同而异,囊内充满棘球蚴液,囊壁分两层,外层是角皮层,内层为胚层或称生发层,向囊内芽生出许多原头节和生发囊。生发囊可分泌出角皮层,形成与母囊结构相同的子囊,子囊又可长出原头节、生发囊及与子囊结构相同的孙囊。成虫寄生于犬、狼等食肉动物的小肠内,幼虫寄生于人、牛、羊等动物体内,引起棘球蚴病	1. 肝棘球蚴病 2. 肺棘球蚴病 3. 骨棘球蚴病 4. 脑棘球蚴病 5. 荨麻疹 6. 过敏性休克	1. 皮内试验:是目前的主要诊断方法 2. IHA:是目前推广、应用的主要方法,阳性率可达 82% 3. ELISA	1. 加强卫生宣传,注意个人卫生 2. 严格处理病畜的尸体及内脏 3. 捕杀病狗 4. 治疗患者目前一般以手术为主 (1) 吡喹酮:对肝、肺棘球蚴病有一定疗效 (2) 甲苯达唑 (3) 阿苯达唑
曼氏迭宫绦虫	大小 (60~100)cm×(0.5~0.6)cm,头节细小指状,背、腹各有一条纵行的吸槽。链体约 1000 个节片,远端节片长宽几近相等外,其他节片均宽大于长。成节与孕节结构相似,有雌、雄两套生殖器官,虫卵椭圆形,两端稍尖,(52~76)μm×(31~44)μm,浅灰褐色,壳较薄,有卵盖,内有一个卵细胞和多个卵黄细胞。裂头蚴长 30~360mm,多数为 40~60mm,宽约 0.7mm,呈带状,乳白色。前端稍大,具有与成虫相似的头节,体不分节,但具横皱纹。生活史需要 3 个宿主。成虫主要寄生于猫和犬的小肠,人可作为该绦虫的第二中间宿主,也可作为终宿主	1. 消化功能紊乱:裂头蚴寄生人体引起裂头蚴病,其危害性与寄生部位及虫体移行有关。表现为局部肿胀、游走性包块、疼痛、奇痒及炎症性改变 2. 眼裂头蚴病 3. 脑裂头蚴病 4. 其他:国外曾见寄生于脊髓、尿道及膀胱等处	1. 病原学诊断 (1) 查虫卵或节片 a. 直接涂片法 b. 水洗沉淀法 c. 压片法 (2) 查裂头蚴 a. 手术取虫活检 b. 检眼镜检查 c. CT 检查 2. 免疫学诊断 (1) IHA (2) IFA (3) ELISA	1. 要加强卫生宣传,不用生蛙肉贴敷治病 2. 不食生的或未熟的肉类,不饮生水 3. 治疗患者 (1) 驱虫治疗 a. 中药 ①槟榔 ②南瓜子仁 b. 西药 ①丙硫咪唑 ②吡喹酮 (2) 手术摘除:对裂头蚴病主要采用手术

笔记

表 15-8　常见人体致病线虫

虫名	主要生物学性状	临床表现	检查	防治
毛首鞭形线虫	虫体形似马鞭,前 3/5 纤细,后 2/5 粗短,灰白色,雌雄异体。雄虫长约 30~45mm,尾端向腹面呈螺环状卷曲,有一根交合刺及可伸缩的交合刺鞘.雌虫长约 35~50mm,尾端钝圆,阴门位于粗大部的前端。虫卵橄榄状,棕黄色,两端各有一无色的透明小栓。经口感染,寄生于人体回盲部、阑尾、结肠等	1. 消化功能紊乱 2. 营养不良、贫血 3. 急性阑尾炎	同蛔虫	同蛔虫。但鞭虫不易彻底根治,驱虫困难,治疗一般需要 2~3 个疗程
蠕形住肠线虫	虫体细小,乳白色,似线头,虫体前端的两侧角皮膨大成头翼,口孔后为食道,食道末端呈球形为食道球,雌雄异体。雌虫大小约(8~13)mm×(0.3~0.5)mm,体直较粗,尾端细长.雄虫大小约(2~5)mm×(0.1~0.2)mm,尾端向腹面卷曲。虫卵略呈椭圆形,无色透明,卵的两侧不对称,一侧扁平,一侧凸起,内含一个幼虫。生活史简单,人是唯一的宿主。寄生在回盲部,在人体肛门周围产卵	1. 肛周及会阴部瘙痒、炎症(婴幼儿则表现为烦躁不安,夜惊,啼哭等) 2. 消化功能紊乱 3. 营养不良、贫血 4. 急性阑尾炎 5. 泌尿生殖道炎症	1. 查成虫 2. 查虫卵 (1) 透明胶纸法 (2) 棉拭漂浮法	1. 加强卫生宣传,注意个人卫生和公共卫生:勤洗手、通风、日晒被褥 2. 治疗患者 (1) 中药:槟榔、百部、使君子、乌梅、榧子 (2) 西药:恩波吡维铵、甲苯达唑、氟苯咪唑 (3) 外用药:蛲虫膏
十二指肠钩口线虫美洲板口线虫	虫体细小,略弯曲,乳白色,半透明,长约 10mm,前端微向背面仰屈,上有一发达的椭圆形角质口囊,口囊腹侧有钩齿或板齿,雌雄异体,雌虫较大,雄虫略小尾端膨大成交合伞,上有交合刺。十二指肠钩虫呈 C 形,口囊有 2 对钩齿;美洲钩虫呈"S"形,口囊有 1 对半月形板齿。虫卵椭圆形,无色透明,壳薄,内含不同发育时期的卵细胞,有明显的透明间隙。寄生于人体的两种钩虫生活史基本相同,寄生于小肠,以人体血液为食	1. 幼虫的致病 (1) 钩蚴性皮炎 (2) 支气管肺炎 2. 成虫的致病 (1) 缺铁性贫血 (2) 消化功能紊乱 (3) 异食症	1. 病原学诊断 (1) 直接涂片法 (2) 饱和盐水漂浮法 (3) 钩蚴培养法 2. 免疫学诊断 (1) 间接血凝试验(IHA) (2) 间接荧光抗体试验(IFA) (3) 酶联免疫吸附试验(ELISA)	1. 加强卫生宣传,注意个人防护 2. 加强粪便管理 3. 治疗患者 (1) 对症治疗 (2) 驱虫治疗 a. 中药:榧子、槟榔、贯众 b. 西药:羟萘苄芬宁、驱虫净、左旋咪唑、阿苯达唑和甲苯达唑等 (3) 钩蚴性皮炎的治疗,左旋咪唑涂剂

续表

虫名	主要生物学性状	临床表现	检查	防治
斑氏吴策线虫 马来布鲁线虫	虫体细长如丝线,乳白色,体表光滑,雌雄异体,斑氏丝虫较大。微丝蚴细长,染色后见头端钝圆,尾端尖细,身被鞘膜,体内有体核,头部无体核处为头隙,尾部可有尾核。斑氏微丝蚴体形柔和弯曲自然,体核大小均匀,排列疏松、相互分离,头隙长:宽为 1:1,无尾核。马来微丝蚴体形僵硬弯曲硬直,体核大小不等,排列紧密,相互重叠,头隙长:宽为 2:1,有 2 个尾核前后排列。生活史包括在中间宿主蚊体内发育和在终宿主人体内发育,寄生于人体淋巴系统	1. 急性炎症期 (1) 丝虫热 (2) 淋巴结肿大、炎症 (3) 淋巴管炎 a. 四肢浅表大淋巴管炎 b. 皮肤局部的微细淋巴管炎 (4) 精索、附睾和睾丸炎症 2. 慢性阻塞期 (1) 象皮肿 (2) 睾丸鞘膜积液 (3) 乳糜尿,甚至乳糜腹泻和乳糜腹水	1. 病原学诊断 (1) 鲜血检查法 (2) 厚血片法 (3) 浓集法 (4) 海群生白天诱出法 2. 免疫学诊断 (1) IHA (2) IFA (3) ELISA	1. 防蚊、灭蚊 2. 普查 3. 治疗患者 (1) 海群生(首选特效药) (2) 左旋咪唑 (3) 甲苯达唑

第三节　致病节肢动物

节肢动物为无脊椎动物中最大门类,隶属动物界节肢动物门,与医学有关的节肢动物,分属于节肢动物门的昆虫纲、蛛形纲、甲壳纲、唇足纲和倍足纲。昆虫纲和蛛形纲在医学上尤具重要意义。

昆虫纲是节肢动物中种类最多、数量最大的类群,与人类健康有着密切的关系,是医学节肢动物重要的组成部分。

蛛形纲虫体的特征是头、胸、腹融合成一囊状体,无触角,无翅。幼虫足 3 对,若虫和成虫足 4 对。蛛形纲可分 11 个亚纲,如蝎亚纲、蜘蛛亚纲和蜱螨亚纲等,其中蜱螨亚纲与人类关系最为密切。

一、蚊

蚊属于双翅目蚊科,种类多,分布广,能传播多种疾病。迄今已知全世界的蚊种有 3350 多种(亚种),危害人类健康的蚊种主要为按蚊属(Anopheles)、库蚊属(Culex)和伊蚊属(Aedes)。

(一) 性状描述

蚊的分布与其生态习性及对自然环境的要求相联系。因此作为媒介生物,其地理分布与其传播疾病的类型形成特定之因果联系。在我国作为主要疾病传播媒介的蚊种主要有:①中华按蚊:中型或大型,灰褐色。触须上有 4 个白环,顶部 2 个较宽。翅前缘 2 个白斑,尖端白斑较大。②微小按蚊:体型小,棕褐色。触须上有 3 个白环。

翅前缘有 4 个白斑。③大劣按蚊:体型中等,灰褐色。触须上有 4 个白环。翅前缘有 6 个白斑。④淡色库蚊与致倦库蚊:中等体型,淡褐色至深褐色,后者体色较深。喙无白环,腹节背板基部具淡色横带,前者下缘平整,后者下缘呈弧形。⑤三带喙库蚊:体型小,棕褐色。触须尖端为白色。喙中段有一宽白环。各跗节基部亦有窄白环。⑥白纹伊蚊:体型小,黑色。在中胸背板前半正中有明显银白色纵纹。

蚊的危害与其生态习性及生理状态密切相关。这通常包括:

1. **孳生习性**　雌蚊产卵的地点就是幼虫的孳生地,孳生地的区分在调查和防制上有重要的意义。孳生场所随蚊种而异,一般分为:①田塘沟渠型:主要指孳生在大面积的沼泽、稻田河塘、清洁的小溪、灌溉沟渠及山洞溪床等水体的蚊种,是按蚊的主要孳生地;②污水型:主要指孳生在污水坑、污水沟和洼地积水等水体的蚊种,是库蚊的主要孳生地;③容器型:主要指孳生在小型清洁水体,如雨后积水的盆、罐、缸、桶和树洞等水体的蚊种,是伊蚊的主要孳生地。

2. **成蚊交配**　羽化后 1~2 天未吸血之前便可交配,成群雄蚊在草地上空、屋檐下或人畜上空飞舞,雌蚊飞入蚊群与雄蚊完成交配,然后离去,一般雌蚊一生只需交配一次。

3. **吸血习性**　嗜吸人血的蚊种与传播疾病有密切的关系。雄蚊不吸血,只吸植物汁液及花蜜。雌蚊交配后,必须吸食人或动物的血液卵巢才能发育、产卵,在吸血过程中获得病原体而传播疾病。

4. **生殖营养周期和生理龄期**　从每次吸血到产卵的周期称为生殖营养周期。一般分为:①寻找宿主吸血;②胃血消化和卵巢发育;③寻找孳生地产卵 3 个阶段。生殖营养周期的次数是蚊虫存活时间的度量指标,称为生理龄期,蚊虫每排卵一次,便在卵巢小管上留下一个膨大部,根据卵巢小管上膨大部的数目多少,来判断雌蚊的生理龄期。

5. **栖息习性**　雌蚊吸血后喜在比较阴暗、潮湿、避风的场所栖息。栖息习性分为 3 类:①家栖型:蚊在室内吸饱血后,待胃血消化,卵巢发育成熟后才飞离室内,在野外寻找产卵场所,如淡色库蚊;②半家栖型:蚊吸血后先在室内停留,之后再到室外栖息,如中华按蚊;③野栖型:从吸血到产卵全在野外,如大劣按蚊。

6. **季节消长和越冬**　温度、湿度和雨量对蚊的季节分布有很大影响。长江中下游地区,蚊虫每年 3 月开始出现,5 月密度上升,7~8 月达到高峰,以后逐渐下降。了解蚊虫的季节分布,对蚊传疾病的流行病学调查及开展灭蚊工作有重要的指导意义。越冬是蚊进入休眠或滞育状态,雌蚊不再吸血,卵巢停止发育,栖息于阴暗、温暖、潮湿、不通风的地方,如山洞、地窖、墙缝、暖房、地下室等处,到来年温度达到 10℃以上开始复苏,吸血产卵。

(二) 形态与特征

1. **成虫**　蚊属小型昆虫,体长 1.6~12.6mm,体呈灰褐色、黄褐色或黑褐色(图 15-11)。

(1) 外观:蚊体分头、胸、腹三部分。①头部,近半球形,有复眼、触角及触须各 1 对。在前下方有一向前伸出的刺吸式口器,又称为喙,末端有唇瓣 1 对。复眼由许多小眼面组成,位于头两侧。触角分 15 节,第一节为柄节、第二节为梗节、第三节及之后各节称为鞭节。鞭节有轮毛,雄蚊长而密,雌蚊短而疏。触须 5 节,一般可见到 3、4 节。喙包含上内唇和舌各 1 个,上下颚各 1 对,这 6 根针状器官被包藏在鞘状下唇内。雌蚊

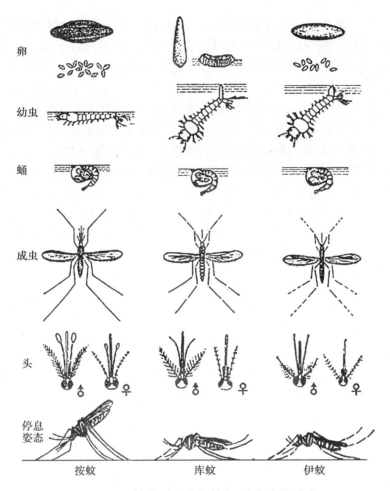

卵

幼虫

蛹

成虫

头

停息
姿态

按蚊　　　　　　　库蚊　　　　　　伊蚊

图 15-11　按蚊、库蚊和伊蚊卵、幼虫、蛹和成虫

吸血时,针状结构刺入皮肤,而唇瓣在皮肤外挟住所有的刺吸器官,下唇向后弯曲留在皮外。雄蚊上颚和下颚均不发达,故不能刺入皮肤吸血。②胸部,分前胸、中胸和后胸 3 节,各有足 1 对,中胸发达,有翅 1 对,后胸有 1 对由翅演化而成的平衡棒。中胸和后胸各有气门 1 对。中胸背面为背板,由前而后依次为盾片、小盾片和后背片。翅脉上覆盖鳞片,翅后缘有较长的鳞片,称穗缘。翅鳞可形成各种麻点或斑纹,为种类鉴定的依据。蚊足细长,有鳞片并形成斑点或环纹,是蚊种分类的特征之一。③腹部,分 11 节,2~8 节明显,最末 3 节变为外生殖器。雌蚊腹部末端具尾须 1 对,雄蚊为钳状抱器,为蚊种鉴定依据。腹部背面有淡色鳞片而形成纵纹、横带或斑,也具有虫种鉴别意义。

　　(2) 解剖结构:蚊有消化、排泄、呼吸、循环和生殖系统等,与流行病学有关者主要为消化和生殖系统。①消化系统:有口腔、咽、食管、胃、肠和肛门,胃是消化道的主要部分,食物的消化与吸收均在胃内进行。在前胸内有 1 对唾腺,各分 3 叶,每叶有一小唾腺管,最后汇合成总唾腺管,通入舌内。唾腺分泌和贮存唾液,唾液中含有多种酶,包括抗血凝素,溶血素和凝集素等。②生殖系统:雄蚊有 2 个睾丸,从每一睾丸发出一根输精管,末端膨大为储精囊,会合成射精管,射精管末端为阴茎,阴茎两侧有抱器。雌蚊有 2 个卵巢,各发出的输卵管在汇成总输卵管前的膨大部称壶腹,总输卵管与阴道相连,阴道远端有受精囊和 1 对副腺的开口。阴道开口于第 8、9 腹节交界处的腹面,每个卵巢由许多卵巢小管组成,每个卵巢小管包括 3 种发育程度不同的卵泡,分别为增殖卵泡、幼小卵泡和成卵卵泡。卵泡依次发育成熟。成卵卵泡成熟排出后,幼小卵泡又发育为成卵卵泡,每排一次卵,卵巢小管上就留下 1 个膨大部。

2. 卵　长约 1mm。按蚊卵为舟状,两侧有浮囊浮于在水面;库蚊卵为圆锥状,无浮囊,产出后粘在一起形成卵筏;伊蚊卵为橄榄状,无浮囊沉于水底。

3. 幼虫　称为孑孓。孑孓用呼吸管呼吸。刚孵出的幼虫长约 1.5mm,分四龄,经 3 次蜕皮后成为四龄幼虫,体长可较一龄幼虫增长 8 倍。幼虫分为头、胸、腹 3 部,各部有生毛或毛丛。头部有触角、复眼、单眼各 1 对,口器为咀嚼式。胸部方形、不分节,腹部细长,可见 9 节。第 8 节有气孔器和气门或呼吸管,是幼虫期分类的重要依据。

4. 蛹　侧观逗点状,胸背两侧有 1 对呼吸管。

(三) 生活史

蚊的发育呈完全变态。生活史分卵、幼虫、蛹和成虫 4 个时期,前 3 期生活于水中,成虫生活于陆地上。卵在水中才能孵化,夏天一般经 2~3 天孵出幼虫(孑孓)。孑孓在 30℃和食物充足的条件下,经 5~8 天发育,蜕皮 4 次成为蛹。蛹不摄食,可在水中游动,常停息于水面,受惊扰时迅速潜入水中。蛹的抵抗力强,在无水条件下,只要有一定的湿度,仍能羽化为成蚊。羽化的成蚊经 1~2 天发育,即行交配、吸血、产卵。

从卵发育到成蚊所需时间取决于温度、食物及环境等因素。通常在 30℃时,卵期 2 天、幼虫期 5~7 天、蛹期 2 天、成虫寿命雄性约 1~3 周,雌性约 1~2 个月,完成一个世代需 7~15 天,一年可繁殖 7~8 代。

(四) 致病作用

1. 直接危害　以叮刺、吸血和骚扰为主要危害,并可引起虫咬皮炎。

2. 间接危害　作为传播媒介,蚊在我国主要可传播下列疾病:①疟疾:按蚊为人疟的传播媒介,在平原地区疟疾媒介多为中华按蚊;长江流域山区和丘陵地带多为嗜人按蚊;南方山区和森林地带多为微小按蚊;南方热带雨林地带多为大劣按蚊。②丝虫病:我国班氏丝虫病的主要传播媒介为淡色库蚊和致倦库蚊,而马来丝虫病则主要是中华按蚊和嗜人按蚊。③流行性乙型脑炎:病原体为流行性乙型脑炎病毒。主要传播媒介是三带喙库蚊和白纹伊蚊。④登革热:由病毒引起的以骨及关节剧烈疼痛为特征的一种急性传染病。主要传播蚊种有埃及伊蚊和白纹伊蚊。蚊感染病毒后,可终生保持传染性。

(五) 防制

1. 环境防制　安装纱窗纱门、挂蚊帐、人工捕打、灯光诱杀、使用蚊香、铲锄杂草、疏通沟渠、填平积水坑洼、翻盆倒罐、稻田间歇灌溉等措施进行防蚊灭蚊。

2. 化学防制　目前常使用菊酯类药物,如合成菊酯(甲基炔呋菊酯、生物苄呋菊酯、二氯苯醚菊酯、胺菊酯、溴氰菊酯)等,也可采用上述药物的复配合剂。

3. 生物防制　食成蚊天敌有燕、蝙蝠;食幼虫天敌有淡水鱼、水螅、蜻虫、松藻虫,还有致病性生物如病毒、细菌、真菌、微孢子虫、索线虫等。其中灭蚊效果较好的有鱼类、苏云金杆菌以色列变种、球形芽胞杆菌和食蚊罗索线虫等。

4. 遗传防制　是改变或取代遗传物质方法,以降低蚊的生殖潜能来达到消灭蚊

虫的目的,如射线不育法(即用 X 线照射使雄蚊绝育而使蚊卵不育的方法)和化学不
育法(采用塞替派等化学不育剂杀灭成蚊或幼虫的方法),以及杂交、染色体易位、性比
例畸变等遗传防制方法。

二、其他致病节肢动物

其他致病昆虫主要有蝇、蚤、虱、白蛉和蜚蠊,其生物学特性和致病性见表 15-9。
我国常见致病的蛛形纲种类有蜱、疥螨、蠕形螨、恙螨和尘螨等,其生物学特性和
致病性见表 15-10。

表 15-9 其他致病昆虫

媒介种类	主要生物学特性	致病作用	防制原则
蝇	体长 6~14mm,体呈暗灰、黄褐甚至黑色,多数蝇类口器为舐吸式,吸血蝇类的口器为刺吸式,翅 1 对,足 3 对,跗节分 5 节,末端有爪和爪垫各 1 对,适宜携带多种病原体。蝇多孳生于有机物,嗜食香甜食品和腐烂食品、动物的分泌物、排泄物等,且有边食、边吐、边排泄的习性	1. 机械性传播:主要传播能引起消化道、呼吸道、神经系统、眼、皮肤等疾病的病原体 2. 生物性传播:变色纵眼果蝇可作为眼结膜吸吮线虫的中间宿主,舌蝇能传播非洲流行的锥虫病 3. 蝇蛆病:系由蝇类幼虫寄生在人体或动物的组织或器官而引起的疾病	1. 环境防制:消除蝇的孳生场所 2. 物理防制:采用纱门、纱窗,诱蝇笼诱捕,粘蝇纸粘捕及灯光诱杀等 3. 化学防制:采用菊酯类杀虫剂滞留喷洒及毒饵诱杀 4. 生物防制:如寄生蜂可消灭蝇蛹,苏云金杆菌使蝇幼虫中毒死亡
蚤	雌蚤体长 3mm 左右,雄蚤稍短,体侧扁,呈棕黄色或棕黑色,体表具毛、鬃、刺,有的种类腹侧边缘还具栉。头部较小,似三角形,具刺吸式口器,无翅,有足 3 对,极善跳跃,是哺乳动物或鸟类的体表寄生虫	1. 叮刺骚扰:因致痒而影响休息,甚至瘙痒而感染 2. 皮下寄生 3. 传播疾病 (1) 鼠疫:为鼠疫杆菌所致的烈性传染病 (2) 鼠型斑疹伤寒:亦称地方性斑疹伤寒 (3) 绦虫病:可作为微小膜壳绦虫、缩小膜壳绦虫和犬复孔绦虫的中间宿主	1. 灭鼠:灭蚤必须处理蚤的孳生场所,堵塞鼠洞是灭蚤重要措施,应搞好防鼠灭鼠 2. 灭蚤:采用烧燎法、抹垫法,保持住房及犬、猫窝清洁,并结合采用杀虫剂灭蚤
虱	虱为人体永久性体外寄生虫,寄生于人体的虱有人虱和耻阴虱,人虱又分为人头虱和人体虱两个亚种。人虱成虫灰黑或灰白色,体长约 4.4mm,无翅,足 3 对,口器为刺吸式。耻阴虱体形似蟹,灰白色,雌虫长 1.5~2.0mm。胸腹相连而宽短,足 3 对。虱为不完全变态,若虫、雌雄成虫均吸人血	虱传播的疾病主要为流行性斑疹伤寒和流行性回归热等	注意个人卫生、保持衣被清洁是预防生虱的重要措施。灭虱可用灭虱灵、0.02% 二氯苯醚菊酯或 0.01% 氯氰酯醇剂等药物

续表

媒介种类	主要生物学特性	致病作用	防制原则
白蛉	是一种小型吸血昆虫,成虫为1.5~4mm,体灰黄色,全身密布细毛。胸部驼背状,有翅1对,停落时向后上方展开,与躯体形成约45°的角度。白蛉飞力很弱,常跳跃式飞扑,活动范围比较局限.为全变态,交配后产卵于人房畜舍的阴暗潮湿处,幼虫和蛹生活于土质疏松有机物丰富的泥土中	主要传播黑热病	药物杀灭成蛉可获良好效果。常用药物有溴氰菊酯、马拉硫磷和杀蝇松等
蜚蠊	成虫椭圆形,背腹扁平,棕褐色或红褐色,体长约10~30mm。头小,口器为咀嚼式,向下弯曲。触角细长,有复眼1对。胸部有翅2对,足3对。蜚蠊为不完全变态,蜚蠊分布甚广,喜群居,白天隐藏于有食物、水、温暖而黑暗的夹缝里。为杂食性昆虫,嗜食含糖和淀粉的食物,也食人畜排泄分泌物和腐败的食物	1. 可携带致病菌,寄生虫卵和包囊。主要通过污染食物、食具等机械性的传播病原体 2. 还可作为美丽筒线虫、念珠棘头虫和长膜壳绦虫等寄生虫的中间宿主	1. 搞好室内外卫生和饮食卫生、清除卵荚 2. 及时清除垃圾污物、谨防蜚蠊出入厨房污染食物是防制蜚蠊的重要措施 3. 可用菊酯类杀虫剂滞留喷洒、杀灭成虫和若虫

表 15-10 常见致病蛛形纲节肢动物

媒介种类	主要生物学特性	致病作用	防制原则
蜱	1. 硬蜱:虫体椭圆形,颚体显露于躯体前端,躯体长圆形,背面为背板,雄虫覆盖整个躯体背面,雌虫仅覆盖躯体背前部的一部分。成虫足4对,第4对足基节的后外侧有气门1对。栖息于森林、牧场、草原,多在白天侵袭宿主,吸血时间多达数天,吸血量大 2. 软蜱:颚体小,隐于躯体腹面前部,近似正方形。躯体背面无背板,气门位于第3、4对足基节外侧。软蜱栖息于家畜的圈舍、洞穴、鸟巢等隐蔽的场所。在夜间侵袭宿主,吸血时间短	1. 直接危害:蜱叮刺吸血时损伤宿主局部组织,致组织充血、水肿、急性炎症反应等;某些硬蜱唾液内含有麻痹神经的毒素,严重时可导致蜱瘫痪 2. 传播疾病:蜱是人兽共患病的重要传播媒介,传播的病原体有病毒、立克次体、细菌、螺旋体等。已知蜱媒性疾病主要有:森林脑炎、新疆出血热、蜱媒回归热、Q热、北亚蜱媒斑疹伤寒、莱姆病等	1. 环境防制:利用垦荒,清除杂草和灌木丛。清理家畜、家禽厩舍,堵洞嵌缝等防止蜱孳生越冬,牧区可采取轮换牧场放牧,使蜱失去寄生吸血机会而死亡 2. 药物防制:用美曲膦酯、敌敌畏、马拉硫磷、合成菊酯、伊维菌素、三氯杀螨醇等喷洒蜱孳生地,牧畜可定期药浴杀蜱 3. 个人防制:进入林区、草原、荒漠地区等蜱的孳生地,应涂搽驱避剂,穿五紧服,离开蜱孳生地时要互检,以防蜱侵袭

笔记

续表

媒介种类	主要生物学特性	致病作用	防制原则
疥螨	成虫类圆形,背面隆起,虫体长 0.3~0.5mm,乳白色或淡黄色。颚体短小,颚基陷于躯体颚基窝内,螯肢似钳状,尖端具小齿。须肢分 3 节,无眼和气门。有足 4 对,足粗而短,寄生于人体皮肤薄嫩处。以角质组织和淋巴液为食	疥螨对人体的致病作用主要是雌螨开掘隧道时对皮肤的机械性刺激和局部损伤,以及其分泌物、排泄物及死亡螨体裂解物等变应原性刺激所引起的变态反应	1. 加强卫生宣传教育,注意个人卫生,避免和疥疮患者直接接触和间接接触 2. 治疗疥疮常用5%~10%硫黄软膏、10% 苯甲酸苄酯、疥宁霜、伊维菌素。用药前用温水将患处洗净,或全身用温水淋浴,除去患处脓痂,然后搽药效果更好。一般治疗 2 个疗程
蠕形螨	成虫细长呈蠕虫状,长 0.1~0.4mm,乳白色,半透明,环纹明显。颚体呈梯形,位于虫体前端。躯体分足体和末体两部分,足体约占虫体 1/4,腹面有足 4 对,足粗短呈牙突状。毛囊蠕形螨形较细长,皮脂蠕形螨略粗短,寄生在人体皮肤皮脂腺较发达的部位,尤以鼻翼、鼻尖及眼周围、颊、颏、前额等处	蠕形螨为条件性致病螨,感染者多无明显症状。酒渣鼻样及红斑丘疹状皮炎、痤疮及脂溢性皮炎患者蠕形螨的感染率和感染度均高于正常人	1. 注意个人卫生:不使用他人的毛巾、脸盆、枕巾等,避免和带螨者、患者直接接触,以防蠕形螨感染 2. 治疗患者:可外用10% 硫黄软膏、20% 苯甲酸苄酯乳剂、甲硝唑冷霜、肤螨杀定等,亦可内服甲硝唑,均有一定疗效
恙螨	幼虫椭圆形,呈红、橙、淡黄或乳白色,大小为 0.2~0.5mm。颚体位于体前端,螯肢和须肢粗壮呈圆锥形。躯体背部前方有背板,上有毛 5 根和 1 对圆形感器基。两侧有 1~2 对眼,后面有横列背毛。腹面有足 3 对。若虫和成虫营自生生活,幼虫寄生于家畜和其他动物体表能传播恙虫病	1. 幼虫叮咬能引起恙螨性皮炎 2. 传播恙虫立克次体导致恙虫病	1. 清除杂草、堵填鼠洞和灭鼠是防制恙螨的主要的措施 2. DETA、邻苯二甲酸二甲酯涂于裸露部位或用驱避剂浸渍布带敷于袖口、裤脚等措施,以防恙螨叮咬
尘螨	虫体呈椭圆形,大小约 $(0.2{\sim}0.5)mm{\times}(0.1{\sim}0.4)mm$。颚体位于虫体前端,躯体背面前方有狭长的背板,两侧有 1 对长鬃毛,雄虫背面后端有后背板,成虫足 4 对。存在于人类居室内的尘埃和储藏物中,是一种强烈的过敏原	尘螨分泌物、排泄物是强烈的过敏原,可引起变态反应性疾病,如尘螨性哮喘、过敏性鼻炎、过敏性皮炎等	经常清除室内尘埃、勤洗衣被、床单,勤晒被褥床垫,保持室内通风干燥可减少尘螨的孳生。用7% 尼帕净、1% 林丹等杀灭尘螨亦可达到减少过敏原的作用。患者可用尘螨浸液进行脱敏疗法

笔记

学习小结

通过对常见致病寄生虫的学习,你是否可以与第十一章所学之内容形成联系? 你认为决定寄生虫致病与流行的主要因素有哪些? 寄生虫的形态结构及生活史与其致病性之间具有什么样的联系? 常见致病寄生虫具有哪些感染方式? 其病理损伤作用又体现在哪些方面? 最后通过对常见致病寄生虫病的预防、治疗、检测方法的了解,你将如何理解寄生虫病的地方性、季节性和自然疫源性特点?

(王志宏)

复习思考题

1. 从各类主要致病寄生虫的致病性比较中,试归纳不同类型致病寄生虫的危害特点。

2. 试以所处地域的主要寄生虫病为例,说明其与本地的哪些自然、生物、社会因素相关。

笔记

第十六章

医学遗传学概述

学习目的与学习要点

作为生命基本特征的遗传现象，可能在生命进程中发生差错，并由此产生一系列疾病。而基因表达及承载基因的 DNA 与染色体的异常是我们称之为"遗传病"的这种生命异常现象发生的基本原因。本章将概述遗传性疾病的概念与特征，着重提示各类遗传性疾病发生的细胞与分子生物学基础。同时简要介绍遗传性疾病防治的基本常识。

遗传因素是疾病生物性病因的重要构成，也是人类遗传性疾病（genetic disorder）发生的主因。研究人类遗传性疾病和人类疾病发生的遗传学背景的综合性学科称为医学遗传学（medical genetics），其任务是探讨人类疾病的发生发展与遗传因素的关系，研究遗传病和与遗传有关疾病的病因、发病机理、传递方式、诊断、治疗、预防和再发风险。

第一节　遗传与疾病

人类疾病的发生多数受遗传和环境因素共同影响，决定于人体遗传因素与周围环境作用的平衡，遗传物质的改变或周围环境的变化都可打破这种平衡，导致疾病的发生。遗传病可分五类：单基因病（monogenic disorders）、多基因病（polygenic disorders）、线粒体病（mitochondrial disorders）、染色体病（chromosomal disorders）及体细胞遗传病（somatic cell genetic disorders）。

一、遗传病的概念

遗传病早期经典概念是指由细胞内遗传物质的改变所致疾病，如基因突变引起的半乳糖血症、染色体畸变引起的 21 三体综合征（唐氏综合征）等。

近年来，随着表观遗传学的兴起，人们发现多种由环境因素诱导之不合适的基因表达与沉默，也可成为疾病发生的原因。因此也将此类疾病划入遗传病，如高血压、糖尿病、消化性溃疡等。这使遗传病的定义与范畴有了很大扩展。

笔记

二、遗传病的特征

先天性与家族性是遗传病的主要特征,但并非绝对。

1. 先天性　是指在出生时或出生前已存在的生物学因素(病因)。在先天性疾病中,据估计经典的遗传病约占 10%,非遗传物质改变而引起的疾病约占 10%,不能明确区分病因的疾病约占 80%。亦即并非所有先天性疾病都是遗传病。就医学遗传学观点而言,经典意义上的先天性遗传病是特指生殖细胞与受精卵的基因异常所致疾病。因此,妊娠期内因药物、感染及其他环境因素引起之胎儿畸形不列入遗传病。而某些出生时或出生后相当时间内无临床表现的遗传病,如在儿童早期发病的甲型血友病、35 岁后发病的 Huntington 舞蹈病、80% 病例在 40 岁以上发病的原发性血色病等,因其病因为受精卵携带基因的异常,仍是遗传病。

2. 家族性　指疾病的发生呈家族聚集,即在患者家庭中发病率高于群体的现象。部分遗传病因致病基因在亲子间垂直传递,常呈家族聚集表现,如 Huntington 舞蹈病、血友病、色盲等。但并非所有遗传病都具家族性倾向,如白化病就无家族性倾向。此外,非遗传病也可呈现家族聚集发病表现,如结核病、病毒性肝炎等传染病,或夜盲症、甲状腺功能低下等营养缺乏性疾病。

三、遗传病的类型

人类遗传病按遗传物质改变发生的水平和累及的范围,分为五种类型。

1. 单基因病　系由单基因突变引起的遗传性疾病,通常呈现特征性的家系传递格局。根据致病基因涉及的染色体及其传递方式,可分为常染色体显性遗传病(autosomal dominant inheritance,AD)、常染色体隐性遗传病(autosomal recessive inheritance,AR)、X 连锁显性遗传病(X-linked dominant inheritance,XD)、X 连锁隐性遗传病(X-linked recessive inheritance,XR)和 Y 连锁遗传病(Y-linked inheritance)五类。

2. 多基因病　泛指由两对以上微效基因(minor gene)通过积累效应,在环境因素参与下引起的疾病。此类疾病在遗传上具有一定家族聚集倾向,但无单基因病呈现的特征性家系传递格局,如哮喘、原发性高血压、糖尿病、冠心病、精神分裂症、唇裂、腭裂等。目前已知多基因病约有一百多种,其发病率约 1%~5%,罹患各种多基因病的人群约占总人口的 15%~20%。

3. 线粒体病　线粒体 DNA(mitochondrial DNA,mtDNA)携带有遗传信息,可编码一些蛋白质。由线粒体基因突变,导致编码蛋白功能异常所致疾病,称为线粒体病。因受精卵的线粒体主要来自卵子,故线粒体遗传病主要经母亲传递。线粒体遗传病有 Leber 遗传性视神经病、肌阵挛性癫痫伴碎红纤维病、线粒体肌病脑病伴乳酸酸中毒及中风样发作综合征、慢性进行性眼外肌麻痹等。

4. 染色体病　是由于染色体数目或结构异常所引起的疾病。因每对染色体都承载着大量基因,故染色体结构异常往往引起多个基因改变,呈现复杂的临床症状。根据异常染色体的不同可以将染色体病分为常染色体病和性染色体病,如唐氏综合征,又称 21 三体综合征,系 21 号常染色体数目异常的疾病;Turner 综合征,即为女性 X 染色体数目异常的疾病。目前已发现的染色体病约有 100 余种。

5. 体细胞遗传病　特定体细胞中遗传物质改变所致疾病称为体细胞遗传病。这类疾病包括肿瘤、白血病和免疫缺陷病等,多由体细胞突变所致。

第二节　遗传病的分子基础

DNA 是生物遗传信息的主要载体,而染色体是真核细胞内 DNA 的主要存在形式。基因则是组成有效遗传信息的最基本单位。所有遗传信息的改变都与染色体和基因息息相关,因此两者都是构成遗传病发生的物质基础。

一、人类染色体的基本特征

自 1888 年德国解剖学家 Waldeyer 发现染色体以来,为人类细胞中相似物质的研究提供了迄今为止有关 DNA 存在形式的充分信息。

1. 染色体数目　1956 年,华裔学者 J. H. Tjio(蒋有兴)和 Levan 确定了人类正常体细胞染色体数目是 46,即 2n=46。其中一半来自父系的生殖细胞,一半来自母系的生殖细胞,即每个人类生殖细胞中的染色体数为 23 条(n=23)。其中 22 条为常染色体,1 条为性染色体。体细胞中,源自父系与母系之形态、功能类似的一对染色体称为同源染色体(homologous chromosome)。

2. 染色体的结构、形态　处于分裂中期的染色体显现最典型的观察形态(图 16-1),具有两条染色单体(chromatid)并借着丝粒(centromere)相连接,由于两条染色单体形态结构完全相同,互称姐妹染色单体。染色体的着丝粒处向内凹陷缢缩而变得狭窄,称为初级缢痕(primary constriction)或主缢痕。初级缢痕外侧的特殊结构称为动粒,是纺锤丝附着的部位,在细胞分裂过程中与染色体的运动密切相关。着丝粒将染色体划分为短臂(p)和长臂(q)两部分。在某些染色体的长、短臂上还可见有凹陷缩窄的部分,称为次级缢痕(secondary constriction),与核仁的形成有关。次级缢痕远端之球状结构称为随体(satellite)。染色体两端各有一特化部位称为端粒(telomere),是染色体的天然末端,它保护染色体末端不被降解,可阻止染色体末端彼此粘连,起

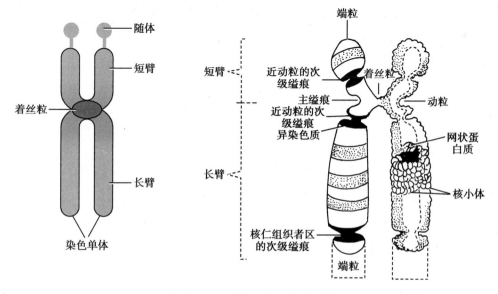

图 16-1　人类染色体结构示意图

着维持染色体形态结构的稳定、完整的作用。端粒区 DNA 序列长度的缩短或丢失可导致细胞死亡或恶变。

根据染色体着丝粒位置可将人类染色体分为 3 种类型：①中央着丝粒染色体 (metacentric chromosome)：着丝粒位于或靠近染色体中央，若将染色体全长分为 8 等份，则着丝粒位于染色体纵轴的 1/2 至 5/8 之间，着丝粒将染色体分为长短相近的两个臂；②亚中着丝粒染色体(submetacentric chromosome)：着丝粒位于染色体纵轴的 5/8 至 7/8 之间，着丝粒将染色体分为长短不同的两个臂；③近端着丝粒染色体(acrocentric chromosome)：着丝粒靠近一端，位于染色体纵轴的 7/8 与末端之间，短臂很短。

3. 核型 一个体细胞中的全部染色体，按其大小、形态特征依次排列所构成的图像称为核型(karyotype)。对待测细胞的核型进行染色体数目、形态特征的分析，确定其是否与正常核型完全一致，称为核型分析(karyotype analysis)。按国际标准，描述一个核型要包括两部分内容，第一部分是细胞内染色体总数，第二部分是性染色体的组成，两者之间用","分隔开。正常女性核型描述为：46,XX；正常男性核型描述为：46,XY。

据人类细胞遗传国际会议制定的 Denver 体制，人体细胞内的 23 对染色体由大到小依次编号，1~22 号是男女性体细胞共有的常染色体，其余一对是男女性体细胞所不同的性染色体，女性为 XX，男性为 XY。将这 23 对染色体分为 A、B、C、D、E、F、G 7 个组，A 组最大，G 组最小。X 染色体列入 C 组，Y 染色体列入 G 组(表 16-1)。

表 16-1 人类染色体的分组特点

分组	染色体号码	染色体大小	着丝粒位置	有无随体	说明
A	1 2 3	最大	中央着丝粒 亚中着丝粒 中央着丝粒	无	本组内 3 号染色体比 1 号染色体略小
B	4~5	次大	亚中着丝粒	无	与 C 组染色体比较，B 组的 4 号、5 号染色体的短臂都较短
C	6~12	中等	亚中着丝粒	无	本组内 6 号、7 号、8 号、11 号染色体的短臂较长，9 号、10 号、12 号染色体的短臂较短
D	13~15	中等	近端着丝粒	有	本组内各号染色体之间难以区分
E	16 17 18	较小	中央着丝粒 亚中着丝粒 亚中着丝粒	无	本组内 18 号染色体较 17 号染色体短臂更短些
F	19~20	次小	中央着丝粒	无	本组内各号染色体难以区分
G	21~22	最小	近端着丝粒	有	21 号、22 号染色体的长臂的两条染色单体常呈分叉状，它们之间难以区分
性染色体	X Y	中等 最小	亚中着丝粒 近端着丝粒	无	X 染色体属于 C 组染色体，大小介于 6 号和 7 号之间 Y 染色体属于 G 组染色体，两条染色体的长臂常并拢

笔记

4. 核型分析技术　用 Giemsa 染色的人类染色体标本,除着丝粒和次级缢痕外,整条染色体均匀着色,由此获得的核型称为非显带核型(图 16-2)。根据非显带核型只能较准确地识别出 1、2、3、16 号和 Y 等几条染色体,对 B、C、D、F 和 G 组的染色体,只能识别出属于哪一组,而对组内相邻号的染色体之间很难区分;并且,对于染色体所发生的一些结构畸变,例如易位、倒位和微小的缺失等均不能检出,这使染色体异常,特别是结构畸变的研究与临床应用受到极大的限制。

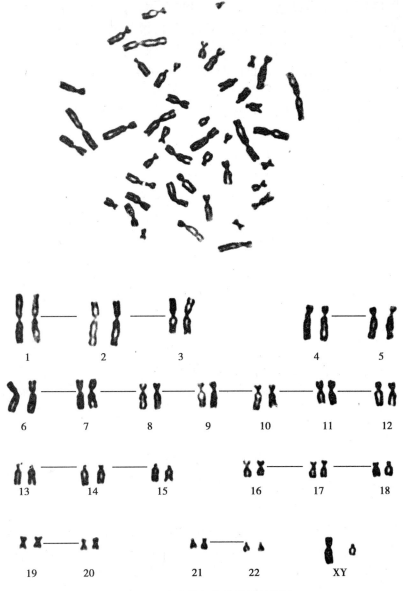

图 16-2　人类染色体非显带核型图

1968 年瑞典细胞化学家 Caspersson 等应用荧光染料氮芥喹吖因(quinacrine mustard,QM)处理染色体后,在荧光显微镜下可观察到染色体沿着长轴呈现出一条条宽窄和明暗交替或染色深浅不同的横纹,称为染色体的带。这一显带技术称 Q 显带

(Q banding),所显示的带纹称为 Q 带(Q band)。显带技术可将人类的 24 种染色体显示出各自特异的带纹,每条染色体独特之带的形态和数目称为染色体的带型(banding pattern)。随后又相继出现其他染色体显带技术。

1971 年巴黎第 4 届国际人类细胞遗传学会议及 1972 年爱丁堡会议制定了每个显带染色体区带的标准系统——《人类细胞遗传学命名的国际体制》(An International System for Human Cytogenetical Nomenclature,ISCN)。该体制提出了统一的符号和术语(表 16-2)。按此标准及规则,记述染色体中某一特定带时需写明 4 个方面的内容:①染色体的序号:1~22 号染色体及 X 或 Y 性染色体。②染色体臂的符号:长臂 q 或短臂 p。③区的序号:"区"为位于染色体臂上两相邻界标之间的区域。"界标"是染色体上恒定的、有显著形态特征的带,包括染色体两臂的末端、着丝粒及臂上某些显著的带。区的序号是从着丝粒部位向两臂远端依次编号。④带的序号:"带"是染色体上宽窄各异、明暗相间的横纹。每一条染色体都应看作是由一系列连续的带构成的,即没有非带区。每条带因其着色的深浅而清楚地与相邻带相区分。带的序号从着丝粒侧向臂的远端依次编号,作为界标的带属于该界标以远区的第 1 条带。以上 4 个内容按顺序连写,不加标点,如 1p22 表示 1 号染色体短臂 2 区 2 带。作为特例,根据 ISCN(1995)的规定,着丝粒定义为 p10、q10。

表 16-2 细胞遗传学常用符号及缩写术语

符号	含义	符号	含义	符号	含义
p	短臂	+ 或 −	增加或减少	/	嵌合体
q	长臂	:	断裂	→	从…到…
cen	着丝粒	::	断裂后重接	del	缺失
rea	重排	( )	( )为异常染色体	inv	倒位
der	衍生染色体	;	分开染色体	ins	插入
ace	无着丝粒	Dic	双着丝粒染色体	i	等臂染色体
ter	末端	Rcp	相互易位	rob	罗伯逊异位

二、人类基因的构成、复制与突变

基因(gene)是遗传信息表达与调控的基本单位,是由脱氧核糖核苷酸组成的一段密码序列。

(一) 基因的构成

真核生物结构基因与原核生物不同,原核生物基因通常为 1 条环状双链 DNA,编码序列是连续的,而真核生物结构基因的编码序列是不连续的。编码序列被非编码序列隔开,形成镶嵌排列形式,故真核生物结构基因又称为"断裂基因(split gene)"。在人类基因组中,只有少数结构基因无内含子序列,如 IFN-α、IFN-β 基因等。少数原核生物基因中也可存在内含子。

基因按产物可分为蛋白质基因和 RNA 基因;按产物功能可分为结构基因和调控基因。

真核生物结构基因中编码序列称为外显子(exon,E),非编码序列称为内含子

(intron,I),两者相间排列。不同结构基因所含外显子和内含子数目不同,例如,人 β-珠蛋白基因含 3 个 E 和 2 个 I,全长 1.7kb,编码 146 个氨基酸;人凝血因子Ⅷ基因含 26 个 E 和 25 个 I,全长 186kb,编码 2552 个氨基酸;而人 Duchenne 型肌营养不良症(Duchenne muscular dystrophy,DMD)基因则含 75 个外显子和 74 个内含子,全长 2300kb,编码 3685 个氨基酸。

在结构基因的"上游"和"下游"通常连接有调控序列,调控序列对基因的有效表达起调控作用,包括前导区、启动子、增强子及终止子等,此序列位于第一外显子和最末外显子的外侧,称为侧翼序列(flanking sequence)。

(二) 基因的复制与表达

遗传信息的传递主要通过基因的复制和表达。

1. 基因的复制 指 DNA 分子合成一个与自身相同的 DNA 分子的过程。半保留复制为其基本形式,保证了亲代遗传信息可精确传递给子代,是保持物种相对稳定的基础。

2. 基因的表达 基因的表达是 DNA 分子中储存的遗传信息,通过转录传递给 RNA,然后由 mRNA 将遗传信息翻译成蛋白质的过程。

(三) 基因的突变与修复

基因中碱基序列的改变将对其所决定的蛋白质组成和功能有重要的影响,并可导致多种疾病,如人类镰刀型红细胞贫血症就是因 11 号染色体上编码血红蛋白的 DNA 分子中一个小区段发生了单个碱基的改变(A→T)所致。而编码酶蛋白的基因改变,则可影响其催化功能,并导致苯丙酮尿症、白化病等遗传病的发生。

基因中正常碱基序列的改变称为突变(mutation)。突变可分为:①点突变:是 DNA 序列中单个碱基的改变,其中一个嘌呤为另一个嘌呤所取代,一个嘧啶为另一个嘧啶所取代的替换称为转换;而一个嘌呤为一个嘧啶所替代,一个嘧啶为一个嘌呤所替代则称为颠换。碱基替换造成的遗传信息改变,可以是同义突变、错义突变和无义突变。②移码突变:是指一对或少数几对邻接的核苷酸的增加或减少,造成编码发生移位错误的突变。碱基的插入和缺失可以是一个或几个碱基对,也可以是大的片段。移码突变产生的遗传后果比较严重,可能导致严重的遗传病。③动态突变:是指 DNA 中的碱基重复序列拷贝数发生扩增而导致的突变。扩增的重复序列不稳定地传递给下一代,往往一代一代传递过程中增加几个重复拷贝,结果导致遗传病的发生。

基因突变可以自然发生,也可由环境因素诱发。前者称为自发突变,后者称为诱发突变。能诱发基因突变的因素有很多,如物理因素、化学因素及生物因素等,这些统称为诱变剂。可导致基因突变的物理因素包括电离辐射、紫外线及高温等,化学因素如甲醛、氮芥、烷化剂、亚硝酸、亚硝酸盐及苯并芘等,生物因素主要是病毒,包括 DNA 病毒和 RNA 病毒。

生物体内的多种 DNA 修复系统在 DNA 受损时,可部分地修正 DNA 分子的损伤。从而大大降低突变所引起的有害效应,保持遗传物质的稳定性。其修复方式主要有光复活修复、切除修复、重组修复等。修复系统本身也由一系列基因编码的酶组成,当修复系统发生缺陷时,突变就会以各种形式存留并遗传,最终导致疾病发生。

第三节　遗传病的预防

遗传病的预防包括原发性预防和遗传性预防两类。

一、原发性预防

原发性预防（primary prevention）是指在异常基因出现前的预防，主要包括监控环境中人类遗传危害因素，还有增强人群对遗传危害因素的自我保护意识，从而减少遗传病的发生。

环境污染已成为世界瞩目的问题。随着工农业生产的发展，环境污染亦与日俱增。除了电离辐射可以引起严重的遗传损伤外，大量废水、废气、废渣（简称"三废"）和化学物质也严重地威胁着人类的健康。据统计，现在世界上每年至少新生产 2000种以上的化学合成药物和制剂，这些物质大都不同程度地对遗传物质有损伤作用。

环境中对人类遗传造成危害的因素统称为致畸因子（teratogen）。目前，较为公认的致畸因子分为病毒、电离辐射及药物三大类，它们可以引起人体发育的异常，详见表 16-3。

表 16-3　致畸因子及其对人体发育的影响

类别	致畸因子	所致畸形
病毒	风疹病毒	先天性心脏病、白内障、耳聋、智力低下
	巨细胞病毒	
电离辐射		小头畸形
药物	沙利度胺（反应停）	无肢症或海豹畸形
	甲氨蝶呤	各种躯体畸形，包括颅发育不全，头发上卷，宽鼻梁，低位耳
	孕酮	女胎男性化
	酒精	生长迟缓，智力低下，小头畸形，短眼裂
	抗惊厥药	躯体和智力发育迟缓，眼距宽，低位耳，指甲或指骨发育不良

因此积极防止环境污染，增强对环境污染物中致畸因素的防范意识，加强易感人群的针对性保护都是遗传性疾病原发性预防的重要措施。

二、遗传性预防

遗传性预防（heredofamilial prevention）通常采用遗传咨询和遗传筛查相结合的方法，可以有效减少常见遗传病的发生。

（一）遗传咨询

遗传咨询（genetic counseling）是指咨询医师应用医学遗传学与临床医学的基本原理与技术解答遗传病患者及其亲属或有关人员提出的有关疾病的病因、遗传方式、诊断、治疗、预防、预后等问题，估计患者亲属特别是子女的再发风险，使遗传病患者或其亲属对遗传病有全面客观的了解，并提出建议及指导，以供患者及其亲属参考的全过程。

遗传咨询的一般步骤包括：

笔记

1. 遗传病确诊　确诊遗传病是遗传咨询成功的前提。遗传咨询医师首先要详细询问咨询者,搜集全面的病史资料,包括家族史、婚姻史、生育史、发病年龄、孕期感染、服药、接触有害物质、射线,以及有无流产、死产、分娩过程婴儿有无窒息等。确诊遗传病不仅需根据患者的临床症状和体征,还要对患者做必要的检查,如实验室检查和特殊检查(染色体检查,致病基因的 DNA 检测等)。

2. 确定遗传病类型和遗传方式　根据患者所患疾病、家族史和根据家系材料绘制的系谱,确定疾病的类型和遗传方式。

3. 估计再发风险　根据遗传方式和类型,估计家族成员再发此病的风险。

4. 提出可行的意见　根据再发风险和疾病是否可进行产前诊断或症状前诊断等提出可行性意见,供遗传病患者和其家属参考。

遗传咨询是一个交流的过程,其目的是让咨询者及家属对有关疾病的性质和在家庭里的发生有充分、明确的认识,在了解有关疾病的防治后最终做出恰当的决定。遗传咨询所涉及的知识非常广泛,除要求咨询医师受过特殊培训、具备相关资格,还需要各种专业人员的配合,其中包括临床遗传医师、临床实验室诊断的专家和心理医生等,共同完成咨询工作。

(二) 遗传筛查

遗传筛查(genetic screening)是将某一群体中具有风险基因型的个体检测出来的一项普查工作。通过筛查可以了解遗传性疾病在人群中的分布及影响分布的因素,估计某些遗传性疾病的发病规律和特点,便于及早采取有效的预防措施。

筛查的遗传病必须符合一定的标准:①疾病已经明确,具有可靠的诊断标准;②有一定的发病风险,流行率相对较高;③早期缺乏特殊症状或体征;④危害人体健康,甚至可以致命;⑤具有有效的治疗手段。

根据筛查目的和对象不同,遗传筛查可分为出生前筛查、新生儿筛查、携带者筛查等。

1. 出生前筛查(prenatal screening)　是指应用生化、超声波等手段,所有或某些遗传病高发地的孕妇进行异常妊娠的筛查。目前开展的筛查工作主要包括:通过测定母亲血清和羊水中的甲胎蛋白(α fetus protein,AFP)筛查胎儿是否神经管缺陷;对 35 岁以上孕妇的羊水细胞或绒毛组织细胞进行检查,确定胎儿有无染色体畸变,如各种三体综合征;产前的超声波检查,筛查胎儿有无先天性畸形。

2. 新生儿筛查(neonatal screening)　是指对新生儿进行某些疾病或先天畸形的筛查或诊断。新生儿筛查是尽早开始对患儿有效治疗,以减轻病情的有效方法。国内外对新生儿开展筛查的疾病有苯丙酮尿症(PKU)、先天性甲状腺功能低下、半乳糖血症和假肥大型肌营养不良等。

3. 携带者筛查　是当某种遗传病在群体中发病率高,为了预防该病的发生,应用经济实用、准确可靠的方法在群体中筛查,对筛查出的携带者进行婚姻指导,从而达到预防该病的目的。因此,携带者的检出对遗传病的预防具有积极和重要的意义。人群中许多隐性遗传病的发病率不高,但携带者的比例却很高。例如:苯丙酮尿症的患者在人群中为 1/10 000,携带者的频率却为 1/25,携带者为患者的 400 倍。如果两个携带者婚配,及时检出他们是致病基因携带者,对他们进行生育指导,则意义重大。

携带者的检测方法可分为:临床水平、细胞水平、酶和蛋白质水平及分子水平。

笔记

临床水平，一般通过症状体征，提供线索，但不能准确检出疾病。细胞水平主要是染色体检查，常用于染色体平衡易位携带者的检出。酶和蛋白质水平的测定主要应用于分子病和先天性代谢病的检测。随着基因诊断技术的日趋成熟，可以通过对 DNA或 RNA 进行分析，从分子水平直接检出携带者。

第四节　遗传病的诊断与治疗

遗传病诊治是临床医生对疾病进行干预的直接手段。遗传病诊断涵盖患者的症状和体征、各种辅助检查、遗传学分析、对遗传病的确认、判断其遗传方式及遗传规律。遗传病治疗则包括支持、矫正的常规性治疗和基因治疗等非常规治疗。

一、遗传病的诊断

遗传病诊断首先要了解病史，对患者的症状和体征进行必要的检查，还要辅以遗传学的诊断手段（家系分析、细胞水平的染色体检查、酶和蛋白质的分析，以及分子水平的基因诊断等）。因此，遗传病诊断主要包括临床诊断和遗传学诊断两部分。

（一）临床诊断

遗传病的临床诊断依靠患者的主诉、病史、体检。其中，对家族史、婚姻史和生育史要予以特别关注。大多数遗传病有家族聚集的现象，因此要本着准确和详尽的原则。医师应着重了解婚龄、婚次、配偶的健康状况，是否近亲婚配，还应根据亲缘等级推算出亲缘系数，从而估计遗传病的患病风险和遗传方式。详细询问生育年龄、子女数目及健康状况，妊娠早期有无病毒感染性疾病和接触过致畸因素，是否服用致畸药或接触过电离辐射或化学物质。有无流产、死产和早产史，如果生产了患儿，还需了解其有无产伤。

许多遗传疾病具有特征性症候群，如 Down 综合征的特殊面容；猫叫综合征的猫叫样哭声；脆性 X 染色体综合征的大睾丸、大耳、长脸；苯丙酮尿症的智力低下伴有霉臭尿味等等。常见的遗传病伴随体征见表 16-4。

表 16-4　常见的遗传病伴随体征

部位	伴随体征
全身一般情况	发育迟缓、智力低下、体重偏低、啼哭声异常
头面部	小头，方颅、脑积水、前囟门未闭合、枕骨扁平、面中部发育不良
眼	眼距宽、外眼角上斜、内眦赘皮、小眼裂、眼球震颤、蓝色巩膜、白内障、眼膜浑浊
耳	小耳、巨耳、低位耳、角状耳、耳道畸形、耳聋、耳轮翻转
鼻	低鼻梁、鼻孔前倾、鼻根宽大
口腔	巨舌、唇裂、腭裂、小口畸形
颈部	宽颈、蹼颈，后发际低
胸部	鸡胸、漏斗胸、横膈突出、乳间距宽、乳房发育异常
腹部	脐疝、腹股沟疝、内脏侧位、十二指肠闭锁
四肢	短肢、短指、并指、多指、指甲发育不良、摇椅足、肘外翻、髋脱臼、肌张力低或高
外生殖器及肛门	生殖器发育不全、尿道上裂、尿道下裂、隐睾、肛门闭锁

（二）遗传学诊断

遗传学诊断是在临床诊断后，对遗传病进行确诊的特殊诊断。主要包括系谱分析、细胞遗传学检查、生化检查和基因检查。

1. 系谱分析（pedigree analysis）　是在临床医生准确而有效地记录家族史后，绘制出患者家系的完整系谱，将患者和可能的携带者标出后，通过对性状在家系后代的传递方式来判断基因的性质和该性状向某些家系成员传递的概率。系谱分析时，应注意以下几点：①系谱须系统、完整；②去伪存真；③注意鉴别不完全显性遗传而使系谱呈现出的隔代遗传与隐性遗传病；④重视一些影响遗传的特殊因素，如延迟显性和遗传早现等。

2. 细胞遗传学检查　包括染色体检查和性染色质检查。染色体检查亦称核型分析（karyotype analysis），通过外周血淋巴细胞培养后制备中期染色体，对其显带、显微摄影和分组排列对比分析，检查染色体是否异常。随着技术的不断进步，高分辨显带技术可以制备出上千种清晰的染色体带型，可发现更微小的染色体畸变。染色体检查标本除了外周血淋巴细胞外，胎儿皮肤、脐带血、绒毛组织、羊水中胎儿脱落细胞等都可以进行染色体检查。性染色质检查是对性染色质（包括X染色体质和Y染色质）进行检测。性染色质检查对两性畸形或性染色体数目异常的疾病诊断或产前诊断都有一定意义，方法简单。

3. 生化检查　是对酶、蛋白质和代谢产物的定性、定量分析的检测方法，可用于诊断单基因病或分子病。检测酶和蛋白质的材料主要来源于血液和特定组织或细胞。如苯丙酮尿症的诊断可通过肝活检来检测苯丙氨酸羟化酶，假肥大型肌营养不良可检测血清中磷酸肌酸激酶活性等。许多遗传性代谢病是由于酶缺陷而导致一系列的生化代谢紊乱，使酶促反应的中间产物、底物、终产物或旁路代谢产物发生变化。因此，对这些代谢产物的检测，能间接反映酶的变化而有助于疾病的诊断。如苯丙酮尿症患者可检测血清中的苯丙氨酸或尿中苯乙酸浓度。

4. 基因检查（genic diagnosis）　又称基因诊断，是利用分子生物学技术在分子水平对基因进行分析检测。基因检查可以直接检测遗传物质结构或表达水平的变化情况，从而在受检者症状出现前，就可诊断出是否患某疾病或携带某基因。基因检查的主要优势在于越过产物，直接检测基因。检查的材料包括DNA、RNA和蛋白质。基因诊断的标本可为个体发育任一阶段的任一种有核细胞，最常用的是外周血细胞。如对胎儿进行基因检查，可选择孕早期的受精卵卵裂细胞、绒毛细胞、孕中期的羊水胎儿脱落细胞及母亲外周血中胎儿的有核红细胞。

二、遗传病的治疗

遗传病的治疗包括常规治疗和非常规治疗。随着临床诊断和检测技术的日益现代化，遗传病的治疗从传统的手术治疗、药物治疗、饮食疗法等跨入了基因治疗的新时代。

（一）常规治疗

遗传病的常规治疗包括手术治疗、药物治疗及饮食疗法。

1. 手术治疗　是当患者的病程已经发展到器官损伤时，应用外科手术进行治疗，从而改善病情，减轻病痛。

矫正畸形是手术治疗的主要手段，对遗传病所产生的畸形进行矫正、修补或切除。如先天性心脏病的手术矫正,唇腭裂的修补,多指(趾)症的切除等。

手术还可改善某些遗传病的病情,防止病情恶化。如针对遗传性红细胞增多症引起的脾功能亢进,进行脾切除,针对家族性高胆固醇血症患者进行回肠 - 空肠旁路手术以减少胆固醇吸收,从而降低患者胆固醇的浓度。家族性多发性肠息肉、隐睾等有较高的癌变率,要尽早手术治疗,防止病情的恶化。

替换病损组织或器官也属于手术治疗。如家族性多囊肾等十余种遗传病可进行肾移植,胰岛素依赖性糖尿病进行胰岛细胞移植,α_1- 抗胰蛋白酶缺乏症患者可进行肝移植。

2. 药物治疗　原则是"补其所缺,去其所余"。根据药物治疗的时间早晚,可分为产前或出生前治疗、症状前治疗和现症患者治疗。

出生前治疗是指产前诊断某疾病后给孕妇服药,药物通过胎盘传至胎儿而治疗胎儿的方法。如产前诊断出羊水中甲基丙二酸含量增高,提示胎儿可能患有甲基丙二酸尿症,该病会导致新生儿酸中毒和发育迟缓,可以对其进行出生前治疗。给母体注射大量的维生素 B_{12},促进胎儿的正常发育。

症状前治疗是在症状出现前通过药物治疗达到预防症状发生而达到治疗的目的。通过新生儿筛查诊断出甲状腺功能低下的患儿,可以给予甲状腺素制剂治疗,可有效防止其智能和体格的发育异常。除此之外,苯丙酮尿症、枫糖尿症及半乳糖血症等遗传病,亦可在症状前做出诊断及时治疗,会取得最佳的治疗效果。

现症患者治疗是当遗传病发展到症状出现时,采用不同的治疗方法缓解症状,减轻病痛。主要方法有:①补其所缺:分子病及先天性代谢病多数是由于蛋白质或酶的异常而引起,因此给予补充,即可使症状明显改善,这就是治疗原则中的"补缺"。如给甲型血友病患者补充抗血友病蛋白;给垂体性侏儒患者补充生长素;给甲状腺功能低下患者补充甲状腺制剂等。②去其所余:由于酶促反应障碍,体内贮积很多的代谢产物,"去余"就是应用各种方法将过多的产物排除或抑制其生成,使患者的症状得到改善。如 Wilson 病(肝豆状核变性)是由于铜代谢障碍的常染色体隐性遗传病,患者细胞内过量的铜离子堆积造成了肝硬化、脑基底节变性及肾功能损害等临床症状。可给患者服用 D- 青霉胺,这种药物可与铜离子结合,加速清除贮积的铜离子。家族性高胆固醇血症患者,血液中存在过多的胆固醇,可以口服考来烯胺,使血中的胆固醇转化为胆酸从胆道排出。

3. 饮食疗法　由于酶缺乏所致底物或中间产物堆积的患者,可通过特殊的饮食,限制底物或中间产物的摄入以达到治疗的目的。饮食疗法的原则是"禁其所忌"。第一成功先例是对苯丙酮尿症患儿限制苯丙氨酸的摄入,尤其是 1 岁以内患儿被喂食低苯丙氨酸奶粉后,疗效显著。又如半乳糖血症患者在出生后 3 个月内查出并禁吃乳汁,可保证脑功能的发育正常,同时避免了肝功能的损害。目前,已经设计了 100 余种奶粉和食谱供氨基酸代谢病治疗用。因此,减少患者对"所忌"物质的摄入成为遗传病治疗的重要策略。

(二)非常规治疗

遗传病的非常规治疗以基因治疗为主的治疗方法。基因治疗(gene therapy)是指将外源正常基因导入靶细胞,以纠正或补偿基因缺陷和异常引起的疾病,达到治疗的目的。基因治疗主要以两种策略达到治疗的目的。一是在突变的位点直接纠正突变

基因;二是用外源正常基因替代致病基因。前者难以进行,后者难度小,已经付诸实践。根据靶细胞的不同,基因治疗可分为:

1. 生殖细胞基因治疗(germ cell gene therapy) 将外源正常基因转移到患者的生殖细胞(精细胞、卵细胞和中早期胚胎),使其发育成正常个体。基因的这种转移只能通过显微注射实现,效率不高,而且适用于排卵周期短而次数多的动物,还难以应用于人类。

2. 体细胞基因治疗(somatic cell gene therapy) 将正常基因转移到体细胞,使之进行基因表达,达到治疗的最终目的。这种方法最理想的措施是将外源正常基因导入靶细胞内染色体特定基因座位,从而替换异常的基因,使其发挥治疗的作用,但是必须减少随机插入而引起基因突变的情况发生。所以,目前采用将外源正常基因转移到基因组上非特定座位,即随机整合,该基因有效地表达出产物,便可起到治疗的作用。治疗过程中的受体细胞,多采取离体的体细胞,当确定离体的体细胞中的外源基因有效表达后,再将其输回到体内。

基因治疗目前存在着需要解决的关键问题:①导入基因何以持续而稳定高效表达。例如,皮肤成纤维细胞和外周血淋巴细胞都有一定的寿命,所以要不断地给患者输入含目的基因的细胞。如今很多研究专家在研究相对寿命长的细胞,如造血干细胞和骨髓前体细胞。很多实验室研究用高效启动子构建反转录病毒载体,提高表达效率,但是由于存在组织特异性的问题,一个启动子并不能使所有的基因都能提高表达的效率,因此还要进一步研究解决这类问题。②导入基因的安全性是基因临床实验前首先要重视的问题。基因治疗要确保不因导入目的基因而产生有害的遗传变异,这是采用病毒载体需注意的问题。当治疗基因在基因组中随机整合时,要考虑到是否会激活原癌基因或失活抑癌基因,而引起癌变。

遗传病的治疗正在从传统的药物治疗、手术治疗向基因治疗的方向发展,这对于医学工作者无疑是重大的挑战。表 16-5 列出了可以进行预防或治疗的遗传病。

表 16-5　可以进行预防或治疗的遗传病举例

治疗策略	治疗方法	适应病症
手术	整形修复	唇裂及腭裂
	脾脏切除术	球形细胞增多症
	结肠切除术	多发性结肠息肉
饮食禁忌	苯丙氨酸	苯丙酮尿症
	半乳糖(乳类制品)	半乳糖血症
	亮氨酸、异亮氨酸和缬氨酸	枫糖尿症
	乳糖	乳糖酶缺乏症
	蚕豆	蚕豆病(G6PD 缺乏症)
药物替代	胰岛素	胰岛素依赖性糖尿病
	生长激素	垂体性侏儒
	第Ⅷ因子	甲型血友病
	各种酶制剂	溶酶体贮积症
	尿苷	乳清酸尿症
	皮质醇	先天性肾上腺皮质增生症

笔记

续表

治疗策略	治疗方法	适应病症
去其所余	青霉胺(铜)	肝豆状核变性
	胆汁结合剂(胆固醇)	家族性高胆固醇血症
	放血(铁)	血色病
	排尿酸药物(尿酸)	痛风
器官或组织移植	骨髓	严重联合免疫缺陷
	骨髓	β_1地中海贫血
	骨髓	溶酶体贮积症
	肝	$\alpha 1$-抗胰蛋白酶缺乏症
基因治疗	腺苷脱氨酶基因(转入白细胞)	腺苷脱氨酶缺乏症
	凝血因子Ⅸ(转入皮肤成纤维细胞)	乙型血友病

学习小结

通过本章学习,你是否已建立了遗传性疾病的基本概念,如疾病特征、分类等?是否了解作为此类疾病发生的主要细胞分子生物学基础,如人类染色体的形态、类型,真核生物基因的基本构成,以及基因突变的类型、意义和和原因?是否已经了解遗传性疾病临床诊断的一般程序?是否知道一个遗传病患者在今天的医疗条件下,能够获得哪些帮助?

(孙 阳)

复习思考题

1. 随着人类对遗传物质认识的深入,有人认为,几乎所有的人类疾病都可纳入广义的"遗传性疾病"的范畴。你同意这样的观点吗?为什么?

2. 某著名影星因担心自己的遗传基因易感性,而主动切除了正常的乳腺与卵巢。你认为这样的举动是否可以算作遗传病预防的举措?为什么?

第十七章

染 色 体 病

📖 **学习目的与学习要点**

细胞内的染色体是生命信息载体 DNA 分子的主要集聚形式,其数量与结构的异常可引起被称为"染色体病"的一大类遗传性疾病。本章所讨论的问题将集中在引起染色体畸变的原因,染色体畸变的主要类型,临床具有代表性的各类染色体病的特征、表现和诊断要点。并据此完成对染色体病的概貌了解。

染色体病系因人体细胞内染色体数目和结构畸变引起的遗传性疾病。根据受累染色体类别,染色体病可分为常染色体病和性染色体病。

第一节　染色体畸变

体细胞或生殖细胞内染色体发生的异常改变称染色体畸变(chromosome aberration),可分数目畸变和结构畸变两大类。染色体畸变的类型及可能引起的后果在细胞不同周期和个体发育不同阶段不尽相同。引起染色体畸变的原因涉及环境和遗传两个方面。

一、染色体畸变原因

染色体畸变可源自自发突变;也可源自诱发突变;或由遗传获得。通常人体细胞中可出现不足 1% 的染色体畸变,而在某些化学、物理及生物因素作用下,染色体异常频率将大大提高。

(一)物理因素

各类电磁辐射都可诱发染色体畸变,但自然界中存在的本底辐射剂量一般不会对人体构成威胁。而医用、生产用、军用的辐射源如防护不当或出现辐射泄漏是诱发染色体畸变的主要原因。已明确生物体染色体畸变的发生率与辐射剂量呈正相关。

(二)化学因素

药物、有机磷类农药、工业毒物、食品添加剂、防腐剂、保鲜剂等均可诱发染色体畸变。研究表明:某些抗肿瘤药物、保胎药及预防妊娠反应药物均可导致染色体畸变(如甲氨蝶呤、阿糖胞苷等抗癌药物引起染色体畸变已被实验证实,长期服用抗癫痫药三甲双酮可致患者外周血细胞发生染色体数目或结构畸变);有机磷农药可以使染色

笔记

277

体畸变率提高(某些除草剂可引起染色体畸变);工业产生的重金属(铝、砷、苯等)污染,可导致受污染区域的居民染色体畸变率提高;食品中为防腐、增色添加的某些化学物质也是导致染色体畸变的重要诱因(如长期服用环己基糖精可致外周血淋巴细胞染色体畸变率增高)。

(三) 生物因素

主要是病毒和生物类毒素。各种病毒,如 SV40 病毒、仙台病毒、牛痘病毒、风疹病毒、带状疱疹病毒、麻疹病毒、肝炎病毒、流行性腮腺炎病毒等均可诱发宿主细胞染色体畸变。Rous 肉瘤病毒、Buikitt 淋巴肉瘤病毒等已明确的致瘤病毒除致癌外,也可引起染色体畸变。经食物污染进入人体的真菌毒素,如黄曲霉毒素除引起肝癌外,也造成细胞内染色体畸变。

(四) 遗传因素

亲代生育年龄与染色体畸变率相关联,如 21 三体综合征的出生率与母亲的生育年龄呈明显的正相关,30 岁以下育龄母亲的发生率约为 1/1000,而 40 岁以上育龄母亲的发生率可达 1/30,其他三体型综合征也相类似。染色体畸变的发生也与胚胎发育的宫内环境有关。家族性染色体不平衡综合征也易引起染色体畸变,该综合征家系成员细胞质黏度较高,易造成配子形成时染色体不分离,导致后代发生染色体非整倍体改变。某些常染色体隐性遗传缺陷也可导致染色体自发断裂。

二、染色体数目畸变

正常人体细胞具有两个染色体组,计 46 条染色体,称为二倍体(diploid)细胞。而正常生殖细胞则含一个染色体组,计 23 条染色体,称为单倍体(haploid)细胞。以二倍体细胞为标准,任何偏离这一限定染色体数目的改变,即体细胞内染色体数目超出或少于 46 条,即为染色体数目畸变(chromosomal numerical abnormality)。根据染色体增加或减少是否以一个染色体组为单位分为整倍体改变或非整倍体改变。

(一) 整倍体改变及产生机制

1. 整倍体改变类型　正常人体细胞为二倍体(2n),从理论上讲整倍体异常可出现单倍体(n)、三倍体(3n)、四倍体(4n)和多倍体。但迄今为止,尚无单倍体改变发现,四倍体以上亦未见报道。而三倍体、四倍体改变多导致流产,是妊娠 3 个月内自发流产的主要原因。

(1) 三倍体(triploid):含有 69 条染色体,由于人的全身性的三倍体是致死性的,多在胚胎期死亡,故新生儿中极为罕见,在自发性流产儿中能够见到。迄今为止只有十余例三倍体胎儿存活到临产前或出生时的报道,出生并能存活者多为 2n/3n 的嵌合体。已报道患者的核型有 69,XXX、69,XXY、69,XYY 等,主要有身体发育障碍、畸形,伴有智力低下等临床症状。

(2) 四倍体(tetraploid):含有 92 条染色体,全身性四倍体更为罕见,往往是四倍体和二倍体的嵌合体(4n/2n),多在流产的胚胎中发现,目前仅有一例伴有多发畸形的四倍体活婴及一例 2n/4n 嵌合体的病例报告。

2. 整倍体改变产生机制　整倍体改变产生的原因主要有双雌受精、双雄受精、核内复制和核内有丝分裂等。

(1) 双雄受精(diandry):两个精子同时与一个成熟的卵子受精称为双雄受精。由于两个精子同时进入一个卵细胞内,形成 69,XXX、69,XXY 和 69,XYY 三种类型的三倍体合子(图 17-1)。

(2) 双雌受精(digyny):减数分裂时卵细胞未形成极体,或者极体由于某种原因与卵核重新结合,结果卵子中保留有两个染色体组,受精后即形成 69,XXX 或 69,XXY 两种类型的三倍体合子(图 17-1)。

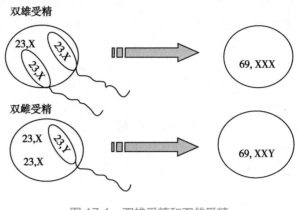

图 17-1　双雄受精和双雌受精

(3) 核内复制:指细胞分裂时,染色体不是复制一次,而是复制两次,每个染色体形成四条染色单体,称双倍染色体;其后正常分裂,形成两个四倍体子细胞。核内复制与四倍体形成是肿瘤细胞较常见的染色体异常特征之一。

(4) 核内有丝分裂:细胞分裂时染色体复制一次,但至分裂中期时,由于某种原因核膜未消失,也无纺锤体形成,无法进行后期的染色单体分离和胞质分裂,造成核内染色体数目加倍,形成四倍体。

(二) 非整倍体改变及产生机制

细胞在二倍体基础上染色体数目增加或减少,使细胞中染色体不呈现整倍数称非整倍体(aneuploid)细胞,是临床上最常见的染色体畸变类型。染色体数目少一条或数条称为亚二倍体(hypodiploid);多一条或数条称为超二倍体(hyperdiploid)。

1. 非整倍体改变类型　常见非整倍体改变包括单体型(monosomy)、三体型(trisomy)、多体型(polysomy)及嵌合体(mosaic)。

(1) 单体型:指细胞中某对染色体少了一条,染色体总数为 45(2n–1)。临床 X 染色体单体型相对多见,即 45,X。目前只有 C 组染色体单体型和 X 染色体单体型的病例,尚未见其他染色体单体型报道。主要原因在于单体型缺少一条染色体,将导致基因严重失衡,干扰细胞的代谢和发育,故仅在流产儿和死婴中见到。而 X 染色体单体型,根据 Lyon 假说,正常女性间期细胞核中,只有一条 X 染色体有活性,另一条则失活呈异固缩状态,故 X 单体型者可以存活。由于缺少一条 X 染色体,存活者虽有女性外表,但具有性腺发育不全等临床特征。

(2) 三体型:指细胞中某对染色体多了一条,染色体数目为 47(2n+1)。这是染色体数目畸变中最常见、种类最多的一种。临床上不论常染色体病还是性染色体病均以三体型为多。目前常染色体除第 17 号染色体尚未见有三体型报道外,其余染色体三体型均有报道,以 13、18、21 号三体最常见。少数三体型可存活至出生甚至成年,但多数寿命不长,并伴有各种严重畸形。性染色体三体型主要有 XXX,XXY 和 XYY 三种,和常染色体三体型相比,性染色体三体型有较大的"耐受性",部分患者可有正常表型,但额外增加的性染色体对患者同样产生较大的影响,如性器官发育不良,引起体征、性征的改变等。如果是部分染色体形成三体,则称为部分三体型。

(3) 多体型:指细胞内某对染色体增加两条或两条以上。主要见于性染色体多体型,如 48,XXXX、48,XXXY、48,XXYY 及 49,XXXXX、49,XXXYY 等;常染色体多体型还未见有报道。额外染色体增加越多,对患者表型影响越大。

(4) 嵌合体:是指由两种或两种以上染色体数目不同的细胞群所组成的个体,如 46,XX/47,XXY、45,X/46,XX 等。嵌合体中异常核型细胞比例越大,对个体表型影响越大,反之正常核型细胞越多,对表型影响越小。

2. 非整倍体产生机制　非整倍体产生的原因主要是由于细胞分裂时染色体不分离或染色体丢失(chromosome lose)所致。

(1) 染色体不分离:指在细胞分裂中、后期,如果某一对同源染色体或姐妹染色单体彼此不分离,同时进入一个子细胞,导致形成的两个子细胞中,一个因染色体数目增多而成为超二倍体,另一个则因染色体数目减少而成为亚二倍体。染色体不分离发生在配子形成成熟期所进行的减数分裂过程中,同源染色体或姐妹染色单体由于某种原因不分离,都将产生染色体数目异常的配子(n+1 或 n−1),这种现象称为减数分裂不分离;异常配子与正常配子受精后,将形成超二倍体或亚二倍体(图 17-2,图 17-3)。

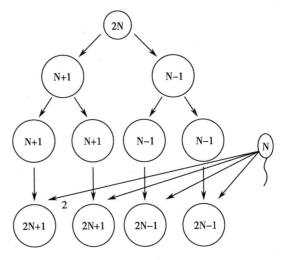

图 17-2　第一次减数分裂不分离

染色体不分离若发生于受精卵的早期卵裂或体细胞的有丝分裂过程中,姐妹染色单体不分离,称为有丝分裂不分离;结果可产生由两种或三种核型细胞系组成的嵌合体。如果体内不同染色体数目的细胞群起源于同一合子,称为同源嵌合体;反之则称为异源嵌合体。嵌合体个体中各细胞系的

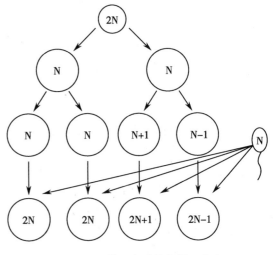

图 17-3　第二次减数分裂不分离

类型和其所占的数量比例,由染色体发生不分离的卵裂时期早晚决定。发生越早,异常核型细胞系所占比例越大,临床症状越明显;发生的越晚,含有正常细胞的比例越大,对患者的影响相对要小。异常细胞数小于 5% 时,一般不具有临床意义。

(2) 染色体丢失:又称染色体分裂后期延滞,指细胞有丝分裂过程中,在分裂后期某一染色体未能与纺锤丝相连,不能被牵引至细胞某一极,参与新细胞核的形成;或者染色单体在向细胞两极移动时行动迟缓,不能参与新细胞核的组装,被滞留在细胞质中,最后分解、消失,造成该细胞一条染色体的丢失而形成亚二倍体。染色体丢失也是形成嵌合体的原因之一(图 17-4)。

3. 非整倍体改变的描述 按照 ISCN (1978),非整倍体的描述为"染色体总数,性色体组成,+(-)畸变染色体序号"。例如某一核型中的 18 号染色体多了一条,可描述为 47,XX(XY),+18;少了一条 22 号染色体则描述为 45,XX(XY),-22;若是少了一条 X 染色体,可描述为 45,X 或 45,XO。

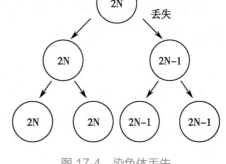

图 17-4 染色体丢失

三、染色体结构畸变

染色体结构畸变(chromosomal structural aberration)是指染色体失去结构的完整性,发生部分片段的缺失、重复或重排。

(一)染色体结构畸变的基础

在各种有害因素如电离辐射、化学诱变剂等诱变下,人类染色体可发生断裂(breakage),形成无着丝粒的染色体断片;因断裂片段的重接(rejoin)形式差异,可导致不同的结构畸变发生。如果断裂的片段在原来的位置上重新接合,称为原位愈合(concrescence)或重合(superposition),即染色体恢复正常,不引起遗传效应。如果染色体断裂后未在原位重接,也就是断裂片段移动位置后与其他片段相接或者丢失,则可引起染色体结构变化又称染色体重排(chromosomal rearrangement)。染色体经断裂后重新连接形成的畸变染色体称为重排染色体。因此染色体断裂和变位重接是染色体结构畸变的基础。

(二)常见染色体结构畸变类型

1. 缺失(deletion,del) 染色体发生断裂后,不含着丝粒的断片不再与原位重接,而是断片丢失,称为缺失。发生缺失的片段是染色体短臂或长臂的末端部分,即为末端缺失。若缺失的片段是染色体短臂或长臂的中间部分,则为中间缺失。

2. 倒位(inversion,inv) 在一条染色体的两处同时发生断裂,两断裂点间的片段经 180° 倒转后重接,导致基因顺序重排,称为倒位。如果两断裂点位于染色体同一臂内,则形成臂内倒位;若两断裂点分别位于染色体两个臂上,即含有着丝粒的片段发生倒转,称为臂间倒位。

据报道人类的臂间倒位较常见,如 9 号染色体的臂间倒位,人群发生率可达 1%。近年来有人认为 9 号染色体的臂间倒位是一种正常的多态性。也有报道 9 号染色体的臂间倒位与习惯性流产有一定的相关性。具有倒位染色体的个体,由于没有遗传物质的丢失,所以表型正常,称倒位携带者。但这样的个体在配子形成的减数分裂过程中,由于同源染色体的联会而形成倒位环(inversion loop),如果倒位环内再发生交换,可产生染色体异常的配子。

3. 易位(translocation,t) 两条染色体同时发生断裂,片段相互交换位置后重接,即为易位。根据易位片段的不同,易位主要分为单方易位、相互易位、罗伯逊易位三种。

(1)单方易位:又称插入易位(insertional translocation),两条非同源染色体同时发生断裂,仅其中一条染色体的片段连接到另一条染色体的非末端部位。

(2)相互易位(reciprocal translocation):两条染色体同时发生断裂,两断片相互交换位置后重接,导致两条结构上重排的染色体形成。相互易位是迄今发现最多的一类染色体结构畸变,因为这种结构畸变仅涉及位置改变,并不造成遗传物质的增减,保留了基因组的全部基因,对个体无严重影响,因此这样的个体称为平衡易位携带者。

(3) 罗伯逊易位(Robertsonian translocation):是发生在 D、G 组近端着丝粒染色体着丝粒处融合的一种特殊的易位形式,也称着丝粒融合(centric fusion)。即两条近端着丝粒染色体在着丝粒或其附近发生断裂,两者的长臂在着丝粒区附近彼此连接,形成一条大的新染色体;两者的短臂也可能彼此连接形成一条小染色体,由于短臂含较少的基因,或者不含着丝粒,会在以后的细胞分裂过程中消失,所以具有这种结构畸变的个体一般没有明显的表型改变,称罗伯逊易位携带者。罗氏易位发生频率 1/1100 活婴,这类携带者一般无严重畸形,智力发育正常,但后代可形成单体型和三体型,引起自发流产或产生三体型患者。

4. 重复(duplication,dup)　染色体臂上具有两份或两份以上的相同区段。一般将重复区段方向与原片段一致,称为正重复;如果方向相反,则称为倒位重复。重复大多是同源染色体间单方易位或不等交换所致。染色体上出现重复的片段,在这个细胞内实际上存在 3 份,故又称为部分三体型(partial trisomy)。

5. 环状染色体(ring chromosome,r)　染色体长臂和短臂的远端各发生一次断裂,具有着丝粒的主体部分首尾相接形成环状结构,称为环状染色体。环状染色体实际上同时存在染色体末端缺失。环状染色体在细胞分裂时可进一步形成具有双着丝粒环、无着丝粒环或具有两个以上环状染色体的子细胞。属非稳定性结构畸变。当细胞受到辐射损伤,特别是在恶性肿瘤患者放射治疗时,细胞中常见到环状染色体。

6. 双着丝粒染色体(dicentric chromosome,dic)　两条染色体发生断裂后,具有着丝粒的片段彼此接合形成的染色体,称为双着丝粒染色体。研究发现,在细胞分裂时如果两个着丝粒分别被纺锤丝向相反方向牵引,将会形成染色体桥而容易断裂形成新的畸变染色体;或者阻碍两个子细胞分开而产生四倍体细胞,引起细胞死亡,所以双着丝粒染色体也属于不稳定性结构畸变。

7. 等臂染色体(isochromosome,i)　染色体两臂从形态到遗传组成都完全相同的现象。现在认为,等臂染色体形成是由于细胞分裂时染色体着丝粒发生横向断裂,结果两长臂和两短臂分别形成染色体进入两个子细胞。因此等臂染色体实际是带有整臂缺失又带有整臂重复的染色体。

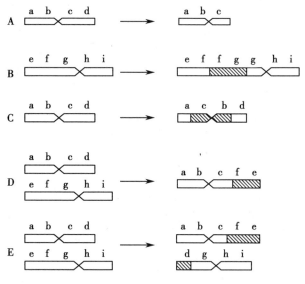

A. 缺失　B. 重复　　C. 倒位　　D. 单向易位　　E. 相互易位

图 17-5　染色体结构畸变

（三）染色体结构畸变的描述

根据 1SCN（1978）之规定，染色体结构畸变的描述有简式和详式两种。简式的描述只要求把染色体的结构改变用其断裂点来表示，因此描述一个结构畸变的核型，需写明的内容包括：①染色体总数；②性染色体组成；③畸变类型符号；④在括号内写明受累的染色体序号；⑤在另一括号内以符号注明受累的染色体断裂点。详式描述时前四项同简式，不同的是需添一括号，以符号注明受累的染色体断裂点，并描述重排染色体带的组成。

例如：缺失　简式　46,XX,del(3)(q21);

详式　46,XX,del(3)(pter→q21)

该式表示染色体总数为 46 的女性患者，在 3 号染色体长臂 2 区 1 带处断裂，断裂点远端丢失，余下的 3 号染色体是由短臂末端到长臂 2 区 1 带构成。

倒位　简式　46,XX,inv(1)(p22p34)

详式　46,XX,inv(1)(pter→p34::p22→p34::p22→qter)

该式表示染色体总数为 46 的女性患者，在 1 号染色体短臂内倒位，断裂重接发生在 1 号染色体短臂 2 区 2 带和 3 区 4 带，这两者之间的片段颠倒后重接。

易位　简式　46,XY,t(2;5)(q21;q31)

详式　46,XY,t(2;5)(2pter→2q21::5q31→5qter;5pter→5q31::2q21→2qter)

该式表示染色体总数为 46 的男性患者，在 2 号染色体长臂 2 区 1 带和 5 号染色体长臂 3 区 1 带处发生断裂，两条染色体的无着丝粒片段交换（发生相互易位）后重新接合，形成 2 条新的衍生染色体。描述涉及两条染色体的畸变时，性染色体及序号靠前的染色体先描述。

第二节　染色体病

目前已发现的染色体数目和结构异常达 10 000 种以上，几乎涉及每一条染色体。其中被确定为染色体病的有 100 多种。分常染色体病、性染色体病两类。

一、常染色体病

常染色体数目或结构畸变所致疾病是染色体病的主要类型。智力低下、生长发育延迟及异常体征是其共同临床表现。常见有 21 三体综合征、18 三体综合征、13 三体综合征等。

（一）21 三体综合征

又称唐氏综合征，是最早被确定的染色体病。1866 年由英国医生 Langdon Down 首次描述，故又命 Down 综合征（Down syndrome，DS）。1959 年，法国细胞遗传学家 Lejeune 等发现 Down 综合征患儿的细胞内多了一条 G 组染色体，经染色体显带技术确定为 21 号染色体三体型。

1. 发病率　新生儿发病率为 1/800~1/600。流行病学调查表明，发病与母亲生育年龄有关，高龄孕妇（特别是 40 岁以上孕妇）出生患儿的几率高达 1/100。

2. 临床症状　中度或重度智力低下是此病最突出的表现，智商（IQ）通常为

25~50,高于 50 的很少。患者具有特殊呆滞面部特征:眼距宽,鼻梁低平,眼裂小,外眼角上斜,有内眦赘皮,虹膜发育不全,常斜视;耳小,低位,耳廓畸形;硬腭窄小,舌常伸出口外,流涎(图 17-6)。身材矮小,四肢短,由于韧带松弛,关节可过度弯屈,手指粗短,小指向内弯屈,中间指骨发育不良。约 50% 患儿伴有先天性心脏病。常伴有皮肤纹理学特征,如通贯手,atd 角增大。先天性免疫力低下,易患呼吸道感染,白血病发生率较高。男性患者无生育能力,50% 隐睾,极少数女性患者可生育,后代 1/2 发病,寿命短。到中年时大脑呈现淀粉样斑。

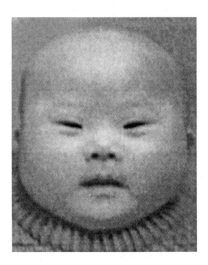

图 17-6　21 三体综合征患者面容

3. 核型　研究表明 21 三体综合征核型组成分以下三种:

(1) 单纯 21 三体型:又称游离型,患者核型为 47,XX(XY),+21,约占唐氏综合征患者的 92.5%,临床表现典型。21 三体产生最主要原因是配子形成过程染色体不分离,形成异常配子受精所致。随着高分辨现代技术的发展,现已发现 21 三体型的大部分特征主要与 21q22 三体有关,更精确到 21q22.3 远端 DNA 区段上大约 400kb。

(2) 嵌合型:患者核型为 46,XX(XY)/47,XX(XY),+21,约占唐氏综合征患者的 2.5%。患者病情取决于异常细胞系所占的比例,总的来说,病情比单纯 21 三体型轻,如果异常细胞很少(<9%),则表型与正常人无异。此型产生是由于受精卵在早期卵裂过程中,21 号染色体不分离所致。不分离发生的越晚,异常细胞系所占比例越小,患者症状越轻或者接近正常。

(3) 易位型:患者核型为 46,XX(XY),-14,+t(14q;21q)。约占唐氏综合征患者的 5%。患者细胞中虽有 46 条染色体,但有 1 条 14 号与 21 号染色体经罗伯逊易位形成的易位染色体,导致 21 号染色体长臂三体,临床症状与 21 三体型极为相似,故称易位型 21 三体。这种易位型,3/4 是新发生的,1/4 是由双亲之一遗传来的。如果是遗传获得,那么亲本之一必为易位携带者,核型为 45,XX(XY),-14,-21,+t(14q;21q)。尽管染色体数目少一条,由于遗传物质与正常人差别不大,因此这类携带者表型正常。由于减数分裂同源染色体特殊的联会和分离,可能产生六种类型的配子,与正常人婚配后,后代中 1/6 为正常人,1/6 为易位型唐氏综合征患者,1/6 为易位携带者,1/6 为 21 单体,14 三体为 1/6,14 单体为 1/6;21 单体、14 单体或三体均为致死性而导致流产。

4. 诊断与防治　90% 以上病例根据典型的 DS 面容及智力低下即可做出诊断,症状较轻患者由于面容不够典型,智力反应又不明显.易被忽视,因此要进行染色体分析确诊,特别是对于易位型患者,追查其家系染色体,检出平衡异位携带者,可预防患儿再出生。治疗上目前没有有效的促进智能发育的药,主要是对症治疗。为防止 DS 的出生,对 35 岁以上孕妇、30 岁以下生过 DS 患儿孕妇、双亲之一为平衡易位携带者或嵌合体者,应作产前检查,如取 16~20 周孕妇羊水细胞或 9~12 周绒毛膜细胞做染色体检查,如胎儿为 21 三体,应终止妊娠。现在生育 DS 的母亲年龄呈下降趋势,孕中期可通过孕妇血清标记物进行 DS 筛查,由于 DS 胎儿的孕妇血清 AFP(甲胎蛋白)

及 UE3(雌三醇)低于平均水平,HCG(绒毛膜促性腺激素)高于平均水平,因此在孕15~21 周的孕妇可测定此三项指标进行 DS 的筛查。

(二) 18 三体综合征

又称 Edward 综合征。1960 年由 Edward 首先描述,指出患者具有一条额外的 E 组染色体,1961 年 Patau 证实该病由 18 号三体所致。

1. 发病率　该病在新生儿中的发病率为 1/3500~1/8000,且发病率随母亲生育年龄增加而增高。

2. 临床症状　智力低下,生长发育障碍,出生低体重(<2300g),肌张力亢进,特殊握拳方式,第 1、2、5 指压在第 3、4 指上,互相叠盖;小眼,眼距宽,内眦赘皮,眼睑下垂。骨关节外展受限,胸骨短,小口,腭弓窄,唇裂或腭裂,后枕骨突出,耳位低,耳廓畸形,足跟后凸,"摇椅"样船型足;95% 的患儿有先天性心脏病。本病因有多种严重畸形,故大多在胚胎期流产,女婴多于男婴(3∶1),寿命极短(1 岁内夭折)。

3. 核型　Edward 综合征患者约 80% 核型为 47,XX(XY),+18,临床表现典型。多由母亲卵母细胞减数分裂时 18 号染色体不分离所致。20% 患者核型为 47,XY(XX),+18/46,XY(XX),临床表现相对较轻,存活时间稍长,此型与母亲生育年龄无关(图 17-7)。

4. 诊断与防治　高风险孕妇产前检查与 21 三体综合征相同。

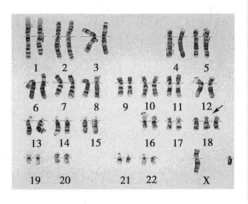

图 17-7　18 三体综合征核型

(三) 13 三体综合征

又称 Patau 综合征。1960 年 Patau 首先报道该病患者体内多了一条 D 组染色体,因技术原因未判定。1966 年 Yunis 等用显带技术证实由 13 三体所致。

1. 发病率　新生儿中的发病率约为 1/10 000~1/4000,女性患者多于男患者。

2. 临床症状　严重智力低下,生长发育迟缓,存活率低,多于婴儿期死亡。

患儿畸形程度和临床症状比 21 三体综合征及 18 三体综合征严重。肌张力异常;小头,前脑发育缺陷。眼距宽,内眦赘皮,小眼或无眼,常有虹膜缺损,唇裂或伴腭裂,耳位低,耳廓畸形。男性常有阴囊畸形,隐睾;女性则有阴蒂肥大,双阴道等特征。内脏多发畸形,无心室或心房间隔缺损、动脉导管未闭,多囊肾、肾盂积水,内耳螺旋器缺损造成耳聋,伴有癫痫样发作。

3. 核型　多数为单纯 13 三体核型,即 46,XX(XY),+13,约占 80%;少数为嵌合型 46,XX(XY)/47,XX(XY),+13,嵌合型一般症状较轻,还有少部分易位型,通常以 13 和 14 号罗氏易位居多,核型为 46,-14,+t(13q14q)。当双亲之一是平衡易位携带者时,因为绝大多数异常胎儿均流产死亡,患儿的出生风险不超过 5%。13 三体患者同胞再发风险 1%~2%,若再孕需作产前诊断。

4. 诊断与防治　高风险孕妇产前检查与 21 三体综合征相同。

(四) 猫叫综合征

1963 年由 Lejeune 等首先描述三例临床患者,哭声似猫叫是患儿特有的临床表现。1964 年经 G 显带证实为 5 号染色体短臂部分缺失所致。

1. 发病率　新生儿发病率为 1/50 000,是人类由染色体结构畸变所致染色体病之典型病例。

2. 临床症状　生长发育迟缓,智力低下,肌张力低;出生时满月脸,后渐变长呈倒三角状;由于喉肌发育不良致音质单调,哭声尖弱似猫叫,但随年龄增长喉肌渐正常,特殊哭声随之消失;头小,两眼距宽,内眦赘皮,外眼角下斜,斜视,耳位低,小颌,第 5 指短且内弯,通贯手。50% 患者伴有先天性心脏病。大部分可生存至儿童期,少数可活至成年,多有语言障碍。

3. 核型　核型为 46,XX(XY),del(5)(p15),患者 5 号染色体短臂缺失,缺失片段大小不一,但均包括5p14或5p15,说明该区是本病发生的关键。自发突变是发病主因,约 10% 左右由平衡易位携带者双亲之一遗传所致。

4. 诊断与防治　对高危孕妇可作羊水细胞或绒毛膜细胞染色体检查进行产前诊断。

二、性染色体病

性染色体病又称性染色体异常综合征。性发育不全或性畸形,生育能力低或轻度智力障碍等是其共有临床特征。性染色体病在新生儿中发病率为 1/500,多数患者在婴儿期无明显临床症状,到青春期第二性征发育出现临床症状。

(一)先天性睾丸发育不全

美国医生 Klinefelter 于 1942 年首先描述这一疾病,故又称 Klinefelter 综合征。1956 年 Bradbury 在患者间期细胞核内发现 X 染色质;1959 年 Jabobs 等证实患者比正常男性多一条 X 染色体,故又称 XXY 综合征。

1. 发病率　男性中约为 1/800,在身高 180cm 以上男性发病率约为 1/260,在精神病患者或刑事收容所中约为 1/100,在男性不育者中约为 1/10,表明发病与男性身高、精神、不育等因素有一定相关。

2. 临床特征　患者外观正常,儿童期无症状,青春期症状逐渐明显,成年后呈去势体征,皮下脂肪增厚,皮肤细腻如女性,音调高,喉结不明显;胡须、阴毛稀少,性情、体态趋向女性化;具男性外生殖器,阴茎短小,睾丸不发育或隐睾,曲细精管萎缩,呈玻璃样变性,不能产生精子,无生育力,部分患者智力低下。患者易患糖尿病、甲状腺疾病、乳腺癌。部分患者具精神异常或精神分裂倾向。典型病例血浆睾酮仅为正常的一半,个别患者睾酮正常,但雌激素增多。

3. 核型　80%~90% 患者的核型为 47,XXY;10%~15% 患者核型为嵌合型,如46,XY/47,XXY 和 46,XY/48,XXXY 等。另外还有核型为 48,XXXY、49,XXXXY 等核型的患者,患者 X 染色质阳性,Y 染色质阳性,其中 X 染色体越多,症状越严重(图17-8)。

4. 诊断与防治　本病可通过性染色质检查作初步诊断,染色体检查法得以进一步确诊,本病由于青春期前临床症状不明显,不易发现。若男性乳房发育,可手术切除,但具有 Y 染色体而性腺发育不良者,易有性腺恶变,应予以重视。

(二)先天性卵巢发育不全

1938 年,Turner 首先报道并描述此病的临床症状,故又名 Turner 综合征。1954 年,Polani 证实患者细胞核 Barr 小体阴性,质疑本病与性染色体异常有关。1959 年,Ford

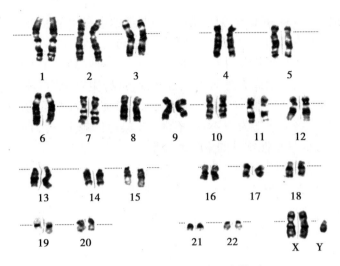

图 17-8　先天性睾丸发育不全核型

利用染色体技术确定缺少一条 X 染色体即 X 单体型是本病病因。

1. 发病率　新生儿中发病率为 1/5000,女性新生儿的发病率为 1/2500。在自发流产的胎儿中发生率高达 20%。据统计约 98% 的胚胎死于胎儿期导致自然流产,只有约 2% 发育异常程度轻微者能存活。

2. 临床特征　患儿出生时体重轻,新生儿脚背有特征性的淋巴样肿。成年身材矮小,身高为 120~140cm,具内眦赘皮,上睑下垂,小颌等特殊面容;后发际低、肘外翻,50%有蹼颈,动脉狭窄,肾脏异常,骨骼畸形;第二性征发育不良,内生殖器发育缺陷,性腺条索状,原始子宫,原发性闭经,外生殖器幼稚,无生育能力;智力可正常,或轻度障碍。

3. 核型　Turner 综合征患者核型有以下三种:

(1) X 单体型:约 60% 患者核型为 45,X,患者体内仅一条 X 染色体,Barr 小体阴性,Y 染色质也阴性,症状最典型。

(2) 嵌合型:较少见,有各种嵌合类型,最常见核型为 45,X/46,XX;患者 X 染色质可能阳性,但检出率明显低于正常值(<10%),临床症状可较轻,少数患者可有月经,甚至有生育力。当然这要取决于体内正常细胞比例。另外还有 45,X/47,XXX 和45,X/46,XX/47,XXX 等核型。

(3) 结构异常型:缺失、易位及等臂染色体是较常见 X 染色体结构异常;如核型46,XXq-;46,XXp-;46,x,i(Xq);46,X,i(xp)。由于 X 染色体改变部位不同,不同核型患者临床表现多种多样,主要取决于 X 染色体上发生异常的区段。相关研究表明身材矮小与 X 短臂单体有关,卵巢发育不全和不育与长臂单体有关。X 单体形成的原因通常为双亲之一在生殖细胞形成过程中性染色体不分离,其中 75% 来自父亲。

4. 诊断与防治　Turner 综合征可通过染色体检查确诊。患者青春期可用女性激素治疗来促进第二性征和生殖器官的发育、月经来潮,从而改善患者的心理状态,但不能促进身高和解决生育问题。用低剂量的雌、雄激素和生长激素治疗本病矮小,短期内可能有效。

(三) X 三体或多 X 综合征

多 X 综合征(poly-X syndrome)又称超雌综合征(superfemale syndrome),1959 年由

Jacobs 等首先报道,1964 年 Day 等证明患者间期细胞中有两个 X 染色质,称为 X 三体综合征;随后又相继发现有三个、四个 X 染色质的同类患者,故又名多 X 综合征。

1. 发病率 在新生女婴中约为 1/1000,在女性精神病患者中发生率为 4/1000。

2. 临床特征 大多数患者外观如正常女性,具有生育能力;多数患者智能低下,学习能力差,有易患精神病倾向,甚至精神失常。少数患者卵巢功能障碍,原发性或继发性闭经或过早绝经,乳腺发育不良,不育。X 染色体越多,智力损害和发育畸形越严重。X 三体综合征是女性常见的染色体异常。

3. 核型 患者核型多为 47,XXX,少数为嵌合体,46,XX/47,XXX;症状一般较轻,其他尚有 48,XXXX;49,XXXXX。X 染色体越多,病情越重。理论上,X 三体女性后代中,半数应具有 47,XXX 或 47,XXY 核型,事实上已知的 10 余名 X 三体女性所生育的 30 余名子女均有正常核型。原因可能是在第一次减数分裂时,具有 XX 的核总是进入极体而被淘汰所致。

4. 诊断与防治 无特殊临床处理。

(四) XYY 综合征

又称超雄综合征(supermale syndrome),1961 年由 Sandburg 等首次报道,1965 年 Jacobs 发现患者间期细胞核有 2 个 Y 染色质,并指出具有两条 Y 染色体可能是患者出现不正常侵犯性行为的原因。

1. 发病率 男性发病率约为 1/900,在监狱和精神病院,男性发病率可达 3%。

2. 临床特征 患者外观男性,身材高大,超过 180cm,有随身高增高,发病率增高趋势。大多数患者性发育正常并有生育能力,少数有性腺发育不良,隐睾致生精障碍,不育;智力正常或稍低下,性格暴躁,自我克制力差,常发生攻击性侵犯行为,导致犯罪,此时若用脑电图检测显示有异常。

3. 核型 患者核型主要为 47,XYY,患者 X 染色质阴性、Y 染色质阳性。少数患者核型为 48,XXYY;48,XYYY;49,XYYYY;47,XYY/46,XY;45,X/49,XYYYY 等。异常核型是父亲精原细胞减数分裂 Ⅱ 期中 Y 染色体不分离所致,也有遗传所致,已有文献报道 47,XYY 男性生育患儿的病例。

4. 诊断与防治 身材高大为本病特征,有犯罪倾向及精子形成障碍,可作为诊断依据。Y 染色质有两个和 XYY 核型可以明确诊断。患者如能在儿童期查出,应进行早期心理调整及补充性内分泌治疗,并加强对伴有智能障碍者的特殊教育,以减少精神障碍的发生。

(五) 脆性 X 染色体综合征

1943 年,Martin 和 Bell 首次报道一家系两代人中 11 名逻辑性智力低下患者和两名轻度智力低下女性患者,认为该家系之智力低下应与 X 染色体相连锁,故 X 连锁智力低下也称为 Martin-Bell 综合征。1959 年 Lubs 首次在患者体中发现了长臂具有随体和呈细丝状次缢痕的 X 染色体。X 染色体的结构变异最终由 Sortherl 和 Ciraud 等证实位于 Xq27 处,细丝状部位易发生断裂、丢失,故称脆性部位(fragile site),由此提出脆性 X 染色体(fragile X chromosome,FraX)的概念。由脆性 X 染色体所致疾病即称为脆性 X 染色体综合征(fragile X chromosome syndrome)。

1. 发病率 本病主要发生于男性,男性中发病率为 1/1500~2/1000。在男性智力低下人群中 FraX 综合征占 10%~20%。在 X 连锁智力低下患者中 FraX 综合征占

33%~50%。FraX 综合征的智力低下是仅次于唐氏综合征的一类染色体病。

2. 临床特征 患者中度到重度智力低下,语言障碍,性格孤僻,偶有攻击性行为;面长,下颌大,前突,嘴大唇厚,巩膜呈淡蓝色,招风耳等特殊面容;巨大睾丸是青春期后的典型表现,部分患者青春期前有多动症,后随年龄增长而逐渐消失。部分患者可出现忧郁、行为怪异等精神病倾向。部分女性携带者伴有轻度智力低下。

3. 核型 核型为 46,FraX(q27)Y。1991 年,Verker 等在 Xq27 3 处克隆出脆性 x 综合征基因,命名为 FMR-1,表达产物系 RNA 结合蛋白,为机体所必需。该基因 5' 端非翻译区有一段不稳定的(CGG)n 短串联重复序列,其附近有 CpG 序列,即 CpG 岛。正常人(CGG)n 拷贝数为 30 左右,CpG 岛无甲基化现象;本病携带者(CGG)n 拷贝数为 52~200,患者(CGG)n 拷贝数高达 230,并伴异常甲基化。重症患者(CGG)n 拷贝数最多可达 2000。表明由于动态突变导致序列过度扩增和 CpG 岛甲基化,是导致疾病发生的主因,在细胞水平即表现为 FraX。

4. 诊断与防治 可利用染色体或 DNA 技术进行诊断。人群中女性 FraX 携带者占 5%,女性携带者后代男孩中患 FraX 综合征的风险达 50%。男性患者 FraX 检出率达 20%~40%;女性携带者伴智力低下人群中,检出率近 100%,所以日常应注重对 FraX 女性携带者的产前诊断。目前无有效治疗措施,只能对症治疗,减轻症状。

三、染色体异常携带者

染色体异常携带者指带有染色体结构异常,但染色体物质总量仍保持平衡的表型正常个体,即表型正常的平衡重排染色体携带者,至今记载有 1600 多种,几乎涉及每号染色体的每一个区带。染色体异常携带者虽然表型正常,染色体物质总量仍为二倍体,但是由于携带平衡重排染色体,可产生部分三体和部分单体的子代,导致不育、流产、死产、新生儿死亡、生育畸形和智力低下儿等现象发生。在不育和流产夫妇中,染色体异常携带者占 3%~6%。

人群中主要包括易位携带者和倒位携带者两类,例如核型为 46,XX 或 46,XY,t (2;5)(q21;q31),携带者细胞中具有一条正常的 2 号染色体,一条正常 5 号染色体,同时具有一条衍生的 2 号和 5 号染色体。根据配子形成中,减数分裂前期Ⅰ同源染色体联会配对的特性,易位染色体和正常染色体联会配对,结果形成四射体(图 17-9);经过分离与交换,理论上可形成 18 种配子,与正常配子受精后,可形成 18 种类型的合子,其中仅 1 种正常,一种为表型正常的平衡易位携带者,其余均不正常,为单体、部分单体、三体、部分三体,将导致流产、死胎或畸形(表 17-1)。所以为防止染色体病患儿的出生,检出携带者,进行产前诊断,有重要意义。

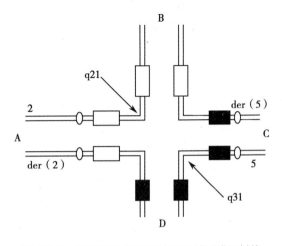

图 17-9 相互易位后同源片段配对形成四射体

表 17-1　相互易位携带者形成的配子及与正常配子结合后形成合子情况

分离后配子类型			与正常配子受精后产生的合子类型
对位	AB	CD	46,XX(XY)
	AD	CB	46,XX(XY),−2,−5,+der(2),+der(5),t(2;5)(q21;q31)
邻位1	AB	CB	46,XX(XY),−5,+der(5),t(2;5)(q21;q31)
	AD	CD	46,XX(XY),−2,+der(2),t(2;5)(q21;q31)
邻位2	AB	AD	46,XX(XY),−5,+der(2),t(2;5)(q21;q31)
	CB	CD	46,XX(XY),−2,+der(5),t(2;5)(q21;q31)
	*AB	AB	46,XX(XY),+2,−5
	*CD	CD	46,XX(XY),−2,+5
	*CB	CB	46,XX(XY),−2,−5,+2der(5),t(2;5)(q21;q31)
	*AD	AD	46,XX(XY),−2,−5,+2der(2),t(2;5)(q21;q31)
3∶1	AB	CB	CD	47,XX(XY),+der(5),t(2;5)(q21;q31)
	AD			45,XX(XY),−2,−5,+der(2),t(2;5)(q21;q31)
	CB	CD	AD	47,XX(XY),−2,+der(2),+der(5),t(2;5)(q21;q31)
	AB			45,XX(XY),−5
	CD	AD	AB	47,XX(XY),+der(2),t(2;5)(q21;q31)
	CB			45,XX(XY),−2,−5,+der(5),t(2;5)(q21;q31)
	AD	AB	CB	47,XX(XY),−5,+der(2),+der(5),t(2;5)(q21;q31)
	CD			45,XX(XY),−2

注:* 着丝粒与互换点间发生交换

学习小结

通过本章学习,你能否形成染色体病的准确概念? 是否能够应用对于细胞分裂过程机制的理解对染色体病形成的原因与机制进行系统的归类? 能否准确掌握各类染色体病的描述方式? 能否熟悉临床常见染色体病的症状与表现? 能否正确给出上述问题的答案是衡量你学习效果的一条途径。

（王志宏　王　易）

复习思考题

1. 为什么会形成染色体病? 试考虑两种不同类型的细胞分裂方式(有丝分裂与减数分裂)对染色体病形成的作用。

2. 染色体异常是否一定表现为染色体病? 为什么? 无疾病表现的染色体异常携带者具有哪些流行病学意义?

第十八章

单基因遗传病

📓 学习目的与学习要点

　　单基因遗传病与染色体病相同,也是主要遗传性疾病中的一大类。所不同处在于,染色体畸形导致的遗传病涉及较多的基因改变,而单基因遗传病只涉及一个突变基因。本章着重讨论单基因遗传病所呈现的"子承父业"抑或"子承母业"的突出遗传性状传递规律及其在家族内成员中体现的疾病分布规律。同时兼顾介绍以分子病和代谢缺陷病为代表的突变基因产物所引起的临床病理变化与相应表现,以便学习者能够形成对单基因遗传病的概要认识。

　　单基因病是遗传性疾病中突出体现孟德尔遗传定律的一类疾病,故可通过系谱(pedigree)分析法列出各种类型单基因病的特征性遗传格局。

第一节　单基因遗传病的遗传方式

　　按照致病基因所涉及的染色体及传递方式的不同,单基因病可以分为常染色体显性遗传(AD)、常染色体隐性遗传(AR)和性连锁遗传(sex-linked inheritance,SL)三大类。其中,性连锁遗传又可分为 X 连锁显性遗传(XD)、X 连锁隐性遗传(XR)和 Y 连锁遗传(Y-linked inheritance)。每一类型都有其特征性的传递格局。

　　单基因病的特征性传递格局可从家系分析方法中得以确定。故系谱分析法被普遍应用于单基因病的研究。

　　系谱(家系图)是指在一个家系中,某种遗传病发病情况的图解。系谱的绘制常从该家系中首次确诊的患者(先证者)开始,通过详细调查其家族成员(直系和旁系各世代成员)的发病情况,并按一定方式将调查结果绘制成图。需要指出的是,系谱中不仅包括患病个体,也包括健康的家庭成员。

　　通过系谱绘制,可以分析出遗传病在某一家族中的传递方式,并推断单基因病的类型。常见的系谱符号见图 18-1。

一、常染色体显性遗传

　　一种性状或疾病是受显性基因控制的,且这个基因位于常染色体上,其传递方式就称为常染色体显性遗传。

笔记

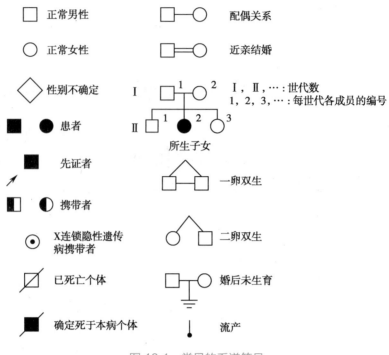

图 18-1 常见的系谱符号

在遗传学上,显性基因用大写字母表示,如 A;其对应(等位基因)的隐性基因则用小写字母表示,如 a。根据显隐规律,纯合子 AA、杂合子 Aa 表现出显性性状;纯合子 aa 表现为隐性性状。

常染色体显性遗传的典型系谱见图 18-2。其系谱分析特点如下:①患者双亲中至少有一个是患者。双亲无病时,子女亦不患病,新发生的基因突变情况除外;②患者的亲代大多数是杂合子。③每代都可出现患者,呈连续传递。④杂合子与正常人婚配,其子女得病的概率为 1/2,且儿女发病概率均等。

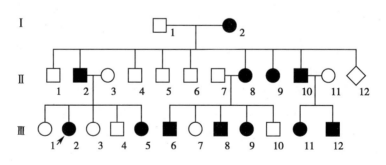

图 18-2 常染色体显性遗传的典型系谱

值得注意的是:当系谱所反映的家系太小(如独生子女家族、多代单传家族、人丁单薄的家族等)时,系谱图中不一定能看到准确的发病比例,这时,要求研究者注意汇总分析相同病种的多个系谱(大样本),才能得到较为准确的发病率。

根据杂合子出现的不同表现形式,常染色体显性遗传可分为以下几种:

笔记

（一）完全显性遗传

1903 年，美国学者 C.Farabee 首次描述的短指（趾）症（brachydactyly），是世界上第一例被证实符合孟德尔分离定律的人类常染色体显性遗传病；2001 年，中国科学家贺林定位并克隆了此病的致病基因（IHH 基因）；2008 年，成功揭示了该病的致病机制。其表现为手（足）部畸形，患者手指与脚趾的骨骼明显缩短，第 3、4 指（趾）节缩短最严重，通常融于远端指（趾）节中。

完全显性遗传（complete dominance）指致病基因在杂合状态 Aa 的表现性状与纯合子 AA 的表现性状完全一样（即 AA = Aa，显性致病基因 A 对隐性正常基因 a 具有完全遮盖效应，隐性正常基因 a 得不到表达）。其系谱分析特点为：①男女发病机会均等，遗传与性别无关，致病基因位于常染色体上；②连续传递；③患者的双亲中必有一个是患者，且患者基因型多为杂合体；④患者的同胞有 1/2 的患病概率；⑤患者的子女有 1/2 的患病概率；⑥双亲无病时，子女一般不患病，只有在基因突变的情况下，才能看到双亲无病时子女患病的病例。

（二）不完全显性遗传

不完全显性遗传（incomplete dominance）指致病基因为显性，但纯合子 AA 和杂合子 Aa 的表现型有明显差异，即显性致病基因 A 和隐性正常基因 a 都得到相当程度的表达，使杂合子 Aa 的表现型呈中间状态（即 AA>Aa>aa）。例如：①软骨发育不全症（achondroplasia）：患者出生时体态即表现异常，前额突出、马鞍形鼻梁、下颏前凸、四肢短粗、躯干比例过长、垂手不过髋关节、手指短粗、五指平齐、臀部后凸、下肢向内弯屈。发病原因主要是长骨骺端软骨细胞的形成和骨化出现障碍而影响了骨的发育及生长。杂合子 Aa 为常见患者、纯合子 aa 为正常人、纯合子 AA 因病情严重多死于胎儿期或新生儿期。②家族性高胆固醇血症（familial hypercholesterolemia）：属于原发性血脂代谢异常病，患者表现为冠状动脉粥样硬化、高胆固醇血症和肌腱黄瘤。主要原因是血浆中低密度脂蛋白清除缺陷。纯合子患者 AA 多在 30 岁以前死于心梗或猝死，杂合子患者 Aa 多于 40~60 岁时出现冠心病。③β- 地中海贫血（β-thalassemia）：因原发于地中海地区而得名，多国有报道，重型患者出生时无症状，3~12 月始发病，症状随年龄增长日趋明显，1 岁后显现地中海贫血特殊面容（头颅变大、额部隆起、颧高、鼻梁塌陷、眼距增宽），肝脾肿大，贫血和铁沉着可造成心肌损害而致心力衰竭，最终死亡。轻型患者无症状或轻度贫血、脾不大或轻度大。主要原因是血红蛋白 β- 珠蛋白的基因表达受阻，化学成分发生改变而致遗传性溶血性贫血。该病的致病基因是 Th，重型患者的基因型为 $\beta^{Th}\beta^{Th}$，轻型患者的基因型为 $\beta^{Th}\beta^{th}$，正常人的基因型是 $\beta^{th}\beta^{th}$。

（三）不规则显性遗传

不规则显性遗传（irregular dominance inheritance）指杂合子 Aa 在不同条件下，有时表现为显性，有时表现为隐性，有时表现为中间型（即 Aa= AA 或 aa 或 Aa），即传递方式表现为不规则。在系谱中可出现隔代遗传的特点。例如：多指（趾）症（polydactyly），其临床表现分为轴前型（赘生指在拇指侧）和轴后型（赘生指在小指侧）两种，重型患者其赘生指有完整的指骨、关节和肌肉；中间型患者其赘生指发育不全或只有残迹；轻型患者其赘生指仅有赘生的皮肤。

多指（趾）症系谱见图 18-3。其系谱分析特点为：先证者Ⅱ2 患多指症，其父Ⅰ3 和母Ⅰ4 的表型均正常，其儿Ⅲ1 和女Ⅲ2 均患多指症，但Ⅲ3 正常，可推测先证者Ⅱ2 是杂

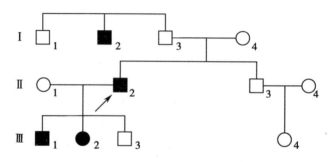

图 18-3　多指症的系谱

合子,基因型为 Aa。又因先证者的二伯父 I2 是患者,父亲 I3 表型正常,可推测 I3 带有显性致病基因但未能成功表达,却传递给了下一代,所以,在后代(第 II 世代和第 III 世代)中均出现了多指症患者。

造成不规则显性遗传的原因复杂,主要有:环境因素影响了表现度、本身不具表型效应的修饰基因影响了主基因等。

(四) 共显性遗传

一对等位基因不存在显性和隐性的关系,在杂合子状态同时发挥作用,分别独立地形成自己的基因产物,将所代表的性状同时表现出来(即 AB=A+B),称为共显性遗传(codominance)。

人类 MN 血型是共显性遗传最典型的例子。位于第 4 号染色体上的基因 M 和基因 N 是一对等位基因,基因 M 决定红细胞表面有抗原 M,基因 N 决定红细胞表面有抗原 N。拥有 MM 基因型的个体,其血型为 M;拥有 NN 基因型的个体,其血型为 N;拥有 MN 基因型的个体,其血型为 MN。

人类 ABO 血型系统也存在共显性遗传现象。决定 ABO 血型的基因位于第 9 号染色体长臂 3 区 4 号带的位点上,有 I^A、I^B、i 三种,其中基因 I^A 和基因 I^B 是显性的、基因 i 是隐性的。每个人只能具有其中任何两种基因,所以,共有六种基因型和四种表现型(表 18-1)。AB 型是典型的共显性遗传。这种如同人的 ABO 血型一样,基因种类数(候选基因数)超过两个的等位基因就称为复等位基因。

表 18-1　ABO 血型的特点

血型	基因型	红细胞表面抗原	血清中的天然抗体
O	ii	—	抗 A、抗 B
A	I^AI^A、I^Ai	A	抗 B
B	I^BI^B、I^Bi	B	抗 A
AB	I^AI^B	A、B	—

(五) 延迟显性遗传

带有显性致病基因的杂合子,在生命早期不表现相应症状,随年龄增长,逐步表达致病基因作用的遗传现象称延迟显性遗传(delayed dominance)。例如:①家族性多发性结肠息肉症(multiple familial polyposis):患者结肠的一段或整个结肠长出瘤状物,一般在 10 岁以后 40 岁以前逐渐形成,平均发病年龄为 23 岁,息肉初始为滴珠状突起,

笔记

随年龄的增长逐渐增大,数目也逐渐增多,最终布满肠壁以致阻塞肠腔。息肉多于患者 40 岁以前(一般在 35 岁左右)恶变为结肠癌。②慢性进行性舞蹈症(Huntington's chorea):致病基因位于第 4 号染色体短臂 1 区 6 号带,杂合子在 20 岁时发病率为 1%、40 岁时发病率上升到 38%、60 岁时发病率高达 94%,首发症状多数为舞蹈动作,由较轻的不自主运动逐渐加重,一般在舞蹈动作发生数年后出现智能衰退。

(六) 早现遗传

某些常染色体显性遗传病,发病年龄在连续世代传递过程中一代比一代提早,且病情加重的现象成为早现遗传(anticipation)。例如强直性肌营养不良(myotonic dystrophy,MD),症状表现为肌营养不良而无力,始于面部,逐渐遍及全身,常伴有轻度智力低下。

(七) 从性遗传

某些常染色体显性遗传病,杂合子的表现型受性别影响,在某一性别中的发病率明显高于异性;或者,在某一性别中显现表型,在异性中不表达相应表型。这种现象称为从性遗传(sex-conditioned inheritance)。例如早秃,是一种以头顶为中心向四周扩散的对称性、进行性脱发,又名秃顶。发病年龄一般为 35 岁,男性发病率明显高于女性,且临床症状明显重于女性,这种差异可能是由于性激素或某些修饰基因的作用,使女性杂合子表现受阻(但可将致病基因传递给后代),只有女性纯合子才发病。

需要指出的是:从性遗传的致病基因是位于常染色体上的,并非由位于性染色体上的基因(性连锁)所致,只是由于个体的性别差异影响了基因的表达。

二、常染色体隐性遗传

控制某个性状或疾病的基因是隐性的,基因座位在 1~22 号常染色体上,其传递方式称为常染色体隐性遗传。在这种遗传方式下,存在两种表现型和三种基因型,分别是:正常人 AA、患者 aa 和正常人 Aa。需要特别指出的是:基因型为 Aa 的个体,虽然他(她)的表型是正常的,但他(她)却带有致病基因 a,可以将致病基因传递给后代。这种带有隐性致病基因,本身不发病,却能向后代传递致病基因的杂合子,称为携带者。

常染色体隐性遗传的典型系谱见图 18-4。其系谱分析特点为:①男、女发病机会均等(说明致病基因位于常染色体上,其遗传与性别无关);②患者双亲一般无病,但肯定是致病基因的携带者;③患者的子女一般不发病,看不到连续传递的现象,往往"散发";④近亲婚配(通常将 3~4 代内有共同祖先的一些个体称为近亲,近亲个体之间的婚配称为近亲婚配)时,因为从相同祖先(携带者或患者)

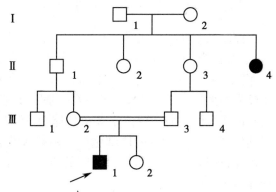

图 18-4　常染色体隐性遗传的典型系谱

得到致病基因的概率上升,所以,其子女的患病风险比非近亲婚配的高;⑤患者的同胞中约有 1/4 患病。

常见的常染色体隐性遗传病有：

1. 白化病（albinism）　是一种遗传性的皮肤及其附属器官黑色素缺乏所引起的疾病。正常人群中，大约每 70 个人拥有 1 个白化病基因的杂合子（即携带者）。分布广泛，全世界都有，一般发病率为 1/12 000~1/10 000，在不同群体中存在差异，我国发病率高于平均值。患者皮肤因缺乏黑色素而呈现粉红色或乳白色、头发呈现淡白色或淡黄色、眼部虹膜为粉红色或淡蓝色。黑色素对人体有保护作用，白化病患者皮肤对光线高度敏感，日晒后易发生光感性皮炎或毛细血管扩张，严重的可引发鳞状细胞癌。其发病机制是因为黑色素细胞的酪氨酸酶缺乏或出现异常而导致人体的黑色素合成障碍。本病目前没有根治办法，临床上多使用避光剂以保护皮肤免受紫外线灼伤，佩戴墨镜以保护眼睛的虹膜免受过多光线的刺激。

2. 苯丙酮尿症（phenylketonuria，PKU）　是以智能发育障碍为主要特征的遗传性代谢病。患儿的尿和汗有特殊的霉味或苹果香味，一般在出生后 3~4 月开始出现智能发育障碍，并呈进行性发展。大多数患儿在三岁前死亡。其发病机制是隐性致病基因的存在，导致患者（隐性纯合子）肝脏缺乏苯丙氨酸羟化酶，使苯丙氨酸不能形成酪氨酸而形成苯丙酮酸及其代谢产物。治疗宜早（出生后 3 个月内进入治疗），主要采取给患儿低苯丙氨酸饮食的方法，但应注意掌握苯丙氨酸的量，若食用苯丙氨酸过少，则会导致患儿因蛋白质缺乏而影响机体发育。

其他的常染色体隐性遗传病尚有尿黑酸尿症、先天性聋哑、糖原累积病（Ⅰ型）、镰形红细胞贫血症、先天性肌迟缓等。

三、常染色体限性遗传

控制某个性状或疾病的基因可以是隐性的也可以是显性的，位于常染色体上，受基因表达的性别限制，只在一种性别中表现出来，在另一种性别却完全没有表现，称为常染色体限性遗传（sex-limited inheritance）。主要原因是男女之间的性激素水平不同及解剖学差异所致。例如：仅限于女性的子宫癌、子宫阴道积水症；仅限于男性的前列腺癌等。

四、X 染色体伴性显性遗传

控制某个性状或疾病的基因是显性的，且位于 X 染色体上，伴随着 X 染色体遗传给后代，称为 X 伴性显性遗传。以 A 代表显性致病基因，a 代表隐性正常基因，则正常女性的基因型为 X^aX^a，正常男性的基因型为 X^aY，女患者的基因型为 X^AX^a 或 X^AX^A（此型极为罕见且病情最严重），男患者的基因型为 X^AY。

由于显性致病基因位于 X 染色体上，所以，只要 X 染色体拥有该基因就会表达出患病症状。正常女性的体细胞中有两条 X 染色体，正常男性的体细胞中只有一条 X 染色体，所以，女性获得致病基因的概率比男性多一倍，导致人群中女性患者的人数明显多于男性患者。

正常男性的体细胞只有一条 X 染色体，相对的 Y 染色体过于短小，没有与之对应的等位基因，常常只拥有成对基因中的一个，所以，男性个体被称为半合子（hemizygote）。

X伴性显性遗传的典型系谱见图18-5。其系谱分析特点为：①女性的发病几率明显高于男性，但男性患者的病情较重；②患者的双亲必有一个是患者；③系谱中每代可见患者，呈连续传递；④男性患者的女儿均发病，儿子均正常；女性患者的后代，女儿和儿子各有1/2的发病风险。

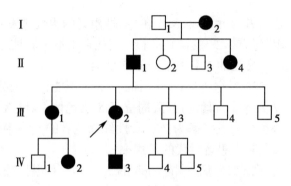

图18-5 X伴性显性遗传的典型系谱

抗维生素D佝偻病（vitamin D-resistant rickets），又称低磷酸盐血症（hypophosphatemia）是一种常见的X伴性显性遗传病。患者的肾小管对磷酸盐再吸收出现障碍，使血磷浓度下降，多余的磷酸盐随尿排出。同时，肠道对钙、磷的吸收也减少，严重影响骨质的钙化，形成佝偻病。患者多于1岁左右发病，最先出现的症状为O形腿，进行性骨骼发育畸形，生长缓慢，身材矮小，不能走路。女性患者的病情一般较男性患者轻，少数仅表现为低磷酸盐血症（因为女性患者多为杂合子，正常隐性基因可能发挥了一定作用）。由于患者在出生后半年至一年即表现症状，所以早期确诊对本病至关重要。预防方法是加强遗传咨询和系谱分析，对含致病基因的家族中的新生儿进行血磷和X射线跟踪检查，尽早确诊，及时治疗，避免骨骼发育畸形。

常见的X伴性显性遗传病还有：口面指综合征、耳眼肾综合征、皮肤失调症、遗传性肾炎、色素失禁症、假性甲状腺功能减退症等。

五、X染色体伴性隐性遗传

控制某个性状或疾病的基因是隐性的，且位于X染色体上，伴随着X染色体遗传给后代，称为X伴性隐性遗传。以A代表显性正常基因，a代表隐性致病基因，则正常女性的基因型为X^AX^A，正常男性的基因型为X^AY，女患者的基因型为X^aX^a，男患者的基因型为X^aY。基因型为X^AX^a的女性，表型正常，但带有隐性致病基因a，故为携带者。

由于女性的体细胞中有两条X染色体，只有在隐性纯合子状态下才发病，而男性的体细胞中仅有一条X染色体，一旦带有致病基因就发病。所以，人群中该病的男性患者明显高于女性患者。

X伴性隐性遗传的典型系谱见图18-6。其系谱分析特点为：①男性发病概率明显高于女性，系谱中往往只有男性患者；②系谱中看不到连续传递，可存在隔代遗传现象；③男性患者双亲一般都不发病，致病基因来自母亲，母亲系致病基因携带者；男性患者之子女皆正常，隐性致病基因由其女儿传递给孙代，即"交叉遗传（criss-cross inheritance）现象"；④女性患者的父亲一定是患者，母亲可能是携带者也可能

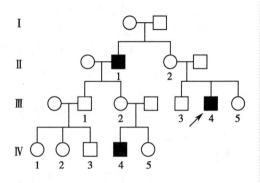

图18-6 X伴性隐性遗传的典型系谱

是患者;⑤由于交叉遗传,男性患者的男性亲友(兄弟、舅父、姨表兄弟、外孙、外甥、外祖父)有 1/2 左右的发病率,其他亲友不可能是患者。

常见的 X 伴性隐性遗传病有:

1. 红绿色盲(daltonism) 患者不能正确区分红色和绿色,隐性红色盲基因和隐性绿色盲基因紧密相邻,同位于 X 染色体上,随 X 染色体传递给后代。在我国,男性红绿色盲的发病率为 7%,女性红绿色盲的发病率仅为 0.49%,运用孟德尔分离定律,可以估算出患者后代的发病率。

2. 血友病 A(hemophilia A) 是一种凝血障碍出血性疾病。主要表现为凝血时间延长,患者具有受轻微损伤后缓慢而持久的渗血倾向。发病机制是第Ⅷ凝血因子(抗血友病球蛋白因子)缺乏,凝血酶原不能被活化为凝血酶,导致凝血时间延长,稍有轻伤即渗血不止。

其他 X 伴性隐性遗传病尚有鱼鳞病、血友病 B、慢性肉芽肿病、肾性尿崩症等。

六、Y 染色体伴性遗传

控制某个性状或疾病的基因位于 Y 染色体上,伴随着 Y 染色体遗传给后代,称为 Y 伴性遗传。由于女性没有 Y 染色体,所以,既不会出现相关的性状,也不会参与致病基因的传递。目前已知 Y 伴性遗传的基因甚少,计有外耳道多毛基因、H-Y 抗原基因、睾丸决定因子等。

Y 伴性遗传的典型系谱见图 18-7。其系谱分析特点:极为简单,患者只可能是男性,与女性无关。致病基因随 Y 染色体传递,由父及子、由子及孙,称为全男性遗传。

常见的 Y 伴性遗传病如外耳道多毛症,男性患者到了青春期,外耳道可长出 2~3cm 成丛的黑色硬毛,常伸出耳

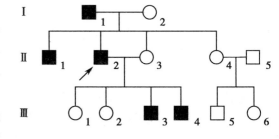

图 18-7 Y 伴性遗传的典型系谱

孔之外。具有该遗传病的家族,祖孙三代的所有男性都患病,所有女性都正常。

七、致病单基因的伴随遗传

(一) 两种单基因病的自由组合

一个家系中存在两种不同的单基因遗传病,且控制两种疾病的致病基因位于不同对的染色体上,则致病基因的传递遵循孟德尔的自由组合定律。

假设一个表型正常的女性与一个多指症男性结婚,婚后生育了一个先天性聋哑的儿子,试问这对夫妇再生育子女的发病情况。

已经证实,多指症属于常染色体显性遗传病 AD,假设显性致病基因为 A,则与之对应的隐性正常基因为 a;先天性聋哑属于常染色体隐性遗传病 AR,假设隐性致病基因为 b,则与之对应的显性正常基因为 B。多指基因和先天聋哑基因位于不同对的染色体上。

母正常、父多指,却生出了先天性聋哑的患儿,根据 AD 病和 AR 病的遗传特点分析可知:母亲的基因型为 aaBb,父亲的基因型为 AaBb,双亲均为先天性聋哑基因的携

带者。运用孟德尔的自由组合定律可以推算出子女的发病率:正常子女的概率为 3/8 $(1/2 \times 3/4=3/8)$,基因型分别为 aaBB、aaBb;聋哑子女的概率为 1/8 $(1/2 \times 1/4=1/8)$,基因型为 aabb;多指子女的概率为 3/8 $(1/2 \times 3/4=3/8)$,基因型分别为 AaBB、AaBb;多指兼聋哑子女的概率为 1/8 $(1/2 \times 1/4=1/8)$,基因型为 Aabb,详见表 18-2。

表 18-2　多指症父亲与正常母亲婚配图解

多指症父亲 AaBb × 正常母亲 aaBb

父 母	AB	Ab	aB	ab
aB	AaBB	AaBb	aaBB	aaBb
Ab	AaBb	Aabb	aaBb	aabb

(二) 两种单基因病的连锁与互换

一个家系中存在两种不同的单基因遗传病,且控制两种疾病的致病基因位于同一对染色体上,则致病基因的传递遵循摩尔根的连锁与互换定律。

例如:指甲髌骨综合征(nail-patella syndrome,NPS),患者表现指甲发育不全、髌骨缺如,属常染色体显性遗传病。其致病基因(NP)和 ABO 血型的基因(I)紧密相邻的位于第 9 号染色体上,其中,正常基因 np 与血型基因 i 或 I^B 相连锁;致病基因 NP 与血型基因 I^A 相连锁,基因 NP 和基因 I^A 之间的重组率为 18%,若一位 O 型血正常人与一位 A 型血指甲髌骨综合征患者婚配,根据摩尔根定律可推算出其子女的血型和发病率(表 18-3)。

表 18-3　O 型正常人与 A 型指甲髌骨综合征婚配图解

O 型正常人 npnpii × A 型指甲髌骨综合征 $NPnpI^Ai$

父 母	NPI^A 41%	npi 41%	NPi 9%	npI^A 9%
Npi	$NPnpI^Ai$ 指甲髌骨综合征 A 型血	npnpii 正常人 O 型血	NPnpii 指甲髌骨综合征 O 型血	$npnpI^Ai$ 正常人 A 型血

又如红绿色盲与甲型血友病的致病基因都是隐性的,且同位于 X 染色体上,彼此连锁,其遗传同样遵循摩尔根连锁与互换定律。

第二节　分　子　病

单基因遗传病中,因基因突变而导致所编码蛋白质分子结构异常、蛋白质功能异常或蛋白质合成量异常的疾病统称为分子病(molecular disease)。根据蛋白质功能类型分为血红蛋白分子病、血浆蛋白分子病、受体蛋白分子病、膜载体蛋白分子病、酶蛋白病等,而其中酶蛋白分子催化功能异常者又特称为先天性代谢缺陷病。此节简述除先天性代谢缺陷病外的常见分子病类型。

一、镰形红细胞贫血症

镰形红细胞贫血症(sickle cell anemia),又称 HbS 病,是最早阐明发病机制的分子病,也是世界上最常见的血红蛋白病。人类的血红蛋白由四条多肽链组成(两条 α 链,两条 β 链),镰形红细胞贫血症患者的血红蛋白的 β 链第六位谷氨酸被缬氨酸替换,导致 HbA 变成 HbS。谷氨酸是带负电荷的极性亲水氨基酸,缬氨酸为不带电荷的非极性疏水氨基酸,由于血红蛋白表面氨基酸的电荷发生了改变,血红蛋白的溶解度大大降低,当氧分压低时(比如血液流经毛细血管处),HbS 会形成棒状凝胶结构,使红细胞扭曲成镰刀状。该病呈常染色体隐性遗传,纯合子患者的红细胞呈镰刀形,病变的红细胞难以通过微循环,微循环受阻塞引起局部缺血缺氧,甚至坏死,引起全身性的剧烈疼痛,最终可致溶血性贫血。杂合子则不表现临床症状,但在氧分压低时,部分红细胞会变成镰刀形。

二、其他典型分子病

1949 年,美国化学家 L.C.Pauling 首次提出分子病的概念,迄今为止,已发现的分子病达到了 2000 余种,主要包括血红蛋白分子病、血浆蛋白分子病、受体蛋白分子病、补体分子病、脂蛋白分子病等(表 18-4)。

表 18-4　几种典型的分子病

疾病名称	疾病类型	临床症状
地中海贫血症	血红蛋白分子病	溶血性贫血,肝脾肿大,骨骼改变呈现"地中海贫血面容"
先天性无白蛋白血症	血浆蛋白分子病	血浆的白蛋白几乎完全缺乏,临床表现为低血压和轻度水肿
血友病 A	血浆蛋白分子病	终生具有反复自发性或轻微损伤后出血不止
血友病 B	血浆蛋白分子病	自身负重关节、黏膜及软组织等部位损伤后过量出血或自发性出血
家族性高胆固醇血症	受体蛋白分子病	胆固醇沉积于血管壁而造成动脉粥样硬化,引发早年冠心病,甚至心肌梗死。LDL-胆固醇沉积于肌腱及皮肤可致黄瘤,沉积于角膜可致特殊的角膜环
胱氨酸尿症	膜载体蛋白分子病	肾小管和胃肠上皮细胞先天性胱氨酸转运缺陷,临床表现为尿路结石、肾绞痛、尿路感染及氨基酸尿症等

第三节　先天性代谢缺陷病

酶蛋白分子催化功能异常引起的疾病特称为先天性代谢缺陷病(inborn errors of metabolism,IEM)。酶为生物催化剂,参与人类物质代谢的复杂的过程。当编码酶蛋白的结构基因或基因调控系统异常时,相应的酶蛋白就会出现结构或数量异常。可导致相应的代谢途径阻断,代谢底物、旁路代谢产物堆积,而正常终末代谢产物缺乏,引发先天性代谢紊乱。

一、尿黑酸尿症

尿黑酸尿症(alcaptonuria)是第一种被确认的常染色体隐性遗传病,正常状态下,酪氨酸、苯丙氨酸等芳香族氨基酸生成的尿黑酸能进一步氧化,但患者先天性缺乏尿黑酸氧化酶,尿黑酸不能被最终氧化为乙酰乙酸和延胡索酸,结果形成尿黑酸尿。新生儿出生后不久尿布中可见紫褐色无法洗净的斑点;将患者的尿放置时,尿黑酸由于自动氧化而产生黑色色素。成人除表现为尿黑酸尿、上腭出现蓝色或黑色的色素斑、眼巩膜和肋软骨出现黑色沉淀外,因尿黑酸聚合物、尿酸盐结晶或水焦磷酸钙沉积(calcium pyrophosphate dihydrate deposition,CPPD)结晶分别在基质内沉着而损伤软骨细胞,直接地或通过增加基质硬度间接地导致褐黄病及褐黄性关节炎。

二、其他典型先天性代谢缺陷病

先天性代谢缺陷病绝大多数属于常染色体隐性遗传病,种类繁多。虽然每种病的发病率很低,但此类疾病之总发病率仍十分可观(表 18-5)。

表 18-5　几种典型的先天性代谢缺陷病

疾病名称	疾病类型	临床症状
白化病	氨基酸代谢病	患者皮肤因缺乏黑色素而呈现粉红色或乳白色、头发呈现淡白色或淡黄色、眼部虹膜为粉红色或淡蓝色
半乳糖血症I型	糖代谢病	先天性缺乏半乳糖-1-磷酸尿苷转移酶,导致半乳糖-1-磷酸蓄积在脑、肝、肾等处而引起损伤。乳汁喂养的患儿出生后几天即出现呕吐、腹泻、倦怠、拒食等症状;1 周后出现肝大、腹水、黄疸;1~2 个月内可见白内障;几个月后可见智力发育障碍,最终因肝功能感染或衰竭致死
Tay-Sachs 病（GM₂ 神经节苷脂累积症）	脂类代谢病	先天性缺乏氨基己糖苷酶 A,患儿表现为听力过敏、视网膜黄斑变性、进行性失明、进行性肌张力衰竭、生长阻滞、最终不能动弹、平均存活 25.9 个月
自残综合征（Lesch-Nyhan 综合征）	嘌呤代谢病	先天性缺乏次黄嘌呤鸟嘌呤磷酸核糖基转移酶,患者表现为尿酸血症和高尿酸尿、痛风性关节炎、舞蹈样动作、大脑瘫痪、智力迟钝、有咬嘴唇和手指等强迫性自残行为
精氨酸血症	尿酸循环代谢病	先天性缺乏精氨酸酶而致脑脊液和血液中精氨酸显著增高,患者主要表现为血氨增高、智力障碍、嗜睡、呕吐、惊厥等;同时,尿中可检测出精氨酸、胱氨酸、瓜氨酸、鸟氨酸、赖氨酸

学习小结

通过本章学习,你能准确表述单基因遗传病的概念吗? 能够依据孟德尔遗传定律区分 AD、AR、XD、XR 与 Y-伴性遗传五种不同类型的单基因遗传病的传递规律吗? 能够列举出相应的临床疾病吗? 能够基本掌握系谱分析的概念和了解它的使用方法吗? 能够理解何谓分子病,何谓先天性代谢缺陷病吗? 对这些问题做出的准确回答将是你对此章内容学习过程的真实反映。

（文礼湘）

复习思考题

1. 孟德尔遗传定律包括哪些主要内容? 它和单基因遗传病的传递规律呈现哪些联系?

2. 对于先天性代谢缺陷病的治疗,你认为可以选择哪些治疗方法? 其可能的临床发展趋势有哪些?

第十九章

多基因遗传病

学习目的与学习要点

　　相对于单基因遗传病呈现的"子承父业"抑或"子承母业"的突出遗传性状传递规律及其在家族内成员中体现的疾病分布规律，两对或两对以上等位基因改变所致的多基因遗传病又将出现哪些疾病变化规律呢？这是本章要讨论的问题。给出多基因遗传病的概念；帮助学习者掌握多基因遗传病的遗传特征；介绍衡量遗传因素在疾病发生中作用权重的方法；对代表性多基因遗传病临床表现的扼要介绍是本章的学习宗旨所在。

　　人类的一些遗传性状或遗传病不是决定于一对基因，而是由几对基因所决定，每对基因对该遗传性状或遗传病形成的作用是微小的，但累积起来，可以形成一个明显的表型效应，即所谓累加效应（additive effect），相应的基因称为微效基因（minor gene）或累加基因（additive gene）。这种受多对基因控制的生物学性状的遗传方式称为多基因遗传（polygenic inheritance）。多基因遗传性状或遗传病的形成除受微效基因影响外，还受环境因素的影响，所以也称多因子遗传（multifactorial inheritance，MF）。很多常见的先天畸形和疾病，如先天性出生缺陷、高血压、心肌梗死、精神疾病、糖尿病和阿尔兹海默病等，都属于多基因遗传病。目前研究认为，引起这些疾病的基因除了微效基因外，可能还存在起主要作用的主基因（major gene），故研究主基因对多基因病的发生、诊断和防治具有重要意义。

第一节　多基因遗传病的遗传方式

　　多基因遗传以非孟德尔遗传方式传递，所表现的生物学性状与单基因遗传性状迥异，呈数量性状变异方式。

一、多基因遗传病的性状表现

　　单基因遗传性状是由一对基因决定的，其在一个群体中的分布是不连续的，可以分为明显的2~3群，具有质的不同，所以将这类遗传的性状称为质量性状（qualitative trait）。如：有致病基因ACH即表现为软骨发育不全，无ACH基因的隐性纯合子则为正常人；在不完全显性遗传的情况中，则可见到三种变异性状，但彼此也是不连续的。又如：正常人的血浆中苯丙氨酸羟化酶（PAH）的活性为100%，携带者的PAH酶活性为正常人的 45%~50%,苯丙酮尿症患者的 PAH 酶活性为正常人的 0%~5%(图 19-1),这分别决定于基因型 AA、Aa、aa。

多基因遗传表现有家族倾向,但在系谱分析时又不符合孟德尔遗传方式,生物学性状表现为连续性和数量性状(quantitative trait)的遗传学特点。如人的身高,在一个群体中的变异分布是连续的,呈正态分布,如图 19-2 所示。其中,大部分个体属于中间类型,接近平均值,很高和很矮的个体只占少数,个体之间只有量的差别,没有质的差别。多基因遗传病(如高血压)的性状表现与人身高变异呈现相同规律。

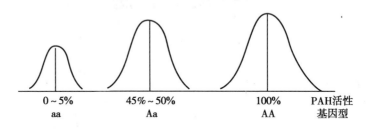

图 19-1　PAH 活性基因型

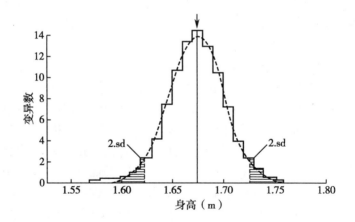

图 19-2　人身高的变异分布

二、易患性与发病阈值

在多基因遗传病中,若干微效基因作用微小但具有累加效应,它们构成了个体患某种疾病的遗传因素,这种由遗传基础决定个体患病的风险称为易感性(susceptibility)。遗传因素和环境因素共同决定个体患病可能性的大小,称为易患性(liability)。易患性高,则表明个体容易患病;反之,则表明不易患病。易患性在群体中的变异也和多基因遗传性状相同,呈正态分布。在群体中,大多数个体的易患性接近平均值,易患性很高或很低的数量都很少。当一个个体的易患性达到一定程度后,该个体即将患病,这个易患性的最低限度称为阈值。阈值代表在一定条件下患病所必需的、最低的易患基因的数量。阈值将一个易患性有连续变异的群体分为两部分,健康者和患者。连续变异的数量性状在阈值的部位发生了质的变化,超过阈值部分为患者,不超过阈值的部分则为健康者。患者数与群体总人数的比率称为群体发病率。

此即阈值假说(threshold hypothesis)(图 19-3)。

一个个体的易患性难以测定,但一个群体的易患性平均值可由该群体的发病率做出估计。利用正态分布平均值与标准差的已知关系,由发病率估计群体的阈值与易患性平均值之间的距离,以正态分布的标准差(σ)为衡量单位。在正态分布图中,平均值为 μ,在 $\mu \pm 1$ 个 σ 范围内的面积约占曲线面积的 68.28%,此范围以外的面积占 31.72%,左右两侧各占约 16%。在 $\mu \pm 2$ 个 σ 范围内面积占总面积

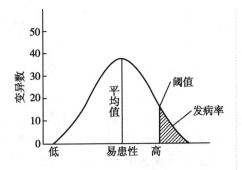

图 19-3 群体中易患性变异与阈值图解

的 95.46%,此范围以外的面积占 4.54%,左右两侧各占约 2.3%。在 $\mu \pm 3\sigma$ 个范围内面积占总面积的 99.73%,此范围以外的面积占 0.27%,左右两侧各占 0.135%(图 19-4)。多基因病的易患性阈值与平均值距离越近,其群体易患性平均值越高,阈值越低,则群体发病率越高。而两者距离越远,其群体易患性平均值越低,阈值越高,则群体发病率越低。因此,可通过群体发病率的高低计算出阈值与平均值之间的距离,从而估算群体易患性。

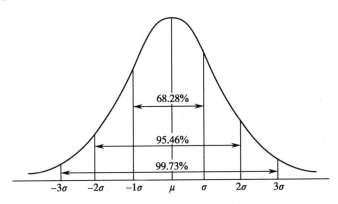

图 19-4 正态分布曲线中 μ 和 σ 关系

三、遗传度

在多基因遗传病中,多基因累加效应对疾病易患性变异的影响大小,即遗传因素所起作用的大小称为遗传度(heritability),也称遗传率,一般用百分率(%)表示。遗传度越大,表明遗传因素对病因的影响越大。如果一种多基因病其易患性变异和发病全由遗传因素所决定,遗传度就是 100%,而事实上,这种情况是罕见的。遗传度达 70%~80%,就表明遗传因素在该种多基因病发病上起重要作用,环境因素的作用较小;反之,如果遗传度低,如仅为 30%~40%,则表明在决定疾病易患性变异上,环境因素起重要作用,遗传因素的作用较小。遗传度的表示符号是 h^2,可以用 Falconer 公式计算。

Falconer 公式是根据患者一级亲属发病率与遗传度的相关性建立的。一级亲属的发病率越高,遗传度就越高,因此可以通过调查患者一级亲属发病率和一般人群发病率来估计遗传度(h^2),公式为:

$$h^2 = \frac{b}{r} \tag{1}$$

$$b = \frac{Xg - Xr}{a_g} \tag{2}$$

$$b = \frac{P(Xc - Xr)}{a_c} \tag{3}$$

其中，b 为亲属对患者的回归系数，r 为亲缘系数（一级亲属，r 为 1/2；二级亲属，r 为 1/4；三级亲属，r 为 1/8），Xg 为一般群体易患性平均值与阈值之差，Xr 为患者亲属易患性平均值与阈值之差，a_g 为一般群体易患性平均值与一般群体中患者易患性平均值之差，Xc 为对照组亲属中的易患性平均值与阈值之差，a_c 为对照组亲属中易患性平均值与对照组亲属中患者易患性平均值之差，q 为对照组亲属发病率，P=1-q（图 19-5）。

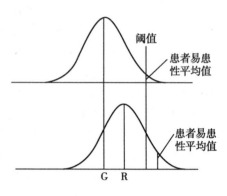

图 19-5　一般群体（G）和患者亲属（R）易患性平均值图解

当已知患者一级亲属和一般群体发病率时，可用公式（2）求出 b 值；如果只知道与患者一级亲属相对应的对照组的一级亲属发病率，而未知一般群体发病率，则可使用公式（3）求出 b 值。公式中的 Xg、Xc、Xr、a_g 和 a_c 可以通过正态分布的 X 和 a 值表查出。将 b 值和 r 值代入公式（1），即可求出该多基因遗传病的遗传度。

例1：有人调查先天性房间隔缺损在一般群体发病率为 0.1%（1/1000），在某地区调查了 100 个该病患者的家系，发现这些患者的 700 个一级亲属中有 20 人发病，求先天性房间隔缺损的遗传度。

患者一级亲属的发病率为 20/700×100%=2.9%，查 X 和 a 值表，查得 X_r 和 a_r。根据群体发病率 0.1%，查得 X_g 和 a_g。将各数代入公式（2）求出 b 值。

$$b = \frac{Xg - Xr}{ag} = \frac{3.090 - 1.896}{3.367} = \frac{1.194}{3.367} = 0.355$$

已知一级亲属的亲缘系数 r=0.5，将 b 和 r 值代入公式（1）可得：

$$h^2 = \frac{b}{r} = \frac{0.355}{0.5} = 0.71 = 71\%$$

以上计算结果表明，先天性房间隔缺损的遗传度（h^2）为 71%，是一种主要由遗传因素所决定的多基因病。

如果缺乏一般人群发病率的数据，可选择与病例组匹配的对照组，通过对患者亲属和对照组亲属的发病率估算该疾病的遗传度。

例2：在 2000 位肾结石患者的一级亲属中，有 40 人发病。另外调查了年龄和性别与患者相对应的对照者的一级亲属 2000 人，其中有 8 人患肾结石，求该病的遗传度。

有了以上的资料便可利用公式（1）（3）求得该病的遗传度。这里肾结石的一级亲属发病率为 40/2000=2%，对照组一级亲属发病率为 8/2000=0.4%，P=1-q=1-0.004=0.996，查 X、a 值表可知，X_c 为 2.652，X_r 为 2.054，a_c=2.962，将上述值代入公式（3）：

$$b=\frac{P(Xc-Xr)}{a_c}=\frac{0.996(2.652-2.054)}{2.962}=0.201$$

$$h^2=\frac{b}{r}=\frac{0.201}{0.5}=0.402=40.2\%$$

得到肾结石的遗传度为 40.2%。

需要注意的是,遗传度是以特定环境中特定人群的发病率估算出来的,不能任意推广到其他地区或其他人群。遗传度是群体统计量,用于个体则无意义。表 19-1 列出了某些常见的多基因遗传病的遗传度。

表 19-1　某些常见的多基因遗传病的遗传度

病名	群体发病率(%)	患者一级亲属患病率(%)	男：女	遗传度
唇裂 ± 腭裂	0.17	4	1.6	76
腭裂	0.04	2	0.7	76
先天性髋关节脱位	0.1~0.2	4	0.2	70
先天性幽门狭窄	0.3	男性先证者 2 女性先证者 10	5.0	75
先天性畸形足	0.1	3	2.0	68
先天性巨结肠	0.02	男性先证者 2 女性先证者 8	4.0	80
脊柱裂	0.3	4	0.8	60
无脑儿	0.5	4	0.5	60
先天性心脏病(各型)	0.5	2.8	—	35
精神分裂症	0.1~0.5	4~8	1	80
糖尿病(青少年型)	0.2	2~5	1	75
原发性高血压	4~8	15~30	1	62
冠心病	2.5	7	1.5	65

四、多基因遗传病的遗传特点

多基因遗传病虽然以非孟德尔遗传方式传递,但是仍表现一定的遗传特点。

1. 表现为家族聚集性,尽管不同于单基因遗传的系谱传递特点,同胞的发病率低于 1/4 或 1/2,但亲属患病率高于群体患病率,并随着患者亲属关系级别的变远患病率迅速降低,在发病率低的疾病中更为明显(表 19-2)。

表 19-2　某些多基因遗传病患者不同级别亲属的发病风险比较

疾病	群体发病率	发病风险(群体发病率)			
		一卵双生	一级亲属	二级亲属	三级亲属
唇裂 ± 腭裂	0.001	×400	×40	×7	×3
足内翻	0.001	×800	×25	×5	×2
神经管缺陷	0.002		×8		·×2
先天性髋关节脱位	0.005	×200	×25	×3	×2
先天性幽门狭窄	0.005	×80	×10	×5	×1.5

2. 近亲婚配时,子女的发病风险增高,但不如常染色体隐性遗传显著,这可能与多基因累加效应有关。

3. 患者亲属的再发风险与患者畸形或疾病严重程度相关。即患者的病情越重,其同胞的发病风险越高。这是因为病情严重的患者,必定携带有更多的易患基因,其父母也会带有更多的易患基因而使易患性接近阈值。所以,他们再次生育的再发风险也会增高。

4. 某些多基因遗传病群体发病率存在性别差异。性别不同,其发病阈值也不同。群体发病率低的性别,其阈值高,只有当他们带有相当多的易患性基因时,其易患性才能超过阈值而发病。一旦发病,就说明他们已经带有很多的易患性基因,其后代的发病风险自然很高,尤其是与其性别相反的后代。反之,群体发病率高的性别,其阈值低,其后代的发病风险低,尤其是与其性别相反的后代。例如先天性幽门狭窄患者,男性发病率是女性的 5 倍。如果为男性患者,儿子的发病风险为 5.5%,女儿的发病风险为 2.4%;如果为女性患者,她的儿子的发病风险为 19.4%,女儿的风险为 7.3%。这种现象被称为 Carter 效应(图 19-6)。

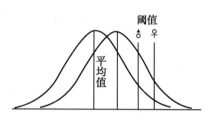

图 19-6 阈值有性别差异的易患性分布

五、多基因遗传病的再发风险估计

多基因遗传病的发生涉及遗传和环境因素,其发病机制比单基因病要复杂,发病风险的推算不像单基因遗传病那么准确(1/2 或 1/4)。在估计多基因遗传病的发病风险时,需注意以下几方面问题:

(一) 疾病的遗传度和一般群体发病率与发病风险

当某种多基因病的一般群体发病率为 0.1%~1%、遗传度为 70%~80% 时,可根据 Edward 公式来估计发病风险,患者一级亲属的发病风险等于一般群体发病率的平方根,即 $f=\sqrt{P}$(f 为患者一级亲属发病率,P 为一般群体发病率)。例如唇腭裂在我国群体发病率为 0.17%,遗传度为 76%,患者一级亲属的发病率(f)= $\sqrt{0.0017} \approx 4\%$。

如果群体发病率过高或过低,则 Edward 公式不适用。当一种病的遗传度高于 80% 或群体发病率高于 1%,则患者一级亲属的发病率将高于群体发病率的开方值(即 $\sqrt{P}$);当一种疾病的遗传度低于 70% 或群体发病率低于 0.1%,则患者一级亲属发病率将低于 $\sqrt{P}$。有关一般群体发病率、遗传度与患者一级亲属发病率的关系见图(图 19-7)。横坐标为群体发病率,斜线为遗传度,纵坐标为患者一级亲属发病率。如已知群体发病率和遗传度时,从图中可查得患者一级亲属的发病率。唇腭裂的群体发病率为 0.17%,遗传度为 76%,从图表纵坐标上查得,一级亲属发病率约为 4%。

(二) 多基因病家庭中患者数越多,患者亲属的发病风险就越高

如一对夫妇已经有一个唇裂患儿,他们再次生育的再发风险为 4%,如又生育一个患儿,则表明夫妇都带有较多的易患基因,虽然他们未发病,但其易患性已接近阈值,由于基因累加效应,再次生育的再发风险增加 2~3 倍。表 19-3 为 Smith 研制的表格,通过双亲和同胞中的患病人数估计再发风险。

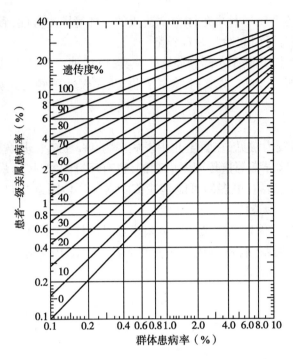

图 19-7　一般群体发病率、遗传度与患者一级亲属
发病率的关系

表 19-3　多基因病再发风险估计

双亲患病数		0			1			2		
一般群体发病率（%）	遗传度（%）	患者同胞数			患者同胞数			患者同胞数		
		0	1	2	0	1	2	0	1	2
1.0	100	1	7	14	11	24	34	63	65	67
	80	1	6	14	8	18	28	41	47	52
	50	1	4	8	4	9	15	15	21	26
0.1	100	0.1	4	11	5	16	26	62	63	64
	80	0.1	3	10	4	14	23	60	61	62
	50	0.1	1	3	1	3	9	7	11	15

第二节　常见多基因遗传病

　　最具有代表意义的多基因遗传病为先天畸形。此外许多代谢性疾病、神经精神性疾病，甚至感染性疾病都被发现具有多基因遗传特征。

一、先天性畸形

　　先天性畸形病因归纳起来包括三个方面：一是遗传因素；二是环境因素；三是遗传和环境共同作用，即多基因遗传。少数先天性畸形已证实是单基因病，如Ⅰ型成骨

309

不全;还有一些遗传性畸形是染色体异常造成的。环境因素方面,致畸的环境因素很多,如药物、病毒等皆可引起胎儿发育异常。

先天性畸形是多基因遗传病中常见的一类,包括神经管缺陷、唇裂或腭裂、先天性心脏病、先天性幽门狭窄、先天性髋关节脱位、先天性单侧肾缺如、先天性巨结肠症、无脑儿等。

(一) 先天性心脏病

先天性心脏病较为常见,在新生儿中发病率为 4‰ ~8‰。其病因呈现多样化,有些为单基因或染色体异常等遗传因素引起的,也有环境因素(风疹病毒感染或母亲本身患有糖尿病)而引起的,更多的可能是遗传因素和环境因素共同作用,因此大部分先天性心脏病为多基因遗传。

由于类型较多,群体发病率及经验风险率也不一样。据多因子阈值模型所示,其一级亲属风险率是多因子性状群体发病率的平方根。表 19-4 显示各种心脏缺陷畸形在群体和同胞中的发病率。

表 19-4 主要先天性心脏缺陷在群体及同胞中的发病率

心脏缺陷	群体发病率	同胞中频率	群体发病率的平方根(%)
室间隔缺损	1/575	4.3	4.2
动脉导管未闭	1/1200	3.2	2.9
房间隔缺损	1/1500	3.2	2.6
主动脉狭窄	1/2250	2.6	2.1

(二) 先天性单侧肾缺如

先天性单侧肾缺如在婴儿中的发病率约为 1/700。大多数患者无症状,但伴发输尿管和结肠畸形者发病率高。如输尿管肾盂连接部狭窄,易感染,易发生高血压等。受累女性可伴有双角子宫或单侧半子宫缺如,受累男性伴有同侧输精管缺如。患者父母所生子女双侧肾发育不全的风险增高。

(三) 先天性巨结肠

先天性巨结肠由于远端结肠或直肠黏膜下和肌层内神经丛的神经节细胞缺失,使该肠段的运动功能丧失而导致功能性阻塞,从而引起上端结肠显著扩张肥大。新生儿发病率约为 1/5000,一般男性多于女性,约 3.75:1,但女性患者的子女中受累者风险较高。最近,已在第 10 号染色体长臂(即 10q)上发现了一个与此病相关的基因——RET 原癌基因,该基因能防止从神经嵴来的神经细胞的移行;内皮因子 -3(endothelin-3, ET-3)基因和 ET-3 受体基因,都与此病相关。

(四) 先天性髋关节脱位

先天性髋关节脱位是下肢稍受牵拉,股骨头即从髋关节中脱出的一种遗传病,女性发病率高于男性。在正常的学龄儿童中,6% 有轻型的关节松弛症及髋关节发育不全,后者可能本身便是多基因遗传造成的,遗传度达 70%。还有些患者受环境因素的影响,如婴儿臀部在子宫内的位置及出生后婴儿后肢被包囊时的位置等。

(五) 神经管缺陷

神经管缺陷中常见的类型有无脑畸形和脊柱裂,通常在家族中并发,发病机制相同。由多基因所致的先天畸形患者,同胞及子女的患病风险增高,再发风险一般在1%~10%之间,比一般群体中畸形发病率高10~40倍。生过神经管缺陷患儿的母亲,必然携带较多的易感基因,她的女性一级亲属也可能携带较多的易感基因而具有高风险。另外,我国北方各省发病率很高,可高达5‰~10‰,究其原因是环境因素。北方地区冬春二季缺少新鲜蔬菜,叶酸摄入量低;食用储存的马铃薯,马铃薯的芽眼中,含有浓度较高的龙葵素,这两种因素都影响胚胎神经管的闭合,从而增加了神经管缺陷的发病率。因此,具有高风险的妇女从妊娠即开始补充叶酸,并且不吃发芽的马铃薯,可以有效地降低这种疾病的发生。

(六) 先天性唇腭裂

先天性唇腭裂是最常见的先天性畸形之一,我国患病率为0.1%~0.2%,占我国南方出生缺陷疾病的首位,尤其四川地区的发病率较高,患病率高达1.87‰。先天性唇腭裂造成了严重的面部畸形,影响了患儿的语言、进食,甚至引起心理障碍。

先天性唇腭裂分三类:综合性唇裂或唇腭裂、综合征性腭裂、非综合征性腭裂。其中,非综合征性腭裂是一种复杂的遗传性疾病,由遗传基因和环境因素相互作用所致的多基因遗传疾病。多基因所致的患者,同胞和子女的患病风险增高,比一般群体发病率高10~40倍,见表19-5。

口腔颌面部的发育是个复杂的过程,涉及细胞分化、生长和凋亡的过程,其中有大量的信号分子参与这个过程。编码这些信号分子的基因发生缺陷是造成该病的可能原因。很多研究筛选出了几个可能的候选基因,相应的基因位点有2q13、6p23、17q21、4q25、4q31.3及19q13.2。尽管唇腭裂的主基因对研究者来说还是未知的,但是有一点可以肯定,单独一个基因引起该病是不可能的,因此它具有多基因遗传的特点。同时,近期研究还更多地关注那些阻断人类唇腭裂发育的环境因素,且增加了包括营养元素代谢、药物和致畸等大批候选基因,为更系统地研究该病提供了理论依据。

表 19-5　多基因遗传畸形患者的子女受累的风险

畸形	子女受累风险(%)	一般群体发病率(%)
先天巨结肠	2.0	0.02
尿道下裂	6.0	0.8
马蹄内翻足	1.4	0.13
先天性髋关节脱位	4.3	0.8
室间隔缺损	4.0	0.2
先天性幽门狭窄	4(受累于父亲)	0.3
	13(受累于母亲)	
腭裂	6.2	0.3
脊柱裂	2.0	0.14

二、其他多基因遗传病

除先天畸形外,许多代谢性疾病、神经精神性疾病,甚至感染性疾病都被发现具有多基因遗传特征,如原发性高血压、冠心病、糖尿病、原发性癫痫、精神分裂症等。此外,局部缺血性心脏病、低度及中度近视、斜视、躁狂抑郁精神病、家族性角膜变性、牛皮癣、阿尔茨海默病等亦可列入多基因病行列。

(一) 心血管疾病

1. 冠心病 是冠状动脉粥样硬化使血管腔阻塞,导致心肌缺血、缺氧而引起的心脏病。冠心病的发病不仅有遗传因素,如男性、家族史、高脂血症、高血压、糖尿病、肥胖症等,也有非遗传因素如吸烟、运动缺乏、精神紧张等。冠状动脉粥样硬化病变经历了多个发展阶段,各种遗传因素都能激发或抑制冠心病的发展,因此冠心病大多数为多基因遗传病。但有少数冠心病为孟德尔遗传,如家族性高胆固醇血症是一种与低密度脂蛋白(LDL)受体有关的常染色体显性遗传病。

冠心病的病变发展中所涉及的基因和基因产物主要包括五个方面:①血脂的转运和代谢;②血管活性,如血管紧张素转换酶;③血液凝结、血小板黏附及纤维蛋白溶解;④炎症和免疫通路;⑤动脉壁的成分。以下列举几个特征性的相关基因:

(1) 载脂蛋白 B(ApoB)*XbI* 基因:该基因有三种基因型,X$^+$X$^+$、X$^+$X$^-$ 和 X$^-$X$^-$。在我国冠心病患者中,基因型 X$^+$X$^-$ 的频率最高,X$^-$X$^-$ 型在人群中极罕见。X$^+$X$^-$ 基因型人群中的高密度脂蛋白胆固醇(HDL-C)、载脂蛋白 AI(ApoAI)水平明显低于 X$^+$X$^+$ 基因型,故其直接导致动脉粥样硬化或是通过影响 HDL-C 水平而起作用的。

(2) 血管紧张素原(AGT)*M235T* 基因:该基因位于染色体 1q42-q43 上,有两种等位基因 M(野生型)、T(变异型),基因型三种 M/T,M/M,T/T。我国大量研究表明,AGT 基因 TT 型在冠心病患者中频率明显高于正常人群,AGTM235T 基因多态性与冠心病的发病有关。

(3) 载脂蛋白 E(*ApoE*)基因:*ApoE* 基因的多态性与 LDL(低密度脂蛋白)/VLDL(极低密度脂蛋白)相关。*ApoE* 基因有三个等位基因 E2、E3 和 E4,六种基因型。研究表明,冠心病患者的 *ApoE4* 等位基因的出现频率为 38%,远远高于正常人,故而证明 *ApoE4* 基因与冠心病显著相关。

(4) 内皮型一氧化氮合成酶(*eNOS*)基因:据研究报道,*eNOS Gla298* 基因多态性与冠心病相关。在吸烟人中,*eNOS Gla298* 纯合体在严重病变患者中的比例要比轻度病变患者大的多,而在不吸烟的人中却没有此现象出现,说明 *eNOS* 基因多态性是吸烟依赖性冠心病的危险因素。

除以上基因外,还有血管紧张素转换酶(ACE)基因、凝血因子V(FV)基因等凝血相关基因、炎症相关基因、雌激素基因、细胞色素基因等,都有可能参与冠心病的发展和形成。

2. 原发性高血压 占全部高血压患者中的 95% 以上,是一种复杂的多基因遗传病。此病具有明显的家族聚集现象和复杂的遗传方式,其遗传度约 30%~60%。目前的研究发现,相关的基因有:血管紧张素转化酶基因、血管紧张素原基因、肾素基因、心钠素基因、内皮素基因、组织激肽释放酶基因、磷脂酶 C-δ 基因、胰岛素受体基因、α 肾上腺素受体基因、热休克蛋白基因等。在高血压的发病因素中,除了遗传因素外,还有环境因素(肥胖、吸烟、过量饮酒、高盐食物等)。

(二) 内分泌代谢性疾病

糖尿病是一种常见病和多发病。我国糖尿病患病率高达 2.51%,糖耐量减低患病率为 3.2%,并且患病率在逐年上升。按对胰岛素的需要程度,糖尿病分为 1 型糖尿病和 2 型糖尿病,其共有的特征是高血糖,胰岛素分泌或作用的缺陷。临床上患者多食、多饮,久病可引起多系统损害,导致眼、肾、心血管及神经等组织的慢性进行性病变,出现功能缺陷及衰竭。糖尿病已成为发达国家继心血管和肿瘤之后的第三大非传染病,严重威胁人类健康,是世界性公共卫生问题。

目前认为 1 型糖尿病是由于胰岛 B 细胞破坏,引起胰岛素绝对缺乏,是一种器官特异性自身免疫性疾病,属于多基因遗传病。筛查 1 型糖尿病的易感基因是探索该疾病病因的主要途径。免疫遗传学的研究证明,糖尿病与 HLA 有很强的关联性,与 DQA 和 DQB 基因有连锁,还受 DR 基因(HLA-DR3 或 HLA-DR4)的影响。采用基因组扫描和连锁分析确定的相关基因位点已有 16 个。

2 型糖尿病是异质性很强的多基因遗传病,环境因素对其发生起重要作用。国际上已经研究了 2 型糖尿病相关基因近 250 多种,只发现少数几个在特殊的糖尿病类型中呈现出一定的相关性。Mahtani 在观察芬兰地区的 2 型糖尿病家系中发现,12 号染色体长臂上(12q)存在 2 型糖尿病的易感基因。有学者认为,载脂蛋白 A2(ApoA2)也是 2 型糖尿病的候选基因。

（三）神经性疾病

癫痫综合征属于多基因遗传,有明显的家族性病史,由先天和后天因素引起脑细胞反复多次的过度放电而出现的突然而短暂的脑功能紊乱。特征性脑电图异常是 3 周 / 秒波峰型或阵发性双侧同步 3 周 / 秒波峰型,临床表现有可分为全身性发作和局限性发作两大类。

儿童失神癫痫是全身性癫痫的常见类型,5~15 岁之间发病频率最高,其发病机制不完全清楚,但公认遗传因素起重要的作用。国外学者通过全基因组扫描和连锁分析,儿童失神癫痫的易感基因分别定位于染色体 8q24 及染色体 3p14.2-p12.1;还有奥地利学者研究发现儿童失神癫痫与染色体 15q11.2-q12 的 γ- 氨基丁酸 A 型受体亚单位 β₃ 基因相关联。

（四）精神疾病

精神疾病是人类最常见而又令人困惑的疾病之一,全世界的发病率为 4%。最严重的精神病是精神分裂症和狂躁抑郁性精神病。全球罹患精神分裂症的人有 1%,多在 16~40 岁之间发病,具有家族倾向。经家系分析及双生子等研究证实,MZ(单卵双胎)一致性约 40%~60%;DZ(双卵双胎)一致性约为 10%~16%。若双亲之一是患者,子女的发病风险为 15%~50%;若双亲皆是患者,子女的发病风险为 35%~75%,与患者的亲缘关系越近,则发病风险越高。精神分裂症不仅与遗传关系密切,还与环境因素如病毒、产伤等也有关系,因此属于多基因遗传病。

早在 20 世纪 60 年代,有关精神分裂症的染色体畸变与细胞遗传学的研究即已开展。已报道的染色体畸变包括:5q11-q13 部分三体、t(2;18)(p11.2;p11.2)易位、5p14.1 部分三体、8 号染色体三体等。但这些染色体畸变只出现在个别精神分裂患者中,非特异性变异。因而,精神分裂与染色体畸变没有明显关联,但此类研究有助于确定精神分裂症的易感基因。

近年来,通过应用关联分析方法和全基因组扫描技术,研究者发现很多基因或位点可能是精神分裂的易感基因或候选区域,如 DRD3 基因、5-HTR2A 基因、KCNN3 基因等。

(五) 哮喘

哮喘是一种以气道炎症、气道高反应性及可逆性气道阻塞为特征的呼吸系统疾病。该病儿童多见,发病率达 1%~4%,患病率和死亡率在很多国家呈逐年上升趋势。该病的病因复杂,遗传因素和环境因素对其都有影响,是一种多基因遗传病。哮喘有明显的家族聚集性,患者中有家族史的高达 55%,而一般人群为 2%~4%;哮喘的发病率具有地区差异,我国华南地区为 0.69%,北京为 5.29%,我国北方一般较南方高,但福建省诏安县渔民的近亲婚配群体中过敏性哮喘的发病率高达 5.6%。另外,儿童的发病率高于成人,男性发病率高于女性,农村多于城市,还有季节性和时间性等发病特点。

常用的研究方法有基因组扫描、候选基因技术和连锁分析法等。目前对哮喘相关的基因进行分类,其中包括:细胞因子相关基因、细胞因子受体相关基因、化学因子相关基因、化学因子受体相关基因、Th2 细胞因子信号途径相关基因和 IgE 受体相关基因等。这些相关基因主要集中在 5q、6p、11q、12q、14q、19q 等多条染色体上。表 19-6 列出了哮喘相关候选基因。

表 19-6　哮喘相关候选基因

候选基因	染色体定位区域	研究的种族、民族、地区患者
KCNS3(电压门控延迟整流钾通道亚家族 S 成员 3)	2p24	533 个中国安徽省安庆市家系
HNMT(组氨酸 -N- 甲基转移酶)	2q22	美、日、德儿童、印度患者
MUC7(唾液黏蛋白 7)	4q13-q21	北欧患者
IL13(白细胞介素 -13)	5q31	荷兰、英国、日本患者
IL12B(白细胞介素 -12B)	5q31-q33	美国患者
SCGB3A2(分泌珠蛋白家族 3A 成员 2)	5q31-q34	日本患者
ADRB2(B2- 肾上腺素受体)	5q32-q34	美国患者
HLA-G(人类白细胞抗原 -G)	6p21	美国、荷兰患者
PLA2G7(磷脂酶 A2 第 7 组)	6p21.2	德国、英国患者
TNFA(肿瘤坏死因子 A)	6p21.3	美国、日本、韩国患者
CCL24(趋化因子 CC 基序配体 24)	7q11.23	韩国患者
UGB(子宫珠蛋白)	11q12.3-q13	澳大利亚患者
HLA-DRB1(人类白细胞抗原 -DRB1)	6p21.3	英国患者
STAT6(信号转导及转录活化蛋白 6)	12q13	德国、美国、加拿大患者
PHF11(PHD 指蛋白 11)	13q14	英国患者
IL4R(白细胞介素 -4 受体)	16p12.1-p11	荷兰患者
ADAM33(解联蛋白与金属蛋白酶结构域)	20p13	美国患者

笔记

学习小结

与单基因遗传病比较,多基因遗传病在遗传方式、发病特点上有哪些区别;对于多基因遗传病,如何估计其发病风险;如何衡量遗传因素所起作用的大小;这些是本章学习之要点。而从所介绍各种常见多基因病的可能发病原因探讨中,你可以体会多基因病的概念内涵及遗传与环境因素在疾病发生上的共同作用。

(孙 阳)

复习思考题

1. 为什么多基因遗传病的传递方式不符合孟德尔遗传定律? 请分析其原因,并进一步说明孟德尔遗传定律对遗传现象解释之局限。

2. 哮喘病是一种多基因遗传病,群体发病率约 4%,遗传率为 80%,一个婴儿的父亲和姑姑都患哮喘病,试问这个婴儿将来患哮喘的风险如何?

第二十章

细胞和组织的适应、损伤与修复

学习目的与学习要点

　　Virchow 有言道，有机体是细胞的联合王国，亦即机体所表现的一切疾病状态，一定建立在相应的细胞病理变化之上。故欲了解疾病之变化，必先了解细胞之变化。据此。本章将分别介绍"适应"、"损伤"、"修复"这三种细胞层面上发生的基本病理变化现象，以及每一类细胞病理变化的具体类型、病理特征及引起此类变化的原因。这些内容既动态地描述了细胞在刺激因素作用下发生的功能和形态改变，也成为以后各章节描述的器官层面上产生的病理改变的基础。

　　在体内、外刺激因素作用下，细胞和组织可以做出代谢、功能和形态的反应性调整，或呈现可逆或不可逆的改变，以及继之而来的重建。这一系列的现象被分别称为适应（adaptation）、损伤（injury）和修复（repair）。

第一节　适　　应

　　适应是细胞、组织或器官对体内、外因子刺激作用所做出的反应性调整。细胞仍得以存活，但形态与结构发生变化，这些变化可归纳为萎缩(atrophy)、肥大(hypertrophy)、增生（hyperplasia）和化生（metaplasia）。

一、萎缩

　　发育正常的实质细胞、组织和器官的体积缩小称为萎缩。通常由于萎缩的组织和器官的实质细胞体积缩小或伴有细胞数目减少所致。细胞萎缩的机制是蛋白质的分解代谢高于合成代谢，从而适应低营养的生存环境。而发育不全（hypoplasia）与未发育（agenesis）不属于萎缩范畴。

　　萎缩的器官体积变小，重量减轻，质地变韧，颜色变深或褐色，故又称为褐色萎缩（brown atrophy），如心、脑的萎缩。光镜下实质细胞体积缩小或数目减少，间质出现纤维组织增生。萎缩细胞胞浆内可见褐色的脂褐素沉着。电镜下可见脂褐素颗粒，系未被自噬溶酶体消化的细胞器碎片，常见于心肌细胞、肝细胞萎缩。

笔记

萎缩可分为生理性萎缩和病理性萎缩两种。生理性萎缩是生命过程中的正常现象,如青春期胸腺的萎缩、更年期性腺的萎缩等。病理性萎缩按其原因可分为以下类型。

1. 营养不良性萎缩　包括全身性萎缩和局部性萎缩。前者见于长期饥饿、慢性消耗性疾病等;后者常见于局部缺血,如脑动脉粥样硬化时的脑萎缩。全身性萎缩一般首先发生于脂肪组织,其次为肌肉、脾、肝的萎缩,心、脑的萎缩最后发生。

2. 压迫性萎缩　因组织器官长期受压所致,如尿路梗阻时,肾盂内积水长期压迫肾实质引起的肾实质萎缩。

3. 失用性萎缩　因组织器官长期功能和代谢下降所致,如骨折长期固定后,患侧肌肉的萎缩。

4. 内分泌性萎缩　因靶器官缺乏正常内分泌激素刺激而引起的萎缩,如Simmonds综合征时垂体功能低下,导致甲状腺、肾上腺及性腺等器官的萎缩。

5. 神经营养不良性萎缩　因神经损伤导致所支配的组织器官萎缩,如脊髓灰质炎患者因前角运动神经元受损所致的肌肉萎缩。

萎缩的细胞、组织和器官功能降低。轻度萎缩一般是可复性的,原因消除后可逐渐恢复;若原因持续存在,则萎缩细胞将逐渐消失。长期卧病在床的患者容易发生肌肉的营养不良性萎缩和失用性萎缩,在护理工作中,应注意加强营养,增加患者运动,以减少肌肉萎缩的发生。

二、肥大

细胞、组织和器官的体积增大称肥大。细胞肥大的基础是细胞器的增多,合成代谢增强。肥大常伴有细胞数量的增多,所以肥大常与增生并存,但是再生能力弱的组织细胞仅表现为细胞体积增大。生理情况与病理情况下都可发生肥大。肥大按发生原因可分为代偿性肥大与内分泌性肥大两类。

1. 代偿性肥大　多由器官和组织工作负荷增加而引起,具有功能代偿作用,如经锻炼的骨骼肌肥大、高血压时引起的左心室心肌肥大。

2. 内分泌性肥大　由激素引发的肥大称内分泌性肥大,如哺乳期的乳腺肥大、妊娠期的子宫平滑肌肥大。

肥大的细胞功能增强,但肥大的细胞其功能代偿是有限度的,一旦超出代偿限度,肥大的组织器官最终出现功能衰竭而发生失代偿。

三、增生

由实质细胞数量增多而致的组织、器官体积增大称为增生。生理和病理情况下都可发生增生。常见的类型有:

1. 内分泌性增生　如雌激素过多时的子宫内膜过度增生、乳腺增生。

2. 代偿性增生　功能代偿也可引发增生,且常伴随代偿性肥大,如低血钙引发的甲状旁腺增生。

3. 再生性增生　这是一类因组织损伤而进行的再生,属修复损伤的一种反应性增生,如肾小管上皮细胞、肝细胞受损后的再生。

增生是细胞有丝分裂活跃的结果,也与细胞凋亡受抑制有关,通常受增殖基因、凋亡基因、激素和生长因子的精细调控。增生与肥大的原因十分相似,故两者常相伴出现。弥漫性细胞增生可致器官增大,局限性细胞增生可致结节形成。

增生通常具有可调节性,当原因消除后可停止,但是过度增生的细胞有可能演变为肿瘤性增生。

四、化生

一种分化成熟的组织转化为另一种性质相似的分化成熟组织的过程称为化生。如柱状上皮转化为鳞状上皮,或一种间叶组织转化为另一种间叶组织。化生并非由已分化成熟的细胞直接转变为另一种细胞,而是该组织中具有分裂和多向分化能力的细胞横向分化的结果,可能与某些基因活化或抑制而重新编程表达有关。常见的化生类型有:

1. 鳞状上皮化生(鳞化)　如慢性支气管炎时支气管黏膜柱状上皮的鳞化;慢性宫颈炎时子宫颈柱状上皮的鳞化;慢性胆囊炎时胆囊上皮的鳞化。

2. 肠上皮化生(肠化)　如慢性萎缩性胃炎时胃黏膜上皮发生的肠上皮化生。

3. 间叶组织化生　在正常不形成骨的部位,成纤维细胞化生为骨或软骨组织,如骨化性肌炎时的骨组织形成。

作为一种适应性反应,化生利害兼有。既可加强局部组织抵抗力,也可使原有组织丧失功能。如呼吸道黏膜柱状上皮发生鳞状上皮化生后,增加了局部的抵抗力,却减弱了呼吸道原有的自净功能。而在刺激因素长期存在状况下,化生往往成为肿瘤发生的基础,如胃黏膜的肠上皮化生与胃癌的关系密切,支气管鳞化后与肺癌的关系密切。

第二节　损　　伤

损伤是超出细胞适应能力的刺激,给细胞与组织造成的功能、代谢和形态的改变。细胞损伤的主要原因有:①缺氧:可致线粒体氧化磷酸化受抑制,无氧糖酵解活化,从而使 ATP 生成减少,造成细胞膜钠 - 钾泵、钙泵功能低下,蛋白质合成障碍及脂肪代谢障碍等;无氧糖酵解时乳酸生成增多,细胞酸中毒,溶酶体膜破裂,并损伤 DNA 链。另外,缺氧导致活性氧类物质增多,膜磷脂丢失,脂质崩解,细胞骨架破坏等。②理化和药物因素:如机械性损伤可造成细胞破裂、组织断裂;高温可造成细胞的蛋白质变性;一些化学药物或药物的体内代谢物可具有细胞毒性。③生物因素:主要为病原体,如真菌、螺旋体、立克次体、细菌、支原体、衣原体、病毒和寄生虫等。病原体可通过产生的各种毒素、代谢产物、机械作用及激活机体免疫系统而引起损伤。④营养失衡:机体一些营养物质缺乏或过剩都可能引起细胞损伤。如维生素 E 缺乏造成机体抗氧化功能降低,产生细胞损伤;脂肪酸过多可造成细胞损伤,如肝细胞脂肪变性造成脂肪肝等。⑤遗传变异:各种原因诱发的基因突变或染色体畸变,可致细胞某些结构蛋白合成低下,异常蛋白合成,核分裂受阻等,细胞可因缺乏必需的代谢物质而死亡。此外,免疫反应、内分泌因素、衰老、精神心理、医源性因素等也可造成细胞损伤。

细胞损伤的病理改变首先表现为代谢性变化,继而出现组织化学和超微结构变化,直至形成光镜及肉眼可见的形态学变化。细胞的轻度损伤呈可逆性变化,刺激因子消除后,受损的细胞可恢复正常,称可逆性损伤(reversible injury),又称亚致死性细胞损伤。严重受损细胞呈不可逆性变化,导致细胞死亡,称不可逆性损伤(irreversible injury),又称致死性细胞损伤。

一、变性

变性(degeneration)系代谢障碍导致的细胞或间质内出现异常物质或正常物质数量异常增加,常伴有细胞功能降低。致病因素消除后,细胞可恢复正常。常见的类型有:

(一) 细胞水肿

细胞水肿(cellular swelling),又称为水变性(hydropic degeneration),系指细胞内水含量异常增多。为可逆性损伤中最早出现的改变,好发于肝、心、肾等脏器实质细胞。多因缺血、缺氧、感染、中毒等致使线粒体受损,ATP生成减少,而导致细胞的能量供应不足,细胞膜上的钠泵功能障碍或细胞膜直接受损,致使细胞内水、钠增多所致。

肉眼观,病变组织、器官体积增大,包膜紧张,重量增加,颜色变淡,缺乏光泽,如沸水烫过。光镜下,弥漫性细胞肿胀,胞浆内出现红染细颗粒状物(电镜观察为肿胀的线粒体和内质网),常称为颗粒变性。严重者细胞体积增大,胞浆异常疏松透亮,细胞肿胀如气球,体积可超过正常细胞的2~3倍,称气球样变(ballooning degeneration)。

去除病因后,水肿的细胞可恢复正常。但较重的细胞水肿可导致细胞功能降低;严重的细胞水肿,可逐渐发展成为细胞坏死。

(二) 脂肪变性

脂肪变性(fatty degeneration)系指非脂肪细胞胞浆内出现脂肪的异常蓄积,主要由营养障碍、感染、中毒、缺氧、糖尿病、肥胖等因素引起。在常规石蜡切片制作过程中,脂肪因被有机溶剂(乙醇、二甲苯等)所溶解,故表现为空泡状,有时不易与水样变性之空泡相区别,此时可将冰冻切片用苏丹Ⅲ或锇酸作脂肪染色来加以鉴别,前者将脂肪染成橘红色,后者将其染成黑色。

1. 肝脂肪变性 肉眼见肝脏体积增大,色淡黄,边缘钝,切面有油腻感,称脂肪肝(fatty liver)。镜下肝细胞胞浆内可见大小不等的脂肪空泡,严重时可融合成大空泡,将核挤向一侧,形似脂肪细胞。

肝脏是脂质代谢的主要器官,因此肝细胞脂肪变性最常见。正常时肝细胞内大部分脂肪酸在内质网中合成磷脂和甘油三酯,并与载脂蛋白结合形成脂蛋白;少部分脂肪酸在线粒体中进行β氧化,提供能量。在上述过程中,任何一个环节发生障碍,均可造成肝细胞的脂肪变性:①肝细胞内脂肪酸增加:高脂饮食或脂肪组织大量分解(营养不良、糖尿病患者对糖利用障碍时),可致血中脂肪酸增加,若超过肝细胞氧化利用和合成脂蛋白能力时,中性脂肪便在肝内沉积;②脂肪酸氧化障碍:缺氧、线粒体受损,ATP减少,β氧化障碍等因素,使进入肝细胞的脂肪酸不能充分氧化而在肝细胞内沉积;③载脂蛋白合成障碍:缺氧、营养不良、肝毒物(CCl_4、酒精等)使载脂蛋白合成障碍,不能将脂肪运出肝细胞,造成脂肪在肝细胞内沉积;④甘油三酯合成过多:如长期饮酒,影响线粒体和内质网功能,使α-磷酸甘油增多而促进甘油三酯合成。

2. 心肌脂肪变性 严重贫血、缺氧或中毒时心肌细胞内脂肪增多,肉眼可见心内

笔记

膜下心肌和乳头肌出现黄色(脂肪变性的心肌)与暗红色(正常心肌)相间排列的条纹,似虎皮斑纹,称为"虎斑心"。这些黄色条纹相当于血管末梢分布区。镜下可见心肌细胞内脂滴呈串珠状排列。心肌脂肪变性需区别于心肌脂肪浸润(fatty infiltration),后者指心外膜增生的脂肪组织沿间质向心肌层长入,并未发生脂肪变性。

(三) 玻璃样变性

玻璃样变性(hyaline degeneration)又称透明变性。系指细胞内或间质中出现均质、红染、半透明的蛋白质蓄积。不同组织发生之玻璃样变性其原因、机制有所不同。常见类型有:

1. 结缔组织玻璃样变性 常见于瘢痕组织、纤维化的肾小球等。肉眼见病变组织呈灰白色半透明,质韧,弹性消失。镜下,胶原纤维增粗、融合,少有血管和纤维细胞。其发生机制不清。

2. 血管壁玻璃样变性 常见于缓进性高血压和糖尿病时的细动脉。由于血管内膜通透性增高,血浆蛋白渗入内膜,在内皮细胞下形成均匀红染无结构的物质。此时管壁增厚、变硬,管腔狭窄,甚至闭塞,故又称为细动脉硬化(arteriolosclerosis)。

3. 细胞内玻璃样变性 多种原因导致细胞内蛋白质蓄积,胞浆出现均质红染的圆形小体。如酒精性肝病时,肝细胞内的 Mallory 小体;肾小球肾炎伴有蛋白尿时,肾小管上皮细胞的玻璃样小滴;慢性炎症时,浆细胞胞浆内的 Russell 小体等。

(四) 黏液样变性

黏液样变性(mucoid degeneration)系指细胞间质内出现黏多糖与蛋白质的积聚。常见于间叶组织肿瘤、风湿病、动脉粥样硬化等。肉眼观,呈灰白半透明胶冻状。镜下,间质疏松,有星芒状纤维细胞散在于灰蓝色的黏液样基质中。去除病因后黏液样基质可吸收消散,但长期存在可引起纤维组织增生而硬化。

(五) 淀粉样变性

淀粉样变性(amyloidosis)系指细胞间质内有淀粉样物质沉着。淀粉样物质为一种结合黏多糖的蛋白质,遇碘后呈棕褐色,再加硫酸时变为蓝色,与淀粉遇碘时反应类似,由此得名。肉眼呈灰白色,质地较硬,富有弹性。镜下,HE 染色呈淡红色均质状,刚果红染色呈橘红色。电镜下为纤细的无分支的丝状纤维。

淀粉样变性可为全身性和局部性两种。全身性淀粉样变性可累及肝、脾、肾、心等部位,常继发于慢性炎症(如结核病、慢性化脓性骨髓炎等)及某些恶性肿瘤。局部性淀粉样变性可发生于皮肤、结膜、舌、喉、肺、膀胱等处,见于多发性骨髓瘤、阿尔茨海默病(Alzheimer's disease)、神经内分泌肿瘤等。各种疾病中沉积的淀粉样物质种类不同,如 AA 型蛋白常见于各种慢性炎症,β 淀粉样蛋白见于阿尔茨海默病。

(六) 病理性色素沉着

病理性色素沉着(pathologic pigmentation)系指有色物质异常沉积于细胞内外。根据来源不同,这些色素可分为内源性和外源性两类。前者最为常见,如含铁血黄素、脂褐素、胆红素、黑色素等,后者如炭尘、纹身色素等。

1. 含铁血黄素(hemosiderin) 含铁血黄素是由血红蛋白被巨噬细胞溶酶体分解、转化而形成,为铁离子与蛋白质结合成铁蛋白微粒的聚集体,呈棕黄色,具有折光性。由于铁蛋白分子中含有高价铁离子(Fe^{3+}),故遇铁氰化钾及盐酸后出现蓝色反应,称为普鲁士蓝或柏林蓝色反应。常见于慢性肺淤血、溶血性疾病、陈旧性出血等,正常时的肝、脾、淋巴结和骨髓也可少量出现。

2. 脂褐素（lipofuscin） 为自噬溶酶体内未被消化的细胞器碎片残体。多见于老年人及一些慢性消耗性疾病患者的心、肝和肾细胞内，故又有消耗性色素之称。脂褐素也可见于正常人的附睾上皮细胞、睾丸间质细胞和神经细胞的胞浆中。光镜下呈黄褐色，电镜下脂褐素颗粒呈典型的残存小体结构，其主要成分为脂质和蛋白质。

3. 黑色素（melanin） 是黑色素细胞生成的黑褐色细颗粒。在促肾上腺皮质激素（ACTH）和黑色素细胞刺激素（MSH）作用下，黑色素细胞胞浆中的酪氨酸在酪氨酸酶的作用下生成黑色素。正常人皮肤、毛发、虹膜及脉络膜等处均有黑色素存在。局部性黑色素增多常见于色素痣、恶性黑色素瘤、基底细胞癌及某些慢性炎症等。全身性黑色素增多见于艾迪生（Addison）病、慢性肝病、长期服用含雌激素的避孕药等。

（七）病理性钙化

骨和牙齿以外的组织出现固体性钙盐沉积，称为病理性钙化（pathological calcification）。沉积的钙盐主要是磷酸钙和碳酸钙。组织内有少量钙盐沉积时，肉眼难以辨认；量多时，表现为石灰样坚硬颗粒或团块状外观。HE染色钙盐呈蓝色颗粒状或片状。

病理性钙化主要有营养不良性钙化和转移性钙化两种。营养不良性钙化常继发于变性、坏死的组织或异物中，如结核病灶、动脉粥样硬化斑块、坏死的寄生虫体等。其机制可能是坏死灶局部碱性磷酸酶升高，水解磷脂产生磷酸所致。因无全身性钙磷代谢障碍，故血钙不升高。转移性钙化较少见，多见于甲状旁腺功能亢进、维生素D摄入过多或骨肿瘤造成骨组织严重破坏时。由于全身性钙磷代谢障碍，故血钙或血磷升高。

病理性钙化一旦发生，一般长期存在，很难消散。其对机体的影响视情况而定，例如血管壁钙化使其弹性降低而容易破裂出血；结核病灶发生钙化，则可使结核杆菌逐渐丧失活力而减少复发。

二、细胞死亡

不可逆性损伤是损伤的最严重表现，主要指细胞死亡，表现为代谢停止、结构破坏和功能丧失。可分为两种类型：坏死（necrosis）和凋亡（apoptosis）。

（一）坏死

活体内局部组织细胞的非主动死亡称为坏死。细胞坏死几小时后光镜下可见其自溶性改变。其主要形态学标志是细胞核的改变：①核固缩（pyknosis）：核体积缩小、凝聚、嗜碱性增强，提示DNA转录停止；②核碎裂（karyorrhexis），染色质崩解成致密蓝染的碎屑，散在于胞质中；③核溶解（karyolysis）：染色质中的DNA和核蛋白被DNA酶和蛋白酶分解，染色质碎片淡染，最后消失。

由于蛋白质变性、RNA丢失等，坏死细胞胞质嗜酸性增强，更为红染。间质中基质和胶原纤维逐渐崩解液化，最后成为一片模糊、红染、无结构的物质。坏死物质可引起周围组织发生炎症反应，这是坏死与机体死亡后组织自溶的区别之一。细胞坏死时胞膜通透性增加，细胞内的酶释放入血，可作为诊断某些细胞坏死的参考指标，如心肌细胞坏死时的肌酸激酶、乳酸脱氢酶等增高。

坏死组织的大体改变需要一定时间可见，因此组织坏死早期在活体上常不易辨认。临床上把这种已失去生活能力的组织称为失活组织，治疗中要注意清除。一般失活组织外观无光泽，比较混浊，失去正常组织的弹性；因无正常的血液供给而温度较低，摸不到血管搏动；失去正常感觉（如皮肤痛觉、触觉）及运动功能（如肠管蠕动）。

坏死可分为凝固性坏死、液化性坏死、纤维素样坏死和坏疽等类型。

1. 凝固性坏死（coagulative necrosis）　常发生于心、肾、脾等实质器官的缺血性坏死。其特点是坏死组织因蛋白质凝固而呈灰白干燥的凝固状态，周围可形成暗红色的充血出血带，与正常组织分界清楚。光镜下，坏死组织细胞结构消失，但组织轮廓在一段时间内仍然保存。干酪样坏死（caseous necrosis）是凝固性坏死的特殊类型，是结核病的特征性病变。因脂质较多，坏死组织色淡黄，状似奶酪，故称干酪样坏死。镜下，因坏死组织崩解较彻底，所以坏死区为一片无结构的颗粒状红染物质。

2. 液化性坏死（liquefactive necrosis）　系组织溶解所产生，多发生于含蛋白少脂质多（如脑、脊髓）或产生蛋白酶多（如胰腺）的组织。脑组织的液化性坏死又称脑软化。化脓性炎症时，大量中性粒细胞渗出，释放出大量蛋白水解酶，可将坏死组织溶解液化，形成脓液（pus），也属液化性坏死。脂肪坏死属特殊类型的液化性坏死，可分为酶解性和外伤性两种。前者见于急性胰腺炎，胰腺组织受损，胰酶外逸并被激活，引起胰腺自身及其周围器官的脂肪组织分解为脂肪酸与甘油，其中的脂肪酸与钙结合形成钙皂，常呈灰白色斑点或斑块；后者多见于乳房创伤，此时受损伤的脂肪细胞破裂，脂滴外逸，并常在乳房内形成肿块。

3. 纤维素样坏死（fibrinoid necrosis）　是结缔组织和小血管壁常见的坏死形式。局部组织结构消失，形成境界不清的无结构物质，强嗜酸性红染，其形态和染色特点似纤维素而得名。常见于超敏反应性疾病，如风湿病、系统性红斑狼疮、新月体性肾小球肾炎，以及急进性高血压、胃溃疡等。其发生机制与抗原-抗体复合物引发的胶原纤维肿胀崩解、结缔组织免疫球蛋白沉积及血液纤维素渗出有关。

4. 坏疽（gangrene）　是指病变呈黑褐色的较大范围组织坏死，常伴有腐败菌感染；多发生于肢体或有管道与外界相通的内脏；主要由于腐败菌分解坏死组织而产生的硫化氢与红细胞破坏后游离出来的铁离子结合，产生硫化亚铁（黑色）所致。坏疽根据其形态学特点分为：①干性坏疽（dry gangrene）：多发生于肢体末端，常因动脉粥样硬化、血栓闭塞性脉管炎和冻伤等引起。由于动脉阻塞，但静脉回流仍通畅，故腐败菌感染较轻。由于水分易蒸发，故病变部位干燥皱缩，呈黑褐色，坏死组织与周围正常组织之间有明显分界线。②湿性坏疽（moist gangrene）：多见于与外界相通的内脏如子宫、肺、肠等，也可见于动脉阻塞合并静脉淤血的四肢。因坏死组织含水分较多，腐败菌感染严重，局部出现明显肿胀，呈暗绿或污黑色。由于腐败菌分解坏死组织产生吲哚、粪臭素等而发出恶臭。此外，坏死组织分解产生的大量毒性物质可造成败血症，引起严重的全身中毒症状。③气性坏疽（gas gangrene）：是特殊类型的湿性坏疽，常继发于深达肌层的开放性创伤（特别是战伤），合并厌氧的产气荚膜杆菌感染时，细菌分解坏死组织，产生大量气体，使坏死组织肿胀，含气泡呈蜂窝状，按之有捻发感。气性坏疽发展迅速，毒素吸收多，后果严重。

笔记

坏死可有如下结局:①溶解吸收:坏死灶较小时,在坏死组织本身和中性粒细胞释放的蛋白水解酶的作用下,组织溶解液化,并由淋巴管、血管吸收,或被巨噬细胞吞噬清除。小范围坏死可被完全吸收、清除。②分离排出:坏死灶较大时,难以完全溶解吸收,可通过蛋白水解酶的作用使坏死组织与正常组织分离并通过各种途径排出。皮肤黏膜的坏死组织脱落形成组织缺损,较浅的缺损称为糜烂(erosion),较深的缺损称为溃疡(ulcer)。组织坏死后形成的一端开口于皮肤黏膜而另一端为盲端的病理性管道,为窦道(sinus);有两个及以上开口的病理性管道称为瘘管(fistula);肺、肾等内脏的坏死组织液化后,坏死物经支气管或输尿管等自然管道排出,留下的空腔称为空洞(cavity)。③机化(organization):如果坏死组织较大,不能被完全吸收,又不能分离排出时,则由肉芽组织长入并取代坏死组织,这个过程称为机化,最终形成瘢痕组织。④包裹(encapsulation):坏死灶较大,如不能被完全机化,则由周围增生的纤维组织将其包裹,包裹的坏死灶中心在某些条件下溶解后可形成囊腔。⑤钙化:坏死组织、异物等如不能溶解吸收和机化,可发生钙盐沉积而形成营养不良性钙化。

（二）凋亡

凋亡是活体内单个细胞或小团细胞的死亡,系指在生理和病理状态下,细胞发生由基因调控的有序的主动死亡过程,亦称程序性细胞死亡(programmed cell death, PCD)。它是不同于坏死的另一种细胞死亡方式(表 20-1)。

细胞凋亡的过程要经历一系列的形态变化。电镜下首先显现细胞质浓缩,细胞器皱缩,细胞体积缩小,染色质逐渐凝聚,并边集附于核膜周边,细胞核固缩呈均一的致密物,随后断裂为大小不一的片段,同时胞质芽突形成并不断脱落,细胞变成数个大小不等的由胞膜包被的含核碎片和(或)细胞器碎片的凋亡小体(apoptosis body),这是凋亡典型的形态学特征。光镜下凋亡细胞呈圆形,胞浆红染,细胞核染色质聚集成团块状。病毒性肝炎形成的嗜酸性小体也属于细胞凋亡。凋亡细胞的细胞膜不破裂,不引起周围炎症反应,可被周围巨噬细胞或其他细胞吞噬降解。另外,凋亡细胞 DNA 被片段化降解,形成长度为 180~200bp 倍数的片段,在电泳图上可见细胞凋亡的特征性的阶梯状条带(DNA ladder)。

凋亡的发生机制尚未完全阐明,但其发生发展可分为以下几个阶段。

1. 凋亡信号转导　在细胞凋亡诱导因素作用下,细胞产生与凋亡相关的第二信使物质,如 cAMP、Ca^{2+} 等,通过细胞内信号转导途径激活凋亡的发生。

2. 凋亡基因激活　参与凋亡过程的相关基因有几十种,其中 *Bad*、*Bax*、*Bak*、*P53* 等基因可促进凋亡的发生,*Bcl-2*、*Bcl-XL* 等基因可抑制凋亡的发生。

3. 细胞凋亡执行　凋亡调控基因激活后,细胞按程序启动并合成与凋亡相关的物质,尤其是核酸内切酶和凋亡蛋白酶合成后,可破坏细胞进行生命活动的指令信号,导致细胞的代谢和结构破坏而进入死亡执行阶段。

4. 凋亡细胞的清除　凋亡的细胞被周围的吞噬细胞所吞噬和清除。

凋亡在生物体胚胎发育、器官形成等过程中发挥着重要作用,但也与疾病的发生发展有密切关系。如细胞凋亡过度可见于艾滋病(AIDS)、阿尔茨海默病等;凋亡不足可见于某些肿瘤及自身免疫性疾病等;细胞凋亡不足与过度并存可见于动脉粥样硬化等。

表 20-1　细胞凋亡与坏死的区别

	凋亡	坏死
诱导因素	病理性或生理性,较弱刺激	病理性,强烈刺激
基因调控	有,主动过程	无,被动过程
死亡范围	多为单个细胞	一般为大片细胞
形态特征	细胞固缩,核染色质边集,形成凋亡小体,细胞膜及细胞器完整	细胞肿胀,核染色质边集,细胞结构破裂,无凋亡小体
生化特征	主动耗能过程,有新蛋白合成。DNA 降解为片段,电泳呈特征性梯带状	不耗能,无新蛋白合成,DNA 降解不规则,电泳无梯带状
炎症反应	不引起周围组织炎症反应和修复	引起周围组织炎症反应和修复

第三节　修　复

修复是组织细胞受损后对缺损的修补和恢复过程,起着重建受损组织结构与恢复功能的作用。修复有两种形式,一是完全性再生(regeneration),二是不完全性再生。前者因组织损伤较轻,由邻近健康的同种细胞修复,可完全恢复原有组织的结构和功能;后者因组织损伤严重,或细胞再生能力较弱,需由新生肉芽组织进行填补修复,最终形成瘢痕(scar),又称纤维性修复(瘢痕修复)。

一、再生

再生分生理性和病理性两类。生理性再生是指在生理过程中,机体组织为同种细胞更新的过程。如表皮的基底细胞不断增生分化以补充不断角化脱落的表层细胞;血细胞定期衰老死亡而需不断增生补充;子宫内膜周期性脱落后又被新生内膜替代等。生理性再生始终保持着原有的结构和功能。病理性再生指在病理改变后损伤的细胞、组织发生的再生。本节所指的再生即为后者。

(一)再生细胞的类型

细胞的再生能力因类型而异,通常幼稚组织细胞强于分化程度高的组织细胞;低等动物组织细胞强于高等动物组织细胞;易受损伤或经常更新的组织细胞再生能力也较强。人体细胞按其再生能力强弱分为不稳定细胞(labile cells)、稳定细胞(stable cells)与永久性细胞(permanent cells)三类。

1. 不稳定细胞　这类细胞再生能力强。可不断增生以替代衰亡或被破坏的细胞,如表皮细胞、黏膜的被覆上皮细胞、淋巴及造血细胞等。干细胞(stem cell)的存在是这类组织不断更新的必要条件。如表皮的基底细胞和胃肠道黏膜的隐窝细胞即为典型的成体干细胞。

2. 稳定细胞　这类细胞在正常情况下不表现出增生能力。只有在遭受损伤或某种刺激时才表现较强的增生能力,如肝、胰、涎腺、内分泌腺、汗腺、皮脂腺及肾小管上皮细胞等实质细胞,以及可分化为骨细胞、软骨细胞、脂肪细胞、成纤维细胞的原始间叶细胞。平滑肌细胞亦属于稳定细胞,但再生能力弱。

3. 永久性细胞　这类细胞包括神经细胞、骨骼肌细胞及心肌细胞。特点是再生能力无或微弱,损伤后只能通过瘢痕修复。但不包括神经纤维,在神经胞体存活的前提下,受损的神经纤维有活跃的再生能力。

(二) 不同组织的再生过程

1. **上皮组织的再生**　可分为:①被覆上皮再生:鳞状上皮缺损时,由创缘或基底部的基底层细胞分裂增生,向缺损中心迁移,形成单层上皮,以后增生分化为鳞状上皮。黏膜上皮修复亦如此,新生的上皮细胞由扁平变为立方,最后形成柱状上皮。②腺上皮再生:再生情况依损伤的程度而异。若腺上皮缺损后而基底膜未被破坏,则可由残存细胞分裂补充而完全再生修复;若基底膜和其他支持结构被完全破坏,则难以恢复原有的腺体结构。如肝细胞坏死后,若网状纤维支架完整,则肝细胞可沿支架再生,肝小叶结构保持完整;而若网状纤维支架塌陷,再生的肝细胞就排列紊乱,难以恢复原来的小叶结构。

2. **纤维组织的再生**　损伤后局部静止的纤维细胞或间叶细胞分化为成纤维细胞,后者再进行分裂增生。幼稚的成纤维细胞胞质中含有大量粗面内质网和核糖体,有很强的合成胶原蛋白能力。当成纤维细胞停止分裂后,开始合成并分泌前胶原蛋白,在细胞周围形成胶原纤维,细胞逐渐成熟变成长梭形,胞质越来越少,核染色越来越深,成为纤维细胞。

3. **血管的再生**　毛细血管的再生是由血管内皮细胞分裂增生,先以出芽(budding)的方式形成实心的内皮细胞条索,在血流的冲击下出现管腔,形成毛细血管,进而彼此吻合构成毛细血管网。增生的内皮细胞分化成熟时分泌Ⅳ型胶原、层黏连蛋白和纤维连接蛋白形成基底膜基板;周边的成纤维细胞分泌Ⅲ型胶原及基质,组成基底膜的网板,成纤维细胞则成为血管外膜细胞,最终毛细血管形成。根据功能需要,部分毛细血管关闭,消失;部分管壁逐渐增厚改建为小动脉或小静脉。大血管断裂后需手术吻合,吻合处两端内皮细胞分裂增生,相互连接,覆盖断处。肌层再生能力弱,而由结缔组织增生予以修复。

4. **神经组织的再生**　神经细胞破坏后不能再生,只能由周围的胶质细胞及其纤维修补形成胶质瘢痕。神经纤维受损时,若其所属的神经细胞仍存活,则可完全再生,其过程是断处近端与远端的神经纤维髓鞘及轴突崩解吸收。然后两端神经膜细胞增生,将断端连接并产生磷脂,形成髓鞘,神经细胞轴突向远端髓鞘生长至末梢。此过程需数月以上才能完成。如果断离的两端相隔太远,或两端之间有其他组织阻隔,或因截肢失去远端,再生轴突不能到达远端,而与周围增生的结缔组织互相混杂,卷曲成团,则形成创伤性神经瘤,可引起顽固性疼痛。

二、纤维性修复

纤维性修复是指由损伤局部的间质新生出的肉芽组织机化坏死组织、异物,填补缺损,最终成熟为瘢痕组织的过程,又称瘢痕性修复。

(一) 肉芽组织

肉芽组织(granulation tissue)是新生的幼稚结缔组织,主要由新生毛细血管和成纤维细胞构成,伴有炎细胞浸润。因肉眼表现为鲜红色、颗粒状、柔软湿润,形似鲜嫩的肉芽而得名。

1. **肉芽组织的结构**　镜下可见大量新生的毛细血管向着创面垂直生长,并以小动脉为中心,在其周围形成袢状弯曲的毛细血管网。在毛细血管周围有许多成纤维细胞,常伴有不同程度的液体渗出和炎细胞浸润。炎细胞的种类和数量与组织损伤的性质及感染状况有关,以巨噬细胞为主,也有多少不等的中性粒细胞和淋巴细胞。肉芽组织触之易出血,无痛觉(不含有神经纤维)。

2. 肉芽组织的作用及结局　肉芽组织在损伤修复中有重要作用:①抗感染,保护创面;②填补伤口及局部组织缺损;③机化或包裹坏死组织、血栓、炎性渗出物及其他异物。

肉芽组织在损伤 2~3 天内即可出现,自下而上或自周围向中心生长并填补伤口或机化异物。随着时间的延长,成纤维细胞开始产生越来越多的胶原纤维,同时成纤维细胞逐渐转化为纤维细胞;毛细血管数量逐渐减少,闭塞甚至消失;水分逐渐吸收;炎细胞减少并逐渐消失,最终形成瘢痕组织。

(二)瘢痕组织

瘢痕组织是指肉芽组织经改建成熟所形成的纤维结缔组织。

1. 瘢痕组织的结构　肉眼呈灰白色、半透明、质地坚韧、缺乏弹性。镜下可见均质、红染、无结构物质,纤维细胞及血管稀少。

2. 瘢痕组织的作用　表现为利弊两方面。有利方面:①填补伤口或缺损,保持组织的完整性;②大量的胶原纤维使瘢痕组织比肉芽组织的抗拉力强度要大,从而使组织、器官保持其坚固性。不利方面:①瘢痕收缩,可致关节挛缩、功能受限,有腔的器官可引起管腔狭窄,如胃溃疡瘢痕收缩可致幽门梗阻;②瘢痕性粘连可造成器官之间或器官与体腔壁之间发生粘连,常不同程度地影响器官功能;③广泛的纤维化和玻璃样变性可造成器官硬化;④瘢痕过度增生并突出于表面可形成瘢痕疙瘩;⑤瘢痕缺乏弹性,当内压增加,可使愈合处向外膨出而形成瘢痕膨出。在腹壁可形成腹壁疝,在心室壁可形成室壁瘤。

三、创伤愈合

创伤愈合(wound healing)是指因外力的作用使组织的连续性中断后,由完全性再生和纤维性修复协同作用产生的修复过程。

(一)皮肤创伤愈合

1. 皮肤创伤愈合的基本过程

(1)伤口的早期变化:伤口局部有不同程度的组织坏死和血管断裂出血,数小时内便出现炎症反应,局部红肿。伤口中的血液和渗出液中的纤维蛋白原转化为纤维素,很快形成血凝块,干燥后形成痂皮,有保护伤口的作用。

(2)伤口收缩:2~3 日后,炎症逐渐消退,创缘皮肤向中央收缩,伤口缩小。伤口收缩与肌成纤维细胞的牵拉作用有关。

(3)肉芽组织增生和瘢痕形成:约第 3 天开始,伤口底部及边缘长出肉芽组织填平伤口。第 5~6 天起,成纤维细胞产生胶原纤维形成瘢痕组织。在伤后 1 个月左右,瘢痕完全形成。

(4)表皮及其他组织再生:在损伤后 24 小时内,周围上皮的基底细胞开始分裂增生,并向伤口中心迁移,随后在创面形成一层单层上皮,并增生、分化为复层鳞状上皮。健康的肉芽组织对表皮的再生十分重要,因为它可提供上皮再生所需的营养及生长因子。如果肉芽组织发育不良,长时间不能将伤口填平(如水肿性肉芽)或形成瘢痕,则上皮再生将延缓。如果由于异物及感染等刺激而形成过度生长的肉芽组织,高出于皮肤表面,也会阻止表皮再生,因此临床常需将其切除清创。若伤口过大(直径超过 20cm),则往往需要植皮。

皮肤附属器(毛囊、汗腺、皮脂腺等)如遭严重破坏,则不能完全再生,出现瘢痕修复。肌腱断裂后,初期一般也是瘢痕修复。随着功能锻炼,胶原纤维可以不断改建,达到完全性再生。

2. 皮肤创伤愈合的类型 根据创伤的程度和有无感染,皮肤创伤愈合可分为一期愈合和二期愈合。

(1) 一期愈合(healing by first intention) 见于组织缺损少、创缘整齐、无感染、对合紧密的创口,如皮肤的无菌手术切口。在皮肤切口被缝合后的第 1 天,少量血凝块便填充于切口,并出现轻微炎症反应。第 2 天有表皮再生覆盖创面,第 3 天急性炎症反应开始消退,肉芽组织长入并填充切口。第 5 天至第 1 周末,切口两侧胶原纤维连接形成,达到临床愈合标准,可以拆线。肉芽组织继续增生,不断产生胶原;随着炎细胞和血管减少、水肿消退,至第 2 周末,瘢痕开始"变白"。1 月后切口的表皮结构基本正常,至第 3 个月时切口的抗拉力强度达到顶峰。一期愈合所需时间短,形成瘢痕较小。

(2) 二期愈合(healing by second intention) 见于组织缺损大、创缘不整齐、伴有感染、对合不紧密的创口。二期愈合炎症反应明显,需控制感染,清除坏死物质后愈合才开始。这种伤口愈合时间长,填补创口所需肉芽组织量大,形成瘢痕多。

(二) 骨折愈合

骨的再生能力很强。骨折愈合的预后与骨折的原因、骨折的部位、错位的程度等因素相关。一般而言,复位良好的骨折,数月内可完全愈合。骨折愈合的过程包括以下几个阶段:

1. 血肿形成 骨折时骨折两端及周围软组织常伴有大量出血,形成血肿,可在数小时后发生凝固,并出现轻度的炎症反应。

2. 纤维性骨痂形成 骨折后 2~3 天,血肿开始由肉芽组织取代并机化,继而发生纤维化,形成纤维性骨痂(暂时性骨痂)。骨折局部呈梭形肿胀,起连接、固定骨折断端的作用。纤维性骨痂中含有的成纤维细胞实质上多是软骨母细胞及骨母细胞的前身。

3. 骨性骨痂形成 上述纤维性骨痂逐渐分化出骨母细胞,并形成类骨组织,再钙化转变成编织骨,即骨性骨痂。纤维性骨痂的软骨组织也经软骨化骨过程演变为骨组织,至此骨性骨痂形成。

4. 骨痂改建或再塑 编织骨结构不够致密,骨小梁排列比较紊乱,不能达到正常功能的需要,需改建为成熟的板层骨,恢复骨小梁的排列结构及骨皮质和髓腔的正常关系。改建是在破骨细胞的骨质吸收及成骨细胞的新骨质形成的协调作用下完成的。

(三) 影响创伤愈合的因素

创伤愈合除与组织损伤的程度和再生能力有关外,也和机体全身及局部因素相关。

1. 全身性因素 主要涉及以下方面:①年龄:青少年愈合快,老年人则相反,主要与其组织再生能力降低、血管硬化、血液供应减少等有关。②营养:严重的蛋白质缺乏可使肉芽组织及胶原形成不足,伤口愈合延缓;维生素 C 缺乏使前胶原分子难以形成,从而影响胶原纤维的形成。钙、磷在骨折愈合中起重要作用,两者缺乏使骨折愈合障碍;微量元素锌的缺乏也会影响创伤的愈合,因此补锌可促进伤口愈合。③激素及药物:如肾上腺皮质激素、青霉胺可延缓伤口愈合。

2. 局部因素　主要包括:①感染与异物:感染妨碍机体再生修复,因感染而产生的大量渗出物可增加局部创口张力,使创口无法愈合或缝合的创口裂开。另外,坏死物质及其他异物(如线头、纱布、死骨、弹片等)可妨碍肉芽组织生长并容易继发感染,必须及时清除。②局部血液循环:局部血液供应良好可保证组织再生所必需的氧和营养物质,能控制局部感染,促进坏死组织的吸收。反之,如静脉曲张、动脉粥样硬化、伤口包扎过紧等时,则伤口愈合延缓。③神经支配:正常的神经支配对组织再生有一定的作用。如麻风引起的溃疡不易愈合,是因为神经受损,致使局部神经性营养不良。④电离辐射:可损伤细胞及小血管,抑制组织再生,影响创伤愈合。

学习小结

细胞和组织的病理改变是整体病理变化的基础。通过本章学习需掌握:细胞和组织的病理改变按程度分为哪几大类;其中"适应"表现为哪些类型,"损伤"分为几大类型;而称为"变性"者属于哪一类,又可分为几种常见类型;至于"修复"也可分为两类,这两类修复的根本区别何在;"修复"在临床的表现称为什么,又有哪些因素能够影响这个过程。

（杨　婧）

复习思考题

1. 细胞的病理改变是疾病发生的结构基础,"适应"、"损伤"、"修复"是细胞病理改变的基本形式。试问这些微观水平上的改变对细胞自身意味着什么?对器官水平的疾病改变又意味着什么?试各举例说明。

2. 肉芽组织在进化中的出现对于高等生物的病理修复具有什么意义?

第二十一章

局部血液循环障碍

📖 学习目的与学习要点

　　细胞发生病理改变的一个重要原因是缺血与缺氧,而血液循环障碍则是缺血、缺氧发生的前提。血液循环障碍分为全身性和局部性两种。局部血液循环障碍是由多种致病因子所致局部血管病理变化的总称。本章讨论的是这些病理变化分成哪些类型,并由哪些原因导致;在每种特定的病理变化类型中其变化的特征(包括大体与微观两个层次)是什么;这些病理变化可导致什么样的临床后果,在疾病进程中充当何种角色。

　　局部血液循环障碍仅指局部组织或器官的循环异常,与心力衰竭所表现的全身血液循环障碍有别。主要病理变化包括局部血容量异常(充血、梗死)、局部血液性状或血管内容物异常(血栓形成、栓塞),以及血管壁通透性改变(出血)。

第一节　充　　血

　　局部组织或器官血管内血液含量增多称为充血(hyperemia),可分动脉性充血和静脉性充血两类。

一、动脉性充血

　　局部组织或器官因动脉血液流入过多而致血管内血量增多,称为动脉性充血(arterial hyperemia),又称主动性充血,简称充血。

　　(一) 原因与类型

　　各种原因通过神经 - 体液因素作用于细、小动脉,使血管收缩神经兴奋性降低和(或)血管舒张神经兴奋性增高而致血管扩张,均可引起局部组织、器官充血。动脉性充血分生理性充血和病理性充血两种类型。

　　1. 生理性充血　通常发生在组织、器官的功能代谢增强时,以保证局部 O_2 和营养物质的供应,如进食后的胃肠道黏膜充血、运动时的骨骼肌充血和情绪激动时的面颈部皮肤充血等。

　　2. 病理性充血　在病理情况下发生的充血。常见的类型有:

　　(1) 炎症性充血:在炎症反应的早期,致炎因子反射性地引起血管舒张神经兴奋及炎症局部炎症介质的作用,可使细动脉扩张而引起充血。

（2）减压后充血：局部器官和组织长期受到压迫，当压力骤然降低或解除后，细、小动脉可反射性地扩张而引起充血。例如迅速抽吸大量的胸水或腹水、腹腔内摘除巨大肿瘤时，局部组织、器官的血管扩张充血可导致脑部血流量减少，引起头晕甚至昏厥。

（3）侧支性充血：主干动脉阻塞时，局部组织因缺血缺氧而产生的氧化不全代谢产物反射性地影响血管运动神经，从而使其周围的吻合支发生扩张充血。

（二）病理变化与后果

动脉性充血的组织、器官体积略增大，颜色鲜红；由于局部动脉扩张，物质代谢增强使组织、器官的温度升高，功能活动也增强。镜下观察，可见细、小动脉扩张，开放的毛细血管数增多，血管内血量增多。

动脉性充血是一种暂时性的血管反应，原因消除后即可恢复正常，通常对机体不会产生不良的影响。并且动脉性充血时，由于局部 O_2 及营养物质供应增多，物质代谢和功能活动增强，使局部组织的抗损伤能力增强，一般对机体是有利的。因此，临床上常用透热疗法或拔火罐等治疗某些疾病。但是，若患者已有动脉粥样硬化症或先天性血管畸形，严重充血则可引起血管破裂（如豆纹动脉），后果严重。

二、静脉性充血

局部组织或器官因静脉血液回流受阻，血液淤积在小静脉和毛细血管内，称为静脉性充血（venous hyperemia），又称被动性充血，简称淤血（congestion）。

（一）原因

1. **静脉受压**　静脉管壁薄，故受压易使其管腔狭窄或闭塞，血液回流障碍，局部血液淤积导致组织、器官淤血。如较大的肿瘤、炎性包块压迫局部静脉血管；妊娠时增大的子宫压迫髂总静脉；肠扭转、肠套叠和嵌顿性肠疝压迫肠系膜静脉；肝硬化时增生的结缔组织和假小叶压迫小叶下静脉等。

2. **静脉管腔阻塞**　静脉内膜炎引起之静脉血栓或肿瘤栓子、寄生虫栓子等均可阻塞静脉。但静脉分支较多且相互吻合，故不易淤血，仅在侧支循环失代偿时，才发生淤血。

3. **心力衰竭**　心衰时因心脏泵功能减弱，导致心输出量减少，心腔内血液滞留，静脉血液回流受阻。如慢性风湿性心瓣膜病、高血压、大面积心肌梗死等引起的左心衰竭，肺静脉回流受阻发生的肺淤血；慢性支气管炎、支气管扩张症等疾病引起的肺源性心脏病可导致右心衰竭，体循环静脉回流障碍，可见肝、脾、肾、消化道和肢体淤血。

（二）病理变化与后果

淤血的组织、器官体积增大，包膜紧张，重量增加。由于淤血区血流缓慢、缺氧，致使局部组织、器官呈暗红色，如发生在皮肤或黏膜则呈现为紫蓝色，称为发绀（cyanosis）。淤血组织血氧含量降低，代谢功能下降，产热减少，且血管扩张，散热增加，故体表淤血区温度降低。镜下观察，可见局部组织中小静脉和毛细血管显著扩张，大量的红细胞积聚。

淤血对机体的影响取决于淤血的组织器官的性质、静脉阻塞发生的速度和程度，以及淤血持续的时间长短等因素。当淤血程度超过侧支循环所能代偿范围时，可引起如下后果。

1. 淤血性水肿　淤血导致小静脉和毛细血管内流体静压增高,加上缺氧导致的局部组织内代谢产物大量蓄积,损害了毛细血管,使其通透性增大,于是血管内液体过多地漏至组织间隙,致使组织液的生成增多,回流减少,在局部形成水肿。

2. 淤血性出血　严重淤血时,毛细血管壁的通透性进一步增大,红细胞亦可通过血管壁漏出,形成小灶性出血。若发生在皮肤或黏膜,可表现为瘀点或瘀斑。

3. 实质细胞萎缩、变性及坏死　长期慢性淤血,由于局部组织缺氧,营养物质供应不足,氧化不全的酸性代谢产物大量堆积,可使实质细胞发生萎缩、变性,甚至是坏死。

4. 淤血性硬化　长期淤血引起组织、器官的实质细胞损伤的同时,间质纤维组织增生,伴有组织内网状纤维胶原化,可导致器官的质地变硬,称为淤血性硬化。常见于肺、肝及脾的慢性淤血。

此外,淤血的组织器官还可因缺氧和营养障碍使局部的抵抗力降低,组织细胞的再生能力减弱,为其他疾病的发生发展提供了条件。如肺淤血的患者容易并发肺部感染;患者下肢淤血易并发皮肤溃疡,且伤口不易愈合。

（三）器官淤血

1. 慢性肺淤血　常由左心衰竭引起。此时患者左心腔内压力升高,肺静脉血液回流受阻,导致肺淤血。肉眼观察:淤血的肺体积增大,重量增加,呈暗红色,质地变实,挤压时可从切面流出淡红色或暗红色泡沫样液体。镜下观察:肺泡壁毛细血管扩张充血,肺泡壁因而增厚。肺泡腔内可见淡红色的水肿液、红细胞漏出。气体弥散及交换因此受到影响,患者可出现呼吸困难、发绀等缺氧的症状,并可咳出白色泡沫样痰(由肺泡内的水肿液与空气混合所致);或因漏出性出血,咳粉红色泡沫样痰或痰内带有血丝。肺部听诊时可闻及湿性啰音。肺泡内漏出的红细胞可被巨噬细胞吞噬,在巨噬细胞的胞质内血红蛋白被分解后形成棕黄色的含铁血黄素颗粒。心力衰竭时这种含有含铁血黄素颗粒的巨噬细胞称"心力衰竭细胞(heart failure cell)"。心力衰竭细胞多见于肺泡腔内,亦可见于肺间质或患者的痰内,使痰液呈褐色。长期慢性的肺淤血,肺间质的纤维组织增生,导致肺的质地变硬,由于含铁血黄素的沉积,使肺组织呈棕褐色,称为肺的褐色硬化(brown induration)。肺硬化使呼吸面积进一步减少,加重患者的缺氧,并增加了肺的循环阻力,导致右心负荷过重,引起右心衰竭。

2. 慢性肝淤血　常由右心衰竭引起。此时患者右心腔内压力升高,肝静脉血液回流受阻,血液淤积在肝小叶中央静脉及肝血窦内,导致肝淤血;偶尔亦可见于下腔静脉或肝静脉阻塞。肉眼观察:肝脏体积增大,重量增加,包膜紧张且略增厚,质地较实。肝脏的表面及切面,小叶中央区因淤血呈暗红色,小叶周边区肝细胞因脂肪变性而呈黄色,相邻肝小叶暗红色的淤血区互相连接形成网状条纹,其间为黄色的脂肪变性肝细胞,状似槟榔的切面,故称为槟榔肝(nutmeg liver)。镜下观察:肝小叶中央静脉及其附近的肝血窦高度扩张淤血,小叶中央区的肝细胞因缺氧和受压而发生萎缩、甚至消失,严重肝淤血可引起肝细胞坏死;小叶周边区的肝细胞因肝血窦淤血缺氧较轻而发生不同程度的脂肪变性。临床上患者可因肝大,包膜紧张刺激感觉神经末梢而引起肝区疼痛或触痛。肝细胞损害严重时可有肝功能障碍的表现。长期慢性肝淤血时,由于小叶中央区的肝细胞萎缩消失,胶原纤维合成增多,网状纤维胶原化,同时汇

笔记

管区的纤维结缔组织增生,使肝脏质地变硬,导致淤血性肝硬化。

第二节 出　血

心脏或血管内的血液流出到体外、体腔或组织间隙,称为出血(hemorrhage)。血液流出体外称为外出血,血液流入体腔或组织间隙称为内出血。

一、出血的类型

出血可分生理性出血和病理性出血。生理性出血如正常月经时的子宫内膜出血,病理性出血按发生机制分为破裂性出血和漏出性出血。

1. 破裂性出血　因心壁或血管壁(动脉,静脉和毛细血管)破裂而引起的出血,称为破裂性出血。引起破裂性出血的原因有:①血管机械性损伤:见于各种切割伤、软组织挫伤、贯通伤等;②侵蚀性病变破坏血管壁:常见于炎症、恶性肿瘤、溃疡对血管壁的破坏,如肺结核病时空洞形成可侵蚀空洞壁的肺血管,胃及十二指肠溃疡可侵蚀溃疡底部的血管,恶性肿瘤可侵蚀肿瘤组织周围的血管等;③心血管壁本身的病变:如透壁性心肌梗死或主动脉粥样硬化症形成的主动脉瘤等,在血液流过时不能够承受血流的压力可发生破裂性出血;④静脉破裂:如肝硬化时门静脉压力增高,可导致食管下段静脉曲张破裂。

2. 漏出性出血　由于微循环的毛细血管前动脉、毛细血管及毛细血管后静脉的血管壁通透性增高,红细胞通过扩大的血管内皮细胞间隙和受损的血管基底膜而漏出血管外。引起漏出性出血的原因有:①血管壁损害:可见于严重的淤血、缺氧、酸中毒、重症感染(如败血症、流行性出血热)、某些毒物中毒(如蛇毒、有机磷农药)、药物等引起毛细血管内皮细胞损伤;变态反应(如肾小球肾炎、过敏性紫癜)引起的血管炎;维生素 C 缺乏时可引起毛细血管基底膜破裂、毛细血管周围胶原合成减少及内皮细胞连接处分开而致管壁通透性升高,引起漏出性出血。②血小板减少或血小板功能障碍:血小板的正常数量和质量是维持毛细血管通透性正常的重要因素。当血小板减少到一定数量(5×10^9/L 以下)时即可发生漏出性出血,如再生障碍性贫血、白血病、骨髓内广泛性的肿瘤转移、原发性血小板减少性紫癜、弥散性血管内凝血(disseminated intravascular coagulation,DIC)等均可使血小板的生成减少或破坏过多,引起漏出性出血。血小板的结构或功能缺陷也可以引起漏出性出血,这类疾病多为先天性疾病,如血小板功能不全(血小板细胞膜缺乏纤维蛋白原受体)和血小板颗粒缺乏症时,血小板的黏集能力有缺陷;Bernard-Soulier 综合征(血小板细胞膜缺乏 von Willebrand 因子的受体)时,血小板不能黏附于胶原纤维上,这些都可导致凝血障碍或出血倾向。③凝血因子缺乏:见于肝炎、肝硬化、肝癌所导致的多种凝血因子合成障碍。维生素 K 缺乏时引起的凝血酶原、凝血因子Ⅶ、Ⅸ、Ⅹ合成减少;弥散性血管内凝血时大量凝血因子的消耗;血友病等遗传性疾病时凝血因子的缺失。

二、出血的病理变化及后果

(一) 病理变化

新鲜出血呈红色,以后因红细胞降解形成含铁血黄素颗粒而呈棕黄色。镜下观

笔记

333

察,可见组织内有红细胞逸出,同时可见到含铁血黄素颗粒或橙色血质(hematoidin)存在。

按出血方式、出血量和发生部位形成相应之临床术语。皮肤、黏膜和浆膜的少量出血,如形成较小的出血点,称为瘀点(petechia),若形成直径 1~2cm 以上的较大斑点,则称为瘀斑(ecchymosis);全身密集的点状出血,呈弥漫性紫红色,称为紫癜(purpura);大量血液积聚于局部组织内,称为血肿(hematoma)(如脑硬膜下血肿、皮下血肿等);血液积聚于体腔内,称为积血(hematocele)(如心包积血、腹腔积血等),鼻黏膜的出血称为鼻出血(epistaxis);肺或支气管系统的出血经口咳出,称为咯血(hemoptysis);上消化道出血经口呕出,称为呕血(hematemesis);血液自肛门排出,称为便血(hematochezia);黑便(melena)则是上消化道出血后,血液中的血红蛋白在肠道分解后与硫化物形成硫化铁所致;泌尿道的出血随尿排出称为血尿(hematuria)。

(二)后果

出血对机体的影响取决于出血类型、出血量、出血速度和出血部位。由于机体自身具有止血功能,且漏出性出血过程一般比较缓慢,出血量较少,大多可自行止血,一般不会引起严重后果;但如果漏出性出血范围较广时,也可因出血而导致休克,如肝硬化时门静脉压力显著增高可引起大范围的胃肠道黏膜出血。而破裂性出血的出血过程较迅速,如在短期内失血量达到全身血量的 20%~25%,即可导致休克。而发生在重要器官的出血,即使出血量不多亦可致命,如心脏破裂引起的心包积血(急性心包填塞)可导致急性心功能不全;脑出血,尤其是脑干出血可因重要的神经中枢受到压迫而导致患者死亡。某些器官局部出血可导致相应器官功能障碍,如视网膜出血可引起患者视力减退甚至失明,脑的内囊出血可导致对侧肢体偏瘫。慢性少量出血如溃疡病、钩虫病等可导致患者贫血。

第三节 血 栓 形 成

在活体的心腔或血管腔内,血液中的有形成分析出、凝集,形成固体质块的过程,称为血栓形成(thrombosis)。在这个过程中所形成的固体质块,称为血栓(thrombus)。血栓在形成的模式和结构等方面均有别于血凝块(clot)。

血液中存在着相互拮抗的凝血系统和抗凝血系统(纤维蛋白溶解系统)。在正常情况下,血液中的凝血因子不断地、有限地被激活,产生凝血酶,形成微量的纤维蛋白,沉着于心血管内膜上,随即这些微量的纤维蛋白又被激活了的纤维蛋白溶解系统所溶解,同时单核/巨噬细胞系统也不断地清除血液内被激活的凝血因子。这种凝血系统和抗凝血系统之间的动态平衡,既保证了血液具有潜在的可凝固性,又保证了血液始终处于流动状态而不形成血栓。在一定条件下,若这种平衡被打破,凝血过程得到增强,心血管腔内便可形成血栓。

一、血栓形成的条件和机制

血栓的形成包括血小板析出、黏集及血液凝固这两个基本过程。凡有利于这两个过程发生的因素均可导致血栓的形成。早在 19 世纪德国病理学家 Virchow 就提出血栓形成的条件,包括以下三个方面。

（一）心血管内膜损伤

完整的心血管内膜具有一定的抗凝功能，是防止血栓形成的重要因素。但在内皮细胞损伤时则可引起凝血。

1. 正常内皮细胞的抗凝作用　包括：①内皮细胞的隔离作用：正常的心血管内膜为单细胞层的薄膜屏障，表面光滑，能把血液中的凝血因子、血小板和内皮下能够促进凝血的细胞外基质隔离开来，使血小板不易黏附、聚集于内膜上；②内皮细胞能产生抗血小板黏集的物质：如前列环素、NO、二磷酸腺苷酶（ADP 酶）；③内皮细胞能合成抗凝血酶或凝血因子的物质：内皮细胞表面能够表达膜相关肝素样分子（硫酸乙酰肝素）和凝血酶调节蛋白，前者是抗凝血酶Ⅲ的协同因子，能与抗凝血酶Ⅲ结合，从而灭活凝血酶、凝血因子Ⅸ、Ⅹ等，后者是位于内皮细胞膜表面的凝血酶受体，在与凝血酶结合后能够使凝血酶转化为抗凝物质，从而激活蛋白 C（PC），并在蛋白 S（PS）的协同作用下，降解激活的凝血因子Ⅴ、Ⅷ；④生成组织型纤维蛋白溶酶原激活物（tissue type plasminogen activator，t-PA）：具有促进纤维蛋白溶解的作用。

2. 内膜损伤引起血栓形成的机制　内皮细胞受损后，其抗凝作用向促凝作用转化，表现为：

（1）释放组织因子和胶原暴露：心脏和血管内膜受到损伤性因素作用时，内皮细胞变性、坏死、甚至脱落。损伤的内皮细胞可释放组织因子，启动外源性凝血；同时暴露的内皮下胶原纤维可发挥强烈的促凝作用，可激活血小板和凝血因子Ⅻ，启动内源性凝血，从而引起局部血液凝固，导致血栓形成。

（2）介导血小板的黏附活化：内皮细胞损伤时释放的 von Willebrand 因子可以介导血小板黏附于损伤部位的内皮下胶原。血小板在血栓形成过程中起关键作用。受内皮下胶原激活之血小板经历如下活化过程：①黏附反应：黏附于局部内皮下胶原的血小板，因其胞浆内微丝和微管收缩发生变形，血小板内颗粒消失而使胞浆同质化，亦称黏液变态；②释放反应：血小板内的 α 颗粒（含有纤维蛋白原、纤维连接蛋白、Ⅴ因子、vW 因子、血小板第 4 因子、血小板生长因子及血小板所合成的凝血酶敏感蛋白）和致密颗粒（含有丰富的 ADP、ATP、Ca^{2+}、去甲肾上腺素、组胺、5-HT）中的内容物向血小板外释出；③黏集反应：最初的黏集是可逆性的，即血流一旦加速，黏集的血小板仍可散开；但随着黏集的血小板越来越多，活化后释出的 ADP 增多，在 TXA_2、内源性ADP 和凝血酶的共同作用下，血小板的连接变得更加牢固，最终成为附着于心血管壁损伤处的灰白色小结节。

（3）抑制纤维蛋白溶解：内皮细胞可以分泌纤维蛋白溶酶原激活物抑制因子（inhibitors of plasminogen，PAIs），从而抑制纤维蛋白的溶解。

（二）血流状态改变

正常血流速度较快，且为层流，血液中的有形成分如红细胞、白细胞及血小板处于轴流中，外周血浆带形成边流，起到将血小板与血管内膜隔绝的作用。

当血流缓慢或产生漩涡时，血小板得以从轴流进入边流，因而增加了与血管内膜接触的机会，血小板黏附于内膜的可能性增大。此外，当血流缓慢和产生漩涡时，血液中被激活的凝血因子和凝血酶不易被及时冲走或稀释，从而在局部聚集从而达到凝血过程所必需的浓度。如再与暴露的内皮下胶原相遇，便可触发内源性和外源性凝血。

临床静脉血栓发生几率约比动脉血栓多四倍；下肢静脉血栓又比上肢静脉血栓

多三倍;95%的血栓形成于下肢静脉,并常见于久病卧床或心力衰竭患者的事实都充分证明血流状态改变是血栓形成之重要条件。除血流缓慢外,静脉瓣的存在、静脉壁较薄及静脉内血液在上述因素影响下易于停滞,都是静脉较动脉更易于形成血栓的原因。而血管内涡流的出现,也是血栓形成的因素之一,涡流的冲力可使内皮细胞脱落,暴露出内皮下的胶原,并因离心力的作用而使血小板靠边和聚集从而形成血栓,如二尖瓣狭窄时左心房的血流缓慢并出现漩涡,动脉瘤内的血流也可呈漩涡状流动,此时容易并发血栓形成。

(三)血液凝固性增加

血液凝固性增加又称高凝状态,系血液中的血小板数目增多、血小板的黏性增大、凝血因子的合成增多或纤维蛋白溶解系统活性降低等因素引起。分为遗传性和获得性两类。

1. 遗传性高凝状态 临床少见。主要有凝血因子V基因突变,其编码的蛋白质能抵抗蛋白C的降解作用,使蛋白C失去抗凝活性。其次为抗凝血因子的先天性缺乏,如抗凝血酶III、蛋白C、蛋白S。

2. 获得性高凝状态 ①严重创伤、大面积烧伤、大手术或产后等患者,此时机体大量失血或体液丧失,血中补充了大量黏性较大的幼稚的、新生的血小板,这些血小板易于聚集。同时大失血时,血中其他凝血因子,如纤维蛋白原、凝血酶原等含量也增多,加之血液浓缩更易形成血栓。因此给此类患者进行输液,以补充血容量,稀释血液的浓度,对防止血栓形成具有积极的意义。②异型输血时,血液中的血小板和红细胞被大量破坏,释放出多量凝血因子。③在妊娠后期或使用大剂量的肾上腺皮质激素时,机体的纤维蛋白溶解功能减低。④一些恶性肿瘤(如肺癌、胃癌、胰腺癌、前列腺癌等)及胎盘早剥,细胞内的组织因子释放出来,可激活外源性凝血系统。

血栓形成常常是上述诸因素共同作用的结果,其中某一因素可能起主要作用。

二、血栓形成的过程与类型

(一)形成过程

血栓形成由血小板黏集及血液凝固两个基本过程构成。当心血管内膜损伤,且伴有血流缓慢和(或)涡流存在情况下,血小板在裸露的内皮下胶原处聚集,随即体积增大发生变形,血小板之间借伸出的伪足互相接触,同时释放ADP,在凝血酶、内源性ADP及TXA$_2$的共同作用下,促使更多的血小板聚集。黏集的血小板肿胀,相互融合,边界不清。血小板内的颗粒大量释放,颗粒显著减少或者完全消失,逐渐形成均质无结构的形态,所形成颜色灰白之血小板小丘称为白色血栓,构成延续性血栓头部。血栓头部形成后,该处的血流减慢,并有涡流形成,血小板进一步黏集并形成珊瑚状的血小板小梁,其表面黏附中性粒细胞,血小板小梁在血管内伸展并相互吻合,流经其中的血液变得更加缓慢。当血小板变性崩解,可释放许多与凝血相关的物质,活化的凝血酶在局部达到较高浓度,凝血过程开始启动。经内源性和外源性凝血系统的作用使纤维蛋白原激活成纤维蛋白(纤维素)。于是,在血小板小梁间构成纤维素网,网眼中网罗许多红细胞和白细胞形成红白相间之混合血栓,成为延续性血栓的体部。如果血栓不断的延长增大,可使血管完全阻塞,血流停止,血液则迅速凝固形成红色血栓,便是延续性血栓的尾部(图21-1)。

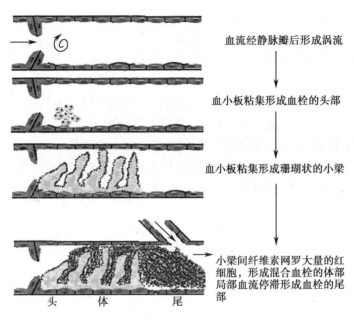

血流经静脉瓣后形成涡流

↓

血小板粘集形成血栓的头部

↓

血小板粘集成珊瑚状的小梁

↓

小梁间纤维素网罗大量的红细胞，形成混合血栓的体部局部血流停滞形成血栓的尾部

头　体　尾

图 21-1　血栓形成过程示意图

（二）血栓类型

血栓可分白色血栓（pale thrombus）、混合血栓（mixed thrombus）、红色血栓（red thrombus）与透明血栓（hyaline thrombus）四类。

1. 白色血栓　又称为析出性血栓。主要由血小板析出、黏集而成。镜下观察，由许多变性的呈无结构淡红色的血小板小梁和少量纤维素构成。肉眼观察，白色血栓呈灰白色，小丘状，表面粗糙，质地硬，与心血管壁连接紧密而不易脱落。常发生于血流较快部位，如风湿性心内膜炎的心瓣膜上出现的疣状赘生物；或者见于静脉血栓的起始部（即延续性血栓的头部）。

2. 混合血栓　又称层状血栓。镜下观察，可见淡红色无结构的血小板小梁呈珊瑚状，表面有许多中性粒细胞黏附，小梁之间纤维素交织成网状，网眼内含有多量红细胞和白细胞。肉眼观察，混合血栓呈粗糙、干燥的圆柱状，黏着于血管壁，有时可见有灰白色与红褐色的层状交替的条纹。二尖瓣狭窄和心房纤维性颤动时，在左心房内因心肌收缩和舒张形成的混合血栓称球形血栓。主动脉瘤内、动脉粥样硬化溃疡部位或心肌梗死区的心内膜处所形成不堵塞管腔的混合血栓，称为附壁血栓。也构成静脉延续性血栓的体部。

3. 红色血栓　又称凝固性血栓。发生在血流极度缓慢甚至停止之后。其形成过程与血管外凝血过程类似。系混合血栓逐渐增大，阻塞血管腔后，局部血流停止，血液发生凝固所形成。故红色血栓往往构成延续性血栓的尾部。镜下观察，有大量的纤维素网形成，在纤维素网眼内充满了似正常血液分布的血细胞。肉眼观察，血栓呈暗红色，新鲜的红色血栓湿润，具有一定的弹性，与血管壁无粘连；陈旧的红色血栓由于血栓内的水分被吸收而变得干燥、易碎，并且失去弹性，易于脱落而造成栓塞。

4. 透明血栓　又称微血栓。发生于微循环的毛细血管、微静脉内，只能在显微镜下看到。镜下观察，血栓主要由均匀红染的纤维素构成，也称纤维素性血栓。透明血

笔记

337

栓主要见于弥散性血管内凝血时。

三、血栓的结局

（一）溶解或脱落

血栓形成过程中,激活的凝血因子Ⅻ在启动凝血过程的同时,也激活了纤维蛋白溶解系统,使纤维蛋白溶酶的活性增高,开始降解纤维蛋白和溶解血栓;血栓中的白细胞崩解后所释放的蛋白水解酶对血栓的溶解也起一定作用。小的血栓溶解后可被完全吸收;较大的血栓多为部分软化,血栓附着于血管内膜的部分可以被溶解,经血流冲击成碎片而脱落,形成血栓栓子,随血液运行到组织器官中,堵塞口径与其相当的血管,造成栓塞。

（二）机化与再通

当血栓不能被软化吸收或脱落时,其附着的血管内膜处开始长出肉芽组织,逐渐取代血栓,这个过程称血栓机化。血栓机化一般在血栓形成后的 1~2 天开始,毛细血管内皮细胞和成纤维细胞从血管壁向血栓内生长,形成肉芽组织,到 3~4 天便可使血栓牢固地附着于血管壁上。中等大小的血栓经 2 周左右即可完全机化,此时血栓和血管壁粘连紧密而不易脱落。在血栓机化时,由于血栓的收缩和部分溶解,致使血栓内部或血栓与附着血管壁之间出现裂隙,随后这些裂隙的表面被新生的血管内皮细胞所覆盖,形成新的血管腔,并可彼此吻合沟通,一定量的血液能从此通过,使已被阻塞的血管重新恢复部分的血流,这种现象称为再通。

（三）钙化

钙盐可逐渐沉积在不完全机化的陈旧血栓内,称为血栓的钙化,它可发生在静脉或动脉,形成静脉石或动脉石。

四、血栓形成对机体的影响

（一）有利方面

血栓形成可起到止血作用。当血管破裂后,在血管损伤处形成的血栓可封闭伤口(如外伤、手术、胃及十二指肠慢性溃疡出血、空洞性肺结核出血等),阻止出血;炎症病灶周围的小血管内血栓形成可防止病菌或毒素向局部蔓延扩散。因此,在一定条件下,血栓形成可以视作机体的一种防御措施。

（二）不利方面

在多数情况下血栓形成对机体不利。主要表现为堵塞管腔,导致局部血液循环障碍,重者甚至危及生命。其影响大小与血栓发生的部位,阻塞管腔的供血范围,阻塞程度及能否建立起有效的侧支循环有关。若动脉发生完全性阻塞,又缺乏有效的侧支循环时,则可导致局部组织缺血甚至坏死,例如冠状动脉血栓形成可引起心肌梗死、脑血栓形成可导致脑梗死;若静脉堵塞则可引起局部组织淤血、水肿、出血,甚至坏死,如肠系膜静脉血栓形成可引起肠的出血性梗死;若微循环内有广泛微血栓形成(见于弥散性血管内凝血)可引起全身性的广泛出血、休克,器官(如肾上腺、垂体)坏死和功能障碍。

另外,在血栓尚未完全机化前,因其与血管壁的粘连不紧密,可发生部分或全部脱落,随血流运行而被带至其他处引起栓塞。其中深部静脉、心腔或心瓣膜上的血栓最容易脱落成为栓子。如果栓子内含有细菌,则细菌可随栓子运行而蔓延扩散,引起败血症或脓毒败血症等严重的后果。发生在心瓣膜上的血栓机化后,可引起心瓣膜粘连、硬化、变形,造成瓣膜口狭窄或关闭不全,使瓣膜功能发生障碍,导致慢性心瓣膜病。

第四节　栓　塞

循环血液中出现之不溶于血液的异常物质,随血液流动而阻塞心血管腔的现象称为栓塞(embolism)。造成栓塞的异常物质称为栓子(embolus),栓子可为固体、液体或气体。最常见者为血栓栓子,其他如进入血流的细菌团、肿瘤细胞群、脂滴、空气、羊水、寄生虫或其虫卵等也可成为栓子而引起栓塞。

一、栓子的运行途径

栓子的运行途径一般与血流方向一致,停留在与其口径相当的血管内造成栓塞(图 21-2)。

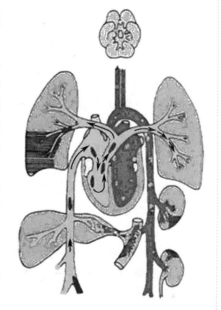

图 21-2　栓子的运行途径模式图

1. 体静脉系统及右心的栓子　栓子随静脉血液回流,常栓塞于肺动脉的主干或其分支内,引起肺动脉系统的栓塞。其中有些体积小、又富于弹性的栓子,如气泡、羊水或脂肪滴等,可以通过肺泡壁的毛细血管进入肺静脉系统,随着血液回流至左心腔,栓塞于体循环动脉系统内。

2. 肺静脉、左心和体循环动脉系统的栓子　栓子随血流运行,最终阻塞于体循环各器官的口径与其相当的小动脉分支内,常见于心、脑、肾、脾、下肢等处的动脉分支。

3. 门静脉系统的栓子　栓子随门静脉血流进入肝脏,在肝内门静脉的分支引起栓塞。

4. 交叉性栓塞　偶见于来自体静脉系统或右心的栓子,因局部血流或心血管的异常而发生交叉性栓塞。如在右心压力增高时,栓子可经未闭合的卵圆孔或缺损的房、室间隔到达左心,再进入体循环动脉系统而发生栓塞。即动、静脉系统的栓子发生了交叉性栓塞。

5. 逆行性栓塞　罕见于下腔静脉内的栓子,由于胸、腹腔内压力突然升高(如剧烈的咳嗽、呕吐等),栓子逆向运行,在下腔静脉所属的分支(如肝、肾、髂静脉等处)内形成逆行性栓塞。

二、栓塞类型及对机体的影响

(一) 血栓栓塞

血栓栓塞是各类栓塞中最常见者,占所有栓塞类型的 90% 以上。身体活动、肢体按摩、长期卧床后突然起身或治疗性纤维素溶解所致血栓软化等均可使血栓脱落造成栓塞。血栓栓塞的主要危害是形成肺动脉栓塞和动脉系统栓塞。

1. **肺动脉栓塞** 据统计引起肺动脉栓塞的血栓栓子约有 95% 来自于下肢深部静脉，尤其是髂静脉、股静脉和腘静脉，其次发生在盆腔静脉或是见于右心的附壁血栓。肺动脉栓塞对机体的影响与栓子的大小、数量及栓塞的部位有关。由于肺内有丰富的吻合支，故单个小栓子多栓塞在肺动脉小分支内，常见于肺下叶，患者可以不出现任何临床症状，栓子可以在肺内被溶解，或被机化而引起永久性的、小范围的呼吸功能不全。但是若肺已有严重的淤血，而支气管动脉的侧支循环又不能充分发挥作用时，一旦发生肺动脉分支的栓塞，则可引起肺组织的坏死（肺出血性梗死）。如反复发生肺动脉小栓塞，可引起特发性肺动脉高压症。若许多小栓子引起肺动脉小分支广泛栓塞或大的栓子栓塞在肺动脉的主干或大分支，患者突然出现气促、发绀、休克，甚至发生急性呼吸循环衰竭而导致患者猝死。

2. **动脉系统栓塞** 栓子主要来自左心腔，如房颤时左心房内的球形血栓、二尖瓣狭窄时左心房的附壁血栓、感染性心内膜炎时的瓣膜赘生物、心肌梗死区心内膜上的附壁血栓，或动脉粥样硬化斑块和动脉瘤内的附壁血栓。动脉系统栓塞可以发生于全身各处，以脑、肾、脾、肠和下肢等处最为常见。栓塞后局部组织是否发生坏死，取决于侧支循环是否建立及缺血的程度。上肢动脉吻合支丰富，肝脏有肝动脉和门静脉双重血供，故很少发生梗死。下肢大的栓子可栓塞于下肢动脉分支处，引起肢体远端坏死；较小的栓子可以阻塞较小血管，引起趾端坏疽。小栓子也可栓塞在内脏小血管引起局部组织坏死，肾、脾梗死发生时患者可以不出现任何症状，但若梗死发生在脑、肠则可出现明显的症状。

(二) 气体栓塞

正常的血液内能溶解少量气体。但大量空气迅速进入血液循环或者原来溶解于血液中的气体迅速游离出来形成气泡而导致血管或心腔被阻塞，称为气体栓塞。

空气栓塞系指大量空气迅速进入血液循环。多见于头颈部或胸部的外伤和手术，锁骨下静脉和颈静脉发生损伤时，因靠近心脏的大静脉处于负压状态，血管破裂后，在负压吸引下，外界空气即可通过静脉破裂处进入血液循环中。空气栓塞也可见于加压输血输液、输卵管通气、人工气胸或人工气腹，还可见于女性分娩或流产时。其影响主要取决于进入血液循环的气体量和速度。若进入血液的气体量少，则可溶解在血液内，不致引起严重后果；如快速进入血液的气体量超过 100ml 时，即可导致心力衰竭。此时空气随血流进入右心后，由于心脏不断搏动，使空气与血液混合形成大量的小气泡。气泡具有压缩性和弹性，可随心脏的收缩而缩小，又随心脏的舒张而扩大，当心脏收缩时气泡阻塞在肺动脉出口，血液不能有效地搏出，心脏舒张时气泡又复变大而阻碍血液的回流，导致严重的血液循环障碍而使患者猝死。进入右心的气泡，也可经肺动脉小分支和毛细血管到左心，从而引起体循环各器官栓塞。此外，肺毛细血管内的气泡可阻断血流引起血管内皮细胞发生缺氧性损伤，导致肺内形成广泛的微血栓；还可使肺毛细血管的通透性增高，引起肺水肿，加重右心负荷，导致严重的呼吸循环障碍。

减压病（caisson disease）或氮气栓塞是体外气压骤降，原溶解于血液、组织液中的大量气体游离所致。逸出气体有氧气、二氧化碳和氮气，其中氧气和二氧化碳能够迅速地再溶解而被吸收，或经肺呼出，而氮气在低压环境中的溶解度非常低，可形成无数的气泡造成广泛栓塞。若栓塞在皮下可引起皮下气肿，栓塞在肌肉、肌腱或韧带内可引起关节和肌肉疼痛,栓塞在血管内则可引起严重的血液循环障碍甚至死亡。氮气栓塞见于体外大气压力骤然降低的情况,如飞行员因飞机快速升高而机舱又未密闭时,或深海潜水员过快地浮上水面时。因此,在上述工作进行的过程中,应控制减压速度以防止该病发生。

(三) 脂肪栓塞

脂肪栓塞(fat embolism)指循环血液中出现脂肪滴并阻塞血管的现象。多见于严重创伤,如长骨粉碎性骨折、皮下脂肪组织严重挫伤或烧伤,骨髓或脂肪组织中的脂肪细胞因受到损伤而破裂,脂肪游离形成无数脂肪滴,从破裂的血管进入血流而引起栓塞。一些非创伤性的疾病如血脂过高,酗酒、糖尿病、胰腺炎的患者也可以发生脂肪栓塞,可能是因血液中呈悬乳状态的血脂不能保持稳定而游离形成脂肪滴所致。脂肪栓塞的后果取决于栓塞的部位和脂滴的多少。若肺内少量脂肪栓塞,脂肪可被巨噬细胞吞噬或被血管内皮细胞分泌的脂酶分解,对机体无影响。当进入肺动脉的脂肪量达到9~20g时,可广泛栓塞于肺内小动脉和毛细血管内,使肺循环丧失75%的交换面积;同时脂滴还可损伤肺小血管内皮细胞,使血管壁通透性升高,肺泡腔内出现大量水肿液,影响气体交换,患者可死于窒息或急性右心衰竭。肺血管脂肪栓塞时,一些小的脂肪滴(直径小于20μm)有时可以通过肺内的毛细血管,经肺静脉至左心,最后进入体循环动脉系统,引起脑、肾等处栓塞。

(四) 羊水栓塞

羊水栓塞是因羊水进入母体血液循环所致。是产科一种罕见的严重并发症,发生几率为五万分之一。当羊膜破裂后,尤其伴有胎头阻塞产道时,子宫就会强烈收缩,导致宫内压增高,羊水可被压入破裂的子宫壁静脉窦内,经血液循环进入母体肺内血管引起羊水栓塞。少量羊水亦可以通过肺毛细血管到达左心;引起全身各器官栓塞。临床上患者常突发呼吸困难、发绀、休克,死亡率高达80%。

羊水栓塞的发病机制较复杂,与羊水栓子机械性阻塞肺动脉、羊水内所含血管活性物质引起反射性血管痉挛、羊水成分作为抗原引起过敏性休克及羊水所含凝血致活酶样物质激活凝血过程而造成母体发生弥散性血管内凝血等有关。

(五) 其他类型的栓塞

恶性肿瘤细胞可侵入血管形成瘤细胞栓塞,造成肿瘤转移;细菌性心内膜炎或脓毒败血症时,细菌菌落栓子可引起感染播散;此外,寄生虫、虫卵和其他异物均可入血引起栓塞。

第五节　梗　　死

局部的组织或器官由于血流迅速中断,侧支循环又不能及时建立而引起的缺血性坏死,称为梗死(infarct),其形成过程称梗死形成(infarction)。

一、梗死形成的原因和条件

(一) 梗死形成原因

任何可以引起血管腔闭塞,导致局部组织缺血的原因都可以引起梗死。常见原因有:

1. 血栓形成　是梗死最常见原因。如心冠状动脉和脑动脉的粥样硬化继发血栓形成,可以引起心肌梗死和脑梗死;下肢的血栓闭塞性脉管炎可以引起下肢梗死。

2. 动脉栓塞　也是引起梗死的常见原因之一。在肺、脾和肾的梗死中,由动脉栓塞引起者远比血栓形成者多见。

3. 血管腔受压闭塞　如肿瘤对局部组织中血管的压迫所引起的局部梗死;肠套叠、肠扭转和嵌顿性肠疝时肠系膜的静脉和动脉先后受压闭塞,局部血流停止引起的肠梗死;卵巢囊肿蒂扭转,因蒂内血管受压闭塞引起的囊肿坏死。

4. 动脉持续性痉挛　在正常情况下单纯的动脉痉挛不致引起梗死。动脉痉挛引起的梗死多发生在管腔已有狭窄的动脉(如动脉粥样硬化),在寒冷刺激、情绪激动、过度劳累等诱因的作用下,可引起血管持续性痉挛,导致血管闭塞、血流中断而发生组织器官梗死。如冠状动脉粥样硬化和脑动脉粥样硬化时,动脉管腔已经狭窄,此时如果血管再发生持续性痉挛,则可引起心肌梗死和脑梗死。

(二) 梗死形成条件

血管阻塞后是否造成梗死取决于以下因素:

1. 供血血管类型　某些器官有双重血液供应,如肺(肺动脉和支气管动脉供血)、肝(肝动脉和门静脉供血)、手(尺动脉和桡动脉供血且吻合支丰富),如果其中一支动脉阻塞,因有另一条血管维持供血,故通常不易发生梗死。脾、肾是由终末动脉供血的器官,心、脑虽有一些吻合支但口径较小,一旦动脉迅速发生阻塞,这些器官极易发生梗死。

2. 血流阻断速度　血流阻断若缓慢发生,可为吻合支血管的扩张,侧支循环的建立提供时间,组织器官不易发生梗死;反之,则易发生梗死。

3. 组织对缺氧耐受性及血液含氧量　脑组织对缺血缺氧的耐受性最低,血液供应中断6~8分钟,即可引起梗死;心肌细胞缺氧时间达到20~30分钟就会发生梗死;骨骼肌和纤维结缔组织对缺氧耐受性较强,很少发生梗死。当患者有严重贫血、失血、心力衰竭时,血氧含量降低,此时对缺氧耐受性低的心、脑等器官则易发生梗死。

二、梗死的类型及病理变化

根据梗死区域血液含量的多少及有无合并细菌感染,将梗死分为贫血性梗死(anemic infarct)、出血性梗死(hemorrhagic infarct)及败血性梗死(septic infarct)三型。

(一) 贫血性梗死

贫血性梗死常发生在组织结构较致密而侧支循环不丰富的实质器官,如心、肾和脾等,也可发生于脑。因梗死区组织致密而容纳血量少,当其动脉阻塞时,所属的分支和邻近的动脉将发生反射性痉挛,同时缺血区的细胞坏死、崩解,导致局部胶体渗透压增高而吸收水分,局部压力增高将血液排挤到周围组织中,并且病灶内残余的红细胞发生崩解,以致梗死区缺血,颜色灰白,称为贫血性梗死,又称白色梗死。

肉眼观察,贫血性梗死区形状取决于该器官的血管分布。脾、肾等器官的血管分布呈锥体形,故其梗死灶也呈锥体形,尖端朝向器官的门部(指向阻塞的血管),底部朝向脏器的表面;心脏冠状动脉的分布不规则且末端互相交错,故心肌梗死灶的形状也不规则,呈地图状;脑内动脉的分布也不规则,故脑梗死区常呈不规则状。脾、肾、心肌的梗死灶为凝固性坏死。新鲜的梗死灶因局部渗透压增高,吸水膨胀使局部略向表面隆起。数日后梗死灶变干、变硬,表面稍凹陷。梗死灶与正常组织交界处因相对缺氧,血管壁的通透性增高,使红细胞漏出,常见有一暗红色的充血出血带。数日后,出血带内红细胞被巨噬细胞吞噬后转变为含铁血黄素而渐呈黄褐色。晚期,梗死区可部分或完全被肉芽组织取代,最终形成瘢痕。镜下观察:可见细胞核呈固缩、碎裂、溶解等改变,细胞结构和组织轮廓尚存。梗死灶周围见血管充血、出血及炎细胞浸润。脑梗死常为液化性坏死,梗死灶质地变软(脑软化),日久后液化,周围由胶质细胞增生包绕而呈囊状。

(二)出血性梗死

出血性梗死常发生在组织结构疏松且具有双重血液循环的器官,如肺、肠等。梗死灶有明显的弥漫性出血,故梗死灶呈红色,又称红色梗死(red infarct)。此类梗死的形成除有动脉阻塞外,还须具备下列条件:

1. **严重淤血**　器官严重淤血致血管内流体静脉压升高,妨碍侧支循环建立,故局部组织可因动脉阻塞而发生坏死。坏死后,淤积在静脉内的血液,经坏死的血管壁漏出至坏死组织中,从而造成弥漫性出血。

2. **双重血液循环**　有些器官,如肺具有肺动脉和支气管动脉的双重血液循环;肠虽无双重血液循环,但吻合支特别丰富,此类器官一般不易发生梗死。但在器官有严重淤血时,当一支动脉被阻塞,另一支动脉由于不能克服静脉淤血的阻力,以致局部的血液循环发生障碍可导致梗死。梗死后,由于局部的压力下降,外周血液可经吻合支流入梗死区,加重出血。

3. **组织疏松**　肺、肠等器官的组织结构疏松,在梗死初形成时,疏松的组织间隙可容纳多量血液,即使局部的血管发生反射性痉挛和坏死组织吸水膨胀也不能把血液排出到梗死灶外,因而形成出血性梗死。

(1)肺出血性梗死:肺梗死多在心力衰竭合并肺淤血时发生。肉眼观察,梗死灶常位于肺下叶的外周部,尤其在肋膈角处(为淤血好发处)。梗死区因弥漫性的出血而肿胀隆起,呈暗红色。梗死灶的形状与血管的分布一致,常呈锥体形,尖端朝向肺门、底部紧靠胸膜面。在梗死灶相应的胸膜面上因炎性反应有纤维素性渗出物附着。日久后因红细胞崩解而使梗死灶的颜色变淡,肉芽组织长入梗死灶,梗死灶被机化,瘢痕组织收缩而使局部下陷。镜下观察,梗死灶中肺组织呈凝固性坏死伴有弥漫性出血,组织的轮廓较为模糊,未崩解破坏的血管则呈扩张充血的状态。在胸膜上因有纤维素渗出,故患者呼吸时可有胸痛,听诊可闻及胸膜摩擦音。因肺出血故患者有咯血的症状。

(2)肠出血性梗死:多在肠扭转、肠套叠、嵌顿性肠疝或肿瘤压迫等情况下发生。由于肠系膜静脉先受压而发生淤血,继而肠系膜动脉受压阻塞而造成出血性梗死。肉眼观察,肠梗死灶呈节段性,梗死区的肠壁因水肿、出血而增厚,呈暗红色或紫黑色,肠腔内充满暗红色的血性液体。在梗死的早期,由于局部缺血,肠壁肌肉发生痉挛性收缩,引起剧烈腹痛;又因肠蠕动增强可产生逆蠕动,引起患者呕吐。若坏死累及肠壁的肌层及神经,则可发生麻痹性肠梗阻,并发水、电解质和酸碱平衡失调。肠壁坏死并发穿孔时,可造成弥漫性腹膜炎,后果严重。

贫血性梗死与出血性梗死的区别见表21-1。

表 21-1 贫血性梗死与出血性梗死的区别

	贫血性梗死	出血性梗死
颜色	灰白色、质地坚实(白色梗死)	红色、柔软(红色梗死)
部位	心、肾、脾、脑	肺、肠
梗死灶的形状	地图状(心)	锥体状(肺)
	锥体状(肾、脾)	节段性(肠)
分界	分界清、充血出血带	不清楚

(三)败血性梗死

伴有细菌感染的梗死称败血性梗死。败血性梗死区的细菌来源有三种:①梗死前组织内即有病原微生物的存在,如在细菌性肺炎的基础上发生肺梗死;②引起梗死的是细菌栓子,如在细菌性心内膜炎时,心瓣膜上含有细菌的赘生物脱落后而引起的栓塞、梗死;③病原微生物经自然管道由外界侵入某些器官的梗死灶。镜下观察,梗死灶内可见细菌菌团及大量的炎细胞浸润。

三、梗死的结局及对机体的影响

梗死发生 24~48 小时后,肉芽组织即从周围长入梗死灶内,小的梗死灶可被肉芽组织完全吸收取代,日后变为瘢痕组织。较大的梗死不能被完全机化,可在梗死灶周围形成纤维包裹,梗死灶内继发钙化。脑的梗死可液化,周围由胶质细胞增生包绕形成囊腔。

梗死对机体的影响与梗死发生的部位、范围的大小及有无细菌的感染等因素有关。脾、肾等小范围的梗死对机体影响不大,通常仅引起局部症状,如脾梗死累及包膜时,患者可因局部炎症反应而感到刺痛;肾梗死仅引起腰痛、血尿。肺梗死可引起患者出现胸痛、咯血及并发肺炎。肠梗死时,肠腔内的细菌可通过坏死的肠壁侵入腹腔而引起弥漫性腹膜炎。梗死发生在四肢(多见于下肢)时,常因梗死后继发腐败菌感染,引起相应部位坏疽。败血性梗死,如为化脓菌感染,常形成脓肿,后果严重。而心、脑等重要器官梗死,轻者出现功能障碍,重者可危及生命。

学习小结

通过本章学习需掌握:局部血液循环障碍的含义是什么,主要涵盖哪些病理改变;这些病理改变产生的原因与条件各是什么;从肉眼观察和镜下观察中各有什么特征。当然也需了解这些病理变化能够引起哪些严重的临床后果,与哪些疾病的发生发展关系密切。

(杨 婧)

复习思考题

1. 局部血液循环障碍虽分为充血、出血、血栓形成、栓塞和梗死等不同病理表现,但其发生常可以表现为一个连续的病理过程,请以一种疾病为例,探讨其发生多种局部血液循环障碍的原因及相互间的因果关系。

2. 哪些类型的局部血液循环障涉及凝血与抗凝机制这对矛盾?在涉及这对矛盾的病理过程中,凝血与抗凝机制分别具有哪些病理意义?

第二十二章

炎　症

学习目的与学习要点

　　当生物进化到具有血管系统时,机体对损伤性刺激的反应发展为以血管反应为核心的防御功能,炎症因此出现。本章将着重介绍引发炎症的原因;参与炎症的细胞与化学介质的种类与作用;炎症的形成过程;炎症表现出的不同类型病理变化;以及炎症特有的临床改变与不同的临床结局。以使学习者形成对炎症这一重要病理生理反应的完整认识。

　　炎症(inflammation)是具有血管系统的活体组织对损伤性因素发生的以防御为主的反应。炎症局部病理变化包括变质、渗出和增生,由此引发红、肿、热、痛及功能障碍等局部表现,并可伴有发热、白细胞增多等全身反应。在炎症过程中,致炎因子直接或间接损伤组织,引起组织的变性、坏死;同时炎症渗出可稀释毒素、限制和消除致炎因子,并通过再生修复损伤组织。因此炎症是损伤与抗损伤相互斗争的复杂病理过程。

第一节　致炎因子与炎症参与物

　　炎症是由致炎因子所致的病理生理反应过程。此过程涉及多种细胞、炎症介质的生物化学作用,并可形成形式多样的病理损伤。

一、致炎因子

　　凡能引起组织和细胞损伤的因素均可导致炎症,这些损伤性因素称为致炎因子。其种类繁多,可分为两大类:

　　(一)感染性炎症的致炎因子

　　包括病毒、细菌、立克次体、螺旋体、真菌和寄生虫等病原微生物,是最常见、最重要的致炎因子。病原微生物在人体内的繁殖、扩散及其释放的毒素和代谢产物等都可导致细胞和组织损伤,而且还可通过其抗原性诱发免疫反应导致炎症。

　　(二)非感染性炎症的致炎因子

　　包括物理性因子、化学性因子和生物性因子。物理性因子主要有机械性创伤、高温、低温、放射线、紫外线等。化学性因子包括各种强酸、强碱和强氧化剂等,以及坏死组织的分解产物、病理条件下体内蓄积的代谢产物如尿素等。生物因素如抗原 - 抗体反应或 T 淋巴细胞的细胞毒作用所造成的免疫性损伤。

二、炎症介质

参与炎症反应的化学因子称为炎症介质（inflammatory mediator）。炎症介质可来自细胞和血浆，其中来自血浆的炎症介质是以前体的形式存在，需经蛋白酶裂解才能激活。

（一）细胞源性炎症介质

1. 血管活性胺　主要有组织胺（histamine）和5-羟色胺（5-hydroxytryptamine,5-HT）。前者多源自肥大细胞、嗜碱性粒细胞和血小板；后者存在于血小板和内皮细胞内。它们的主要作用是扩张细动脉，使细静脉内皮细胞收缩，导致细静脉通透性升高。

2. 花生四烯酸（arachidonic,AA）衍生物　花生四烯酸是存在于细胞膜磷脂成分内的二十碳不饱和脂肪酸。当细胞受刺激磷脂酶激活时，花生四烯酸自细胞膜的磷脂释放出来，再通过环氧化酶和脂氧化酶两个不同代谢途径，分别生成前列腺素（prostaglandin,PG）和白细胞三烯（leukotriene,LT）。

① 前列腺素（PG）：包括 PGD_2、PGE_2、PGF_2、PGI_2 和 TXA_2。TXA_2 主要由血小板产生，使血小板聚集和血管收缩。PGI_2 主要由血管内皮细胞产生，可抑制血小板聚集和使血管扩张。PG 还能协同其他炎症介质（如组胺）使血管扩张和增加血管壁通透性。

② 白细胞三烯（LT）：包括 LTB_4、LTC_4、LTD_4、LTE_4 等。LTB_4 对中性粒细胞和单核细胞具有强趋化作用。LTC_4、LTD_4、LTE_4 具有强烈的缩血管作用，促进血管壁通透性增高，以及促使支气管平滑肌痉挛。

3. 白细胞产物　主要由活化的中性粒细胞和单核细胞产生。

① 氧自由基：包括超氧阴离子、过氧化氢和羟自由基。它们可促进趋化因子IL-8、细胞因子和内皮细胞与白细胞间黏附因子的表达，促进炎症反应。当其大量释放到细胞外时，可损伤内皮细胞导致血管通透性增高，也可损伤周围组织，还可灭活抗蛋白酶系统，造成细胞外基质破坏增加。

② 溶酶体成分：吞噬细胞内均含有溶酶体颗粒，其内含有阳离子蛋白、酸性水解酶、中性蛋白酶等成分。当溶酶体与吞噬体融合形成吞噬溶酶体后，在酸性环境下降解被吞噬物，例如细菌等病原微生物。当溶酶体酶被释放或溢出至细胞外时，中性蛋白酶可降解细胞外基质，包括胶原纤维、基底膜、纤维素、弹力蛋白等，导致炎区的组织破坏。

4. 细胞因子　主要由活化的淋巴细胞和单核细胞产生，可分为调节淋巴细胞激活、增殖和分化的细胞因子，如 IL-2、IL-4、IL-10、TGF-β；调节自然免疫的因子，如 TNF-α、IL-1β、IFN-α；激活巨噬细胞的细胞因子，如 IFN-γ、TNF-β、IL-10；炎症细胞趋化因子，如内皮细胞产生的 IL-8 可以吸引中性粒细胞；刺激造血的细胞因子，如 IL-3、IL-7、GM-CSF、M-CSF、G-CSF 等。

5. 血小板活化因子（platelet activating factor,PAF）　由嗜碱性粒细胞、中性粒细胞、血小板、单核细胞和血管内皮细胞产生。除能激活血小板外，PAF 可引起血管、支气管收缩。在极低浓度下可使血管扩张和小静脉通透性增加。PAF 还可引起白细胞与内皮细胞黏附，促进白细胞化学趋化和白细胞脱颗粒。

6. 一氧化氮（NO）和神经肽 P 物质　NO 可引起小血管扩张，还可抑制血小板黏附、聚集和脱颗粒，抑制肥大细胞引起的炎症反应，并且是白细胞招募的抑制因子。神经肽 P 物质可传导疼痛,引起血管扩张和血管通透性增加。

(二)血浆源性炎症介质

1. 激肽系统 激肽系统激活的最终产物是缓激肽(bradykinin),可引起细动脉扩张、内皮细胞收缩、细静脉壁通透性增高、血管以外的平滑肌收缩和致痛。

2. 补体系统 与炎症关系最为密切的是 C3 和 C5。C3a 和 C5a 通过促使肥大细胞释放组胺使血管扩张和血管壁通透性增加。C5a 是中性粒细胞和单核 / 巨噬细胞的强有力趋化因子;能激活中性粒细胞和单核 / 巨噬细胞 AA 代谢的脂氧化通路,促使炎症介质合成和释放;促进白细胞与内皮细胞的黏附。C3b 具有调理素化的作用,能增加吞噬细胞的吞噬作用。

3. 凝血和纤溶系统 激活的凝血系统中有两类成分具有炎症介质活性:①凝血酶(thrombin)和纤维蛋白多肽(fibrinopeptide),凝血酶可促进白细胞黏附和成纤维细胞增生;纤维蛋白多肽能使小血管壁通透性增加,又是白细胞的趋化因子。②Xa 因子,与效应细胞的蛋白酶受体结合而发挥炎症介质作用,主要引起血管壁通透性增加和白细胞游出。纤溶系统中具有炎症介质活性的物质是纤维蛋白降解产物(fibrin degradation product,FDP)和纤维蛋白溶酶,前者能使血管壁通透性增高,并对中性粒细胞有趋化作用;后者可裂解 C3 产生 C3a。

三、炎症细胞

(一)炎症细胞种类

1. 中性粒细胞 胞质内含嗜天青颗粒和特异颗粒,前者主要含有酸性水解酶、髓过氧化物酶、中性蛋白酶和溶菌酶等;后者主要含有碱性磷酸酶、乳铁蛋白等。这些物质能够降解吞噬的化脓菌、组织碎片及抗原 - 抗体复合物等。中性粒细胞具有较强的变形运动和吞噬能力,在急性炎症和化脓性炎症起重要的防御作用。中性粒细胞在吞噬、处理了大量细菌后,发生变性坏死变成脓细胞。

2. 巨噬细胞 激活后的巨噬细胞体积增大,胞质内富含溶酶体及线粒体,细胞代谢活跃,表面表达各种促进吞噬的细胞受体;并开始分泌多种可以引起组织损伤或激活修复的单核因子。表现出较强的吞噬功能和活跃的分泌特性。具有强大的吞噬杀菌和清除体内衰老、损伤的细胞及其他异物的能力。常见于急性炎症后期、慢性炎症、非化脓性炎症(如结核、伤寒),以及病毒性感染和原虫感染。巨噬细胞吞噬异物后,其形态发生改变。结核病时巨噬细胞吞噬结核杆菌后,其形态变得与上皮细胞相似,称为类上皮细胞。动脉粥样硬化时巨噬细胞吞噬了大量脂质后,HE 染色胞浆内有大量小空泡,称为泡沫细胞。当吞噬大量结核杆菌或难以消化的异物时,出现细胞体积大,胞浆丰富的多核巨细胞,是由多个细胞的融合或核分裂而胞质不分裂形成。

3. 嗜酸性粒细胞 能吞噬抗原 - 抗体复合物。在 IgE 介导的免疫反应和寄生虫感染时十分常见,其颗粒中所含的主要碱性蛋白对寄生虫有毒性,而且可引起上皮细胞损伤。

4. 嗜碱性粒细胞和肥大细胞 两种细胞形态和功能相似,特点为胞质内含粗大的嗜碱性颗粒。嗜碱性粒细胞来自血液,肥大细胞主要分布在的结缔组织和血管周围。在炎症或I型超敏反应中,两者均能通过脱颗粒而迅速释放肝素、组胺和其他活性介质。

5. 淋巴细胞和浆细胞　炎症过程中的 T 淋巴细胞与浆细胞,是由于抗原激活而加入到炎症过程中的。其主要的作用是辅助巨噬细胞的吞噬功能。两者常见于病毒感染,属于慢性炎症细胞类型。

（二）炎症细胞作用

聚集于炎症区域的炎症细胞主要发挥吞噬作用和免疫反应,但也对局部组织造成损伤。

1. 吞噬作用　抵达炎症病灶的白细胞吞噬病原体和组织碎片的过程称为吞噬作用。具有吞噬能力的细胞称为吞噬细胞(phagocyte),主要有巨噬细胞和中性粒细胞。吞噬过程分为:①识别和黏附:吞噬细胞首先通过调理素来识别和黏附吞噬物。调理素(opsonin)是血清中一类能够增强吞噬细胞吞噬功能的蛋白质,主要有免疫球蛋白 IgG 的 Fc 段、补体 C3b 和集结素。调理素黏附在细菌表面的过程,称为调理素化。随后,吞噬细胞通过其表面的 Fc 和 C3b 受体识别并黏附调理素化的细菌。②吞入:吞噬物被黏附在吞噬细胞表面后,吞噬细胞便伸出伪足包绕吞噬物。随着伪足的延伸和相互融合,形成由吞噬细胞的细胞膜内陷并包裹着吞噬物的球形小体,即吞噬体(phagosome)。吞噬体与初级溶酶体融合形成吞噬溶酶体(phagolysosome)。③杀伤和降解:分氧依赖与非氧依赖两种机制,以具有活性氧的代谢产物杀伤为主。在吞噬过程中,白细胞的耗氧量明显增加,产生超氧阴离子、H_2O_2、羟自由基和次氯酸(HClO)等活性氧代谢产物。其中,HClO 是强氧化剂和杀菌因子。白细胞颗粒中的溶菌酶、乳铁蛋白、防御素等蛋白具有非氧依赖的杀菌作用。

2. 免疫应答作用　免疫应答由单核细胞、淋巴细胞和浆细胞协同完成。抗原进入机体后,首先由巨噬细胞将其吞噬处理,再把抗原提呈给 T 和 B 淋巴细胞。免疫活化的 T 淋巴细胞产生淋巴因子参与细胞免疫;B 淋巴细胞转化为浆细胞产生抗体,参与体液免疫,共同发挥着杀伤病原微生物的作用。

3. 组织损伤作用　白细胞在发挥吞噬作用和免疫作用的同时也可造成组织损伤。中性粒细胞在化学趋化、激活和吞噬过程中可向细胞外释放溶酶体酶、活性氧自由基、前列腺素和白细胞三烯等。这些物质可引起内皮细胞和组织损伤,加重原始致炎因子的损伤作用。

第二节　炎症过程

典型的炎症过程可以分为血管反应期、细胞反应前期和细胞反应后期三个阶段。

一、血管反应期

当局部组织受致炎因子刺激后,很快发生以血流动力学变化、血管通透性升高为基本表现的血管反应。

1. 血流动力学变化　即血管口径和流速的改变。一般按下列顺序发生:

(1) 细动脉短暂痉挛:损伤后通过神经反射及炎症介质作用发生细动脉收缩,持续几秒钟。

(2) 动脉性充血:在炎症介质(组胺、PGE_2、PGI_2、激肽等)和轴突反射作用下,细动脉由短暂收缩迅速转为扩张,毛细血管床开放,局部血流加快,血流量增多,即动脉性充血。此时炎症区域颜色鲜红,代谢加快,温度升高。

(3)静脉性充血:在血管扩张的基础上,血管通透性升高,富含蛋白质的液体渗出到血管外,使局部血管内红细胞浓集和血液黏稠度增加。随着局部血管内血流速度减慢,扩张的小血管内挤满红细胞,形成静脉性充血,甚至血流停滞。

在急性炎症过程中,血流动力学改变的速度取决于致炎因子的刺激程度。极轻度刺激引起血流加快的时间仅仅持续 10~15 分钟,然后逐渐恢复正常;较重刺激可在 15~30 分钟内出现血流停滞;而严重损伤仅在几分钟内就发展到血流停滞。

2. 血管通透性升高　炎症区域细静脉和毛细血管壁内皮细胞活化、收缩,血管壁通透性明显升高。其发生机制有:

(1)内皮细胞收缩:通常发生在毛细血管后静脉,一般不影响细动脉和毛细血管。由组胺、缓激肽、白三烯等炎症介质引起的内皮细胞收缩持续时间短,称为速发短暂反应(immediate transient response)。由白细胞介素 -1(IL-1)、肿瘤坏死因子(TNF)、干扰素 -γ(IFN-γ)及缺氧等原因使内皮细胞内的骨架发生重构,也能引起内皮细胞收缩。这种收缩出现较晚,发生于损伤后 4~6 小时,持续时间长,一般在 24 小时以上。

(2)内皮细胞损伤:严重烧伤和化脓菌感染时可直接损伤内皮细胞,使之坏死脱落,血管通透性迅速升高,称为速发持续反应(immediate sustained response)。轻、中度的热损伤、X 线、紫外线照射或某些细菌毒素引起的血管通透性增加则发生较晚,常在 2~12 小时之后,但可持续数小时到几天,故称为迟发延续反应(delayed prolonged response)。炎症时白细胞黏附于内皮细胞,释放出具有活性的氧代谢产物和蛋白水解酶,也可引起内皮细胞损伤和脱落,使血管通透性增加。

(3)穿胞作用增强:内皮细胞质内的囊泡性细胞器相互连接形成穿胞通道,富含蛋白质的液体通过穿胞通道穿过内皮细胞称为穿胞作用。血管内皮生长因子(VEGF)、组胺、缓激肽、白细胞三烯等炎症介质可引起穿胞通道数量增加和囊泡口径增大,致使血管壁通透性增加。

(4)新生毛细血管壁的高通透性:在炎症修复过程中,新生毛细血管的内皮细胞发育不成熟,细胞间连接不健全,故具有高通透性。

3. 液体渗出　炎症时血液的液体成分从细静脉和毛细血管渗出到血管外,若聚集在间质内称为炎性水肿;若积聚于浆膜腔则称为炎性积液。渗出的液体,称为渗出液(exudate),与单纯由血液循环障碍引起的漏出液(transudate)有明显区别。前者主要由炎症所致血管壁通透性增高所致;后者主要由流体静压力增高将液体挤出。两者区别见表 22-1。

表 22-1　渗出液与漏出液的区别

	渗出液	漏出液
原因	炎症	非炎症
蛋白量	25g/L 以上	25g/L 以下
比重	1.018 以上	1.018 以下
细胞数	$>0.5 \times 10^9$/L	$<0.1 \times 10^9$/L
Rivalta 试验	阳性	阴性
凝固	自凝	不自凝
透明度	混浊	澄清

渗出液具有防御作用：①渗出液可稀释、中和毒素，带来营养物质，运走代谢产物；②渗出液还可带来抗体和补体，有利于防御、杀灭病原微生物；③渗出液中纤维素交织成网，能够限制致炎因子的扩散，有利于白细胞发挥吞噬作用，在炎症后期纤维素网成为修复的支架。但渗出液过多也可对机体造成危害，如严重的喉头水肿可引起窒息，过多的心包或胸膜腔积液可压迫心脏或肺脏；吸收不全时可发生机化和器官粘连等。

二、细胞反应前期

当血管反应期进入液体渗出阶段，伴随着细胞反应期的开始。主要特征是炎症区域血管内大量白细胞从血管内逸出。由血管内渗出的白细胞称为炎症细胞，炎症细胞聚集于炎症局部组织间隙内称为炎症细胞浸润（inflammatory cell infiltration）。

白细胞渗出是在趋化因子（如细菌产物、补体成分、白细胞三烯、趋化性细胞因子等）诱导下发生的一种主动、耗能、复杂的连续过程，此过程包括：

1. 白细胞边集、附壁　随着血管扩张、通透性增高和血流趋缓，轴流内的白细胞进入边流，称为白细胞边集。边集的白细胞沿着内皮细胞表面滚动、并不时黏附于内皮细胞表面，称为白细胞附壁。

2. 白细胞黏附　附壁的白细胞通过黏附分子的介导与内皮细胞发生黏附。这些黏附分子包括选择素、免疫球蛋白超家族和整合素类分子。不同的白细胞可通过各自不同的黏附分子黏附于血管内皮细胞。

3. 白细胞的游出　白细胞穿过血管壁进入组织间隙的过程称游出。黏附于内皮细胞表面的白细胞在相邻内皮细胞连接处伸出伪足并插入，以阿米巴样变形运动从血管内主动游出。一个白细胞常需 2~12 分钟才能完全通过血管壁。

炎症反应剧烈时，红细胞在血管受损严重处被挤出至血管外，称为红细胞漏出（diapedesis）。此现象与白细胞渗出不同，红细胞无运动能力，完全是被动过程。

由于炎症的不同阶段及不同的炎症所激活的化学趋化物不同，故炎症的不同阶段和不同的炎症游出的白细胞种类也不同。在急性炎症的早期阶段以中性粒细胞浸润为主，48 小时后以单核细胞浸润为主。化脓性炎症以中性粒细胞浸润为主，病毒感染以淋巴细胞浸润为主，过敏性炎症以嗜酸性粒细胞浸润为主。

三、细胞反应后期

通常，在存在组织坏死和感染因子的状态下，首先进入细胞反应前期（急性细胞反应期），以中性粒细胞浸润为主。急性炎症开始 48 小时后，当中性粒细胞不足以完全清除坏死组织和感染因子时，单核 / 巨噬细胞逐渐成为主要的炎症细胞，进入炎症区域的巨噬细胞，在 T 细胞释放的细胞因子（如 IFN-γ）、细菌毒素及细胞外基质成分如纤维黏连蛋白等物质的作用下激活。炎症过程即转入细胞反应后期（慢性细胞反应期），此期炎症病灶内以巨噬细胞、T 淋巴细胞和浆细胞浸润为主。

在细胞反应后期，除了以巨噬细胞为主执导的吞噬清除过程外，另一个重要的生物学事件是损伤的修复。它是由不同类型的炎症细胞、细胞外基质、炎症介质及生长因子共同参与的复杂过程。由血小板、淋巴细胞、血管内皮细胞、巨噬细胞和成纤维细胞产生的生长因子是创伤修复过程的主导因素。这些生长因子调控着细胞的增殖、趋化、相互黏附,以及分化和细胞外基质的形成。在一个不十分复杂的无菌性炎症反应中,血小板的抗出血功能和其产生的血小板源性生长因子(platelet-derived growth factor,PDGF)在修复中起着决定性作用。相对复杂的创伤修复需要巨噬细胞和淋巴细胞的参与,还涉及多种细胞因子,如TGF-β、PDGF、IL-1、TNF-α、IL-6、FGF、IFN-γ等。其中TGF-β和PDGF扮演着非常重要的角色。TGF-β可诱导胶原与纤维蛋白原基因的表达,并促使其他生长因子的释放。同时,也能灭活巨噬细胞超氧化物酶所形成的超氧阴离子,可防止巨噬细胞造成继发性组织损伤。PDGF对成纤维细胞有趋化作用,还能刺激成纤维细胞增生并产生大量胶原。此外,TGF-β和PDGF共同参与了诱导结缔组织的分化和细胞外基质的形成。

第三节　炎症的基本病理变化

炎症的基本病理变化包括变质(alteration)、渗出(exudation)和增生(proliferation)。变质是损伤性过程,而渗出和增生是抗损伤和修复过程。变质、渗出和增生往往按照一定的顺序先后发生。一般炎症的早期以变质或渗出为主,炎症的后期以增生为主。

一、变质

炎症局部组织和细胞发生的变性和坏死称为变质。可发生于实质细胞,如细胞水肿、脂肪变性、凝固性坏死、液化性坏死及细胞凋亡等;也可发生于间质,如黏液样变性、纤维素样坏死等。变质的组织可出现一系列形态、代谢和功能的异常变化。如肝细胞内可见脂滴或细胞水肿后胞浆清亮透明,心肌坏死可见肌纤维断裂或肌浆溶解等。变质区组织出现分解代谢过程加快;无氧糖酵解过程增强;局部酸中毒;局部渗透压增高等改变。

二、渗出

炎症局部组织血管内的液体成分和细胞成分通过血管壁进入组织间隙、体腔、黏膜表面或体表的过程称为渗出,是炎症防御反应的中心环节。急性炎症过程中,由于血流动力学改变,血管通透性增高和白细胞渗出,结果导致富含蛋白质、纤维素和白细胞的液体聚积在组织间隙,这一现象成为急性炎症病理组织学的主要特征。

三、增生

多见于急性炎症修复期或慢性炎症,包括实质细胞和间质细胞的增生。实质细胞增生如慢性鼻炎中鼻黏膜上皮细胞和腺体的增生;慢性肝炎中肝细胞的增生。间质细胞增生包括巨噬细胞、内皮细胞和成纤维细胞的增生。巨噬细胞增生可吞噬病原体及崩解的组织碎片,内皮细胞增生可形成新生的毛细血管,成纤维细胞增生产生胶原纤维可致器官硬化。少数急性炎症液可表现以增生为主,如急性毛细血管内增生性肾小球肾炎。

任何炎症,上述三种病变都可同时发生。但在炎症的不同阶段,病变性质主次有别,或可互相转化,从而构成了炎症的不同类型。

笔记

第四节　炎症的类型

根据炎症局部基本病变的性质,可将炎症分为变质性炎(alterative inflammation)、渗出性炎(exudative inflammation)和增生性炎(proliferative inflammation)。

一、变质性炎

以组织细胞变性、坏死为主的炎症,称为变质性炎。常发生在心、肝、肾和脑等实质器官。一般由重症感染、细菌毒素中毒及病毒引起。典型的变质性炎如急性重型肝炎,肝细胞广泛坏死而渗出和增生改变轻微;流行性乙型脑炎则以神经细胞的变性和坏死为主。由于炎症局部的实质细胞变性、坏死,故常导致器官功能障碍。

二、渗出性炎

以渗出性病变为主的炎症,称为渗出性炎。根据渗出物成分的不同,可分为浆液性炎(serous inflammation)、纤维素性炎(fibrinous inflammation)、化脓性炎(purulent inflammation)和出血性炎(hemorrhagic inflammation)。

(一)浆液性炎

以血清渗出为主,渗出物中含少量小分子蛋白。多发生在浆膜、黏膜和疏松结缔组织。在表皮内和皮下可形成水疱,如皮肤烫伤时的水疱;在浆膜可形成体腔积液,如关节腔积液;在黏膜可伴有浆液性卡他(catarrh)症状。卡他是指渗出物顺着黏膜表面向下流的意思,如上呼吸道感染时的流清涕。

浆液性炎一般较轻,易于消退。但如果渗出物多,也可导致严重后果,如喉头浆液性炎造成的喉头水肿可引起窒息;大量浆液积聚在胸膜腔或心包腔可影响心肺功能。

(二)纤维素性炎

以渗出物中含有大量纤维素为特征的渗出性炎。多发生在浆膜、黏膜和肺。随血管通透性的逐渐增高,大量纤维蛋白原渗出,在血浆凝固酶的作用下形成纤维素。在 HE 切片中纤维素呈红染交织的网状、条状或颗粒状,常伴有中性粒细胞和坏死细胞的碎片。

发生于黏膜的纤维素性炎,渗出的纤维素、中性粒细胞和坏死的黏膜上皮混合形成一层灰白色的膜状物,称为假膜。发生在黏膜的纤维素性炎又称为假膜性炎(pseudomembranous inflammation)。由于局部组织结构的特点不同,有的假膜牢固附着于黏膜而不易脱落,如咽白喉;有的假膜则与黏膜黏附松散,容易脱落引起窒息,如气管白喉。细菌性痢疾亦属于假膜性炎。发生在心包腔的纤维素性炎,渗出的纤维素随着心脏搏动被牵拉成绒毛状附着于心包膜表面,称为绒毛心(cor villosum)。如渗出的纤维素未被溶解吸收,将发展为缩窄性心包炎。

(三)化脓性炎

以大量中性粒细胞渗出为主,并伴有不同程度的组织坏死和脓液形成的炎症,称为化脓性炎症。多由化脓菌感染所致,亦可由组织坏死继发感染产生。中性粒细胞释放蛋白溶解酶溶解液化坏死组织的过程,称为化脓。炎症病灶中变性坏死的中性粒细胞(脓细胞)、溶解的细胞碎屑、浆液和细菌混合在一起,呈灰黄色或黄绿色,黏稠或稀薄,称为脓液。根据病因和发生部位的不同,化脓性炎可分为蜂窝织炎、脓肿及表面化脓和积脓。

1. **蜂窝织炎(cellulitis)** 为弥漫性的化脓性炎症,多由溶血性链球菌引起。常发生在皮下、肌肉、阑尾等处。因溶血性链球菌能产生透明质酸酶,可降解基质中的透明质酸,又能产生链激酶,溶解病灶中的纤维素网,从而使炎症易于通过组织间隙和淋巴管扩散。表现为组织内有大量的中性粒细胞弥漫浸润,炎症区域与健康组织界限不清。

2. **脓肿(abscess)** 为局限性化脓性炎症并伴有脓腔形成,主要由金黄色葡萄球菌引起。多发生在皮下、肺、肝、脑等处。金黄色葡萄球菌能产生血浆凝固酶,使炎症区域渗出物中形成大量纤维素网,造成炎症局限。炎症区域内坏死组织液化形成脓液,周围肉芽组织反应性增生形成脓肿壁,围成脓腔。小的脓肿可吸收消散,较大的脓肿吸收困难时,需切开排脓或穿刺抽脓。

疖是毛囊、皮脂腺及其周围组织的脓肿。疖的中心部分液化变软后,脓液便可排出。痈是多个疖的融合并在皮下脂肪和筋膜组织中形成多数相互沟通的脓肿。

脓肿若未及时处理,可出现下列并发症:①糜烂和溃疡:皮肤、黏膜的表面坏死组织脱落后形成基底膜以上的局限性缺损,称为糜烂;超过基底膜的缺损,称为溃疡。②窦道和瘘管:深部的坏死组织向外穿通体表或体腔,形成一个向外排脓的盲端管道,称窦道。瘘管是指连接皮肤与空腔脏器,或连接两个空腔脏器的病理性管道,如肛门直肠瘘。③空洞:是由于坏死组织沿自然管道排出体外后在局部留下的空腔。

3. **表面化脓和积脓(empyema)** 发生在浆膜和黏膜的化脓性炎,特点是大量中性粒细胞向浆膜和黏膜表面渗出,而深层组织无明显炎症反应。黏膜的化脓性炎也称为脓性卡他,如化脓性支气管炎、化脓性尿道炎等。当化脓性炎发生于浆膜、胆囊和输卵管等腔性器官时,脓液可积聚在浆膜腔、胆囊和输卵管腔内,称为积脓。

(四)出血性炎

渗出物中含有大量红细胞的炎症。出血性炎并非是独立性炎症,而是炎症反应剧烈,血管壁受损严重的表现。常见于由毒力强的细菌引起的烈性传染病,如炭疽、鼠疫、流行性出血热等。

三、增生性炎

以组织、细胞增生为主,而变质、渗出较轻的炎症,称为增生性炎。多见于慢性炎症,但有的也呈急性经过,如伤寒、急性肾小球肾炎。根据其病理组织学特点可分为非特异性增生性炎和特异性增生性炎。

(一)非特异性增生性炎

慢性非特异性增生性炎症中活动性炎症、组织破坏和修复反应同时存在。由于机体对损伤的持续反应,炎症局部在淋巴细胞、浆细胞、单核/巨噬细胞浸润的基础上,常伴有较明显的结缔组织、小血管及上皮细胞、腺细胞等实质细胞的增生。发生于黏膜的慢性炎症,由黏膜上皮、腺体及肉芽组织增生,淋巴细胞、巨噬细胞、浆细胞浸润,形成突出于黏膜表面的带蒂的肿物称为炎性息肉(inflammatory polyp),常见于鼻黏膜和宫颈等部位。发生于组织深部和器官内的慢性炎症,常形成由肉芽组织、炎细胞、增生的实质细胞构成的境界清楚的瘤样肿块称为炎性假瘤(inflammatory pseudotumor),

常见于眼眶和肺。

(二)特异性增生性炎

特异性增生性炎以形成肉芽肿为特点,又称肉芽肿性炎(granulomatous inflammation),是一种特殊类型的慢性炎症。肉芽肿(granuloma)是由巨噬细胞及其演生的细胞增生为主,形成境界清楚的结节状病灶。根据原因分为感染性肉芽肿和异物性肉芽肿。

1. 感染性肉芽肿　由病原生物体感染引起的肉芽肿,称为感染性肉芽肿,在局部常表现为结节。常见的有结核结节、伤寒结节等。其形成机制可能是除了病原微生物不易被消化外,还与其能够引起机体免疫反应(特别是细胞免疫)有关。以结核结节形成为例,巨噬细胞吞噬结核杆菌后将抗原呈递给 T 淋巴细胞,并使其激活,产生细胞因子 IFN-γ,促使巨噬细胞转变为上皮样细胞和多核巨细胞。

2. 异物性肉芽肿　由异物引起的肉芽肿,称为异物肉芽肿。见于手术缝线、石棉和滑石粉等异物存在的组织中。病变以异物为中心,周围有巨噬细胞、异物巨细胞和成纤维细胞包绕,形成结节状病灶。异物性肉芽肿是由于异物不易消化,长期刺激而形成。

第五节　炎症的表现与结局

作为一种特征性的基本病理过程,炎症带有易识别的特定临床表现。因致炎因子及机体内炎症参与细胞、介质的差异,炎症可形成多种不同结局。

一、炎症的表现

炎症的表现可分为局部表现和全身反应。

(一)局部表现

炎症的局部表现为红、肿、热、痛和功能障碍。

1. 红　炎症早期由于动脉性充血,氧合血红蛋白含量较多,局部组织呈鲜红色。后期由于静脉淤血,还原血红蛋白增多,局部组织呈暗红色。

2. 肿　由于炎症充血和渗出物积聚而引起肿胀。

3. 热　炎症区域动脉血管扩张,血流加快,代谢增强,产热增加,使局部温度升高。

4. 痛　由于炎症渗出物压迫和炎症介质作用于神经末梢而引起炎症区域疼痛。

5. 功能障碍　炎症过程中的变质、渗出和增生均可引起相应脏器的功能障碍,如急性病毒性肝炎的肝细胞变性坏死可引起肝功能障碍;关节炎的渗出可引起关节活动不灵活。

(二)全身反应

任何炎症都存在着不同程度的全身反应,主要表现为发热、外周血白细胞增多等。

1. 发热　发热是炎症最重要的全身反应之一。各种致炎因子(内、外毒素,病原微生物等)及组织崩解产物,均可激活白细胞产生内源性致热原(如 IL-1、肿瘤坏死因子等),继而作用于体温调节中枢使体温升高。一定程度的发热具有一定的防御意义,可促进抗体形成和增强单核 / 巨噬细胞的功能,加强肝脏的解毒功能等。但发热过高或长期发热可引起各系统特别是中枢神经系统功能紊乱。

2. 白细胞增多　外周血白细胞增多是炎症反应的常见表现。不同类型的炎症，增多的白细胞种类也不一样。如急性化脓性炎症以中性粒细胞增多为主，慢性炎症以淋巴细胞、浆细胞和单核细胞增多为主，病毒感染以淋巴细胞增多为主，寄生虫或某些变态反应性炎症以嗜酸性粒细胞增多为主。但有些炎症，白细胞反而减少，如伤寒、某些病毒感染等。

二、炎症的结局

大多数炎症能够痊愈，少数迁延为慢性炎症，极少数可蔓延扩散到全身。

(一) 痊愈

在炎症过程中病因被清除，炎症渗出物和坏死组织被溶解吸收，周围健康的细胞再生，修补和恢复原来的组织结构和功能，称为完全康复。若坏死范围较大，则由肉芽组织增生修复，称为不完全康复。

(二) 转为慢性

当致炎因子持续作用，急性炎症可转为慢性炎症，或始发于隐匿状态，炎症迁延不愈，症状和体征时隐时现，例如慢性病毒性肝炎、慢性肾盂肾炎等。

(三) 蔓延扩散

当机体免疫功能不足以限制致炎因素时，病原体在体内大量繁殖，可导致炎症蔓延扩散。

1. 局部蔓延　炎症区域的病原微生物可沿着组织间隙和自然管道向周围组织和器官扩散，使炎症区域范围不断扩大，例如软组织感染后的大面积的蜂窝织炎、急性膀胱炎蔓延成为肾盂肾炎等。

2. 淋巴道扩散　病原微生物随炎症区域淋巴回流，引起局部淋巴结炎，如扁桃体炎引起的颌下、耳后淋巴结肿大，以及乳腺炎引起同侧腋窝淋巴结肿大等。

3. 血道播散　炎症区域的病原微生物侵入血流或其毒素被吸收入血，可引起血道播散。①菌血症：细菌由病灶入血，全身无中毒症状，但从血液中可查到细菌。一些炎症的早期就有菌血症，如大叶性肺炎、流行性脑脊髓膜炎。②毒血症：细菌的毒素和毒性代谢产物被吸收入血，临床上出现高热、寒战等中毒症状，可伴有心、肝、肾等实质细胞的变性和坏死，严重者可引起中毒性休克。③败血症：细菌入血，在血中大量繁殖生长，并产生毒素，引起全身中毒症状。患者临床上除有严重的毒血症表现外，常伴有皮肤、黏膜的多发性瘀点和瘀斑，脾脏和淋巴结肿大。血液中可培养出致病菌。④脓毒败血症：化脓菌引起的败血症可进一步发展为脓毒败血症。患者除有败血症的表现外，还在一些器官(如肝、肾等)形成多个小脓肿。小脓肿是因化脓菌栓塞于器官毛细血管内所致，故又称为栓塞性脓肿(embolic abscess)或迁徙性脓肿(metastatic abscess)。

学习小结

通过本章学习，你对炎症的概念是否已经掌握？有哪些致炎因子可以成为炎症的发动者？有哪些炎症介质与炎症细胞参与其中？各自发挥了什么作用？作为一种病理生理反应，炎症历经哪些阶段？从病理改变角度看，炎症可分成哪些类型？具体出现什么样的病理改变？最后,还需回答炎症有哪些共同的临床表现,最终可出现哪些结局。

（郭军鹏）

复习思考题

1. 炎症过程中血管及内皮细胞发生了什么变化？这些变化对于炎症的发生与发展起了哪些重要作用？

2. 炎症是损伤与抗损伤并存的过程,在炎症的病理改变中哪些属损伤性变化,哪些属抗损伤性变化？

第二十三章

肿　瘤

学习目的与学习要点

肿瘤对本章的学习者而言,可能是一个既耳熟能详,又十分陌生的名词。耳熟能详是因为恶性肿瘤作为我国的第一死因而使人闻之色变;陌生是因为这种建立在细胞"永生化"基础上的病理改变究竟有何生物学特点,大家未必知晓。本章将向学习者揭示肿瘤的生物学特征;肿瘤的病因学与发病学基础;人类对肿瘤形成的系统认识及临床不同类型常见肿瘤的病理学特征。

肿瘤(tumor)因其发病率与致死率位列人类疾病前茅,成为目前需要认真应对的一大类疾病。肿瘤的本质是细胞失控后发生的异常增殖。根据细胞失控程度、细胞生物学表现的差异度和对机体影响的严重程度,肿瘤分为良性与恶性两大类。其恶性者称为"癌症"。

第一节　肿瘤的概念与成因

肿瘤是一种失常的细胞增生现象,引发这类异常增生的遗传因素和环境因素共同构成了肿瘤的成因。

一、肿瘤的概念

肿瘤是在致瘤因素作用下,细胞于基因水平上失去对正常生长的调控,出现异常增生所致的新生物。

肿瘤性增生与非肿瘤性增生(由炎症、损伤修复等原因引起)有着本质的区别(表23-1)。前者一般为单克隆性增生,即源自肿瘤性转化的单个细胞,丧失分化成熟能力,呈现异常形态结构、功能和代谢,类似胚胎细胞,去除诱因后仍可持续生长;而后者为多克隆性增生,细胞能分化成熟,具有原来组织细胞的形态结构、功能和代谢特点,而且增生受机体控制,当原因消除后增生停止。

二、肿瘤的成因

作为细胞异常增生表现的肿瘤,其成因主要源自调控细胞生长与分化的基因之突变。而环境中大量存在的致癌因素则是促使这些基因突变的诱导物。此外在从个

笔记

表 23-1 肿瘤性增生与非肿瘤性增生的区别

	肿瘤性增生	非肿瘤性增生
增生	单克隆性	多克隆性
分化程度	失去分化成熟能力	分化成熟
与机体协调性	相对自主性	具有自限性
病因去除	持续生长	停止生长
形态结构、功能	异常	正常
对机体影响	有害	有利

别细胞恶变到临床肿瘤发生的形成过程中,机体的免疫、遗传、内分泌因素都具有重要的影响作用。

（一）癌基因和肿瘤抑制基因

癌基因和肿瘤抑制基因的发现对于阐明肿瘤的发病机制具有重要意义。癌基因和肿瘤抑制基因实际上是对细胞生长、分化起正向或者反向调节的关键基因,如果发生异常,即可引起细胞转化。

1. 癌基因（oncogene）和原癌基因（proto-oncogene） 癌基因首先在逆转录病毒中发现。某些逆转录病毒能在动物体内迅速诱发肿瘤并能在体外使细胞发生恶性转化,其含有的能够导致细胞恶性转化的 RNA 片断称为病毒癌基因（viral oncogene，v-onc）。之后发现,正常细胞的 DNA 中也存在与病毒癌基因几乎完全相同的 DNA 序列,称为原癌基因。这些基因正常时并不导致肿瘤,它们编码的蛋白质对正常细胞分裂增殖十分重要,主要包括细胞生长因子和生长因子受体、信号转导蛋白、核调节蛋白和细胞周期调节蛋白等。当原癌基因在各种环境或遗传等因素作用下被激活,使细胞发生恶性转化时,这些基因被称为细胞癌基因（cellular oncogene），如 *c-ras*、*c-myc* 等。

2. 肿瘤抑制基因（tumor suppressor gene） 是在细胞生长和增殖调控中起负向作用的基因,其编码的蛋白能抑制细胞的生长、促进细胞的凋亡,如果功能丧失则可能促进细胞转化。肿瘤抑制基因的失活多数是通过等位基因的两次突变或缺失的方式实现。

（二）环境致癌物质

1. 化学致癌因素 至今已发现有一千多种化学物质对动物有致癌作用,其中有些可能与人类肿瘤有关。主要的化学致癌物质见表 23-2。

表 23-2 主要的化学致癌物质

致癌物	存在方式	诱发的主要肿瘤
多环芳香烃类（苯并芘、甲基胆蒽等）	石油、煤焦油、煤烟、汽车尾气、纸燃烧产生的烟雾、熏烤的鱼和肉等	肺癌、胃癌
芳香胺与氨基偶氮染料	工业用品和原料,如乙萘胺、联苯胺、4-氨基联苯	膀胱癌、肝癌
亚硝胺类	食品保存剂及着色剂、腌制的食品等	食管癌、胃癌
无机致癌物	金属元素镍、铬、镉非金属元素砷、苯	鼻咽癌、肺癌、前列腺癌、肾癌、皮肤癌、白血病

2. 物理致癌因素　主要有：①电离辐射：长期接触 X 线可引起皮肤癌、白血病，开采含钴、氡等放射性矿物的工人易患肺癌，长期接触 ^{32}P、^{98}Sr 等放射性核素可引起骨肉瘤。电离辐射能使染色体断裂、转位和点突变，导致癌基因激活或者肿瘤抑制基因失活。②紫外线：长期紫外线照射可致皮肤癌和恶性黑色素瘤。紫外线可使 DNA 中相邻的两个嘧啶形成二聚体，造成 DNA 复制错误。

3. 生物致癌因素　已明确者有：①致瘤病毒：如引起 Burkitt 淋巴瘤或鼻咽癌的 EB 病毒；引起子宫颈癌的人乳头瘤病毒（HPV）；与原发性肝癌有关的乙型肝炎病毒（HBV）等。②细菌与寄生虫：如幽门螺杆菌与胃癌的发生有关；血吸虫感染与膀胱癌和结肠癌的发生有关。③生物毒素：如真菌产生的黄曲霉素等。

（三）机体影响因素

1. 遗传因素　基因突变与染色体畸变和肿瘤发生之间有着密切联系。目前较为确定的遗传性肿瘤综合征有：乳腺／卵巢综合征（突变基因 BRCA1）、视网膜母细胞瘤（突变基因 Rb）、Li-Fraumeni 综合征（突变基因 p53）、Wilm 瘤（突变基因 WT-1）等。而具有肿瘤易感倾向的遗传综合征有：毛细血管扩张性共济失调症（突变基因 ATM，易罹患白血病、网状内皮细胞增生症）、着色性干皮病（突变基因 M，易罹患皮肤癌）、结节性硬化症（突变基因 TSC1\TSC2，易罹患星形细胞瘤）等。肿瘤发病一般为多基因作用的结果，故呈现家族聚集倾向。

2. 免疫因素　肿瘤可诱导机体产生免疫反应。机体免疫系统对肿瘤的有效反应称为免疫监视。但在某些因素的影响下，肿瘤能够逃避机体的免疫监视而在宿主体内生长，称为肿瘤免疫逃逸。肿瘤逃避免疫监视与下列因素有关：低水平表达（或者不表达）肿瘤特异性抗原、MHC 分子和协同刺激分子；肿瘤细胞释放免疫抑制因子；激活体内的免疫抑制性细胞等。近来也发现促炎细胞因子与某些免疫细胞在肿瘤微环境中具有促进肿瘤发展的作用。

3. 内分泌因素　某些肿瘤与激素及其受体异常有关。例如乳腺癌与雌激素过多有关，在妊娠期和哺乳期肿瘤发展特别快，而切除卵巢或注射雄激素可使肿瘤缩小。前列腺癌与雄激素有关，用雌激素治疗可使其生长受到抑制。此外，垂体前叶生长激素可促进肿瘤的生长和转移，肾上腺皮质激素对白血病的发展可有抑制作用。

肿瘤发生可能还受性别、年龄、种族差异、精神状况等因素影响。

第二节　肿瘤的形态与结构

肿瘤是异化的自身组织，其形态、组织结构等都与正常组织不同。

一、肿瘤的一般形态

形状、数目、大小、颜色和质地是判断肿瘤类型、良恶性的重要参考。

1. 形状　肿瘤形状各异，呈息肉状、乳头状、蕈伞状、菜花状、溃疡状、结节状、分叶状、囊状、蟹足状等，主要取决于其发生部位、组织来源、生长方式及良恶性。发生于皮肤、黏膜表面时，良性瘤常向表面突出，形成息肉状、蕈伞状或乳头状；恶性肿瘤常呈菜花状，表面有坏死及溃疡，并向深部浸润。发生于组织深部时，良性瘤多呈结节状或分叶状，有时为囊状，具有完整包膜；恶性肿瘤则形状不规整，常呈树根状向周围浸润性生长,与周围组织分界不清。

2. 数目 肿瘤通常为单个,少数为多个,如子宫平滑肌瘤常表现为多发。恶性肿瘤的转移瘤常为多个。

3. 大小 肿瘤体积大小不一,常与肿瘤的良恶性、生长时间及发生部位有关。生长于颅腔、椎管内等狭小腔道的肿瘤一般较小;生长于体表或腹腔内的良性肿瘤常较大,甚至重达数十公斤。良性肿瘤生长缓慢,对患者影响小,可以生长较长时间而体积很大。恶性肿瘤一般生长迅速,未等瘤体长至相当大时,便可引起转移和患者死亡。

4. 颜色 肿瘤一般呈灰白色,因瘤组织中含血量多少、有无变性与坏死及是否含有色素等,可呈现不同颜色。有时可根据肿瘤的颜色初步推测其为何种肿瘤,如脂肪瘤呈黄色、黑色素瘤呈黑褐色等。

5. 质地 肿瘤质地与其类型、实质与间质的比例及其有无变性坏死有关,如脂肪瘤质软,纤维瘤质韧,骨瘤则质硬。实质多于间质则较软,间质多者则较硬。肿瘤发生坏死时则变软,发生钙化或骨化时则变硬。

二、肿瘤的基本组织结构

肿瘤可发生于几乎所有人体组织器官,故肿瘤的组织结构繁复多样,但所有肿瘤的组织结构均分为实质和间质。

1. 实质 即肿瘤细胞,是肿瘤的主要成分。实质决定着肿瘤的生物学特点。通常根据肿瘤实质细胞判断肿瘤的组织来源,区分肿瘤的良、恶性等。多数肿瘤的实质只有一种细胞,少数有两种或两种以上,如乳腺纤维腺瘤、多形性腺瘤、畸胎瘤等。

2. 间质 肿瘤间质由结缔组织和血管组成,有时可有淋巴管,起着支持和营养肿瘤实质的作用。通常良性肿瘤的间质血管较少,生长缓慢;恶性肿瘤间质血管丰富,生长迅速。此外,肿瘤间质中往往有数量不等的淋巴细胞浸润,一般认为是机体对肿瘤组织的免疫反应。

三、肿瘤的异型性

肿瘤在组织结构和细胞形态上与其起源的正常组织之差异称为异型性(atypia)。肿瘤组织和细胞与其来源的正常组织在代谢、功能和形态上的相似性称为分化程度(degree of differentiation)。肿瘤细胞分化程度的高低决定着肿瘤的异型性。良性肿瘤分化程度高,与正常组织相似,肿瘤异型性不明显;恶性肿瘤分化程度低,与正常组织相差甚远,异型性明显。区别肿瘤异型性的大小是判断肿瘤良恶性的主要组织学依据。

(一) 肿瘤的组织结构异型性

肿瘤组织结构的异型性是指肿瘤的组织结构与其起源组织相比在空间排列方式上有不同程度的差异,表现在肿瘤细胞的排列方式、极性、层次及实质与间质的关系等方面。恶性肿瘤的组织结构异型性明显,肿瘤细胞排列紊乱,极性消失,失去正常的层次和结构。如高分化鳞癌,癌细胞呈同心圆状排列。而良性肿瘤虽然细胞异型性小,与其发源组织相似。但组织结构任可呈现一定的异型性,如子宫平滑肌瘤,瘤细胞形态与子宫正常平滑肌细胞很相似,但细胞排列紊乱呈编织状。故良性肿瘤的诊断主要依据组织结构的异型性。

(二)肿瘤的细胞异型性

良性肿瘤的细胞异型性不明显,而恶性肿瘤细胞常具有高度异型性。表现为:

1. 细胞的多形性 瘤细胞形态多样,大小不一,一般较正常细胞大,可出现形态奇特、体积很大的瘤巨细胞。少数分化差的肿瘤,瘤细胞大小和形态比较一致,如肺小细胞癌。

2. 细胞核的多形性 瘤细胞核常增大,大小、形态不一,可出现巨核、双核、多核或奇异形核;核浆比例增大(接近 $1:1$,正常为 $1:4$);由于核内 DNA 增多,核染色深呈粗颗粒状,分布不均匀,常造成核膜增厚;核仁大,数目增多;核分裂象多见,特别是出现病理性核分裂象,如不对称性、多极性及顿挫性核分裂等。

3. 细胞质的改变 由于细胞质内核糖体增多,常呈嗜碱性染色。有些肿瘤细胞可产生异常的胞浆内产物或分泌物(如黏液、糖原、脂质、激素、角蛋白和色素等),例如肝癌细胞内有时可见黄褐色的胆色素,黑色素瘤细胞内有时可见黑色素。

上述瘤细胞的形态,特别是细胞核的多形性是恶性肿瘤的重要形态特征,对区别良、恶性肿瘤有重要意义,而胞浆内的特异性产物常有助于判断肿瘤的来源。

有的恶性肿瘤主要由未分化细胞构成,称为间变性肿瘤(anaplastic tumor)。在现代病理学中,间变(anaplasia)是指恶性肿瘤细胞缺乏分化。间变性的肿瘤细胞具有明显的多形性,即瘤细胞彼此在大小和形状上有很大的变异,异型性大。因此,往往难于确定其组织来源。间变性肿瘤几乎都是高度恶性的肿瘤。

第三节 肿瘤的生物学特点

肿瘤的生长、扩散及对机体的影响,成为不同于正常细胞的肿瘤细胞的全部生物学特征。

一、肿瘤的生长

肿瘤的生长方式与速度可以成为判别肿瘤良恶性的依据,一般良性肿瘤分化程度高,生长缓慢;恶性肿瘤分化程度低,生长较快。

(一)肿瘤的生长方式

1. 膨胀性生长(expansive growth) 为大多数良性肿瘤的生长方式。肿瘤逐渐生长膨大,不侵袭周围正常组织。随着肿瘤体积的增大,只将周围组织推开。肿瘤常呈结节状,多有完整的包膜,与周围正常组织分界清楚。位于皮下者,触诊检查常可推动。手术易切除,术后很少复发。

2. 浸润性生长(infiltrating growth) 为大多数恶性肿瘤的生长方式。恶性肿瘤细胞不断分裂增生,如树根长入泥土状侵入并破坏周围组织。肿瘤一般无包膜,与邻近正常组织无明显分界。触诊检查时,肿瘤固定,活动度差。手术时需大范围切除,术后易复发。

3. 外生性生长(exophytic growth) 发生在体表、体腔表面或自然管道表面的肿瘤,常向表面生长,形成乳头状、息肉状、蕈状或菜花状等。良性肿瘤和恶性肿瘤都可呈外生性生长。但恶性肿瘤在外生性生长的同时,其基底部有浸润性生长,并因其生长迅速、血供不足,表面易发生坏死脱落而形成溃疡。

（二）恶性肿瘤的生长机制

恶性肿瘤的生长由转化细胞内在特点（如肿瘤细胞的生长分数）和宿主对肿瘤细胞或其产物的反应（如肿瘤血管形成）共同决定。

1. 肿瘤细胞生长动力学　各种肿瘤的生长速度有极大差异，主要与以下三个因素有关：①肿瘤细胞的倍增时间：倍增时间是指肿瘤细胞的数量增加一倍的时间。恶性肿瘤细胞的生长周期与正常细胞一样分为 G_0、G_1、S、G_2 和 M 期。多数恶性肿瘤细胞倍增时间与正常细胞相似或稍长。②肿瘤的生长分数：指肿瘤细胞群体中，处于增殖阶段的细胞所占的比例。生长分数越高，生长越迅速。恶性肿瘤生长初期，细胞分裂增殖活跃，生长分数高。随着肿瘤生长，有的肿瘤细胞进入静止期（G_0 期），停止分裂增殖，则生长分数降低。③肿瘤细胞生成与丢失：肿瘤生长过程中，受营养供应和机体抗肿瘤反应等因素影响，有些肿瘤细胞会丢失（如瘤细胞坏死、凋亡）。大多数恶性肿瘤丢失的细胞可占新生瘤细胞的 54%~99%。因此，增殖组分较大，瘤细胞生成远大于丢失的肿瘤，其生长速度快。

2. 肿瘤的演进与异质化　恶性肿瘤在生长过程中，恶性程度越来越高，更富有侵袭性的现象称为肿瘤的演进（progression），通常是由于肿瘤在生长过程中附加了基因突变造成。肿瘤的异质化（heterogeneity）是指一个恶性转化的细胞在生长过程中由于附加了基因突变形成的细胞亚群，在生化特点、增生速度、侵袭能力、对激素的反应和对放、化疗的敏感性等方面存在的差异。这些具有异质性的肿瘤细胞亚群经过彼此竞争和筛选，使那些侵袭性较强、增殖组分较高、抗原性较弱、更适应局部微环境的瘤细胞亚群被保留下来，因而肿瘤生长更快。

3. 肿瘤血管新生（tumor angiogenesis）　肿瘤的初始阶段无血管新生，其营养主要依靠弥散方式获得。当瘤体直径长到 1~2mm 时（约 10^7 个细胞），就必须诱导血管新生；否则，瘤细胞因缺血和营养不足而生长缓慢或停止。因此诱导血管新生是恶性肿瘤生长、浸润和转移的前提之一。肿瘤细胞和浸润的炎细胞可分泌血管生成因子（angiogenesis factor）诱导血管新生。

（三）浸润生长的细胞学特征

恶性肿瘤的浸润（invasion）生长是其特有的病理表现，并具有以下明显的细胞行为学特征。

1. 瘤细胞不断增生的能力　表现为：①对生长控制反应的丧失：肿瘤细胞不受机体神经体液的调控，亦不受周围环境的影响，表现为自主性生长。即使机体缺乏营养，多种组织处于萎缩状态，肿瘤细胞也能摄取机体的营养物质而不断增殖。②接触抑制的丧失：正常细胞增殖到相互接触时，细胞的分裂即行停止，即接触抑制。肿瘤细胞即使互相接触，仍能无序生长、堆积，丧失了接触抑制。③恶性肿瘤细胞的"永生性"：正常细胞体外培养连续传代 30~50 代即停止增殖。肿瘤细胞能不断增殖，这种无限的增殖能力称为"永生性"增殖能力。

2. 瘤细胞的运动能力　组织培养证明，多数肿瘤细胞具有运动能力。有些正常细胞也具有运动能力，但与其他细胞接触时即发生收缩而停止活动，称为细胞运动的接触性抑制。肿瘤细胞失去了细胞运动的接触性抑制，而且能分泌一种刺激自身运动的物质，称为肿瘤自泌性移动因子（autocrine motility factor，AMF），可通过与癌细胞表面受体结合而刺激其运动。

3. 瘤细胞间的黏着力降低 癌细胞表面黏着力仅为正常上皮细胞的 1/5~1/3。因此,易于从原发部位脱离而发生侵袭及转移。细胞间黏着力降低原因:①瘤细胞表面糖蛋白的唾液酸残基增加,使负电荷加强,相互间的排斥力增大;②细胞膜纤维连接蛋白减少;③细胞黏着斑纽带蛋白功能改变等。

4. 水解酶的释放 某些恶性肿瘤细胞能释放组织蛋白酶、纤溶酶、透明质酸酶、胶原酶等。这些酶可溶解破坏周围组织,有利于肿瘤浸润性生长。

二、肿瘤的扩散

肿瘤的扩散是恶性肿瘤所独有的生物学行为。

(一)肿瘤的扩散方式

1. 直接蔓延 随着恶性肿瘤的长大,肿瘤细胞沿着组织间隙、淋巴管、血管或神经束鞘浸润生长,侵入并破坏邻近正常组织或器官,称为直接蔓延。例如晚期食管癌可蔓延至气管及胸主动脉;晚期乳腺癌可蔓延至肋骨,甚至到达肺脏。

2. 转移 恶性肿瘤细胞从原发部位侵入淋巴管、血管或体腔,被带到他处继续生长,形成与原发瘤同类型的继发性肿瘤,称为转移。所形成的继发性肿瘤称为转移瘤或继发瘤。常见转移途径有三种:

(1)淋巴道转移:为癌转移常见途径。肿瘤细胞侵入淋巴管后,随淋巴液回流到达局部淋巴结。例如乳腺癌转移至同侧腋窝淋巴结,肺癌转移至肺门淋巴结。转移至淋巴结的肿瘤细胞先聚集于边缘窦,而后增殖并逐渐累及整个淋巴结,使淋巴结肿大变硬。如果浸出淋巴结包膜,可与邻近的淋巴结融合。肿瘤细胞转移至局部淋巴结后,可继续沿淋巴管转移至下一站的淋巴结,甚至可通过胸导管进入血流。如果淋巴结或淋巴管被瘤细胞堵塞,淋巴液发生逆流,瘤细胞可通过逆流的淋巴液转移。

(2)血道转移:肉瘤的间质内富含薄壁小血管,易被瘤细胞侵入,所以肉瘤通常经血道转移。某些血供丰富的癌如肝癌、绒毛膜癌及晚期癌同样可经血道转移。肿瘤细胞侵入血管后,可随血流到达远处器官继续生长,形成转移瘤。血道转移的途径与血栓栓塞过程相似。侵入体循环静脉的瘤细胞,经右心到肺而在肺内形成转移瘤,例如骨肉瘤及绒毛膜癌的肺转移。侵入门静脉系统的瘤细胞,则发生肝转移,如胃、肠癌的肝转移。侵入肺静脉的瘤细胞,可经左心随血流到达全身各器官,如脑、骨及肾上腺等。

血道转移可累及许多器官,但最常见的是肺和肝。因此,临床上为判断有无血道转移常作肺及肝的影像学检查。血道转移瘤多呈散在分布、球形、边界清楚、常位于器官的表面。

(3)种植性转移:体腔内器官的恶性肿瘤蔓延至器官表面时,瘤细胞可脱落,像种子一样种植在体腔内其他器官的表面形成转移瘤,称为种植性转移。如胃癌侵袭至浆膜后,可脱落种植到大网膜或卵巢等处,种植到卵巢的转移瘤称为 Krukenberg's 瘤;肺癌也可在胸腔内形成广泛种植性转移。

(二)肿瘤的转移机制

肿瘤转移包括早期原发癌生长、肿瘤血管新生、肿瘤细胞脱落并侵入基质、进入脉管系统、瘤栓形成、继发组织器官定位生长、转移癌继续扩散等多个步骤。前述影响肿瘤生长与浸润的因素也可影响肿瘤转移。此外与下列因素关系密切。

1. 局部组织器官特点 所有腔静脉系血液都经过肺,所有门脉系血液都经过肝脏。因此,肺和肝脏是最常见的转移部位。有些恶性肿瘤的转移具有器官选择性,例如甲状腺癌和前列腺癌常转移至骨,肺癌常转移至脑和肾上腺等。产生这种现象的原因可能有:①靶器官血管内皮细胞上的配体能与进入血液循环的癌细胞的表面黏附分子特异性结合;②靶器官能够释放某些吸引癌细胞的化学趋化物质等。也有某些组织或器官不易形成转移瘤,如脾虽然血液循环丰富,但为重要免疫器官,不利于肿瘤生长;心肌和骨骼肌内转移瘤少见,可能与肌肉经常收缩而使瘤细胞不易停留或肌肉内乳酸含量高而不利于肿瘤生长有关。

2. 机体状态 进入血管的单个肿瘤细胞容易被免疫系统消灭,能够形成转移瘤的可能性小于千分之一。但是肿瘤细胞与血小板凝集成团形成瘤栓后则不易被消灭。瘤栓与栓塞处的血管内皮细胞黏附,然后穿过血管内皮和基底膜,形成转移瘤。因此,机体血液流变学特点影响肿瘤的转移。

机体的一般状况、免疫功能和精神状态与肿瘤的转移亦有密切关系。例如绒毛膜癌在切除原发瘤后,肺内的转移瘤可以自然消退;乳腺癌在手术切除多年后可发生远处转移。此外,实验证明,注射肾上腺皮质激素或垂体生长激素可促进实验动物肿瘤的转移,说明内分泌对肿瘤的转移亦有影响。

三、肿瘤对机体的影响

不同类型肿瘤对机体产生不同的影响,并直接导致不同的预后。

(一)良性肿瘤对机体的影响

良性肿瘤分化成熟,生长缓慢,对周围组织无浸润,不发生转移,对机体的影响较少,主要表现为以下几方面:

1. 局部压迫和阻塞 是良性肿瘤对机体的主要影响。其影响大小与肿瘤所在部位有关。体表良性肿瘤一般对机体无严重影响。消化道良性肿瘤可引起肠梗阻或肠套叠。颅内良性肿瘤可压迫脑组织,引起颅内压升高而造成严重后果。

2. 继发性病变 较少见。如血管瘤可发生破裂而引起大出血,黏膜面的良性瘤如肠的腺瘤、膀胱乳头状瘤可发生溃疡及继发性感染,卵巢囊腺瘤可发生蒂扭转而引起急腹症等。

3. 激素分泌过多 来源于内分泌系统的良性肿瘤可分泌过多的激素而引起相应的症状。如垂体前叶嗜酸性腺瘤可引起巨人症或肢端肥大症;胰岛细胞瘤可分泌过多胰岛素而引起阵发性低血糖等。

(二)恶性肿瘤对机体的影响

恶性肿瘤除局部压迫和阻塞症状外,还可引起更为严重的后果。

1. 破坏器官的结构和功能 恶性肿瘤可破坏原发部位,并通过浸润及转移破坏邻近及远隔器官的组织结构。机体重要器官的结构破坏引起的功能丧失是恶性肿瘤患者死亡的重要原因之一,如肝癌可破坏肝脏而引起肝功能衰不全。

2. 并发症 恶性肿瘤可因浸润、坏死而并发溃疡、出血、穿孔、感染等。肿瘤压迫、浸润神经组织可引起顽固性疼痛。如果侵蚀大血管,可引起致命的出血。肿瘤代谢产物或继发细菌感染等均可引起发热。晚期症状更为明显,如顽固性疼痛、发热等,并出现与肿瘤生长部位相关的明显症状。

3. 异位内分泌综合征　一些非内分泌腺发生的恶性肿瘤,尤其是癌,如肺癌、胃癌、肝癌、结肠癌等能产生和分泌激素,如促肾上腺皮质激素(ACTH)、甲状旁腺素(PTH)、胰岛素、生长激素(GH)等,引起内分泌紊乱。其发生机制可能与恶性肿瘤细胞的基因表达异常有关。

4. 副肿瘤综合征　肿瘤的产物(包括异位激素)或异常免疫反应或其他原因引起的,内分泌、神经、消化、造血系统、骨关节、肾脏及皮肤等系统发生病变,并出现的相应的临床表现。这些表现不是由原发肿瘤或转移灶直接引起,而是通过上述原因间接引起的,故称为副肿瘤综合征(paraneoplastic syndrome)。认识副肿瘤综合征的意义在于它可能是一些隐匿肿瘤的早期表现,可由此及早发现肿瘤。当肿瘤治疗有效,这些综合征可减轻或消失。

5. 恶病质　肿瘤患者晚期可发生严重消瘦、无力、贫血、全身衰竭、皮肤干枯呈黄褐色,称为恶病质(cachexia)。系由严重消耗、出血、感染、发热、疼痛及肿瘤细胞坏死产生的毒性物质所致。

第四节　肿瘤的病理诊断

肿瘤的临床病理诊断需要确定肿瘤的性质、肿瘤的来源与细胞类型、具体的肿瘤名称及恶性肿瘤的进展程度。

一、良性肿瘤与恶性肿瘤

良、恶性肿瘤具有典型的生物学行为差异。区别肿瘤的良、恶性对于肿瘤的正确诊断、治疗方案的确定、预后的判断具有重要意义。表 23-3 所列各项可作为肿瘤良、恶性判断的重要依据。

表 23-3　良性肿瘤与恶性肿瘤的区别

	良性肿瘤	恶性肿瘤
分化程度	分化好,异型性小,与发源组织的形态相似	分化低,异型性大,与发源组织的形态差别大
核分裂象	无或少见	多见,可见病理性核分裂
生长速度	缓慢,有时可呈间断性生长与停滞	迅速,常呈失控制性及不协调性生长
继发性化	较少见	常发生坏死,出血及继发感染
生长方式	膨胀性生长或外生性生长,常有包膜形成,边界清楚,可推动	浸润性生长或外生性生长,无包膜,边界不清,比较固定
转移	不转移	可有转移(淋巴、血道或种植性转移)
复发	术后很少复发	术后易复发
对机体影响	较小,主要为局部压迫或阻塞作用	严重,压迫、阻塞、破坏组织,出血、感染、恶病质,最后可引起死亡

某些肿瘤的组织形态介于良、恶性之间,既无良性肿瘤的典型表现,也无恶性肿瘤的病理依据,称为交界性肿瘤(borderline tumor)。如卵巢交界性浆液性乳头状囊腺

瘤,此类肿瘤有发展为恶性倾向。此外,肿瘤的良恶性亦可发生转化。某些良性肿瘤如不及时治疗,可转变为恶性肿瘤,称为恶变(malignant change),如结肠息肉状腺瘤可恶变为腺癌。

二、肿瘤的分类

按组织来源,可将肿瘤分为上皮组织肿瘤、间叶组织肿瘤等;按生物学特性,可将肿瘤分为良性肿瘤与恶性肿瘤。一般将这两者结合起来分类,既表明肿瘤的组织来源,也表明肿瘤的生物学特性(表 23-4)。

表 23-4　常见肿瘤的分类

组织来源	良性肿瘤	恶性肿瘤
上皮组织		
鳞状上皮	乳头状瘤	鳞状细胞癌
基底细胞		基底细胞癌
腺上皮	腺瘤	腺癌
移行上皮	乳头状瘤	移行上皮癌
间叶组织		
纤维组织	纤维瘤	纤维肉瘤
脂肪组织	脂肪瘤	脂肪肉瘤
平滑肌组织	平滑肌瘤	平滑肌肉瘤
横纹肌组织	横纹肌瘤	横纹肌肉瘤
血管组织	血管瘤	血管肉瘤
淋巴管组织	淋巴管瘤	淋巴管肉瘤
骨组织	骨瘤	骨肉瘤
软骨组织	软骨瘤	软骨肉瘤
滑膜组织	滑膜瘤	滑膜肉瘤
间皮	间皮瘤	恶性间皮瘤
淋巴造血组织		
淋巴组织		淋巴瘤
造血组织		白血病
神经组织		
神经鞘细胞	神经鞘瘤	恶性神经鞘瘤
胶质细胞	胶质细胞瘤	恶性胶质细胞瘤
原始神经细胞		髓母细胞瘤
脑膜组织	脑膜瘤	恶性脑膜瘤
交感神经节	节细胞神经瘤	神经母细胞瘤
其他肿瘤		
黑色素细胞	色素痣	恶性黑色素瘤
胎盘组织	葡萄胎	绒毛膜上皮癌
		恶性葡萄胎
生殖细胞		精原细胞瘤
		无性细胞瘤
		胚胎性瘤
三个胚叶组织	畸胎瘤	恶性畸胎瘤

三、肿瘤的命名

(一) 一般原则

肿瘤命名主要依据其组织来源和生物学特性(良、恶性)。

1. 良性肿瘤命名 一般在起源组织名称后加一"瘤"字。如起源于腺上皮的良性肿瘤称为腺瘤;起源于纤维组织的良性肿瘤称为纤维瘤。

2. 恶性肿瘤命名 起源于上皮组织的恶性肿瘤,称为癌(carcinoma)。上皮组织指鳞状上皮、柱状上皮、移行上皮等。如起源于鳞状上皮的恶性肿瘤称为鳞状细胞癌;起源于腺上皮的恶性肿瘤称为腺癌。起源于间叶组织的恶性肿瘤,称为肉瘤(sarcoma)。间叶组织指来源于间充质的广义结缔组织,包括纤维、脂肪、间皮、脉管和肌肉组织等。如起源于纤维组织的恶性肿瘤称为纤维肉瘤;起源于软骨组织的恶性肿瘤称为软骨肉瘤。

如果一个恶性肿瘤同时具有癌和肉瘤两种成分,则称为癌肉瘤(carcinosarcoma)。

(二) 特殊命名

有少数肿瘤不依上述原则命名,但也被医学界接受并广泛使用。

1. 来源于幼稚组织的肿瘤 称为母细胞瘤,多为恶性肿瘤,如神经母细胞瘤、髓母细胞瘤、肾母细胞瘤等;也有良性肿瘤,如骨母细胞瘤、软骨母细胞瘤、脂肪母细胞瘤等。

2. 冠以"恶性"两字的肿瘤 如恶性畸胎瘤、恶性脑膜瘤、恶性黑色素瘤等。

3. 以人名命名 如尤文肉瘤(Ewing's sarcoma)、霍奇金淋巴瘤(Hodgkin's lymphoma)。

4. 以"病"或"瘤"命名 如白血病(leukemia)、精原细胞瘤(seminoma)、无性细胞瘤(dysgerminoma)等。

5. 瘤病 常用于多发性良性肿瘤,如神经纤维瘤病(neurofibromatosis)、脂肪瘤病(lipomatosis)、血管瘤病(angiomatosis)等。

四、肿瘤的分级与分期

肿瘤的分级与分期一般用于恶性肿瘤。两者分别从不同角度对恶性肿瘤进行了描述,对于确定恶性肿瘤治疗方案和预后评估具一定意义。

(一) 肿瘤的分级

是描述肿瘤恶性程度的指标。根据肿瘤细胞分化程度的高低、异型性的大小及病理性核分裂数目来确定肿瘤恶性程度的级别。多采用三级分级法,即I级为高分化,属低度恶性;II级为中等分化,属中度恶性;III级为低分化,属高度恶性。

(二) 肿瘤的分期

是描述恶性肿瘤生长范围和扩散程度的指标。根据原发肿瘤的大小、浸润范围、邻近器官受累情况、淋巴结转移及血道转移情况对恶性肿瘤进行分期。多采用TNM分期法。T指肿瘤的原发灶,由小到大依次用 T_1~T_4 表示;N指局部淋巴结受累情况,淋巴结未累及时用 N_0 表示,随着淋巴结受累的程度及范围的扩大用 N_1~N_3 表示;M指血行转移,无血行转移者用 M_0 表示,有血行转移者用 M_1 表示。

第五节 常见肿瘤

临床肿瘤除具有共同的生物学特征以外,也因起源和所处器官、组织的不同而引起不同的临床表现与特征性的病理改变。常见的临床肿瘤通常起源于上皮组织、间叶组织和淋巴造血组织。不同组织起源的肿瘤也各自表现出不同的病理学特点。

一、上皮组织肿瘤

上皮组织所形成的肿瘤最常见,分良性与恶性两大类。

(一)上皮组织良性肿瘤

1. 乳头状瘤(papilloma) 好发于皮肤、阴茎、喉头等处。肉眼观:呈外生性,向体表或腔面生长,形如绒毛或菜花状。肿瘤的根部常有蒂与正常组织相连。光镜下:每一乳头的中轴为含有血管和结缔组织的间质成分,其表面覆有增生的上皮。

2. 腺瘤(adenoma) 常发生于甲状腺、卵巢、乳腺、涎腺和肠等处,根据腺瘤的组成成分及形态特点,可分为以下类型:

(1)息肉状腺瘤:多见于结肠、直肠黏膜。常呈息肉状,有蒂与黏膜相连。镜下:肿瘤性腺上皮排列成小管或绒毛状结构;或为两种结构混合存在。绒毛状的腺瘤恶变率较高,特别是体积较大者。

(2)纤维腺瘤:为女性乳腺的常见肿瘤。除增生的腺体外,同时伴随有大量纤维结缔组织增生,共同构成肿瘤的实质。

(3)囊腺瘤:腺瘤中腺体的分泌物淤积,腺腔逐渐扩大并互相融合,形成大小不等的囊腔,故称为囊腺瘤,常发生于卵巢及甲状腺。卵巢囊腺瘤主要有两种类型:腺上皮分泌浆液者称为浆液性囊腺瘤,常为单房性,多双侧发生;腺上皮分泌黏液者称为黏液性囊腺瘤,常为多房性,多单侧发生。若囊腔内上皮增生活跃而呈乳头状时,称为乳头状囊腺瘤。

(4)多形性腺瘤:由腺体、黏液样及软骨样组织等多种成分混合组成,故称为"混合瘤"。常发生于涎腺、腮腺。本瘤生长缓慢,但切除后较易复发。

(二)上皮组织恶性肿瘤

上皮组织发生的恶性肿瘤统称为癌,多见于40岁以上人群,是最常见的恶性肿瘤。发生于皮肤、黏膜表面的癌多呈蕈状或菜花状,表面常有坏死及溃疡形成。发生于器官内的癌常为不规则结节状,并呈树根状或蟹足状向周围组织浸润;质地较硬,切面常为灰白色,较干燥。光镜下:癌细胞排列成团(癌巢)或条索状,与间质分界清楚。网状纤维染色见癌细胞之间无网状纤维,而仅见于癌巢之周围。癌较易经淋巴道转移,晚期可经血道转移。常见的癌有以下几个类型:

1. 鳞状细胞癌(squamous cell carcinoma) 简称鳞癌,常发生在覆有鳞状上皮的部位,如皮肤、口腔、唇、喉、食管、阴茎、阴道、宫颈等;亦可发生于鳞状上皮化生后的部位,如支气管、胆囊等。肉眼观:癌常呈菜花状,亦可发生坏死脱落而形成溃疡。光镜下:可见增生的上皮突破基底膜向深层浸润,形成不规则的癌巢。分化好者可见癌巢外层为相当于基底层的细胞,其内为相当于棘细胞层的细胞,尚可见到细胞间桥;癌巢中央为层状的角化物,称为角化珠或癌珠(keratin pearl)。如分化较差时,无角化珠形成,细胞间桥减少或无。

2. 基底细胞癌(basal cell carcinoma) 多见于老年人面部,如眼睑、颊及鼻翼等处。肉眼观:该处皮肤呈小结节状突起,表面常形成溃疡。光镜下:癌巢由基底细胞样癌细胞构成。本癌仅局部浸润,很少发生转移,对放射治疗敏感。

3. 移行上皮癌(transitional cell carcinoma) 来源于膀胱或肾盂的移行上皮。肉眼观:常为多发性,呈乳头状。光镜下:癌细胞似移行上皮,呈多层排列。

4. 腺癌(adenocarcinoma) 来源于腺上皮,多发生于柱状上皮被覆的黏膜,如胃肠道、呼吸道、胆囊、子宫体、子宫颈管,以及各种腺器官如乳腺、胰腺、前列腺、甲状腺等。

(1) 管状或乳头状腺癌:腺癌分化较好,形成大小不等、形状不一、排列不规则的腺样结构。癌细胞不规则地排列成多层,常突破基底膜而向间质浸润。当腺癌生长活跃而形成大量乳头状结构者,称为乳头状腺癌;腺腔高度扩张呈囊状者,称为囊腺癌。

(2) 实性癌(solid carcinoma)或称单纯癌(carcinoma simplex):分化低而形成实体性癌巢,无腺腔样结构,癌细胞异型性明显,核分裂象多见,恶性程度高。实性癌中癌巢小少而间质结缔组织多者,质地硬,称为硬癌(scirrhous carcinoma);癌巢大且多而间质结缔组织少者,质地软如脑髓,称为软癌或髓样癌(medullary carcinoma)。

(3) 黏液癌(mucoid carcinoma):胃肠道的腺癌可分泌黏液,癌呈灰白色,湿润,半透明如胶冻状,又称为胶样癌(colloid carcinoma)。初时黏液积聚于癌细胞内,将核挤向一侧,如印戒状,称为印戒细胞,以后大量黏液堆积在腺腔内,腺体崩解而形成黏液湖,并可见小片状印戒细胞漂浮于其中。

(三) 癌前病变、非典型增生及原位癌

1. 癌前病变(precancerous lesions) 某些具有癌变倾向的良性病变,如长期未治愈有可能转变为癌。早期发现和及时治愈癌前病变,对肿瘤的预防具有重要意义。常见癌前病变如下:

(1) 皮肤、黏膜白斑:常发生于口腔、外阴等处黏膜。肉眼观呈白色斑块,镜下主要为黏膜的鳞状上皮过度增生和过度角化。如长期不愈就有可能转变为鳞状细胞癌。

(2) 慢性宫颈炎伴子宫颈糜烂:慢性宫颈炎时,宫颈阴道部的鳞状上皮被来自宫颈管内膜的柱状上皮所取代,局部呈红色,黏膜上皮似发生缺损,称为宫颈糜烂。少数病例可发展为宫颈鳞状细胞癌。

(3) 乳腺纤维囊性乳腺病:常见于 40 岁左右女性,由内分泌失调所致。表现为乳腺小叶导管和腺泡上皮细胞增生及导管囊性扩张,伴有导管内乳头状增生者易发生癌变。

(4) 大肠多发性息肉:结肠及直肠发生多发性腺瘤性息肉,常有家族史,具有高度癌变倾向。

(5) 慢性萎缩性胃炎:慢性萎缩性胃炎时,胃黏膜腺体可有肠上皮化生,在此基础上癌变概率高。

2. 非典型性增生(dysplasia) 是指上皮细胞增生同时伴有一定程度的异型性,但未达到癌的诊断标准。镜下表现为上皮细胞层次增多,排列紊乱,极向消失。细胞大小不一,形态多样,核大而浓染,核浆比例增大,核分裂增多,但多属正常核分裂象。根据鳞状上皮异型性程度和累及的范围,非典型增生可分为:轻度非典型增生(Ⅰ级)、中度非典型增生(Ⅱ级)和重度非典型增生(Ⅲ级)三级。轻度和中度的非典型性增生(分别累及上皮层下部的1/3和2/3),在病因消除后可恢复正常。而累及上皮2/3以上尚未达到全层的重度非典型性增生则很难逆转,常转变为癌。前述的癌前病变多通过非典型增生而发生癌变。

近年来提出的上皮内瘤变(intraepithelial neoplasia)的概念,将轻度、中度和重度非典型增生分别称为上皮内瘤变的Ⅰ、Ⅱ、Ⅲ级,并将原位癌也列入上皮内瘤变Ⅲ级内。例如,子宫颈上皮内瘤变(cervical intraepithelial neoplasia,CIN)Ⅰ级、Ⅱ级和Ⅲ级。

3. 原位癌(carcinoma in situ)　癌细胞仅限于上皮层而未突破基底膜者,称为原位癌。如能早期发现及治疗,预后较好。

二、间叶组织肿瘤

间叶组织肿瘤的种类很多,包括脂肪组织、血管和淋巴管、平滑肌、横纹肌、纤维组织、骨组织等部位发生的肿瘤。其中,良性的比较多见,恶性肿瘤(肉瘤)相对少见。

(一)间叶组织良性肿瘤

1. 纤维瘤(fibroma)　常见于四肢及躯干的皮下。肉眼观:瘤的大小不一,多为圆形或椭圆形,质硬,有完整的包膜,切面灰白色,可见编织状条纹。光镜下:可见成束的分化良好的纤维瘤细胞及胶原纤维不规则地纵横交错排列。

2. 脂肪瘤(lipoma)　最常见的良性软组织肿瘤,多发生于四肢及躯干的皮下。肉眼观:肿瘤可呈单个或多发性生长,多为椭圆形或分叶状,有包膜,质软,切面呈黄色,似正常脂肪组织。光镜下:由分化成熟的脂肪组织构成,呈不规则分叶状,有纤维组织分隔。

3. 血管瘤(hemangioma)　多为先天性,常见于儿童,可发生于任何部位,但以皮肤为多见。大小不定,呈紫红色,无包膜。一般分为两型:毛细血管瘤和海绵状血管瘤。前者由增生的毛细血管构成,可呈浸润性生长。后者由腔大壁薄的血管即扩张的血窦构成,肉眼观似海绵状,常见于肝脏及肌肉组织。

4. 平滑肌瘤(leiomyoma)　最多见于子宫,其次为胃肠道。肉眼观:肿瘤呈球形或结节状,边界清除,质较硬,切面灰白色,呈编织状纹理。镜下,瘤细胞为形态较一致的梭形平滑肌细胞,呈不规则之束状并互相编织。

(二)间叶组织恶性肿瘤

来源于间叶组织的恶性肿瘤统称为肉瘤。肉瘤较癌为少见,多见于儿童及青年。肉眼观:体积常较大,质软,切面灰红色,湿润,似鱼肉状,故名肉瘤。光镜下:肉瘤细胞弥漫排列,不形成细胞巢,实质与间质分界不清。肉瘤细胞间有网状纤维。间质内结缔组织少,但血管丰富,故多经血道转移。癌与肉瘤的区别见表23-5。

1. 纤维肉瘤(fibrosarcoma)　多见四肢皮下组织,年龄分布广,从幼婴儿至老年人皆可发生。高分化纤维肉瘤生长较缓慢,切除后易复发;低分化者生长快,易经血道转移至肺。

2. 脂肪肉瘤(liposarcoma)　为肉瘤较常见类型,多发生于大腿深部的软组织或腹膜后。肉眼观:多呈结节状或分叶状,可似脂肪瘤,亦可呈黏液样或鱼肉样。瘤细胞形态多种多样,以出现脂肪母细胞为特点,胞质内可见多少不等、大小不一的脂质空泡。

表 23-5 癌与肉瘤的区别

	癌	肉瘤
组织来源	上皮组织	间叶组织
发病率	较常见,约为肉瘤的 9 倍,多见于 40 岁以上的成人	较少见,大多见于青少年
大体特点	质较硬,色灰白,较干燥	质软,色灰红,湿润,鱼肉状
组织学特点	多形成癌巢,实质与间质分界清楚	肉瘤细胞多弥漫分布,实质与间质分界不清,间质内血管丰富,结缔组织少
网状纤维	癌细胞间多无网状纤维	肉瘤细胞间多有网状纤维
转移	多经淋巴道转移	多经血道转移

3. 平滑肌肉瘤(leiomyosarcoma) 多发生于子宫、胃肠。肉眼观:呈结节状,质软而灰红,无包膜。光镜下:肉瘤细胞弥漫散在分布,分化差时核分裂象多见,呈束状交织排列,若黏液变性明显的,则称为黏液样平滑肌肉瘤。

4. 骨肉瘤(osteosarcoma) 为最常见的骨恶性肿瘤,好发于青少年。常发生于四肢长骨的干骺端,尤其好发于股骨下端、胫骨上端,亦可见于肱骨或骨盆。肉眼观:肿瘤常自干骺端开始,向髓腔及周围皮质浸润,进而扩展至骨膜外软组织而形成梭形肿块。肿瘤上下两端的骨皮质和掀起的骨外膜之间形成三角形隆起,是由骨外膜产生的新生骨,在 X 线上称为 Codman 三角;由于骨膜被掀起,在骨外膜和骨皮质之间,可形成与骨表面垂直的放射状反应性新生骨小梁,在 X 线上表现为日光放射状阴影。这些影像学表现具有诊断意义。肿瘤切面灰红色,呈鱼肉样,可见坏死与出血。光镜下:瘤细胞大小不等,核形奇异,呈高度异型性,病理性核分裂及瘤巨细胞多见。瘤细胞形成肿瘤性骨组织或骨样组织。新生的骨小梁形状不规则,大小不一,排列紊乱。骨肉瘤恶性度很高,生长迅速,早期可转移至肺。

三、淋巴造血组织肿瘤

(一)恶性淋巴瘤

恶性淋巴瘤(malignant lymphoma)是原发于淋巴结和淋巴结外淋巴组织的恶性肿瘤,由淋巴细胞和组织细胞恶性增生形成。可分为两大类:

1. 霍奇金淋巴瘤(Hodgkin lymphoma) 也称霍奇金病。多见于青少年和中年,男多于女。肿瘤多从一个淋巴结开始,逐渐累及邻近淋巴结,以颈部淋巴结和锁骨上淋巴结最常见。受累淋巴结肿大,随着病程进展,相邻的肿大淋巴结相互粘连、融合,形成结节状的巨大肿块。切面灰白色,呈鱼肉样。光镜下:肿瘤由肿瘤性细胞即 R-S 细胞(Reed-Sternberg 细胞)和变异的 R-S 细胞,以及非肿瘤性的淋巴细胞、嗜酸性粒细胞、中性粒细胞、组织细胞及纤维间质组成。典型的 R-S 细胞是一种直径 20~50μm 的双核或多核瘤巨细胞。双核的 R-S 细胞两核面对面排列,彼此对称,形如镜中之影,称为"镜影细胞"。其病变范围越广,预后越差。晚期可血行播散,累及脾、肝、骨髓和消化道等处。

2. 非霍奇金淋巴瘤(non-Hodgkin lymphoma,NHL) 约占所有淋巴瘤的 80%~90%,其中 2/3 原发于淋巴结,1/3 原发于淋巴结外器官或组织。来源于 B、T 及 NK 细胞,瘤组织成分单一。常发生于浅表淋巴结,以颈部淋巴结最多见,其次可见于腋下和腹股沟淋巴结。受累淋巴结肿大,相邻淋巴结相互粘连,形成不规则结节状肿块,切面灰白色,鱼肉样。晚期可转移至肝、脾、骨髓和其他内脏。

(二) 白血病

白血病(leukemia)是造血干细胞恶性克隆性疾病。其病变特点:大量增殖的白血病细胞逐步取代骨髓,并经血液浸润全身组织及肝、脾、淋巴结等器官。

临床上根据白血病细胞的成熟程度和自然病程,将白血病可分为急性和慢性两大类。急性白血病(acute leukemia, AL)的细胞分化停滞在较早阶段,多为原始细胞及早期幼稚细胞,病情发展迅速,自然病程仅几个月。慢性白血病(chronic leukemia, CL)的细胞分化停滞在较晚的阶段,多为较成熟幼稚细胞和成熟细胞,病情发展缓慢,自然病程为数年。其次,根据主要受累的细胞系列可将 AL 分为急性淋巴细胞性白血病和急性髓性白血病,CL 则分为慢性淋巴细胞性白血病、慢性髓性白血病和少见类型的白血病。

由于白血病细胞广泛浸润骨髓,使红细胞和血小板新生减少,可发生严重贫血及出血。由于白细胞皆为幼稚的白细胞,失去了正常的抗感染能力,患者易发生严重的感染。贫血、出血和继发感染常为白血病患者死亡的主要原因。

学习小结

通过本章学习,你是否能够形成"肿瘤"的科学概念? 能否明确区分正常细胞的形态、结构、生物学行为与肿瘤细胞的差别? 能否区分良恶性肿瘤的形态、结构、生物学行为差别? 肿瘤,尤其是恶性肿瘤的生物学特征主要表现于哪些方面? 如果需要对临床肿瘤进行病理诊断的话,需要从哪些角度给予描述? 一般我们将如何命名一个具体的肿瘤? 最后,希望能够对肿瘤的发生与发病的原因形成概要的认识。

(郭军鹏 王 易)

复习思考题

1. 有人提出肿瘤是一种细胞水平的生物进化行为,你如何看待这个问题? 请根据肿瘤的生物学特征,说说你的见解。

2. 本章表 23-3 给出了良、恶性肿瘤的不同临床表现,根据这些表现,试推论良、恶性肿瘤在细胞和基因水平上存在哪些本质上的不同。

笔记

第二十四章

水、电解质及酸碱平衡紊乱

📖 学习目的与学习要点

　　体液中水、电解质与酸碱度构成了机体内环境的最基本要素,水、电解质平衡与适宜的酸碱度是保证机体新陈代谢与重要生命活动的最基本条件,临床实践中水、电解质及酸碱平衡紊乱常常出现并可加重病情,甚至威胁生命。本章着重介绍水、电解质(包括钠、钾、镁、钙磷等)代谢紊乱与酸碱平衡紊乱的原因、机制及其临床特点。

　　人体体液由水、电解质、低分子有机化合物及蛋白质等组成,提供适宜正常新陈代谢与细胞生理活动的内环境。这种"适宜性"包括渗透压、离子强度、酸碱度及缓冲能力。

　　在疾病因素作用下,体液的"适宜性"可能遭受破坏而发生失衡,主要表现为水、电解质紊乱与酸碱平衡紊乱两大类型。而在临床发生过程中,两者常常相互关联。

第一节　水、钠代谢紊乱

　　水是机体中含量最多的物质,其生理功能包括促进物质代谢、调节体温和润滑作用等。电解质有阳离子和阴离子,主要生理功能是维持体液的渗透压平衡和酸碱平衡、维持神经肌肉细胞的静息电位及参与新陈代谢等生理活动。

　　水、钠代谢的动态平衡是维持机体内环境稳定的重要因素。水、钠代谢紊乱是临床最常见的水电解质平衡紊乱,其发生往往导致体液容量和渗透压的改变。

一、水、钠代谢紊乱的分类

　　临床上,水、钠代谢紊乱往往是同时或相继发生、互相影响、关系密切,故常将两者同时考虑。

　　1. 根据体液的容量和渗透压　体液容量减少可分为低渗性脱水、高渗性脱水和等渗性脱水;体液容量过多分为水中毒、盐中毒和水肿。

　　2. 根据血钠浓度变化　可分为低钠血症、高钠血症、正常血钠性水紊乱。

二、脱水

　　脱水(dehydration)是指各种原因导致的细胞外液明显减少而引起的临床症候群,

笔记

常伴血钠和渗透压的变化。根据细胞外液渗透压不同,可分为高渗性脱水、低渗性脱水和等渗性脱水三种类型。

(一) 高渗性脱水

高渗性脱水是指失水多于失钠,血钠 >150mmol/L,血浆渗透压 >310mmol/L,伴有细胞内液和细胞外液容量减少,故又称低容量性高钠血症。

1. 原因和机制 ①饮水不足:见于水源断绝、缺乏渴感、饮水困难等。②失水过多:经呼吸道失水过多,如癔症或代谢性酸中毒;经皮肤失水过多,如高热、大汗或甲状腺功能亢进;经肾失水过多,如中枢性尿崩症、肾性尿崩症及使用大量脱水剂;经胃肠道丢失过多,如呕吐、腹泻及胃肠引流。

2. 对机体的影响 ①口渴:由于细胞外液高渗,通过渗透压感受器会引起口渴;②细胞外液含量减少:引起脱水体征和血容量减少,细胞外液渗透压升高可刺激渗透压感受器引起抗利尿激素(ADH)分泌增加,肾小管对水的重吸收增加,出现少尿、尿比重增加;③体液转移:细胞外液高渗,导致细胞内液向细胞外转移,有助于恢复循环血量,但会引起细胞脱水而皱缩。④中枢神经系统功能障碍:细胞外液严重高渗可引起脑细胞严重脱水,出现一系列中枢神经系统功能障碍症状,如嗜睡、抽搐、昏迷,甚至死亡等。

(二) 低渗性脱水

低渗性脱水是指失钠多于失水,血钠 <130mmol/L,血浆渗透压 <280mmol/L,伴细胞外液减少,又称低容量性低钠血症。

1. 原因和机制 见于体液丢失后处理措施不当,比如只给水而未补充电解质。①经消化道失液:如呕吐、腹泻导致大量含钠消化液丧失;②液体在第三间隙积聚:如大量胸水或腹水形成时。③经皮肤失液:大量出汗、大面积烧伤;④经肾丢失:长期使用呋塞米、依他尼酸等利尿药抑制髓袢升支对钠的重吸收;肾髓质破坏,浓度梯度不能维持,使尿钠增多;肾小管酸中毒,或醛固酮分泌增多,导致 Na^+ 排出增多。

2. 对机体的影响 ①口渴不明显:由于血浆渗透压降低,患者虽然机体缺水,但渴感不明显;②尿的变化:细胞外液低渗,渗透压感受器受到抑制,ADH 分泌减少,远端小管和集合管对水的重吸收相应减少,导致多尿和低比重尿。但晚期血容量严重降低时,ADH 释放增加,可出现少尿;③易发生休克:细胞外液减少,加之水分向渗透压相对较高的细胞内转移,进一步减少细胞外液,易发生低血容量性休克;④明显失水体征:血容量减少导致组织间液向血管内转移,加剧细胞外液减少,患者出现皮肤弹性下降、眼窝下陷、静脉萎陷和婴幼儿囟门塌陷等症状。

(三) 等渗性脱水

等渗性脱水是指水钠等比例丢失,血钠浓度在 135~145mmol/L,血浆渗透压在280~310mmol/L,又称低容量正常钠血症。

1. 原因和机制 任何等渗性体液的大量丢失所造成的血容量减少,短期内均属等渗性脱水,可见于呕吐、腹泻、大面积烧伤、大量抽放胸水、腹水等。

2. 对机体的影响 ①细胞外液丢失:可有失水体征。若伴有血容量严重减少可出现血压下降、休克或肾衰竭等;②尿液的改变,醛固酮和 ADH 分泌增加,肾脏对水和钠的重吸收增强,患者出现少尿、尿钠减少。

等渗性脱水若不予处理,可因皮肤与呼吸道不感性蒸发,水分丢失而转化为高渗性脱水,若补给过多低渗溶液则可转变为低渗性脱水。

三、水肿

水肿(edema)是指过多的液体在组织间隙或体腔内积聚。水肿不是独立的疾病,而是多种疾病的一种重要的基本病理过程。

（一）水肿根据不同标准分类

1. 按水肿波及范围　分为全身水肿和局部水肿。

2. 按水肿发病原因　分为心性水肿、肾性水肿、肝性水肿、营养不良性水肿、淋巴性水肿和炎性水肿等。有的水肿至今原因不明,称为特发性水肿。

3. 按水肿发生部位　分为肺水肿、脑水肿、视神经乳头水肿和皮下水肿等。

（二）水肿的发病机制

正常人体组织间液保持相对的恒定,依赖于血管内外液体交换和体内外液体交换的平衡调节。一旦体液平衡发生紊乱,则可导致组织间液增多和水肿发生。

1. 血管内外液体交换障碍　血管内外组织液的生成和回流保持动态平衡受有效流体静压、有效胶体渗透压、淋巴回流等因素调控。若调控异常,则会导致组织液生成增多,形成水肿。

（1）毛细血管内流体静压升高:使有效流体静压增高,组织液生成过多。常见于静脉压升高,如充血性心力衰竭可导致体循环静脉压升高而引起全身性水肿,静脉血栓形成可引起局部水肿。动脉性充血也可致毛细血管内流体静压升高而引起水肿,如炎性水肿。

（2）血浆胶体渗透压下降:见于血浆白蛋白减少时。如肝硬化、营养不良等致白蛋白合成减少;肾病综合征等蛋白丧失过多;慢性感染、恶性肿瘤等蛋白分解增加。

（3）毛细血管壁通透性增高:导致血浆胶体渗透压降低,组织间液胶体渗透压升高而使组织液生成过多。见于各种炎症。

（4）淋巴回流受阻:如恶性肿瘤、丝虫、乳腺癌根治术等导致的淋巴管阻塞或广泛破坏。

2. 机体内外液体交换障碍　机体水、钠的摄入和排出处于一种动态平衡,以维持体液量的相对恒定。这一过程有赖于神经-体液调节下的肾脏球-管平衡。当某些因素导致球-管平衡失调时,便可导致钠水潴留,使体液容量增加,引发水肿。

（1）肾小球滤过率降低:见于急、慢性肾小球肾炎等广泛的肾小球病变,肾小球有效滤过率面积;充血性心衰、肾病综合征等导致的有效循环血量明显减少,肾血流量减少。

（2）近曲小管肾小管重吸收钠水增多:见于心房钠尿肽减少,水钠重吸收增多;肾小球滤过分数增加,无蛋白滤液相对增加,近曲小管液血浆胶体渗透压升高,重吸收增强。

（3）远曲小管和集合管重吸收钠水增加:见于有效循环血量减少、肾素-血管紧张素-醛固酮激活及容量感受器兴奋,醛固酮和抗利尿激素增加,钠水重吸收增加;肝硬化时醛固酮和抗利尿激素因灭活减少而增多。

（三）水肿的特点

1. 水肿液的性状　水肿液含血浆全部晶体成分,根据蛋白含量不同可以分为漏

375

出液(transudate)和渗出液(exudate)。漏出液多由毛细血管内流体静压升高导致,特点是水肿液比重低于 1.015,蛋白含量低于 25g/L,细胞数少于 100×10^6/L。渗出液多由炎症引起毛细血管通透性增高导致,水肿液比重高于 1.018,蛋白含量高于 30g/L,细胞数高达 500×10^6/L。但淋巴水肿时,毛细血管通透性虽不增高,但水肿液的蛋白含量较高,其比重不低于渗出液。

2. 水肿的皮肤特点　皮下水肿也称为浮肿,是全身或躯体局部水肿最常见的体征。当皮下组织有过多液体积聚时,可出现局部皮肤肿胀、光亮,皱纹变浅变平,皮温较低,组织弹性差。用手指按压可产生凹陷,或出现压痕,称为凹陷性水肿(pitting edema),也称为显性水肿(frank edema),常见于骨突部位(如额、颧、踝部)的皮肤或近骨性组织且皮下组织较少的部位(如胫骨前)。而黏液性水肿及象皮肿等尽管组织肿胀明显,但受压后无组织凹陷,此类水肿称为非凹陷性水肿,多因组织液中蛋白含量较高所致。全身性水肿患者在出现凹陷之前已有组织液增多,可达原体重的 10%,称隐性水肿(recessive edema)。这是由于分布组织间隙的胶体网状物(透明质酸、胶原及黏多糖等)对液体有强大的吸附能力和膨胀性。当积聚液体量超过胶体网状物的吸附能力时,液体被游离出来后在组织间隙中移动。当游离液体达到一定量时,按压皮肤则游离液可向按压点四周扩散,形成凹陷且不易立即恢复。

3. 全身性水肿的分布特点　由于受重力作用,心性水肿首先出现在低垂部位;肾性水肿不受重力影响,首先出现在眼睑等组织疏松的部位;肝性水肿由于门静脉高压,胃肠道静脉回流不畅等局部血流动力学因素,常表现为腹水。

四、水中毒

水中毒(water intoxication)是指水潴留使体液容量明显增加,血钠浓度因稀释而降低,血清 Na^+ 浓度 <130mmol/L,血浆渗透压 <280mmol/L,又称高容量性低钠血症。

1. 原因和机制　正常情况下即使摄入较多的水,由于神经 - 内分泌系统和肾脏的调节作用,可将体内多余的水很快经由肾脏排出,故不致发生水潴留。水中毒的原因为:①水摄入过多:如用非电解质溶液灌肠,肠道吸收水过多;精神性饮水过量或持续大量饮水;输液含盐少的液体过多过快,超过肾脏排水能力,则可引起水中毒。②水排出过少:多见于急性肾功能不全少尿期、ADH 分泌过多、严重心力衰竭或肝硬化等,肾脏排水明显减少。

2. 对机体的影响　主要表现为低钠血症和血浆低渗。低钠血症可引起恶心、呕吐及肌无力等;而血浆低渗,水自细胞外向细胞内转移,导致细胞水肿。脑细胞水肿,可使颅内压增高,表现为恶心、头痛,严重可引起脑疝危及生命。

第二节　钾代谢紊乱

钾是细胞内最主要的阳离子,不但在维持细胞内液容量、渗透压和酸碱平衡等方面发挥重要作用,而且也影响细胞外液的渗透压和酸碱平衡。

一、正常钾代谢

1. 钾的分布与平衡　正常成人体钾总量约 50~55mmol/kg 体重,其中 98% 存在于细胞内,2% 分布于细胞外。食物含钾丰富,摄入的钾 90% 从尿排出,其余随粪便或汗液排出。肾排钾的特点为多吃多排、少吃少排、不吃也排。

2. 钾的生理功能 ①维持细胞静息膜电位,K^+ 顺浓度差从细胞内向细胞外扩散,使细胞膜外带正电荷、膜内带负电荷,产生静息膜电位。膜电位取决于细胞膜对 K^+ 的通透性和膜内外 K^+ 浓度差。②参与蛋白质、糖原合成等细胞新陈代谢。③调节体液渗透压和酸碱平衡。

3. 钾的调节 ①细胞内外 K^+ 交换:通过泵漏机制调节,泵指钠钾泵通过 Na^+-K^+ ATP 酶,通过 H^+-K^+ 交换,将 K^+ 逆浓度差泵入细胞内;漏指 K^+ 通过离子通道顺浓度差从细胞内移到细胞外。胰岛素、β 受体激活、细胞外高钾、碱中毒、合成代谢增强等可促进细胞摄钾;酸中毒、α 受体激活、分解代谢增强、运动等使 K^+ 从细胞内移出。②肾脏对 K^+ 的排泄:机体摄入的钾 90% 从肾脏排出。肾脏通过远曲小管和集合管对 K^+ 的分泌和重吸收来调节机体钾平衡。血清 K^+ 浓度升高、醛固酮分泌增多和急性碱中毒时,K^+ 排出增多。③结肠、汗液的排 K^+ 作用:机体摄入的钾 10% 从结肠排出。当肾衰竭排 K^+ 减少时,肠道成为重要的排 K^+ 途径(可达 34%)。此外大汗时也可经皮肤丢失相当量的钾。

二、钾代谢障碍

根据血 K^+ 浓度(正常血清钾浓度 3.5~5.5mmol/L)将钾代谢障碍分为低钾血症和高钾血症。

(一) 低钾血症

低钾血症(hypokalemia)是指血清 K^+ 浓度低于 3.5mmol/L。机体总钾量和细胞内钾缺失称为缺钾。低钾血症和缺钾可同时发生,也可分别发生。

1. 原因和机制 ①钾摄入不足:见于长期不能进食者如消化道梗阻、昏迷、术后禁食,静脉补液未补钾或补钾不够时。②钾排出过多:长期使用呋塞米等排钾利尿药、肾脏疾病、肾小管性酸中毒、醛固酮增多症时钾经肾排出过多;腹泻、呕吐、胃肠减压导致经消化道排钾过多;大量出汗经皮肤排钾过多。③钾进入细胞内过多:碱中毒时 H^+ 移出细胞而 K^+ 移入细胞内;过量胰岛素、β 受体激动药、低钾性周期性麻痹使 K^+ 移入细胞内。

2. 对机体的影响 ①神经 - 肌肉组织:急性低钾血症静息电位(Em)负值加大,与阈点位(Et)间距离增大,兴奋性降低、肌肉松弛,甚至呼吸肌麻痹;②心肌:低钾血症时,心肌细胞内向整流钾通道通透性降低,K^+ 外流减慢,Em 负值减少,Em-Et 间距离缩短,心肌细胞兴奋性增高;复极化时由于 K^+ 外流减慢,Na^+ 内流相对加速,快反应自律细胞自动去极化加速,自律性提高;Em 负值减少使 0 期去极化幅度降低,兴奋的扩布减慢,传导性降低;心肌细胞复极化 2 期时 Ca^{2+} 内流增多,心肌收缩性增强,严重低钾血症时,因心肌细胞代谢障碍,收缩性降低。③肾脏的尿浓缩功能障碍和肾脏的形态结构改变;④胃肠功能减弱,患者出现恶心、呕吐和厌食等;⑤细胞外液 K^+ 浓度降低时,更多 H^+ 通过 H^+-K^+ 交换至细胞内,加之肾排 K^+ 减少,排 H^+ 增多,产生代谢性碱中毒,尿液呈酸性。

(二) 高钾血症

高钾血症(hyperkalemia)是指血清 K^+ 浓度高于 5.5mmol/L。高钾血症极少伴有细胞内钾含量增高。

1. 原因和机制　①钾从细胞内移出过多:酸中毒时 H^+ 进入细胞内而 K^+ 移到细胞外;糖尿病高血糖、胰岛素缺乏时 K^+ 移到细胞外;家族性高钾性周期性麻痹发作时 K^+ 移到细胞外。②钾经肾排出减少:急性肾衰竭少尿期和慢性肾衰竭晚期导致肾排钾减少;醛固酮合成障碍、分泌不足或肾小管对醛固酮反应性降低使肾排钾减少。③钾摄入过多:经静脉输入钾过多过快可致高钾血症。

2. 对机体的影响　①心脏:急性轻度高钾血症时,由于细胞内外 K^+ 浓度差减小,Em 负值减少,Em 与 Et 间距离缩短,心肌细胞兴奋性升高;急性重度高钾血症时,Em 过小,细胞兴奋性降低。高钾血症时,心肌细胞 0 期钠通道不易开放,传导性降低;复极化 2 期 Ca^{2+} 内流减弱,使收缩性减弱;快反应自律细胞自动去极化减慢,自律性降低。②骨骼肌:慢性高钾血症进展缓慢,很少出现肌肉表现异常。重度高钾血症引起腱反射减弱、消失,出现肌无力或肌麻痹,甚至波及呼吸肌。③对酸碱平衡的影响:高钾血症可诱发代谢性酸中毒。机制包括,通过 H^+-K^+ 交换增加细胞内 H^+ 转移到细胞外;通过增加肾小管 K^+-Na^+ 交换,减少 H^+-Na^+ 交换,使肾排 K^+ 增加,排 H^+ 减少,尿液呈碱性。

第三节　镁代谢紊乱

镁是人体内位于钠、钾、钙离子之后的第四种最常见的阳离子,在细胞内,镁的含量仅次于钾而居第二位。

一、正常镁代谢

1. 镁的分布与平衡　正常成人体内镁总量约为 21~28g,99% 的镁分布在细胞内,细胞外液仅占 1%~2%。镁主要存在于绿叶蔬菜、坚果、谷类、蛋、鱼等食物中,成人每天从饮食中摄入镁约 150~350mg,其中约有 30%~50% 在小肠中被吸收,肾脏通过滤过和重吸收来调节镁的平衡。甲状旁腺素通过调节肾小管的重吸收参与血清镁浓度的调控。

2. 镁的生理功能　①激活体内多种酶,如己糖激酶、Na^+-K^+-ATP 酶、羧化酶等;②抑制中枢神经系统、神经肌肉和心肌等的兴奋性;③维持细胞膜完整性。

二、镁代谢障碍

根据血 Mg^{2+} 浓度(正常范围为 0.75~1.25mmol/L)将镁代谢障碍分为低镁血症和高镁血症。

(一) 低镁血症

低镁血症(hypomagnesemia)指血清镁含量低于 0.75mmol/L。

1. 原因和机制　①镁摄入不足:长期禁食、厌食或静脉营养未补充镁;②镁吸收障碍:严重腹泻、呕吐、长期胃肠引流、广泛小肠切除等造成经胃肠道对镁的吸收不足;③肾排出镁过多:在肾脏疾患、大量利尿剂使用、高钙血症、醛固酮增多、酸中毒、酒精中毒等因素,导致大量镁通过尿液排出;④细胞外镁转入细胞内过多:酮症酸中毒时,糖原合成增加,细胞外镁过多进入细胞内,引起低镁血症。

笔记

2. 对机体的影响 ①神经 - 肌肉兴奋性:低镁血症时,Mg^{2+} 对神经 - 肌肉兴奋传导的抑制作用减弱,表现为小束肌纤维收缩、震颤及手足搐搦;②中枢神经系统兴奋性:Mg^{2+} 对中枢神经系统的抑制作用减弱,出现焦虑、易激动,严重时可产生癫痫发作、惊厥、昏迷等;③胃肠道平滑肌:Mg^{2+} 胃肠道平滑肌的抑制作用减弱,引起呕吐或腹泻;④心血管系统:Mg^{2+} 对 Ca^{2+} 的抑制作用减弱,血管平滑肌收缩,引起冠脉痉挛、血压升高;心肌细胞 Em 负值减小,心肌细胞兴奋性增高,Na^+ 内流加快,自动去极化加速,自律性增强。

(二) 高镁血症

高镁血症(hypermagnesemia)指血清镁浓度高于 1.25mmol/L。

1. 原因和机制 ①镁排出减少:急、慢性肾衰竭伴少尿或无尿;甲状腺功能减退,对肾小管重吸收镁的抑制作用减弱,醛固酮减少,肾排镁减少;②镁摄入增多,静脉补镁过多过快;③细胞内镁转到细胞外:多见于酮症酸中毒、烧伤、创伤和横纹肌溶解等。

2. 对机体的影响 ①神经 - 肌肉兴奋性降低,出现显著的肌无力,甚至弛缓性麻痹,严重者可因呼吸肌麻痹而死亡;②抑制中枢神经系统,引起深腱反射减弱或消失,甚至出现嗜睡或昏迷;③降低心肌兴奋性,引起传导阻滞和心动过缓。④抑制血管平滑肌,引起血压下降;抑制内脏平滑肌,引起嗳气、呕吐、便秘、尿潴留等。

第四节 钙、磷代谢紊乱

人体内钙、磷含量相当丰富,正常成人体内钙总量约为 700~1400g,磷总量约为 400~800g。其中99%以上的钙和86%左右的磷以羟基磷灰石的形式存在于骨和牙齿,其余分布于体液和软组织中。

一、正常钙、磷代谢

1. 钙、磷的分布与平衡 正常成人血钙为 2.1~2.6mmol/L、血磷为 0.8~1.6mmol/L。人体的钙、磷主要来自食物,正常成人每日摄钙量约 1g,摄磷量约 0.8g,儿童和孕妇对钙磷的需求应增加。血钙包括血浆蛋白结合的钙、低分子钙复合物及游离 Ca^{2+}。血液中磷也以有机磷和无机磷两种形式存在。正常人血浆中钙与磷的浓度维持相对恒定,当血磷增高时,血钙则降低;反之,当血钙增高时血磷减少。此种关系在骨组织的钙化中有重要作用。钙被小肠吸收,而磷在空肠吸收最快。人体钙 20% 经肾排出,80%经粪便排出;磷 70% 经肾排出,30% 经粪便排出。肾小球滤过的钙、磷中约 85%~95%被肾小管重吸收。

2. 钙、磷的调节 血钙、血磷水平维持相对稳定,这有赖于甲状旁腺激素(PTH)、1,25-$(OH)_2D_3$ 和降钙素分别作用于骨骼、小肠和肾脏三个靶器官的调节。PTH 是由甲状旁腺主细胞合成并分泌的一种单链多肽激素,具有动员骨钙、排出尿磷、维持血钙水平,酸化血液等作用,同时促进 1,25-$(OH)_2D_3$ 合成。1,25-$(OH)_2D_3$ 可来自食物,也可经紫外线的作用将皮肤(哺乳动物)中的 7- 脱氢胆固醇转变而成。1,25-$(OH)_2D_3$ 具有促进小肠吸收和转运钙磷,溶骨与成骨双重作用及促进肾小管重吸收钙磷等作用。降钙素是由甲状腺的滤泡旁细胞分泌的一种可降低血钙水平的激素,可直接抑制肾小管对钙磷的重吸收,抑制破骨细胞生成和活性,降低血钙、血磷浓度。

二、钙、磷代谢障碍

(一) 低钙血症

低钙血症(hypocalcemia)是指血清蛋白正常时,血清钙低于 2.1mmol/L,或血清游离钙浓度低于 1.1mmol/L。

1. 原因和机制 ①因维生素 D 代谢障碍活性维生素 D 减少,导致肠道吸收钙减少、尿钙丢失增加而造成低钙血症;②甲状旁腺功能减退,生成 PTH 减少,导致破骨减少、成骨增加,钙在骨骼中增多,发生低钙血症;③慢性肾衰竭血磷升高、1,25-$(OH)_2D_3$ 生成不足、肠道吸收钙磷减少等,导致低钙血症;④急性胰腺炎、低镁血症等会继发低钙血症。

2. 对机体的影响 低钙血症对机体的影响与血钙降低的速度有关。①神经-肌肉兴奋性增高,出现肌肉痉挛、手足搐搦、惊厥,甚至昏迷、精神分裂;②骨钙化障碍,小儿可发生佝偻病,成人可发生骨质软化、骨质疏松等;③心肌收缩力下降,心电图表现为 Q-T 时间延长、ST 段延长、T 波平坦或倒置等;④长期低钙血症患者有皮肤粗糙、毛发稀疏、指甲脆等表现,婴幼儿缺钙则会免疫力低下导致感染发生。

(二) 高钙血症

高钙血症(hypercalcemia)指的是血清蛋白正常时,血清钙大于 2.6mmol/L,或血清游离钙浓度高于 1.3mmol/L。

1. 原因和机制 ①甲状旁腺功能亢进,生成 PTH 过多,骨质溶解增加;②发生恶性肿瘤时,可促进破骨细胞活性,骨钙释放增加,血钙升高;③长期服用大量维生素 D,致使肠黏膜吸收钙量增加。

2. 对机体的影响 ①神经-肌肉兴奋性降低,表现为乏力、腱反射减弱、表情淡漠、木僵、昏迷;②心肌兴奋性和传导性降低,心电图表现为 Q-T 时间缩短甚至 T 波变宽、Q-T 时间延长,患者出现心律失常或心脏骤停;③高钙血症多累及肾小管,发生水肿、坏死、基底膜钙化等改变,出现多尿、夜尿,严重时导致肾衰竭;④血钙大于 4.5mmol/L 时可发生高钙血症危象,出现高热、严重脱水、意识不清等症状。如不及时抢救,患者可能会死于心搏骤停及肾衰竭等。

(三) 低磷血症

低磷血症(hypophosphatemia)指血清磷小于 0.8mmol/L。

1. 原因和机制 ①饥饿、呕吐、腹泻、吸收不良综合征及 1,25-$(OH)_2D_3$ 不足等因素会导致肠道吸收磷减少;②因甲状旁腺功能亢进生成 PTH 过多、急性乙醇中毒、肾小管性酸中毒、代谢性酸中毒等致使肾排磷增加,血磷下降;③应用促进合成代谢的胰岛素等使磷移向细胞内,使血磷降低。

2. 对机体的影响 轻度低磷血症无明显症状,严重时影响中枢神经系统功能,表现为过度兴奋、感觉异常、抽搐及昏迷等。

(四) 高磷血症

高磷血症(hyperphosphatemia)指成人血清磷大于 1.6mmol/L,儿童大于 1.9mmol/L。

1. 原因和机制 ①肾衰竭时,肾排磷减少,血磷升高;②甲状旁腺功能亢进时,促进溶骨,骨磷释放增加,血磷升高;③维生素 D 中毒或急性酸中毒时,磷从细胞内移出细胞外。

2. 对机体的影响　抑制肾脏生成 $1,25\text{-}(OH)_2 D_3$,抑制骨的重吸收,可引起低钙血症。

第五节　酸碱平衡紊乱

机体的正常代谢及生理活动必须在适宜酸碱度的体液环境中进行。尽管机体存在较大的酸碱缓冲能力及多种调节酸碱平衡的机制,但许多病理因素可引起酸碱负荷过度或调节功能障碍,破坏体液内环境酸碱稳态,称为酸碱平衡紊乱(acid-base disturbance)。

一、酸碱平衡及调节

体液中的酸性物质主要通过体内代谢产生,碱性物质主要来自饮食。机体可通过体液的缓冲系统及肺和肾脏的调节作用,使血液 pH 维持在正常范围内(动脉血 pH 7.35~ 7.45),这一过程称为酸碱平衡(acid-base balance)。

1. 体液中酸碱物质的来源　酸性物质主要通过体内细胞分解代谢产生,如组织细胞氧化反应产生 CO_2 与 H_2O 结合生成碳酸;蛋白质分解代谢产生硫酸、磷酸、尿酸等;糖酵解生成甘油酸、丙酮酸等;脂肪代谢产生的 β- 羟丁酸和乙酰乙酸等。此外,酸性物质还可从一些酸性食物或酸性药物(氯化铵、水杨酸等)中获得。碱性物质主要来自食物,如蔬菜、瓜果,其中所含的有机酸盐可与 H^+ 结合,而 Na^+ 或 K^+ 则与 HCO_3^- 结合生成碱性物质。体内代谢也可产生碱性物质,如氨基酸脱氨基产生氨,后者经肝代谢生成尿素。人体碱的生成与酸相比少得多。

2. 酸碱平衡的调节　机体对酸碱平衡的调节主要通过血液的缓冲作用、组织细胞的平衡,以及肺和肾对酸碱平衡的调节作用四个方面进行的,共同维持酸碱平衡相对稳定。

(1) 血液的缓冲作用:血液的缓冲系统主要有 5 种,包括碳酸氢盐缓冲系统(约占血液缓冲体系总量的 53%)、磷酸盐缓冲系统(约占总量的 5%)、血浆蛋白缓冲系统(约占总量的 7%)、血红蛋白和氧合血红蛋白缓冲系统(约占总量的 35%)。当体液酸碱物质含量发生变化时,缓冲系统通过接受 H^+ 或释放 H^+,使血液 pH 不发生明显变化。

(2) 肺在酸碱平衡中的调节作用:肺通过改变肺泡通气量,控制 CO_2 的排出量,来调节血浆中 H_2CO_3(挥发酸)的浓度,维持血浆 HCO_3^- 和 H_2CO_3 比例正常,保持 pH 相对稳定。

(3) 肾在酸碱平衡中的调节作用:肾脏主要调节固定酸,通过肾小管细胞的多种离子转运体以排酸保碱(分泌 H^+ 和 NH_4^+,重吸收 HCO_3^-)的方式来调节酸碱平衡。

(4) 组织细胞在酸碱平衡中的调节作用:组织细胞内液也是酸碱平衡的缓冲池,这种作用主要通过离子交换进行,如 $H^+\text{-}K^+$、$H^+\text{-}Na^+$、$Na^+\text{-}K^+$、$Cl^-\text{-}HCO_3^-$ 交换等。

二、酸碱平衡的常用指标及其意义

1. pH 和 H^+ 浓度　由于血液中 H^+ 很少,因此广泛使用 H^+ 浓度的负对数即 pH 作为酸碱度的指标。pH 主要取决于 HCO_3^- 与 H_2CO_3 的比值,正常人动脉血 pH 为

7.35~7.45。凡 pH<7.35 为失代偿性酸中毒,pH>7.45 为失代偿性碱中毒。

2. 动脉血二氧化碳分压($PaCO_2$) $PaCO_2$ 是指血浆中呈物理溶解状态的 CO_2 分子产生的张力,是反映呼吸性酸碱平衡紊乱的重要指标。正常 $PaCO_2$ 平均为 40mmHg。呼吸性酸中毒或代偿后的代谢性碱中毒时,$PaCO_2 > 46$mmHg,表明肺通气不足,CO_2 潴留。呼吸性碱中毒或代偿后的代谢性酸中毒时,$PaCO_2 < 33$mmHg,表明通气过度,CO_2 排出过多。

3. 标准碳酸氢盐和实际碳酸氢盐 标准碳酸氢盐(standard bicarbonate,SB)是全血在标准状态下(温度 38℃、血红蛋白氧饱和度 100%,$PaCO_2$ 40mmHg)测得的血浆中 HCO_3^- 含量。SB 不受呼吸因素影响,是反映代谢因素的指标。实际碳酸氢盐(actual bicarbonate,AB)是指隔绝空气,在实际的 $PaCO_2$、体温和血氧饱和的条件下测得的血浆中 HCO_3^- 的含量。AB 受呼吸和代谢的共同调节。正常人 AB 与 SB 基本相等,正常范围均为 22~27mmol/L,平均为 24mmol/L。呼吸性酸中毒时,AB > SB,表明有 CO_2 潴留;呼吸性碱中毒时,AB < SB,则表明 CO_2 呼出过多。

4. 缓冲碱(buffer base,BB) BB 是指血液中全部具有缓冲作用的负离子碱的总和,包括血浆和红细胞中的碳酸氢盐、磷酸盐、血浆蛋白及血红蛋白等。正常范围为 45~52mmol/L。BB 是反映代谢性因素的指标,在代谢性酸中毒时减少,在代谢性碱中毒时升高。

5. 碱剩余(base excess,BE) BE 是指在标准条件下,将全血滴定至 pH 7.40 时所需的酸或碱的量(mmol/L)。BE 正常范围是 -3.0~+3.0mmol/L。BE 不受呼吸性因素影响,是反映代谢性酸碱平衡紊乱的重要指标。代谢性酸中毒时,BE 负值增加;相反,代谢性碱中毒时,BE 正值增加。

6. 阴离子间隙(anion gap,AG) AG 是指血浆中未测定阴离子(undetermined anion,UA)和未测定阳离子(undetermined cation,UC)的差值,可用血浆中常规测定的阳离子与阴离子的差算出。正常值为 10~14mmol/L。AG 增大具有较大的临床意义,可帮助区分不同类型的代谢性酸中毒和诊断混合型酸碱平衡紊乱。

三、单纯性酸碱平衡紊乱

根据原发的改变是单一的失衡还是两种以上的失衡,酸碱平衡紊乱可以分为单纯型酸碱平衡紊乱和混合型酸碱平衡紊乱。单纯型酸碱平衡紊乱又可分为四种类型:①代谢性酸中毒(metabolic acidosis);②呼吸性酸中毒(respiratory acidosis);③代谢性碱中毒(metabolic alkalosis);④呼吸性碱中毒(respiratory alkalosis)。

(一)代谢性酸中毒

代谢性酸中毒是指细胞外液 H^+ 增加和(或)HCO_3^- 丢失,导致血浆 HCO_3^- 原发性减少,pH 降低的酸碱平衡紊乱类型,是临床上最为常见的一种类型。

1. 原因和机制 ①HCO_3^- 直接丢失过多:见于严重腹泻、肠道瘘管或肠道引流等;②外源性固定酸摄入过多:如大量摄入阿司匹林及含氯的盐类药物;③内源性固定酸产生过多:组织缺氧时无氧酵解使乳酸产生过多,酮症酸中毒时脂肪分解形成过多的酮体(其中乙酰乙酸、β- 羟丁酸为酸性物质);④肾脏排酸保碱功能障碍:见于肾衰竭、肾小管酸中毒、应用碳酸酐酶抑制剂等;⑤高钾血症。

2. 分类 按 AG 值的变化可分为:①AG 增高型:特点是 AG 增大,血氯正常。产

生机制是 HCO_3^- 被消耗,而相应的酸根在体内蓄积,未测定的阴离子增多,AG 升高,而 Cl^- 值未改变。见于乳酸酸中毒、酮症酸中毒、水杨酸中毒等。②AG 正常型:特点是 AG 正常,血氯升高。由于体内 HCO_3^- 减少同时伴有 Cl^- 代偿性升高,HCO_3^- 减少可使肾脏吸收 Cl^- 增多,两者总量无变化,故 AG 正常。见于消化道大量丧失 HCO_3^-;肾小管重吸收 HCO_3^- 或分泌 H^+ 减少;应用碳酸酐酶抑制剂或摄入含氯药物过多等。

3. 机体的代偿调节　①血液的缓冲作用:代谢性酸中毒时,血液缓冲系统(主要是血浆 HCO_3^-)立即对增加的 H^+ 进行缓冲,生成的 H_2CO_3 转变为 CO_2 从肺排出;②肺的代偿调节:血液中的 H^+ 浓度升高,刺激颈动脉体和主动脉体化学感受器,反射性引起呼吸中枢兴奋,使呼吸运动迅速增强,CO_2 排出增多,使血浆 H_2CO_3 含量减少,使 $[HCO_3^-]/[H_2CO_3]$ 趋于正常;③肾脏的代偿调节:除肾功能异常引起的代谢性酸中毒外,其他代谢性酸中毒都可通过肾排酸保碱来发挥代偿作用,但一般要 3~5 天才能达到高峰;④细胞内外离子交换:酸中毒 2~4 小时后,进入细胞内的 H^+ 被缓冲系统作用,而 K^+ 向细胞外转移,维持细胞内外的电平衡,故酸中毒易导致高钾血症。

代谢性酸中毒的血气分析为:HCO_3^- 降低、AB、SB、BB 均降低,BE 负值增大,pH 值降低,通过呼吸代偿,$PaCO_2$ 继发性下降,AB< SB。

4. 对机体的影响　①心血管系统改变:严重代谢性酸中毒可引发致死性心律失常、心肌收缩力降低,并降低血管系统对儿茶酚胺的反应性;②中枢神经系统改变:酸中毒引起中枢神经系统障碍,主要表现为意识障碍、乏力、迟钝、嗜睡或昏迷;③骨骼系统改变:慢性酸中毒时,骨骼不断释放钙盐,影响小儿骨发育,在成人可引起骨软化症等。

(二) 呼吸性酸中毒

呼吸性酸中毒指 CO_2 排出障碍或 CO_2 吸入过多导致的血浆 H_2CO_3 原发性增高、pH 降低的酸碱平衡紊乱类型。

1. 原因和机制　①呼吸中枢抑制:如颅脑损伤、脑炎、脑膜炎,以及麻醉剂、镇静剂使用不当;②呼吸肌功能障碍:见于脊髓灰质炎、重症肌无力、低钾血症或家族性周期性麻痹等;③胸廓病变:胸廓畸形、严重气胸和胸腔积液等影响通气功能;④气道阻塞:常见的有异物阻塞、喉头水肿和呕吐物的吸入等;⑤肺部疾病:如急性肺水肿、重度肺气肿、急性呼吸窘迫综合征、肺广泛性纤维化或肺不张等;⑥人工呼吸机使用不当,使通气量过小;⑦CO_2 吸入过多:见于外环境 CO_2 浓度过高。

2. 分类　按照病程分为急性呼吸性酸中毒和慢性呼吸性酸中毒两类。前者常见于急性气道阻塞、急性心源性肺水肿及急性呼吸窘迫综合征等;后者一般指 $PaCO_2$ 高浓度潴留持续达 24 小时以上者,常见于肺广泛性纤维化或肺不张。

3. 机体的代偿调节　呼吸性酸中毒由于肺通气功能障碍,呼吸系统很难发挥代偿作用,主要靠血液非碳酸氢盐缓冲作用和肾脏代偿。急性呼吸性酸中毒主要通过细胞内外离子交换和细胞内缓冲作用实现代偿,使血浆中 H_2CO_3 降低,HCO_3^- 浓度增加。这种代偿能力有限,故急性呼吸性酸中毒往往呈失代偿状态。而慢性呼吸性酸中毒主要通过肾脏代偿。酸中毒时,肾小管上皮细胞的泌 H^+、泌 NH_4^+ 和对 HCO_3^- 重吸收能力明显增强,使血液中 HCO_3^- 增加,有利于维持 HCO_3^-/H_2CO_3 的比值。

呼吸性酸中毒的血气分析:$PaCO_2$ 升高,pH 降低,AB、SB、BB 均代偿性增高,BE 正值加大,AB>SB。

4. 对机体的影响 与代谢性酸中毒相似,也可出现心律失常、心肌收缩力减弱、高钾血症等。但 CO_2 为脂溶性,可迅速通过血脑屏障,故呼吸性酸中毒时脑脊液 pH 值更为显著。临床还可出现:①高浓度 CO_2 直接舒张脑血管,增加颅内压,产生头痛;②严重高碳酸血症影响中枢神经系统功能,可出现震颤、精神错乱、嗜睡、昏迷等,称为 CO_2 麻醉现象。

(三) 代谢性碱中毒

代谢性碱中毒是指细胞外液 H^+ 丢失或 HCO_3^- 增多,导致血浆 HCO_3^- 原发性增多,pH 上升的酸碱平衡紊乱类型。

1. 原因和机制 ①H^+ 丢失过多:常见于剧烈呕吐及胃液引流使 HCl 经胃丢失;应用利尿剂及糖皮质激素的增多,使 H^+ 经肾丢失。②低钾血症:因细胞外液 K^+ 降低,引起细胞内 K^+ 向细胞外转移,细胞外的 H^+ 向细胞内移动;同时肾脏 H^+- Na^+ 交换增强,H^+ 排出增加,HCO_3^- 重吸收增强,引起低钾性碱中毒。③HCO_3^- 过量负荷:常为医源性。如口服或滴注过多 $NaHCO_3$ 等引起 HCO_3^- 含量增加;脱水时只丢失 H_2O 和 NaCl 造成浓缩性碱中毒,也会引起 HCO_3^- 浓度升高。

2. 分类 代谢性碱中毒可以分为盐水反应性碱中毒和盐水抵抗性碱中毒。前者在给予生理盐水后碱中毒可以得到纠正,主要见于呕吐、胃液吸引、利尿剂应用等;后者在给予生理盐水后碱中毒不能得到纠正,常见于全身性水肿、原发性醛固酮增多症、严重低血钾及 Cushing 综合征等。

3. 机体的代偿调节 ①血液的缓冲及细胞内外离子交换:代谢性碱中毒时 OH^- 浓度升高,可被缓冲系统中的弱酸缓冲,使 HCO_3^- 及非 HCO_3^-(Buf-)浓度升高;同时细胞内 H^+ 逸出,K^+ 进入细胞,产生低钾血症;②肺的代偿调节:由于 H^+ 浓度降低,呼吸中枢受到抑制,呼吸变浅变慢,肺泡通气量减少,$PaCO_2$ 或血浆 H_2CO_3 继发性升高,以维持[HCO_3^-]/[H_2CO_3]的正常,但这种代偿作用有限;③肾的调节,肾小管泌 H^+ 和泌 NH_4^+ 减少,HCO_3^- 重吸收减少,使血浆 HCO_3^- 含量下降,但起效较慢。

代谢性碱中毒血气分析:pH 升高,AB、SB、BB 均升高,AB>SB,BE 正值升高;由于呼吸抑制,通气量下降,$PaCO_2$ 继发性升高。

4. 对机体的影响 轻度代谢性碱中毒患者通常无症状,严重时可引起机体许多功能代谢变化。①中枢神经系统兴奋性增强,患者出现烦躁不安、精神错乱、谵妄、意识障碍等;②pH 升高,血浆游离 Ca^{2+} 浓度下降,神经肌肉的应激性增强,表现为腱反射亢进、惊厥等;③碱中毒伴随的低钾血症除可引起神经肌肉症状外,还可引起心律失常;④血红蛋白氧解离曲线左移,组织供氧不足。

(四) 呼吸性碱中毒

呼吸性碱中毒是指肺通气过度,导致血液中 H_2CO_3 原发性降低,pH 上升的酸碱平衡紊乱类型。

1. 原因和机制 呼吸性碱中毒基本发生机制是由于肺通气过度,使 CO_2 排出过多。常见原因有:①低氧血症和肺部疾患:缺氧或肺牵张感受器等刺激呼吸运动增强;②中枢神经系统疾病或某些药物直接刺激呼吸中枢引起过度通气;③癔症引起精神性通气过度;④人工呼吸机使用不当,通气量过大。

2. 分类 呼吸性碱中毒可以分为急性呼吸性碱中毒和慢性呼吸性碱中毒两类。前者指 $PaCO_2$ 在 24 小时内急剧下降引起 pH 升高,常见于人工呼吸机使用不当、高热或低氧血症等;后者是 $PaCO_2$ 持续下降引起 pH 升高,常见于慢性颅脑疾病、肺部疾病、肝部疾病、缺氧等。

3. 机体的代偿调节　①急性呼吸性酸中毒主要通过细胞内外离子交换和细胞内缓冲作用进行代偿:血浆中 HCO_3^- 和红细胞中 Cl^- 交换增多,细胞内 H^+ 与细胞外 K^+ 交换增多,使血浆 HCO_3^- 含量减少;这种代偿能力有限,故急性呼吸性酸中毒往往呈失代偿状态。②肾脏代偿调节:针对慢性呼吸性碱中毒发挥代偿。$PaCO_2$ 降低使肾小管上皮细胞代偿性泌 H^+、泌 NH_3 减少,H_2CO_3 的重吸收降低,而随尿排出增多,因此血浆中 HCO_3^- 降低。

呼吸性碱中毒血气分析:pH 升高,$PaCO_2$ 降低,AB<SB,代偿后,代谢性指标继发性降低,AB、SB、BB 降低,BE 负值加大。

4. 对机体的影响　呼吸性碱中毒对机体的影响和代谢性碱中毒相似,所不同的是前者更容易使患者出现眩晕、意识障碍与抽搐等。

四、混合型酸碱平衡紊乱

混合型酸碱平衡紊乱是指同一患者有两种或两种以上的单纯型酸碱平衡紊乱同时存在。依据混合出现的情况,可分为双重性混合型酸碱平衡紊乱和三重性混合型酸碱平衡紊乱。

(一) 双重性混合型酸碱平衡紊乱

1. 呼吸性酸中毒合并代谢性酸中毒　常见于通气障碍和持续缺氧引起的呼吸性酸中毒和代谢性酸中毒。其特点是:pH 降低,$PaCO_2$ 升高,HCO_3^-、SB、AB 及 BB 降低,AB>SB,BE 负值增大。

2. 代谢性碱中毒合并呼吸性碱中毒　常见于过度通气伴有 H^+ 丢失或 HCO_3^- 负荷过度的患者。其特点是:pH 升高,$PaCO_2$ 降低,HCO_3^-、SB、AB 及 BB 升高,AB<SB,BE 正值增大。

3. 呼吸性酸中毒合并代谢性碱中毒　常见于通气障碍伴有 H^+ 丢失或 HCO_3^- 负荷过度的患者。其特点是:pH 变化不大,也可在正常范围波动,$PaCO_2$ 升高,HCO_3^-、SB、AB 及 BB 升高,BE 正值增大。

4. 代谢性酸中毒合并呼吸性碱中毒　常见于固定酸增多合并通气过度。其特点是:pH 变化不大,也可在正常范围波动,$PaCO_2$ 降低,HCO_3^- 降低、SB、AB 及 BB 均降低,BE 负值增大。

5. 代谢性酸中毒合并代谢性碱中毒　常见于尿毒症或糖尿病患者因频繁呕吐丢失大量 H^+ 和 Cl^-,严重胃肠炎呕吐、腹泻伴有低钾和脱水的患者。其特点是:pH 和 HCO_3^- 在正常范围,$PaCO_2$ 也常在正常范围。

(二) 三重性混合型酸碱平衡紊乱

1. 呼吸性酸中毒合并 AG 增高性代谢性酸中毒和代谢性碱中毒　其特点是:$PaCO_2$ 明显增高,AG>16mmol/L,HCO_3^- 升高,Cl^- 降低。

2. 呼吸性碱中毒合并 AG 增高性代谢性酸中毒和代谢性碱中毒　其特点是:$PaCO_2$ 降低,AG>16mmol/L,HCO_3^- 可高可低,Cl^- 低于正常值。

学习小结

通过本章学习,你对水、电解质代谢与酸碱平衡在生命进程中的重要意义是否产生了新的认识? 是否熟悉了水、电解质代谢与酸碱平衡的正常值及其含义? 是否掌握造成各类水、电解质紊乱与酸碱平衡紊乱的主要原因和发病机制,以及不同类型水、电解质紊乱与酸碱平衡紊乱特征性临床病理变化? 能否从相应的临床检验指标中判断水、电解质紊乱与酸碱平衡紊乱的类型?

(章 忱 林信富)

复习思考题

1. 联系生理、生化课程所学内容,试阐述水、电解质及酸碱平衡具有哪些重要的生理意义。试归纳各类水、电解质及酸碱平衡紊乱造成的主要临床表现有哪些。

2. 水、电解质及酸碱平衡紊乱在临床疾病中往往同时发生,试问这种现象是偶然的巧合,还是具有必然的联系? 为什么?

第二十五章

缺　氧

学习目的与学习要点

　　氧是维持人类生命活动的最基本元素,而缺氧是临床上多种疾病共有的病理过程,也是高原、航天航空、坑道等特殊环境的常见现象,是导致多种疾病发生发展与死亡的重要原因。本章将依次阐述缺氧的类型、原因、发生机制;发生缺氧后,机体在功能与代谢方面出现的病理生理改变;以及关于氧疗的一般性常识及氧中毒现象。

　　缺氧(hypoxia)是指组织和细胞氧供应不足或氧利用障碍,导致组织功能代谢和形态结构异常变化的病理过程。缺氧不是一种独立的疾病,而是临床上多种疾病所共有的常见基本病理过程。缺氧可以影响疾病的发生发展和转归,又是多种疾病导致死亡的重要原因。在高原、航天航空、坑道、密闭环境等特殊环境中,缺氧也是常见的现象。

第一节　常用的血氧指标

　　为检测和确定缺氧这种病理状态的发生与存在,临床常用以下血氧指标反映组织供氧和耗氧量的变化。

　　1. 血氧分压(partial pressure of oxygen,PO_2)　指以物理状态溶解在血浆中的氧分子所产生的张力。正常动脉血氧分压(PaO_2)约为 13.3kPa(100mmHg),主要取决于吸入气氧分压的高低和外呼吸功能状态;静脉血氧分压(PvO_2)约为 5.33kPa(40mmHg),取决于组织摄氧和利用氧的能力,即内呼吸状态。

　　2. 血氧容量(oxygen binding capacity,CO_2max)　指 100ml 血液中的血红蛋白(Hb)被氧充分饱和时的最大携氧量,取决于血液中 Hb 的质和量,正常值约为 20ml/dl。

　　3. 血氧含量(oxygen content,CO_2)　指 100ml 血液实际的带氧量,包括 Hb 实际结合的氧和溶解于血浆中的氧,取决于血氧分压和血氧容量。正常时物理溶解的氧量很少(0.3ml/dl),常可忽略不计。正常动脉血氧含量(CaO_2)通常为 19ml/dl,静脉血氧含量(CvO_2)约为 14ml/dl。动 - 静脉血氧含量差(CaO_2-CvO_2)反映组织的摄氧能力,正常时为 5ml/dl。

　　4. 血氧饱和度(oxygen saturation,SO_2)　指 Hb 被氧饱和的程度。动脉血氧饱和度(SaO_2)约为 95%,静脉血氧饱和度(SvO_2)约为 70%。SO_2 主要取决于 PO_2,二者之

笔记

间的关系曲线称为氧解离曲线。SO_2 还受血液 pH、温度、二氧化碳分压及红细胞内 2,3- 二磷酸甘油酸的影响。血液 pH、温度、二氧化碳分压及红细胞内 2,3- 二磷酸甘油酸升高时氧解离曲线右移,Hb 与氧的亲和力减弱,Hb 释放氧能力增强。

第二节 缺氧的类型、原因和发生机制

机体对氧获得和利用是一个复杂的过程。大气中的氧通过呼吸进入肺泡,弥散入血,与血红蛋白结合,由血液循环输送到全身,被组织、细胞摄取利用。此过程中任何一个环节的异常都可引起缺氧的发生。按照引发原因与血氧变化的不同,缺氧可分为低张性缺氧(hypotonic hypoxia)、血液性缺氧(hemic hypoxia)、循环性缺氧(circulatory hypoxia)与组织性缺氧(histogenous hypoxia)四种类型。

一、低张性缺氧

以动脉血氧分压降低,血氧含量降低为特征的缺氧称为低张性缺氧,又称为乏氧性缺氧(anoxic hypoxia)。

(一)原因与机制

1. 吸入气体氧分压过低　多发生于海拔 3000m 以上的高原或高空,或通风不良的矿井、坑道,以及吸入低氧混合气体时,又称为大气性缺氧。吸入气体氧分压过低会导致肺泡 PO_2、PaO_2 降低,引起组织缺氧。

2. 外呼吸功能障碍　由于肺的通气功能障碍或换气功能障碍所致,又称为呼吸性缺氧。见于呼吸道狭窄或阻塞、胸腔疾病、肺部疾病等。

3. 静脉血分流入动脉　见于右向左分流的先天性心脏病患者,如法洛四联症、心室间隔或心房间隔缺损同时伴有肺动脉高压等。由于未经氧合的静脉血可通过室间隔或房间隔缺损等直接进入左心的动脉血中,使动脉血氧分压降低。

(二)血氧变化特点

1. 动脉血氧分压降低　PaO_2 降低,溶解于血液的氧量减少,这是低张性缺氧的主要特征。

2. 血氧容量正常或增高　急性单纯性低张性缺氧时,Hb 的质和量都无改变,故血氧容量一般正常。慢性缺氧时可因红细胞和 Hb 代偿性增多而增高。

3. 动脉血氧含量和氧饱和度降低　由于动脉氧分压降低,血氧含量和血氧饱和度随之降低。PaO_2 在 60mmHg 以上时,氧饱和度变化程度较小;PaO_2 降至 60mmHg 以下才会使 SaO_2 及 CaO_2 显著减少,导致组织、细胞缺氧。

4. 动 - 静脉血氧含量差降低或正常　血液中的氧弥散入细胞的动力,取决于两者之间的氧分压差。低张性缺氧时,由同量血液弥散给组织的氧量减少,故动 - 静脉血氧含量差一般是减少的。慢性缺氧由于组织利用氧的能力代偿性增强,动 - 静脉血氧含量差可接近于正常。

(三)皮肤黏膜颜色变化

低张性缺氧时,由于血液中氧合血红蛋白浓度降低。当毛细血管中脱氧血红蛋白浓度增加到 5g/dl 以上时,可使皮肤与黏膜呈青紫色,称为发绀(cyanosis)。

二、血液性缺氧

由于 Hb 数量减少或性质改变,使血液携带氧的能力降低,或 Hb 结合的氧不易释出供组织利用所引起的缺氧称为血液性缺氧。因血液中物理状态溶解的氧量不变,PaO_2 正常,故又称为等张性缺氧(isotonic hypoxia)。

(一)原因与机制

1. 贫血　各种原因引起严重贫血时,Hb 数量减少,使血液携氧减少。

2. 一氧化碳中毒　Hb 可与一氧化碳(CO)结合形成碳氧血红蛋白(HbCO)。CO 与 Hb 的亲和力比 O_2 大 210 倍。当吸入气中有 0.1% 的 CO 时,血液中的 Hb 约有 50% 变为 HbCO,失去携氧能力。当 CO 与 Hb 分子中某个血红素结合后,将增加其余 3 个血红素对氧的亲和力,使结合的氧不易释放。CO 还能抑制红细胞内糖酵解,使 2,3-DPG 生成减少,氧解离曲线左移,氧合血红蛋白中的氧不易释出加重组织缺氧。

3. 高铁血红蛋白血症　Hb 中 Fe^{2+} 在氧化剂作用下可氧化成 Fe^{3+},形成高铁血红蛋白,在正常成人血液中仅占血红蛋白总量的 1%~2%。过氯酸盐、亚硝酸盐及磺胺衍生物等氧化剂中毒时,高铁血红蛋白增多,一旦超过 10% 可导致缺氧。食用大量含硝酸盐的腌菜后,肠道细菌将硝酸盐还原为亚硝酸盐,吸收后导致高铁血红蛋白血症。高铁血红蛋白中的 Fe^{3+} 失去携氧能力,剩余 Fe^{2+} 虽能结合氧,但不易解离,导致氧解离曲线左移,引起缺氧。

4. 血红蛋白与氧的亲和力异常增强　某些因素可使血红蛋白与氧的亲合力增强,氧解离曲线左移,氧不易释放,出现缺氧。如输入大量库存血时,由于库存血中红细胞的 2,3-DPG 含量低,可使氧解离曲线左移;输入大量碱性液体,血液 pH 值升高也可使 Hb 与 O_2 的亲和力增强。

(二)血氧变化特点

1. 动脉血氧分压与血氧饱和度正常　单纯血液性缺氧无外呼吸功能障碍,故 PaO_2 及 SaO_2 正常。

2. 血氧含量和血氧容量降低或正常　贫血患者血液中 Hb 数量减少,故 CaO_2 及 CO_{2max} 均降低。CO 中毒患者体外测定的 CO_{2max} 可正常,但血液中的部分 Hb 已与 CO 结合形成 HbCO,使 Hb 结合的氧量减少,故 CaO_2 降低。Hb 与 O_2 亲和力增强时,CaO_2 及 CO_{2max} 可不降低,甚至高于正常。

3. 动 - 静脉氧含量差降低　贫血时毛细血管床中平均血氧分压低于正常,氧向组织弥散的速度很快减慢,动 - 静脉血氧含量差低于正常。CO 中毒及高铁血红蛋白血症因 CaO_2 降低或氧不易释放,以及 Hb 与 O_2 亲和力异常增强时使 Hb 结合的氧不易释出,均导致动 - 静脉血氧含量差降低。

(三)皮肤、黏膜颜色变化

单纯贫血时因氧合 Hb 减少,皮肤黏膜呈苍白。CO 中毒患者因血液中 HbCO 增多,皮肤、黏膜呈樱桃红色。高铁血红蛋白血症患者皮肤与黏膜呈棕褐色(咖啡色)或类似发绀的颜色,因进食腌菜等引起的称为肠源性发绀(enterogenous cyanosis)。Hb 与 O_2 亲和力异常增强时,皮肤、黏膜呈鲜红色。

三、循环性缺氧

由于组织血流量减少,使组织供氧量不足而引起的缺氧称循环性缺氧,又称为低动力性缺氧(hypokinetic hypoxia)。因动脉血灌流减少引起的缺氧称为缺血性缺氧,因静脉压回流受阻引起的缺氧称为淤血性缺氧。

(一)原因与机制

1. 全身性循环障碍　见于休克和心力衰竭等。

2. 局部性循环障碍　见于动脉硬化、栓塞、血栓形成、血管炎、血管痉挛后受压等。

循环性缺氧发生的关键是组织血流量减少,使组织、细胞的供氧量减少而引起缺氧。

(二)血氧变化特点

1. 未累及肺血流的循环性缺氧,动脉血的氧分压、氧含量、血氧饱和度和氧容量均正常。

2. 因血流缓慢使血液流经毛细血管的时间延长,从单位容量血液弥散入组织的氧量增多,故动 - 静脉氧含量差增大。但由于单位时间内流过毛细血管的血量减少,故弥散到组织、细胞的氧量减少,导致组织缺氧。

(三)皮肤、黏膜颜色变化

缺血性缺氧皮肤、黏膜苍白。淤血性缺氧时毛细血管中平均脱氧血红蛋白可超过 5g/dl,引起发绀。

四、组织性缺氧

在组织供氧正常的情况下,因组织、细胞利用氧的能力减弱而引起的缺氧称组织性缺氧,又称氧利用障碍性缺氧(dysoxidative hypoxia)。

(一)原因与机制

1. 线粒体氧化磷酸化功能受抑制　氧化磷酸化是细胞利用氧产生 ATP 的主要途径,线粒体是氧化磷酸化的主要场所。氰化物、砷化物、硫化物及某些药物可抑制或阻断呼吸链中某一部位的电子传递使氧化磷酸化终止,从而引起中毒性缺氧。各种氰化物(CN^-)中毒时,CN^- 迅速与氧化型细胞色素氧化酶的 Fe^{3+} 结合为氰化高铁细胞色素氧化酶,阻止其还原,以致呼吸链中断。砷化物如三氧化二砷(砒霜)主要通过抑制细胞色素氧化酶等使细胞利用氧障碍。

2. 线粒体呼吸酶合成减少　维生素 B_1、维生素 B_2、烟酸和烟酰胺等都是呼吸链中许多脱氢酶的辅酶,严重缺乏时可导致呼吸酶合成减少,影响氧化磷酸化过程。

3. 线粒体损伤　大量放射线照射、细菌毒素等可损伤线粒体结构,引起线粒体功能障碍,ATP 产生减少。

(二)血氧变化特点

1. 动脉血氧分压、氧容量、氧含量及氧饱和度均正常。

2. 由于内呼吸功能障碍使组织细胞不能充分利用氧,故动 - 静脉血氧含量差小于正常值。

(三)皮肤黏膜颜色变化

毛细血管内氧合血红蛋白增加,患者皮肤黏膜可呈玫瑰红色。

需强调的是,临床上常见的缺氧多为两种或多种缺氧类型混合存在。各型缺氧的血氧变化特点见表 25-1。

表 25-1 各型缺氧的血氧变化特点

缺氧类型	PaO_2	SaO_2	CO_2max	CaO_2	动 - 静脉血氧含量差
低张性缺氧	↓	↓	N 或↑	↓	↓或 N
血液性缺氧	N	N	↓或 N	↓或 N	↓
循环性缺氧	N	N	N	N	↑
组织性缺氧	N	N	N	N	↓

注:N 正常;↓降低;↑升高

第三节 缺氧时机体的功能和代谢变化

缺氧对机体的影响可因缺氧的原因、发生速度、严重程度和机体的功能代谢状态不同而不同。轻度缺氧时机体发生代偿性反应,严重缺氧常引起损伤性变化。急性缺氧时由于机体来不及代偿而容易发生功能代谢障碍,慢性缺氧时机体可通过代偿反应增加组织、细胞氧的供应和利用,长期慢性缺氧机体则由代偿转为失代偿,出现损伤性改变。以下主要以低张性缺氧为例说明缺氧对机体的影响。

一、呼吸系统的变化

(一) 代偿性反应

主要表现为呼吸加深加快,肺通气量增加,这也是急性低张性缺氧时机体最重要的代偿反应。PaO_2 在 60~100mmHg 时,肺通气量无明显变化。当 PaO_2 低于 60mmHg 时,缺氧刺激颈动脉体和主动脉体的化学感受器,反射性地引起呼吸加深加快。其代偿意义在于:①增加肺泡通气量和提高肺泡气氧分压,PaO_2 也随之升高;②胸廓呼吸运动的增强使胸内负压增大,促进静脉回流,增加心输出量和肺血流量,有利于氧的摄取和运输。血液性缺氧、循环性缺氧和组织性缺氧因 PaO_2 不降低,故呼吸系统的代偿不明显。

(二) 损伤性变化

1. 中枢性呼吸衰竭 当 $PaO_2<30mmHg$ 时,低氧对呼吸中枢的作用表现为直接抑制作用,导致中枢性呼吸衰竭,表现为呼吸抑制,呼吸节律和频率不规则。

2. 高原肺水肿 是指在快速进入 2500m 以上高原因低压低氧而发生的一种高原特发性疾病,临床表现为呼吸困难、咳嗽、血性泡沫痰、肺部湿性啰音、皮肤黏膜发绀等。其发生机制可能与肺动脉高压及肺微血管壁通透性增高有关。

二、循环系统的变化

(一) 代偿性反应

1. 心输出血量增加 主要是由于:①急性缺氧引起交感 - 肾上腺髓质系统兴奋,通过释放儿茶酚胺作用于心脏,使心率加快、心收缩性增强;②PaO_2 降低引起胸廓呼吸运动增强,可使回心血量增加。心输出量增加有利于提高全身组织供氧量,对缺氧有一定的代偿意义。

2. 血流重新分布　急性缺氧时交感神经兴奋,皮肤和腹腔内脏的血管因 α-肾上腺素能受体密度高而收缩,血流减少。心、脑以局部组织代谢产物腺苷、乳酸等的作用为主而使血管扩张,血流增加。血流重分布有利于保证生命重要器官氧的供应。

3. 肺血管收缩　一方面病变部位的肺小动脉收缩,使肺泡的血流量减少,有利于维持肺泡通气与血流的比值;另一方面使血流转向充气较好的肺泡,提高肺泡的换气效率,并维持较高的动脉血氧分压。肺血管收缩的机制可能与缺氧时交感神经兴奋、缩血管物质增多及肺动脉平滑肌细胞 Ca^{2+} 内流增加有关。

4. 毛细血管增生　长期慢性缺氧可促使血管内皮生长因子等基因表达增高,使毛细血管增生,尤其是脑、心和骨骼肌更显著。毛细血管密度增加可扩大氧弥散面积、缩短氧弥散距离,增加对细胞的供氧量。

(二) 损伤性变化

1. 肺动脉高压形成　慢性缺氧使肺小动脉持续收缩,使肺循环阻力增加,导致肺动脉高压,右心室后负荷增加。长期发展可引起右心室肥大,甚至右心衰竭。

2. 心肌舒缩功能下降　其机制主要是:①严重缺氧时心肌能量代谢障碍,心肌供能不足;②能量不足使心肌细胞膜和肌浆网对钙离子运转障碍,引起心肌的舒缩功能下降;③严重缺氧可使心肌细胞变性、坏死。

3. 心律失常　缺氧使心肌细胞膜电位降低,心肌传导性降低,兴奋性和自律性增高,容易引起异位心律和传导阻滞。临床上可表现出窦性心动过缓、期前收缩甚至心室纤颤。

4. 回心血量减少　严重缺氧时,体内产生大量乳酸、腺苷等扩血管代谢产物,对外周血管有直接扩张作用,使血液淤滞在外周静脉内,回心血量减少,影响心输出量。

三、血液系统的变化

(一) 代偿性反应

1. 红细胞及 Hb 增多　急性缺氧时,交感神经兴奋使血管收缩,肝、脾等储血器官的血液进入体循环,血液红细胞数和 Hb 量增加。慢性缺氧时,肾脏产生的促红细胞生成素(erythropoietin,EPO)增加,使骨髓造血功能增强,导致红细胞增多,携氧能力增强。

2. 氧解离曲线右移　缺氧时,红细胞内糖酵解增强使 2,3-DPG 生成增多,以及体内发生代谢性酸中毒使 H^+ 增多,均可导致氧解离曲线右移,使 Hb 与氧的亲和力降低,易于将结合的氧释出供组织利用。

(二) 损伤性变化

血液中红细胞过度增加,可引起血液黏滞度增高,血流阻力增大,心脏后负荷增加。此外,红细胞内 2,3-DPG 过度增加可妨碍血液流经肺部时 Hb 与氧结合,使动脉血氧含量及血氧饱和度明显下降,组织供氧量严重不足。

四、中枢神经系统的变化

脑重仅为体重的 2% 左右,而脑血流量约占心输出量的 15%,脑耗氧量约占总耗氧量的 23%。脑内葡萄糖和氧贮备极少,故脑对缺氧十分敏感。脑组织完全缺氧 15 秒即可引起昏迷,完全缺氧 8~10 分钟,常导致脑组织不可逆性损害。脑灰质比脑白质的耗氧量多 5 倍,对缺氧的耐受性更差。急性缺氧初期大脑皮质的抑制过程减弱,兴奋过程相对占优势,出现头痛、情绪激动,以及思维能力、记忆力、判断力降低或丧失,以及运动不协调等症状。严重缺氧可导致烦躁不安、惊厥、意识障碍等症状。随着缺氧加重或时间延长,皮质由兴奋转为抑制,出现表情淡漠、反应迟钝、昏迷甚至死亡。慢性缺氧可出现易疲劳、嗜睡、注意力不集中及精神抑郁等症状。缺氧致中枢神经系统功能障碍与脑水肿和脑组织能量代谢障碍、酸中毒等有关。

五、组织细胞的变化

(一) 代偿性反应

1. 无氧糖酵解增强　缺氧时,ATP 生成减少,ATP/ADP 比值下降,激活磷酸果糖激酶,糖酵解过程加强,以补偿缺氧所致的能量不足。

2. 细胞利用氧的能力增强　慢性缺氧时,细胞内线粒体数目和膜表面积均增加,呼吸链中相关的酶如琥珀酸脱氢酶、细胞色素氧化酶增加,提高了细胞利用氧的能力。

3. 载氧蛋白增加　慢性缺氧时肌肉中肌红蛋白、脑红蛋白等载氧蛋白含量增多,二者和氧的亲和力较 Hb 大,是机体重要的储氧库。当氧分压明显降低时,载氧蛋白可释放出大量的氧供细胞利用。

4. 低代谢状态　缺氧时细胞的耗能过程减弱,如糖、蛋白质合成、离子泵功能等均降低,使细胞处于低代谢状态,减少氧和能量的消耗。

(二) 损伤性变化

1. 细胞膜损伤　细胞膜是细胞缺氧最早受损伤的部位。缺氧时,ATP 生成减少,Na^+-K^+ 泵运转障碍及乳酸的作用使细胞膜对通透性增高,导致离子顺浓度差通过细胞膜,出现以下变化:①Na^+ 内流同时伴有水进入细胞内,导致细胞水肿;②K^+ 外流使细胞内缺 K^+,导致糖、蛋白质合成代谢障碍和酶活性降低;③Ca^{2+} 内流使胞浆 Ca^{2+} 浓度增高,抑制线粒体的功能,激活磷脂酶,使膜磷脂分解,并导致氧自由基产生增多,加重细胞的损伤。

2. 线粒体损伤　严重缺氧时线粒体内脱氢酶活性降低,使 ATP 生成减少,线粒体可出现肿胀、嵴断裂崩解、钙盐沉积、外膜破裂等形态学改变。

3. 溶酶体损伤　缺氧时细胞内酸中毒和钙超载,使磷脂酶激活导致溶酶体膜磷脂被分解,膜通透性增高,严重时溶酶体肿胀、破裂。大量溶酶体酶释出导致细胞自溶,酶可进一步进入血液循环引起更广泛的组织损伤。

第四节　氧疗和氧中毒

一、氧疗

吸入氧分压较高的空气或纯氧的方法称为氧疗(oxygen therapy)。去除缺氧的原因是缺氧治疗的前提,氧疗虽对各种类型的缺氧均有一定疗效,但其效果因缺氧的原因不同而有所不同。

　　吸氧可增加肺泡气氧分压,使动脉血氧分压和血氧饱和度增高,血氧含量增多,故氧疗对高原、高空缺氧及外呼吸功能障碍等引起的低张性缺氧的效果最好。高原肺水肿患者吸入纯氧后一般数小时或数天就可有好的疗效。对于静脉血分流入动脉引起的低张性缺氧,因吸常压氧不能对经动静脉短路进入左心的血液起氧合作用,故氧疗效果较差。但吸入纯氧,特别是吸入高压氧(>3 个大气压)时可以明显增加血液中物理溶解的氧,如果患者心输出量正常,则可维持机体所需的氧供。

　　严重贫血、高铁血红蛋白血症、循环性缺氧患者,吸氧仅能通过增加血浆中溶解的氧量和在组织的氧分压梯度,起一定治疗作用。严重一氧化碳中毒患者,当吸入纯氧,尤其是高压氧时,可通过 O_2 与 CO 的竞争,使 Hb 结合 O_2 的作用增加,加速 CO 从 HbCO 中解离出来,治疗效果好。

　　组织性缺氧因供氧并无障碍,主要问题是组织利用氧功能障碍,故氧疗的疗效有限。

二、氧中毒

　　氧虽为生命活动所必需,但 0.5 个大气压以上的氧可对细胞产生毒性作用。长时间吸入氧分压过高的气体时可引起组织、细胞的损害,称为氧中毒(oxygen intoxication),其机制与活性氧的毒性作用有关。氧中毒的发生取决于氧分压而不是氧浓度。当吸入气的氧分压过高时,肺泡气和动脉血的氧分压随着增高,使血液与组织细胞之间的氧分压差增大,氧的弥散加速,组织细胞因获得过多氧而中毒。氧中毒有两种类型:

(一) 肺型氧中毒

　　发生于吸入 1 个大气压左右的氧 8 小时以后,出现胸骨后疼痛、咳嗽、呼吸困难、肺活量减少、动脉血氧分压下降。肺部呈炎性病变,有炎性细胞浸润、充血、水肿、出血和肺不张。氧疗的患者如果发生氧中毒,可使动脉血氧分压下降,加重缺氧。因此,氧疗时应控制氧的浓度和时间,严防氧中毒发生。

(二) 脑型氧中毒

　　吸入 2 个以上大气压的氧,可在短时内引起脑型氧中毒,主要临床表现为面色苍白、恶心、幻听、幻视、抽搐、晕厥等神经症状,严重者可昏迷、死亡。高压氧疗时,当患者出现神经症状时,应区分脑型氧中毒与由缺氧引起的缺氧性脑病。脑型氧中毒患者先抽搐后昏迷,抽搐时患者是清醒的;缺氧性脑病则先昏迷后抽搐。对氧中毒者应控制吸氧,对缺氧性脑病则应加强氧疗。

学习小结

　　通过本章学习,你对氧在生命进程中的作用是否有了更深刻的理解? 对氧的体内运输过程的了解是否更为全面? 是否能够掌握"缺氧"发生的主要环节及涉及这些环节的主要疾病与病因? 是否理解在"缺氧"发生后机体各系统所发生的病理改变的原因? 最后,要问的是,知道氧中毒是怎么回事吗?

（林信富）

复习思考题

1. 请根据机体对氧的获得和利用这一复杂的过程,分析缺氧的类型和各型缺氧的常见原因,这些原因导致机体缺氧的机制是什么?

2. 氧疗是改善缺氧的重要治疗方法,为什么其效果因缺氧的原因不同而有所不同?

第二十六章

发　热

学习目的与学习要点

相对稳定的体温是人体进行正常新陈代谢和维持生命活动的保证,体温的改变常常意味着疾病的发生。本章将依次介绍发热的概念与原因,人体的体温调节机制,发热的原因与机制,以及发热时的机体变化。这些内容对发热性疾病的临床诊断、治疗及预后评估均有重要参考价值。

正常成人体温维持在 37℃ 左右,昼夜间波动幅度不超过 1℃。体温调节的高级中枢位于视前区 - 下丘脑前部(preoptic anterior hypothalamus,POAH),体温中枢围绕调定点(set point,SP)对产热和散热所进行的调节,从而调控体温。当体温调定点因致病因素作用而发生上移时,所出现的体温变化即为发热(fever)。

第一节　发热的原因和发病机制

发热是指在致热原作用下,体温调定点上移所引起的调节性体温升高。发热不是体温调节异常,而是由于机体在调定点上移后,将体温调节到与调定点相适应的水平。因体温调节障碍、散热障碍(如中暑、鱼鳞病)及产热异常(如甲亢)等导致的病理性体温升高称为过热(hyperthermia),过热时调定点不变,属于被动性体温升高。另外,剧烈运动、应激、月经前期和妊娠期等可引起生理性体温升高。

一、发热激活物

凡能激活产内生致热原细胞产生和释放内生致热原(endogenous pyrogen,EP)的物质均称为发热激活物(pyrogenic activator)。根据发热激活物来源不同可分为外致热原(exogenous pyrogen)和体内产物两类。

(一) 外致热原

来自于体外的发热激活物称为外致热原,包括多种病原体及其代谢产物。如:①革兰阴性菌:脂多糖是最明确的发热激活物,可诱导多种产 EP 细胞活化;菌体和肽聚糖也有类似作用。②革兰阳性菌:致热外毒素及菌体均是发热激活物。③结核杆菌:菌体及细胞壁中肽聚糖、多糖和蛋白质均有致热作用。④病毒:病毒体及血凝素等刺突蛋白可诱导 EP 形成。⑤真菌:假丝酵母菌、新生隐球菌等真菌的荚膜多糖有类似细

笔记

菌脂多糖样作用,菌体也可致热。⑥疟原虫:疟原虫感染后红细胞破裂时释放入血的裂殖体和代谢产物(疟色素等)可导致高热。

(二) 体内产物

来自于体内的发热激活物有:①免疫复合物:可激活产 EP 细胞,促进 EP 产生和释放,使超敏反应性疾病和自身免疫性疾病出现发热反应;②类固醇:某些类固醇产物如睾酮的中间产物苯胆烷醇酮,可激活白细胞释放 EP,引起机体周期性发热;③细胞受损和坏死产物、尿酸盐、硅酸盐结晶:对产 EP 也有一定的活化作用。

二、内生致热原

内生致热原(endogenous pyrogen,EP)是指在发热激活物作用下,产内生致热原细胞产生和释放的具有致热活性的细胞因子。

(一) 种类

常见 EP 类型主要有:

1. 白细胞介素 -1 由单核/巨噬细胞、肿瘤细胞等产生的多肽类物质。不耐热,70℃ 30 分钟即可灭活。IL-1 致热性强,其受体广泛分布于脑内,以靠近体温调节中枢的下丘脑外侧密度最高。

2. 肿瘤坏死因子 由巨噬细胞、淋巴细胞等释放。不耐热,70℃ 30 分钟即可灭活,且反复注射不产生耐受。TNF 具有许多与 IL-1 类似的生物学特性,给动物静脉内或脑室内注射,小剂量引起单相热,大剂量则引起双相热。

3. 干扰素 主要由单核细胞、淋巴细胞产生,具有抗病毒、抗肿瘤作用。不耐热,60℃ 40 分钟失活,反复注射可产生耐受性。IFN 可能是病毒感染引起发热的重要 EP。

4. 白细胞介素 -6 是一种由单核/巨噬细胞、内皮细胞等产生的细胞因子,能引起各种动物发热,但其作用弱于 IL-1 和 TNF。

(二) 内生致热原的产生与释放

能产生 EP 的细胞主要包含:单核/巨噬细胞系统、肿瘤细胞,以及内皮细胞、淋巴细胞、朗格汉斯细胞等。EP 的产生和释放是一个复杂的细胞信号转导和基因表达的调控过程,包含产 EP 细胞的激活、EP 的合成及释放。经典的产 EP 细胞活化方式主要包括两种,即 Toll 样受体介导的细胞活化和 T 细胞受体介导的细胞活化。活化后的产 EP 细胞经信号转导,启动 IL-1、TNF、IFN 和 IL-6 等细胞因子的基因表达和蛋白合成,并释放入血。

三、发热时的体温调节机制

(一) 体温调节中枢

发热的体温调节中枢可能由正调节中枢和负调节中枢两部分组成。正调节中枢位于视前区 - 下丘脑前部(preoptic anterior hypothalamus,POAH),该区含有对温度敏感的神经元,对外周和深部温度信息起整合作用;负调节中枢位于中杏仁核、腹中隔和弓状核,对发热时的体温进行负向调节。

(二) 致热信号传入中枢的途径

血液循环中的 EP 不易透过血脑屏障,外周致热信号可能通过以下途径到达体温调节中枢:

1. 通过血脑屏障转运入脑　这是一种较直接的信号传递方式。研究发现,在血脑屏障的毛细血管床部位存在某些 EP 的可饱和转运机制;此外 EP 也可能从脉络丛部位渗入或易化扩散进入血脑屏障。

2. 通过终板血管器入脑　终板血管器(organum vasculosum laminae terminalis, OVLT)位于视上隐窝上方,紧靠 POAH。该处具有丰富的有孔毛细血管,对大分子物质有较高通透性,是血脑屏障的薄弱部位,EP 可能由此弥散入脑。但也有人认为,EP 是通过与分布在此处的巨噬细胞、神经胶质细胞等膜受体识别结合后,再产生和释放中枢介质作用于 POAH 的神经元。

3. 通过迷走神经入脑　由 LPS 激活产生的 EP 可能随循环到达肝组织,直接作用于迷走神经肝分支的传入神经纤维,经脑干去甲肾上腺素能神经元将致热信息传入 POAH。切断膈下迷走神经后,腹腔注射 IL-1 或静脉注射 LPS 不再引起发热,但该途径有待进一步研究。

(三) 发热的中枢调节介质

研究证实 EP 不是引起调定点上移的最终物质,EP 可能是首先作用于体温调节中枢,引起中枢调节介质释放,继而引起调定点改变。发热中枢调节介质分为正调节介质和负调节介质两种类型。

1. 正调节介质　系可以使调定点上移的中枢调节介质,如:

(1) 前列腺素 E(PGE):发热时下丘脑合成和释放 PGE,动物脑脊液中 PGE 含量明显增加;将 PGE 注射到动物脑室内,可引起明显的发热反应,且潜伏期短于 EP 导致的发热;应用阿司匹林等阻断 PGE 的合成,可以有效降低体温并降低脑脊液中 PGE 浓度。

(2) 环磷酸腺苷(cAMP):外源性 cAMP 注射入动物脑室可以引起发热,且潜伏期短于 EP 性发热;在 LPS 和 EP 诱导的发热期间,动物脑脊液中 cAMP 的含量与体温呈同步性双相变化,下丘脑 cAMP 也在两个高峰期明显增加。因此 cAMP 可能是更接近终末环节的发热介质。

(3) Na^+/Ca^{2+} 比值:脑室内 Na^+/Ca^{2+} 比值增高在发热中可能起到重要的中介作用。研究显示,向实验动物脑室内灌注 Na^+ 可使体温快速上升;灌注 Ca^{2+} 则使体温快速下降。Na^+/Ca^{2+} 比值增高可能通过提高 cAMP 而发挥作用。

(4) 一氧化氮(NO):NO 广泛存在于中枢神经系统,可能通过作用于 POAH、OVLT 等部位介导体温升高;抑制发热负调节介质的合成和释放;通过刺激棕色脂肪组织的代谢活动增加产热。

(5) 促肾上腺素皮质激素释放激素(corticotrophin releasing hormone, CRH):主要分布于室旁核和杏仁核。研究发现 IL-1、IL-6 等可以刺激下丘脑释放 CRH;向动物脑内注入 CRH 可引起动物体温升高,CRH 单克隆抗体或 CRH 受体拮抗剂可完全抑制 IL-1、IL-6 等的致热性;但也有实验发现向脑内注射 CRH 后,发热动物体温下降。因此,目前倾向认为 CRH 可能是一种双向调节介质。

2. 负调节介质　临床和实验资料均表明,发热时体温升高极少超过 41℃,即使大大增加致热原的剂量也难以逾越此热限,其原因可能与存在负调节介质有关。已发现的负调节介质有:

(1) 精氨酸加压素(arginine vasopressin, AVP):即抗利尿激素,是由下丘脑神经元合成的多功能神经肽类激素。AVP 有 V1 和 V2 两种受体,AVP 可能经 V1 受体,通过加强散热或者减少产热起到解热作用。

(2) 黑素细胞刺激素(α-Melanocyte stimulating hormone,α-MSH):是由腺垂体分泌的十三肽激素。研究显示,脑室内或者血液内注射 α-MSH 具有减弱 EP 所致发热的作用,并限制发热的幅度和持续的时间。α-MSH 通过增强散热起到极强地限制发热的作用。

(3) 膜联蛋白 A1(annexin A1):又称脂皮质蛋白-1,是一种钙依赖性磷脂结合蛋白。研究发现,在大鼠脑内注射膜联蛋白 A1,可明显抑制 CRH、IL-1、IL-6 等诱导的发热。膜联蛋白 A1 的释放可能是糖皮质激素发挥解热作用的主要途径。

(四) 发热时体温调节的基本环节

根据调定点理论,发热过程大致包括以下基本环节:①发热激活物的作用:体内外各种发热激活物激活产 EP 细胞,引起 EP 的合成和释放;②致热信号 EP 的传递:EP 本身或其致热信号通过不同途径进入体温调节中枢;③中枢介质的产生:EP 可引起中枢正调介质和负调介质的合成和释放;④体温调定点上移:在正负调节介质的共同作用下,体温调定点在一定范围内上移;⑤体温升高:由于调定点高于体温水平,中枢对产热和散热进行调节,把体温升高到与调定点相适应的水平;⑥调定点下移、体温恢复:随着发热激活物减少或消失,EP、中枢介质被清除或降解,调定点下移到正常水平,体温被调节恢复至正常。

第二节　发热的时相

多数发热,尤其是急性传染病所致的发热按其体温调节过程一般包含三个时相,每一个时相均有各自的热代谢特点及其临床表现。由于不同疾病的各个时相的体温变化程度及持续时间不尽相同,因此可形成不同的热型,这有助于发热病因的判断。

一、体温上升期

1. 概念　体温上升期是调定点上移后,体温上升至新调定点水平的一段时间,此期又称寒战期。

2. 热代谢特点　由于调定点上移,此时的正常体温变成了"冷刺激"。体温调节中枢根据"冷"信息发出升温指令到达散热中枢,通过交感神经兴奋,引起皮肤血管收缩,散热减少。同时指令到达产热器官,引起寒战和物质代谢加强,产热增加。故此期的热代谢特点是产热增加、散热减少,产热大于散热,体温升高。

3. 临床表现　由于皮肤温度降低,患者感觉发冷或恶寒(体温已经开始上升);皮肤竖毛肌收缩,出现"鸡皮疙瘩";寒战是骨骼肌不随意的节律性收缩,伸肌与屈肌同时收缩,肢体不发生伸屈运动,但产热率可增加 4~5 倍。

二、高温持续期

1. 概念　体温上升到与新调定点相适应的水平时就不再上升,在高水平上围绕新调定点上下波动,故本期称为高温持续期,也称高峰期或热稽留期。

2. 热代谢特点　此时机体体温已经与新调定点相适应,产热和散热均明显高于正常水平。故此期的热代谢特点为产热与散热在高水平上保持相对平衡。

3. 临床表现　因散热反应皮肤血管扩张,皮温升高,患者寒冷感觉消失,有酷热感,"鸡皮疙瘩"也消失。皮肤温度的升高加强了皮肤水分的蒸发,皮肤和口唇比较干燥。

三、体温下降期

1. 概念　此期体温下降,逐渐恢复正常,又称为退热期。退热期可持续数小时或一昼夜,甚至几天。

2. 热代谢特点　由于发热激活物、EP 及发热中枢介质的消除导致调定点返回正常水平。此时中心体温高于调定点水平,机体开始出现明显散热反应。此期的热代谢特点为产热减少、散热增强。

3. 临床表现　皮肤血管舒张,大量出汗,严重者可导致脱水,体温逐渐恢复正常。

第三节　发热时机体的代谢与功能变化

除发热激活物导致的原发疾病引起的各种变化之外,发热时的体温变化、EP 及体温调节过程也会对机体的代谢过程产生一定影响,并可引起各系统器官功能变化。

一、代谢变化

体温升高时物质代谢速度加快。一般认为,体温每升高 1℃,基础代谢率提高13%,持续发热会使物质消耗明显增多,易导致机体消瘦和体重降低,应注意及时补充。

1. 糖、脂肪和蛋白质代谢　发热时三大物质分解代谢增强,合成代谢减弱。因产热需要,糖代谢增强,糖原分解增多、储备减少。此时酵解增强,乳酸生成增多,患者有肌肉酸痛和疲乏感。由于代谢增强和寒战等对氧的需求明显增加,易导致氧债。因糖原储备不足,脂肪被动员来提供热量;交感 - 肾上腺髓质系统兴奋,脂解素分泌增加,加速了脂肪的分解。发热时由于高体温及 EP 的作用,蛋白质分解增加,如果未能及时补充足够蛋白质,易引起负氮平衡。

2. 水、盐及维生素代谢　在体温上升期因肾血管收缩,肾血流量减少,使尿量减少,水钠潴留。在高温持续期,皮肤和呼吸道水分蒸发增多导致水分大量丢失;在体温下降期因尿量恢复和大量出汗,水分丢失过多,甚至引起脱水。由于物质代谢增强,维生素消耗显著增加,加之维生素摄入和吸收不足,故长期发热容易造成维生素,特别是水溶性维生素的缺乏。

二、各系统功能变化

1. 中枢神经系统　中枢神经系统兴奋,患者常表现常为头痛、头昏、烦躁不安;高热(40℃以上)时可出现幻觉与谵妄,或淡漠、嗜睡。小儿由于中枢发育不够健全,可出现高热惊厥。

2. 循环系统　发热时心率加快,体温每升高 1℃,心率约增加 18 次 / 分钟,儿童变化更为明显。其原因可能是:①血温升高刺激窦房结;②交感 - 肾上腺髓质系统兴奋性增强;③代谢增强,氧的消耗和 CO_2 生成增加。在一定范围内心率加快可以增加心输出量,但是心脏病患者发热易诱发心力衰竭。寒战期,由于心率加快和血管收缩,血压可轻度升高;而在高温持续期和体温下降期可因血管扩张使血压轻度下降。体温骤降时,可因大量出汗而导致失液性休克。

3. 消化系统 发热时交感兴奋、副交感神经受抑制造成消化腺分泌减少、胃肠蠕动减弱,患者出现食欲缺乏、腹胀、便秘等症状。水分蒸发及唾液分泌减少,导致口干等症。

4. 呼吸系统 血温升高及 CO_2 生成增多,可刺激呼吸中枢,使呼吸加深、加快,有利于散热,但通气过度则可引发呼吸性碱中毒。

5. 免疫系统 一定程度的发热可增强机体的免疫反应,有利于杀灭病原微生物和肿瘤细胞,但持续高热可影响细胞免疫功能。

学习小结

通过本章学习,你对"发热"的认识有了哪些改变? 是否理清了外致热原、内生致热原之间的关系,及其相互间的作用方式? 是否理解发热时各类中枢调节介质的作用机制与作用结果? 是否了解发热的过程与时相,以及相应的临床表现? 能否解释发热可能导致的相应代谢与器官功能的变化原因?

(林信富)

复习思考题

1. 本章提及的内生致热原绝大多数为前炎症因子,多由免疫细胞产生。在生命演化过程中,将发热现象与免疫应答过程"连锁"在一起的生物学意义有哪些? 试分析说明。

2. 试比较炎症、发热、应激作为最基本的病理生理反应活动有何异同,有何联系。

笔记

第二十七章

应　激

📖 **学习目的与学习要点**

生命所处的自然环境与社会环境往往是十分严酷的。应激即是机体对于并不友善的环境刺激所产生的一种自身保护性反应。这一反应如同炎症一样，可以引起机体一系列相应的病理生理改变。本章依次介绍应激的基本概念、发生机制、机体的病理生理改变。

应激（stress）一词源自拉丁语"stringere"，意为"绷紧"。自20世纪20年代后，医学界开始用这个词表示人体在承受环境压力时所出现的特定病理生理反应。由持续应激反应所造成的疾病状态称为全身适应综合征，常常伴随多个器官系统的病理生理变化，并可导致更为严重的疾病发生。

第一节　应激的相关概念

一、应激与应激原

应激是指机体在受到一定强度的体内外环境、社会、心理因素刺激时所产生的全身非特异性适应反应，是机体对外界环境适应并形成自身保护的一种机制。应激可分为生理性应激和病理性应激两类。生理性应激刺激因素作用不强烈、时间不长（如升职、体育竞赛、适度的学习或工作压力等），可促进机体代谢和调动机体潜能，增强机体的适应能力，又称为良性应激（eustress）。病理性应激刺激因素作用强度过大或时间过长（如大面积烧伤、休克、严重的精神创伤等），导致机体代谢障碍或组织损伤，严重者可引起疾病甚至机体死亡，又称为劣性应激（distress）。

引起应激的刺激因素称为应激原（stressor），通常分为躯体性应激原和心理性应激原。躯体性应激原如机械性损伤（如骨折、挫伤、挤压伤等）、物理性因素（寒冷、酷热、潮湿、强光、雷电、气压等）、化学性因素（如强酸、强碱、化学毒物等）、生物性因素（如病毒、细菌等病原微生物引起的感染）等体外因素和内分泌激素增加、贫血、水电解质紊乱、酸碱平衡紊乱、器官功能衰竭等体内因素；心理性应激原如亲人离丧、工作压力、失恋及各种突发社会事件（地震、火灾、车祸等）。因此，应激也可相应分为躯体性应激（physical stress）和心理性应激（psychological stress）。

笔记

402

二、全身适应综合征

劣性刺激导致的应激表现为动态的连续过程,并最终导致内环境紊乱和疾病,称为全身适应综合征(general adaptation syndrome,GAS)。一般分为警觉期(alarm stage)、抵抗期(resistance stage)和衰竭期(exhaustion stage)。

1. 警觉期 在应激原作用后迅速出现,持续时间较短。机体在应激原的作用下,以交感 - 肾上腺髓质系统兴奋,儿茶酚胺产生增多为主要特征。临床上可见患者心率加快、心肌收缩力加强,呼吸加深加快、血压升高、血糖增高、骨骼肌的血流量增加等。这些变化使机体处于最佳动员状态,有利于机体增强抵抗或逃避损伤的能力。

2. 抵抗期 是机体内部防御力量处于高水平的时期,此期机体与应激原形成对峙,以肾上腺皮质激素分泌增多为主要特征,代谢率增强,进入适应或抵抗状态。同时也伴有防御贮备能力的消耗,因而对其他应激原的非特异抵抗力下降。

3. 衰竭期 表现为机体在抵抗期所形成的适应机制开始崩溃。持续强烈的有害刺激将耗竭机体的抵抗能力,机体的防御性资源耗尽,已没有能力抵御应激原的损害,可导致机体疾病,甚至死亡。

上述三个阶段并不一定依次出现,多数应激只引起第一、二期变化,只有严重的应激反应才进入第三期。而多数良性应激在应激原去除后,机体很快趋于平静。

第二节 应激的机制

应激发生机制较为复杂,涉及神经内分泌反应、急性期反应及细胞反应。

一、神经内分泌反应

应激时神经内分泌反应主要为蓝斑 - 交感 - 肾上腺髓质系统和下丘脑 - 垂体 - 肾上腺皮质系统的强烈兴奋,并伴有其他多种内分泌激素的改变。

(一)蓝斑 - 交感 - 肾上腺髓质系统兴奋

1. 结构基础 蓝斑 - 交感 - 肾上腺髓质系统的中枢整合部位主要位于脑桥蓝斑,上行与大脑边缘系统如杏仁复合体、海马、边缘皮质及新皮质等有密切的往返联系,是应激时情绪变化、认知及行为改变的结构基础;下行则主要至脊髓侧角,调节交感神经张力及肾上腺髓质中儿茶酚胺的分泌。

2. 基本效应 应激时蓝斑 - 交感 - 肾上腺髓质系统的中枢效应与去甲肾上腺素的释放有关,主要是引起兴奋、警觉及紧张、焦虑等情绪反应,并可能是启动下丘脑 - 垂体 - 肾上腺皮质轴兴奋的关键。其外周效应主要表现为血浆肾上腺素和去甲肾上腺素浓度迅速增高,介导一系列代谢和心血管变化。

3. 防御意义及不利影响 蓝斑 - 交感 - 肾上腺髓质系统主要参与调控机体对应激的急性反应。其防御意义为:①使心率增快、心肌收缩力增强、外周血管阻力增加,从而增加心输出量和血压;②血流重新分布,保证心脏、脑和骨骼肌的血液供应;③扩张支气管,改善肺通气;④促进糖原、脂肪分解,升高血糖;⑤促进生长激素、肾素、肾上腺皮质激素释放激素等的释放。但强烈的交感 - 肾上腺髓质系统的兴奋可引起耗能增加、组织分解、血管痉挛、组织缺血和致死性心律失常等。

（二）下丘脑 - 垂体 - 肾上腺皮质轴兴奋

1. **结构基础** 下丘脑 - 垂体 - 肾上腺皮质轴由下丘脑的室旁核、腺垂体和肾上腺皮质组成。室旁核为中枢位点，上行至杏仁核、边缘系统、海马结构，下行主要通过激素调控腺垂体和肾上腺皮质的功能。应激时来自躯体的应激传入信号，或是来自边缘系统整合的下行信号皆可引下丘脑 - 垂体 - 肾上腺皮质轴兴奋。

2. **基本效应** 应激时下丘脑 - 垂体 - 肾上腺皮质轴兴奋所产生的中枢效应为促肾上腺皮质激素释放激素（CRH）产生增多。目前认为，适量 CRH 可促进适应，使机体兴奋或产生愉悦感，过量 CRH 则使机体产生焦虑、抑郁和厌食等情绪改变和学习记忆能力下降。CRH 增加也促进蓝斑 - 去甲肾上腺素能神经元的活性。下丘脑 - 垂体 - 肾上腺皮质轴兴奋的外周效应主要由糖皮质激素分泌增多引起。

3. **防御意义及不利影响** 糖皮质激素分泌增多是应激最重要的反应之一，其防御代偿意义表现为：①促进蛋白质分解和糖异生，补充肝糖原储备；②糖皮质激素的允许作用：表现在保证儿茶酚胺及胰高血糖素的脂肪动员作用；维持循环系统对儿茶酚胺的反应性等方面；③稳定细胞膜及溶酶体膜；④抗炎作用。但持续的糖皮质激素增加会对机体产生一系列不利影响，如：①免疫反应明显受到抑制；②血脂、血糖升高等代谢异常；③性腺轴受抑制，儿童生长发育迟缓；④甲状腺轴的抑制；⑤行为异常（抑郁症、自杀倾向）。

应激时还会导致其他神经内分泌的变化，如 β- 内啡肽、抗利尿激素、醛固酮、胰高血糖素的水平升高，胰岛素减少，生长激素在急性应激时分泌增多，而在慢性应激时分泌减少。

二、急性期反应

在感染、炎症、组织损伤等应激原作用于机体后的短时间（数小时至数日）诱发机体产生的快速防御反应，称为急性期反应（acute phase reaction, APR）。除表现为体温升高、血糖升高、外周血吞噬细胞增多等非特异性免疫反应外，还可出现在急性期反应中血浆浓度发生迅速变化的蛋白，即急性期蛋白（acute phase protein, APP）。

大部分 APP 在肝脏合成，少量在内皮细胞、单核 / 巨噬细胞、成纤维细胞等生成。应激时有些 APP 含量可增加数倍至上千倍不等。主要包括 C- 反应蛋白、血清淀粉样蛋白 A、α1- 酸性糖蛋白、α1- 抗糜蛋白酶、α1- 蛋白酶抑制剂、结合珠蛋白、纤维蛋白原、补体成分、铜蓝蛋白等。急性期反应时也有一些血浆蛋白浓度下降，这些称为负 APP，如白蛋白、运铁蛋白等。

APP 的生物学功能为：①抑制蛋白酶的作用：可以减少因炎症、创伤、感染等引起的过多的蛋白酶对组织的损伤；②参与凝血及纤溶：血浆中增加的凝血因子及纤维蛋白原可促进凝血，阻止病原体扩散；血浆中增加的纤溶酶原可促进纤溶系统激活。③抗感染、抗损伤作用：可促进吞噬细胞的功能，发挥抗感染、抗损伤、清除异物和坏死组织的作用；④结合、运输功能：避免过多的游离 Cu^{2+}、血红素等对机体的危害；⑤其他作用：如清除自由基、抗过氧化损伤等。

三、细胞应激

当机体暴露于各种急性刺激因素时，细胞常出现一系列适应性代偿反应，称为细胞应激,包括对损伤因素的特异性反应及与损伤因素性质无关的非特异性反应。近年来发现细胞应激也与某些细胞信号转导蛋白表达有密切关系,如在热应激(或其他应激)诱导下所生成的热休克蛋白(heat-shock protein,HSP)等。HSP 是一个在进化上高度保守的蛋白大家族,根据其分子量大小,分为 HSP110、HSP90、HSP70、HSP60 和小分子 HSP 等,大多数 HSP 为细胞结构蛋白,其中 HSP70 与应激关系最为密切。热休克蛋白具有"分子伴侣"(molecular chaperone)的作用,生物学功能为:与新合成的蛋白质的结合,帮助其折叠、移位;促进变性的蛋白复性;协助蛋白酶系统对损伤的蛋白进行降解。HSP 可增强细胞对损害的耐受程度,维持细胞的正常功能代谢,对细胞起保护作用。

第三节　应激时机体的代谢与功能变化

应激反应可引起较为广泛的机体变化,涉及各个生理系统。

一、代谢变化

应激时由于儿茶酚胺、糖皮质激素等的作用,可出现糖、蛋白质、脂肪的分解代谢增强,代谢率增高,出现应激性高血糖、血中游离脂肪酸和酮体增多及负氮平衡。高代谢率为机体应激提供足够的能量,但应激持续时间过长,则易导致患者消瘦、体重下降,抵抗力降低。因此,对严重的、持续时间长的应激反应,应给患者提供适当的营养支持。

二、各系统功能变化

1. 中枢神经系统　中枢神经系统(central nervous system,CNS)是应激反应的调控中心,CNS 也容易受到应激反应的影响。CNS 中与应激关系最密切的部位包括大脑皮质、边缘系统、杏仁体、海马、下丘脑及脑桥的蓝斑等。应激时蓝斑及其投射区活性升高,机体出现紧张、兴奋和专注度提高;过度则出现焦虑、愤怒、恐惧等负性情绪反应。下丘脑 - 垂体 - 肾上腺皮质轴的适度兴奋有助于维持良好的学习能力和情绪,但其过度兴奋或兴奋不足都可以引起 CNS 的功能障碍,出现抑郁、厌食,甚至自杀倾向。此外,多巴胺能神经元、5- 羟色胺能神经元、γ- 氨基丁酸能神经元及脑内阿片肽能神经元等与应激反应关系也十分密切,与应激时情绪、行为障碍产生有关。

2. 免疫系统　免疫系统是应激系统的一个重要组成部分。许多免疫细胞具有肾上腺素受体和糖皮质激素受体,应激时糖皮质激素和儿茶酚胺的大量释放,可对免疫系统起正向或负向调节作用。持续强烈应激往往表现为免疫功能的抑制与紊乱。另一方面,免疫细胞可释放多种神经内分泌激素,这些激素对神经内分泌系统亦具有调节作用,参与应激反应的调控。

3. 心血管系统　应激时交感神经被激活,儿茶酚胺分泌增多,加之肾上腺皮质释放的大量糖皮质激素的允许作用,导致心率加快,心肌收缩力增加,心输出量增加,总外周阻力增高,血压升高,血液重新分布。过度强烈的精神应激能够引起严重的心律失常,如心室纤颤,严重时导致猝死发生。

4. 消化系统　应激时,促肾上腺皮质激素释放激素分泌增加会引起食欲减退。

交感 - 肾上腺髓质系统的强烈兴奋引发胃肠血管持续收缩、血流量明显减少,出现应激性溃疡。

5. 血液系统　急性应激时,非特异性抗感染功能增强,外周血白细胞数目增多、血小板数目增多且黏附性增强,血液凝固性和纤溶活性暂时增强,但也促进血栓、DIC等不利因素发生。慢性应激时,患者常出现贫血,与缺铁性贫血不同的是补铁治疗无效,可能与单核 / 巨噬细胞系统对红细胞的破坏加速有关。

6. 泌尿生殖系统　应激时,交感 - 肾上腺髓质的兴奋使肾血管收缩,肾脏血液重新分布,并刺激肾素 - 血管紧张素 - 醛固酮系统激活。表现为尿少,尿比重升高,水钠排泄减少。应激时,下丘脑 - 垂体 - 肾上腺轴抑制性腺轴,主要表现为月经紊乱或闭经、哺乳期乳汁减少甚至突然断乳、性欲减退等。

第四节　应激与疾病

应激虽然属于适应性反应,但劣性刺激导致的应激过程往往成为多种疾病的原因,既有躯体疾患,也有精神、心理障碍。

一、应激性溃疡

应激性溃疡,是指患者在遭受强烈应激(大手术、大面积烧伤、休克、败血症、脑血管意外等)情况下,出现胃、十二指肠黏膜的糜烂、浅溃疡、渗血等。其病变常较表浅,少数溃疡可穿孔。当溃疡发展侵蚀大血管时,可引起大出血。临床上主要表现为呕血或黑便。此外长期慢性精神应激可大大提高十二指肠溃疡的发生率。

应激性溃疡的主要机制为:①胃肠道黏膜缺血:应激时由于交感 - 肾上腺髓质系统兴奋,儿茶酚胺释放增多,使胃和十二指肠黏膜的小血管发生收缩,黏膜缺血缺氧;②黏膜屏障功能降低:黏膜上皮细胞不能产生足量的碳酸氢盐和黏液,使黏膜上皮细胞之间的紧密连接和覆盖于黏膜表面的碳酸氢盐黏液层所组成的胃黏膜屏障遭到破坏;③酸中毒:胃腔内的 H^+ 反向逆流进入黏膜。黏膜血流量减少,侵入黏膜的 H^+ 不能被血流中 HCO_3^- 中和,也难以被血流及时运走,使 H^+ 在黏膜内积聚而造成损伤。

二、应激与心血管疾病

应激与原发性高血压、冠心病及心律失常等心血管疾病的关系密切。持续的不良情绪因素可以显著促进高血压和冠心病的发生。交感 - 肾上腺髓质系统及肾素 - 血管紧张素 - 醛固酮系统激活,致使外周小动脉收缩,血管壁增生变厚,钠水潴留,循环血量增加;糖皮质激素分泌增多使得血管平滑肌对儿茶酚胺的敏感性增加。这些因素使外周阻力增加,促进高血压发生发展。糖皮质激素可引起代谢改变,血胆固醇升高;交感激活导致血液黏度和凝固性升高。这些因素促进冠心病的发生发展。某些心理应激(惊吓、激怒等)常引起心律失常,其发生机制可能与以下因素有关:①交感 - 肾上腺髓质激活通过 β 受体兴奋降低心室纤颤的阈值,使室颤较易发生;②交感神经兴奋易形成折返激动,引起心肌电活动异常;③交感神经兴奋和儿茶酚胺分泌增多引发心肌缺血 - 再灌注损伤。

三、应激与精神、心理障碍

应激因其对中枢神经系统的剧烈影响,可造成多种精神障碍和心因性疾患,如急性心因性反应、延迟性心因性反应及适应障碍等。

1. 急性心因性反应 因激烈的心理社会应激原作用后,在数分钟或数小时内造成功能性的精神障碍,称为急性心因性反应。患者表现为情感迟钝恐惧,但持续时间较短,通常在数日或一周内缓解。

2. 延迟性心因性反应 延迟性心因性反应又称为创伤后应激障碍(post-traumatic stress disorder, PTSD),指经历了残酷的战争、严重的创伤、自然灾害、儿童受家庭虐待、被强暴或劫持之后的一种延迟出现、长期持续存在的精神障碍。患者主要表现为长时间不能从创伤中恢复,反复呈现残酷的、悲惨的现场场面,持续性回避创伤相关刺激,并伴有惊恐、痛苦和无助等反应。创伤事件是导致 PTSD 的必要条件,其他影响因素还包括:精神障碍家族史与既往史、童年心理创伤、性格内向或神经质倾向、家境较差、身体健康状态欠佳等。下丘脑 - 垂体 - 肾上腺轴系统功能紊乱及中枢神经系统部分区域血流和解剖的改变在 PTSD 的发生中发挥一定的作用。

3. 适应障碍 由于生活改变或环境变化等心理应激,加上本身人格缺陷及脆弱的心理特点而产生的情感障碍,表现为适应不良(生活无规律、品行障碍、认知及工作能力下降、焦虑、抑郁等)和生理功能障碍(睡眠障碍、食欲不佳等)。

学习小结

通过本章学习,你对"应激"一词是否有了新的理解?你认为生活中可能遇到的劣性应激原主要有哪些类型?产生应激的病理生理机制有哪些?由此而产生的临床病理表现又有哪些?与应激相关的临床疾病主要有哪些类型?

(章 忱)

复习思考题

1. 试比较应激与炎症的发生机制与过程有何异同,从中可以引出哪些有益的思考与推论?

2. 躯体性应激与心理性应激是否具有相同的发生机制?为什么?

笔记

第二十八章

休 克

📖 学习目的与学习要点

　　休克是不同病因和不同作用机制引起的一组呈现共同临床表现的急性血液循环障碍症候群,常见于各类疾病的危重阶段,是急救医学最为关注的一个热点。本章着重讨论休克的概念、发生原因、分类,休克的发生过程、各期休克的病理机制与临床表现,以及因休克而引起的各器官病理改变与相应临床症状。

　　休克(shock)为音译,原意是震荡或打击,系机体遭受强烈损伤因子作用后发生的一种危急状态。1731 年法国学者 Le Dran 首次将休克一词应用于医学。19 世纪末,Warren 和 Clile 描述了患者的典型临床表现,即面色苍白、四肢湿冷、脉搏细速、脉压变小、尿量减少、表情淡漠、血压降低。20 世纪 60 年代 Lillehei 提出微循环障碍学说,休克现象开始被更多学者从细胞分子水平改变的角度加以诠释。目前一般认为休克是机体在各种强烈致病因素作用下,有效循环血量急剧降低,使组织微循环灌流量急剧减少,细胞和各重要器官功能、代谢紊乱和结构损害的病理过程,是一种可危及生命的急性全身性临床综合征。

第一节　休克的病因与分类

一、休克的病因

　　许多强烈的致病因子可引起休克,常见的病因有:

　　1. 失血、失液　大量失血、失液造成回心血量减少、心输出量减少,从而引起休克。失血性休克常见于外伤出血、上消化道大出血、宫外孕破裂出血、产后大出血和动脉瘤破裂等;失液性休克常见于剧烈呕吐、腹泻、大量出汗等。失血后休克发生与否,不仅取决于失血量,还取决于失血速度。一般 15~20 分钟内失血量少于全血量的 10% 时,机体可通过代偿使血压和组织灌流量保持稳定,不发生休克;当快速失血量超过全血量的 15%~25% 左右,而又得不到及时补充时,即可发生休克;一旦失血量超过全血量的 45%~50%,则可迅速导致机体死亡。

　　2. 感染　细菌(尤其是革兰阴性菌)、病毒等引起的严重感染常可引起感染性休克。在革兰阴性菌引起的休克中,脂多糖(LPS)扮演了重要角色。细菌性痢疾、流脑

笔记

408

等发生的感染性休克常伴有败血症,又称为败血症休克。

3. 烧伤　大面积烧伤常伴血浆大量丢失,使有效循环血量急剧减少而引起烧伤性休克。烧伤早期发生休克,与疼痛和低血容量有关;晚期可因继发感染,而发生感染性休克。

4. 创伤　各种严重创伤,如骨折、大手术等,常因疼痛、失血和失液、组织坏死而引起创伤性休克;晚期可由继发感染发展为感染性休克。

5. 急性心力衰竭　大面积心肌梗死、严重心肌炎、心包填塞、严重心律失常(房颤与室颤)等病变,引起心输出量急剧减少,致有效循环血量和微循环灌流显著不足,引发心源性休克。

6. 过敏　注射某些药物(如青霉素)、血清制品或疫苗后,可致过敏体质的人发生 I 型超敏反应而导致休克发生,称为过敏性休克。其发生与组胺、缓激肽等舒血管物质大量释放入血,使毛细血管通透性增加,外周血管床容积扩大有关。

7. 强烈的神经刺激　剧烈疼痛、全身麻醉程度过深、高位脊髓麻醉或损伤、脑干损伤等,可引起神经源性休克。其发生与血管运动中枢抑制,阻力血管扩张,有效循环血量相对不足有关。

二、休克的分类

(一) 按病因分类
是最常用的分类方法,根据病因不同,目前临床常将休克分为失血失液性休克、感染性休克、烧伤性休克、创伤性休克、心源性休克、过敏性休克和神经源性休克等。

(二) 按休克的始动环节分类
有效循环血量减少是不同原因所致休克的共同发病学基础。充足的血容量、正常的血管容积和良好的心脏功能是保证有效循环血量的三大基本条件,其中任何一个环节发生改变均可使有效循环血量尤其是微循环灌流量不足而导致休克。因此,血容量减少、外周血管容量扩张和心泵功能障碍是引发休克的三大始动环节,据此可将休克分为三类:

1. 低血容量性休克(hypovolemic shock)　见于失血、失液、烧伤、创伤等血容量急剧减少所引起的休克。由于大量血液、血浆或水分迅速丢失,造成血容量急剧减少,有效循环血量、回心血量和心输出量减少,组织微循环灌流不足,休克发生。

2. 血管源性休克(vasogenic shock)　见于神经源性休克、过敏性休克及部分感染性休克。上述病因通过释放舒血管物质或者抑制交感缩血管功能,导致外周血管床容积明显加大,血液淤积在微循环内,有效循环血量减少,休克发生。

3. 心源性休克(cardiogenic shock)　见于心脏及大血管病变。由于心输出量、有效循环血量急剧降低,导致微循环灌流不足,休克发生。心源性休克起病急,机体缺乏有效的代偿,预后差,死亡率高达 80%。

(三) 按血流动力学特点分类
根据心输出量与外周阻力变化的血流动力学特点,也可以把休克分为三类:

1. 低排高阻型休克　又称低动力型休克(hypodynamic shock)。临床上大部分休克属于此型。常见于低血容量性休克、心源性休克、创伤性休克和大多数感染性休克。血流动力学特点是心输出量减少,外周阻力升高。由于皮肤血管收缩,皮肤温度降低,故又称"冷休克"。

2. 高排低阻型休克 又称高动力型休克(hyperdynamic shock)。此型较少见,见于过敏性休克、神经源性休克和部分感染性休克。血流动力学特点是心输出量增加,外周阻力降低。由于皮肤血管扩张,动静脉短路开放,皮肤潮红、局部温度增高,故又称"暖休克"。

3. 低排低阻型休克 常见于休克晚期,为休克失代偿的表现。血流动力学特点是心输出量、外周阻力及血压均降低。

第二节 休克的发生机制与分期

尽管休克的病因不同,始动环节也不一致,但有效循环血量减少所致的微循环障碍是多数休克的共同发病基础。

微循环是指微动脉和微静脉之间的血液循环,包括三条通路:①营养通路(迂回通路):由微动脉、后微动脉、毛细血管前括约肌、真毛细血管网和微静脉组成,是物质交换的主要场所,在生理情况下营养通路仅有20%毛细血管交替开放,通常所说的微循环即指营养通路。②直捷通路:由微动脉、后微动脉、通血毛细血管和微静脉组成。直捷通路通常处于开放状态,其物质交换功能很弱,主要使一部分血液迅速通过微循环,加快血液循环。③动静脉短路:由微动脉、动静脉吻合支和微静脉组成,一般处于关闭状态,其功能主要是调节体温。当环境温度升高时,动静脉吻合支开放,皮肤血流增加,有利于散热。休克时动静脉短路开放,导致营养通路血流减少。微循环血管中微动脉、后微动脉、毛细血管前括约肌又称前阻力血管,可决定微循环灌入血量,参与全身血压的调节。微静脉又称后阻力血管,决定微循环的流出量,参与回心血量的调节。

根据微循环变化特点,可将休克大致分为三个阶段。下面以典型低血容量性休克为例,阐述休克微循环的发展过程及其变化机制(图28-1)。

一、微循环缺血性缺氧期

又称休克早期或休克代偿期,机体通过多种代偿机制维持血压和重要脏器的血液灌流。

(一)微循环变化特点

此期皮肤与内脏的微循环血管持续性痉挛,尤其是微动脉、后微动脉、毛细血管前括约肌收缩更为强烈,致使前阻力明显增加,微静脉和小静脉亦收缩但较轻,致使后阻力也增大,且前阻力大于后阻力。大量真毛细血管网关闭,动静脉吻合支开放,血液主要通过直捷通路和动静脉吻合支回流。因此,此期微循环灌流特点为:少灌少流,灌少于流,组织细胞处于缺血缺氧状态。

(二)微循环变化机制

1. 交感-肾上腺髓质系统兴奋 不同类型的休克可通过不同机制兴奋交感-肾上腺髓质系统,儿茶酚胺大量释放入血,通过与血管壁的α受体结合,引起外周血管收缩。微动脉、后微动脉和毛细血管前括约肌α受体的密度高于微静脉,因此,毛细血管前阻力增加更加显著,大量真毛细血管网关闭。儿茶酚胺亦可通过与β受体结合,

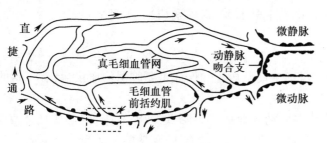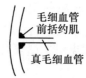

A. 正常微循环

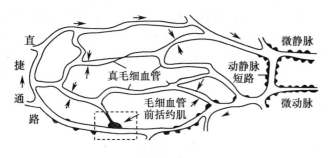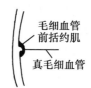

B. 休克代偿期微循环缺血性缺氧

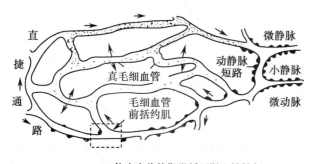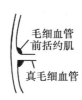

C. 休克失代偿期微循环淤血性缺氧

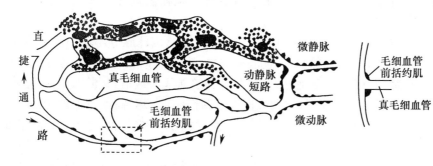

D. 休克晚期即休克难治期

图 28-1 休克时微循环障碍发展过程模式图

笔记

使动静脉吻合支开放,加剧营养通路的缺血。

2. 其他缩血管体液因子的释放 低血容量、交感神经兴奋等,可刺激机体产生大量体液因子,如血管紧张素Ⅱ、抗利尿激素、血栓素(TXA_2)、肾上腺素、内皮素等,均有强烈缩血管作用。

(三) 微循环的代偿变化

休克早期微循环变化对维持动脉血压和保证重要脏器的血供,具有一定的代偿意义。

1. 动脉血压的维持 本期动脉血压可不降低,或略有降低(心源性休克除外)。动脉血压的维持依赖充足的回心血量,良好的心脏泵功能和适当的外周阻力三个基本因素。休克早期机体通过调节上述因素,以维持动脉血压,其机制为:

(1) 回心血量增加:机体通过自身输血和自身输液等增加回心血量。①自身输血:静脉系统是机体的容量血管,可容纳全血量的60%~70%。休克早期静脉系统收缩,肌性小静脉和肝、脾储存库血液进入循环,参与循环的血液迅速增加,起到自身输血的效果,构成休克早期增加回心血量的第一道防线。②自身输液:由于微循环处于缺血状态,毛细血管流体静压降低,组织液由组织间隙大量进入微循环血管内。另外,肾血流量减少,激活肾素 - 血管紧张素 - 醛固酮系统,肾小管对水钠重吸收增加,均起到自身输液的作用,构成休克早期增加回心血量的第二道防线。

(2) 心输出量增加:交感神经兴奋和儿茶酚胺释放增多,使心率加快,心肌收缩力加强;加之静脉回心血量增加,最终促进心输出量增加(心源性休克除外)。

(3) 外周阻力增高:交感神经兴奋和儿茶酚胺释放增多,使动脉平滑肌收缩,特别是阻力血管细小动脉收缩,导致外周阻力增加。

2. 血液重新分布 有助于保证心脑等重要脏器的血供。交感神经末梢和 α 受体在不同脏器的分布密度不同,其中在皮肤和腹腔脏器密度较高,而在脑组织分布密度较低,在心脏的冠状动脉密度虽然不低,但以 β 受体占优势。当交感神经兴奋时,皮肤和腹腔脏器血管明显收缩,而脑组织血管收缩不明显。在心脏,因交感神经主要通过 β 受体发挥作用,心肌细胞代谢增强,使得腺苷等代谢产物堆积,导致冠状动脉不但不收缩,反而略有舒张。因此,不同脏器对交感神经兴奋反应的不均一性,使机体血液得以重新分布,保证了机体重要脏器心、脑等的血供,具有重要代偿意义。

(四) 临床表现

患者因皮肤缺血而表现为面色苍白、四肢冰冷;因汗腺分泌增加而出冷汗;因交感神经的正性心率和缩血管作用,使心率加快、脉搏细速;因肾脏缺血而尿量减少。由于血液的重新分布保证了脑血液灌流,所以患者神志一般清楚,但因交感神经兴奋而烦躁不安。患者血压可骤降(如大失血或心源性休克)、略降、甚至正常或稍高。但由于外周阻力明显加大,脉压明显缩小。由此可见血压下降与否,并不是判断早期休克的指标。

此期为休克可逆期,如能及时清除原因、控制病情发展、采取恰当的治疗措施,可防止其进一步发展进入休克期。

二、微循环淤血性缺氧期

又称可逆性休克失代偿期、休克期或休克进展期。

（一）微循环变化的特点

微动脉收缩减轻，后微动脉、毛细血管前括约肌开始舒张，导致前阻力减少；微静脉和小静脉仍保持收缩，导致后阻力增大，血流变慢；再加上微血管壁通透性升高，血液浓缩，血流缓慢、"泥化"，血流阻力进一步加大，微循环淤血。因此，休克期微循环灌流特点为：多灌少流，灌多于流，组织细胞处于淤血性缺氧状态。

（二）微循环变化的机制

1. 酸中毒　休克早期组织缺血缺氧，无氧酵解增强，大量乳酸堆积，导致代谢性酸中毒。尽管交感 - 肾上腺髓质系统仍持续兴奋，血中儿茶酚胺浓度进一步增高，但在酸性环境下血管平滑肌对儿茶酚胺的反应性降低，尤以微循环的动脉端更加明显。因此，动脉端开始舒张，而静脉端仍保持收缩状态。

2. 局部产生的扩血管物质增多　缺氧、酸中毒等可刺激肥大细胞释放组胺，组胺等可进一步促进 5- 羟色胺的释放。另外，随着分解代谢增强，腺苷、激肽等舒血管物质在局部堆积，这些物质均可引起后微动脉和毛细血管前括约肌舒张，并导致血管壁通透性增加。

3. LPS 的作用　除感染性休克早期即有 LPS 的参与外，各型休克后期常有肠源性细菌或者 LPS 入血。LPS 可通过促使白细胞产生和释放扩血管物质，亦可通过凝血或补体系统，导致毛细血管扩张、通透性增加。

4. 血液流变学的改变　在黏附分子介导下白细胞滚动、贴壁、黏附于血管内皮细胞，甚至阻塞微血管，加大了毛细血管后阻力。这些白细胞还会释放氧自由基和溶酶体酶，损伤周围组织和内皮细胞。此外，在组胺等作用下，血浆外渗，血浆黏度增加，进一步加重微循环淤血。

（三）微循环的失代偿变化

休克期血压不能继续维持，心、脑等重要脏器的血供也无法保证。由于此期微循环血管床大量开放并处于淤血状态，毛细血管流体静压升高，自身输血和自身输液停止，回心血量减少，心输出量减少，血压进行性下降。随着血压降低，心脑等组织的血供也无法得到保证。此期交感 - 肾上腺髓质系统持续兴奋，微循环灌流量进一步减少，组织缺氧更加严重，形成恶性循环。

（四）临床表现

由于代偿失调，患者血压进行性下降，脉搏细速，脉压变小；皮肤因淤血而出现花斑或发绀；缺血缺氧、酸中毒等原因造成心音低钝、心搏无力；肾脏缺血进一步加重，导致少尿甚至无尿；因脑组织缺血，出现神志淡漠甚至昏迷。此期如不及时抢救则可发展为休克晚期。

三、微循环衰竭期

又称休克晚期、难治期、不可逆期、DIC 期。

（一）微循环变化的特点

微循环在淤血的基础上，微血管发生麻痹性扩张，对任何血管活性物质失去反应，微循环中大量微血栓形成，血流停止，并可导致弥散性血管内凝血（DIC）及重要器官衰竭。此期微循环灌流的特点为：不灌不流、血流停止。组织得不到氧气和营养物质供应。

笔记

（二）微循环变化的机制

1. 微血管麻痹性扩张　缺氧和酸中毒加重，使血管对儿茶酚胺反应性显著降低，微血管反应性越来越低而出现微血管麻痹性扩张，导致血压进行性降低。微血管麻痹性扩张也与一氧化氮、氧自由基等炎症介质的刺激有关。

2. DIC 形成　不同类型的休克 DIC 形成的时间不一，且并不一定产生 DIC。但 DIC 形成对休克晚期恶化甚至死亡发挥重要作用。DIC 形成机制主要与下列因素有关：①血液流变学变化：微循环淤血不断加重，血液浓缩，血流缓慢；红细胞比容增大，纤维蛋白原浓度增加，血小板和红细胞较容易聚集，血液处于高凝状态。②凝血系统被激活：内皮细胞损伤后暴露胶原，启动内源性凝血系统；创伤、外伤、手术等造成大量组织损伤，释放组织因子启动外源性凝血系统。③促凝物质增多：休克动因和休克本身对机体都是一种强烈的刺激，可引起机体的应激反应，使血液中血小板和凝血因子增加，血小板黏附、聚集能力增强，促进 DIC 发生。④TXA_2-PGI_2 平衡失调：TXA_2 主要由活化的血小板产生，PGI_2 由完整的内皮细胞生成。TXA_2 具有促血栓形成的作用，而 PGI_2 则抑制血栓形成。休克晚期血小板被激活，而内皮细胞却发生损伤。因此，休克晚期 TXA_2-PGI_2 平衡失调，TXA_2 生成增多而 PGI_2 生成减少，从而促进 DIC 发生。⑤单核 / 巨噬细胞系统功能降低：休克病因的作用和休克的低灌流状态，使单核 / 巨噬细胞系统功能降低，不能及时清除激活的凝血因子和纤维蛋白，也促进 DIC 发生。

（三）微循环变化的后果

休克一旦并发 DIC，可造成多个重要器官和系统功能障碍，甚至衰竭。这与以下因素有关：严重持续的全身组织器官低灌流状态，内环境紊乱和体内大量损伤性体液因子生成，特别是溶酶体酶释放，活性氧和大量炎症介质的产生，造成组织器官严重的代谢障碍，进而结构损伤，从而使休克治疗十分困难，呈现不可逆的失代偿表现。

（四）临床表现

患者病情危重，血压显著降低，甚至测不到，给予升压药也难以使血压回升；浅静脉严重萎陷，出现循环衰竭，输液十分困难；心音低弱，脉细如丝，甚至摸不到；呼吸困难、表浅或不规则；少尿或无尿；若并发 DIC，则常伴有贫血、出血等症状出现。各重要器官功能衰竭导致病情迅速恶化甚至死亡。

第三节　细胞代谢和结构改变

休克时发生功能、代谢、形态结构改变的细胞被称为休克细胞。休克时所出现的细胞代谢障碍和损伤可继发于微循环障碍之后，由缺氧、酸中毒所致，也可由休克的原始动因直接作用所致。

一、细胞代谢的改变

1. 物质代谢的改变　休克时严重的微循环障碍导致组织低灌流和细胞供氧减少，葡萄糖有氧代谢受阻，无氧糖酵解过程明显增强，乳酸生成显著增多。脂肪和蛋白质分解代谢增强，合成代谢减弱。

2. 酸中毒　乳酸生成增多，肝脏因缺氧抑制乳酸转化为葡萄糖，造成乳酸清除减少；肾脏缺血，导致酸性物质排泄减少，代谢性酸中毒发生。

二、细胞结构的损伤

休克时细胞的损伤首先发生在生物膜（包括细胞膜和细胞器膜），继而细胞器发生功能障碍和结构损害，直至细胞死亡，而细胞损伤又是各器官衰竭的共同基础。

1. 细胞膜的变化　是休克时最早受损的部位，主要表现为细胞膜通透性升高，钠钾泵功能障碍导致水钠潴留，细胞水肿；内皮细胞水肿使微循环管腔狭窄，甚至出现无复流；膜流动性下降导致血细胞变形能力减弱，加重微循环障碍。

2. 线粒体的变化　线粒体是细胞有氧氧化和氧化磷酸化的场所，是细胞内能量产生的主要部位，同时也是休克时最早累及的细胞器。休克早期仅表现为线粒体功能降低，ATP 生成减少；晚期线粒体可出现不同程度的肿胀、嵴断裂、线粒体膜破裂等结构破坏。线粒体损伤可导致呼吸链障碍，能量物质产生减少，亦可启动细胞的凋亡。

3. 溶酶体的变化　缺氧、酸中毒等造成溶酶体肿胀、空泡形成，并释放溶酶体酶，引起细胞自溶；溶酶体酶亦可激活激肽系统、纤溶系统，导致组胺释放，造成血浆外渗，血液浓缩，促使 DIC 发生；胰腺外分泌细胞溶酶体破裂，形成心肌抑制因子，直接抑制心肌收缩。

4. 细胞死亡　休克的原始病因和微循环障碍所致的代谢紊乱，最终都可导致细胞坏死或凋亡。

第四节　器官功能障碍与衰竭

休克的病理改变可累及各重要器官，引起单一脏器的损害或多器官功能障碍综合征。

一、休克时重要器官功能障碍

（一）肺功能障碍

休克早期，由于缺氧等因素，可使呼吸加快，通气过度，表现为呼吸性碱中毒。休克晚期，在患者尿量、血压、脉搏平稳以后，常发生急性呼吸衰竭，表现为进行性低氧血症和呼吸困难，称为休克肺（shock lung），属于急性呼吸窘迫综合征（acute respiratory distress syndrome，ARDS）的范畴。休克肺患者死亡率极高，约占休克死亡人数的30%。休克肺的形态学特征为间质性肺水肿、局部肺不张，充血、出血、微血栓及肺泡透明膜形成；其病理生理变化特点为气体弥散障碍和通气 - 血流比例失调，动脉血氧分压降低。

休克肺发生可能与下列因素有关：①肺微血管痉挛，毛细血管壁通透性增高，急性弥漫性肺泡毛细血管壁损伤是休克肺发病的中心环节；②Ⅱ型肺泡上皮细胞受损导致肺泡表面活性物质减少，肺不张发生；③肺内 DIC 形成，加重肺组织缺氧，炎症介质导致肺充血、出血、间质水肿等发生；④休克动因通过补体 - 白细胞 - 氧自由基损伤呼吸膜，导致肺水肿。以上因素均可使肺部气体交换受到影响，最终发生急性呼吸功能不全。

（二）肾功能障碍

肾脏是休克时最易受损害的器官之一，其发生率仅次于肺和肝。各种类型休克严重时往往发生急性肾衰竭,称为休克肾(shock kidney)。临床表现为少尿(24h 尿量 <400ml)或无尿(24h 尿量 <100ml)、高钾血症、代谢性酸中毒和氮质血症等,临床上常用尿量的变化来判断休克患者内脏微循环灌流状况的重要指标,当每小时尿量 <20ml 时提示肾和内脏微循环灌流不足。如果肾小管未发生坏死,称为功能性肾衰或肾前性肾衰,恢复肾血管灌流则可恢复;如持续发生则可导致急性肾小管坏死(acute tubular necrosis,ATN),称为器质性肾衰,为休克的常见死因之一。

急性肾衰竭的发生机制与下列因素有关:休克时交感 - 肾上腺髓质系统兴奋,儿茶酚胺等缩血管物质增多,导致肾血管灌流减少;肾缺血使球旁细胞分泌肾素增多,加剧肾缺血;休克晚期,肾血管内广泛微血栓形成及肾小管坏死等均可导致肾衰竭。

(三)肝功能障碍

休克时肝功能障碍常继发于肺、肾功能障碍之后,但有时也可以最先发生。早期表现为肝细胞变性和 Kupffer 细胞增生。晚期出现肝细胞坏死、再生,Kupffer 细胞变性、坏死及炎细胞浸润。由于肝脏有强大的代偿能力,休克早期虽然有肝脏形态学异常,但实验室检查仍可正常,肝功能障碍不明显;休克晚期可出现肝功能不全和黄疸。

休克时发生肝功能障碍的机制常涉及以下方面:休克和低血容量均可造成肝脏血流减少,肝细胞缺血、缺氧,能量代谢障碍;各种损伤导致肠道屏障功能减弱,肠源性毒素和细菌入血,一方面直接损伤肝细胞或者经 Kupffer 细胞介导造成肝细胞损伤,另一方面通过单核 / 巨噬细胞释放的介质,如 TNFα、IL-1 等造成组织损伤或血液灌流障碍。肝脏在休克过程中的损伤性变化反过来加剧了机体的损伤,肝脏在这个恶性循环中起到重要作用。因此,感染引起的休克,如发生严重的肝脏功能障碍,则死亡率较高。

(四)心功能障碍

心源性休克早期即存在原发性心功能障碍。其他类型的休克,在休克早期通过机体的代偿,心功能可保持正常;休克发展到一定阶段,由于缺血缺氧及其他损害因素也可使心肌收缩力减弱,心功能降低,甚至发生心力衰竭。

休克时,发生心功能障碍主要与下列因素有关:①休克时,血压特别是舒张压进行性下降及心率加快使舒张期缩短,均导致心肌供氧不足,而耗氧增加;②休克时水电解质酸碱平衡紊乱,如酸中毒、高钾血症、低钙血症等可导致心肌收缩力减弱;③心肌微血管中 DIC 形成,引起心肌细胞结构损伤,收缩力下降;④心肌抑制因子的作用,胰腺缺血坏死时,可产生心肌抑制因子,强烈抑制心肌收缩;⑤细菌毒素对心肌的直接损伤作用,一旦心功能降低,心输出量进一步减少,则可加速休克的进程。可见心功能不全是休克恶化的重要因素之一。

(五)脑功能障碍

脑组织耗氧量高,而糖原含量很少,只能通过血液中供给的葡萄糖有氧氧化获得能量。因此,脑组织对缺血、缺氧极为敏感。休克早期机体通过血流的重新分布,使脑组织血供得以保证。随着休克的进展,血压进一步降低、脑微循环内微血栓形成,脑组织缺血、缺氧,能量代谢障碍,代谢产物堆积,细胞内外离子转运失调,导致一系列神经功能损害出现,患者可出现神志淡漠、神志不清甚至昏迷。脑组织缺血、缺氧、酸中毒等造成血管壁通透性增高,脑水肿发生,进而出现颅内高压、甚至脑疝形成而压迫重要生命中枢,导致机体死亡。因此,休克后期预防脑水肿的形成非常重要。

（六）胃肠功能障碍

休克,特别是创伤性休克,会出现明显的胃肠功能障碍,临床主要表现为腹痛、消化不良、呕血和便血等。胃肠功能障碍主要与下列因素有关:①休克早期由于血液重新分配,加重胃肠道缺血,造成黏膜变性、坏死或通透性升高;②休克进程中胃肠黏膜微循环内淤血、微血栓形成及出血等,使黏膜水肿、糜烂,甚至溃疡发生;③严重创伤作为应激原,使得胃肠道处于应激状态,轻者导致糜烂,重者出现多发性应激性溃疡。

二、多器官功能障碍综合征

多器官功能障碍综合征(multiple organ dysfunction syndrome,MODS)是指在短时间内,患者由于严重创伤、感染、休克后,短时间内同时或相继出现两个或两个以上器官功能损害的临床综合征。以往多器官功能障碍综合征被等同于多器官功能衰竭(multiple system organ failure,MSOF),但因患者器官功能变化是一个由轻到重逐渐发展的过程,因此,自 20 世纪 90 年代后多采用 MODS 表示 MSOF 之前或长或短的多器官功能障碍。

从临床发病形式看,MODS 一般可分为两类。

1. 单相速发型(原发型)　休克或创伤后迅速发生 MODS,病程进展只有一个时相,病情发展迅速,并在短时内(12~36 小时)恢复或死亡。

2. 双相迟发型(继发型)　典型 MODS 属此型,有两个高峰。此型患者在创伤、失血、休克等原发病因第一次打击后,器官功能障碍经处理后得到缓解,但很快被迅速发生的败血症所打断,而发生第二个多器官功能障碍高峰。此型病情严重,常有致死的危险。

目前认为 MSOF 的发生机制可能与多环节障碍有关,特别是炎症失控学说。如果炎症失控、炎症介质泛滥可发展为全身炎症反应综合征(systemic inflammatory response syndrome,SIRS)。SIRS 是一种机体失控、自我持续放大和自我破坏的炎症,表现为播散性炎症细胞活化和炎症介质泛滥到血浆并在远处器官或组织内引起全身炎症反应,最后造成器官组织的严重损伤。此外,在 SIRS 发展的同时,体内开始产生内源性抗炎介质,过量的抗炎介质可产生免疫功能抑制及对感染的易感性,引发代偿性抗炎反应综合征(compensatory anti-inflammatory response syndrome,MARS)。休克时组织低灌流导致的缺血缺氧、酸中毒和细菌脂多糖,组织器官在创伤后呈高代谢状态及缺血 - 再灌注损伤等都与 MSOF 的发生密切相关。

学习小结

在休克的进展过程中,汇聚了众多已经学习过的重要基本病理过程,你能将这些基本病理过程按这本教材的编排次序一一加以列举吗? 在学完此章后,你对休克的概念是否得到了深化? 是否能够全面了解引起休克发生的各种疾病因素? 是否理解休克进展的主要病理阶段及每个阶段中发生的关键性病理生理改变? 是否明晰作为一种危重的病理状态,休克对机体各重要脏器会造成哪些致命的损害,这些损害又有哪些临床表现?

（汪丽佩　林信富）

复习思考题

1. 在休克的进展过程中,汇聚了众多已经学习过的病理改变,例如,组织损伤、血液循环障碍、缺氧、应激、发热、水电解质紊乱、酸碱平衡紊乱、炎症等,请指出这些病理改变主要出现于哪些类型的休克和休克发生的哪些阶段。

2. 试说明休克发生时出现的缺氧属于哪一类型,其发生机制如何;休克发生时出现的酸中毒属于哪一类型,其发生机制如何。

第二十九章

弥散性血管内凝血

学习目的与学习要点

弥散性血管内凝血的发生是血液凝血和抗凝系统动态平衡破坏所致的一种危重病理状态,有极高的临床致死率。本章着重讨论弥散性血管内凝血的概念、病因和发病机制,弥散性血管内凝血发生发展的影响因素,弥散性血管内凝血的进程分期及不同分期阶段的主要病理改变,以及弥散性血管内凝血发生后的主要临床表现。

弥散性血管内凝血(disseminated intravascular coagulation,DIC)是指在某些致病因子作用下,大量促凝物质入血,凝血机制被激活,微循环中形成广泛的微血栓,继而凝血因子和血小板被大量消耗,继发性纤溶系统亢进,机体出现的以止、凝血功能障碍为特征的病理过程,患者常出现出血、休克、器官功能障碍及溶血性贫血等临床表现。DIC 不是一个独立性疾病,而是一种危重的临床综合征,病死率高达 31%~80%。

第一节　弥散性血管内凝血的病因与发病机制

一、DIC 的病因

临床实践显示 DIC 的病因几乎遍及临床各科,其中以严重感染性疾病最为常见,约占 31%~43%;另外,大手术、严重创伤、产科意外、恶性肿瘤等也比较常见(表 29-1)。

表 29-1　DIC 的常见病因

分类	主要疾病或病理过程
感染性疾病	败血症、内毒素血症、严重病毒感染等
广泛组织损伤	大手术、严重创伤、严重软组织挫伤、器官移植
产科意外	流产、羊水栓塞、胎盘早期剥离、宫内死胎、子宫破裂、剖宫产手术、异位妊娠
肿瘤性疾病	消化、呼吸和泌尿系统肿瘤,尤其在转移性肿瘤多见
血管内溶血	异型输血、恶性疟疾、溶血性贫血
心血管疾病	急性心肌梗死、巨大海绵状血管瘤、心室或大动脉瘤等
休克	出血性、过敏性或内毒素性休克

笔记

以上疾病或病理过程由于存在能够触发凝血系统激活的因素，因此，可以导致DIC的发生、发展。

二、DIC的发病机制

虽然DIC的发生、发展过程因基础疾病不同而异，其发病机制也十分复杂，但DIC的始动环节主要是大量促凝物质入血，激活凝血系统，凝血酶增多，启动凝血反应。因此可在正常凝血机制基础上探讨DIC的发病机制。

正常血液凝固过程可分为3个阶段：①凝血酶原激活物的形成；②凝血酶的形成；③纤维蛋白的形成。根据凝血酶原激活物生成的途径不同，可将凝血过程分为内源性凝血途径和外源性凝血途径。内源性凝血途径通常由凝血因子Ⅻ被激活所启动；而外源性凝血途径由来自血液之外的组织因子，即凝血因子Ⅲ与血液接触，激活凝血因子Ⅶ来启动。一旦起始因子激活，下游因子会自然顺序激活。凝血因子Ⅹ激活后，内外源凝血途径联系起来，共同完成凝血过程（图29-1）。

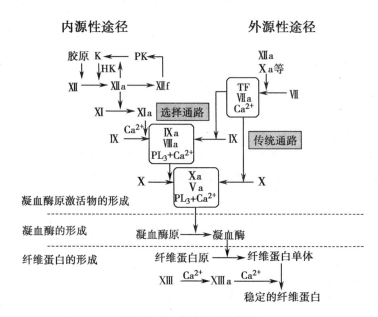

图29-1 血液凝固的机制

而在这3个阶段中多个环节的异常都可成为引发DIC的原因所在。DIC的发病机制通常包括：

（一）组织因子释放

目前认为外源性凝血的激活是启动凝血过程的主要因素。组织因子（TF）是凝血因子Ⅶ的受体和催化协同因子，广泛存在于全身各组织细胞中，以脑、肺、胎盘等组织含量最丰富。当严重创伤、烧伤、外科手术、产科意外时，受损组织细胞可大量释放TF入血；此外受损伤、感染等因素激活的内皮细胞、白细胞也可迅速表达TF，并释放入血。暴露于血浆中的TF与凝血因子Ⅶ（FⅦ）形成复合物，并成为活化形式FⅦa。TF-Ⅶa复合物在Ca^{2+}和磷脂参与下激活凝血因子Ⅹ（传统通路），启动外源性凝血途径；除传统通路外，TF也可通过激活凝血因子Ⅸ（选择通路）启动内源性凝血系统，导致DIC发生。

(二) 凝血因子Ⅻ激活

凝血因子Ⅻ的激活包含接触性激活和酶性激活两种方式,是内源性凝血的起始环节。FⅫ一旦被大量激活,将依次激活其下游因子,最终启动内源性凝血系统,导致DIC发生。①接触激活,也称固相激活。细菌、病毒、LPS、免疫复合物、持续缺血缺氧、酸中毒等都可以损伤内皮细胞,暴露胶原。FⅫ与胶原、LPS或免疫复合物等带负电荷的物质接触后,其精氨酸上的胍基在负电荷影响下构型发生改变,使活性部分丝氨酸残基暴露而被激活,FⅫ转变为有活性的FⅫa。②酶性激活,也称液相激活。凝血酶、纤溶酶、胰蛋白酶等可溶性蛋白水解酶可将FⅫ水解为FⅫf,FⅫf又将激肽释放酶原(PK)激活为激肽释放酶(K),后者再将凝血因子Ⅻ激活为有活性的FⅫa,即FⅫ与PK之间存在正反馈调节。此外,高分子量激肽原(HK)也可以促使FⅫ激活。

(三) 血小板激活与血细胞破坏

1. 血小板激活　血管内皮细胞受损后暴露的胶原、凝血酶、某些微生物、LPS等可以激活血小板。活化的血小板会释放多种血小板因子、ADP、血栓素 A_2 等,加速凝血,促进DIC形成。

2. 血细胞大量破坏　异型输血、溶血性贫血、恶性疟疾时红细胞被大量破坏,释放ADP和膜磷脂。ADP能促进血小板的黏附、聚集,膜磷脂既有直接促凝作用,又能通过促进血小板的释放反应而起到间接促凝作用。急性白血病患者化疗、放疗致白血病细胞死亡时释放大量TF样物质,亦可促进DIC发生。

(四) 其他促凝物质入血,触发血液凝固

急性坏死性胰腺炎时,大量入血的胰蛋白酶可激活凝血酶原,促进凝血酶生成;羊水含组织因子样物质;脂肪微粒等进入血液后可激活凝血因子Ⅻ;某些恶性肿瘤细胞能分泌促凝物质,激活凝血因子X;某些蛇毒含有蛋白水解酶,通过酶切作用将凝血酶原活化为凝血酶,触发血液凝固。

三、影响 DIC 发生发展的因素

(一) 单核/巨噬细胞系统功能受损

单核/巨噬细胞不但具有清除促凝物质(LPS、含TF的组织碎片、ADP等)的作用,还能吞噬、清除活化的凝血因子、纤维蛋白降解产物。若单核/巨噬细胞系统功能受损则将促进DIC的发生发展。在全身性Shwartzman反应中,人们发现注射细菌或LPS后,单核/巨噬细胞系统可出现LPS耐受现象;此时再注射LPS,该系统清除凝血因子的能力大大降低,容易促进DIC发生。另外,长期应用大剂量糖皮质激素、脾切除、反复感染等,亦可抑制单核/巨噬细胞系统功能,诱发DIC。

(二) 严重的肝功能障碍

肝脏负责合成大部分凝血、抗凝物质,还能灭活凝血因子。严重肝脏疾病患者,一旦有促凝物质进入血液,极易诱发DIC。其机制可能与肝功能降低,导致凝血、抗凝和纤溶过程失调;肝细胞坏死,造成组织因子释放;肝功能严重障碍时处理乳酸能力降低,导致酸中毒,损伤内皮细胞、促进血小板聚集有关。

(三) 血液的高凝状态

原发性高凝状态见于遗传性抗凝血酶Ⅲ(AT-Ⅲ)、蛋白C(PC)和蛋白S(PS)缺乏症等;继发性高凝状态见于肾病综合征、恶性肿瘤、高龄产妇、妊娠后期、酸中毒等。妊

娠第三周开始,孕妇血中血小板及凝血因子逐渐增多,AT-Ⅲ、纤溶酶原激活物减少,纤溶酶原抑制物增多,血液渐趋高凝状态。因此,到了妊娠末期,一旦出现胎盘早期剥离、宫内死胎、羊水栓塞等产科意外或者酸中毒时,极易发生 DIC。

(四) 微循环障碍

休克等严重的全身微循环障碍,可以诱导 DIC 发生。休克引起凝血功能异常改变的原因和机制为:血液淤滞、泥化,可致红细胞聚集性增强;有效循环血量减少,血液浓缩并伴有血液黏度增加;组织缺血、缺氧、酸中毒使血管内皮细胞损伤,导致血液凝固性增高;肝脏和肾脏微循环障碍,无法及时清除激活的凝血因子或纤溶产物,也进一步促进 DIC 的发生、发展。

(五) 纤溶系统功能降低

妊娠后期、长期吸烟、糖尿病患者或者不恰当地应用纤溶系统抑制剂(如 6- 氨基己酸)等,可使机体纤溶系统功能明显降低,也会促进 DIC 的发生发展。

第二节　弥散性血管内凝血的分期与分型

一、分期

DIC 是一个动态发展的病理过程,DIC 分期有利于临床采取正确及时的诊疗。根据发展过程和病理生理特点,一般可以将典型的 DIC 分为三期。

1. 高凝期　大量促凝物质入血,凝血系统被激活,血液中凝血酶含量增加,各脏器微循环有程度不等的微血栓(透明血栓)形成。实验室检查显示凝血时间缩短,血小板黏附性增高。

2. 消耗性低凝期　由于高凝期凝血因子和血小板的大量消耗,加上继发的纤溶系统激活,机体由高凝状态转为低凝状态,患者开始出现出血倾向。实验室检查发现血小板、纤维蛋白原含量明显减少,凝血酶原时间延长。

3. 继发性纤溶亢进期　凝血酶及活化的凝血因子Ⅻ、Ⅺ等可以激活纤溶系统,凝血系统的过度激活则继发了纤溶系统功能亢进。因此,此期患者出血症状更加明显,甚者出现休克和多器官功能障碍。实验室检查可见血小板减少、纤维蛋白原(Fbg)含量降低,纤维蛋白降解产物(FDP)增加,鱼精蛋白副凝试验(3P 试验)阳性,凝血块溶解时间或优球蛋白溶解时间缩短。

二、分型

由于 DIC 的病因、机体反应性、病情发展速度的不同,DIC 的临床表现也可明显不同。DIC 的分型如下:

(一) 按 DIC 发生、发展的速度分型

1. 急性 DIC　常见于各种严重感染、异型输血、严重创伤、急性移植排异反应等。DIC 可在数小时或者 1~2 天内发生,病情凶险,进展迅猛,乃至分期不明显。临床以出血和休克为主,实验室检查明显异常。

2. 亚急性 DIC　常见于恶性肿瘤转移、宫内死胎、胎盘早期剥离等。DIC 可在数天内逐渐形成,临床表现介于急性 DIC 和慢性 DIC 之间。

3. 慢性DIC　常见于恶性肿瘤、结缔组织病、慢性溶血性贫血等。DIC发病缓慢、病程较长、临床表现不明显,常以某器官功能不全为主要表现,有时仅有实验室检查异常,尸检时才被证实存在慢性DIC。

（二）按DIC时机体的代偿情况分型

1. 失代偿型　多见于急性DIC。其特点是凝血因子和血小板的消耗超过了肝脏合成凝血因子及骨髓产生血小板的速度,故机体来不及代偿,患者常有明显的临床表现和体征。实验室检查Fbg含量明显降低,血小板数量显著减少。

2. 代偿型　多见于慢性DIC。凝血因子和血小板的消耗与机体的生成之间呈平衡状态,患者常无明显临床表现或仅有轻度出血和血栓形成症状。实验室检查血小板和凝血因子可在正常范围之内,但血小板活化产物、凝血因子激活标志物和纤溶相关产物可明显增多。

3. 过度代偿型　多见于慢性DIC后期或急性DIC恢复期。此时DIC病理过程趋缓或逐渐停止,机体代偿引起的凝血因子和血小板的生成、释放超过其消耗或降解速度,患者临床症状与体征减轻或消失。实验室检查凝血因子、血小板、血小板活化产物、凝血因子激活标志物和纤溶相关产物均高于正常。

第三节　弥散性血管内凝血的临床表现

DIC的临床表现因原发病的存在而呈现出复杂性和多样性。由DIC单独引起的临床表现则主要为出血、休克、多器官功能障碍和微血管病溶血性贫血,其中以出血症状最为突出,故常被简单地认为是一种全身性出血综合征。而实际上,临床上导致DIC患者死亡的原因,通常是表现隐匿的、由大量微血栓引起的微循环缺血及相应器官的不可逆功能障碍。

一、出血

1. 出血特点　出血是DIC最常见,也是最早被发现的临床表现,约80%的DIC患者在发病初期存在不同程度的出血表现。DIC时的出血有以下特点:①多部位同时出现出血倾向,而且无法用原发病进行解释,如伤口或注射部位渗血不止,皮肤紫癜、瘀斑、牙龈出血或鼻衄,以及呕血、便血等;②出血常比较突然,可伴有DIC的其他临床表现;③一般止血药疗效不佳。

2. 出血机制　由四方面因素所致:①凝血物质大量消耗:由于广泛微血栓形成,消耗了大量凝血因子和血小板,一旦上述物质的消耗超过肝脏和骨髓的代偿能力,则出现凝血功能降低导致出血倾向。②继发性纤溶功能亢进:凝血过程中激活的凝血因子、激肽释放酶、增多的纤溶酶原激活物,均可激活纤溶系统。因此,DIC早期凝血系统的过度激活则继发纤溶功能亢进,加剧凝血功能障碍,引起出血。③纤维蛋白（原）降解产物的形成:纤溶酶水解纤维蛋白（原）生成的各种分子量大小不等的蛋白质组分和多肽物质,统称纤维蛋白（原）降解产物（FDP/FgDP）,具有抗凝血、抑制血小板聚集、扩张血管、增加血管壁的通透性等功能。因此,FDP/FgDP形成是引起DIC患者出血的重要机制。④使微血管损伤:DIC进程中,各种原发或继发出现的缺血缺氧、酸中毒、细胞因子和自由基等都可使微血管管壁受损,成为引起DIC患者出血的机制之一。

二、休克

急性 DIC 患者容易伴发休克;休克晚期又易发生和促进 DIC 形成。因此,休克和 DIC 往往互为因果,形成恶性循环。DIC 引起休克发生的机制是:①微血栓形成,堵塞微血管,使回心血量减少;②广泛出血,使血容量减少;③DIC 进程中产生的大量血管活性物质(如激肽、组胺等),具有强烈扩张血管和增强微血管管壁通透性的作用,使外周阻力降低;④FDP 小片段成分 A、B 等可以增强激肽、组胺的作用;⑤心脏内微血栓形成,造成心肌缺血,心脏的泵功能降低。以上因素最终导致心输出量减少,微循环障碍,促进休克的发生、发展。

三、器官功能障碍

由于血栓阻塞微循环及休克所致的微循环障碍,可引起受累脏器缺血性损伤,进而导致器官功能障碍甚至衰竭。轻者仅表现个别脏器部分功能异常,但严重者常会同时或者短时间内相继出现两种或者两种以上脏器功能障碍,形成多器官功能障碍综合征(multiple organ dysfunction syndrome,MODS),成为引起 DIC 患者死亡的重要原因。肾脏是 DIC 时易受损的器官,严重时可致双侧肾皮质坏死和急性肾衰竭;肾上腺皮质受累引起华 - 弗综合征(Waterhuose-Friderichsen syndrome),患者具有明显休克症状和皮肤大片瘀斑等体征;胃肠道黏膜及黏膜下微血管栓塞可引起恶心、呕吐、腹泻和消化道出血;肝脏受累时可出现黄疸及肝功能衰竭;脑组织淤血、水肿、出血,致神志模糊、嗜睡、昏迷、惊厥等表现;垂体坏死可引起席汉综合征(Sheehan syndrome),出现脑垂体前叶功能减退,促性腺激素分泌减少,并影响促甲状腺激素和促肾上腺激素的分泌。患者出现消瘦、乏力、脱发、畏寒、闭经和乳房萎缩等症状。

四、微血管病性溶血性贫血

DIC 患者常伴有一种特殊类型的溶血性贫血,即微血管病性溶血性贫血(microangiopathic hemolytic anemia)。DIC 患者由于广泛微血栓形成,纤维蛋白丝在微血管内形成细网状结构。当红细胞随血流通过纤维蛋白网或血管内皮细胞裂隙处时,红细胞在纤维蛋白丝上黏着、滞留,部分红细胞在血流冲击下引起破裂或者在内皮细胞裂隙处挤压出血管外,导致红细胞机械性破损,发生溶血性贫血;部分未破裂红细胞形态也发生改变,导致外周循环中出现形态各异(新月形、盔形、星形等)的红细胞或碎片,称为裂体细胞(schistocyte)。裂体细胞脆性增加,易发生溶血,称为微血管病性溶血性贫血。

DIC 早期溶血程度较轻,不易觉察。后期因红细胞大量破坏,可出现发热、黄疸、血红蛋白尿和少尿等溶血症状及面色苍白、全身乏力等贫血症状;并在外周循环中出现特征性的裂体细胞。当外周血中裂体细胞数超过 2% 时,具有辅助诊断意义。

学习小结

弥散性血管内凝血在临床以出血为主要表现,在学习完本章后,你能够对此现象给予一个准确的解释吗？ 在理解了 DIC 的本质是机体凝血系统和抗凝系统失衡的一种病理状态后,你能够推论哪些因素与疾病可能导致 DIC 的发生吗？ 你是否理解凝血系统和抗凝系统间的矛盾与拮抗是形成临床 DIC 分期的根本原因？是否明晰 DIC 的临床表现与发生机制之间存在的因果关系？

（汪丽佩）

复习思考题

1. 同样是血栓形成,本章中的 DIC 与第二十一章中的"血栓形成"有何异同？试给予分析说明。

2. DIC 的特征性改变是在微循环内形成大量微血栓,然而,部分 DIC 患者的尸检却未发现血栓存在,如何解释这一现象？

第三十章

常见系统疾病（一）

> **学习目的与学习要点**
>
> 　　具有血管系统的生物体对于损伤与感染等致病因素所产生的最基本防御性反应表现为炎症，人类自然也在其列。故此，炎症性疾病对于人类而言，既是一种最基本的疾病类型，也是对人体各系统涉及最为广泛、表现形式最为多样的一类疾病形式。在本章中，我们将依呼吸系统、消化系统、泌尿系统的顺序，逐次展开对慢性支气管炎、肺炎、结核病、慢性胃炎、消化性溃疡、病毒性肝炎、肝硬化、肾盂肾炎等重要炎症性疾病的学习与讨论，以认识其病因、发病机制、主要病理变化及临床病理联系。

　　在从整体上认识了炎症发生的原因、发病过程、基本病理变化及病理类型后（见第二十二章），本章将具体讨论发生在人体不同组织器官中的临床上常见的炎症性疾病。主要包括慢性支气管炎、肺炎、结核病、慢性胃炎、消化性溃疡、病毒性肝炎、肝硬化、肾盂肾炎。

第一节　慢性支气管炎

　　慢性支气管炎（chronic bronchitis）是指发生在支气管黏膜及其周围组织的慢性非特异性炎性疾病。该病是呼吸系统的一种常见慢性疾病。多见于中老年男性人群，发病率高达 15%~20%。主要临床特征为反复发作的咳嗽、咳痰或伴有喘息等症状，且每年发病持续 3 个月以上，至少连续 2 年。本病常在冬春季节受冷感冒后加重，到了夏季气温转暖后缓解。发作时在背部及肺底部常可听到有散在的干、湿啰音。病情持续多年者常并发严重影响健康的肺气肿和慢性肺源性心脏病。

一、病因与发病机制

　　慢性支气管炎的致病因素包括：

　　1. **感染性因素**　引起上呼吸道感染的病原生物均可引发本病。常见的病毒为鼻病毒、腺病毒和呼吸道合胞病毒；常见的细菌为流感嗜血杆菌、肺炎克雷伯杆菌和肺炎球菌，其中流感嗜血杆菌被认为是最重要的病原菌。

　　2. **理化因素**　寒冷、受凉、气温骤变等因素，可使支气管黏膜的血管收缩、纤毛上皮细胞的运动减弱和气管的过滤及净化功能降低。长期的吸烟或吸入有害气体、刺激性的烟雾和粉尘等，能够损伤呼吸道黏膜，黏膜表面纤毛的自净功能下降，促使腺体的分泌增加，肺泡巨噬细胞的吞噬杀菌能力降低；吸入的烟雾还能刺激小气道发生痉挛，从而增加气道阻力。这些均可成为促使慢性支气管炎发生、发展的因素。

3. 过敏性因素　有些患者因对某种物质如粉尘、烟草、药物、食物等过敏而发病。喘息型慢性支气管炎患者往往有过敏史。

4. 其他因素　营养不良、慢性酒精中毒、患有各种慢性疾病及自主神经功能失调、肾上腺皮质激素和前列腺素分泌减少等均可导致免疫系统失衡，可对本病的发生构成影响。

在上述因素长期作用下，支气管分泌的黏液大量增加，支气管黏膜的纤毛上皮细胞受损，纤毛的排送功能削弱，分泌的黏液潴留在气管内，造成支气管腔内阻塞或半阻塞，影响支气管尤其是小气道通气，为细菌的入侵和感染创造条件。细菌感染又可促使黏液的分泌亢进，使黏膜上皮的损害加重，形成恶性循环，是本病迁延不愈和反复发作的主要病理基础。

二、病理变化与临床病理联系

慢性支气管炎的病变可累及各级支气管。早期病变主要累及气管和大、中支气管，局部病变较轻。随着病情不断进展，病变可沿支气管的分支不断向纵深发展，逐渐造成小支气管、细支气管及其周围组织的炎症。受累细支气管管壁增厚、局部黏膜增生、黏膜表面变得粗糙，导致气管管腔变狭窄，从而增加了气道阻力，使肺组织损伤的程度日趋严重。

（一）病理变化

慢性支气管炎的病理变化主要包括（图 30-1）：

1. 黏膜上皮损伤　黏膜表面的纤毛柱状上皮细胞的纤毛出现了粘连、倒伏甚至脱落的现象；上皮细胞可见有空泡变性、坏死脱落；黏膜上皮可见再生的杯状细胞明显增多，并可发生鳞状上皮化生。

2. 腺体病变　腺体增生、肥大，浆液性上皮发生黏液腺化生，黏液潴留在支气管管腔内，形成大量的黏液栓。

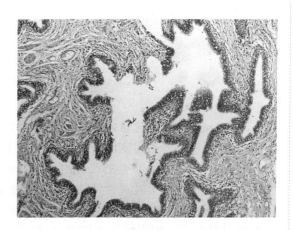

图 30-1　慢性支气管炎
增生的黏膜突向管腔，间质有炎细胞浸润

3. 支气管壁改变　管壁充血、水肿，间质淋巴细胞、浆细胞浸润；管壁平滑肌束发生断裂、萎缩（喘息型患者，管壁的平滑肌束可发生增生、肥大）；管壁内广泛瘢痕形成。

4. 软骨损伤　气管软骨可发生变性、萎缩、纤维化、钙化或骨化。

（二）临床病理联系

上述病理改变导致痰液生成增多，患者可出现咳嗽、咳痰的症状。咳嗽的严重程度及痰量的多少与炎症的程度有关。痰液一般为白色泡沫状，如并发细菌感染时，痰

笔记

液转为脓性痰,外观多呈淡黄色块状。有的患者因为黏膜和腺体发生萎缩(慢性萎缩性支气管炎),导致分泌物减少,痰量可以减少甚至无痰。因支气管黏膜炎性肿胀及黏稠的渗出物附着,导致气道狭窄并可在气流通过的时候产生干性啰音。如果小气道内有稀薄的渗出液,则气流通过的时候可产生湿性啰音。慢性喘息型支气管炎的患者可因支气管黏膜肿胀、痰液阻塞气管和细小支气管的平滑肌痉挛而出现哮喘样发作,听诊可闻及两肺布满哮鸣音,患者呼吸急促,不能平卧。病变导致小气道发生狭窄及阻塞时,可引起阻塞性通气功能障碍,患者出现呼气性呼吸困难,久而久之,肺的残气量明显增多,使肺呈现过度充气的状态。

患者如能积极做好病因学预防,如避免刺激性烟雾、有害气体及寒冷空气刺激,戒烟,有效防止呼吸道反复病毒和细菌感染等,且经体育锻炼增强机体抗寒和抗感染能力,患者可逐渐痊愈。但如致病因素持续存在,病变可加重。当病变累及细支气管及肺泡后,可导致闭塞性细支气管炎和细支气管周围炎,临床出现下列并发症:

1. 支气管扩张　由于管壁的组织遭到炎症的破坏,使其弹性及支撑力削弱,加之长期的慢性咳嗽,使支气管在吸气时被动地扩张,呼气时又不能充分回缩,久之则形成支气管扩张。

2. 慢性阻塞性肺气肿　由于慢性支气管炎导致小气道发生狭窄和阻塞,引起呼气阻力大于吸气阻力,末梢的小气道和肺泡由于内压增高而呈现过度充气与扩张,从而形成肺气肿。

3. 慢性肺源性心脏病　由于慢性支气管炎并发阻塞性肺气肿,导致肺的循环阻力增大,肺动脉压力升高导致右心室壁肥厚、心腔扩大甚至发生右心衰竭形成肺心病。

4. 支气管肺炎　因细支气管的管壁很薄,管壁的炎症易于向周围扩散而累及肺泡,并发支气管肺炎。

第二节　肺　炎

肺炎(pneumonia)通常指肺的急性渗出性炎症,是呼吸系统的常见病、多发病。根据病因不同,由各种生物因子引起的,分别称为细菌性肺炎、病毒性肺炎、支原体肺炎、真菌性肺炎和寄生虫性肺炎。由不同理化因素引起的,分别称为放射性肺炎、类脂性肺炎、吸入性肺炎及过敏性肺炎等。根据炎症发生的部位,分为肺泡性肺炎和间质性肺炎(interstitial pneumonia)。根据病变累及的范围,可分为大叶性肺炎、支气管肺炎和节段性肺炎。根据病变的性质,可分为浆液性、纤维素性、化脓性、出血性、干酪性及肉芽肿性肺炎等。在临床实际运用时,一般综合上述分类进行诊断。临床上以细菌感染引起的肺炎最为常见,约占肺炎的80%。以下主要介绍大叶性肺炎和支气管肺炎。

一、大叶性肺炎

大叶性肺炎(lobar pneumonia)是主要由肺炎链球菌引起的以肺泡内弥漫性纤维素渗出为主的急性炎症性疾病。病变起始于局部肺泡,然后迅速蔓延波及肺大叶的全部或大部,故称为大叶性肺炎。本病好发于冬春季节,多见于青壮年男性。临床表现为起病急，常以寒战、高热开始，继而出现胸痛、咳嗽、咳铁锈色痰和呼吸困难等症状，并有肺实变体征及白细胞增高等。典型病程为 5~10 天，一般体温下降后，患者的各种症状和体征逐渐消退。

（一）病因与发病机制

多种细菌可引起大叶性肺炎，90% 以上的大叶性肺炎由肺炎链球菌感染引起，少数可由肺炎杆菌、金黄色葡萄球菌、流感嗜血杆菌及溶血性链球菌等引起。

肺炎链球菌存在于正常人鼻咽部，在机体受寒、过度疲劳、醉酒、麻醉或患有慢性病、免疫功能下降等诱因作用下，患者呼吸道的防御功能减弱，细菌侵入肺泡，进入肺泡的病原菌迅速繁殖并引发肺组织的超敏反应，导致肺泡壁毛细血管扩张，通透性升高，血管内的浆液和纤维蛋白原大量渗出并与细菌共同通过肺泡间孔或呼吸性细支气管向邻近肺组织蔓延，波及一个肺段或整个肺大叶，在肺大叶之间的蔓延是带菌渗出物经叶支气管播散所致。

（二）病理变化与临床病理联系

大叶性肺炎主要病理变化是肺泡腔内弥漫性纤维素性渗出。病变一般只累及单侧肺，以左肺下叶最为常见，其次为右肺下叶，也可同时或先后发生于两个或多个肺叶。典型的发展过程大致可分为四个时期。

1. 充血水肿期 发病第 1~2 天，炎症自肺泡开始，含菌的黏液被吸入肺泡，细菌在肺泡内生长繁殖，并通过肺泡间孔，迅速蔓延至邻近肺泡，从而引起整个肺叶炎症。

肉眼观察，病变的肺叶肿胀，重量增加，颜色呈暗红色，切面湿润，并可挤出大量浆液性渗出物。

光镜观察，病变肺叶肺泡间隔毛细血管弥漫性扩张充血，肺泡腔内有大量浆液性渗出物，其中混有少量红细胞、中性粒细胞和巨噬细胞。

临床上，患者因毒血症而引起寒战、高热、外周血中性粒细胞增多等全身中毒症状，呼吸道黏膜受炎症刺激引起咳嗽，肺泡腔内大量渗出物引起淡红色泡沫状痰，听诊时可闻及捻发音或湿性啰音。此期细菌可在富含蛋白质渗出物中迅速繁殖，渗出物中可检出肺炎链球菌。肺部 X 线检查可见病变处肺纹理增多和淡薄而均匀的片块状阴影。

2. 红色肝样变期 发病第 3~4 天，随着炎症的发展，肺泡腔中炎性渗出物不断增多，以致肺泡腔内含气量逐渐减少。

肉眼观察，病变肺叶进一步肿大，重量增加，切面呈灰红色，较粗糙，质地变实似肝，故称红色肝样变期。病变胸膜面也有纤维素性渗出物覆盖（纤维素性胸膜炎）。

光镜观察，此期肺泡壁毛细血管显著扩张充血，肺泡腔内充满了大量纤维素和红细胞，并有一定数量中性粒细胞和少量巨噬细胞（图 30-2）。

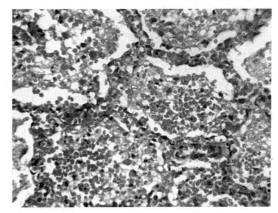

图 30-2 大叶性肺炎（红色肝样变期）

肺泡壁毛细血管显著扩张充血，肺泡腔内见大量纤维素和红细胞

临床上,病变肺叶因大量渗出物充塞肺泡腔,肺泡壁因毛细血管扩张充血变厚导致肺通气和换气功能障碍,动脉血氧分压和氧饱和度降低,此期患者有明显缺氧和发绀等症状。肺泡腔内渗出的红细胞被巨噬细胞吞噬后,形成含铁血黄素颗粒,使咳出的痰液呈现铁锈色。病变波及胸膜,患者常感胸痛,并随着深吸气或咳嗽而加重。病变肺组织因实变叩诊时呈浊音,听诊可闻及支气管呼吸音。此期渗出物中仍可检出多量的肺炎链球菌。X线检查可见大片致密状阴影。

3. **灰色肝样变期** 发病第5~6天,白细胞渗出是此期最大的特点,这是机体重要的防御反应。

肉眼观察,病变肺叶仍然肿胀,但充血已经消退,病变区由灰红色转为灰白色,仍质实如肝,切面干燥粗糙,故称为灰色肝样变期。胸膜表面仍有纤维素渗出。

光镜观察,病变肺叶肺泡壁毛细血管受渗出物压迫,管腔狭窄甚至阻塞,肺组织呈贫血状态。肺泡腔内仍有大量纤维素性渗出物,但红细胞逐渐消失,大量中性粒细胞渗出(图30-3)。

临床上,肺泡壁受压变薄,红细胞停止渗出,中性粒细胞渗出后吞噬病原菌,患者痰液由铁锈色逐渐转变成黏液脓性痰。此期病变肺泡虽通气量

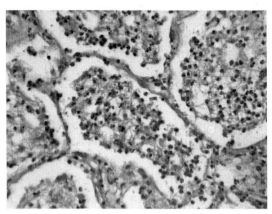

图30-3 大叶性肺炎(灰色肝样变期)
肺泡壁受压变薄,肺泡腔内见大量纤维素和中性粒细胞

仍少,但因肺泡壁受压,血液流经病变肺部亦减少,通气和血流保持适当的比例,故静脉血氧合不足情况减轻,患者缺氧状况反而有所改善,渗出物中肺炎链球菌已大多被消灭,故不易检出细菌。病变区肺组织叩诊呈浊音,听诊可闻及支气管呼吸音,X线可见大片致密状阴影。

4. **溶解消散期** 发病后第7天进入此期。此时机体的防御功能显著增强,肺泡腔内的细菌被巨噬细胞吞噬清除。

肉眼观察,病变肺叶质地变软,实变病灶消失,肺体积恢复正常。切面颗粒状外观逐渐消失,加压时在切面可见有少量的脓样混浊液体流出。

光镜观察,病变肺叶肺泡腔内渗出的纤维素溶解、液化,由淋巴管吸收或被巨噬细胞吞噬而清除,也可经气道咳出。肺内实变病灶消失,肺组织逐渐恢复正常的结构和功能。胸膜表面的渗出物亦被吸收或机化。

临床上,由于肺泡腔内纤维素渗出物逐渐溶解、液化,患者痰量明显增多,呈稀薄状。患者体温下降,先前各种症状和体征也逐渐减轻、消失。肺部听诊可闻及湿性啰音,X线检查显示病变区阴影密度逐渐降低、透光度增加,恢复正常。大叶性肺炎四个时期的病理变化及临床病理联系见表30-1。

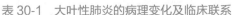

表 30-1 大叶性肺炎的病理变化及临床联系

分期	肉眼特点	镜下特点		临床特点
		肺泡壁	肺泡腔	
充血水肿期	病变肺叶肿大，重量增加，暗红色	毛细血管扩张充血	大量浆液，少量红细胞、中性粒细胞、细菌(+)	毒血症，淡红色泡沫痰，湿啰音，淡薄均匀的阴影
红色肝样变期	病变肺叶肿大，重量增加，暗红色，质实如肝	毛细血管显著扩张充血	大量红细胞、纤维素，少中性粒细胞、细菌(+)。相应胸膜上有纤维素性渗出物	胸痛，铁锈色痰，缺氧症状，肺实变体征，大片致密阴影
灰色肝样变期	病变肺叶肿大，灰白色，质实	毛细血管受压	大量中性粒细胞、纤维素，细菌(−)。相应胸膜上有纤维素性渗出物	胸痛，黏液脓性痰，缺氧症状改善，肺实变体征，大片致密阴影
溶解消散期	病变肺叶恢复正常体积，质地变软	毛细血管重新开放	纤维素逐渐溶解液化，肺泡重新含气	体温下降，大量稀薄痰，实变体征消失，湿啰音，肺阴影密度降低、透亮度增加

绝大多数病例经过及时治疗，可以痊愈。但如果延误诊断或者治疗不及时，则可发生以下并发症。

1. 肺脓肿及脓胸 当病原菌毒力强或机体抵抗力低下时，由金黄色葡萄球菌和肺炎链球菌混合感染后，导致肺组织坏死、化脓而形成肺脓肿。若化脓病变蔓延到胸膜，还可以引起脓胸。

2. 肺肉质变 也称机化性肺炎。是由于肺泡腔内纤维素渗出过多，病灶中渗出的中性粒细胞数量过少或功能有缺陷，其释放的蛋白水解酶不足，致使肺泡内纤维素不能被完全溶解吸收而发生机化，病变肺组织呈现褐色肉样外观，称为肺肉质变（pulmonary carnification）。

3. 胸膜增厚和粘连 大多数大叶性肺炎伴有纤维素性胸膜炎，一般都会随着肺炎病变的消散而消散。若胸膜及肺泡腔内渗出的纤维素不能被完全溶解吸收，则可以发生机化，并导致胸膜增厚或粘连。

4. 败血症或脓毒败血症 较少见，发生在严重感染，或机体抵抗力极度低下，或病原菌毒力过强时。由细菌侵入血液中大量繁殖并产生毒素所致，并可并发急性细菌性心内膜炎、化脓性关节炎等。

5. 感染性休克 见于重症病例，是大叶性肺炎的严重并发症，见于年老体弱者。如抢救不及时可造成患者死亡，死亡率高。

二、支气管肺炎

支气管肺炎（bronchopneumonia）是主要由化脓性细菌引起，以细支气管为中心，肺小叶为病变单位的急性化脓性炎症。由于病变从小支气管或细支气管开始，向周围或末梢肺组织发展，双肺形成多个大小约1cm的灶状散在病灶，相当于肺小叶范围，故亦称为小叶性肺炎（lobular pneumonia）。临床主要表现为发热、咳嗽、咳痰及呼吸困难等症状，肺部听诊可闻及散在湿性啰音。本病好发于冬春季节，多见于儿童、老年体弱或久病卧床者。

(一)病因与发病机制

支气管肺炎常由多种细菌混合感染引起。凡能引起慢性支气管炎的细菌几乎均可引起支气管肺炎,但最常见致病菌为致病力较弱的4、6、10型肺炎球菌,其次为葡萄球菌、流感嗜血杆菌、肺炎克雷伯杆菌、链球菌、铜绿假单胞菌及大肠杆菌等,而且往往为混合感染。这些细菌通常是口腔或上呼吸道内的常驻菌,当患急性传染病(如麻疹、百日咳、流感、白喉等),或受寒、营养不良、醉酒、慢性心力衰竭、麻醉、昏迷、恶病质和手术后等情况下,由于机体的抵抗力下降,上述细菌侵入通常无菌的细支气管与末梢肺组织并生长繁殖,引起支气管肺炎。因此,支气管肺炎常是某些疾病的并发症。

(二)病理变化与临床病理联系

支气管肺炎病变特征是以细支气管为中心的肺组织化脓性炎症。

肉眼观察,双肺表面和切面可见散在分布灰黄色或灰红色实变病灶,以下叶及背侧多见。病灶大小不一,形态不规则,质地变实,直径大多在0.5~1cm(相当于肺小叶范围),病灶中央常可见到1~2细支气管横断面,挤压时有淡黄色脓性液体溢出。严重的病例,病灶可互相融合呈现大片状实变区,甚至累及整个肺大叶,称为融合性支气管肺炎(confluent bronchopneumonia)。一般不累及胸膜。

光镜观察,病变早期,细支气管黏膜充血、水肿,表面附有黏液性渗出物,周围肺组织无明显改变或肺泡间隔仅有轻度充血。随着病情进展,中性粒细胞渗出增多,形成化脓性病灶,支气管和肺泡壁结构常被破坏。主要表现有:①病灶中央细支气管黏膜充血、水肿,部分纤毛柱状上皮变性、坏死、脱落;②细支气管管腔及周围肺泡可见大量中性粒细胞浸润,少量红细胞和脱落的肺泡上皮细胞;③病灶间肺泡有不同程度的代偿性肺气肿或肺不张(图30-4)。

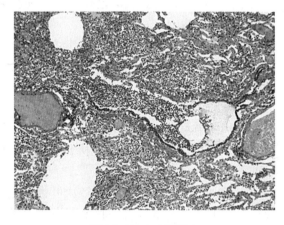

图30-4　小叶性肺炎

病变的支气管及其周围的肺泡腔内充满以中性粒细胞为主的脓性渗出物,部分支气管黏膜上皮脱落,外围肺泡呈代偿性肺气肿

临床上,因支气管肺炎常是其他一些疾病的并发症,故其临床症状常被原发疾病所掩盖,但发热、咳嗽和咳痰比较常见。痰液往往为黏液脓性或脓性。因病灶一般较小且散在分布,故除融合性支气管肺炎外,肺实变体征一般不明显,X线检查可见双肺散在不规则灶状阴影。因病变部位细支气管和肺泡内含有渗出物,导致肺通气和换气功能障碍,患者表现为呼吸困难及缺氧发绀,听诊时可闻及湿性啰音。

经及时有效治疗,本病可痊愈。婴幼儿、年老体弱者,特别是并发其他严重疾病者,预后较差。

支气管肺炎常见以下并发症:

1. **呼吸衰竭**　病变肺组织充血,使局部血流量增加,但其细支气管及肺泡腔内

笔记

又充满了渗出物,严重影响肺泡的通气和换气功能,若病变范围广泛可以引起呼吸衰竭。

2. 心力衰竭　缺氧可引起肺小动脉痉挛,还能导致肺血管构型改建,使肺循环阻力增加,加重了右心后负荷;同时严重的缺氧和毒血症可使心肌细胞变性,心肌收缩力降低,患者易发生急性心力衰竭,常常危及生命。

3. 肺脓肿及脓胸　多见于由金黄色葡萄球菌感染引起的支气管肺炎。

4. 脓毒血症　见于严重感染时,细菌侵入血流繁殖所致。

5. 支气管扩张　支气管炎症时管壁破坏较重且病程长者,可并发支气管扩张。

第三节　结　核　病

结核病(tuberculosis)是由结核杆菌引起的一种慢性感染性肉芽肿性炎症。典型的病变是有肉芽肿性病变——结核结节形成并伴有不同程度的干酪样坏死。结核病可见于全身各个器官,但以肺结核最为常见。临床上常表现为低热、盗汗、食欲不振、消瘦和血沉加快等中毒症状。

一、病因、发病机制与基本病理变化

从20世纪80年代以来,由于艾滋病的流行和耐药菌株的出现,呈下降趋势的结核病发病率又趋上升。全世界1/3人口曾感染过结核菌,每年新发病900万,300万人死于结核病。目前我国结核病每年发病人数约130万,位居世界第二,仅次于印度。

(一) 病因与发病机制

结核病病原菌是结核分枝杆菌,主要是人型和牛型,尤以人型结核杆菌感染的发病率为高。其主要传播途径为呼吸道,亦可经消化道感染(食入带菌的食物,包括含菌牛奶),少数经皮肤伤口感染。

结核分枝杆菌的致病性主要由菌体和细胞壁内脂质、蛋白和多糖类成分所决定,此类物质引发的迟发型超敏反应是形成结核病理损害的重要原因。结核病的免疫反应和超敏反应常同时发生或相伴出现。机体对结核杆菌感染所呈现的病理变化取决于机体不同的免疫状态:如免疫保护为主,则病灶局限,提示机体已获得免疫力,结核杆菌被杀灭;如免疫损伤为主,则呈现急性渗出性炎和干酪样坏死,引起组织结构的破坏。

(二) 基本病理变化

结核杆菌侵入人体引起的炎症常呈慢性经过,其基本病理变化为变质、渗出和增生。由于感染细菌的数量、毒力和机体反应性及病变组织特性的不同,可呈现三种不同的病变类型。

1. 以渗出为主的病变　出现于结核病早期或机体免疫力低下、细菌数量多、毒力强或超敏反应较强时。主要表现为浆液性或浆液纤维素性炎。病变好发于肺、浆膜、滑膜及脑膜等处。病变早期局部有中性粒细胞浸润,但很快被巨噬细胞所取代。渗出成分主要是浆液和纤维素,严重时还有大量红细胞漏出。在渗出液和巨噬细胞内可查到结核杆菌。

渗出性病变不稳定,当机体抵抗力增强时,可被完全吸收不留痕迹,或转变为以增生为主的病变;如机体抵抗力低或细菌数量多、毒力强时,渗出性病变可迅速发生坏死,转变为以坏死为主的病变。

2. 以增生为主的病变　当机体免疫力较强、细菌数量较少、毒力较低时,则形成具有诊断意义的结核结节。活化的巨噬细胞在吞噬、杀灭细菌的同时,转变为类上皮细胞(epithelioid cell)。类上皮细胞体积变大,呈梭形或多角形,胞质丰富,淡红染,边界不清,细胞间通过突起的胞质互相连接。细胞核呈圆形或卵圆形,核内染色质少,可呈空泡状,有 1~2 个核仁。多个类上皮细胞互相融合或一个类上皮细胞核分裂而胞质不分裂形成朗汉斯巨细胞(Langhans giant cell)。朗汉斯巨细胞是一种多核巨细胞,细胞体积大,直径可达 300μm,胞质丰富淡染,伊红色,境界不清,核呈圆形或卵圆形,核的数量从十几个到几十个不等。核

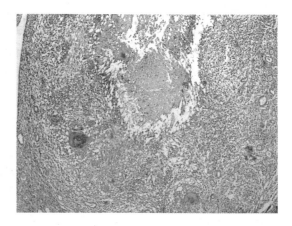

排列规则,在胞质的周围呈花环状、马蹄形或密集在胞体的一端。由类上皮细胞、朗汉斯巨细胞及外周局部集聚的淋巴细胞和少量反应性增生的成纤维细胞共同构成特异性肉芽肿,称为结核结节(tubercle),是结核病的特征性病变(图 30-5)。

单个结核结节直径约 0.1mm,肉眼和 X 线片不易看见。3~4 个结节融合成较大结节时才能看到,约粟粒大小,灰白色,半透明,境界分明。伴有干酪样坏死时略带黄色,可微隆起于器官表面。

图 30-5　结核结节

中央为干酪样坏死,周围可见朗汉斯巨细胞、类上皮细胞和淋巴细胞

增生性病变如进一步好转,则类上皮细胞变为纤维细胞,病灶周围的结缔组织增生,结核结节出现纤维化。

3. 以变质为主的病变　常见于结核杆菌数量多、毒力强,机体抵抗力低下或超敏反应强烈时,上述渗出性和增生性病变均可发生干酪样坏死,也有极少数病变一开始就发生干酪样坏死。

干酪样坏死(caseous necrosis)呈淡黄色、均匀细腻,质地较实,状似奶酪,故而得名。光镜下为红染无结构的颗粒状物。干酪样坏死对结核病的病理诊断具有一定的意义。坏死组织可以保持凝固状态较长时间而不被液化。干酪样坏死物中多含有一定量的结核杆菌,是造成日后结核病恶化进展的原因之一。

渗出、坏死和增生这三种基本病理变化往往同时存在而以某一种改变为主,随着病变的慢性经过,病变之间可以互相转化。例如渗出性病变可因适当治疗或机体免疫力增强而转化为增生性病变;反之,在机体免疫力下降时,原来增生性病变则可转变为渗出性、坏死性病变,或原来渗出性病变转化为坏死性病变。因此,在同一器官或不同器官中的结核病变是复杂多变的。

结核病的基本病变与机体的免疫状态关系见表 30-2。

表 30-2 结核病基本病理变化与机体的免疫状态

病变	机体状态		结核杆菌		病理特征
	免疫保护	免疫损伤	菌量	毒力	
渗出为主	较弱	较强	多	强	浆液性或浆液纤维素性炎
增生为主	较强	较弱	少	较低	结核结节
变质为主	较弱	强	多	强	干酪样坏死

（三）基本病理变化的转化规律

结核病的转化规律分愈合和恶化两个方向。在机体抵抗力增强时，致病菌被抑制、杀灭，病灶吸收、消散或纤维化、纤维包裹、钙化；反之，致病菌在体内扩散，病灶浸润进展或溶解播散。

1. 转向愈合　主要表现为：①吸收、消散：是渗出性病变的主要愈合方式。当机体抵抗力增强或经过有效治疗时，渗出物可逐渐通过淋巴道吸收，病灶缩小或消散。X 线检查可见边缘模糊、密度不匀、呈云絮状的阴影，随着渗出物被机体吸收，阴影可逐渐缩小或被分割成小片，甚至完全消失。临床上称为吸收好转期。如果治疗得当，较小的干酪样坏死灶和增生性病灶也吸收消散或缩小的可能。②纤维化、纤维包裹及钙化：未被完全吸收的渗出性病变可通过机化而发生纤维化。增生性结核结节转向愈合时，其中的类上皮细胞逐渐萎缩，结节周围增生的成纤维细胞长入结核结节，使结节纤维化而愈合。小的干酪样坏死灶（1~2cm）可完全纤维化；较大的干酪样坏死灶难以全部纤维化，则由病灶周围的纤维组织增生，将干酪样坏死物质加以包裹，并逐渐发生钙化。病灶发生纤维化后，一般已无结核杆菌存活，可认为是完全愈合。但在被包裹或发生钙化的干酪样坏死灶中，尚可有少量细菌存活，病变处于相对静止的状态（即临床痊愈），当机体抵抗力降低时，结核病变可以复发。X 线检查可见纤维化病灶呈边缘清楚，密度增高的条索状阴影；钙化灶为密度甚高，边缘清晰的阴影。临床上称为硬结钙化期。

2. 转向恶化　主要表现为：①浸润进展：当机体抵抗力低下，又未能得到及时有效的治疗时，在原有病灶周围可出现渗出性病变（病灶周围炎），范围不断扩大，并可继发干酪样坏死。在此基础上，周围又出现新的渗出和坏死，如此反复进行，使病灶范围进一步扩大。X 线检查，原有病灶周围出现云絮状阴影，边缘模糊，如有干酪样坏死出现，则该处密度增高。临床上称为浸润进展期。②溶解播散：是机体抵抗力进一步下降，病变不断恶化的结果。干酪样坏死发生溶解、液化后，液化的坏死物可经体内的自然管道（如支气管、输尿管）排出，致使局部形成空洞。空洞内液化的干酪样坏死物中含有大量结核杆菌，播散至其他部位后，可形成新的渗出和坏死病灶。X 线检查可见病灶阴影密度深浅不一，空洞部位出现透亮区，空洞以外部位有深浅不一的新播散病灶阴影。临床上称为溶解播散期。此外，结核杆菌还可经淋巴道播散到淋巴结，引起淋巴结结核；经血道可播散到全身各处，引起全身粟粒性结核病。

二、肺结核病

肺结核是最常见的结核病，约占结核病的 90% 以上，肺结核可因初次感染和再次感染结核杆菌时机体反应性的不同，而出现不同的病理变化，从而分为原发性肺结核病和继发性肺结核病两大类。

（一）原发性肺结核病

原发性肺结核病（primary pulmonary tuberculosis）是指机体第一次感染结核杆菌所引起的肺结核病。多见于儿童,故又称儿童型肺结核病。偶尔见于从未感染过结核杆菌的青少年或成年人。免疫功能严重受抑制的成年人由于丧失了对结核杆菌的敏感性,因此可多次发生原发性肺结核病。

1. 病变特点　原发性肺结核病的特征性病变是原发综合征（primary complex）形成。结核杆菌随空气吸入,经支气管到达肺组织,最先引起的病灶称为原发病灶或Ghon灶。原发病灶通常只有一个,偶尔有两个甚至两个以上。多见于通气较好的支气管系统末端,即肺叶上叶下部或下叶上部靠近胸膜处,以右肺多见。原发病灶呈圆形,直径多在1~1.5cm左右,呈灰白或灰黄色。病灶中央常有干酪样坏死。由于是初次感染,机体对结核杆菌缺乏特异性免疫力,结核杆菌在巨噬细胞内仍继续生存,并迅速侵入局部引流的淋巴管,随淋巴液循环到达所属的肺门或纵隔淋巴结,引起结核性淋巴管炎和淋巴结炎,后者表现淋巴结肿大和干酪样坏死。肺部的原发病灶、结核性淋巴管炎和肺门淋巴结结核,三者合称为原发综合征。X线检查,可见肺内原发病灶和肺门淋巴结阴影,两者间有结核性淋巴管炎的条索状阴影相连,形成哑铃状阴影。临床上症状和体征多不明显。

2. 发展和结局　原发综合征形成后,虽然在最初的几周内有细菌通过血道或淋巴道播散到全身其他器官,但绝大多数（约95%）的原发性肺结核病,由于机体逐渐产生了对结核杆菌的特异性免疫力而自然愈合。小的病灶可以完全吸收或纤维化,较大的病灶可被纤维包裹和钙化。有时肺内的原发病灶已愈合,而肺门淋巴结结核病变仍然存在,甚至继续发展向邻近蔓延,到肺门附近的淋巴结引起支气管淋巴结结核,X线检查,可见病侧肺门出现明显的淋巴结肿大阴影。经过适当治疗,病灶可被纤维化或包裹、钙化。

少数患儿因营养不良或同时患有其他传染病（如麻疹、流感、百日咳、白喉等）,使机体抵抗力下降,病情恶化,此时临床上出现明显结核中毒症状,如发热、咳嗽、盗汗、食欲下降及消瘦等。肺内原发病灶及肺门淋巴结病变继续扩大,并通过支气管、淋巴管和血道播散。

（1）支气管播散:原发病灶不断扩大,干酪样坏死物液化,侵及连接的支气管,病灶内液化的坏死物可通过支气管排出而形成空洞,同时含有大量结核杆菌的干酪样坏死物可沿支气管向同侧或对侧肺叶播散,引起小叶或大叶性干酪性肺炎。此外,肺门淋巴结的干酪样坏死物也可因淋巴结破溃而进入支气管,引起上述播散。但原发性肺结核病形成空洞和发生支气管播散较为少见,可能是与儿童支气管发育不完全、口径较小、易受压而发生阻塞有关。

（2）淋巴道播散:肺门淋巴结病变恶化进展时,病灶内结核杆菌可沿引流的淋巴管到达支气管分叉处、气管旁、纵隔及锁骨上、下淋巴结和颈部淋巴结引起病变。如果淋巴管因结核病变而被阻塞,结核杆菌也可逆流到达腹膜后、腋下和腹股沟等处淋巴结,引起多处淋巴结结核。初期淋巴结发生肿大,有结核结节形成,以后往往继发干酪样坏死,淋巴结互相粘连形成肿块,中医称为"瘰疬"。病变轻者,经适当治疗可逐渐纤维化或钙化而愈合;重者干酪样坏死物液化,并可破溃穿破皮肤,形成经久不愈的窦道,俗称"老鼠疮"。

(3)血道播散:在机体免疫力低下的情况下,肺内或淋巴结内干酪样坏死灶可侵蚀血管壁,结核杆菌直接进入血液或经淋巴管由胸导管入血。若进入血液的菌量较少,而机体免疫力很强,则往往不发生明显病变;如有大量细菌侵入血液,而机体免疫力较弱时,则可引起血源播散性结核病。

(二)继发性肺结核病

继发性肺结核病(secondary pulmonary tuberculosis)是指机体再次感染结核杆菌后所引起的肺结核病。多见于成年人,故又称成人型肺结核病。结核杆菌来源:①外源性再感染:结核杆菌由外界再次侵入肺内而发病,与原发性肺结核病无任何联系,但较少见;②内源性再感染:结核细菌由原发性肺结核病血源播散到肺尖,形成潜伏性病灶,当机体抵抗力下降时,病灶活动发展为继发性肺结核病。继发性肺结核病可在原发性肺结核病后很短时间内发生,但是大多数是在初次感染后十年或几十年后,由于机体抵抗力下降,暂停活动的原发病灶再度活化而形成。

1. 病变特点 与原发性肺结核病相比,继发性肺结核病有以下不同特点(表30-3)。

表30-3 原发性肺结核病和继发性肺结核病的区别

	原发性肺结核病	继发性肺结核病
结核杆菌感染	初次	再次
发病人群	儿童	成人
对结核杆菌的免疫力或过敏性	无	有
病理特征	原发综合征	病变多样,新旧病灶交杂,较局限
起始病灶	上叶下部、下叶上部近胸膜处	肺尖部
主要播散途径	淋巴道或血道	支气管
病程	短、大多自愈	长,需治疗

(1)早期病变多位于肺尖部,以右肺多见。其机制尚未完全阐明,可能是由于机体处于直立体位时该处动脉血压较低,且右肺动脉又较细长,使局部血液循环较差,随血流带去的巨噬细胞较少;加之通气不畅,以致局部组织抵抗力较低,结核菌易于在该处繁殖。

(2)由于超敏反应,病变发生迅速而且剧烈,易发生干酪样坏死,溶解液化形成空洞的机会多于原发性肺结核病;同时由于机体已有了一定免疫力,局部炎症反应常以增生为主,坏死灶周围常形成结核结节。

(3)由于机体有一定免疫力,如病变恶化,结核杆菌主要通过支气管在肺内蔓延播散,并引起肺内空洞。不易发生淋巴道、血道播散,因此肺门淋巴结一般无明显病变,由血源播散而引起全身粟粒性结核病亦极少见。

(4)病程长,病情复杂。随着机体免疫反应和超敏反应的相互消长,临床经过常呈波浪起伏状,时好时坏,病变有时以增生性变化为主,有时则以渗出、坏死性病变为主。肺内病变新旧交杂、轻重不一,且临床类型多样。

2. 临床类型和病理变化 继发性肺结核的病理变化和临床表现都比较复杂。根

据其病变特点和临床经过,可分为以下几种类型:

(1) 局灶型肺结核(focal pulmonary tuberculosis):是继发性肺结核病最早期病变,属于非活动性结核病。病变多位于肺尖下 2~4cm 处,尤以右侧多见,病灶常为一个或数个,直径 0.5~1cm。病变多数以增生为主,也可有渗出性病变和干酪样坏死。由于患者对结核杆菌已有较强的免疫力,病灶最后大多纤维化或纤维包裹,中心钙化。病变常累及胸膜引起胸膜炎,以后与该处胸壁粘连。临床上患者多无明显自觉症状,多在体检时发现。X 线检查显示肺尖部有单个或多个结节状阴影,境界清楚。如患者免疫力较强,病灶常发生纤维化、钙化而痊愈;如免疫力较低,病情可恶化发展为浸润性肺结核。

(2) 浸润型肺结核(infiltrative pulmonary tuberculosis):是继发性肺结核最常见的类型,属于活动性肺结核病。多数由局灶型肺结核发展而来,少数也可一开始即为浸润型肺结核。病灶多位于肺尖部或锁骨下肺组织,故又称锁骨下浸润。病灶范围较局灶型肺结核大,以渗出为主,中央伴有不同程度干酪样坏死,周围有直径约 2~3cm 渗出性病变,形状不规则,境界一般不清楚。光镜观察,病灶中央为干酪样坏死,病灶周围肺泡腔内充满浆液、单核细胞、淋巴细胞和少量中性粒细胞。X 线检查可见边缘模糊的絮状阴影,如浸润进展,则锁骨下区阴影扩大,出现小片状阴影。患者以青年为主,常有低热、盗汗、食欲下降、乏力、咳嗽、咯血等症状,痰中可查出结核杆菌。X 线检查显示锁骨下可见边缘模糊的云絮状阴影。

如及早发现,合理治疗,渗出性病变可在半年左右完全或部分吸收(吸收好转期),中央干酪样坏死灶可通过纤维包裹、钙化而愈合(硬结钙化期)。如患者免疫力下降或治疗不及时,病变可继续发展,渗出性病灶扩大,并出现大量干酪样坏死(浸润进展期),干酪样坏死物溶解液化,可经支气管排出而形成急性空洞。洞壁坏死层内含大量结核杆菌,经支气管播散可引起干酪性肺炎(溶解播散期)。经适当治疗后,洞壁经肉芽组织增生填充逐渐缩小、闭合,最后形成瘢痕组织而愈合;也可因空洞塌陷,形成条索状瘢痕而愈合。如果急性空洞经久不愈,可发展为慢性纤维空洞型肺结核。

(3) 慢性纤维空洞型肺结核(chronic fibro-cavernous pulmonary tuberculosis):是继发性肺结核晚期的类型。此型肺结核病变特点为:①肺内有一个或多个厚壁空洞,多位于肺上叶,大小不一,不规则,洞壁厚,有时可达 1cm 以上。镜下洞壁分三层:内层为干酪样坏死物,内有大量结核杆菌;中层为结核性肉芽组织;外层为纤维结缔组织。②同侧或对侧肺组织,特别是肺下叶可见由支气管播散引起的新旧不一、大小不等、病变类型不同的病灶。病变发展常常自上而下,部位越靠下,病变越新鲜。③由于病程长,病变时好时坏,反复发作,后期肺组织严重破坏和纤维组织广泛增生,胸膜增厚,并与胸壁粘连,使肺体积缩小、变形、变硬,称为硬化性肺结核。严重影响肺功能,进而引起慢性肺源性心脏病。X 线检查可见在一侧或两侧肺的上、中叶有单个或多个厚壁空洞。

病变空洞和支气管相通,成为结核病的传染源,故此型又有开放性肺结核之称。当病变恶化时,空洞可扩大,如洞壁血管被侵蚀,可引起大咯血,患者可因吸入大量血液而发生窒息死亡;如空洞穿破胸膜,可造成气胸和脓气胸;经常排出含菌的痰液可引起喉结核;如咽下含菌痰液可引起肠结核。

近年来,由于广泛采用多药联合抗结核治疗及增加抵抗力措施,较小的空洞经适当治疗可通过纤维组织增生,形成瘢痕而愈合。较大的空洞经治疗后,洞壁的坏死物质脱落,洞壁结核性肉芽组织逐渐转变为瘢痕组织,支气管上皮增生并向空洞内伸延,覆盖于空洞内壁。此时空洞虽仍然存在,但已无菌。实际上已愈合故称开放性愈合。

(4) 干酪性肺炎(caseous pneumonia):是继发性肺结核病最严重的类型。常见于机体抵抗力极差和对结核杆菌敏感性过高的患者,可由浸润型肺结核恶化进展而来,也可由急、慢性空洞内的细菌经支气管播散所致。按病变范围大小的不同可分为大叶性和小叶性干酪性肺炎。病变处主要为大片干酪样坏死灶,致使受累的肺叶肿大、实变、干燥,切面淡黄色、干酪样。光镜观察,可见肺泡腔内有大量浆液纤维素性渗出物,内含以巨噬细胞为主的炎细胞,并可见广泛红染、颗粒状、无结构的干酪样坏死物。临床上患者有高热、咳嗽、呼吸困难等严重的全身中毒症状。病情进展迅速,病死率高,因此有"百日痨"或"奔马痨"之称。本型目前已十分罕见。

(5) 结核球:又称结核瘤(tuberculoma),是指由纤维包裹的孤立的境界分明的球形干酪样坏死灶。多数为单个,偶见多个,直径 2~5cm,常位于肺上叶。结核球可来自:①浸润型肺结核干酪样坏死灶的纤维组织包裹;②结核空洞引流的支气管阻塞,干酪样坏死物无法排出,充满空洞而成;③由邻近多个小的干酪样坏死灶融合并被纤维组织包裹而成。结核球是一种相对静止的病灶,临床上常无症状,并可保持多年而无进展。但由于干酪样坏死灶体积较大,周围又有纤维组织包绕,抗结核药物一般不易渗入而发挥作用,所以完全机化、钙化而治愈的可能性较小。并且当机体抵抗力下降时,病灶可恶化进展,故临床常采取手术切除。X 线检查需与肺癌、肺炎性假瘤、肺脓肿等相鉴别,避免误诊。

(6) 结核性胸膜炎:在原发性肺结核和继发性肺结核的各个时期均可发生。多见于儿童或青年人,病变性质为浆液纤维素性炎或增生性炎。病变严重程度和范围与感染的菌量、机体对结核杆菌菌体蛋白发生超敏反应的程度有关。按照其病变性质可将结核性胸膜炎分为湿性和干性两种,以湿性结核性胸膜炎多见。

1) 湿性结核性胸膜炎:又称渗出性结核性胸膜炎。多见于青年人。大多由原发性肺结核病时肺内或肺门淋巴结病灶中的结核杆菌播散到胸膜所致。病变主要为浆液纤维素性炎,可引起草黄色或血性胸腔积液。一般经过适当治疗后渗出物可吸收;如果病程较长,渗出物中纤维素较多,未被溶解吸收的纤维素最后机化而造成胸膜增厚和粘连,严重时可导致胸腔闭锁。

2) 干性结核性胸膜炎:又称增生性结核性胸膜炎,是由肺膜下的结核病灶直接蔓延至胸膜所致。常发生于肺尖部,多为局限性,以增生性病变为主,可有纤维素渗出。病变一般纤维化,遗留轻微的胸膜粘连;如纤维素渗出量多,吸收又不彻底,可使局部胸膜增厚、粘连。

(三) 肺结核病血源播散所致病变

原发性肺结核病和继发性肺结核病恶化进展时,结核杆菌侵入血流引起血源性结核病。除肺结核外,肺外结核病也可引起血源性结核病。常见有以下几种类型:

1. 急性全身粟粒性结核病(acute systemic miliary tuberculosis) 大量结核杆菌在短时间内一次或反复多次侵入肺静脉分支,经左心至大循环,播散至全身各器官,如肺、肝、脾等处,引起急性全身粟粒性结核病。肉眼观察,各器官内均匀密布着大小一致、灰白或灰黄色、圆形、粟粒大小、境界清楚的小结节。光镜观察,病灶常为增生性病变,偶尔出现渗出、坏死性病变。X线检查双肺有散在分布、密度均匀、粟粒大小一致的点状阴影。临床上病情凶险,有高热、肝脾肿大、盗汗、衰竭、烦躁不安甚至神志不清等中毒症状,少数病例可因结核性脑膜炎而死亡。若能及时治疗仍可治愈。

2. **慢性全身粟粒性结核病**(chronic systemic miliary tuberculosis) 如果急性全身粟粒性结核病不能及时控制而病程迁延3周以上,或结核杆菌在较长时间内每次少量、反复多次不规则地进入血液,则形成慢性粟粒性结核病。此时,病变的性质和大小均不一致,同时可见增生、坏死及渗出性病变。病程长,成人多见。

3. **急性肺粟粒性结核病** 常是急性全身粟粒性结核病的一部分,有时可仅限于肺。由于肺门、纵隔、支气管旁淋巴结的干酪样坏死物破入邻近大静脉(如无名静脉、颈内静脉、上腔静脉),或因含有结核杆菌的淋巴液由胸导管回流,经静脉入右心,沿肺动脉播散于两肺所致。肉眼观察,双肺表面和切面密布灰白或灰黄色粟粒大小结节。临床上多起病急骤,有较严重的结核中毒症状。

4. **慢性肺粟粒性结核病** 多见于成人。患者原发灶已痊愈,由肺外某器官结核病灶内的结核杆菌间歇性地入血,再播散于两侧肺内而致病。病程较长,间隔的时间可为数月甚至数年。病变的新旧、大小不一。小的如粟粒,大的直径可达数厘米以上,病变以增生性改变为主。

三、肺外结核病

(一)肠结核

肠结核病可分原发性和继发性两型。原发性肠结核很少见,多见于小儿,一般由饮用带有结核杆菌的牛奶或乳制品而感染。绝大多数肠结核继发于慢性纤维空洞型肺结核,因反复咽下含结核杆菌的痰液所引起。约85%的肠结核病发生于回盲部。按照病变特点不同分为两型:

1. **溃疡型** 此型多见。结核杆菌侵入肠壁淋巴组织,形成结核结节,以后结节逐渐融合并发生干酪样坏死,破溃后形成溃疡。肠壁淋巴管环肠管行走,病变沿淋巴管扩散,因此典型的肠结核溃疡多呈环形,其长轴与肠腔长轴垂直。溃疡边缘参差不齐,一般较浅,底部有干酪样坏死物,其下为结核性肉芽组织。溃疡愈合后由于瘢痕形成和纤维收缩而致肠腔狭窄。肠浆膜面每见纤维素渗出和多数结核结节形成,连接成串,这是结核性淋巴管炎所致。后期纤维化可致粘连。

2. **增生型** 此型少见。主要病变特点是肠壁有大量结核性肉芽组织形成和纤维组织增生。肠黏膜面可有浅溃疡或息肉形成,肠壁高度肥厚、肠腔狭窄。临床上表现为慢性不完全低位肠梗阻,右下腹可触及肿块,故需与肠癌相鉴别。

(二)结核性腹膜炎

多见于青少年。常继发于溃疡型肠结核、肠系膜淋巴结结核或输卵管结核。根据病理特征可分干性和湿性两型,以混合型多见。湿性结核性腹膜炎以大量结核性渗出为特征。干性结核性腹膜炎因大量纤维素性渗出物机化而引起腹腔脏器的粘连。

(三)结核性脑膜炎

多见于儿童。常由结核杆菌经血道播散所致。在成人,多由肺结核、骨关节结核或泌尿生殖系统结核播散所致。部分病例也可由于脑实质内的结核球液化溃破,大量结核杆菌进入蛛网膜下腔所致。

病变以脑底最明显。在脑桥、脚间池、视神经交叉及大脑外侧裂等处的蛛网膜下腔内,有多量灰黄色混浊胶冻样渗出物。光镜下渗出物主要由浆液、纤维素、巨噬细胞、淋巴细胞组成,偶可见典型的结核结节。病变严重者可累及脑皮质而引起脑膜脑炎。病程较长者则可发生闭塞性血管内膜炎,从而引起多发性脑软化。未经适当治疗而致病程迁延的病例,由于蛛网膜下腔渗出物的机化而发生蛛网膜粘连,可使第四脑室中孔和外侧孔堵塞,引起脑积水。

（四）肾结核

最常见于 20~40 岁男性,多为单侧。结核杆菌来自肺结核病的血道播散。病变大多起始于肾皮、髓质交界处或肾锥体乳头。最初为局灶性结核病变,继而发生干酪样坏死。然后破坏肾乳头而破入肾盂成为结核性空洞。以后由于病变的继续扩大,形成多个空洞,最后可使肾脏仅剩一空壳。干酪样坏死物随尿下行,可引起使输尿管结核和膀胱结核。输尿管黏膜可发生溃疡和结核性肉芽肿形成,使管壁增厚、管腔狭窄,甚至阻塞,而引起肾盂积水或积脓。膀胱由于形成溃疡,膀胱壁纤维化和肌层破坏,使膀胱容积缩小。

（五）生殖系统结核

男性生殖系统结核主要见于附睾,与泌尿系统结核病有密切关系,结核杆菌经尿道相继感染前列腺和精囊,并可蔓延至输精管、附睾等处。血源感染偶见。病变器官有结核结节和干酪样坏死形成。附睾结核是男性不育的重要原因之一。

女性生殖系统结核主要见于输卵管,其次是子宫内膜。多由血道或淋巴道播散而来,也可由邻近器官的结核病蔓延而来。输卵管结核可造成输卵管管腔阻塞,是女性不孕的重要原因之一。

（六）骨结核

多见于儿童和青少年。多侵犯脊椎骨、指骨及长骨骨骺等处,以第十胸椎至第二腰椎多见。病变常由松质骨内的小结核病灶开始,以后可发展为干酪样坏死型或增生型。①干酪样坏死型:此型多见。病变可见明显干酪样坏死和死骨形成。可累及周围软组织,引起干酪样坏死和结核性肉芽组织形成。由于局部并无红、热、痛,故又称"冷脓肿"。脊椎结核时"冷脓肿"可在脊柱两侧形成,或坏死物沿筋膜间隙下流,在远隔部位形成。病变穿破皮肤可形成经久不愈的窦道。②增生型:比较少见,主要形成结核性肉芽组织,病灶内骨小梁渐被侵蚀、吸收和消失,但无明显的干酪样坏死和死骨形成。

（七）关节结核

多见于儿童和青少年。以髋、膝、踝、肘等关节结核多见,常继发于骨结核。病变通常开始于骨骺或干骺端,发生干酪样坏死。当病变发展侵入关节软骨和滑膜时则形成关节结核。病变处软骨破坏,滑膜有结核性肉芽肿形成和纤维素渗出。

（八）淋巴结结核

多见于儿童和青年。以颈部、支气管和肠系膜淋巴结,尤以颈部淋巴结最为常见。结核杆菌可来自肺门淋巴结结核的播散,亦可来自口腔、咽喉部结核感染灶。淋巴结常成群受累,有特征性结核结节和干酪样坏死形成。病变淋巴结逐渐肿大,开始各淋巴结尚能分离,以后累及淋巴结周围组织时,则淋巴结彼此粘连,形成较大的包块。

441

第四节　慢　性　胃　炎

慢性胃炎(chronic gastritis)是指胃黏膜发生的慢性非特异性炎症,发病率高,是一种多发病、常见病。临床上常有上腹部不适或疼痛、消化不良甚至胃出血等症状。目前临床广泛应用的纤维胃镜,不但可直接观察到胃黏膜的大体形态变化,还可通过局部组织活检进行病理诊断得以确诊,使慢性胃炎的诊断水平不断提高。

一、病因与发病机制

引起慢性胃炎的病因和发病机制尚不明确,多与以下因素有关:

1. 幽门螺杆菌($H.pylori$)感染　$H.pylori$ 是一弯曲棒状革兰氏阴性杆菌,存在于多数慢性胃炎患者的胃黏膜上皮表面和腺体内的黏液层中,能适应胃内高酸环境,$H.pylori$ 能分泌尿素酶、蛋白酶、磷酸酯酶,并刺激局部产生炎症介质,如白三烯、趋化因子、细菌型血小板激活因子等,引起胃黏膜上皮及血管内皮的损伤,使胃酸直接接触黏膜上皮并进入黏膜内。$H.pylori$ 能趋化中性粒细胞,后者释放髓过氧化物酶后产生次氯酸、一氯化氨破坏黏膜上皮。$H.pylori$ 还能促进胃黏膜 G 细胞增生和胃泌素分泌,导致胃酸分泌增加。

2. 长期慢性刺激　如急性胃炎多次发作、长期过度饮酒、吸烟、滥用水杨酸类药物、喜食热烫或浓碱及刺激性食物等。

3. 十二指肠液、胆汁反流对胃黏膜屏障的破坏。

4. 自身免疫损伤　部分患者血液中有抗壁细胞、抗内因子等自身抗体。

二、类型及病理变化

根据病理变化的不同,可将慢性胃炎分为慢性浅表性胃炎、慢性萎缩性胃炎、慢性肥厚性胃炎和疣状胃炎四种类型。

1. 慢性浅表性胃炎(chronic superficial gastritis)　又称慢性单纯性胃炎,是胃黏膜活检中最常见的疾病,国内胃镜检出率高达 20%~40%,多发生于胃窦部。

(1) 胃镜观察:病变呈局灶性或弥漫性分布,病变部位黏膜轻度充血、水肿,呈浅红色,表面有灰白或灰黄色分泌物,可伴有点状出血或糜烂。

(2) 光镜观察:病变主要位于黏膜浅层即黏膜层上 1/3,呈灶状或弥漫分布,胃黏膜充血、水肿、表浅上皮坏死脱落,固有层有淋巴细胞、浆细胞等慢性炎细胞浸润,固有层腺体保持完整。有时见少量嗜酸性粒细胞及中性粒细胞。根据炎细胞浸润黏膜的深度,该型胃炎分为三级:累及黏膜上 1/3 者为轻度,1/3~2/3 为中度,超过 2/3 为重度。

2. 慢性萎缩性胃炎(chronic atrophic gastritis)　一般是由慢性浅表性胃炎发展而来,多见于中年以上患者,病变特点是胃黏膜固有腺体萎缩,常伴有肠上皮化生。

根据病因和发病机制可分为 A、B 两种类型(表 30-4)。A 型病变局限在胃体和胃底部,发病与自身免疫有关,血液中可检查到抗壁细胞抗体和抗内因子抗体。患者常伴有恶性贫血。此型在我国较为少见。B 型病变多局限在胃窦部,发病与幽门螺杆菌感染、长期吸烟酗酒、滥用水杨酸类药物、刺激性食物等因素有关。此型在我国多见。

表 30-4　慢性萎缩性胃炎 A、B 型比较表

	A 型	B 型
病因与发病机制	自身免疫	幽门螺杆菌感染(60%~70%)
病变部位	胃体部或胃底部	胃窦部
抗壁细胞和内因子抗体	阳性	阴性
血清中自身抗体	阳性(>90%)	阴性
胃内 G 细胞增生	有	无
血清胃泌素水平	高	低
胃酸分泌	明显降低	重度降低或正常
血清维生素 B12 水平	降低	正常
恶性贫血	常有	无
伴发消化性溃疡	无	高

A、B 两型胃黏膜病变基本相同。

(1)胃镜观察:病变局部黏膜变薄而平滑,皱襞浅少甚至消失,表面呈细颗粒状。胃黏膜色泽由正常橘红色变为灰白或灰黄,黏膜下小血管清晰可见,有时伴出血、糜烂。

(2)光镜观察:①黏膜固有层内腺体萎缩,腺体数目减少、体积变小或呈囊性扩张。根据腺体萎缩的程度,慢性萎缩性胃炎可分为轻、中、重三级。②病变累及黏膜全层,固有层内有大量淋巴细胞和浆细胞浸润,常伴有淋巴滤泡形成。③胃黏膜内可见纤维组织增生。④腺上皮化生(图 30-6),在胃窦部常发生肠上皮化生现象,即病变胃黏膜上皮被肠黏膜上皮替代,出现带纹状缘的吸收上皮细胞、杯状细胞及潘氏(Paneth)细胞。若肠化生上

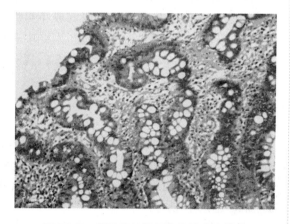

图 30-6　慢性萎缩性胃炎伴腺上皮化生

皮同时出现杯状细胞和吸收上皮细胞者称为完全化生,只有杯状细胞者则为不完全化生。不完全化生又可分为小肠型化生(氧乙酰唾液酸阴性反应)和大肠型化生(氧乙酰唾液酸阳性反应)。目前认为大肠型不完全化生与肠型胃癌的发生关系较密切。有时在胃体和胃底部黏膜腺体的主细胞减少,壁细胞消失,被类似幽门腺的黏液分泌细胞所取代,称为假幽门腺化生。

3. 慢性肥厚性胃炎(chronic hypertrophic gastritis)　又称巨大肥厚性胃炎。原因尚不明了。病变常发生在胃底及胃体部。胃镜观察,黏膜增厚,皱襞肥大加深变宽似脑回。黏膜皱襞上可见横裂,有多数疣状隆起的小结。黏膜隆起的顶端常伴有糜烂。光镜观察,腺体增生肥大,腺管延长,有时增生的腺体可穿过黏膜肌层。黏膜表面黏液分泌细胞数量增加,分泌增多。黏膜固有层炎细胞浸润不明显。

4. 疣状胃炎（gastritis verrucosa） 原因不明。是一种有特征性病理变化的胃炎，病变多见于胃窦部。病变处胃黏膜出现许多大小不等、中心凹陷的疣状突起病灶，镜下可见病灶中心凹陷部胃黏膜上皮变性、坏死、脱落，伴有急性炎性渗出物覆盖。国内报道胃手术标本疣状胃炎检出率可达 7.7%。

三、临床病理联系

1. **慢性浅表性胃炎** 临床上患者常出现上腹部不适、疼痛、腹胀、嗳气等症状。多数患者经过适当治疗或合理饮食可痊愈，少数患者可发展为慢性萎缩性胃炎。

2. **慢性萎缩性胃炎** 由于胃腺萎缩、主细胞和壁细胞减少或消失，因而胃酸和胃蛋白酶分泌减少，患者出现消化不良、食欲下降，上腹部不适或胀痛等症状，A 型患者由于自身抗体存在，胃内游离胃酸减少，内因子缺乏，维生素 B_{12} 吸收障碍，可伴有恶性贫血。B 型患者由于胃黏膜化生过程中伴有局部上皮细胞的不断分裂增殖，若出现异常增生，可能导致癌变。多数患者经治疗或合理饮食而痊愈；少数反复发作，迁延不愈。

第五节 消化性溃疡

消化性溃疡（peptic ulcer）是以胃、十二指肠黏膜形成慢性溃疡为病变特征的一种常见病。临床上多见于 20~50 岁的成年男性，患者有周期性上腹部疼痛、反酸、嗳气等症状，常反复发作，呈慢性经过。人群中患病率约为 10%，溃疡发生在十二指肠较为多见，约占 70%；发生在胃，约占 25%；胃和十二指肠同时发生溃疡，称为复合性溃疡，约占 5%。

一、病因与发病机制

消化性溃疡的病因和发病机制复杂，尚未完全阐明，目前认为与以下因素有关。

1. **幽门螺杆菌的感染** *H.pylori* 的感染与胃疾患有明确关系，慢性胃炎、胃溃疡和十二指肠溃疡病灶的 *H.pylori* 检出率分别为 63.6%、71.9%、100%。*H.pylori* 损伤胃黏膜的机制如前所述。

2. **黏膜屏障功能减弱** 胃、十二指肠黏膜防御屏障功能的破坏是形成溃疡的重要原因。由于各种损伤因子导致胃肠局部黏膜屏障功能减弱或破坏，使胃腔内胃酸中 H^+ 得以逆向弥散到黏膜，破坏黏膜组织，造成黏膜缺损。

3. **胃液的消化作用** 溃疡病的发病是胃和十二指肠局部黏膜组织被胃酸和胃蛋白酶自我消化的结果。十二指肠溃疡时可见分泌胃酸的壁细胞总数明显增多，造成胃酸分泌增加。吸烟、高钙血症、胰岛细胞瘤中胃泌素瘤，均可引起胃酸分泌增高，导致消化性溃疡。

4. **长期服用解热镇痛、抗炎药** 如阿司匹林等，除了直接损伤胃黏膜外，还可抑制黏膜前列腺素的合成，影响黏膜血液循环。血管内皮的损伤导致血栓形成、血管阻塞引起胃黏膜缺血等均破坏胃黏膜屏障功能，诱发胃液的自我消化。

5. **神经、内分泌功能失调** 长期精神紧张、焦虑或情绪波动可引起大脑皮质兴奋与抑制功能紊乱，自主神经功能障碍。迷走神经亢进，促使胃酸分泌增多，常引起十二指肠溃疡；而迷走神经兴奋性降低，使胃蠕动减弱、食物潴留，引起胃泌素分泌增多、胃酸增多，亦可促进胃溃疡的形成。

6. 遗传因素　溃疡病在某些家庭中有高发趋势，十二指肠溃疡患者中 O 型血者较多见，说明溃疡病的发生也可能与遗传因素有关。

二、病理变化与临床病理联系

（一）病理变化

1. 肉眼观察　胃溃疡多位于胃小弯靠近幽门处，约 75% 分布在胃窦部。溃疡通常为一个，呈圆形或椭圆形，直径多在 2cm 以内。溃疡边缘整齐，状如刀切，底部平坦洁净或覆有薄层渗出物。溃疡周围黏膜皱襞因溃疡底部瘢痕组织的牵拉，形成以溃疡为中心的放射状（图 30-7）。溃疡深浅不一，常达黏膜下层，深者可达肌层甚至浆膜层；有时溃疡相应浆膜面有纤维素渗出，病程长者可与周围脏器发生粘连。

十二指肠溃疡与胃溃疡的病变大致相似，溃疡主要发生在十二指肠球部的前壁或后壁，单个或多个，溃疡一般较小，直径多在 1cm 以内，溃疡较浅且易愈合。受累浆膜面可见灰白色瘢痕，浆膜增厚。

2. 光镜观察　溃疡底部由表面至深层大致分为四层：①渗出层：由少量炎性渗出物覆盖，可见中性粒细胞、纤维素；②坏死层：是一层红染的无结构坏死组织，主要为坏死细胞、组织碎片及大量炎细胞浸润；③肉芽组织层：由新生毛细血管、成纤维细胞和炎性细胞组成；④瘢痕层：肉芽组织逐渐老化形成瘢痕组织，可见大量增生的纤维组织（图 30-8）。在溃疡底部，因小动脉受炎症刺激常有增殖性动脉内膜炎，管壁增厚、管腔狭窄或有血栓形成，这种血管改变虽然可防止血管溃破、出血，但可造成局部血液供给不足，妨碍组织再生使溃疡不易修复，故慢性溃疡一般较难愈合。溃疡底部的神经节细胞和神经纤维常发生变性和断裂，神经纤维断端呈小球状增生，这是产生疼痛的原因之一。

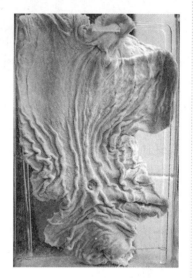

图 30-7　慢性胃溃疡（大体）

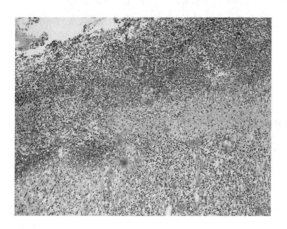

图 30-8　慢性胃溃疡（光镜）

溃疡最表层由少量炎性渗出物覆盖，其下为一层坏死组织，再下见新鲜肉芽组织，各层均有大量炎性细胞浸润

（二）临床病理联系

消化性溃疡临床表现有上腹痛、反酸、嗳气等。周期性上腹部疼痛是溃疡病患者主要临床表现，这是由于胃酸刺激溃疡病变部位的神经末梢，炎症引起胃壁平滑肌痉挛及夜间迷走神经兴奋性增高、胃酸分泌增加所致。

胃溃疡疼痛出现在餐后半小时至两小时内,下次餐前消失,为进食后疼痛,是因为进食后,胃酸分泌增加,刺激溃疡局部的神经末梢,还与胃壁平滑肌痉挛有关。十二指肠溃疡疼痛出现在餐后 3~4 小时,进餐后缓解或出现饥饿痛、夜间痛,这与迷走神经兴奋性增高,刺激胃酸分泌增多有关。反酸、嗳气与胃幽门括约肌痉挛,胃逆蠕动,以及早期幽门狭窄,胃内容物排空受阻,滞留在胃内的食物发酵有关。

三、结局及并发症

(一)愈合

经过适当治疗,溃疡处渗出物和坏死组织逐渐被吸收、排出。溃疡底部肉芽组织增生,逐渐成熟为纤维结缔组织组织,最终老化形成瘢痕组织填补缺口。周围黏膜上皮再生覆盖表面,溃疡逐步愈合。部分患者因病因不能去除,溃疡经久不愈,可出现并发症。

(二)并发症

1. 出血(发生率约 10%~35%) 溃疡病最常见的并发症。轻者仅为溃疡底部的毛细血管破裂,实验室检查患者大便潜血试验阳性。如溃疡底部较大血管破裂,患者则出现呕血及柏油样黑便,严重者出现失血性休克并危及生命。

2. 穿孔(发生率约 5%) 溃疡穿透胃壁或肠壁全层可发生穿孔,十二指肠溃疡因肠壁较薄易发生穿孔。穿孔后胃或十二指肠内容物漏入腹腔,可引起急性弥漫性腹膜炎。患者可有剧烈腹痛、腹肌紧张、压痛和反跳痛等临床表现,严重者可发生感染性休克。若穿孔前溃疡病变处的浆膜已与周围组织发生纤维粘连或被大网膜包裹,则可形成局限性腹膜炎。

3. 幽门狭窄(发生率约 3%) 溃疡部位因炎性充血水肿、炎症刺激引起幽门括约肌痉挛或因溃疡处瘢痕组织收缩可造成胃的变形和狭窄。小弯溃疡可使小弯缩短,致幽门与贲门靠近,也可使胃体呈环状狭窄而形成葫芦胃。幽门处溃疡可造成幽门狭窄或梗阻,胃内容物通过困难,胃排空延迟,继发胃扩张。患者出现反复呕吐、上腹胀痛等症状,并导致水电解质紊乱、碱中毒等临床表现。

4. 癌变(发生率约 1%) 癌变多发生于长期胃溃疡患者,溃疡边缘的黏膜上皮或腺体不断受到破坏及反复再生,在此过程中在某些致癌因素作用下细胞发生癌变。十二指肠溃疡几乎不发生癌变。

第六节 病毒性肝炎

病毒性肝炎(viral hepatitis)是指由肝炎病毒所引起的以肝实质细胞变性、坏死为主要病变的常见传染病。常见的肝炎病毒主要有六种:甲型肝炎病毒(HAV)、乙型肝炎病毒(HBV)、丙型肝炎病毒(HCV)、丁型肝炎病毒(HDV)、戊型肝炎病毒(HEV)及庚型肝炎病毒(HGV)。病毒性肝炎发病率高,流行区域广泛,各种年龄及不同性别均可罹患,对人类健康造成严重危害。患者中约有 1/4 的病例最终发展为肝纤维化、肝硬化、肝癌等疾病。

一、病因与发病机制

肝炎病毒是一组嗜肝病毒。肝炎病毒类型不同,在传播途径和致病机制等方面有所差异,引起不同类型的肝炎。以下主要介绍甲型、乙型和丙型肝炎病毒的致病特点。

1. 甲型肝炎病毒(HAV)　属于 RNA 病毒,引起甲型肝炎。其传播途径主要通过污染食物、饮水、餐具经消化道感染,潜伏期短,通常为急性起病。HAV 感染人体后,通过门静脉系统到达肝脏,在肝细胞内复制,分泌入胆汁,故粪便中可查到病毒。HAV 并不直接损伤肝细胞,可能通过细胞免疫机制而导致肝细胞损伤。一般 HAV 不引起慢性肝炎或病毒携带状态,大多数可痊愈。

2. 乙型肝炎病毒(HBV)　属于 DNA 病毒,是我国引起慢性肝炎的主要致病原。其传播途径主要通过血流、血液污染的物品、吸毒或密切接触传播,在高发区,母婴传播也很明显。HBV 感染机体后,进入肝细胞,在肝细胞核内复制、转录,合成病毒的核心成分,然后被转运至肝细胞质与在肝细胞质内合成的病毒表面蛋白外壳部分相装配,形成新病毒颗粒并产生一系列相关抗原:乙型肝炎表面抗原(HBsAg)、乙型肝炎核心抗原(HBcAg)和乙型肝炎相关抗原(HBeAg)。HBcAg 存在于感染的肝细胞内,HBsAg 和 HbeAg 随病毒释放到血液中,HBsAg 还大量分泌在感染的肝细胞表面。新病毒的形成及新抗原的出现刺激机体的免疫系统,产生特异性抗体和致敏淋巴细胞。抗病毒抗体及致敏淋巴细胞既可增加机体抗感染、清除病毒能力,又能识别并杀伤感染细胞,导致肝细胞损伤并发生坏死。

3. 丙型肝炎病毒(HCV)　属于 RNA 病毒,是欧美国家引起慢性肝炎的主要致病原。其传播途径主要通过注射或输血传播。HCV 感染机体后,可直接破坏肝细胞或通过免疫因素引起肝细胞损伤。饮酒可促进 HCV 的复制、激活和肝纤维化的发生。HCV 感染者约 3/4 可演变成慢性肝炎,其中 20% 患者可发展为肝硬化,部分可发生肝细胞性肝癌。

病毒性肝炎的发病机制较复杂,至今尚未完全阐明,病毒性肝炎的肝脏病变程度不仅与感染病毒的数量、毒力有关,还与机体的免疫功能状态密切相关。

二、基本病理变化

各型病毒性肝炎的基本病变基本相同,主要以肝细胞变性、坏死为主,同时伴有不同程度炎细胞浸润、肝细胞再生和间质纤维组织增生,属于变质性炎。

(一) 变质性病变

1. 细胞水肿　为最常见的病变。表现为胞质疏松化和气球样变,是由于肝细胞受损后细胞内水分增多所致。光镜观察,轻者肝细胞肿胀、体积增大,胞质疏松、淡染、半透明,称胞质疏松化;重者肝细胞明显肿大,由多角形变为圆球形,胞质几乎完全透明,称为气球样变。

2. 溶解性坏死　由严重的细胞水肿发展而来。表现为肝细胞破裂解体,随后溶解、消失,伴炎症细胞浸润。按坏死范围、程度分为:

(1) 点状坏死(spotty necrosis):指肝小叶内散在灶状肝细胞坏死,每个坏死灶仅累及单个至几个肝细胞,常见于急性普通型肝炎。

(2) 碎片状坏死(piecemeal necrosis):指位于肝小叶周边部的肝细胞坏死,使小叶周边肝细胞界板呈虫蚀状缺损,常见于慢性肝炎。

(3) 桥接坏死(bridging necrosis):指肝小叶中央静脉与汇管区之间,两个中央静脉之间或两个汇管区之间出现的肝细胞呈带状相互连接的坏死,常见于中度和重度慢性肝炎。

（4）亚大块坏死（submassive necrosis）和大块坏死（massive necrosis）：指累及大部分或整个肝小叶的大范围融合性肝细胞坏死,使肝小叶组织结构塌陷不能辨认,是肝脏最严重的坏死,常见于重型肝炎。

3. 嗜酸性变　一般仅累及单个或数个肝细胞,散在于肝小叶内。表现为肝细胞体积变小、胞质红。光镜观察,肝细胞胞质水分脱失浓缩,使肝细胞体积明显变小,胞质嗜酸性染色增强,呈均匀伊红染,细胞核染色亦较深。

4. 嗜酸性小体　在嗜酸性变的基础上,病变进一步发展所致。光镜观察,肝细胞胞质浓缩,胞核浓缩甚至消失,最后形成深红色、均匀浓染的圆形小体,称为嗜酸性小体（acidophilic body）。嗜酸性小体是单个肝细胞死亡,属于细胞凋亡。

5. 毛玻璃样细胞　属变性范畴,表现为细胞内含有大量 HBsAg,多见于 HBsAg携带者及慢性肝炎患者的肝组织。光镜观察,HE 染色可见肝细胞胞质内充满嗜酸性细颗粒状物质,不透明,似毛玻璃样,故称毛玻璃样肝细胞。

（二）渗出性病变

肝炎时,在汇管区或肝小叶内坏死区,常可见程度不等的炎细胞渗出,以淋巴细胞、单核细胞浸润为主,有时见少量浆细胞及中性粒细胞等。

（三）增生性病变

急性肝炎增生性病变较轻,慢性肝炎有多种细胞增生,尤其是长期大量的纤维组织增生可使病变逐渐向肝纤维化、肝硬化发展。

1. 肝细胞再生和小胆管增生　肝细胞坏死时,邻近的肝细胞可通过再生进行修复。再生的肝细胞体积较大,核大而染色较深,有的可见双核,胞质略呈嗜碱性。如坏死较轻,肝细胞可沿网状纤维支架增生,使肝小叶的结构和功能恢复正常。如坏死严重,肝小叶内网状纤维支架塌陷,再生的肝细胞排列紊乱,增生呈结节状。慢性且坏死较严重的病例,在汇管区可见小胆管上皮细胞的增生。

2. 间质反应性增生　表现为：①Kupffer 细胞增生肥大：细胞呈梭形或多角形、胞质丰富,脱入窦腔内,成为游走的吞噬细胞,参与炎症反应。②肝星形细胞（贮脂细胞）和成纤维细胞增生：在肝炎或其他原因导致的慢性肝损伤时,肝星形细胞可演化为肝成纤维细胞,合成胶原纤维。间叶细胞和静止的纤维细胞被激活转变为成纤维细胞,参与肝损伤的修复。但在慢性且坏死严重的病例,增生的纤维组织可沿汇管区伸入到肝小叶的坏死区,导致肝纤维化及肝硬化的形成。

三、临床病理类型

各种肝炎病毒引起肝炎的临床表现和病理变化基本相同。根据病变严重程度,可将病毒性肝炎分为普通型和重型两大类；根据病程长短,普通型可分为急性、慢性两种类型,重型可分为急性、亚急性两种类型。

（一）急性（普通型）肝炎

临床上最常见的病毒性肝炎。根据有无黄疸,可分为黄疸型与无黄疸型两种。我国以无黄疸型肝炎居多,其中多为乙型肝炎。黄疸型肝炎病变略重,多由甲型、丁型、戊型肝炎病毒引起。两型病毒性肝炎病变基本相同。

1. 病理变化　①肉眼观察：肝脏肿大、质地软、被膜紧张、表面光滑；②光镜观察：

病变特点为肝细胞广泛变性,轻微坏死。变性以肝细胞水肿为主,表现为胞质疏松化和气球样变,肝细胞体积增大,排列紊乱和拥挤,肝窦受压变窄。坏死表现为点状坏死。有时可见肝细胞嗜酸性变或嗜酸性小体。在坏死灶内、汇管区及被膜下有以淋巴细胞为主的炎症细胞浸润。黄疸型者肝细胞坏死稍重,毛细胆管内有淤胆和胆栓形成。肝窦壁Kupffer细胞增生。

2. 临床病理联系 由于肝细胞水肿导致肝体积变大和被膜紧张被牵拉,临床上患者出现肝脏肿大和肝区疼痛。肝细胞坏死,细胞内酶释放入血,血清谷丙转氨酶(GPT)、谷草转氨酶(GOT)等升高,同时可引起多种肝功能异常。病变严重时,胆红素代谢障碍可出现黄疸。弥漫性肝细胞肿胀压迫肝窦,使门静脉血液回流受阻,引起胃肠淤血,患者出现食欲下降、消化不良等症状。

3. 结局 急性肝炎患者多数在半年内可治愈。点状坏死灶经周围肝细胞再生而修复。但乙型、丙型肝炎恢复较慢,其中乙型肝炎中5%~10%、丙型肝炎中约70%可转变成慢性肝炎。

(二) 慢性(普通型)肝炎

病毒性肝炎病程持续半年以上者称为慢性肝炎。感染的病毒类型、营养不良、饮酒、服用对肝有损害的药物、免疫因素及治疗不当是导致慢性肝炎的常见因素。慢性肝炎临床表现差异较大,有肝炎症状、血清病毒抗原阳性和肝功能生化改变,有些患者可稳定多年,有些则很快进展到肝硬化。以往根据临床表现和病理变化将慢性肝炎分为慢性持续性肝炎与慢性活动性肝炎,目前根据细胞损伤、纤维化及再生修复程度,将慢性肝炎分为轻、中、重度三种类型。

1. 轻度慢性肝炎 肝细胞点状坏死,偶见轻度碎片状坏死,汇管区有慢性炎性细胞浸润,周围少量纤维组织增生,肝小叶结构完整。临床症状常较轻或仅有肝功能异常,大多数可以恢复。

2. 中度慢性肝炎 肝细胞坏死明显,中度碎片状坏死及出现特征性的桥接坏死。肝小叶内有纤维条索连接成间隔,但小叶结构大部分保存。此型肝炎病变较重,肝功能持续异常。

3. 重度慢性肝炎 肝细胞广泛坏死,有重度碎片状坏死及大范围的桥接坏死,坏死区出现肝细胞不规则再生,纤维间隔分割肝小叶结构。晚期纤维条索进一步相互连接形成假小叶,发展为肝硬化。少数患者在原有病变基础上出现大片新的肝细胞坏死而发展为重型肝炎。此型肝炎临床症状明显而持续,如乏力、食欲减退、腹胀、肝区疼痛等。实验室检查持续异常,如不及时治愈,大多数转为肝硬化。

(三) 急性重型肝炎

少见,起病急骤,病程短,病情凶险,病死率高,大多在十余天内死亡,临床上又称为暴发型、点击型或恶性肝炎。

1. 病理变化 ①肉眼观察:肝体积明显缩小,重量减至600~800g,尤以左叶为甚。被膜皱缩,质地柔软,切面呈黄色或红褐色,又称急性黄色肝萎缩或红色肝萎缩;②光镜观察:肝细胞弥漫性大片坏死,肝细胞溶解,肝细胞索解离,坏死区呈一片荒芜。肝细胞坏死多自肝小叶中央开始迅速向四周扩展,仅小叶周边部残留少数变性的肝细胞。肝细胞无明显再生现象。肝窦明显扩张、充血甚至出血。Kupffer细胞增生肥大、吞噬细胞碎屑及色素。小叶内及汇管区有淋巴细胞和巨噬细胞为主的炎细胞浸润。

2. 临床病理联系　由于大量肝细胞溶解坏死,可导致:①大量游离胆红素未能结合而引起严重肝细胞性黄疸;②凝血因子合成障碍导致出血倾向;③肝解毒功能障碍导致肝性脑病。④由于胆红素代谢障碍及血循环障碍等,可导致肝肾综合征。

3. 结局　急性重型肝炎多数在短期内死亡,主要死因为肝功能衰竭导致肝性脑病,其次为消化道大出血或急性肾衰竭。弥散性血管内凝血(DIC)是引起全身严重出血、致死的另一个原因。少数本型肝炎如能度过急性期,可迁延而转为亚急性重型肝炎。

(四) 亚急性重型肝炎

多数是由急性重型肝炎迁延而来,或一开始病变就比较缓和呈亚急性经过。少数病例可能由急性普通型肝炎恶化而来。本型病程可达一至数月。

1. 病理变化　①肉眼观察:肝脏体积缩小,被膜皱缩不平,质地软硬程度不一,切面见部分区域呈大小不一结节状,再生的结节因胆汁淤积呈黄绿色,坏死区呈土黄色,称为亚急性黄色肝萎缩。②光镜观察:主要特点是既有肝细胞亚大块坏死,又有肝细胞结节状再生。坏死多从肝小叶中央开始,肝索解离小于 1/2 肝小叶范围(图 30-9),坏死区网状纤维支架塌陷和胶原纤维化,再生的肝细胞无法沿原有网状支架延伸成肝细胞索,故呈不规则的结节状,失去原有肝小叶结构。肝小叶

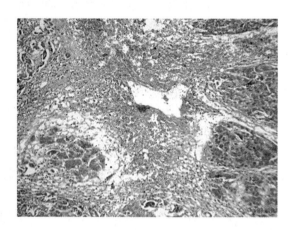

图 30-9　亚急性重型肝炎

内外有明显的炎症细胞浸润。小叶周边部小胆管增生,并有胆汁淤积、形成胆栓。陈旧的病变区有明显的纤维组织增生。

2. 临床病理联系　由于肝细胞坏死及结节状再生,临床出现肝细胞性和阻塞性黄疸、出血倾向和腹水,病情严重者可发生肝功能不全、肝性脑病。

3. 结局　如治疗及时适当,病变可停止发展并有治愈可能。多数病例继续发展而转变为坏死后性肝硬化。

第七节　肝　硬　化

肝硬化(liver cirrhosis)是由多种原因引起肝细胞变性、坏死,纤维组织增生和肝细胞结节状再生,这三种病变反复交错进行,导致肝小叶结构和肝内血管系统逐渐广泛被破坏和改建,使肝脏变形、质地变硬的一种慢性进行性肝病。病毒感染和酒精中毒等可引起全身炎症反应,受损的肝细胞、胆管上皮细胞和 Kupffer 等炎性细胞释放细胞因子可引起胶原纤维的合成与沉积,引起纤维组织增生导致肝纤维化甚至肝硬化,因此,炎症性损伤是肝硬化发生发展的重要机制。

肝硬化目前尚无统一分类方法,一般是按照病因或依据形成结节的大小进行分类。国际上常根据肝硬化形成的结节大小分为小结节型(结节直径 <3mm)、大结节型

（结节直径 >3mm)、大小结节混合型四种类型。我国常采用的是将肝硬化的病因、病变特点及临床表现结合起来的综合分类方法，主要有门脉性肝硬化、坏死后性肝硬化、胆汁性肝硬化、淤血性肝硬化、寄生虫性肝硬化等类型。

一、病因与发病机制

（一）病因

1. **病毒性肝炎** 这是引起我国门脉性肝硬化的主要原因，尤其是慢性乙型和丙型病毒性肝炎，大部分肝硬化病例的肝组织内可检出 HBV 特异性表达。由于慢性炎症，肝细胞反复发生变性、坏死，导致肝内纤维组织增生和肝细胞结节状再生，促进肝硬化形成。其中坏死后性肝硬化多由亚急性重型肝炎迁延而来。

2. **慢性酒精中毒** 长期酗酒是欧美国家引起肝硬化的主要原因，约占总数的40%~50%。近年来国内酒精性肝硬化病例也不断增多。酒精在肝内氧化产生的乙醛对肝细胞有直接损伤作用，使肝细胞脂肪变性、坏死，引起肝内纤维组织增生，发展为肝硬化。此外，酗酒者因酒后进食少及慢性酒精性胃炎所导致不同程度的营养缺乏，也是引起肝硬化的原因。

3. **营养缺乏** 食物中长期缺乏蛋氨酸或胆碱等物质，肝脏合成磷脂、脂蛋白障碍，使脂肪酸在肝内堆积，形成脂肪肝。严重脂肪变性的肝细胞坏死，以及纤维组织增生，可发展为肝硬化。

4. **药物及化学毒物中毒** 长期接触某些化学物质，如砷、四氯化碳、黄磷可导致慢性中毒，损伤肝细胞，引起肝硬化。长期服用某些药物，如异烟肼、双醋酚丁、甲基多巴、甲氨蝶呤也可因导致中毒性肝炎而发展为肝硬化。

5. **其他** 胆汁淤积、血吸虫病、慢性肝淤血和代谢性疾病等也可引起肝硬化。

（二）发病机制

肝硬化发病机制的关键环节在于肝脏进行性、弥漫性纤维化。在上述各种因素长期作用下，引起肝细胞反复变性、坏死，网状支架塌陷，同时伴有肝细胞结节状再生和广泛纤维组织增生。初期增生的纤维组织形成小条索，尚未互相连接形成间隔时，称为纤维化。肝纤维化是可复性病变，病因消除，纤维化被吸收，病变可逆转。病变继续发展，肝小叶中央区和门管区的纤维条索连成纤维间隔，并互相连接包绕原有的或再生的肝细胞形成假小叶，使肝小叶结构破坏而形成肝硬化。肝硬化时增多的胶原纤维有两种来源：①门管区增生的成纤维细胞、肝窦内激活的肝星形细胞分泌产生胶原纤维；②肝小叶内肝细胞坏死，局部网状纤维支架塌陷、融合胶原化。

二、病理类型与病理变化

（一）门脉性肝硬化

门脉性肝硬化(portal cirrhosis)，旧称雷奈克肝硬化，是各型肝硬化中最常见的类型。相当于国际形态分类中的小结节型肝硬化。

1. **肉眼观察** 早、中期肝脏体积可正常或稍增大，重量增加，质地正常或稍硬。晚期肝脏体积明显缩小，重量减轻，硬度增加。表面及切面见弥漫性分布的圆形或椭圆形的小结节，其大小相近，直径约 0.1~0.5cm。结节周围为灰白色较窄的纤维组织条索或间隔所包绕，肝脏被膜明显增厚（图 30-10)。

笔记

2. 光镜观察　正常的肝小叶结构被破坏、消失,广泛增生的纤维组织将原来肝小叶分割、包绕成为大小不等的圆形或椭圆形的肝细胞团,称为假小叶(pseudolobule)(图30-11)。假小叶的结构特点:①中央静脉可缺如、偏位或有两个以上;②肝细胞排列紊乱,有不同程度变性、坏死;③再生的肝细胞体积大、核大深染、常出现双核。此外,有些肝细胞内有胆色素沉着,细小胆管内胆汁淤积,这是增生的纤维组织压迫细小胆管所致。包绕假小叶的纤维间隔宽窄比较一致,纤维间隔内有不同程度的慢性炎症细胞浸润,可见小胆管增生。

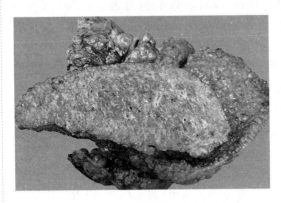

图30-10　门脉性肝硬化(大体)

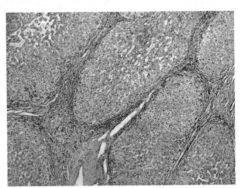

图30-11　门脉性肝硬化(镜下)

(二) 坏死后性肝硬化

坏死后性肝硬化(postnecrotic cirrhosis)是在肝实质细胞发生大块坏死的基础上形成的。预后较差,易合并肝癌。相当于国际形态分类中的大结节型和大小结节混合型肝硬化。

1. 肉眼观察　肝体积缩小,重量减轻,质地变硬。与门脉性肝硬化显著不同的是,肝脏变形明显,表面结节较大,结节大小相差悬殊,最大结节直径可达6cm。切面见结节周围纤维间隔较宽,且厚薄不均,结节呈黄绿或黄褐色。

2. 光镜观察　正常肝小叶结构大多破坏、消失,取而代之的是大小、形态不等的假小叶。假小叶内肝细胞变性、坏死较严重,可见胆色素沉着。假小叶间的纤维间隔较宽而厚薄不均,其中有炎症细胞浸润、小胆管增生均较显著。

(三) 胆汁性肝硬化

胆汁性肝硬化(biliary cirrhosis)是由于胆道阻塞,胆汁淤积引起的肝硬化,较少见。根据病因不同,分为原发性和继发性两种。相当于国际形态分类中的不全分割型肝硬化。

1. 肉眼观察　早期肝脏常肿大,晚期肝脏缩小,但不如前两型肝硬化明显,质地中等,表面较光滑,呈细小结节或无明显结节,颜色呈深绿色或绿褐色。

2. 光镜观察　原发性胆汁性肝硬化早期小叶间胆管上皮细胞水肿、坏死,周围有淋巴细胞浸润,随后有胆小管破坏、纤维组织增生并出现淤胆现象,汇管区增生的纤维组织侵入肝小叶内形成间隔分割小叶最终发展为肝硬化。临床表现为长期梗阻性黄疸、肝大和因胆汁刺激引起的皮肤瘙痒等,还可伴有高脂血症和皮肤黄色瘤。但肝内外的大胆管均无明显病变。继发性胆汁性肝硬化镜下见肝细胞质内胆色素沉积,肝细胞变性、坏死。坏死的肝细胞肿大，胞质疏松呈网状，核消失，称为羽毛状坏死。毛细胆管淤胆、胆栓形成，坏死区胆管破裂，胆汁外溢，形成"胆汁湖"，汇管区胆管扩张及小胆管增生。纤维组织增生及小叶的改建较门脉性及坏死后性肝硬化轻。伴有胆管感染时，汇管区有大量中性粒细胞浸润甚至形成微脓肿。

（四）其他类型肝硬化

1. 淤血性肝硬化 见于慢性充血性心力衰竭。因长期淤血缺氧，肝小叶中央区肝细胞缺氧较重，逐渐萎缩、变性、坏死，随后肉芽组织增生取代纤维化。如淤血持续存在，增生的纤维结缔组织形成纤维条索分割肝小叶而形成肝硬化。肉眼下肝脏肿大，呈紫色，边缘钝，切面红白相间。镜下，肝小叶中央静脉淤血、扩张，肝窦扩张程度与肝窦距小叶中央静脉的远近而有所不同。邻近中央静脉的肝细胞变性、坏死最严重，随淤血的加重，坏死组织向门管区延伸，中央静脉周围的网状纤维可塌陷，可见网状纤维组织和细纤维束自中央静脉延伸到另一中央静脉，这种相邻小叶中央静脉间的纤维桥样连接是淤血性肝硬化的特点。

2. 寄生虫性肝硬化 主要见于慢性血吸虫病。由于血吸虫虫卵随门静脉抵达肝内汇管区静脉末梢内，引起虫卵结节及纤维组织增生，并分割正常肝组织形成肝硬化。肉眼下切面可见汇管区显著增生的灰白色结缔组织，沿门静脉分支周围分布并呈树枝状延伸，故而得名干线型或管道型肝硬化。镜下，肝小叶结构基本完整，无明显改建，假小叶形成不明显。

三、临床病理联系

在肝硬化病变发展过程中，由于肝细胞反复变性、坏死，肝细胞结节状再生和纤维组织增生等病理变化，肝内血管系统受到严重破坏并改建，导致血管网减少和异常吻合支形成，对肝脏血流和肝细胞血液灌注产生明显影响，临床上常出现门静脉高压及肝功能不全的表现。

1. 门静脉高压（portal hypertension） 正常门静脉压平均为 13.2mmHg，肝硬化时，门静脉压可增高至 22.1~36.8mmHg，并出现一系列临床症状和体征，称为门静脉高压。

（1）发生机制：①假小叶形成压迫小叶下静脉，使肝窦内血液流出受阻，引起肝窦内压力增高，导致门静脉高压（窦后阻塞）；②肝内广泛纤维组织增生，使肝窦闭塞或窦周纤维化，门静脉血液回流受阻而压力升高（窦内阻塞）；③假小叶形成时肝内血管系统遭受破坏，血管网减少，使门静脉回流的阻力增加，门静脉压力升高；④肝内肝动脉小分支及门静脉小分支在汇入肝窦前形成异常吻合支，压力较高的肝动脉血注入压力低的门静脉内（窦前性），引起门静脉压增高。

（2）临床表现：门静脉压力升高后，患者常出现一系列的症状和体征。

1）脾大：约有 70%~85% 的肝硬化患者有脾大。门脉高压使脾静脉回流受阻，导致脾脏慢性淤血而肿大。肿大脾脏的重量多在 500g 以下，质硬，被膜增厚，切面呈暗红色。光镜下，脾窦扩张淤血，窦壁内皮细胞增生肥大，脾小体萎缩，红髓内纤维组织增生，可形成黄褐色的含铁结节。患者可因脾功能亢进而引起红细胞、白细胞和血小板减少，出现贫血、易感染和出血倾向。

2）腹水（ascites）：肝硬化晚期，患者出现腹胀，腹部明显膨隆，腹腔内积聚大量淡黄色透明液体（漏出液）称为腹水。肝硬化腹水形成的主要机制：①门脉高压使门脉系统毛细血管内流体静压升高,血管壁通透性升高,导致液体漏入腹腔;②肝内广泛纤维化,使肝窦阻塞、窦内压升高,液体自窦壁漏入腹腔;③肝细胞变性、坏死,致使白蛋白合成功能降低,以及消化不良,蛋白质吸收减少,可形成低蛋白血症,使血浆胶体渗透压下降,促进腹水形成;④肝功能障碍,肝脏对激素的灭活功能降低,使醛固酮、抗利尿激素在血液中浓度升高,导致水钠潴留。

3) 胃肠道淤血:门脉高压使胃肠道静脉回流受阻,导致胃肠黏膜淤血、水肿,造成胃肠消化、吸收功能障碍,患者可出现食欲下降、消化不良等症状。

4) 侧支循环形成:由于门脉高压,门静脉系统血液回流受阻,门静脉与体静脉之间多处吻合支呈代偿性扩张,侧支循环分流形成,使部分门静脉血绕过肝脏直接进入上、下腔静脉。主要的侧支循环及其严重的并发症有:①食管下段静脉丛曲张:门静脉血经胃冠状静脉、食管静脉丛、奇静脉入上腔静脉,常导致食管下段静脉丛曲张,易破裂引起上消化道大出血,是肝硬化患者死亡的主要原因;②直肠静脉丛曲张:门静脉血经肠系膜下静脉、直肠静脉丛、髂内静脉入下腔静脉,引起直肠静脉丛曲张,形成痔疮,破裂可发生便血,长期可导致贫血;③脐周腹壁浅静脉曲张:门脉血经脐静脉、脐周静脉丛,向上经胸腹壁静脉入上腔静脉,向下经腹壁下静脉入下腔静脉,引起胸、腹壁浅静脉曲张,出现"海蛇头"现象(图30-12)。

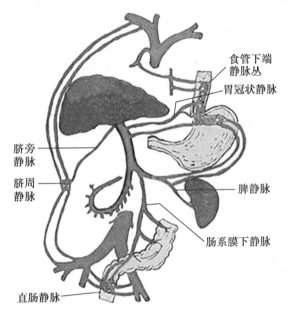

图 30-12 肝硬化侧支循环模式图

2. 肝功能不全 是肝实质细胞长期、反复破坏的结果,主要表现有:

(1) 激素的灭活功能降低:对雌激素的灭活作用减弱,使体内雌激素水平增高,引起男性乳腺发育、睾丸萎缩,女性月经不调、不孕;患者颈部、面部、上胸部、前臂皮肤可出现小动脉末梢扩张形成蜘蛛状血管痣;手掌大、小鱼际、指尖等部位血管扩张呈鲜红色,称为肝掌。

(2) 蛋白质合成障碍:肝细胞受损伤,合成白蛋白功能降低。同时从胃肠吸收的抗原性物质不能经过肝细胞处理或经侧支循环进入体循环,刺激免疫系统合成球蛋白增多。常引起低蛋白血症及白蛋白与球蛋白的比例(A/G)下降或倒置[正常时 A/G 为(1.5~2.5):1]。

(3) 出血倾向:由于肝脏合成凝血因子减少,以及淤血性脾肿大时脾功能亢进使血小板破坏增多,临床上有鼻衄、牙龈出血、黏膜出血、皮下瘀斑等表现。

(4) 胆色素代谢障碍:肝硬化时,肝内胆管的不同程度破坏、阻塞或扭曲,肝细胞变性肿胀、坏死,导致胆色素代谢障碍,引起毛细胆管内胆栓形成及肝细胞内胆汁淤积,均可出现黄疸。

(5) 肝性脑病:是肝功能不全最严重的后果,是肝硬化患者死亡的又一重要原因。

门脉性肝硬化早期,如病因能消除,肝细胞不继续变性坏死,有些病例增生的纤维组织可减少或消失。在病变发展过程中,由于肝脏有较强的代偿功能,及时治疗可使疾病在相当时期内处于稳定状态。但在晚期发展到严重门脉高压、肝功能衰竭时,患者可因肝性脑病而死亡。此外,常见的死亡原因还有食管下段静脉曲张破裂引起的消化道大出血,合并肝癌及感染等。

第八节　肾盂肾炎

肾盂肾炎(pyelonephritis)是由细菌感染引起的、以肾盂和肾间质化脓性炎为特征的疾病。本病是肾脏最常见的感染性疾病,多见于女性,其发病率可为男性的9~10倍;临床表现主要有发热、腰痛、脓尿、菌尿、血尿及膀胱刺激症状等。

一、病因与发病机制

肾盂肾炎主要由致病菌直接感染肾组织引起的,致病菌多为革兰阴性菌,大肠杆菌约占60%~80%,其次为变形杆菌、产气杆菌、肠杆菌和葡萄球菌等,少数为铜绿假单胞菌,偶见霉菌等。肾盂肾炎的感染途径主要有两种:

1. 上行性感染　上行性感染是肾盂肾炎最主要的感染途径,主要致病菌为大肠杆菌。常见尿道炎、膀胱炎时,病原菌自尿道或膀胱上行,沿输尿管或输尿管周围的淋巴管到肾盂、肾盏及肾间质而引起炎症,又称为尿路感染。病变可累及单侧或双侧肾,但多为单侧。

2. 血行感染　血行感染是肾盂肾炎较为少见的感染途径,主要致病菌为葡萄球菌或链球菌。病原菌从体内的感染灶侵入血流,并随血流到达肾组织引起炎症,继而可蔓延到肾盏和肾盂,又称为下行性感染;有时可为全身脓毒血症的肾脏病变。病变常累及双侧肾脏。

正常情况下,机体具有一定的防御功能,包括:①膀胱黏膜可产生局部抗体(如分泌型 IgA),有杀菌的作用;②膀胱壁内存有一定的白细胞,有抗感染的作用;③输尿管斜形入膀胱壁,可阻止尿液逆流;④男性分泌的前列腺分泌液具有一定的抗菌作用;⑤尿液经常排出,起着间断性的冲洗作用。这些防御机制削弱时,致病菌即可乘虚而入引起肾盂肾炎。

本病常见的诱因包括:①尿路梗阻:这是肾盂肾炎的重要诱因,如泌尿道结石或狭窄、肿瘤压迫、前列腺肥大等所致尿路完全或不完全梗阻引起尿流不畅,使病菌不易被冲走和引起尿液潴留,有利于细菌繁殖促进肾盂肾炎的发生。女性发病率高则可能与其尿道口离肛门和阴道较为接近易受到病菌污染,且女性尿道短而宽易使病菌侵入尿道,以及妊娠子宫压迫输尿管易引起不完全梗阻等因素有关。②膀胱输尿管尿液反流:多见于输尿管先天性开口异常、膀胱三角区发育不良等,可使膀胱排尿后残尿增加,易于细菌繁殖,以致含菌尿液反流输尿管、肾盂、肾盏及肾间质而引起肾盂肾炎;③医源性因素:如膀胱镜检查、导尿术、泌尿道手术等引起的尿路黏膜损伤,可为细菌生长繁殖提供场所,或消毒不严致使细菌侵入引起肾盂肾炎;此外,慢性消耗性疾病等所致机体抵抗力下降,可能也与肾盂肾炎的发生有关。

二、病理变化与临床病理联系

肾盂肾炎一般分为急性和慢性两种,其中急性肾盂肾炎常由单种细菌感染引起,而慢性肾盂肾炎则常为多种病菌混合感染所致。

(一)急性肾盂肾炎

1. 病理变化　急性肾盂肾炎的病变特点是肾间质和肾盂黏膜的化脓性炎,其病灶分布不规则,可累及单侧或双侧肾脏。

肉眼观察,病变肾脏肿大、充血,表面和切面散在分布多数大小不等的黄白色脓肿;切面常可见髓质内黄色条纹状化脓性病灶,可向皮质伸延或相互融合成小脓肿;肾盂黏膜充血、水肿,表面可见脓性渗出物及散在小出血点。

光镜观察,肾间质内有大量中性粒细胞浸润,并形成多数大小不等的脓肿;肾小管因脓肿破坏管腔内充满脓细胞和细菌;肾盂黏膜充血、水肿、出血,伴大量中性粒细胞浸润及表面化脓;病变严重时可破坏肾小球。血源性感染时,病变首先累及肾皮质,在肾小球或肾小管的周围肾间质形成化脓性炎,继而炎症扩散到邻近组织,并穿破肾小管,蔓延至肾盂。

2. 临床病理联系　急性肾盂肾炎起病急,常出现:①发热、寒战、白细胞增多:系急性化脓性炎所致全身炎症反应;②腰痛:系肾脏肿大使肾被膜紧张所致;③脓尿、菌尿:系肾间质脓肿破坏肾小管和肾盂黏膜表面化脓使脓细胞和细菌随尿排出所致;④血尿:系肾组织和肾盂黏膜出血所致;⑤膀胱刺激征:系病变累及膀胱、尿道所致下尿路感染而引起的尿频、尿急、尿痛。

3. 结局　急性肾盂肾炎预后好,大多数患者经及时、彻底治疗可在短期内治愈;若治疗不彻底或尿路梗阻等诱因未消除可转变为慢性。严重尿路梗阻、糖尿病或有免疫障碍的患者,易出现并发症:①急性坏死性乳头炎:肾乳头因缺血和化脓性炎而发生梗死样的凝固性坏死,坏死组织与正常组织交界处可见大量中性粒细胞浸润;②肾盂积脓:由于渗出物不能排出,潴留肾盂和肾盏内形成;③肾周围脓肿:肾内化脓性炎穿破肾被膜累及肾周围组织而引起。

(二)慢性肾盂肾炎

1. 病理变化　慢性肾盂肾炎的病变特点是肾间质、肾盂的慢性炎症和纤维化、瘢痕形成伴肾盂、肾盏变形等病变同时并存,其病变分布不规则,可累及单侧或双侧肾脏,其中双侧肾脏受累者可因两侧病变不对称而体积大小不相等。

肉眼观察,病变肾脏体积缩小,质地变硬;表面呈粗大不规则的凹陷性瘢痕称"土豆肾"(图 30-13);切面皮、髓质分界不清,肾乳头萎缩,肾盏、肾盂因瘢痕收缩而变形,肾盂黏膜增厚、粗糙。

光镜观察,病变呈不规则的灶状或片状分布于相对正常的肾组织之间,表现为肾间质、肾盂黏膜大量纤维组织增生和淋巴细胞、浆细胞等炎细胞浸润。肾小管多萎缩、消失,部分肾小管呈代偿性扩张,其管腔内出现均质红染的胶样管型,上皮细胞因受压呈扁平状,形似甲状腺滤泡(图 30-14)。肾小球一般不受累,部分肾小球因间质的慢性炎症刺激,球周纤维组织增生而使其球囊壁增厚,严重时可致肾小球纤维化、玻璃样变性。

2. 临床病理联系　慢性肾盂肾炎常反复发作,发作期间则可出现与急性肾盂肾

笔记

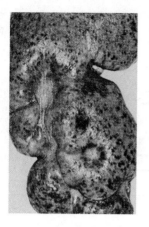

图 30-13　慢性肾盂肾炎(大体)

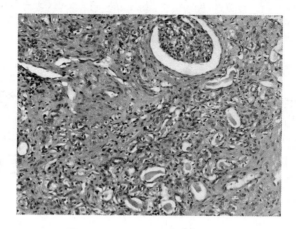

图 30-14　慢性肾盂肾炎(光镜)

炎相似的临床表现。慢性肾盂肾炎由于肾小管首先受累及,肾小管较早、较严重的破坏,可导致肾小管浓缩功能障碍而出现多尿、夜尿;钠、钾和碳酸氢盐因多尿而丢失过多,可致低钠、低钾血症和代谢性酸中毒。随着肾组织纤维化和血管硬化,肾组织缺血,使肾素 - 血管紧张素活性增强而引起高血压。晚期,大量肾单位破坏,使肾单位滤过和排泄功能严重受损,可引起氮质血症及尿毒症。

3. 结局　慢性肾盂肾炎病程较长,可迁延多年,常反复发作。若及时治疗、消除诱因,可使病情得以控制。若病变广泛累及双侧肾而严重时,可引起高血压和慢性肾功能不全,严重者可死于尿毒症。

学习小结

通过本章的学习,你是否能够建立与第二十二章间的相互联系? 你在具体的炎症性疾病与抽象的"炎症"概念之间是否能够形成有机的关联。学完这章后你会如何定义炎症性疾病? 对本章介绍的各类炎症性疾病,你是否已经掌握其发病机制、病理变化与临床表现之间所具有的因果联系? 对于这些疾病的症状表现,你都能说出其发生的病理基础吗?

(唐　群)

复习思考题

1. 炎症是一种最主要的疾病类型,与疾病发生机制中的损伤机制、感染机制有着极为密切的联系。请联系本章学习内容,举例说明这种联系的因果性。除了损伤机制与感染机制外,各类炎症性疾病与代谢障碍机制和细胞转化机制之间是否产生联系? 是怎样的联系形式?

2. 炎症性疾病除了炎症的普遍性特征外,每一种特定的炎症因其发生脏器的不同,也产生其特殊性。请以本章所学内容为例,阐述炎症的特殊性与普遍性之间的辩证关系。

第三十一章

常见系统疾病（二）

> **学习目的与学习要点**
>
> 代谢障碍与病理性自身免疫反应是疾病形成的重要机制,且两者在发生上常常存在着千丝万缕的联系。本章所讨论的疾病多由此方面的原因所致。这些疾病涉及人体各系统,也呈现众多的临床表现形式。在本章中,我们逐次展开对动脉粥样硬化、高血压、糖尿病、风湿病、肾小球肾炎等重要代谢障碍性疾病与自身免疫性疾病的学习与讨论,以认识其病因、发病机制、主要病理变化,以及临床病理联系。

　　动脉粥样硬化、高血压、糖尿病是代谢障碍机制造成的较为典型的常见病。而风湿病、肾小球肾炎则是自身免疫性疾病的经典代表。对这些疾病的病因、发病机制、主要病理变化的解读将有助于对此类疾病发生机制的深入了解和全面认识。也将有助于对这些疾病所表现的临床症状及转归的掌握于理解。

第一节　动脉粥样硬化

　　动脉粥样硬化(atherosclerosis,AS)是心血管系统疾病中的一种常见病、多发病。AS 主要是由于脂质在动脉内膜沉积,粥样斑块形成,使动脉管壁变硬、血管腔狭窄为特点的疾病。该病主要累及弹力动脉和弹力肌型动脉,易造成心、脑、肾等器官的损害。动脉粥样硬化多见于中、老年人,发病率随年龄增长而逐渐增加,目前发病人群有年轻化的趋势,但以 40~49 岁发展较快。

一、病因与发病机制

(一) 危险因素

　　AS 的病因和发病机制尚未完全阐明。已知其重要的危险因素有:

　　1. 高脂血症　是指血脂代谢异常导致的血浆总胆固醇(total cholesterol,TC)和(或)甘油三酯(triglyceride,TG)及相关脂蛋白的升高。AS 病变中的脂质成分主要是胆固醇及胆固醇酯,其次是甘油三酯、磷脂和载脂蛋白 B(apolipoprotein B,apo-B)。流行病学调查发现,血浆胆固醇高的人群 AS 发病率较高,低密度脂蛋白(low-density lipoprotein,LDL)与动脉粥样硬化和冠心病的发生极为密切。而血浆中高密度脂蛋白(high-density lipoprotein,HDL)水平和 AS 的发生呈负相关,HDL 能促进胆固醇的逆向转运而清除动脉壁中的胆固醇,减少 AS 的发生。

2. 高血压　是动脉粥样硬化的重要危险因素。据统计,高血压患者动脉粥样硬化发病较早且病变较重,其发病率比血压正常者可高出 5 倍左右。高血压促进 AS 发生机制尚不清楚,可能与高血压时血流对血管壁的机械冲击力较大,造成内皮细胞损伤,使内膜通透性增高,脂蛋白易于进入动脉壁内有关。

3. 吸烟　是心肌梗死的独立危险因素。吸烟可使血液中一氧化碳浓度升高,造成内皮细胞损伤。烟雾中的尼古丁、镉等有毒物质可通过对脂蛋白及血液流变学的影响而促进动脉粥样硬化发生。在已患心绞痛或发生过心肌梗死的患者,吸烟易引起心律不齐及猝死。

4. 其他疾病　糖尿病患者的动脉粥样硬化发病率比非糖尿病患者高 2~3 倍。这可能与脂蛋白代谢紊乱、血小板功能异常和动脉壁代谢障碍等因素有关。甲状腺功能低下可引起高胆固醇血症,促进 AS 的发生。

5. 年龄、性别　也可影响 AS 的发生。①年龄因素:AS 的发病率随着年龄的增加而提高;②性别因素:绝经期前女性 AS 的发病率比男性低,但绝经期后与同年龄组男性发病率近似,这与雌激素可降低血浆胆固醇水平,抑制血小板集聚有关。

(二)发病机制

关于 AS 的发病机制目前有很多学说,如脂源性学说、损伤应答学说、致突变学说和炎症学说等。现择要介绍如下:

1. 脂源性学说　血脂升高是 AS 发生的病变基础,胆固醇和胆固醇酯沉积在动脉内膜,经氧化修饰的 LDL 对单核细胞有趋化作用,引起巨噬细胞的清除反应,形成泡沫细胞。同时,氧化的 LDL 对血管内皮细胞、平滑肌细胞及泡沫细胞有毒性作用,引起细胞坏死,与沉积的脂质混合形成粥样物质。

2. 损伤应答学说　在机械性、免疫性、化学性等因素的作用下,动脉内皮细胞受损,内皮细胞损伤易使血中脂质沉积在内膜,单核细胞渗出、血小板黏附,并分泌细胞因子,刺激血管壁中层平滑肌细胞增殖和迁移至内膜,吞噬脂质,转变为泡沫细胞,导致纤维斑块和粥样斑块形成。

3. 炎症学说　目前认为 AS 是血管壁的慢性炎症反应。在病变早期,单核细胞与内皮细胞黏附,进入内膜,吞噬已发生修饰的 LDL,形成巨噬细胞源性泡沫细胞。在 AS 进展期,单核细胞产生多种细胞因子参与 AS 病变的形成。

4. 平滑肌致突变学说　血管中膜平滑肌细胞增生和迁移参与 AS 病变的进展。迁入内膜的平滑肌增生同时发生表型转变,由收缩型转变为合成型,合成大量胶原蛋白,并摄取脂质形成肌源性泡沫细胞,是动脉粥样硬化的重要成因之一。

二、病理变化

(一)基本病理变化

AS 的病变发展过程可分为三个阶段,其典型病理变化如下:

1. 脂纹及脂斑(fatty streak and dots)　是 AS 的最早期病变。肉眼可见淡黄色条纹或斑点,平坦或略隆起于动脉内膜表面,常出现在主动脉后壁及其分支开口处。光镜下,病变部位的内膜下有大量泡沫细胞聚集及脂质沉积。泡沫细胞呈圆形或椭圆形,体积大,胞质中有大量脂质空泡。泡沫细胞来源于巨噬细胞和平滑肌细胞,分别形成巨噬细胞源性和肌源性泡沫细胞。

2. 纤维斑块（fibrous plaques）　是脂纹、脂斑病变进一步发展，在其表面和周围有胶原纤维增生，形成纤维斑块。肉眼观察，内膜面散在分布的、不规则隆起的纤维斑块，其颜色从淡黄色逐渐变为瓷白色。光镜下，斑块表面覆有大量胶原纤维，并可发生玻璃样变，称为纤维帽。纤维帽下为大量沉积的脂质和数量不等的泡沫细胞、细胞外基质及炎症细胞（图31-1）。

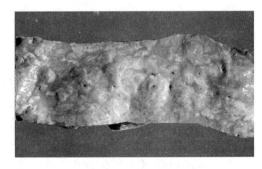

图 31-1　主动脉粥样硬化
主动脉内膜可见灰黄或灰白色斑块

3. 粥样斑块（atheromatous plaque）　随着病变的加重，纤维斑块深层的组织细胞发生崩解、坏死，并与病灶内的脂质混合成粥糜样物质，形成粥样斑块，又称粥样瘤。肉眼观察，病变的内膜面呈灰黄色，向表面隆起。切面可见斑块表面为白色组织，深部是黄色粥样物质。光镜下，典型的粥样斑块病灶表层为玻璃样变的纤维帽，深部为大量的无定形坏死崩解物，其中含胆固醇结晶（石蜡切片呈针形裂隙）及少量纤维素。底部和边缘可见肉芽组织和少量泡沫细胞、炎症细胞。由于斑块的挤压，中膜平滑肌可出现萎缩，弹力纤维破坏。

（二）粥样斑块的继发性变化

1. 斑块内出血　由于斑块的边缘或斑块内新生毛细血管的破裂形成血肿，向管腔膨出，使病变动脉进一步狭窄甚至闭塞。

2. 斑块破裂　斑块表层的纤维帽破裂，破裂后病灶中的脂质和坏死组织碎片脱落而形成粥瘤样溃疡。进入血中的脱落物质可形成胆固醇栓子，引起栓塞。斑块破裂常见于腹主动脉、髂动脉等病变严重的部位。

3. 血栓形成　斑块破裂后暴露胶原，可继发血栓形成。血栓形成后，使血管腔进一步狭窄甚至闭塞而导致组织梗死。

4. 钙化　在粥样斑块内易发生钙盐的沉积，形成钙化，使动脉管壁变硬、变脆。

5. 动脉瘤形成　严重的动脉粥样硬化病变，斑块底部中膜萎缩，管壁变薄弱，在血流压力作用下，局部血管壁向外膨出而形成动脉瘤。动脉瘤破裂可引起大出血。

三、临床病理联系

（一）主动脉粥样硬化

好发于主动脉后壁及其分支开口处，病变严重程度依次为腹主动脉、胸主动脉、主动脉弓、升主动脉。在主动脉内膜可出现前述各种病变，但由于主动脉管腔较大，血流急速，虽有严重粥样硬化，但很少引起明显的临床症状。严重病变者，可以发生动脉瘤，如破裂可导致致命性大出血。

（二）冠状动脉粥样硬化及冠状动脉粥样硬化性心脏病

1. 冠状动脉粥样硬化　冠状动脉粥样硬化（coronary atherosclerosis）是对人类影响最大的 AS。最好发的部位是左冠状动脉前降支，其次是右冠状动脉主干和左冠状动脉主干或旋支。斑块多见于血管的心壁侧，病变程度不一，轻者只见少数脂纹、脂斑，重者形成粥样斑块，并且相互融合。切面见内膜呈新月形增厚，管腔狭窄并偏于一侧。冠状动脉粥样硬化常伴发冠状动脉痉挛，成为心源性猝死的重要原因之一。

2. 冠状动脉粥样硬化性心脏病　由冠状动脉狭窄所致心肌缺血引起的心脏病称为冠状动脉性心脏病（coronary heart disease, CHD），简称冠心病。冠状动脉粥样硬化是其最主要的原因，因此习惯上将冠心病视为冠状动脉粥样硬化性心脏病。根据其临床表现，本病可分为心绞痛（angina pectoris）、心肌梗死（myocardial infarct）和心肌硬化（cardiac myosclerosis）三种类型。

（1）心绞痛：是由于心肌急性、暂时性缺血缺氧所致的临床综合征。表现为阵发性心前区疼痛，常放射到左肩和左臂内侧，持续数秒到数分钟。心绞痛常在体力活动、情绪激动或寒冷等因素影响下发生，休息或服用硝酸酯制剂后可以缓解症状。

心绞痛的发生是由于心肌的缺血、缺氧，导致酸性代谢产物和生物活性物质堆积，刺激心肌内痛觉神经末梢，冲动沿交感神经传至1~5胸交感神经节，再经相应的脊髓段，沿脊髓丘脑束传至大脑而产生痛觉。"牵涉性疼痛"常反映在进入相同脊髓段的脊神经分布的皮肤区域，故疼痛放射至左肩及左臂内侧。

（2）心肌梗死：由于冠状动脉血供中断，致供血区持续性缺血而导致一定范围的心肌细胞坏死。常由冠状动脉粥样硬化基础上并发血栓形成、斑块内出血等引起；少数病例是在冠状动脉严重狭窄的基础上，由于休克、阵发性心动过速或冠状动脉持久痉挛引起；也可由于过度负荷使心肌需血量急剧增加而供血又严重不足所致。

1）类型：根据梗死的部位、分布特点分为以下类型。①心内膜下心肌梗死（subendocardial myocardial infarction）：坏死主要累及心室壁内层1/3的心肌，呈多发性散在小病灶或孤立小病灶，多位于左心室；②透壁性心肌梗死（transmural myocardial infarction）：坏死累及心室壁全层，梗死范围较大，常达数厘米，故又称区域性心肌梗死。临床上的心肌梗死95%属于此类型。

心肌梗死的部位、范围与阻塞的冠状动脉的供血区域一致。多发生在左心室，其中约50%的心肌梗死发生在左冠状动脉前降支的供血区，即左心室前壁、心尖部及室间隔前2/3；约25%发生在右冠状动脉供血区，即左心室后壁，室间隔后1/3及右心室大部；少见的部位是左心室侧壁，即相当于左冠状动脉旋支的供血区。

2）病理变化：肉眼观察，梗死病灶形态不规则，颜色苍白，一般于梗死后6小时才能辨认。8~9小时后呈淡黄色，干燥，较硬，失去正常光泽；第4天梗死灶边缘出现明显的充血、出血带和附壁血栓形成；到第10天左右，梗死灶呈明显黄色，质软，有出血；第5周后，肉芽组织逐渐转变为瘢痕组织，呈灰白色。光镜下，完全阻断血流1小时内仅见心肌纤维因强烈收缩而呈波浪状弯曲；2小时后肌浆凝聚、嗜酸性变；6小时后心肌纤维凝固性坏死，间质水肿，有中性粒细胞浸润；7天~2周出现边缘区肉芽组织，并长入梗死灶内；5周后逐渐变为瘢痕组织；2个月末较大的梗死灶可完全机化。

3）生化改变：出现较早的是心肌细胞内糖原减少或消失，这是由于心肌缺氧时糖酵解加强所致。心肌细胞坏死后，细胞内的天冬氨酸转氨酶（aspartate aminotransferase, AST）、乳酸脱氢酶（lactate dehydrogenase, LDH）和肌酸磷酸激酶（creatine phosphokinase, CPK）等透过损伤的细胞膜释放到血液中，致血清中这些酶浓度升高。其中CPK和LDH及其同工酶对心肌梗死的诊断具有重要的参考价值。

4）并发症及后果：①心力衰竭：心肌梗死使心肌收缩力显著减弱，可引起左心、右心或全心心力衰竭，是患者死亡的主要原因之一；②心源性休克：当心肌梗死范围达左心室 40% 时,心室收缩力严重降低,心排血量急剧减少而引起心源性休克;③心律失常:梗死累及传导系统而引起传导阻滞;④附壁血栓:心肌梗死累及心内膜时可引起附壁血栓形成,血栓脱落后可引起栓塞、梗死;⑤室壁瘤:梗死区坏死组织或瘢痕组织在心腔内压的作用下,逐渐向外膨出形成室壁瘤,多发生于左心室前壁近心尖处,常继发附壁血栓;⑥心脏破裂:梗死 1 周后,由于中性粒细胞浸润释放的蛋白水解酶,使梗死灶心肌软化而发生破裂,多发生于左心室前壁的下 1/3 处,心脏破裂后,血液流入心包腔,引起心包填塞而迅速死亡;⑦急性心包炎:透壁性心肌梗死累及心外膜引起急性浆液纤维性心包膜炎。

(3) 心肌硬化:广泛的心肌纤维化称为心肌硬化。冠状动脉粥样硬化时,血管腔狭窄,造成心肌长期供血不足,心肌萎缩,间质纤维组织增生,导致心肌硬化。本病病程可长达多年,以后逐渐发展成左心衰竭。若纤维化累及传导系统,可出现心律不齐或严重心律失常。

(三) 脑动脉粥样硬化

脑动脉粥样硬化好发于大脑中动脉及脑基底动脉。病变部位脑血管管腔狭窄,管壁变硬、变薄,从血管外部可透见阶段性粥样斑块形成。脑组织因长期供血不足发生萎缩,脑回变窄,脑沟变宽、变深,患者智力和记忆力减退,严重者可出现痴呆。如斑块处继发血栓形成,则引起局部脑组织急性缺血而发生脑软化,临床上可出现失语、偏瘫,甚至死亡。脑动脉粥样硬化病变处常可形成小动脉瘤,当血压突然升高时,动脉瘤可破裂而发生脑出血。

(四) 肾动脉粥样硬化

好发于肾动脉开口处、叶间动脉、弓形动脉。由于动脉管腔狭窄,肾组织可发生萎缩,间质纤维组织增生。如动脉管腔完全阻塞可致肾梗死,机化后形成较大的瘢痕,使肾脏体积缩小、变形,形成动脉粥样硬化性固缩肾。

(五) 四肢动脉粥样硬化

下肢动脉粥样硬化较常见且较严重。当较大动脉管腔明显狭窄时,肢体活动时可因缺血缺氧而出现疼痛,休息后症状减轻,称为间歇性跛行。长期慢性缺血可引起萎缩。当肢体动脉管腔严重狭窄,继发血栓形成,而又无有效的侧支循环形成时,可发生缺血性坏死和坏疽。

第二节 高 血 压

高血压(hypertension)是以体循环动脉血压升高为主要临床表现的最常见的心血管疾病之一,病变主要累及全身细、小动脉,造成细、小动脉硬化。晚期可引起心、脑、肾等重要器官的病变并出现相应的临床表现。高血压在我国的发病率在 20% 左右。

在安静状态下,收缩压等于或高于 140mmHg(18.4kPa) 和(或)舒张压等于或高于 90mmHg(12.0kPa),即为高血压。高血压可分为原发性高血压(primary hypertension)和继发性高血压(secondary hypertension)。原发性高血压也称高血压病,是一种原因不明的独立性疾病,约占高血压患者总数的 95% 以上。继发性高血压又称为症状性高血压(symptomatic hypertension),是某些疾病的一个症状或体征,约占高血压患者总数的 5% 左右。本节仅讲述高血压病。

一、病因与发病机制

（一）病因

本病病因尚未完全清楚，可能与下列因素有关：

1. 遗传因素　研究表明高血压与遗传因素有关。高血压患者常有明显的家族聚集性，约有 75% 高血压患者具有遗传素质，与无高血压家族史者比较，双亲均有高血压者的其患病率高 2~3 倍，单亲有高血压者患病率高 1.5 倍。目前认为高血压是一种受多基因遗传影响的疾病。

2. 饮食因素　日均摄盐量高的人群，高血压的患病率高于日均摄盐量低的人群；减少日均摄盐量或用药物增加 Na^+ 的排泄均可改善高血压的症状。

3. 职业和社会心理应激因素　长期从事处于精神紧张状态的职业、引起严重心理障碍的社会应激因素，均可在高血压的发生中起作用。

4. 其他因素　年龄增长、肥胖、吸烟、缺乏体力劳动等，均与高血压的发病率升高有关。

（二）发病机制

高血压的发病机制主要有以下学说：

1. 精神神经源学说　由于长期的精神神经刺激和过度紧张，使大脑皮质功能失调，丧失对皮质下中枢的调节和控制作用，在血管舒缩中枢形成了固定的兴奋灶，导致交感神经兴奋性增高，儿茶酚胺分泌增多，引起全身细、小动脉收缩，外周阻力增加，从而使血压升高。但精神、神经因素并非唯一的重要因素，有些长期处于精神应激环境中的人未发生高血压，而发生高血压者也不一定有精神应激史。

2. 肾源学说（肾素 - 血管紧张素 - 醛固酮学说）　当肾脏血流量减少，肾小球旁器细胞受刺激时，引起肾素 - 血管紧张素 - 醛固酮系统激活。其中血管紧张素Ⅱ可使细、小动脉强烈收缩，增强心肌收缩力，使血压升高。醛固酮可使肾小管对钠的重吸收增加，导致水钠潴留，从而使血容量增多；并可增加血管壁对各种加压物质的敏感性，使血压升高。

3. 摄钠过多学说　大量研究表明，钠的代谢与高血压有密切的关系。在食盐摄入量高的地区人群中，高血压的发病率也高，限制钠的摄入量则可以使血压下降。

4. 细小动脉血管重构　长期过度的血管收缩，使血管平滑肌发生增生、肥大和基质沉积，导致细、小动脉管壁增厚、变硬，管腔狭窄，引起血压增高。

二、类型与病理变化

高血压可分为良性高血压与恶性高血压两种类型。

（一）良性高血压

良性高血压（benign hypertension）又称缓进性高血压，约占高血压的 95%。发病年龄多在 35~40 岁以后，病变进展缓慢，病程较长。按其发展过程可分三期。

1. 功能紊乱期　是高血压的早期阶段。表现为全身细、小动脉间歇性痉挛，血压升高；血管痉挛缓解后，血压恢复正常。全身细、小动脉和心、脑、肾等器官均无器质性变化。临床上血压呈波动状态，经适当休息和治疗可以恢复，如继续发展则进入动脉病变期。

2. 动脉病变期 全身动脉发生器质性病变。

(1) 细动脉:高血压的主要病变特征是细动脉玻璃样变性。由于细动脉长期持续性痉挛,管壁缺氧,内皮细胞变性,基膜受损,导致内膜通透性增加,血浆蛋白渗入内皮下沉积;同时,受损的内皮细胞与血管平滑肌细胞合成基膜样物质增多,与渗入的血浆蛋白融合、凝固成玻璃样物质。随着疾病的发展,细动脉管壁逐渐增厚,管腔狭窄甚至闭塞(图31-2)。

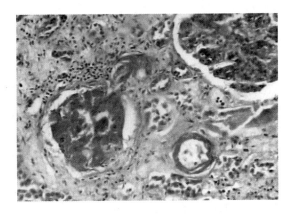

图31-2 肾小球入球动脉玻璃样变

(2) 小动脉:主要累及肾脏小叶间动脉、弓形动脉和脑动脉等。由于血压持续升高,小动脉内膜胶原纤维和弹力纤维增生,内弹力膜分裂。中膜平滑肌细胞增生,管壁增厚变硬,管腔狭窄。

(3) 大动脉及中等动脉:大、中动脉的内膜纤维增多,中膜平滑肌细胞增生肥大,管壁增厚,常并发粥样硬化。

此期患者血压持续性升高并维持在较高水平,常有头痛、眩晕、疲乏、注意力不集中等临床表现。

3. 内脏病变期 高血压后期,许多内脏相继受累,其中最重要的是心、脑及肾等器官的病变。

(1) 心脏:由于血压持续升高,外周阻力增加,使左心室压力负荷增加而发生代偿性肥大。心脏重量增加,可达400g以上(正常280g左右),左心室壁增厚,乳头肌和肉柱明显增粗。早期心腔不扩张,称为向心性肥大。晚期逐渐出现心腔扩张,称为离心性肥大,严重时可发生心力衰竭。高血压所引起的心脏病变称为高血压性心脏病(hypertensive cardiopathy)。临床上,患者血压维持在较高水平,收缩压可达180mmHg(24kPa),舒张压可达120mmHg(16kPa)。心界向左向下扩大,X线检查左心室明显肥大。

(2) 肾脏:由于肾小球入球动脉玻璃样变及小叶间动脉、弓形动脉等小动脉硬化造成的管腔狭窄,病变区的肾单位因长期缺血而使肾小球体积缩小、纤维化和玻璃样变,相应的肾小管萎缩、消失,间质纤维组织增生与淋巴细胞浸润。病变相对较轻的肾小球和肾小管则发生代偿性肥大和扩张。肉眼观察,双侧肾脏体积缩小,质地变硬,重量减轻,单侧肾重量小于100g(正常150g左右),表面呈弥漫性细颗粒状。切面肾皮质变薄,皮质髓质交界处的小叶间动脉或弓形动脉因管壁增厚,管腔呈哆开状。晚期由于肾单位丧失过多,可导致肾衰竭。高血压所引起的肾脏改变称为原发性颗粒性固缩肾(primary granular atrophy of the kidney)。

(3) 脑:大脑是最易受高血压影响的脏器,主要病变有以下三种:①高血压脑病:由于脑的细、小动脉痉挛,毛细血管通透性增加,可引起脑水肿。临床表现出头痛、头晕,呕吐,视物模糊等以中枢神经系统障碍为主要表现的症候群,称为高血压脑病。若病情进一步加重,血压急剧升高,脑血流量突然增加,患者出现剧烈头痛、抽搐、意识障碍等症状,病情危重,则称为高血压危象。②脑软化:脑细、小动脉硬化伴持续痉挛时,可引起脑组织局部缺血性坏死而出现多发性小软化灶,常见于基底节、丘脑、脑桥和小脑等处,并出现相应的症状。③脑出血:是高血压最严重的并发症。常发生的部位是基底节、内囊,其次为大脑、小脑和脑桥。出血的原因主要是脑内细小动脉硬化,管壁变脆,缺乏弹性。同时,由于脑组织软化,使血管失去支撑,故血管内压增高可致管壁局部膨出而形成小动脉瘤,当血压急剧升高时可发生破裂性出血。脑出血多发生在基底节和内囊,该处的豆纹动脉由大脑中动脉呈直角分出,口径骤然变小,承受的血流压力大,而管壁薄,故很易破裂出血。脑出血多为大片状,形成血肿,造成脑组织破坏。内囊出血常导致患者出现对侧肢体偏瘫伴有感觉消失。如出血破入侧脑室,则脑脊液检查出现红细胞,患者常骤然发生昏迷,甚至死亡(图31-3)。

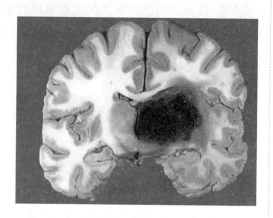

图31-3 脑出血

(4) 视网膜:高血压时,视网膜中央动脉早期有动脉痉挛,后期有动脉硬化。眼底检查可见动脉血管迂曲,反光增强,呈银丝样改变,动静脉交叉处静脉受压。严重者视乳头水肿,视网膜有渗出物和出血。患者视力可受不同程度的影响。

(二)恶性高血压

恶性高血压(malignant hypertension)又称急进性高血压,约占高血压的5%。好发于青少年,多数患者为原发性,部分由良性高血压转变而来。病情严重,发展迅速,血压急剧升高,常超过230/130mmHg(30.7/17.3kPa),预后较差。病理变化特点是小动脉内膜增厚,平滑肌细胞增生,呈向心性排列,如洋葱皮样,使管腔狭窄或闭塞。全身细动脉发生纤维素样坏死。上述病变主要累及肾、脑和视网膜,以肾的入球小动脉最为严重。患者常在1年内因肾衰竭、脑出血或心力衰竭而死亡。

第三节 糖 尿 病

糖尿病(diabetes mellitus)是一种体内胰岛素绝对或相对不足及靶细胞对胰岛素敏感性降低,或胰岛素本身存在结构上的缺陷而引起的糖、脂肪和蛋白质代谢紊乱的一种慢性疾病,其主要特点是高血糖。

一、分类、病因与发病机制

糖尿病可分为4型:1型糖尿病,2型糖尿病,特殊类型糖尿病和妊娠糖尿病。

(一)1型糖尿病

主要发病人群是青少年。其主要病变是胰岛B细胞明显减少,胰岛素分泌不足,易出现酮症,治疗需依赖胰岛素。目前认为此型是在遗传易感性的基础上由病毒感染等诱发的针对B细胞的一种自身免疫性疾病。其根据是:①患者体内可测到胰岛B细胞抗体和细胞表面抗体,本病常与其他自身免疫性疾病并存;②与HLA(组织相容性抗原)的关系密切,患者中HLA-DR3和HLA-DR4的检出率超过平均值,说明与遗传有关;③血清中抗病毒抗体滴度显著增高,提示与病毒感染有关。

(二)2 型糖尿病

是糖尿病中最常见的类型,主要发病人群是成年人,多见于肥胖者。血中胰岛素正常、增多或降低,不易出现酮症,一般可以不依赖胰岛素治疗。其病因、发病机制尚不清楚,认为是与肥胖有关的胰岛素相对不足及组织对胰岛素敏感性降低所致。

(三)特殊类型糖尿病

包括一系列病因比较明确或继发性的糖尿病,如线粒体糖尿病,青少年发病的成人型糖尿病,内分泌疾病(肢端肥大症、甲亢等)导致的糖尿病等。

(四)妊娠糖尿病

是指妊娠期间发生或首次发现的糖尿病。

二、病理变化

(一)胰岛病变

1 型糖尿病早期为非特异性胰岛炎,胰岛周围有淋巴细胞和单核细胞浸润,胰岛 B 细胞颗粒脱失、空泡变性、坏死,胰岛变小、数目减少,毛细血管周围纤维组织增生、玻璃样变;2 型糖尿病早期病变不明显,后期可出现 B 细胞减少,常见胰岛淀粉样变性。

(二)血管病变

全身细、小动脉发生玻璃样变性,高血压患者更明显。大、中动脉的粥样硬化较非糖尿病患者出现更早、更严重。动脉硬化可引起相应的组织和器官的病变和功能障碍,如冠心病、脑萎缩、肢体坏疽等。

(三)肾脏病变

1. 早期　由于肾血流量增加,肾小球滤过率增高,因此肾脏体积增大,毛细血管腔扩张。

2. 晚期　常表现为肾小球硬化。肾小球系膜区有玻璃样物质沉积,肾小球呈结节状硬化。也可表现为弥漫性玻璃样物质沉积,最终导致肾小球缺血和玻璃样变性。肾小管上皮细胞内有糖原沉积,晚期肾小管可萎缩。肾间质有淋巴细胞浸润和结缔组织沉积。

(四)视网膜病变

早期可表现为血管扩张,可出现微小动脉瘤(micro-aneurysms),有渗出、水肿、微血栓形成、出血等非增生性病变。因血管病变引起组织缺氧,刺激新生血管形成和纤维组织增生等增生性视网膜病变,最终可引起失明。

(五)神经系统病变

病变可累及中枢和周围神经系统,尤以后者多见。主要表现神经纤维节段性脱髓鞘和轴突变性,出现肢体疼痛、麻木、感觉丧失、肌肉麻痹等症状。

(六)其他组织或器官病变

可出现皮肤黄色瘤、肝脂肪变和糖原沉积、骨质疏松、糖尿病性外阴炎及化脓性和真菌性感染等。

第四节 风 湿 病

风湿病(rheumatism)是一种与 A 群乙型溶血性链球菌感染有关的超敏反应性疾病。病变主要累及全身结缔组织,常侵犯心脏、关节、皮肤、浆膜、血管和脑等,以心脏病变最为严重。病变特点是风湿性肉芽肿形成和胶原纤维发生变性、坏死,故本病属于结缔组织病范畴。临床上以心脏炎、多关节炎、皮肤环形红斑、皮下小结、小舞蹈症等症状为特征,常伴有发热、血沉加快、抗链球菌溶血素 O 抗体滴度增高等现象,急性期称为风湿热(rheumatic fever)。本病常反复发作,多次发作后导致心瓣膜器质性损伤而形成慢性心瓣膜病。

风湿病好发于 5~14 岁儿童,以 6~9 岁为发病高峰,出现心瓣膜变形则常在 20~40 岁之间。

一、病因与发病机制

(一) 病因

风湿病是与 A 群乙型溶血性链球菌的感染有关的超敏反应性疾病。其根据:

1. 发病前常有溶血性链球菌感染史,如咽峡炎、扁桃体炎等,但风湿病的特征性病变不在感染的原发部位,而在心脏、关节等处。

2. 风湿病好发于冬、春季,寒冷潮湿地区发病率高,与链球菌性咽喉炎的流行季节、发病率密切相关。用抗生素预防和治疗链球菌感染性疾病,可降低风湿病的发病率和复发率。

3. 患者血中多项抗链球菌抗体的效价显著升高,但风湿病的典型病变是纤维素样坏死和风湿小体,并在血中可测到抗心肌抗体和抗心瓣膜成分的抗体增高。

机体的抵抗力与反应性在风湿病发病过程中是不可忽视的因素。链球菌性咽喉炎患者仅 1%~3% 发生风湿病。

(二) 发病机制

关于风湿病的发病机制有多种学说,如链球菌感染学说、链球菌毒素学说、超敏反应学说、自身免疫学说等。但目前一般认为 A 群溶血性链球菌能使机体产生与结缔组织起交叉反应的抗体。这种抗体不仅作用于链球菌菌体,又可作用于结缔组织而引起风湿病。现已证实 A 群溶血性链球菌菌体壁上的 M- 蛋白与 C- 多糖具有特异抗原性,能使机体产生相应抗体,而 M- 蛋白抗体可与心肌肌膜、C- 多糖抗体可与心瓣膜糖蛋白产生交叉反应,引起风湿病的发生。也有人认为链球菌感染可激发患者的自身免疫反应引起相应的风湿病病变。近年有人提出细胞介导的免疫反应在风湿病的发生机制上起一定的作用。

二、基本病理变化

风湿病的基本病变可分特异性肉芽肿性炎及非特异性浆液纤维素性炎两大类。非特异性浆液纤维素性炎多发生于浆膜、滑膜或偶见于小儿的心肌间质;特异性肉芽肿性炎多发生于结缔组织如心肌间质及皮下组织,其病变发展过程可分三期:

1. 变质渗出期　表现为结缔组织基质的黏液样变性及胶原的纤维素样坏死,主

467

要出现在心脏、关节、皮肤等部位。病灶内尚有浆液、纤维素渗出和少量淋巴细胞、浆细胞、中性粒细胞及单核细胞浸润。病变持续约1个月。

2. 增生期(肉芽肿期)　表现为风湿病特征性的病变风湿小体(Aschoff小体)的形成。风湿小体多发生于心肌间质(尤其小血管旁)、心内膜下和皮下结缔组织,略呈梭形,其中心为纤维素样坏死灶,周围出现巨噬细胞增生、聚集,吞噬纤维素样坏死物质,转变为风湿细胞(Aschoff细胞),有少量淋巴细胞、单核细胞浸润。此期持续约2~3个月(图31-4)。

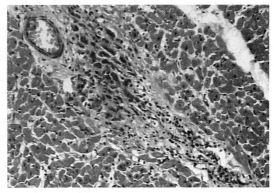

图31-4　风湿小体

3. 纤维化期(愈合期)　表现为纤维素样坏死物质被溶解吸收,风湿细胞转变为成纤维细胞,产生胶原纤维,风湿小体发生纤维化,形成瘢痕。此期持续约2~3个月。

风湿病的整个病变过程持续约4~6个月。由于本病常反复发作,所以病变器官、组织中新旧病变常可同时并存,导致病变部位出现较严重的纤维化和瘢痕形成。

三、临床病理联系

(一) 风湿性心脏病

风湿病常累及心脏称为风湿性心脏病(rheumatic heart disease,RHD)。

1. 急性风湿性心脏炎　表现为风湿性心内膜炎、风湿性心肌炎及风湿性心包炎。若三者同时出现,则称为风湿性全心炎(rheumatic pancarditis)。在儿童患者中,约60%~80%有风湿性心脏病的表现。

(1) 风湿性心内膜炎(rheumatic endocarditis):主要侵犯心瓣膜,以二尖瓣最常见,其次为二尖瓣和主动脉瓣同时受累,再次为主动脉瓣,三尖瓣和肺动脉瓣则极少受累。

病变早期,瓣膜肿胀,间质出现黏液样变性和纤维素样坏死,瓣膜闭锁缘处内皮细胞损伤,变性、坏死、脱落,暴露胶原,激活凝血系统,继而血小板沉积,形成白色血栓,其底部有风湿细胞及成纤维细胞长入。肉眼可见在闭锁缘上,形成单行排列、粟粒大小、灰白色、半透明、不易脱落的疣状赘生物。

病变后期,疣状赘生物发生机化,瓣膜和腱索逐渐发生纤维化及瘢痕形成。由于风湿病反复发作,导致瓣膜增厚、变硬、卷缩,相互粘连,腱索增粗和缩短,引起心瓣膜变形,成为慢性心瓣膜病。

(2) 风湿性心肌炎(rheumatic myocarditis):主要病变特征表现为心肌间质、小血管附近形成风湿小体,多见于左心室后壁、室间隔及左心室乳头肌等处。反复发作后,风湿小体纤维化,心肌间质内形成小瘢痕。儿童患者常表现为心肌间质明显水肿和淋巴细胞浸润为主的渗出性病变。风湿性心肌炎影响心肌的收缩力,临床表现为心率加快,第一心音低钝,严重者可发生传导阻滞,心律失常和急性心力衰竭。

(3) 风湿性心外膜炎(rheumatic pericarditis):常同时伴有风湿性心内膜炎和风湿性心肌炎,主要累及心包膜脏层,以渗出性病变为主。如大量浆液渗出时可形成心包积液,心包腔明显扩张,听诊心音遥远,叩诊心界扩大。如大量纤维素渗出,可形成绒毛心,听诊可闻心包摩擦音。若后期渗出的纤维素未完全溶解吸收,可发生机化,使心包膜脏层和壁层粘连,形成缩窄性心包炎(constrictive pericarditis)。

2. 慢性心瓣膜病(chronic valvular vitium of the heart) 是指心瓣膜受到各种致病因素损伤后所形成的器质性病变,表现为心瓣膜口狭窄和(或)关闭不全。心瓣膜病最常由风湿性心内膜炎反复发作所致,亦可由细菌性心内膜炎、梅毒性主动脉炎、主动脉粥样硬化等引起。

瓣膜口狭窄(valvular stenosis)是由于瓣膜增厚、粘连,导致瓣膜口在开放时不能充分张开,造成血流通过障碍。瓣膜关闭不全(valvular insufficiency)是由于瓣膜增厚、变硬、卷缩、穿孔或腱索缩短或瓣膜环扩大,而引起的心瓣膜关闭时不能完全闭合,使一部分血液反流。心瓣膜病常见于二尖瓣,其次为主动脉瓣。两个以上瓣膜变形,称为联合瓣膜病。

(1) 二尖瓣狭窄(mitral stenosis):正常人二尖瓣面积约 $5cm^2$,可通过两个手指。当瓣膜口狭窄时,轻者瓣膜稍增厚,瓣膜根部相邻处有粘连,形如隔膜;严重者,瓣膜明显增厚,弹性减弱,瓣膜口形如鱼口状,面积缩小到 $1~2cm^2$ 以下。

二尖瓣狭窄时血流动力学和心脏的变化:由于二尖瓣口狭窄,在心脏舒张期左心房血液流入左心室受阻,加之肺静脉回流的血液,使左心房内血容量增多而发生代偿性扩张、肥大。血流迅速通过狭窄的瓣口引起瓣膜震动和涡流形成,在舒张期产生心尖区隆隆样杂音。左心房代偿失调后,肺静脉血回流受阻,形成肺淤血、肺水肿。患者出现呼吸困难、发绀、咳嗽、咯血等症状。由于持久的肺循环压力增高,导致右心室肥大和扩张。当右心室代偿失调后,右心室扩张,右心室瓣膜环随之扩大,引起三尖瓣相对性关闭不全,右心房肥大扩张,最终导致右心衰竭和体循环淤血。临床出现颈静脉怒张、肝淤血肿大、下肢水肿等体征。二尖瓣狭窄时,左心室内流入血量减少,左心室腔无明显变化;严重狭窄时,左心室可出现轻度缩小。X 线显示为"梨形心"。

(2) 二尖瓣关闭不全(mitral insufficiency):常与二尖瓣狭窄同时存在。二尖瓣关闭不全时血流动力学和心脏的变化:在心脏收缩期,左心室部分血液通过关闭不全的二尖瓣反流到左心房内,产生心尖区收缩期吹风样杂音。左心房接受肺静脉输入的血液和左心室反流的血液,使其血容量增多,代偿性扩张和肥大。在心脏舒张期,左心房大量血液流入左心室,使左心室容量负荷增加而发生肥大和扩张。当左心室和左心房失代偿后则发生左心衰竭,继而出现肺淤血、肺动脉高压、右心室和右心房代偿性肥大,最终引起右心衰竭和全身静脉淤血。因四个心腔均肥大扩张,X 线显示呈"球形心"。

(3) 主动脉瓣狭窄(aortic stenosis):主要由风湿性主动脉炎引起。主动脉瓣狭窄时血流动力学和心脏的变化:在心脏收缩期,左心室血液排出受阻,压力负荷增加而发生显著的代偿性肥大,血液在迅速通过狭窄的主动脉瓣口时形成震动和漩涡,产生主动脉区喷射性收缩期杂音。后期代偿失调后,出现左心衰竭,最后导致右心衰竭。X 线显示左心室明显突出,呈"靴形心"。

(4) 主动脉瓣关闭不全(aortic insufficiency):引起的原因除风湿性主动脉炎外,还可见梅毒性主动脉炎。主动脉瓣关闭不全时血流动力学和心脏的变化:在心脏舒张期,主动脉部分血液反流至左心室,在主动脉瓣区可闻及舒张期吹风样杂音。左心室血容量增加而发生代偿性肥大扩张。代偿失调后,可发生左心衰竭,晚期导致右心衰竭。心脏收缩时大量血液搏入主动脉使收缩压明显升高,心脏舒张时主动脉部分血液反流回左心室,故舒张压降低,因而脉压增大,临床上出现水冲脉、血管枪击音及毛细血管搏动现象。

(二) 风湿性关节炎

约75%急性风湿病患者可出现风湿性关节炎(rheumatic arthritis)。病变主要累及膝、踝、肩、肘、腕等四肢的大关节。局部常出现红、肿、热、痛及活动障碍。各关节病变先后发生,呈游走性,对称性。关节腔内有浆液及少量纤维素渗出,滑膜及周围软组织充血,出现纤维素样坏死,有时可见风湿小体。由于病变不累及关节软骨,愈合时渗出物被吸收,一般不留关节畸形等后遗症。

(三) 皮肤病变

急性风湿病时,皮肤可出现具有诊断意义的环形红斑(erythema annulare)和皮下结节(subcutaneous nodule)。

1. 环形红斑 多见于躯干和四肢,是渗出性病变,为淡红色环状红晕。光镜下可见病变处真皮浅层血管充血,血管周围水肿及炎症细胞浸润。病变常在1~2天内消退。

2. 皮下结节 出现于肘、腕、膝、踝关节附近伸侧面皮下,呈圆形或椭圆形,直径0.5~2.0cm,质较硬,活动,无压痛,是增生性病变。光镜下可见结节中央为大片纤维素样坏死物,周围有风湿细胞、成纤维细胞呈栅状排列,并有以淋巴细胞为主的炎症细胞浸润。数周后逐渐转变为瘢痕组织。

(四) 风湿性动脉炎

风湿性动脉炎(rheumatic arteritis)常累及中、小动脉,如冠状动脉、肾动脉、肠系膜动脉、脑动脉等。动脉壁结缔组织发生黏液样变性和纤维素样坏死,伴有淋巴细胞、单核细胞浸润,可有风湿小体形成。晚期因血管纤维化导致管壁增厚和硬化,管腔狭窄甚至闭塞。

(五) 风湿性脑病

风湿性脑病多见于5~12岁的儿童,女孩较多。病变主要累及大脑皮质、基底节、丘脑及小脑皮质等处。表现为脑部风湿性动脉炎和皮质下脑炎。镜下可见神经细胞变性,胶质细胞增生,形成胶质结节。当锥体外系统受累时,患者肢体出现不自主运动,称为小舞蹈症(chorea minor)。

第五节 肾小球肾炎

肾小球肾炎(glomerulonephritis,GN)简称为肾炎,是以肾小球损害为主的超敏反应性疾病,临床主要表现为血尿、蛋白尿、管型尿、尿量异常、水肿、高血压等,是导致肾衰竭的最常见原因。肾小球肾炎可分原发性和继发性两大类;原发性肾小球肾炎是指原发于肾并以肾小球病变为主的独立性疾病;继发性肾小球肾炎则指某些全身性疾病,如系统性红斑狼疮、高血压、糖尿病等所并发的肾小球损害。本节介绍原发性肾小球肾炎。

一、病因与发病机制

肾小球肾炎的病因和发病机制尚未完全阐明,但随着免疫学的迅猛发展,电镜和肾活检技术的广泛应用,大量的实验和临床研究显示多数肾小球肾炎属于Ⅱ型或Ⅲ型超敏反应。

（一）病因

引起肾小球肾炎的抗原物质很多,一般根据其来源分为两大类:

1. 自身抗原 是指来自体内的抗原物质,包括:①肾性抗原:指肾单位的某些结构成分,如基膜抗原、足突抗原等;②非肾性抗原:如 DNA、细胞核、免疫球蛋白、肿瘤抗原等。

2. 非自身抗原 包括各种细菌、病毒、寄生虫、异种血清蛋白等。

（二）发病机制

肾小球肾炎的发生与免疫复合物的形成及其激活炎症介质的作用有关。

1. 免疫复合物的形成 包括循环免疫复合物沉积与原位免疫复合物形成。

（1）循环免疫复合物沉积:外源性抗原或内源性非肾性抗原刺激机体产生相应抗体,抗体和抗原在血液循环内形成免疫复合物(循环免疫复合物)随血流流经肾小球时,沉积于肾小球并激活补体而造成免疫损伤,属Ⅲ型超敏反应。电镜下免疫复合物呈电子致密物;免疫荧光检查可见其抗体沿肾小球毛细血管壁或在系膜内呈不连续的颗粒状或团块状荧光。

（2）原位免疫复合物形成:抗原刺激机体产生相应的抗体出现在血液循环内,当抗体随血流流经肾小球时,与相应的抗原结合,形成原位免疫复合物,并激活补体而造成肾小球的免疫性损伤。引起原位免疫复合物形成的抗原目前多分为三类:①肾小球基膜抗原:免疫荧光检查可见抗体沿肾小球基膜呈连续的线形荧光(图 31-5)。②植入性抗原:非自身抗原和自身非肾性抗原可通过不同方式与肾小球基膜或系膜等不同成分结合而形成植入

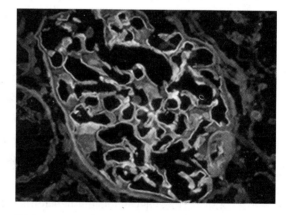

图 31-5 IgG 细线状荧光沿肾小球毛细血管壁沉积

性抗原。免疫荧光检查可见抗体在肾小球基膜或系膜区内呈不连续的颗粒状荧光。③其他肾小球抗原:其典型代表是足突抗原引起的实验大鼠 Heymann 肾炎。免疫荧光检查可见抗体沿肾小球毛细血管壁呈不连续的细颗粒状荧光。目前认为人类膜性肾小球肾炎的病变与 Heymann 肾炎极为相似,但尚无确切的免疫学证据。

2. 引起肾小球损伤的介质 一般认为,免疫复合物的形成和沉积只是肾小球肾炎的始发机制,对肾组织并无直接损伤作用;在此基础上只有激活炎症细胞及释放炎症介质才会导致肾小球损伤;而炎症细胞和炎症介质可通过相互作用、相互影响形成复杂的效应网络。

此外,现有许多研究证实:①抗肾小球细胞抗原的抗体可直接引起相应细胞的损伤,如抗系膜细胞抗原的抗体可致系膜细胞溶解及系膜细胞增生,属抗体依赖性细胞毒反应(Ⅱ型超敏反应);②致敏 T 淋巴细胞也可引起肾小球的损伤,表明细胞免疫可能也参与肾小球肾炎的发病。

二、基本病理变化与临床病理联系

(一) 基本病理变化

肾小球肾炎多为增生性炎为主的超敏反应性疾病。其基本病理变化为：

1. 增生性病变　指肾小球固有细胞的数目增多，一般以基膜为界分毛细血管内增生，指内皮细胞和系膜细胞增生，可使毛细血管腔受压狭窄或闭塞；毛细血管外增生，指球囊壁层上皮细胞增生，可形成新月体。

2. 毛细血管壁增厚　主要是由于基膜增厚及免疫复合物在上皮下、内皮下、基膜内沉积所致。

3. 硬化性病变　主要指系膜基质增多、基膜增厚、毛细血管袢塌陷和闭塞，进而发生肾小球纤维化和玻璃样变性。

(二) 临床病理联系

肾小球肾炎的临床症状和体征较多，虽然相似的病变可引起不同的症状，或相似的症状可由不同的病变所引起，但常可形成与其结构和功能相关的综合征。肾小球肾炎所致临床综合征主要有：

1. 急性肾炎综合征(acute nephritic syndrome)　患者主要表现为起病急，有血尿、蛋白尿、水肿和高血压，常可伴有少尿和氮质血症。

2. 快速进行性肾炎综合征(rapidly progressive nephritic syndrome)　患者主要表现为起病急，有较严重的血尿、蛋白尿，并迅速出现少尿、无尿，伴氮质血症而导致急性肾衰竭。

3. 肾病综合征(nephrotic syndrome)　患者主要表现为大量蛋白尿(每日尿蛋白量可达 3.5g 或以上)、低蛋白血症、严重水肿和高脂血症。

4. 慢性肾炎综合征(chronic nephritic syndrome)　患者主要表现为多尿、低比重尿和夜尿，以及高血压、贫血、氮质血症等，最终可由慢性肾衰竭发展为尿毒症，是各型肾炎缓慢进展的终末表现。

5. 无症状血尿(asymptomatic hematuria)、蛋白尿(proteinuria)　患者主要表现为血尿，可伴轻度蛋白尿，一般未见肾炎的其他症状，属隐匿性肾小球肾炎。

三、常见病理类型

(一) 毛细血管内增生性肾小球肾炎

毛细血管内增生性肾小球肾炎(endocapillary proliferative glomerulonephritis)以肾小球毛细血管内皮细胞和系膜细胞增生为特征，是临床最常见的肾炎类型，多见于儿童。患者起病急，大多与链球菌感染有关，又称为急性链球菌感染后肾小球肾炎；其病变性质以肾小球弥漫性增生性炎为主，又称为急性弥漫性增生性肾小球肾炎。

1. 病理变化　肉眼观察可见双侧肾脏对称性弥漫性肿大，被膜紧张，表面光滑充血，呈红色，故称大红肾；若肾表面及切面出现散在的小出血点，则称为蚤咬肾。

光镜观察可见病变累及绝大多数肾小球，肾小球体积增大，细胞数量增多(图 31-6)，主要是内皮细胞和系膜细胞增生、肿胀，毛细血管腔受压狭窄或阻塞而致肾小球缺血；同时常伴中性粒细胞、单核细胞浸润；病变严重时毛细血管壁可发生纤维素样坏死而致血管破裂出血。肾近曲小管上皮细胞可出现各种变性，如细胞水肿、脂肪变性等;肾小管管腔内可见由肾小球滤出的蛋白质、白细胞、红细胞、脱落的上皮细胞及其所形成的管型;肾间质常见充血、水肿及少量炎细胞浸润。

电镜观察可见基膜外侧有上皮下电子致密物沉积,常呈小丘状突起,称为"驼峰"。免疫荧光检查见 IgG 和 C3 沿肾小球毛细血管壁呈不连续的颗粒状荧光。

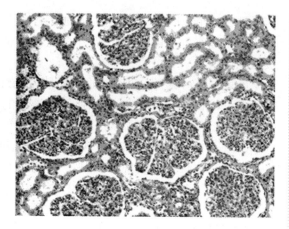

图 31-6　急性毛细血管内增生性肾小球肾炎

2. 临床病理联系　临床表现主要为急性肾炎综合征。

(1) 尿的变化:表现为少尿或无尿、蛋白尿、血尿和管型尿。①由于双侧肾脏大多数肾小球内皮细胞和系膜细胞增生、肿胀,使毛细血管腔受压狭窄或阻塞,肾小球缺血引起少尿或无尿;②血尿、蛋白尿系由肾小球基膜损伤引起基膜通透性增加,红细胞和血浆蛋白漏出至球囊腔内随尿排出所致;③管型尿系漏出至球囊腔内的蛋白、红细胞、白细胞和脱落的肾小管上皮细胞等成分随原尿在远曲肾小管内浓缩、凝集而形成。

(2) 水肿:主要由于肾小球滤过率降低而引起钠水潴留;也可能与超敏反应引起毛细血管壁通透性增加有关。水肿出现较早,轻者晨起眼睑水肿,重者可发生全身水肿。

(3) 高血压:主要系钠水潴留引起血容量增加所致。血浆肾素水平一般不增高。

3. 结局　一般儿童预后较好,绝大多数病例临床症状可以消失,病变可逐渐消退;少数病例可缓慢进展为慢性肾小球肾炎,或发展为新月体性肾小球肾炎。成人病例预后较差,较易(约 15%~50%)转变为慢性肾小球肾炎。

(二)新月体性肾小球肾炎

新月体性肾小球肾炎(crescentic glomerulonephritis)以肾小球球囊壁层上皮细胞增生形成新月体为特征,又称为毛细血管外增生性肾小球肾炎。临床上较为少见,多数原因不明,多见于中青年。患者起病急、病情重、进展快、预后差,临床上称为快速进行性肾小球肾炎(rapidly progressive glomerulonephritis,RPGN)。

1. 病理变化　肉眼观察可见双侧肾脏呈对称性肿大,颜色苍白,皮质表面及切面易见散在出血点。

光镜观察可见双侧肾脏大多数(50%以上)肾小球内形成特征性的新月体(cresent)(图 31-7)。新月体是由增生的壁层上皮细胞和渗出的单核细胞形成多层细胞组成的新月形结构或环形结构,此即细胞性新月体;随后新月体内纤维成分逐渐增多,最后形成纤维性新月体。新月体形成可使肾小

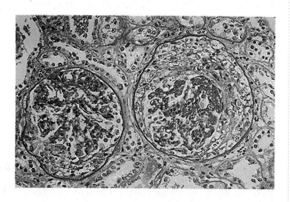

图 31-7　新月体性肾小球肾炎

球球囊腔狭窄或闭塞,并压迫毛细血管丛,使肾小球发生萎缩、纤维化及玻璃样变性,终致肾小球丧失功能。此外,肾小管上皮细胞可发生萎缩、变性,肾间质可见水肿及炎细胞浸润。

电镜观察可见肾小球毛细血管基膜呈局灶性断裂或缺损。免疫荧光观察可见部分病例 IgG 和 C3 沿肾小球毛细血管呈连续的线形荧光,或呈粗颗粒状荧光;约半数病例未见阳性荧光沉积物。

2. 临床病理联系　临床表现主要为快速进行性肾炎综合征。

(1)尿变化:主要表现为血尿及中度蛋白尿,并迅速出现少尿、无尿,其中血尿和蛋白尿系肾小球基膜缺损使大量红细胞和血浆蛋白漏出所致。少尿、无尿系弥漫性新月体形成使肾小球滤过面积迅速减少所致。

(2)氮质血症:由于肾小球滤过面积严重减少,使血中尿素、肌酐等排出障碍而造成非蛋白氮浓度增高所致。

此外,患者常有不同程度的高血压和水肿。

3. 结局　预后甚差,多数患者常因少尿、无尿、氮质血症而在数周或数月内死于尿毒症。

(三)膜性肾小球肾炎

膜性肾小球肾炎(membranous glomerulonephritis)以肾小球毛细血管基膜弥漫性增厚为特征,又因其肾小球的炎症性病变不明显而被称为膜性肾病(membranous nephropathy),是临床上引起成人肾病综合征的最常见病理类型。好发于中老年人,男多于女。患者起病缓慢,病程较长。本病多为原发性(约占85%),其原因不明;部分为继发性,其发生与慢性乙型肝炎、系统性红斑狼疮、某些恶性肿瘤(肺癌、肠癌等)、金属中毒等有关。

1. 病理变化　肉眼观察可见双肾肿大,颜色苍白,称为"大白肾";晚期则体积缩小,表面呈细颗粒状。

光镜观察的主要特点是大多数肾小球毛细血管壁呈弥漫性渐进性增厚,晚期可造成毛细血管腔逐渐狭窄甚至闭塞,最终导致肾小球纤维化、玻璃样变性及功能丧失。肾小球内通常未见细胞增生及炎细胞浸润等炎症病变。银染色观察可见基膜早期仅出现多数微小空泡(图 31-8);继而基膜向外侧增生形成多数微细的钉状突起,称为钉突(spike),钉突与基膜垂直相连而形如梳齿;随后钉突逐渐增粗并相互融合,致使基膜高度增厚,通透性显著增高。此外,肾小管上皮细胞可发生细胞水肿、脂肪变性等病变,晚期则发生萎缩。

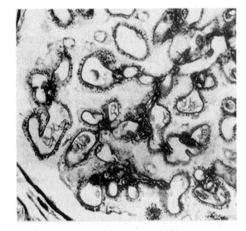

图 31-8　膜性肾小球肾炎

电镜观察可见上皮下免疫复合物沉积,随后电子致密物被增生的基膜所包围,并逐渐被吸收、溶解而呈电子透明区,以致增厚的基膜呈虫蚀状改变;最后电子致密物消失,基膜高度增厚。

免疫荧光检查可见 IgG 和 C3 沿肾小球毛细血管壁呈弥漫性颗粒状荧光。

2. 临床病理联系　临床表现主要为肾病综合征。

(1) 大量蛋白尿:膜性肾小球肾炎由于基膜严重损伤,其通透性显著增加,以致大量血浆蛋白,包括小分子和大分子蛋白均可滤出而出现非选择性蛋白尿。

(2) 低蛋白血症:系大量血浆蛋白随尿排出而使血浆蛋白减少所致。

(3) 高度水肿:主要系低蛋白血症使血浆胶体渗透压降低所致;同时可因组织间液增多继发血容量减少,刺激醛固酮和抗利尿素增多,导致钠水潴留进而加重水肿。

(4) 高脂血症:发生机制虽不很清楚,但现认为可能系低蛋白血症刺激肝脏合成脂蛋白增多而使血中胆固醇和甘油三酯增多所致。血脂过高可使血浆脂蛋白由肾小球滤出而继发脂尿症。

3. 结局　膜性肾小球肾炎是一种慢性进行性疾病,病程较长,常逐渐出现慢性肾衰竭;部分患者预后较好,症状可缓解。

(四) 微小病变性肾小球肾炎

微小病变性肾小球肾炎(minimal change glomerulonephritis)在光镜下肾小球并无明显病变,但肾小管上皮细胞内有大量脂质沉积,因此又称为脂性肾病(lipoid nephrosis);又因电镜下可见肾小球球囊脏层上皮细胞足突肿胀、消失而称为足突病(foot process disease),这是引起儿童肾病综合征的最常见病理类型。患者多为 2~8 岁儿童,起病缓慢。病因和发病机制尚不清楚,至今虽未见肾小球内免疫复合物沉积,但仍有体液免疫和细胞免疫介导的可能;现认为其发病可能系肾小球毛细血管滤过膜电荷屏障破坏使其通透性显著增加所致。

1. 病理变化　肉眼观察可见双肾肿大,颜色苍白,切面见肾皮质增厚,并出现黄色放射状条纹(肾小管上皮细胞内脂质沉积所致)。

光镜观察未见肾小球明显病变,近曲小管上皮细胞则可见明显的脂肪变性。电镜观察可见肾小球球囊脏层上皮细胞胞浆内有空泡,足突融合、扁平、消失;这些病变是可逆的,经治疗可恢复正常。肾小球毛细血管基膜未见病变,亦无电子致密物沉积。免疫荧光检查未见免疫复合物和补体沉积。

2. 临床病理联系　临床表现主要为肾病综合征,其中大量蛋白尿为选择性蛋白尿,其尿蛋白主要是小分子的白蛋白,可能系肾小球滤过膜的阴离子丢失过多而使带负电荷的白蛋白易于滤出所致。

3. 结局　预后好,90% 以上的患儿经肾上腺皮质激素治疗可以恢复;少数病例预后较差,可反复发作而发展为慢性肾衰竭。

(五) 系膜增生性肾小球肾炎

系膜增生性肾小球肾炎(mesangial proliferative glomerulonephritis),以肾小球系膜细胞增生和系膜基质增多使系膜细胞区增宽为特征。本病是一种形态学诊断,可以发生于多种肾小球疾病,常根据免疫荧光检查是否有 IgA 沉积而分为 IgA 肾病和非 IgA 系膜增生性肾小球肾炎。一般所指的系膜增生性肾小球肾炎系无 IgA 者,在我国较为多见,常发生于青少年,临床表现具有多样性。

1. 病理变化　肾小球弥漫性系膜增生病变既可能是与免疫复合物形成有关的原发性病变,也可能是由于系统性红斑狼疮、糖尿病等引起的继发性改变。

光镜观察可见病变弥漫性累及多数肾小球,早期以系膜细胞增生为主,继而系膜基质逐渐增多,致使系膜增宽。病变进一步发展可导致系膜硬化和肾小球硬化。

电镜观察可见系膜区增宽,系膜细胞增生,系膜基质增多;在系膜基质中出现较多呈结节状分布的电子致密物。免疫荧光检查常见系膜区 IgG、C3 沉积,部分病例仅见 C3 或未见沉积物。

2. 临床病理联系 临床表现多种多样,可表现为无症状血尿、蛋白尿、慢性肾炎综合征或肾病综合征等。

3. 结局 多为慢性进行性经过,病变轻者预后较好,病变重者(约 30%)可逐渐发展为慢性肾衰竭,预后差。

(六) IgA 肾病

IgA 肾病(IgA nephropathy)以肾小球系膜区 IgA 沉积为特征。发病率较高,多见于儿童和青年,常于呼吸道、消化道或泌尿道感染后发病,因而有人认为其发病可能与黏膜产生分泌型 IgA 增多,并沉积于肾小球有关。临床表现主要为反复发作性血尿。

1. 病理变化 系膜区 IgA 的沉积可能是原发性病变,也可能继发于过敏性紫癜或肝肠等疾患。

光镜观察的最常见病变是系膜细胞增生,系膜基质增多,但也可表现为新月体形成,或局灶性节段性增生及硬化病变。

电镜观察主要表现为系膜细胞增生、系膜基质增多,系膜基质内出现块状电子致密物沉积。免疫荧光检查则以系膜区大量 IgA 颗粒状沉积为主,常伴 C3 沉积。

2. 临床病理联系 临床表现最主要为反复发作性血尿,多为肉眼血尿,少数为镜下血尿,可伴轻度蛋白尿。少数患者可出现肾病综合征。

3. 结局 多呈慢性病程,部分病例可长期维持正常肾功能,部分病例则可发展为慢性肾衰竭,预后差。

(七) 慢性硬化性肾小球肾炎

慢性硬化性肾小球肾炎(chronic sclerosing glomerulonephritis)以多数肾小球纤维化、玻璃样变性等硬化性病变为特征,是各种类型肾炎发展到晚期的共同表现,又称为硬化性肾炎,是引起慢性肾衰竭的最常见病理类型。多见于成年人,病程长短不一,呈慢性进行性经过,预后差;临床表现主要为慢性肾炎综合征。

1. 病理变化 肉眼观察可见双肾呈对称性缩小,颜色苍白,质硬,表面呈弥漫性细颗粒状,称为继发性颗粒性固缩肾;切面肾皮质明显变薄,皮髓质分界不清,肾小动脉因管壁变硬而管腔呈哆开状;肾盂周围的脂肪组织增多。

光镜观察可见病变弥漫性累及大多数肾单位,肾小球因系膜基质、基膜样物质、胶原纤维增多和血浆蛋白沉积而逐渐发生纤维化、玻璃样变性;其所属肾小管萎缩、消失。病变肾小球常因肾小管萎缩、消失和间质纤维组织增生、收缩而相互靠拢、密集,呈"肾小球集中"现象。残存的较正常的肾小球呈代偿性肥大,所属肾小管扩张。肾间质纤维组织增生伴淋巴细胞浸润(图 31-9)。这种由纤维化的肾小球和萎缩的肾小管组成的病变肾单位,与由肥大的肾小球和扩张的肾小管组成的代偿性肾单位的交错分布,使肾脏表面呈细颗粒状。

2. 临床病理联系 临床表现主要为慢性肾炎综合征。

(1) 尿变化:主要为多尿、夜尿、低比重尿,系大量肾单位结构破坏、功能丧失,血液经少数残存肾小球的滤过速度和原尿流经肾小管的速度均大大加快,使肾小管来不及重吸收所致。

(2)高血压:由于大量肾小球发生硬化,使肾组织严重缺血,肾素分泌增多,肾素-血管紧张素系统激活而致血压升高;血压升高进而导致全身细、小动脉硬化而使肾缺血加剧,血压持续升高;两者相互影响可引起左心室肥大及左心衰竭。

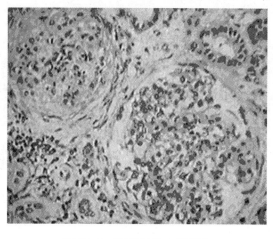

图 31-9　硬化性肾小球肾炎

(3)贫血:系大量肾单位破坏,使肾促红细胞生成素分泌减少和毒性代谢产物在体内积聚,从而抑制骨髓造血功能和促进溶血所致。

(4)氮质血症和尿毒症:由于大量肾单位结构破坏,肾小球滤过总面积大为减少,使大量代谢废物排出障碍而在体内潴留,其中血中尿素、肌酐等非蛋白氮浓度增高则造成氮质血症;随着肾功能的逐渐减退,最终可引起尿毒症。

3. 结局　预后较差,晚期患者常因尿毒症、心力衰竭、脑出血或继发感染而死亡。

学习小结

通过本章的学习,你是否能建立有关代谢障碍性疾病和自身免疫性疾病发病机制的基本概念? 是否对动脉粥样硬化、高血压、糖尿病的发生、发展过程形成完整的认识,对其临床病理分类与病理改变形成全面的了解? 是否能够联系第五章的相关内容对风湿病、肾小球肾炎的发生、发展过程形成深刻的理解,并对其临床病理分类与病理改变形成基本的概念? 对于这些疾病的症状表现,你都能与其病理改变形成正确的联系吗?

(王　谦)

复习思考题

1. 动脉粥样硬化与高血压、糖尿病之间具有哪些因果联系? 其产生联系的病理过程如何?

2. 风湿病与肾小球肾炎之间是否具有共同的病理过程与病理改变? 试进行合理的分析比较。

笔记

第三十二章

脏器功能衰竭

📖 学习目的与学习要点

　　各种疾病所导致的重要器官功能衰竭是一种不良的疾病转归,其预后不容乐观。但这又是许多疾病发展至终末期时所必须面对的一种危重病理状态。在本章中,我们将依次介绍心功能衰竭、呼吸衰竭、肝功能衰竭、肾衰竭发生的原因,病理机制,病理过程,主要临床病理生理变化及各自的临床病理类型。这些内容将构成急诊护理、重症监护与临终护理的最重要的知识基础。

　　心、肺、肝、肾是机体最重要的器官,当这些器官发生功能衰竭时,其严重性将不言而喻。并可能意味着生命将走向尽头。所以对这些严重的病理状态的关注与了解应该成为每一个医学生不容推卸的责任。

第一节　心功能衰竭

　　心功能衰竭(heart failure)是由于心脏收缩和(或)舒张功能障碍,使心输出量绝对或相对减少,不能满足机体代谢需要的病理过程,又称心力衰竭。心功能不全(cardiac insufficiency)包括心脏功能受损后处于代偿和失代偿阶段的全过程,心力衰竭则是心功能不全的失代偿阶段。临床上患者可出现心输血量减少和静脉淤血的症状和体征。

一、原因、诱因与分类

(一) 心功能衰竭的原因

　　1. 心肌舒缩功能障碍　这是引起心力衰竭最常见的原因。

　　(1) 心肌病变:各种性质的心肌炎、心肌梗死、心肌病、心肌纤维化等,都可使心肌舒缩功能受损而导致心力衰竭。

　　(2) 心肌代谢障碍:冠状动脉粥样硬化、心肌缺血缺氧时,可使心肌能量生成障碍;长期病变亦可使心肌结构异常,导致心肌舒缩功能障碍。此外,严重贫血及维生素 B_1 缺乏,也可分别因心肌供氧不足和生物氧化过程障碍,而导致心力衰竭。

　　2. 心脏负荷过重　可分为压力负荷过重和容量负荷过重。

　　(1) 压力负荷过重(后负荷过重):由于心脏射血时遇到的阻力增加,使收缩期心腔内压力过高而加重心脏负荷,导致心力衰竭。左心室压力负荷过重常见于高血压及主

笔记

动脉瓣狭窄等;右心室压力负荷过重多见于肺动脉高压、肺栓塞和阻塞性肺疾病等。

(2)容量负荷过重(前负荷过重):由于心脏舒张末期心室内血量过多,加重了心脏的负荷,可引起心力衰竭。左心室容量负荷过重主要见于二尖瓣或主动脉瓣关闭不全;右心室容量负荷过重多见于三尖瓣或肺动脉瓣关闭不全。

(二)心功能衰竭的诱因

1. 感染　尤其是呼吸道感染是最常见的诱因。感染可引起发热、心率加快,增加心肌耗氧量;细菌产生的毒素可抑制心肌舒缩功能而诱发心力衰竭;呼吸道感染还可因水肿、支气管痉挛等,使肺循环阻力增高,右心室负荷增加及缺氧而诱发心力衰竭。

2. 心律失常　尤其是快速型心律失常,可导致心肌耗氧量增加和心室充盈障碍。同时,因舒张期过短而致冠状动脉血液灌流量减少,诱发心力衰竭。

3. 其他诱因　水、电解质和酸碱平衡紊乱、过度劳累、情绪激动、输液过多过快、妊娠、分娩、创伤及手术等均可诱发心力衰竭。

(三)心力衰竭的分类

1. 按心力衰竭发生的部位分类

(1)左心衰竭:多见于冠心病、高血压、主动脉瓣或二尖瓣关闭不全等,主要引起肺循环淤血,患者出现肺水肿、呼吸困难等症状。

(2)右心衰竭:常见于慢性阻塞性肺气肿,肺动脉高压等,也可继发于左心衰竭,主要引起体循环淤血,患者出现颈静脉怒张、肝大、下肢水肿等症状。

(3)全心衰竭:左心室和右心室功能同时或先后衰竭,如心肌炎、心肌病等引起的心力衰竭。临床既有肺循环淤血,又有体循环淤血的表现。

2. 按心功能衰竭发生的速度分类

(1)急性心力衰竭:发病急骤,心输出量急剧减少,机体来不及发挥代偿功能。见于急性心肌梗死、严重的心肌炎等时,易出现肺水肿、心源性休克、昏迷等。

(2)慢性心力衰竭:发病缓慢,病程较长,往往伴有心肌肥大、心腔扩大等代偿表现。常见于高血压、心瓣膜病和肺动脉高压等疾病的后期,临床表现为心输出量减少、水肿、淤血等,又称充血性心力衰竭(congestive heart failure)。

二、发病机制

心力衰竭的发生机制比较复杂,但一般认为心力衰竭的基本机制是心肌舒缩性障碍。

(一)心肌收缩功能降低

1. 心肌细胞和收缩蛋白的丧失　心肌缺血、缺氧、感染、中毒等造成大量心肌纤维变性、坏死时,心肌细胞和收缩蛋白丧失,以致心肌收缩性减弱而发生心力衰竭。

2. 心肌能量代谢障碍　心肌的能量代谢过程大致可分为能量的生成、贮存和利用三个阶段。心肌能量代谢中任何环节发生障碍均可导致心肌收缩性减弱。

(1)能量生成障碍:严重的贫血、冠状动脉粥样硬化症等引起心肌缺氧;维生素 B_1 缺乏使丙酮酸氧化脱羧障碍;心肌肥大,毛细血管数量相对减少,这些都可使 ATP 生成不足。

(2)能量利用障碍:在肥大或衰竭的心肌中,ATP 含量及耗氧量并不减少,但心肌收缩能力却明显下降,这说明衰竭的心肌细胞存在能量利用障碍。其原因可能与心

笔记

肌收缩调节蛋白的缺陷,或肌球蛋白头部 ATP 酶活性降低使 ATP 水解发生障碍有关。

3. 心肌兴奋 - 收缩耦联障碍　引起心肌兴奋 - 收缩耦联障碍的主要环节是 Ca^{2+} 的运转失常。

(1) 肌浆网 Ca^{2+} 转运功能障碍:心力衰竭时,由于肌浆网的 ATP 酶活性降低,使肌浆网对 Ca^{2+} 的摄取、储存发生障碍。因此,当心肌兴奋时,向胞浆释放的 Ca^{2+} 减少,从而导致兴奋 - 收缩耦联障碍。

(2) 胞外 Ca^{2+} 内流受阻:肥大而衰竭的心肌细胞由于肾上腺素(NE)合成减少或消耗过多,心肌内 NE 含量减少,使受体操纵性钙通道难以开放,Ca^{2+} 的内流减少,从而导致心肌兴奋 - 收缩耦联障碍。

(3) 肌钙蛋白与 Ca^{2+} 结合障碍:各种原因导致心肌细胞酸中毒时,因 H^+ 与肌钙蛋白的亲和力远较 Ca^{2+} 大,故影响了 Ca^{2+} 与肌钙蛋白的结合,妨碍兴奋 - 收缩耦联过程。

(二) 心脏舒张功能和顺应性异常

心脏的射血功能不但取决于心脏的收缩性,还取决于心室正常的舒张功能。约有 30% 的心力衰竭是由于心室舒张功能异常引起的。

1. 心室舒张功能障碍　一般认为导致心脏舒张功能异常的主要机制有:

(1) 钙离子复位延缓:心力衰竭时,由于肌浆网 Ca^{2+}ATP 酶活性降低,或 ATP 供给不足,使 Ca^{2+} 复位延迟,胞浆中 Ca^{2+} 的浓度不能迅速降低,Ca^{2+} 与肌钙蛋白解离困难,从而导致心肌舒张延缓或不全。

(2) 肌球 - 肌动蛋白复合体解离障碍:心肌舒张首先要使横桥解离,这不但需要 Ca^{2+} 从肌钙蛋白结合处及时脱离,而且需要 ATP 参与。心力衰竭时,缺血缺氧等致 ATP 缺乏,同时钙离子复位延迟,肌球 - 肌动蛋白复合体不能分离,因而心肌处于收缩状态,心肌的舒张功能障碍。

(3) 心室舒张势能降低:心室收缩末期由于几何结构的改变可产生一种使心室复位的舒张势能,心室收缩越好舒张势能越高。因此,凡是能影响心室收缩的因素均能影响心室的舒张。冠状动脉的灌流充盈不足,也能影响心室的舒张功能。

2. 心室顺应性降低　心室顺应性(ventricular compliance)是指心室在单位压力变化下所引起的容积改变。心肌肥大、心肌炎、心肌纤维化时,因室壁僵硬度增加,致心室顺应性降低。缩窄性心包炎、心包填塞时,心脏舒张受限,也可导致心室顺应性降低。心室顺应性降低时,妨碍了心室的充盈。

(三) 心室各部舒缩活动不协调

当心肌梗死、心肌炎时,心室壁各部舒缩在空间和时间上不协调。表现为:部分心肌收缩减弱;部分心肌无收缩;当心室收缩时,部分病变心肌向外膨出;由于传导障碍,各部心肌收缩不同步。心室各部舒缩活动的不协调性可使心输出量减少。

三、代偿机制

心脏负荷过重或心肌受损时,机体内会出现一系列代偿活动。如通过代偿能使心输出量完全满足机体活动的需要,称为完全代偿。如经过代偿只能满足机体安静情况下心输出量的需要,则称为不完全代偿。如经过代偿,仍不能满足机体安静时的需要,则称为失代偿。

（一）心脏的代偿

1. 心率增快　是一种能迅速发挥作用的代偿形式。一定范围内的心率加快,可以增加每分心输出量。但心率过快,也会产生不利影响,这是因为:①心舒张期缩短,心室充盈不足,致使每搏输出量明显减少,每分输出量也随之减少;②心舒张期缩短,使冠脉的灌流量减少;③心率加快,使心肌耗氧量增加。因此,心率过快反而失去代偿意义。

2. 心脏紧张源性扩张　这是心脏病尤其伴有容量负荷过度时,机体增加心搏出量的一种重要代偿功能。在一定范围内,当心室舒张末期的容量和压力增加时,心肌纤维被拉长,心肌的初长度增加,则心肌收缩力增强。这种伴有心肌收缩力增强的心脏扩张称心脏紧张源性扩张。但当心室进一步扩大,心肌收缩力和心输出量反会降低,如肌节长度超过 $3.65\mu m$ 时,因粗、细肌丝不能重叠,肌节就不能收缩。这种伴有心肌收缩性降低的心脏扩张称为心脏肌源性扩张。

3. 心肌肥大(myocardial hypertrophy)　是指心肌纤维直径增粗、长度增加、体积增大。心肌肥大有向心性肥大和离心性肥大两种。心肌肥大不伴心腔扩大时称向心性肥大,多在后负荷过重的基础上发生。心肌肥大伴心腔扩大者称离心性肥大,多在前负荷过重的基础上发生。

肥大的心肌能更加有力地收缩,具有明显的代偿作用。但是单位重量肥大心肌的收缩力低于单位重量正常心肌的收缩力。一旦心脏负荷或心肌损害进一步加重,心肌收缩力会下降,而出现一系列失代偿表现。

（二）心脏以外的代偿

1. 增加血容量　主要是由于交感神经兴奋,肾脏血流量减少,肾小管对水、钠的重吸收增加,使回心血量增加。一定范围内的血容量增加在可提高心搏出量和组织的血液灌流量,具有代偿意义。但长期过度的血容量增加,反而加重心脏前负荷,加重心力衰竭。

2. 外周血液重新分配　心功能衰竭时,交感 - 肾上腺髓质系统兴奋,外周血管收缩,血液重新分配,皮肤、腹腔器官的供血减少,而心脏和脑的供血量不变或增加。这样既能防止血压下降,又能保证心、脑等重要脏器的血液供应,故具有代偿意义。但次要器官长期缺血缺氧,会出现功能障碍。因缺氧和氧化不全产物的蓄积可使局部出现缺血后充血,从而又导致重要器官的血流减少。

3. 红细胞增多　心功能衰竭造成循环性缺氧,刺激肾脏促红细胞生成素(erythropoietin,EPO)生成、释放增加,促进骨髓造血功能,使红细胞和血红蛋白增多,增加了携氧能力,具有一定的代偿意义。但红细胞过多,会造成血液黏度增加,加重心脏后负荷。

4. 组织利用氧的能力增加　心功能衰竭时,细胞内线粒体数目增加和线粒体氧化磷酸化酶系活性增强,促进组织利用氧的能力。

四、病理生理变化

（一）心输出量减少

1. 心输出量减少　心输出量(cardiac output,CO)是反映心泵功能的综合指标。正常人的心输出量为 $3.5\sim5.5L/min$,心力衰竭时可降低到 $2.5L/min$ 以下。

2. 心脏指数降低　心脏指数(cardiac index,CI)是指单位体表面积的每分钟心输出量。正常人心脏指数为 2.5~3.5L/(min·m²),心力衰竭时常减少到 2.5L/(min·m²)以下。

3. 射血分数降低　射血分数(ejection fraction,EF)是每搏排出量占心室舒张末期容积的百分比,能较好地反映心肌收缩力的变化。正常为 55%~65%。心力衰竭时,射血分数可降低到 50% 以下。

4. 肺动脉楔压高　肺动脉楔压(pulmonary artery wedge pressure,PAWP)即肺小动脉末端肺毛细血管的压力,或称肺毛细血管楔压(PCWP)。它接近左房压和左室舒张末期压力,可反映左心功能。心力衰竭时,PAWP 可增高。

(二) 静脉淤血

心力衰竭时,由于水钠潴留使血容量增加;同时心脏舒张末期容积增大和压力升高,使静脉回流受阻,导致静脉淤血和静脉压升高。左心衰竭时,可引起肺淤血和肺静脉压升高,严重时可导致肺水肿。右心衰竭时,体循环静脉淤血和静脉压升高,临床可出现水肿。肝脏淤血肿大,肝颈静脉反流征阳性;长期肝淤血可影响肝功能,甚至引起黄疸和淤血性肝硬化。胃肠道淤血、水肿,可引起消化吸收障碍,食欲减退。慢性心淤血竭的静脉淤血和组织水肿较明显。

(三) 呼吸功能变化

呼吸功能变化主要是左心衰竭时出现的呼吸困难。呼吸困难是指患者主观感到呼吸费力,并有喘不过气的感觉。其发生机制为:①肺淤血、水肿,使肺顺应性降低,肺僵硬度增加,肺泡通气量减少;②肺毛细血管压增高,肺间质水肿,可刺激肺泡毛细血管感受器,或因肺淤血、水肿刺激肺泡牵张感受器,反射性引起呼吸变快变浅;③肺淤血、水肿时,常伴有支气管黏膜充血、水肿,气道阻力增加,肺泡通气量减少。

临床上呼吸困难可有不同的表现形式:

1. 劳力性呼吸困难　左心衰竭的患者在早期时,仅在体力活动时表现呼吸困难,休息后消失,称为劳力性呼吸困难(exertional dyspnea)。其发生机制为:①体力活动时,心率加快,舒张期缩短,冠状动脉灌流不足,加重心肌的缺血缺氧,心脏收缩功能下降;左心室充盈减少,促进肺淤血;②体力活动时,回心血量增加,加重肺淤血;③体力活动时,机体需氧量增加,使缺氧加重,刺激呼吸中枢,呼吸加深加快。

2. 夜间阵发性呼吸困难　是指患者夜间入睡后,突然感到气闷而惊醒,被迫立即坐起,呼吸困难加重,常伴有喘息和咳嗽,故又称心源性哮喘(cardiac asthma)。其发生机制为:①卧位时,体静脉回流增加,肺淤血加重;②入睡后,迷走神经兴奋性相对升高,支气管收缩而口径变小,通气阻力加大;③熟睡后,中枢神经系统处于抑制状态,对外周传入刺激的敏感性降低,故只有在肺淤血比较严重,动脉血 PO_2 降到一定水平时,才能刺激呼吸中枢,使患者突感呼吸困难而惊醒。

3. 端坐呼吸(orthopnea)　是指严重的心力衰竭患者因呼吸困难不能平卧,被迫采取半卧位或端坐位,才能减轻呼吸困难的状态。这是由于:①端坐时,腹腔内脏及下肢的静脉血液回流减少,减轻肺淤血、肺水肿;②端坐时,膈肌下移,胸腔扩大,肺的呼吸活动得到改善;③端坐时,下肢水肿液吸收减少,减轻肺淤血。

第二节　呼吸衰竭

呼吸包括三个基本过程:①外呼吸,包括:肺通气(肺与外界的气体交换)和肺换气(肺泡与血液之间的气体交换);气体在血液中的运输。②内呼吸,指血液与组织细胞间的气体交换,以及细胞内生物氧化的过程。

呼吸衰竭(respiratory failure)是指由于外呼吸功能严重障碍,使肺吸入氧气和(或)排出二氧化碳的功能不足,导致动脉血氧分压(PaO_2)低于正常范围,伴有或不伴有二氧化碳分压($PaCO_2$)升高,从而引起一系列生理功能和代谢紊乱的临床综合征。呼吸衰竭是一种临床常见的病理过程,是导致患者死亡的重要原因。

正常人 PaO_2 随年龄、运动及所处的海拔高度而异,成年人在海平面静息时 PaO_2 的正常范围为$[(100-0.32 \times 年龄) \pm 5]$mmHg。$PaCO_2$ 极少受年龄的影响,$PaCO_2$ 的正常范围为(40 ± 0.5)mmHg。呼吸衰竭必定有 PaO_2 降低。通常以 PaO_2 低于 60mmHg (8kPa),$PaCO_2$ 高于 50mmHg(6.67kPa)作为判断呼吸衰竭的标准。正常人与呼吸衰竭时 PaO_2 的与 $PaCO_2$ 的差别见表 32-1。

表 32-1　呼吸衰竭时 PaO_2 和 $PaCO_2$ 的改变

	正常成人	呼吸衰竭
PaO_2(mmHg)	80~100(100)	<60
$PaCO_2$(mmHg)	36~44(40)	>50、正常、降低

呼吸衰竭时根据血气变化的不同,分为Ⅰ型呼吸衰竭(单纯低氧血症)和Ⅱ型呼吸衰竭(低氧血症伴高碳酸血症);根据发病部位的不同可分为中枢性呼吸衰竭和外周性呼吸衰竭;根据发病环节的不同,分为通气性呼吸衰竭和换气性呼吸衰竭;还可根据发病经过的不同分为急性呼吸衰竭和慢性呼吸衰竭。

一、病因与发病机制

外呼吸包括通气和换气两个基本环节。当各种病因通过引起肺通气障碍、弥散障碍、肺泡通气与血流比例失调和解剖分流增加等环节,使通气和(或)换气过程发生障碍,均可导致呼吸功能不全,最终发生呼吸衰竭。

(一)肺通气障碍

肺通气是指通过呼吸运动使肺泡气体与外界气体进行交换的过程。正常成人在静息状态下,肺总通气量约为 6L/min,其中无效腔通气量约占 30%,肺泡通气量约为 4L/min。肺通气功能障碍,使肺泡通气量减少,最后导致呼吸衰竭。肺通气功能障碍的类型和原因如下:

1. 限制性通气不足　限制性通气不足(restrictive hypoventilation)是指由于胸廓和肺的呼吸动力减弱或弹性阻力增加,吸气时肺泡的扩张受限制所引起的肺泡通气不足。其发生的原因和机制主要有:

(1) 呼吸肌活动障碍:呼吸肌活动障碍(disorders of the respiratory muscles)可由多种原因引起。中枢或周围神经的器质性病变(如脑血管意外、脑外伤、脑肿瘤、脑炎、化脓性脑膜炎、流行性脑脊髓膜炎、脊髓灰质炎、多发性神经炎等),过量的安眠药、镇静药和麻醉药抑制呼吸中枢及呼吸肌本身的病变,均导致呼吸肌的收缩功能障碍,使呼吸活动明显减弱,肺泡不能正常扩张,肺泡的通气量减少而发生限制性通气不足。

(2) 胸廓顺应性降低:常见于过度肥胖、胸膜纤维性增厚、严重的胸廓畸形、胸壁外伤、类风湿性脊椎炎、胸腔积液、气胸、严重的腹水和肝脾肿大等,这些疾病均可限制胸廓的扩张而致胸廓顺应性降低，导致肺泡扩张受限，引起限制性通气不足。

（3）肺顺应性降低：严重的肺纤维化或肺表面活性物质减少可降低肺的顺应性，使肺泡扩张的弹性阻力增大而引起限制性通气不足。

限制性通气不足的特点是，不仅有肺泡通气不足，还可因通气不足的病变分布不均，发生肺泡通气与血流比例失调而出现换气功能障碍。

2. **阻塞性通气不足**　气道狭窄或受压阻塞引起气道阻力增大，导致肺泡通气障碍称为阻塞性通气不足（obstructive hypoventilation）。气道阻力是通气过程中主要的非弹性阻力，正常气道总阻力约为每升 $0.1\sim0.3kPa/s$，呼气时略高于吸气时。影响气道阻力的因素较多，其中以气道的口径影响最大。当气道的数目减少、口径缩小及气流由层流变为涡流时都可使气道阻力增加，出现阻塞性通气不足。根据气道阻塞的部位不同，可分为中央性气道阻塞和外周性气道阻塞两类。

（1）中央性气道阻塞：是指从环状软骨下缘至气管分叉处的气道阻塞。多见于气管内异物、肿瘤、白喉等。如果气道阻塞位于胸外，吸气时气体流经病灶引起的压力降低，可使气道内压明显低于大气压，导致气道狭窄加重；呼气时则相反，气道内压高于大气压，气道阻塞减轻，患者可出现明显的吸气性呼吸困难。如阻塞位于中央气道的胸内部分，则变化与上述情况相反，吸气时由于胸膜腔内压降低，气道内压可大于胸膜腔内压，使阻塞减轻；用力呼气时胸膜腔内压升高，而压迫气道，使气道狭窄加重，患者表现以呼气性呼吸困难为主。

（2）外周性气道阻塞：是指内径小于 2mm 的细支气管（从终末细支气管到呼吸性细支气管）阻塞。见于慢性阻塞性肺疾病、支气管哮喘等。由于内径小于 2mm 的细支气管无软骨支撑，且管壁薄，又与气管周围的肺泡结构紧密相连，故其内径可随呼吸运动而发生变化。吸气时胸膜腔内压降低，肺泡扩张，细支气管受周围弹性组织牵拉而口径变大和管道延长；呼气时则相反，小气道口径变窄缩短。慢性阻塞性肺疾病主要侵犯小气道，使小气道的管壁增厚或平滑肌紧张性升高，管壁的顺应性降低，同时管腔也可因分泌物潴留而发生狭窄阻塞。此外，由于肺泡壁的损坏，可降低其对细支气管的牵引力，导致管壁狭窄而不规则，使小气道阻力显著增加，患者表现为呼气性呼吸困难。外周性气道阻塞时，除有肺泡通气不足外，还可有换气功能障碍。

限制性通气不足和阻塞性通气不足会使肺泡氧分压下降和肺泡二氧化碳分压升高，因而流经肺泡毛细血管的血液不能充分动脉化，必然导致 PaO_2 降低和 $PaCO_2$ 升高，即低氧血症伴有高碳酸血症，并且 $PaCO_2$ 的增加与 PaO_2 降低呈一定的比例关系。

（二）弥散障碍

肺换气是肺泡气与肺泡毛细血管中的血液之间进行气体交换的一个物理弥散过程。弥散功能是指氧和二氧化碳肺泡膜的过程。气体的弥散量和速度受肺泡膜两侧气体的分压差、气体的溶解度、肺泡膜的换气面积、肺泡膜的厚度和血液与肺泡膜接触的时间（弥散时间）等因素影响。弥散障碍（diffusion impairment）是指由于肺泡膜面积减少或肺泡膜异常增厚和弥散时间缩短所引起的气体交换障碍。弥散障碍的原因如下：

1. **肺泡膜面积减少**　正常成人的肺泡总面积约为 $80m^2$。静息时，肺泡弥散面积约为 $35\sim40m^2$，运动时可增加到 $60m^2$，说明其储备量很大。因此，只有当弥散面积减少一半以上时，才可能因弥散面积过少而引起换气功能障碍。肺泡膜面积减少可见于肺叶切除或因病变（如肺结核、肺肿瘤等）使肺泡大量破坏而引起弥散面积减少；肺不张或肺泡填塞（如肺炎、肺水肿）时，由于空气不能进入肺泡，可使这些肺泡暂时失去气体交换的作用。

2. 肺泡膜增厚　肺泡膜是由毛细血管内皮细胞、基膜、毛细血管与肺泡上皮间网状间隙、肺泡上皮、肺泡上皮表面的液体层及表面活性物质等结构组成。膜的厚度为 $0.35\sim1.0\mu m$，故气体易于弥散，交换很快。当肺水肿、肺透明膜形成、肺纤维化、间质性肺炎等时，可引起肺泡膜的厚度增加，使肺泡膜的通透性降低或弥散距离增宽而致弥散速度减慢，气体弥散障碍。

3. 弥散时间不足　正常静息状态下，血液流经肺泡毛细血管的时间约为 0.7 秒，由于肺泡膜很薄，与血液的接触面又广，气体容易通过，所以完成气体交换的时间很短，只需 0.25 秒就可以使血氧分压与肺泡气氧分压之间到达平衡，完成气体交换和血红蛋白氧合的过程。即使在剧烈运动时，血流速度加快，与肺泡的接触时间缩短到 0.34 秒，也能使血液充分氧合。肺泡膜面积减少和厚度增加的患者，虽然弥散速度减慢，一般在静息时气体交换仍可在正常的接触时间（0.75 秒）内完成气体交换，而不致发生血气的异常。只有在体力负荷增加时，由于肺的弹性阻力增加，肺泡的扩张受限制，不能相应地增加弥散面积；同时由于心输出量增加和肺血流加快，血液和肺泡接触的时间明显缩短，才会由于气体交换不充分而发生低氧血症。

单纯的弥散障碍只会引起 PaO_2 降低，不会使 $PaCO_2$ 增高。这是因为血液中的 CO_2 能较快地弥散入肺泡，使 $PaCO_2$ 与 P_ACO_2 取得平衡。如果患者的肺泡通气量正常，则 $PaCO_2$ 与 P_ACO_2 正常。如果存在代偿性通气过度，则可使 P_ACO_2 与 $PaCO_2$ 低于正常。单纯的弥散障碍引起的缺氧，可通过吸入高浓度氧，提高肺泡氧分压，加速氧的弥散，以改善低氧血症。

（三）肺泡通气与血流比例失调

通气和换气是两个密切联系的过程，有效的换气不仅要有足够的通气量和血流量，而且只有在两者之间保持一定的比例时，流经肺泡的血液才能得到充分的换气。正常成人在静息状态下，每分钟的肺泡通气量（V_A）约为 4L，每分钟的肺血流量（Q）约为 5L，V_A/Q 约为 0.8。由于受到重力的影响，气体和血流的分布在肺内各部分并不均匀，直立体位时，肺通气量和肺血流量都是自上而下递增的，但以血流量的增幅更为明显，因而 V_A/Q 比值于肺上部可高达 3.0，而在肺底部仅为 0.6，但是通过自身的调节机制，使总的 V_A/Q 保持在最合适的生理比值。发生肺部疾患时，由于肺内的病变分布不均和各处病变的严重程度不等，对各部分肺的通气与血流影响也不一致，可造成严重的肺泡通气和血流比例失调（alveolar ventilation-perfusion imbalance），导致换气功能障碍。这是呼吸衰竭发生的最常见机制。通气与血流比例失调可表现为如下两种基本形式。

1. V_A/Q 比率降低　见于慢性阻塞性肺疾病、支气管哮喘、肺炎、肺纤维化、肺水肿和肺不张等引起的肺通气障碍。其通气障碍的分布常不均匀，病变严重的部位肺泡通气明显减少，但血流并无相应减少，甚至还可以因炎性充血而有所增加，使 V_A/Q 显著降低，以致流经该处的静脉血未经充分氧合便掺杂到动脉血内，称为静脉血掺杂（venous admixture）。因为如同动 - 静脉短路，故又称功能性分流（functional shunt）增加。正常人由于肺内通气分布不均也存在功能性分流，但仅占肺血流量的 3%，但在严重的慢性阻塞性肺疾病时,功能性分流可明显增加,相当于肺血流量的 30%~50%,故可严重影响换气功能而导致呼吸衰竭。

由于部分病变的肺泡通气不足,可以使这部分肺泡 V_A/Q 比值降低(严重时低于 0.1,出现功能性分流),这样流经这部分肺泡的血液不能充分动脉化,所以这部分血液 PaO_2、CaO_2 降低、$PaCO_2$ 升高。PaO_2 降低可以刺激主动脉体和颈动脉体的化学感受器,反射性地引起呼吸运动增强和肺总通气量增加,使病变较轻和健康的肺泡的通气量代偿性增加,健康的肺泡 V_A/Q 比值大于 0.8,流经这部分肺泡的血液能够进行充分动脉化,但动脉血氧含量的增加不明显,而 $PaCO_2$ 和 CO_2 含量却明显下降。当这两部分血混合后,PaO_2 和氧含量是低的;$PaCO_2$ 与 CO_2 含量可以正常。如代偿性通气增强过度,尚可使 $PaCO_2$ 低于正常。如肺通气障碍的范围较大,加上代偿性通气增强不足,使总的肺泡通气量低于正常,则 $PaCO_2$ 高于正常。

2. V_A/Q 比率增高　见于某些肺部疾患,如肺动脉分支栓塞、肺内 DIC、肺气肿、肺动脉压降低(出血、脱水)等。这时患部的肺泡虽能通气,但血流量减少,其 V_A/Q 比率 >0.8,使该部分肺泡内的气体失去换气功能或不能充分换气,因而肺泡内气体成分和气道内的气体成分相似,犹如增加了肺泡无效腔量。因此,又称为死腔样通气(dead space like ventilation)。正常人的生理死腔(dead space,VD)约占潮气量(tidal volume,VT)的 30%,疾病时功能性死腔(functional dead space,VDf)可显著增多,占潮气量的 60%~70%,从而导致呼吸衰竭。

部分肺泡血流不足时,病变区肺泡 V_A/Q 可高达 1.0 以上,流经的血液 PaO_2 显著升高,但其氧含量却增加很少,$PaCO_2$ 可出现代偿性下降;而健侧肺却因血流量增加而使其 V_A/Q 低于正常,这部分血液不能充分动脉化,其氧分压与氧含量均显著降低,二氧化碳分压与含量均明显增高。最终混合而成的动脉血 PaO_2 降低,$PaCO_2$ 的变化则取决于代偿性呼吸增高的程度,可降低、正常或升高。

(四) 解剖分流增加

在生理情况下,肺内也存在解剖分流(anatomic shunt),即一部分静脉血经支气管静脉和极少的肺内动 - 静脉吻合支直接流入肺静脉。这些解剖分流的血流量正常约占心输出量的 2%~3%。解剖分流的血液未经氧合即流入体循环动脉血中,故称为真性分流(true shunt)。支气管扩张症可伴有支气管血管扩张和肺内动 - 静脉短路开放;或肺微循环栓塞和肺小血管收缩,使肺循环阻力增加,肺动脉压升高,引起肺动、静脉吻合支开放。使解剖分流量增加,由肺动脉来的静脉血未经肺泡壁进行气体交换,而直接经吻合支掺入到动脉血中,导致 PaO_2 降低,而导致呼吸衰竭。

肺的严重病变,如肺实变和肺不张等,使该部分肺泡完全失去通气功能,但仍有血流,流经肺泡壁毛细血管的静脉血未能氧合或氧合不全而掺入动脉血内,类似解剖分流,也称为真性分流。吸入纯氧可有效地提高功能性分流的 PaO_2,而对真性分流的 PaO_2 则无明显作用,用这种方法可鉴别功能性分流与真性分流。

在患者呼吸衰竭的发病机制中,单纯的通气不足,单纯的弥散障碍,单纯的肺内分流增加或单纯的无效腔增加的情况较少,往往是几个因素同时存在或相继发生作用。当出现多种机制导致的呼吸衰竭时,患者的临床表现和血气变化也是这些综合因素相互作用结果。例如休克肺(急性呼吸窘迫综合征),既有由肺不张引起的肺内分流,由微血栓形成和肺血管收缩引起的死腔样通气,还有由肺水肿引起的气体弥散功能障碍。慢性阻塞性肺气肿所致的呼吸衰竭,虽然阻塞性通气障碍是最重要因素,但由于继发肺泡壁毛细血管床大量破坏,因而亦可有弥散面积减少和通气与血流比例失调等因素的作用。

二、临床病理联系

无论是通气障碍还是换气障碍引起的呼吸衰竭,其直接效应必然是血液气体的变化,即低氧血症和伴有或不伴高碳酸血症。呼吸衰竭对机体功能和代谢的影响,主要是由低氧血症和高碳酸血症以及由此而产生的酸碱平衡失调所引起。低氧血症和高碳酸血症引起机体各系统功能和代谢的改变,首先是引起一系列代偿适应反应,在代偿不全时,则可出现各系统严重的功能和代谢障碍。

(一)酸碱平衡及电解质紊乱

正常人每日由肾脏排出固定酸的量有限,而经肺排出的 H_2CO_3(挥发酸)则相当多,所以,呼吸衰竭时会严重影响酸碱平衡和体液电解质的含量。外呼吸功能障碍可引起呼吸性酸中毒、代谢性酸中毒、呼吸性碱中毒,也可合并代谢性碱中毒,但临床常见的多为混合性酸碱平衡紊乱,二重或三重酸碱失衡。

1. 呼吸性酸中毒　最常见。由于限制性通气不足、阻塞性通气不足,以及严重的通气血流比例失调,导致二氧化碳排出受阻,大量 CO_2 潴留,$PaCO_2$ 升高,可造成原发性血浆碳酸过多(呼吸性酸中毒),产生高碳酸血症。此时血液电解质可发生以下变化:①高钾血症:急性呼吸性酸中毒时,主要是由于细胞内钾外移而引起血清钾浓度增高;慢性呼吸性酸中毒时,则是由于肾小管上皮细胞泌氢和重吸收碳酸氢钠增多而排钾减少,故也可导致血清钾浓度增高。②低氯血症:当血液中二氧化碳潴留时,在碳酸酐酶及缓冲系统的作用下,红细胞中生成的碳酸氢根增多,因而进入血浆的碳酸氢根也增多,同时发生氯离子转移,血浆中的氯离子进入红细胞增多,因此血清氯离子减少而碳酸氢根增加。另一方面,由于肾小管泌氢增加,碳酸氢钠重吸收和再生增多,而较多氯离子则以氯化钠和氯化铵的形式随尿排出,因而也可引起血清氯离子减少和碳酸氢根增多。

2. 代谢性酸中毒　由于严重的低氧血症使组织细胞缺氧,无氧酵解加强,乳酸等酸性代谢产物增多,引起代谢性酸中毒。此外,如果患者合并肾功能不全或感染、休克等,致肾小管排酸保碱的功能降低或体内固定酸产生增多,亦可导致代谢性酸中毒。在代谢性酸中毒时,由于 HCO_3^- 降低,可使肾排 Cl^- 减少,故当呼吸性酸中毒合并代谢性酸中毒时,血 Cl^- 可正常。

3. 呼吸性碱中毒　见于换气障碍引起的呼吸衰竭,因严重的缺氧可出现代偿性通气过度,使 CO_2 排出过多,血中 $PaCO_2$ 明显下降,可发生呼吸性碱中毒,此时可引起低钾血症和高氯血症。

(二)呼吸系统变化

外呼吸功能障碍造成的低氧血症和高碳酸血症可进一步影响呼吸功能。当 PaO_2 降低时,可以刺激颈动脉体与主动脉体的化学感受器,其中主要是颈动脉体化学感受器,反射性增强呼吸运动,此反应在 PaO_2 低于 60mmHg 才明显,PaO_2 为 30mmHg 时肺通气量最大。$PaCO_2$ 升高主要作用于延髓的中枢化学感受器,使呼吸中枢兴奋,引起呼吸加深加快,以增加肺泡通气量,具有代偿的意义。但当 PaO_2 低于 4kPa(30mmHg)

或 $PaCO_2$ 高于 10.7kPa(80mmHg)时,反而抑制呼吸中枢,使呼吸减弱。此时呼吸运动主要靠动脉血的低氧分压对血管化学感受器的刺激来维持。在此情况下,氧疗只能吸入 24%~30% 氧气,以免缺氧完全纠正后反而抑制呼吸,使高碳酸血症加重,病情更恶化。

呼吸衰竭时患者的呼吸功能变化,还与许多原发疾病有关。如阻塞性通气不足时,由于气流受阻,可表现为深慢呼吸。上呼吸道不全阻塞时可出现吸气性呼吸困难;下呼吸道阻塞时可发生呼气性呼吸困难。肺顺应性降低的疾病,因牵引感受器或肺毛细血管旁感受器(J感受器)兴奋而反射性地引起呼吸浅快。中枢性呼吸衰竭或者严重缺氧时,呼吸中枢的兴奋性降低,可出现呼吸浅而慢,呼吸节律紊乱如潮式呼吸、延髓型呼吸、抽泣样呼吸或叹气样呼吸等。

(三) 循环系统变化

低氧血症与高碳酸血症对心血管的作用相似,两者具协同作用。

1. 代偿性心率加快 心肌收缩力增强:一定程度的缺氧和二氧化碳潴留,可刺激外周化学感受器(颈动脉体和主动脉体),使心率加快,心肌收缩力增强,导致心输出量增加,血压升高;亦可反射性地引起交感神经兴奋,使肾上腺髓质分泌增加,从而使心跳加快,心肌收缩力加强,血压升高,皮肤及腹腔内脏血管收缩,而心和脑血管扩张。这种血流分布的改变有利于保证心、脑的血液供应,具有代偿意义。严重的缺氧和二氧化碳潴留可直接抑制心血管运动中枢,直接抑制心脏的活动和扩张血管,导致血压下降、心肌收缩力减弱、心律失常甚至心搏骤停等。

2. 慢性右心衰竭 慢性肺疾病时,肺的循环阻力增加,肺动脉压升高,可导致右心室肥大和右心衰竭,即肺源性心脏病。其发病机制是:①肺泡缺氧和二氧化碳潴留所致血液中 H^+ 浓度过高,可引起肺小动脉痉挛,使肺动脉压升高,致右心负荷增加,这是右心受累的主要原因。②慢性缺氧使肺小动脉长期处于收缩状态,可引起肺血管壁平滑肌细胞和成纤维细胞的肥大和增生,使血管硬化,由此形成持久而稳定的慢性肺动脉高压。③肺部炎症或气肿等病变,使肺的毛细血管床减少,肺小动脉壁炎性增厚或纤维化,增加了肺循环阻力,导致肺动脉高压。肺动脉高压可使右心后负荷增加,长期后负荷增加,可以导致右心衰和体静脉淤血。④长期缺氧引起的代偿性红细胞增多症,使血液的黏度增高,从而增加了肺血流阻力和加重右心的负担,同时也能增加心脏的前负荷。⑤呼气困难时用力呼气使胸膜腔内压升高,心脏受压,影响心脏舒张功能;或吸气困难时,用力吸气使胸膜腔内压降低,即心脏外面的负压增大,可增加右心的负荷,促使右心衰竭。⑥缺氧、二氧化碳潴留、酸中毒和电解质代谢紊乱,均可损害心脏,促使右心衰竭的发生。

(四) 中枢神经系统变化

中枢神经系统对缺氧最为敏感,随着缺氧程度的加重,可出现一系列中枢神经系统的功能障碍。早期,当 PaO_2 降至 60mmHg 时,可出现智力和视力的轻度减退。在 PaO_2 迅速降至 40~50mmHg 以下时,就会引起一系列神经精神症状,如头痛、欣快感、烦躁不安,逐渐发展为定向和记忆障碍、精神错乱、嗜睡,甚至昏迷。PaO_2 低于 20mmHg 时,几分钟就可造成神经细胞的不可逆性损伤。二氧化碳潴留使 $PaCO_2$ 超过 80mmHg 时,可引起头痛、头晕、烦躁不安、言语不清、扑翼样震颤、精神错乱、嗜睡、昏迷、抽搐、呼吸抑制等"二氧化碳麻醉"症状。

由呼吸衰竭引起的以中枢神经系统功能障碍为主要表现的综合征,称为肺性脑病(pulmonary encephalopathy)。肺性脑病早期多为功能性障碍,出现脑血管扩张、充血。晚期可有脑水肿,脑出血等严重病变。肺性脑病是由缺氧、高碳酸血症、酸中毒、脑内微血栓形成等综合作用的结果。其发病机制为:①脑血管扩张:二氧化碳除对中枢有直接抑制作用外,还可直接使脑血管扩张,$PaCO_2$ 每升高 10mmHg 可使脑血流量增加 50%。缺氧也使脑血管扩张。缺氧和酸中毒还能损伤血管内皮使其通透性增高,引起血管源性脑水肿。缺氧还可致细胞 ATP 生成减少,影响 Na^+-K^+ 泵功能,使细胞内 Na^+ 及水增多,形成细胞中毒性脑水肿。脑血管扩张、充血、水肿使颅内压升高,压迫脑血管,更加重脑缺氧,由此形成恶性循环,严重时可导致脑疝形成。②脑组织和脑脊液 pH 降低:由于存在血脑屏障,正常时脑脊液 pH 较血液低(pH 7.33~7.4),$PaCO_2$ 比动脉血高。当二氧化碳潴留时,脑脊液内碳酸很快增加,同时血液中 HCO_3^- 又不易通过血脑屏障进入脑脊液,故脑内 pH 降低更为明显。神经细胞内酸中毒一方面可增加脑谷氨酸脱羧酶活性,使 γ- 氨基丁酸生成增多,导致中枢抑制;另一方面增强磷脂酶活性,使溶酶体酶释放,引起神经细胞和组织的损伤。

（五）肾功能变化

呼吸衰竭的患者轻者尿中出现蛋白、红细胞、白细胞及管型等。严重时可发生急性肾衰竭,出现少尿、氮质血症和代谢性酸中毒,此时肾结构往往并无明显改变,为功能性肾衰竭。肾衰竭的发生是由于缺氧与高碳酸血症反射性地通过交感神经使肾血管收缩,肾血流量严重减少所致。

（六）胃肠道变化

严重缺氧使胃壁血管收缩,甚至 DIC 形成,使胃黏膜上皮细胞的更新变慢,从而降低胃黏膜的屏障作用。CO_2 潴留可使胃酸分泌增多,故呼吸衰竭时可出现胃黏膜糜烂、坏死和溃疡形成,导致消化道出血。

第三节 肝功能衰竭

各种致病因素引起肝脏细胞严重损害,使其功能发生严重障碍,机体出现黄疸、出血、继发性感染、肾功能障碍及肝性脑病等一系列临床综合征,称为肝功能不全(hepatic insufficiency)。肝功能衰竭(hepatic failure)是肝功能不全的晚期阶段。肝功能衰竭患者最终几乎均出现神经、精神症状,发展为肝性脑病(hepatic encephalopathy)。

一、病因及临床病理联系

（一）病因及分类

1. 急性肝功能衰竭 起病急,病情凶险,发病 12~24 小时后发生黄疸,2~4 天后即由嗜睡进入昏迷状态,并有明显的出血倾向,又称暴发性肝功能衰竭。其原因主要是严重而广泛的肝细胞变性、坏死,常见于急性重型病毒性肝炎、药物中毒性肝炎、妊娠期急性脂肪肝等。

2. 慢性肝功能衰竭 病程较长,病情进展缓慢,常在感染、上消化道出血、使用镇静剂或麻醉剂、电解质和酸碱平衡紊乱、氮质血症等诱因作用下,病情迅速加重并发生昏迷。见于肝硬化的失代偿期和部分肝癌的晚期。

（二）对机体的影响

1. 物质代谢障碍 肝脏是物质代谢的中心,当肝功能受到严重损害,可导致糖、蛋白、脂肪等代谢发生不同程度障碍。①糖代谢障碍,肝功能障碍可出现低血糖症,其发生机制为:大量肝细胞损伤使肝糖原合成、贮存和分解减少;受损肝细胞内质网的葡萄糖-6-磷酸酶活性降低,肝糖原转变为葡萄糖过程障碍;肝细胞对胰岛素的灭活减少,使血中胰岛素增多,引起血糖降低。②蛋白质代谢障碍,肝功能障碍时可引起低蛋白血症。肝脏是合成白蛋白的唯一器官,肝实质细胞严重损伤时,血浆白蛋白含量减少,产生低蛋白血症,使血浆胶体渗透压下降,导致水肿。③脂类代谢障碍,肝脏在脂类的合成、转运和利用方面起着重要作用。肝功能障碍时由于肝细胞对脂肪酸的氧化障碍及脂蛋白合成减少,使脂肪酸在肝内积聚而导致脂肪肝;同时可因胆固醇的合成与酯化障碍使血浆中胆固醇的浓度发生改变。

2. 胆汁分泌和排泄障碍 肝功能障碍时,可导致高胆红素血症和肝内胆汁淤滞。①由于肝内胆红素的摄取、酯化、排泄等过程发生障碍,可引起高胆红素血症,临床表现为全身黄疸。②由于肝脏对胆汁酸的摄入、运载、排泄过程受阻,可发生肝内胆汁淤滞。严重胆汁淤积时胆汁不能排入肠腔,使维生素K吸收发生障碍,肝内合成凝血因子减少,引起出血倾向;促进细菌脂多糖的吸收增多,形成肠源性脂多糖血症;使血液中胆盐积聚,引起动脉血压降低与心动过缓及神经系统的抑制症状。

3. 凝血功能障碍 肝脏是维持机体凝血与抗凝血过程动态平衡的重要器官。肝功能衰竭时,可导致凝血功能降低。肝脏合成凝血因子、抗凝血酶、纤溶酶原等减少,清除被激活的凝血因子和纤溶酶原等减弱,引起出血,诱发弥散性血管内凝血。慢性肝病时,血小板功能也有异常,主要表现为血小板释放障碍,不能聚集及收缩不良。

4. 生物转化功能障碍 肝脏是机体生物转化的中心。体内产生的各种生物活性物质、代谢终末产物、来自肠道的毒性分解产物等,经过肝脏的生物转化作用,将其转变为低毒性水溶性物质从肾排出或经胆道排出体外。 肝功能障碍时可出现:①药物代谢障碍:肝细胞对药物的代谢能力降低,使药物在血中的生物半衰期延长,改变药物在体内代谢过程,增加药物的毒性作用,易发生药物中毒。②毒物的解毒障碍:肝脏对毒物的解毒能力降低,对来自肠道的氨、胺、酚等有毒物质的解毒功能减弱,使毒物进入血液增多。③激素代谢障碍:肝脏产生激素降解所需的各种特异性酶,在激素灭活中具有重要作用。肝功能障碍时,肝脏对胰岛素、醛固酮、抗利尿激素、雌激素等激素的灭活减少可引起机体代谢紊乱。

5. 免疫功能障碍 Kupffer细胞是肝脏抵御细菌、病毒感染的主要屏障。肝功能衰竭时,肝内Kupffer细胞功能障碍,吞噬清除细菌、病毒及毒物的作用减弱,免疫功能下降,导致肠道细菌移位,易继发细菌感染及菌血症,严重时可引起肠源性脂多糖血症。

二、肝性脑病

肝性脑病(hepatic encephalopathy,HE)是指由于肝功能严重障碍,大量毒性代谢产物在体内聚集,经血液循环入脑,引起的一种以神经、精神症状为主要表现的综合征。

（一）肝性脑病的临床分期

临床上根据肝性脑病时神经、精神症状的轻重分为四期：

1. 一期　以轻微性格和行为改变为主，有欣快感、易激惹、烦躁或反应迟缓、记忆力减退等症状。

2. 二期　有行为失常，睡眠障碍，定向障碍，理解力减退，并出现运动不协调、两手扑翼样震颤、腱反射亢进等神经体征。

3. 三期　以嗜睡和精神错乱、言语混乱为主。

4. 四期　神志完全丧失，进入昏迷状态，不能唤醒，一切反应消失，可有阵发性抽搐，临床称为肝昏迷（hepatic coma）。

（二）肝性脑病的发病机制

肝性脑病的发病机制尚未完全清楚，根据临床与实验研究，提出了多种学说，虽然每个学说都不够完善，但能从一定角度解释肝性脑病的发病机制，在临床实践中具有指导意义。

1. 氨中毒学说（ammonia intoxication hypothesis）　血氨升高是引起肝性脑病的主要因素。临床研究发现，约80%的肝性脑病患者血氨及脑脊液中氨浓度比正常高2~3倍；肝硬化患者在摄入高蛋白饮食或服用含铵药物可诱发肝性脑病；限制蛋白质摄入和采用降血氨治疗，肝性脑病的病情可好转。实验研究发现，给门-体分流术后的狗喂饲肉食可诱发肝性脑病。这些研究结果为氨中毒学说提供了依据。

（1）血氨升高的原因：正常情况下，血氨浓度稳定，一般不超过 $59\mu mol/L$。氨生成增多或清除不足均可导致血氨水平升高。

1）氨产生过多：血氨主要来源于肠道，肠道内蛋白质经消化转变成氨基酸，在肠道细菌产生的氨基酸氧化酶作用下生成氨。正常时血液中部分尿素会弥散至肠道，称为尿素的肠-肝循环。肠内的尿素在细菌释放的尿素酶作用下也可生成氨。肝功能严重障碍时，产氨增多的因素有：①肝硬化时门脉高压，引起肠黏膜淤血、水肿、肠蠕动减弱及胆汁分泌减少，食物的消化、吸收和排空障碍，细菌大量繁殖，肠道内积聚的蛋白质被分解，氨生成增多，这是血氨升高的主要原因；②肝硬化晚期合并肾功能障碍，发生氮质血症，尿素由肾脏排出减少，弥散至肠道内增多，经细菌作用，产氨增加；③肝硬化合并食管下段静脉曲张破裂，引起上消化道出血，血液中蛋白质在肠道内细菌作用下分解，产生氨增多；④肝性脑病患者因精神神经症状，而致肌肉活动增加，肌肉中腺苷酸分解增强，产氨增多。

2）氨清除不足：正常情况下每天肠道内产生的氨为4g，氨被吸收入血，经门静脉到达肝脏，主要经鸟氨酸循环生成尿素，合成的尿素由肾脏排出体外。在鸟氨酸循环过程中，生成1分子尿素，清除2分子氨，消耗4分子ATP。①肝功能严重障碍时，参与鸟氨酸循环的各种酶系统遭到破坏、鸟氨酸循环所需的鸟氨酸、瓜氨酸、精氨酸等底物缺失，以及代谢障碍导致ATP供给不足等，使鸟氨酸循环障碍，尿素合成减少，氨清除不足而致血氨升高。②肝硬化门脉高压时，侧支循环分流形成，使肠道吸收的部分氨绕过肝脏，未经鸟氨酸循环代谢，直接进入体循环，引起血氨升高。

此外，肝功能障碍伴碱中毒时，肾小管上皮细胞分泌 H^+ 减少，肾小管腔内氨与 H^+ 结合形成 NH_4^+ 随尿排出量明显降低，氨弥散入血增多。肠道中 pH 高低可影响氨吸收，当肠道中 pH 较低时，氨与 H^+ 结合成不易被吸收的 NH_4^+ 随粪便排出。实验研究表明，当结肠内环境 pH 降至 5.0 时,肠道不吸收氨反而向肠腔内排氨。临床上应用乳果糖,使其在肠道内被细菌分解为乳酸和醋酸,酸化肠道,减少氨吸收,达到降低血氨作用。

(2)氨对脑的毒性作用:升高的血氨通过血脑屏障进入脑组织,可干扰脑能量代谢,改变脑内兴奋性与抑制性神经递质的平衡,抑制神经细胞膜作用。

1)干扰脑组织的能量代谢:①进入脑内的氨可抑制丙酮酸脱羧酶的活性,阻碍丙酮酸的氧化脱羧过程,使乙酰辅酶 A 生成减少,影响三羧酸循环的正常进行,使能量(ATP)产生减少,同时乙酰胆碱的合成减少;②氨与脑内三羧酸循环的中间产物 α- 酮戊二酸结合,生成谷氨酸,使 α- 酮戊二酸减少,影响糖的有氧代谢,ATP 产生减少;③氨与 α- 酮戊二酸结合生成谷氨酸的过程中,消耗大量还原型辅酶Ⅰ(NADH),妨碍呼吸链中的递氢过程,导致 ATP 产生不足;④氨与谷氨酸结合形成谷氨酰胺的过程中消耗大量 ATP。因此,神经细胞活动所需能量不足,不能维持中枢神经系统的兴奋活动,从而引起昏迷。

2)脑内神经递质失衡:①氨与谷氨酸结合,生成谷氨酰胺增多,而谷氨酸被消耗减少;②氨抑制丙酮酸的氧化脱羧,乙酰辅酶 A 减少,使乙酰胆碱生成减少;③氨可抑制 γ- 氨基丁酸转氨酶活性,使 γ- 氨基丁酸增多。最终可使兴奋性神经递质谷氨酸、乙酰胆碱减少,而抑制性神经递质谷氨酰胺、γ- 氨基丁酸增多,使脑内的神经递质平衡失调和神经传递障碍,导致中枢神经系统功能紊乱(图 32-1)。

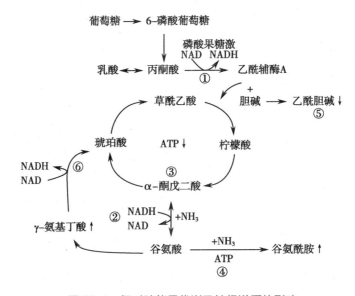

图 32-1 氨对脑能量代谢及神经递质的影响
①丙酮酸氧化脱羧障碍;②NADH 减少呼吸链递氢过程受抑;
③α- 酮戊二酸减少;④合成谷氨酰胺时消耗 ATP,谷氨酰胺增多;⑤乙酰胆碱合成减少;⑥γ- 氨基丁酸蓄积

3)抑制神经细胞膜的作用:血氨升高通过两个环节影响神经细胞膜的功能:①氨与钾离子竞争通过细胞膜上的钠泵进入细胞内,造成细胞内钾离子减少,细胞缺钾;②氨可干扰神经细胞 Na^+-K^+-ATP 酶的活性,使细胞内外 Na^+、K^+ 分布异常,影响膜电位、细胞兴奋及传导等功能活动。

2. 假性神经递质学说(false neurotransmitter hypothesis)　肝性脑病的发生是由于正常的神经递质被假性神经递质所取代,使脑干网状结构和中脑黑质中神经突触部位冲动的传递发生障碍,引起神经系统功能障碍而导致肝性脑病。

(1) 正常神经递质的生成与清醒状态维持:去甲肾上腺素和多巴胺是脑内主要的神经递质。在脑神经细胞内苯丙氨酸在苯丙氨酸羟化酶作用下生成酪氨酸;酪氨酸在酪氨酸羟化酶作用下生成多巴;多巴经多巴脱羧酶形成多巴胺。多巴胺进入突触囊泡经 β- 羟化酶作用生成去甲肾上腺素。去甲肾上腺素被脑干网状结构中的神经元摄取,在突触部位传递神经冲动,其上行纤维投射到整个大脑皮质,调节大脑的兴奋性,使机体处于清醒状态。多巴胺被中脑黑质中的多巴胺神经元摄取,其神经纤维投射到纹状体,参与维持机体的协调运动。

(2) 假性神经递质的产生与肝性昏迷的发生:肝功能正常时,食物蛋白在消化道中分解成多种氨基酸,其中苯丙氨酸和酪氨酸,经肠道细菌脱羧酶的作用,分解为苯乙胺和酪胺,然后经门静脉进入肝脏,在肝内经单胺氧化酶的作用被分解而解毒。肝功能严重障碍时,肝细胞的解毒功能降低,或门脉血经侧支循环绕过肝脏直接进入体循环,或门脉高压时肠道淤血、消化功能降低使肠道产生胺类物质增加,使循环血液中苯乙胺和酪胺明显增多。血液中过多的苯乙胺和酪胺进入脑内,在脑组织中 β- 羟化酶作用下,生成苯乙醇胺和羟苯乙醇胺,这两种物质在化学结构上与去甲肾上腺素和多巴胺相似,但其传递神经冲动的生理功能却远较正常神经递质为弱,故称为假性神经递质(图 32-2)。假性神经递质增多,可取代正常神经递质被脑干网状结构中肾上腺素能神经元所摄取,并贮存在突触小体的囊泡中。假性神经递质被释放后,由于其生理效应只有正常神经递质的 1/50,导致

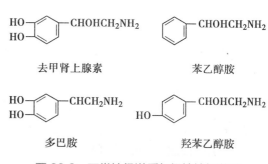

图 32-2　正常神经递质与假性神经递质

神经传导功能障碍,使脑干网状结构上行激动系统的唤醒功能和纹状体功能不能维持,从而发生昏迷,出现扑翼样震颤。

3. 血浆氨基酸失衡学说(amino acid imbalance hypothesis)　肝性脑病患者血浆氨基酸含量有明显改变,表现为支链氨基酸(亮氨酸、异亮氨酸、缬氨酸)减少,芳香族氨基酸(苯丙氨酸、酪氨酸、色氨酸)增多,血浆支链氨基酸与芳香族氨基酸的比值降低。故认为肝性脑病的发生与血浆氨基酸比例失衡有关。

(1) 血浆氨基酸失衡原因:①血浆支链氨基酸减少:支链氨基酸的代谢主要在骨骼肌和脂肪组织中进行,胰岛素能促进肌肉和脂肪组织摄取、利用支链氨基酸。肝功能严重障碍时,肝细胞对胰岛素的灭活功能减弱,使血液中胰岛素的含量升高,从而增加了对支链氨基酸的摄取和利用,使其血浆含量减少。②血浆芳香族氨基酸增加:芳香族氨基酸的分解代谢只在肝内进行,肝功能严重障碍时,芳香族氨基酸在肝内的降解能力减弱;肝脏功能障碍导致激素灭活减少时,血中胰高血糖素增多更显著,胰高血糖素具有增强组织蛋白分解代谢的作用,致使大量芳香族氨基酸由肝脏和肌肉组织中释放入血,使血浆芳香族氨基酸含量升高。

(2) 芳香族氨基酸与肝性脑病：支链氨基酸和芳香族氨基酸在生理 pH 情况下呈电中性，由同一载体转运通过血脑屏障进入脑内。在肝功能严重障碍时，血浆中高浓度的芳香族氨基酸可抑制神经细胞对支链氨基酸的摄取，芳香族氨基酸则大量进入神经细胞。脑内芳香族氨基酸增多时，以苯丙氨酸、酪氨酸、色氨酸增多为主。苯丙氨酸、酪氨酸在脱羧酶和 β- 羟化酶的作用下，分别生成苯乙醇胺和羟苯乙醇胺，使假性神经递质增多，干扰正常神经递质的功能，导致肝性昏迷。进入脑内的色氨酸在羟化酶和脱羧酶的作用下，生成 5- 羟色胺。5- 羟色胺是抑制性神经递质，能抑制酪氨酸转变为多巴胺，同时也可作为假性神经递质被肾上腺素能神经元摄取、储存、释放，促进肝性脑病的发生。

4. γ- 氨基丁酸（γ-amino butyric acid，GABA）学说　GABA 属于抑制性神经递质。临床研究表明，急性肝功能衰竭患者血清 GABA 水平比正常人高 10 倍；动物实验证明，神经元突触后膜上 γ- 氨基丁酸受体数量明显增多。目前认为 GABA 能神经元活动变化与肝性脑病的发生密切相关。

(1) γ- 氨基丁酸增高原因：血中的 GABA 主要来源于肠道，由谷氨酸经肠道细菌脱羧酶作用产生，经门静脉进入肝脏被进一步分解。当肝功能障碍时，肝脏对 GABA 分解减少或通过侧支循环绕过肝脏，使血中 GABA 含量增加。严重肝功能障碍引起血脑屏障通透性增高，致使进入脑内的 GABA 增多。

(2) γ- 氨基丁酸与肝性脑病：GABA 是中枢神经系统中的主要抑制性神经递质，储存于突触前神经元细胞质囊泡内，与突触后神经元的特异性受体结合，在突触间隙产生抑制作用。当脑内 GABA 增多时，突触前神经元兴奋，囊泡内 γ- 氨基丁酸释放到突触间隙，与突触后神经元胞膜上的 GABA 受体结合能力增强，引起氯离子通道开放，氯离子内流增加，使神经元胞膜呈超极化状态，从而引起突触后的抑制作用，导致中枢神经系统功能抑制，产生肝性脑病。

(三) 肝性脑病的诱发因素

凡能增加毒性产物来源、降低肝的解毒功能、增加脑对毒性产物的敏感性、使血脑屏障通透性增高等因素，均可成为肝性脑病的诱发因素。

1. 消化道出血　是诱发肝性脑病的最常见原因。肝硬化并发食管下端静脉曲张破裂，大量血液流入胃肠道。每 100ml 血液中含有 15~20g 蛋白质，故消化道出血可导致血氨增高。另外，大量出血时循环血量减少，可加重肝脏损害和脑功能障碍，促使肝性脑病的发生。

2. 高蛋白饮食　摄入过量的蛋白质是诱发肝性脑病的常见原因。肝功能障碍时，尤其伴有门 - 体静脉分流的患者，肠道对蛋白质的消化吸收功能降低，蛋白质被肠道细菌分解，产生大量氨及有毒物质，并通过门 - 体静脉分流进入体循环，诱发肝性脑病。

3. 碱中毒　肝功能障碍时，体内易发生呼吸性和代谢性碱中毒，碱中毒可促进氨的生成和吸收，引起血氨升高，诱发肝性脑病。

4. 麻醉药、镇静药使用　肝功能障碍时，使用麻醉药、镇静药、安眠药可加重肝损害，并因肝脏对药物的解毒作用减弱，使药物在体内的毒副作用增强，促进肝性脑病的发生。

5. 感染　感染时，细菌及毒素可损害肝脏，加重肝功能障碍。同时，感染引起的发热和组织坏死,可使组织蛋白分解加强,导致内源性氨生成增多。细菌、毒素及高热还可增加氨的毒性效应,从而诱发肝性脑病。

6. 其他因素　酗酒可进一步损伤肝细胞、加重肝功能障碍、诱发肝性脑病;给肝硬化腹水患者做腹腔穿刺时,若一次性放腹水量过多、速度过快,使腹腔压力骤然下降、有效循环血量减少,可加重肝功能衰竭,诱发肝性脑病。

三、肝肾综合征

肝肾综合征(hepatorenal syndrome,HRS)是指继发于严重肝功能障碍基础上的肾衰竭,又称为肝性肾衰竭。

(一) 病因和类型

1. 功能性肝肾综合征　见于大多数肝硬化晚期和少数暴发型肝炎。起病时肾脏无器质性病变,以肾血流量减少、肾小球滤过率降低为特征。临床既有黄疸、肝脾肿大、低蛋白血症及腹水等肝功能衰竭的表现,又有少尿、低钠尿与氮质血症等肾衰竭的特点。一旦肾灌流量恢复,肾功能可迅速恢复。

2. 器质性肝肾综合征　多见于暴发性肝功能衰竭、功能性肝肾综合征后期或肝硬化并发消化道出血引起休克时。器质性肝肾综合征,以急性肾小管坏死为主要病理变化。

(二) 发病机制

1. 有效循环血容量减少,导致肾血液灌注减少　肝功能衰竭时,因合并门脉高压、腹水、消化道出血、血管床容量增大等可使有效循环血容量减少,从而引起肾血液灌注减少,肾小球滤过率降低,导致肾衰竭。

2. 血管活性物质作用增强,使肾血管收缩　肝功能障碍时,有效循环血量减少,反射性引起交感神经兴奋性增高,造成肾血流减少及肾血流重新分布,流经皮质肾单位血流量减少,肾小球滤过率降低;肾血流减少使肾素释放增多,而肝功能衰竭时使肾素灭活减少,使肾素 - 血管紧张素 - 醛固酮系统激活,导致肾血管收缩;肝生成激肽释放酶减少,使舒张血管物质缓激肽活性不足,导致血管收缩;肝功能衰竭使肾缺血导致前列腺素类(PGs)生成减少,使血管扩张的作用减弱;因血小板和血管内皮细胞释放 TXA_2 和内皮素增加,使肾血管收缩占优势。这些血管活性物质均使肝功能衰竭时发生肾血管收缩,肾血液灌注减少,从而发生肾衰竭。

第四节　肾　衰　竭

肾脏是机体重要的排泄和内分泌器官,其功能主要为:①排泄代谢废物,如尿素、尿酸、肌酐、酸性代谢产物等;②调节水、电解质和酸碱平衡以维持内环境稳定;③分泌肾素、前列腺素、促红细胞生成素、1,25- 二羟维生素 D_3 等生物活性物质;④灭活甲状旁腺激素、胃泌素等激素。

肾衰竭(renal failure)是指各种原因引起肾泌尿功能严重障碍,使体内代谢产物堆积,水、电解质和酸碱平衡紊乱及肾内分泌功能障碍的临床综合征。根据发病急缓与病程长短,将其分为急性肾衰竭和慢性肾衰竭。急、慢性肾衰竭发展到严重阶段便成为尿毒症,尿毒症是肾衰竭的最终表现。

一、急性肾衰竭

急性肾衰竭(acute renal failure,ARF)是指各种原因导致肾泌尿功能急剧降低,并引起内环境发生严重紊乱的急性病理过程,主要表现为少尿或无尿、氮质血症、高钾血症、代谢性酸中毒及水中毒等。

(一) 病因与分类

1. 病因　可分为肾前因素、肾性因素与肾后因素。

(1) 肾前因素:由于肾脏血液灌流量急剧减少,使肾小球滤过率显著下降所致。见于失血、失液、感染等引起的休克及急性心力衰竭、血管床容量扩大等。肾前因素引起的肾衰竭称为肾前性肾衰竭(prerenal failure)。因肾脏无器质性损害,如短期内肾血液灌注得到改善,肾功能可恢复正常,故又称功能性肾衰(functional renal failure)。

(2) 肾性因素:①急性肾小管坏死(acute tubular necrosis,ATN):常由持续性肾缺血和肾毒物所致。严重休克、心力衰竭及肾毒物中毒,如重金属(汞、铅、砷、锑等)、药物(头孢菌素类抗生素、庆大霉素、卡那霉素、磺胺、马兜铃酸等)、生物性毒物(蛇毒、蕈毒等)、有机毒物(有机磷、甲醇等)及挤压综合征时肌肉释放出的肌红蛋白均可损害肾小管上皮细胞。②肾实质损害:如肾小球肾炎、肾动脉血栓形成或栓塞、急性肾盂肾炎引起的肾间质损害等。由肾性因素所致的肾衰竭称为肾性肾衰竭(intrarenal failure)。因其均有肾脏的器质性损害,故又称器质性急性肾衰竭(parenchymal renal failure)。

(3) 肾后因素:由肾盂至尿道口的任何部位尿路梗阻所致,称为肾后性肾衰竭(postrenal failure)。见于双侧输尿管阻塞(如结石、肿瘤)和尿道梗阻(如前列腺肥大、前列腺癌)。早期无肾脏器质性损害,如能及时解除梗阻,肾泌尿功能可很快恢复。

2. 分类　根据病因可分为肾前性 ARF、肾性 ARF 和肾后性 ARF;根据尿量可分为少尿型 ARF 和非少尿型 ARF;根据肾脏是否发生器质性损害可分为功能性 ARF 和器质性 ARF。

(二) 发病机制

不同类型 ARF 的发病机制不尽相同。少尿型 ARF 的发病机制如下:

1. 肾缺血　肾血流灌注不足引起的肾缺血导致肾小球滤过率下降是其主要发病机制。

(1) 肾灌注压下降:当全身动脉血压显著下降时,肾灌注压随之下降,使肾脏缺血。

(2) 肾血管收缩:主要是皮质肾单位入球小动脉收缩,而影响肾小球滤过率。其机制为:①休克、创伤等因素使交感 - 肾上腺髓质系统兴奋,儿茶酚胺分泌增多,入球动脉对儿茶酚胺敏感而收缩,因而肾小球呈缺血改变;②肾缺血刺激肾近球细胞分泌肾素,使肾素 - 血管紧张素系统激活,引起入球动脉痉挛而导致肾小球滤过率降低;③肾缺血、肾中毒使肾间质细胞合成扩张血管的物质减少;④内皮素、血管加压素增多,一氧化氮、激肽减少等均引起肾血管收缩、肾皮质缺血。

(3) 血液流变学变化:血黏度增高、白细胞黏附于血管壁并阻塞微血管、肾微血管口径缩小及其自动调节功能丧失等变化,均加重肾缺血。

2. 原尿回漏　持续性肾缺血和肾中毒使肾小管上皮细胞坏死、基膜断裂,导致肾小管腔内的原尿经断裂的基膜扩散到肾间质,即原尿回漏。其结果不但使尿量减少,而且引起肾间质水肿,压迫肾小管使肾小球囊内压升高、肾小球滤过率进一步下降。

3. 肾小管阻塞 某些病因引起的 ARF 可见肾小管管腔被血红蛋白、肌红蛋白、磺胺结晶等阻塞。见于溶血性疾病、严重挤压伤、使用大量磺胺药等情况。其结果不但因管腔阻塞妨碍尿液排出,而且使囊内压升高导致肾小球滤过率降低。

(三)发病过程及功能代谢变化

1. 少尿型急性肾衰竭(oliguric acute renal failure) 发病过程分为三期。

(1)少尿期(oliguric phase):病情最危险,可持续数日至数周,平均 8~16 日。其功能代谢变化是:

1)少尿或无尿:早期即迅速出现,24 小时尿量可少于 400ml(少尿)或少于 100ml(无尿)。尿中可含有蛋白、红细胞、白细胞、上皮细胞及管型。

2)高钾血症:是少尿期最严重的并发症,可引起心室纤颤、心搏骤停而致死亡。在少尿期一周内死亡的病例多因高血钾所致。产生原因是:①肾排钾减少;②因组织损伤使细胞内钾释放到细胞外增多;③代谢性酸中毒时细胞内钾向细胞外转移;④摄入过多的含钾食物、药物、保钾利尿剂及输注库存血。

3)氮质血症(azotemia):因肾脏不能充分排出蛋白质代谢产物,使血液中尿素、尿酸、肌酐等非蛋白含氮物质(non-protein nitrogen,NPN)增多,称氮质血症。严重氮质血症可引起机体自身中毒发生尿毒症而危及生命。

4)水中毒:主要由于:①肾排水减少;②组织分解代谢增强使内生水增多;③输液过多。水在体内潴留可导致细胞水肿,严重时可发生肺水肿、脑水肿、心力衰竭及稀释性低钠血症。

5)代谢性酸中毒:因体内分解代谢加强,酸性代谢产物形成增多,且肾排尿减少,使酸性代谢产物(硫酸、磷酸、有机酸等)在体内蓄积,引起代谢性酸中毒。酸中毒可使心肌收缩力减弱,降低心肌和外周血管对儿茶酚胺的反应性,从而使心输出量下降、血管扩张、血压下降。

(2)多尿期(diuretic phase):以尿量增加到每日 400ml 以上为标志,尿量逐渐增多甚至达每日 3000ml。多尿期意味着肾功能开始恢复、病情开始好转,一般持续 1~2 周。产生多尿的机制是:①肾小球滤过功能恢复;②肾间质水肿消退、肾小管阻塞解除;③少尿期潴留在体内的尿素等代谢产物排出增多,肾小管腔内渗透压增高,阻止了水的再吸收而产生渗透性利尿;④新生的肾小管上皮细胞重吸收水、钠功能尚未完全恢复,故原尿未能充分浓缩。多尿期早期由于肾功能恢复尚不完全,使体内代谢产物仍不能充分排出,故高钾血症、氮质血症、酸中毒等仍继续存在。多尿期后期可因尿量过多而发生脱水及低钠、低钾血症。

(3)恢复期(recovery phase):可持续数月至一年。此期尿量逐渐恢复正常,氮质血症、水、电解质和酸碱平衡紊乱得到纠正,相应的症状消失。多数 ARF 患者可以痊愈,少数病例因肾损害严重而发展成慢性肾衰竭。

2. 非少尿型急性肾衰竭(nonoliguric acute renal failure) 非少尿型 ARF 在临床上并不少见,约占 ARF 的 20%,近年来还有增多的趋势。其临床特点是肾小管浓缩功能障碍,所以尿量较多,约每日 400~1000ml。同时,尿比重降低,尿钠含量较低。但却发生进行性氮质血症及水、电解质和酸碱平衡紊乱。此型肾衰竭症状较轻、病程较短、预后较好、并发症少。若因尿量减少不明显而延误诊断,则可转为少尿型 ARF,使病情恶化,预后更差。

二、慢性肾衰竭

慢性肾衰竭(chronic renal failure,CRF)是指各种肾脏疾病的晚期,由于肾单位进行性破坏,残存肾单位不能充分排出代谢废物和维持内环境稳定,使体内发生代谢产物蓄积、水、电解质和酸碱平衡紊乱及肾脏内分泌功能障碍等一系列临床综合征。

(一)病因

凡能引起肾实质慢性进行性破坏的疾病,均可导致 CRF。如慢性肾小球肾炎、慢性肾盂肾炎、肾结核、多囊肾、全身性红斑狼疮、高血压性肾小动脉硬化、糖尿病性肾小动脉硬化、结节性动脉周围炎等,其中约 50%~60% 的 CRF 为慢性肾小球肾炎所引起。尿路结石、前列腺肥大、肿瘤等引起的尿路慢性阻塞也可导致 CRF。

(二)发病过程

两侧肾脏共有 200 多万个肾单位,具有强大的代偿储备能力,故 CRF 呈现进行性加重的缓慢发病过程。根据病变的发展可将 CRF 分为四期,并以内生肌酐清除率作为评价肾功能的重要指标(表 32-2)。内生肌酐清除率 = 尿肌酐浓度 ÷ 血浆肌酐浓度 × 每分钟尿量,正常值为 80~120ml/min。

1. 肾功能不全代偿期 当50% 以上肾单位被破坏时,肾脏的储备能力逐渐下降,但尚能维持内环境稳定。内生肌酐清除率降至 50~80ml/min。

2. 肾功能不全失代偿期 肾脏的储备能力进一步下降。即使通过代偿,有功能的肾单位也不能维持内环境稳定。出现轻度氮质血症、酸中毒、贫血,并常有多尿和夜尿。内生肌酐清除率降至 20~50ml/min。

3. 肾衰竭期 肾功能显著恶化,内环境严重紊乱。出现严重的氮质血症、贫血,中度代谢性酸中毒、低钠血症、低钙高磷血症。内生肌酐清除率降至 10~20ml/min。

4. 尿毒症期 为肾衰竭晚期,出现全身严重中毒症状。氮质血症更加严重,水、电解质和酸碱平衡明显紊乱。内生肌酐清除率降至 10ml/min 以下。

表 32-2 慢性肾衰竭的发展阶段

分期	内生肌酐清除率(ml/min)	血尿素氮(mmol/L)	血肌酐(μmol/L)	氮质血症	临床表现
肾功能不全代偿期	50~80	<9	133~177	无	除原发病外,无临床症状
肾功能不全失代偿期	20~50	9~20	178~445	轻度或重度	乏力、贫血、多尿、夜尿、消化道不适
肾功能衰竭期	<20	20~28	451~707	较重	严重贫血、代谢性酸中毒、低钙、高磷、高氯、低钠血症
尿毒症期	<10	>28.6	>707	严重	尿毒症的各种症状

(三)发病机制

CRF 的发病机制尚未完全明了,可能与下列机制有关:

1. 健存肾单位日益减少 慢性肾脏疾病不断损伤肾单位并使其丧失功能,残留的相对正常肾单位称健存肾单位(intact nephron),这些肾单位都发生代偿性肥大。随着病情的加重,健存肾单位逐渐减少,不足以维持内环境稳定而发生 CRF。因此,健存肾单位的多少,是决定 CRF 发展的重要因素。

2. 矫枉失衡(trade-off) 在肾脏疾病晚期,体内某些溶质增多。机体通过代偿使相应的调节因子分泌增多,以促进这些溶质的排泄,这就是所谓"矫枉"过程。这种矫枉作用可以引起新的不良影响,使内环境发生"失衡",使机体进一步受损。例如,肾脏疾病晚期由于肾小球滤过率降低,使肾脏排磷减少,发生高磷血症和低钙血症。低钙血症引起甲状旁腺激素(parathyroid hormone,PTH)分泌增多,PTH 促使肾排磷增加,使内环境恢复稳定。但是,长期 PTH 分泌增多会动员骨钙进入血中,导致骨质脱钙、肾性骨营养不良,还可见软组织坏死、皮肤瘙痒与神经传导障碍等。因此这种矫枉失衡使肾衰竭进一步加剧。

3. 肾小球过度滤过(glomerular hyperfiltration) 部分肾单位破坏后,残留肾单位发生代偿。随着代偿肾单位负荷过重,出现高灌注和过度滤过,使残存肾单位发生继发性破坏,致肾小球纤维化和硬化而促进 CRF。肾小球过度滤过是 CRF 发展至尿毒症的重要原因之一。

4. 肾小管 - 肾间质损害 肾功能损害程度与慢性肾小管 - 肾间质病变严重程度的关系十分密切。

(四)功能代谢变化

1. 泌尿功能障碍

(1)尿量变化:早期表现为夜尿和多尿,晚期则出现少尿。①夜尿:正常成人每日尿量约 1500ml,白天和夜间尿量分别占 2/3 和 1/3。CRF 早期即有夜间排尿增多的症状,夜间尿量与白天相近,甚至超过白天尿量。其发生机制不明。②多尿:指 24 小时尿量超过 2000ml。其机制是:由于多数肾单位遭到破坏,流经残存的肾小球的血量呈代偿性增多,因此滤过的原尿多、流速快,使肾小管来不及重吸收而致终尿增多;且原尿中增多的溶质产生渗透性利尿;CRF 时肾髓质破坏使高渗环境不能形成,尿浓缩功能降低。③少尿:全日尿量少于 400ml,因 CRF 晚期残存有功能的肾单位极度减少使肾小球滤过率显著下降所致。

(2)尿成分变化:出现蛋白尿、血尿和管型尿。①蛋白尿:肾小球滤过膜通透性增强使蛋白质滤过增多,同时因肾小管上皮细胞受损使滤过的蛋白质重吸收减少,其结果是 CRF 时出现轻度或中度蛋白尿。②血尿、管型尿:因慢性肾脏病变时肾小球基底膜出现局灶性溶解破坏、通透性增高,使血液中的红、白细胞从肾小球滤过,在肾小管内可形成各种管型,随尿排出。脓尿仅见于慢性肾盂肾炎时。

(3)尿渗透压变化:早期出现低渗尿,这是因为肾小管浓缩功能减退而稀释功能正常;晚期出现等渗尿,因肾小管浓缩、稀释功能均丧失使终尿渗透压接近血浆晶体渗透压(300mmol/L)。临床上常用尿比重来判断尿渗透压的变化,低比重尿即代表低渗尿。晚期 CRF 尿比重固定在 1.008~1.012 之间(正常尿比重为 1.002~1.035);尿渗透压为 260~300mmol/L(正常尿渗透压为 360~1450mmol/L),称为等渗尿。

2. 氮质血症 正常人血中的非蛋白含氮物质包括尿素、尿酸、肌酐等。其中尿素、尿酸、肌酐必须通过肾脏才能排泄,当肾功能下降时其浓度增加,产生氮质血症。

(1)血浆尿素氮(blood urea nitrogen,BUN):CRF 时氮质血症以尿素增多为主、BUN

浓度与肾小球滤过率的变化密切相关,因此临床上常用BUN升高作为氮质血症的指标。但必须注意以下问题:①当肾小球滤过率下降到正常值的40%以前,BUN仍可在正常范围;②BUN与外源性(蛋白摄入)和内源性(感染、消化道出血)因素有关,故用BUN判断肾功能时应考虑这些尿素负荷的影响。

(2)血浆肌酐(creatinine):取决于肾脏排泄肌酐的功能和肌肉磷酸肌酸分解产生的肌酐量,而与外源性蛋白质摄入量无关,故可较好地反映肾功能。但血浆肌酐对早期肾小球滤过率下降也不够敏感。肌酐清除率反映肾小球滤过率,又能代表仍具有功能的肾单位数目,是评价肾功能的很好指标。

(3)血浆尿酸氮(uric acid nitrogen):CRF时血浆尿酸氮有一定程度的升高,但较尿素和肌酐为轻。

3. 代谢性酸中毒　CRF均有代谢性酸中毒发生,其主要机制是:肾小球滤过率下降,使硫酸、磷酸等酸性代谢产物滤过减少,体内酸性物质潴留;肾小管上皮细胞泌H^+、排NH_3减少,重吸收$NaHCO_3$的功能降低;机体分解代谢增强使酸性代谢产物生成增多。

4. 水、电解质代谢紊乱

(1)水代谢失调:其特点是肾脏对水负荷变化的调节适应能力下降。当水摄入增加时不能相应地增加排泄而发生水潴留,引起肺水肿、脑水肿和心力衰竭;当严格限制水摄入时,不能相应地减少水的排出而发生脱水,使血容量减少甚至血压降低。这是由于肾脏对尿的浓缩与稀释能力降低所致。

(2)钠代谢失调:所有CRF患者均有不同程度的钠丢失,失钠引起细胞外液和血管内液量减少,可进一步降低肾小球滤过率。因此,应适当补充钠盐以免发生低钠血症。但补钠要慎重,否则有可能加重高血压甚至引起充血性心力衰竭。失钠的原因尚有争论,可能与下列因素有关:①渗透性利尿使大量钠随尿排出;②残留肾单位的原尿流速快,使肾小管来不及重吸收钠;③CRF时体内甲基胍蓄积,抑制肾小管对钠的重吸收。

(3)钾代谢失调:只要尿量不减少,CRF患者血钾可长期维持正常。由于醛固酮分泌增多使肾远曲小管分泌钾增多,即使肾小球滤过率下降,也能维持血钾在正常水平而不至于升高。但当晚期出现少尿时,或因严重酸中毒、急性感染、应用钾盐过多时,可发生严重高钾血症。如进食过少或严重腹泻,又可出现低钾血症。严重的高钾血症和低钾血症均可影响心脏和神经肌肉的活动而威胁生命。

(4)钙、磷代谢失调:CRF时血磷升高、血钙降低,同时继发甲状旁腺功能亢进和肾性骨营养不良。在CRF早期,肾小球滤过率降低使磷排出减少,发生高磷血症。此时血钙降低,血浆中游离钙减少能刺激甲状旁腺分泌PTH,PTH可抑制肾对磷的重吸收,使磷排出增多。随着CRF的进行性加重,肾小球滤过率极度下降。此时,PTH分泌增多已不能使磷充分排出,故血磷显著升高。并且此时PTH增高不但不能调节钙、磷代谢,反而加强溶骨活性,使骨磷释放增多。其结果一方面使血磷水平不断上升,形成恶性循环;另一方面使骨盐溶解、骨质脱钙,发生骨质疏松、肾性骨营养不良。

CRF时血钙降低的原因是:①肾实质破坏时,1,25-二羟维生素D_3减少,使小肠对钙的吸收减少;②血磷增高时,磷酸根自肠道排出增多,与食物中的钙形成不溶性的磷酸钙,从而影响钙的吸收;③血浆钙、磷的乘积是一个常数,血磷增高时血钙必然降低。

CRF 时的低钙血症,仅是结合钙降低,游离钙并不减少,因此,并不引起手足搐搦。游离钙不降低的原因是:①CRF 所致的长期蛋白尿使血浆蛋白减少,因此钙与血浆蛋白结合减少、游离钙增多;②酸中毒时,结合钙易解离为游离钙。

5. 肾性骨营养不良(renal osteo-dystrophy) 在成年人表现为骨质疏松、纤维性骨炎和骨软化症;在儿童表现为肾性佝偻病。其发生机制与钙磷代谢障碍、继发性甲状旁腺功能亢进、维生素 D_3 代谢障碍、代谢性酸中毒有关(酸中毒时体液中[H^+]持续升高,机体可动员骨盐来缓冲而致骨盐溶解;同时酸中毒还干扰 1,25- 二羟维生素 D_3 的合成)。

6. 肾性高血压(renal hypertension) 因肾实质病变引起的高血压称为肾性高血压,是 CRF 十分常见的并发症。其机制是:

(1) 钠水潴留:CRF 时肾排钠排水减少,体内钠水潴留,引起血容量增加、心输出量增多,导致血压升高。此种高血压称为钠依赖性高血压(sodium-dependent hypertension),此时血管外周阻力可正常。

(2) 肾素 - 血管紧张素系统活性增强:CRF 时肾血流量减少,刺激肾球旁细胞分泌肾素,并激活肾素 - 血管紧张素系统,使血管收缩、外周血管阻力增加,引起高血压。此种高血压称为肾素依赖性高血压(renin-dependent hypertension)。

(3) 肾分泌扩血管物质减少:CRF 时肾实质破坏。肾髓质的间质细胞分泌降压物质前列腺素 E_2(PGE_2)、前列腺素 A_2(PGA_2)和降压脂质(medullitin)减少,使扩血管、排钠、降低交感神经活性的作用减弱,引起血压升高。

出现高血压后又使肾功能进一步减退,肾功能减退又使血压继续升高,造成恶性循环。

7. 肾性贫血(renal anemia) CRF 患者有 97% 伴有肾性贫血,其发生机制是:

(1) 肾实质破坏使肾脏生成促红细胞生成素减少,从而使骨髓干细胞生成红细胞减少;

(2) 血液中的毒性物质如甲基胍可引起溶血、抑制红细胞生成;

(3) 铁与叶酸不足:由于 CRF 时胃肠功能减退,铁和叶酸吸收减少,丢失过多,影响红细胞生成。此外,CRF 时单核 / 巨噬细胞系统释放铁减少,使铁再利用障碍;

(4) CRF 时,红细胞膜上 ATP 酶受抑制,钠泵因能量不足而不能排出钠,使红细胞处于高渗状态、脆性增加、易于溶血,导致红细胞破坏迅速。

(5) 出血倾向和出血会加重贫血。

8. 出血倾向(hemorrhagic tendency) CRF 患者常有出血倾向,表现为皮下瘀斑和黏膜出血,如胃肠道出血、鼻出血等。目前认为,出血是因为血小板质的变化,而非数量减少所致。血小板功能异常的原因主要是血中毒性物质抑制血小板功能,使血小板黏附和聚集减少、血小板第三因子释放被抑制,发生凝血机制障碍。

三、尿毒症

尿毒症(uremia)是指急性和慢性肾衰竭发展到最严重的阶段,由于肾单位大量破坏,使终末代谢产物和内源性毒性物质在体内蓄积、水和电解质及酸碱平衡紊乱、内分泌功能失调,从而引起一系列自体中毒症状。

（一）发病机制

尿毒症的发病机制除了与水、电解质、酸碱平衡紊乱及内分泌功能障碍等因素有关外，还与体内的尿毒症毒素（uremia toxin）引起全身中毒有关。尿毒症毒素包括蓄积在体内的正常代谢产物、内源性毒物和浓度异常升高的生理活性物质。按照分子量大小可分为三类：

1. 大分子毒性物质　分子量大于5000，主要是在体内异常增多的激素，如甲状旁腺素、胃泌素、胰岛素、生长激素等。其中甲状旁腺素的毒性作用最强，分泌过多时可导致肾性骨营养不良、皮肤瘙痒、软组织坏死、胃溃疡、贫血、心肌损害、周围神经受损等。

2. 中分子毒性物质　分子量500~5000，包括正常代谢产物、细胞代谢紊乱产生的多肽、细胞或细菌崩解产物等。高浓度时可致嗜睡、运动失调、神经系统病变，并抑制白细胞吞噬和细胞免疫功能。

3. 小分子毒性物质　分子量小于500，包括尿素、肌酐、胍类、胺类、酚等。①尿素：血中尿素浓度持续过高可引起头痛、恶心、呕吐、糖耐量降低、出血倾向；尿素刺激可引起纤维素性心包炎；尿素的代谢产物氰酸盐可影响神经中枢的整合功能。②胍类：是体内精氨酸的代谢产物。正常情况下，精氨酸在肝内经鸟氨酸循环生成尿素等并由肾排出。肾功能不全晚期，尿素等排泄障碍，精氨酸经另一途径转变为甲基胍和胍基琥珀酸。将胍类物质注射给动物可引起死亡；甲基胍、胍基琥珀酸等胍类物质能引起厌食、呕吐、抽搐、出血、溶血、抑制血小板功能等与尿毒症相似的表现。③胺类：多胺、芳香族胺、脂肪族胺等胺类物质浓度过高可引起恶心、呕吐、扑翼样震颤，促进脑水肿及肺水肿形成。

（二）功能代谢变化

1. 神经系统　尿毒症时该系统症状最突出，主要表现为尿毒症脑病和周围神经病变，发生率可高达80%以上。脑病表现为头痛、头昏、记忆力减退，严重时出现谵妄、幻觉、扑翼样震颤、嗜睡、昏迷等；周围神经病变表现为下肢疼痛、痛觉过敏，严重时出现运动障碍。发生原因尚未完全明了，可能与下列因素有关：①毒性物质使中枢神经系统发生能量代谢障碍，使脑细胞膜通透性增高，引起脑水肿；②肾性高血压使脑血管痉挛加重脑缺血、缺氧；③甲状旁腺素可促进铝进入脑细胞而产生尿毒症痴呆；可促进钙进入雪旺细胞或轴突，造成周围神经损害。

2. 心血管系统　约有50%以上尿毒症患者有心血管损害，主要表现为心律失常、充血性心力衰竭，晚期出现尿毒症性心包炎等，是尿毒症患者重要死亡原因之一。其机制分别为：高钾血症引起心律失常；钠水潴留、高血压、酸中毒、贫血、毒性物质作用可引起心力衰竭；尿毒症毒素刺激心包引起纤维素性心包炎。

3. 呼吸系统　肺是尿毒症常见的受累器官之一。尿毒症时酸中毒使呼吸加深加快，严重时由于呼吸中枢抑制而出现潮式呼吸或深而慢的呼吸（Kussmaul呼吸）；唾液酶分解尿素生成氨使呼出气中有氨味；因尿素刺激可出现纤维素性胸膜炎；因钠水潴留、心力衰竭、低蛋白血症可发生肺水肿而导致呼吸困难。

4. 消化系统　消化系统的症状是出现最早、最突出的症状。表现为食欲减退、恶心、呕吐、腹泻、口腔黏膜溃疡、消化道出血等。其原因主要是当尿素经胃肠道排出时，肠道细菌的尿素酶将其分解成氨，从而刺激胃肠道黏膜，引起溃疡性或假膜性炎症。

此外,因肾实质破坏使胃泌素灭活减少,PTH 增多又促进胃泌素释放,结果使胃泌素增多而导致胃酸分泌增多,促使溃疡形成。

5. 内分泌系统　除前列腺素、促红细胞生成素、1,25- 二羟维生素 D_3 等分泌障碍和PTH 分泌过多外,还有垂体 - 性腺功能失调。女性患者出现月经不规则、闭经、流产;男性患者性欲减退、阳痿、精子减少或活力下降(表 32-3)。

表 32-3　尿毒症时的内分泌改变

激素	改变	临床表现
催乳素	↑	泌乳
黄体生成素	↑	男子乳房女性化
胃泌素	↑	溃疡
醛固酮	↑	高血压
胰高血糖素	↑	葡萄糖耐量降低
甲状旁腺激素	↑	骨质疏松、纤维性骨炎、骨软化症
1,25-$(OH)_2D_3$	↓	骨软化症(佝偻病)
促红细胞生成素	↓	贫血
睾丸酮	↓	性欲减退、阳痿

注:↑为升高;↓为减少

6. 免疫系统　免疫功能低下,尤其是细胞免疫受到明显抑制。中性粒细胞吞噬、杀菌能力减弱。因此,尿毒症患者易发生严重感染甚至引起死亡。

7. 物质代谢

(1) 糖:葡萄糖耐量降低,其糖耐量曲线与轻型糖尿病患者相似,故有尿毒症性糖尿病之称,但空腹血糖正常。可能是因尿毒症患者血中有胰岛素拮抗物质,并与尿素等毒性物质影响糖代谢酶有关。

(2) 蛋白质:出现负氮平衡。表现为消瘦、恶病质,同时有低蛋白血症,并因此引起肾性水肿。负氮平衡的原因是:蛋白质摄入不足;组织分解代谢加强;蛋白质和氨基酸经尿丢失。

(3) 脂肪:血中甘油三酯增高,出现高脂血症,因肝脏合成甘油三酯增加、甘油三酯清除减少所致。

8. 皮肤　皮肤瘙痒和出现尿素霜是常见的症状。瘙痒主要是甲状旁腺功能亢进引起皮肤钙盐沉积所致,切除甲状旁腺能立即解除此症状。尿素霜是尿素随汗排出时在汗腺开口处沉积的白色尿素结晶。此外,由于贫血、皮肤黑色素沉积及眼睑肿胀,患者可出现尿毒症的特殊面容。

学习小结

通过本章的学习,你是否能建立重要脏器功能不全与功能衰竭的完整概念?是否能够理解"任何一个重要脏器的功能衰竭都一定会影响其他系统发生相应的病理变化"这类临床现象的出现,并予以科学的解释?是否能够归纳与区分心、肺、肝、肾发生功能衰竭时,所出现的特征性临床病理表现和受到累及的其他系统所发生的普遍性的病理改变？

（王　谦）

复习思考题

1. 心、肺、肝、肾衰竭时,可出现哪些共有的临床表现和特有的临床表现？

2. 水、电解质紊乱几乎可以出现在所有重要脏器功能衰竭的过程中,试总结不同脏器功能衰竭时,出现水、电解质紊乱的病理机制。

主要参考书目

1. 周光炎.免疫学原理[M].2版.上海:上海科学技术出版社,2007.

2. 王易.免疫学导论[M].上海:上海中医药大学出版社,2007.

3. 王易.话说免疫[M].北京:中国中医药出版社,2008.

4. 王易.话说病毒[M].北京:中国中医药出版社,2010.

5. 王易.话说细菌[M].北京:中国中医药出版社,2010.

6. 凯特瑞.微生物学-美国医师执照考试[M].13版.北京:北京大学医学出版,2010.

7. L.松佩拉克.免疫学概览[M].李琦涵,施海晶,译.北京:化学工业出版社,2011.

8. 曹雪涛.医学免疫学[M].6版.北京:人民卫生出版社,2013.

9. 戴尔.细菌分子遗传学[M].北京:科学出版社,2013.

10. 特拉诺.微生物学基础[M].8版.影印版.北京:高等教育出版社,2013.

11. 邢来军,李明春.真菌细胞生物学[M].北京:科学出版社,2013.

12. 曹雪涛,何维.医学免疫学[M].3版.北京:人民卫生出版社,2015.

13. 李明远,徐志凯.医学微生物学[M].3版.北京:人民卫生出版社,2015.

14. 吴忠道,诸欣平.人体寄生虫学[M].3版.北京:人民卫生出版社,2015.

15. 弗林特.病毒学原理(I)分子生物学[M].北京:化学工业出版社,2015.

16. Nussbaum.R.M.医学遗传学[M].北京:北京大学医学出版社,2010.

17. 陈竺,陆振虞,傅松滨.医学遗传学[M].2版.北京:人民卫生出版社,2010.

18. 王培林,傅松滨.医学遗传学[M].3版.北京:科学出版社,2011.

19. 税青林.医学遗传学(案例版)[M].2版.北京:科学出版社,2012.

20. 左伋.医学遗传学[M].6版.北京:人民卫生出版社,2013.

21. Leland H,Hartwell,Michael L,等.遗传学:从基因到基因组[M].5版.纽约:McGraw-Hill Education,2014.

22. G. Bradley Schaefer,Jr. James N. Thompson. 医学遗传学[M].纽约:McCraw-Hill Education/Medical,2014.

23. 金惠铭.病理生理学[M].7版.北京:人民卫生出版社,2008.

24. 翟启辉(美).病理学[M].北京:北京大学医学出版社,2009.

25. Kumar,Abbas,Fausto,等.病理学(英文改编版)[M].8版.北京:北京大学医学出版社,2009.

26. 布朗.病理学-美国医师执照考试[M].13版.北京:北京大学医学出版社,2010.

27. 陈杰,李甘地.病理学[M].2版.北京:人民卫生出版社,2010.

28. 李桂源.病理生理学[M].2版.北京:人民卫生出版社,2010.

29. 李玉林.病理学[M].8版.北京:人民卫生出版社,2013.

30. Sheila Grossman,Carol Mattson Porth. 病理生理学[M].9版.阿姆斯特丹:wolters kluwer health,2014.

英汉对照索引

α fetus protein, AFP 甲胎蛋白 271

α-Melanocyte stimulating hormone, α-MSH 黑素细胞刺激素 399

β2-microglobulin, β2m β2 微球蛋白 39

50% tissue culture infectious dose, TCID50 50% 组织细胞感染量 122

A

aberration 失常式整合 118

abscess 脓肿 353

acid-base disturbance 酸碱平衡紊乱 381

acid-fast bacilli 抗酸杆菌 202

acidophilic body 嗜酸性小体 448

actinomycetes 放线菌 131

acute infection 急性感染 97

acute nephritic syndrome 急性肾炎综合征 472

acute phase protein, APP 急性期蛋白 404

acute phase reaction, APR 急性期反应 404

acute renal failure, ARF 急性肾衰竭 496

acute systemic miliary tuberculosis 急性全身粟粒性结核病 439

acute tubular necrosis, ATN 急性肾小管坏死 416

adaptation 适应 317

adaptive immunity 适应性免疫 13

additive effect 累加效应 303

additive gene 累加基因 303

addressin 地址素 46

adenocarcinoma 腺癌 369

adenoma 腺瘤 368

adhesion molecules, AM 黏附分子 45

adoptive immunotherapy 过继免疫疗法 88

adsorption 吸附 111

agenesis 未发育 317

agglutination 凝集反应 89

agonal stage 濒死期 7

alarm stage 警觉期 403

albinism 白化病 296

alcaptonuria 尿黑酸尿症 301

allochthonous microorganism flora 外籍微生物 98

allogenic antigen 同种异型抗原 27

alteration 变质 351

alterative inflammation 变质性炎 352

alternative pathway 替代途径 67

Alzheimer's disease 阿尔茨海默病 321

anaplasia 间变 361

anaplastic tumor 间变性肿瘤 361

anemic infarct 贫血性梗死 342

anergy 无能 58

aneuploid 非整倍体 279

angina pectoris 心绞痛 461

annexin A1 膜联蛋白 A1 399

anoxic hypoxia 乏氧性缺氧 388

anti streptolysin O, ASO 抗链球菌溶血素 O 抗体 198

antibiotics 抗生素 102

antibody dependent cell-mediated cytotoxicity, ADCC 抗体依赖的细胞介导的细胞毒作用 32

antibody, Ab 抗体 28

anticipation 早现遗传 295

antigen, Ag 抗原 21

antigenic determinant, AD 抗原决定簇 24

antigenic drift 抗原漂移 173

antigenic shift 抗原转换 173

antigenic valence 抗原结合价 25

antigen-presenting cell, APC 抗原提呈细胞 17

antimetabolites 抗代谢药物 102

antisepsis 防腐 101

aortic insufficiency 主动脉瓣关闭不全 469

aortic stenosis 主动脉瓣狭窄 469

apolipoprotein B, apo-B 载脂蛋白 B 458

apoptosis body 凋亡小体 324

全国中医药高等教育教学辅导用书推荐书目

一、中医经典白话解系列

黄帝内经素问白话解（第2版）	王洪图　贺娟
黄帝内经灵枢白话解（第2版）	王洪图　贺娟
汤头歌诀白话解（第6版）	李庆业　高琳等
药性歌括四百味白话解（第7版）	高学敏等
药性赋白话解（第4版）	高学敏等
长沙方歌括白话解（第3版）	聂惠民　傅延龄等
医学三字经白话解（第4版）	高学敏等
濒湖脉学白话解（第5版）	刘文龙等
金匮方歌括白话解（第3版）	尉中民等
针灸经络腧穴歌诀白话解（第3版）	谷世喆等
温病条辨白话解	浙江中医药大学
医宗金鉴·外科心法要诀白话解	陈培丰
医宗金鉴·杂病心法要诀白话解	史亦谦
医宗金鉴·妇科心法要诀白话解	钱俊华
医宗金鉴·四诊心法要诀白话解	何任等
医宗金鉴·幼科心法要诀白话解	刘弼臣
医宗金鉴·伤寒心法要诀白话解	郝万山

二、中医基础临床学科图表解丛书

中医基础理论图表解（第3版）	周学胜
中医诊断学图表解（第2版）	陈家旭
中药学图表解（第2版）	钟赣生
方剂学图表解（第2版）	李庆业等
针灸学图表解（第2版）	赵吉平
伤寒论图表解（第2版）	李心机
温病学图表解（第2版）	杨进
内经选读图表解（第2版）	孙桐等
中医儿科学图表解	郁晓微
中医伤科学图表解	周临东
中医妇科学图表解	谈勇
中医内科学图表解	汪悦

三、中医名家名师讲稿系列

张伯讷中医学基础讲稿	李其忠
印会河中医学基础讲稿	印会河
李德新中医基础理论讲稿	李德新
程士德中医基础学讲稿	郭霞珍
刘燕池中医基础理论讲稿	刘燕池
任应秋《内经》研习拓导讲稿	任廷革
王洪图内经讲稿	王洪图
凌耀星内经讲稿	凌耀星
孟景春内经讲稿	吴颢昕
王庆其内经讲稿	王庆其
刘渡舟伤寒论讲稿	王庆国
陈亦人伤寒论讲稿	王兴华等
李培生伤寒论讲稿	李家庚
郝万山伤寒论讲稿	郝万山
张家礼金匮要略讲稿	张家礼
连建伟金匮要略方论讲稿	连建伟

李今庸金匮要略讲稿	李今庸
金寿山温病学讲稿	李其忠
孟澍江温病学讲稿	杨进
张之文温病学讲稿	张之文
王灿晖温病学讲稿	王灿晖
刘景源温病学讲稿	刘景源
颜正华中药学讲稿	颜正华　张济中
张廷模临床中药学讲稿	张廷模
常章富临床中药学讲稿	常章富
邓中甲方剂学讲稿	邓中甲
费兆馥中医诊断学讲稿	费兆馥
杨长森针灸学讲稿	杨长森
罗元恺妇科学讲稿	罗颂平
任应秋中医各家学说讲稿	任廷革

四、中医药学高级丛书

中医药学高级丛书——中药学（上下）（第2版）	高学敏　钟赣生
中医药学高级丛书——中医急诊学	姜良铎
中医药学高级丛书——金匮要略（第2版）	陈纪藩
中医药学高级丛书——医古文（第2版）	段逸山
中医药学高级丛书——针灸治疗学（第2版）	石学敏
中医药学高级丛书——温病学（第2版）	彭胜权等
中医药学高级丛书——中医妇产科学（上下）（第2版）	刘敏如等
中医药学高级丛书——伤寒论（第2版）	熊曼琪
中医药学高级丛书——针灸学（第2版）	孙国杰
中医药学高级丛书——中医外科学（第2版）	谭新华
中医药学高级丛书——内经（第2版）	王洪图
中医药学高级丛书——方剂学（上下）（第2版）	李飞
中医药学高级丛书——中医基础理论（第2版）	李德新　刘燕池
中医药学高级丛书——中医眼科学（第2版）	李传课
中医药学高级丛书——中医诊断学（第2版）	朱文锋等
中医药学高级丛书——中医儿科学（第2版）	汪受传
中医药学高级丛书——中药炮制学（第2版）	叶定江等
中医药学高级丛书——中药药理学（第2版）	沈映君
中医药学高级丛书——中医耳鼻咽喉口腔科学（第2版）	王永钦
中医药学高级丛书——中医内科学（第2版）	王永炎等